神经系统疾病康复评定与治疗

▼

SHENJING XITONG JIBING
KANGFU PINGDING YU ZHILIAO

主　编　刘初容　曾昭龙

副主编　孙　冰　冯重睿　张瑞先　陈小芳
　　　　黄根胜　杨　慧　李志刚

编　者　（以姓氏笔画为序）
　　　　卢　珍　卢乐仪　冯重睿　华玉平
　　　　庄思典　刘　晨　刘丽容　刘牡凤
　　　　刘初容　刘美凤　刘群英　关梓辉
　　　　孙　冰　阳承根　李志刚　李丽谏
　　　　李梦云　杨　慧　杨泽烘　冷情英
　　　　沈　威　宋　莉　张瑞先　陈　奇
　　　　陈小芳　陈月华　陈汉波　陈星睿
　　　　陈绮雯　欧阳彩霞　周　武　郑文华
　　　　郑雪娜　钟　慧　侯伟丽　郭永亮
　　　　唐晓梅　黄根胜　黄偲瀚　曹丽芬
　　　　韩慧敏　曾昭龙　曾圆霞　谢嫣柔
　　　　廖秋霞

配　图　关伟康　林炯海

河南科学技术出版社

· 郑州 ·

内容提要

本书重点介绍了常见神经系统疾病的康复评定方法及中西医康复治疗技术,共分为 3 篇。第一篇主要阐述了神经系统康复基础与功能评定;第二篇重点介绍了康复治疗技术;第三篇针对常见神经系统疾病,重点介绍个体化的康复评定方案及分期治疗策略。本书以神经系统解剖为基础,评定方法与治疗技术合理规范,通过对康复评定方法及中医、西医康复治疗技术的介绍,结合具体病例,由浅入深,明晰神经系统常见疾病的康复治疗思路与治疗流程。本书贴近临床,实用性强,能够更好地指导基层康复医师与治疗师的临床实践,对从事神经病学的医疗工作者也具有一定的参考价值。

图书在版编目(CIP)数据

神经系统疾病康复评定与治疗/刘初容,曾昭龙主编. —郑州:河南科学技术出版社,2022.9
ISBN 978-7-5725-0980-3

Ⅰ.①神… Ⅱ.①刘… ②曾… Ⅲ.①神经系统疾病－康复评定②神经系统疾病－康复医学 Ⅳ.①R741.09

中国版本图书馆 CIP 数据核字(2022)第 156322 号

出版发行:河南科学技术出版社
北京名医世纪文化传媒有限公司
地址:北京市丰台区万丰路 316 号万开基地 B 座 115 室　　邮编:100161
电话:010-63863186　010-63863168
策划编辑:杨磊石
文字编辑:韩　志
责任审读:周晓洲
责任校对:龚利霞
封面设计:吴朝洪
版式设计:崔刚工作室
责任印制:程晋荣
印　　刷:河南瑞之光印刷股份有限公司
经　　销:全国新华书店、医学书店、网店
开　　本:787 mm×1092 mm　1/16　印张:43.25　字数:1011 千字
版　　次:2022 年 9 月第 1 版　2022 年 9 月第 1 次印刷
定　　价:198.00 元

序

我国神经康复起源于 20 世纪 90 年代,虽然起步晚,但却是发展最快的康复领域,其知识更新、技术更新的速度超越了康复医学其他专科的发展。正因学科发展如此之快,使我们大有"稍不学习就落伍"的紧迫感。然而,不论技术如何变化和提高,改善患者的功能,使其重返家园、回归社会,这个初心应该是从事神经康复专业人员永远铭记于心的目标。

由于神经系统解剖结构复杂、致病因素多样、病情多变,且致残率高,其诊疗与康复依然存在着相当大的难度。这就需要临床医生与神经康复团队强强联手,以患者的康复为中心,不断钻研,勤于总结,努力提升诊治水平。早期积极地进行康复治疗可使功能障碍得到最大限度的恢复,预防并发症,加速康复进程,最终使患者回归家庭,融入社会。

广东三九脑科医院为三级公立脑专科医院,医院致力于神经系统疾病诊疗 30 余年,在神经系统疾病的康复评定与诊治工作中积累了丰富的经验。医院坚持对神经内科、神经外科、神经康复科、脑瘫科、心理行为医学科、肿瘤科、重症监护室(ICU)等科室进行康复治疗的早期介入、全面介入、多手段介入,强调医、护、技、患康复理念相互融合、医院康复与家庭康复相互融合的康复理念,在神经康复领域中不断探索,形成"三介入两融合"、以"评估为中心"的"大康复模式"。

《神经系统疾病康复评定与治疗》一书的编写,正是广东三九脑科医院多个学科长期临床工作的经验积累与总结,且理论联系实践,编者结合临床工作中的真实康复病例,进行整理与总结,图文并茂,突出临床实用性和可读性。值得从事神经疾患康复的专业人员学习与借鉴,具有良好的参考价值和指导作用。

应主编之邀,欣然作序!

中山大学孙逸仙纪念医院

2021 年 10 月 26 日

前　言

荏苒五十载,神经康复从起步到迅猛发展,再到如今之飞跃,让人不禁感叹学科之潜力与魅力。现今各类崭新的技术如雨后春笋般涌现,不断满足日益增长的康复需求。神经调控、智能机器人、虚拟现实等康复技术的出现,极大地丰富了神经康复诊疗体系。而经典的治疗手段,也在新时代发展潮流中不断革新,被赋予了更多内涵。这些成果全凭几代康复人之努力所得,尤其是老一辈康复医学专家为此付出的毕生心血;他们引进先进的国外治疗理念,才使得我们有了脑可塑性的认知,从理论与实践上突破传统康复治疗;也是他们,才使得神经康复逐渐建立起科学实验之基础,从实证所得指导决策、指导治疗、指导临床,而非简单的理论假设。因此,本书团队在我院康复经验的基础上,结合最新临床及机制研究,系统介绍各类康复技术,以致敬所有为康复事业奉献一生的同仁。

神经系统疾患最为突出的特点就是高致残率,患者的生活质量及生存能力受到严重影响,伴随着高致残率的则是漫长的康复过程,如何在早期降低致残,如何在后期加速康复,都是康复人一直在思考与努力探索的方向。但面对着琳琅满目的诊疗技术,如何选择最优化的方案和临床路径,康复医师和治疗师莫衷一是。为此,本书试图根据各病种的临床特点,归纳整理一套适用于临床的评定与治疗技术方案,以满足临床常规治疗之需。

面对新时代系列的困难和挑战,神经康复评定是解决这些难题的基础,评定可以让临床有的放矢,判断预后,让医患对康复有清晰的期望;通过阶段性的评定,可以适时调整康复策略,以分期治疗的理念,让患者的功能以阶梯向上的方式进行恢复;通过选择合适的评估方案,达到全面评估患者,发现潜在之风险,为患者量身定制精准的康复方案,在安全的前提下,进行效能最大化的康复治疗。

总而言之,本书会以最接近临床的方式,重点介绍康复评定方法及最新西医、中医康复治疗技术,并针对常见神经系统疾病,重点介绍个体化的康复评定方案及分期治疗策略,让广大康复同仁了解最新的神经康复诊疗进展和理念,并将这些行之有效的康复评定与技术运用至临床。由于时间仓促、临床资料尚欠丰富,本书仍有诸多不足,还望读者和康复同仁批评指正。

本书编委会
2021 年 10 月于广州

目 录

第一篇　神经系统康复基础与功能评定

第二篇　康复治疗技术

第三篇　常见神经系统疾病的康复

第一篇

神经系统康复基础与功能评定

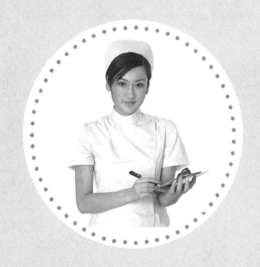

第1章 神经系统康复概述

神经康复学是专门研究神经系统疾病所致障碍的预防、评定和康复的学科，是临床康复的重要分支，同样也是神经系统疾病临床治疗不可分割的重要组成部分。

神经系统疾患是临床上导致残疾的主要疾病，涉及各年龄段的人群。患者多伴有不同程度的功能障碍，包括运动功能障碍、感觉功能障碍、情感认知障碍、言语障碍、吞咽障碍、排泄障碍及心肺功能障碍等。

神经康复的核心指导思想是功能的恢复和重建。主要目标是采用以功能训练为主的多种有效康复治疗措施加快神经功能的恢复进程，消除或减轻神经系统病损后导致的功能残疾和残障程度，使患者回归家庭和社会，提高患者的生活质量。

脑功能的康复理论与实践研究证明，中枢神经系统残留部分有巨大代偿能力，通过康复训练，不仅能恢复功能，而且在脑的相应部位也会发生相应的形态结构性改变，早期康复可治疗脑损伤后神经变性和促进神经运动恢复。

第一节 神经系统的基本结构和功能

神经系统包括中枢神经系统（central nervous system）和周围神经系统（peripheral nervous system）两大部分。周围神经系统包括脑神经、脊神经和自主神经；中枢神经系统包括脑和脊髓，脑又分大脑、间脑、脑干、小脑和基底节等部分。

中枢神经系统各部分对运动的调节功能如下：脊髓是最低层次的运动中枢，其反射活动构成了运动调节的基础。传导来自躯干、四肢及大部分内脏的各种刺激至脑，同时脑的活动也需要通过脊髓的传导才能传递至身体各部分。脑干在运动控制中主要起承上启下的作用，是初级抓握反射和眼球运动等许多中枢的所在。大脑皮质是最高级神经中枢，对运动的控制极其复杂，它有语言区、听区、视区、躯体运动与感觉等多个中枢。此外，大脑皮质还可通过直接控制放置反射、单腿平衡反应、视觉翻正反射和皮质抓握反射，实现精准、快速的运动调节。小脑是运动中枢的调制结构，并无传出纤维直接到达脊髓，而是通过脑干运动系统和大脑皮质对随意运动起启动、监测、调节和矫正的作用。小脑通过脑干前庭通路参与控制运动平衡，调整姿势；通过红核脊髓及网状结构参与对牵张反射的调节，调节肌张力，矫正运动偏差，使运动调节更精确。基底节接受几乎所有大脑皮质的纤维投射，其传出纤维经丘脑前腹核和外侧腹核接替后，又回到大脑皮质，从而构成基底神经节与大脑之间的回路。各级结构相互调节、配合，运动才得以顺利完成。

神经系统内含有神经细胞和神经胶质细胞两大类细胞。神经细胞又称为神经元，是构成神经系统结构和功能的基本单位，其主要功能是接受刺激和传递信息。大多数神经元由胞体和突起两部分组成。突起有树突和轴突之分。一个神经元可以有一个或多个树突,但一般只有一个轴突。轴突的末端分成许多分支,每个分支末梢的膨大部分称为突触小体,它与另一个神经元相接触而形成突触。轴突和感觉神经元的长树突二者统称为轴索,轴索外面包有髓鞘和神经膜,组成神经纤维。神经纤维可分为有髓鞘神经纤维和无髓鞘神经纤维,其末端称为神经末梢。神经纤维的主要功能是传导兴奋。在神经纤维上传导兴奋或动作电位称为神经冲动。不同类型的神经纤维传导兴奋的差别很大,这与神经纤维直径大小、有无髓鞘、髓鞘的厚度及温度的高低等因素有关。有髓鞘神经纤维比无髓鞘神经纤维传导速度快。通过测定神经纤维传导速度,可以帮助我们进行神经纤维疾患的诊断,判断神经损伤的程度及预后。

神经对所支配的组织具有功能性作用和营养性作用。功能性作用,也就是神经系统对组织器官的调节作用。营养性作用,主要通过神经元生成释放某些营养因子来维持所支配组织的正常代谢与功能,神经营养因子可产生于神经所支配的组织(如肌肉)和星形胶质细胞,它们在神经末梢经由受体介导入胞的方式进入末梢,再经逆向轴浆运输抵达胞体,促进胞体生成有关的蛋白质,从而发挥其支持神经元生长、发育和功能完整性的作用。若运动神经受损后,其神经的营养性作用完全或部分损失,神经所支配的肌肉内糖原合成减慢,蛋白质分解加快,从而肌肉逐渐萎缩。

第二节　神经康复的理论基础

一、中枢神经康复的理论基础

历经半个多世纪的研究,中枢神经系统康复理论基础取得了很大发展,特别是中枢神经可塑性理论、运动分级理论、学习与记忆、早期临床预防和治疗等在指导中枢神经康复方面起着很重要的作用。

(一)中枢神经的可塑性理论

中枢神经的可塑性是指中枢神经的修复能力,神经的可塑性和大脑功能重组是神经损伤后功能恢复的基础,且这种重塑和功能重组的能力是终身的。神经康复治疗可以通过邻近代偿、轴突芽生、突触重建、神经干细胞激活、神经生物活性因子释放及潜伏通路启用等通路使功能得到恢复。

其可塑性主要表现在短期功能的改变和长期结构的改变。短期功能的改变是突触效率和效力的变化,长期结构的改变是神经连接的数量和组织的改变。因此突触的可塑性成为神经功能和结构恢复的核心。

中枢神经系统损伤后引发功能重组,在系统间、系统内存在结构和功能上的可塑性。这些可塑性与神经生物学和神经免疫性等内在因素有关,与外界丰富的环境、干细胞移植、综合的康复治疗密不可分。在一定程度上康复治疗决定着神经塑造的方向和程度,正确的治疗可以较快地获得原有功能。

1. 中枢神经系统损伤后系统间功能重组　在中枢神经系统中,当某一部分损伤后,它所支配的功能可由另一部分来代替,表现出中枢神经可塑性的潜能。从解剖部位角度分为:活动依赖性的功能重组;脑损伤区周围皮质的功能重组;脑损伤对侧相应部位代偿性功能重组;其他皮质功能替代重组。从生理学角度分为:系统内重组和系统间重组。系统内重组主要指神经轴突发芽,轴突上离子通道的改变和突触效率的改变。系统间重组是指由在功能上不完全相同的另一系统来承担损伤系统的功能。具体可分为:①古、旧脑的代偿:当大脑皮质受到损伤时,较粗糙和较低级的功能即可由古、旧脑来承担。②对侧半球的代偿：在正常情况下，中枢神经系统对运动是双侧支配的，同侧支配居于次要地位。在中枢神经系统受损后，处于次要地位半球功能发挥代偿，可能成为运动功能恢复的神经基础之一。③在功能上几乎完全不相干的系统代偿：在盲水沟所做的著名的触觉替代视觉的研究，即是功能上几乎完全不相干的系统代偿的最好例证。

2. 中枢神经系统损伤后系统内功能重组

（1）突触可塑性：主要指突触连接在形态和功能上的修复，即突触连接的更新和改变；突触数目的增加或减少；突触传递效应的增强或减弱。不同运动方式对脑缺血后丘脑突触发生有不同影响。大量初级和次级神经元的死亡产生去神经支配的区域，刺激未受损神经元在相邻或远离梗死区的皮质和皮质下区域萌发、建立新的突触联系，反映了突触的可塑性。在大脑受到损伤后，突触可在数量、形态和效能上发生适应性改变，重新恢复联系及功能，在脑功能重建中起重要作用。

（2）神经轴突发芽：当神经元的轴突损伤后，受损轴突的残端向靶组织或神经元延伸，或损伤区邻近的正常神经元轴突侧支芽，向靶组织或其他神经元延伸，形成新的突触。这是中枢神经系统可塑性的重要形态学基础，一般在2～6个月完成，出现较理想的功能恢复需数月或一年以上时间。神经轴突发芽是神经系统适应性变化、神经再生的表现。

（3）潜伏通路的启用：潜伏通路是指在发育过程中已经形成并存在的，但在机体正常情况下对某一功能不起主要作用或没有发挥作用，处于备用状态，而一旦主要通道无效时才承担主要功能的神经通路。早期动物实验，在偏瘫猴中证实，皮质的运动局部损伤后，经过适当的训练，周围的皮质可以表达损伤皮质的功能；当把周围皮质切除后，损伤皮质功能的表达又消失。因此可以说明，潜伏

通路在中枢神经系统损伤后的功能恢复中发挥着重要的作用。

（4）失神经过敏：是指神经损伤后，失去神经支配的组织或细胞对相应递质敏感性增加的现象，这种敏感性增加的现象与乙酰胆碱受体的分布有关。

中枢神经系统受损后几天至几周发生的失神经过敏现象的机制可能与下列因素有关：①增加了局部化学受体的数量，使受体出现在以前没有这种结构的区域上；②使递质破坏或灭活的机制消失；③膜通透性改变；④神经生长相关蛋白参与。

失神经过敏在神经损伤后的作用，主要表现在以下几个方面：①使失神经后的组织保持一定的兴奋性；②使局部对将来的神经再支配易于发生反应；③引起组织的自发性活动，减少失神经组织的变性和萎缩。

（5）轴突上离子通道的改变：电镜研究证实，神经冲动通过髓鞘再生纤维并在脱髓鞘区连接传导是由于重新形成了适当的 Na^+ 通道。由于轴突上离子通道的改变，从而引起了突触效率的改变，加速了神经损伤后的功能重组。许多药物也可促进中枢神经功能的修复，如清除脑自由基的脑功能保护剂可提高恢复期的康复效果。

（6）神经干细胞：神经干细胞是一类能自我更新，具有分化成神经元、神经胶质细胞的潜能，可参与修复缺损的神经功能。在紧贴侧脑室壁的室管膜下区、海马齿状回、嗅球等处有神经干细胞或祖细胞存在，并与脑损伤修复有关。脑损伤时，这些部位的神经干细胞可以被激活，并分化为神经元细胞和神经胶质细胞，向损伤区迁移。但这种内源性神经干细胞数量很少，且分化方向难控，单靠内源性神经干细胞修复损伤作用有限。

3. 影响中枢神经可塑性的内在因素 中枢神经系统可塑性变化受到自身神经生物学和神经免疫学等因素影响。

（1）神经生物学因素：神经生长因子

（NGF）、脑源性神经营养因子（BDNF）、成纤维细胞生长因子（FGF）、胰岛素生长因子-1（IGF-1）等主要通过作用于细胞上的受体来调控神经元的存活、分化、生长和凋亡。其作用机制是神经生长因子与受体结合，产生由轴突包膜的、含有神经生长因子并保持其生物活性的小泡，经轴突沿微管逆行到胞体，经第二信使体系的传导，启动一系列联动反应，对靶细胞的基因表达进行调控而发挥其生物学效应。研究表明，神经生长因子在突触水平、轴突水平和细胞水平，乃至神经系统的附属结构水平上调节中枢神经系统的再生。

（2）神经免疫学因素：有关神经可塑性的免疫因子很多，研究较多的有组织相容性抗原（MHC）、肿瘤坏死因子（TNF）、多种白细胞介素（IL）等。免疫因子对中枢神经系统修复具有双向调节作用。研究表明，免疫反应对中枢神经系统的修复可能是有益的，事实上免疫因子不一定通过免疫反应才能发挥作用，如 MHC 除介导免疫反应外，还对中枢神经系统的发育和修复起到关键作用。其发挥作用的机制可能是 MHC 有助于将神经系统的电活动转化为突触连接强度的改变。

神经生长因子主要在突触、轴突和细胞水平，乃至神经系统附属结构水平上调节中枢神经系统的再生。免疫因子作用而产生的免疫反应对中枢神经系统修复具有双向调节作用。两者在表达及发挥作用时相互调节，但其相互调节的机制有待于进一步研究。

4. 影响中枢神经可塑性的外在因素
中枢神经的可塑性存在于系统间和系统内，受到神经生物学因素和神经免疫学因素的调节，同时与外界丰富的环境、干细胞移植以及众多的康复治疗密不可分。恒定电场、神经营养因子和脑保护性药物、基因治疗和社会心理因素也有促进中枢神经重塑作用。

（1）丰富的环境：丰富的环境是相对于动物和人生存的单调环境而言的。它是指具有可操纵的多个物品，社会整合因素刺激与体力活动的联合体的特征环境。丰富的环境可以促进中枢神经损伤患者神经的再支配，对神经生产因子 mRNA 的表达也起到一定作用，在中枢神经康复中起着至关重要的作用。

（2）干细胞移植：胚胎干细胞移植和嗅鞘细胞移植等的相关研究不断深入，国内临床研究应用胚胎嗅球嗅鞘细胞移植治疗脊髓损伤晚期的患者，国外临床研究应用骨髓间充质干细胞移植治疗脑卒中患者，对脊髓和脑神经功能有一定程度的提高。但是，这些治疗还有许多问题有待解决，目前还不能期望通过人类神经干细胞的移植来解决脑局部损伤后造成的局限性脑功能缺失。

（二）康复治疗与神经可塑性
康复治疗对脑的可塑性也起着至关重要的作用，影响中枢神经重塑的方向和时效，可以说可塑性理论是康复治疗的基础依据。

将实验性脑梗死大鼠置于丰富的群居环境中，可促使神经元再生及其形态、结构改变，包括神经元树突变长、树突状分支增加、密度增大、树突棘数目增多、轴突增多、新突触连接形成增加及突触囊泡聚集密度增强等。将丰富环境和综合康复训练相结合，可使大脑达到最佳的功能恢复。脑缺血损伤后，未受损运动皮质有树突分支的轻微增加，若给予丰富康复训练（丰富环境和技巧性取食训练），其损伤对侧半球的神经元基底部的树突分支生长可明显增加，包括树突全长、分支节段的平均数和树突分支的复杂性，不同的康复手段可以产生不同的效果，增加力量训练并不能诱导脑组织重塑，必须配合技巧训练。

通过规范化的康复训练还可使脑梗死患者血清中脑源性营养因子（brain-derived nutrition factor，BDNF）含量增加，表明脑组织中 BDNF 表达增强，BDNF 能充分发挥刺激和促进神经细胞生长和分化作用，促进受损神经元修复，从而使神经功能得到恢复。

研究显示,简单运动方式(如跑笼)仅可促进脑血管生成,而复杂技巧训练(如转棒和杂技)可增加脑皮质突触数量。在研究丰富环境、社交以及物理运动对脑缺血大鼠的共同效果时,单纯群居组比独居跑笼综合组的行为改善好,丰富康复训练组(包括丰富环境、社交和运动训练)的行为改善最显著,提示社交因素的影响大于简单运动,而当环境、社交和运动因素相结合时,行为改善最明显。

现在神经康复治疗方法主要有神经生理学和神经发育学方法、脑功能重建方法和相关临床方法。促进神经可塑性的康复治疗主要包括运动训练和物理因子治疗,常用的有 Bobath 法、Brunnstrom 法、Rood 法、PNF 法、MRP 法、减重训练、强制训练、双侧训练、抗痉挛治疗、运动想象,以及生物反馈、FES 等治疗。此外,还有康复机器人训练、模拟现实系统训练、物联网技术运用、精神心理认知训练、经颅磁刺激、经颅直流电刺激等治疗方法。

二、周围神经康复的理论基础

周围神经是指脊髓及软脑膜以外的所有神经结构,包括与脑相连的脑神经;与脊髓相连的脊神经;分布于体表、骨、关节和骨骼肌的躯体神经;分布于内脏、血管、平滑肌和腺体的内脏神经。周围神经多为混合神经,包括运动神经、感觉神经和自主神经。损伤后的典型表现为运动障碍、感觉障碍和自主神经功能障碍。

无论是运动神经、感觉神经和自主神经元,都包含神经细胞体及其突起(树突和轴突)两部分。神经纤维通常指神经细胞轴突及其鞘状被膜,轴突位于神经纤维中央,多数神经纤维由髓鞘围绕,髓鞘由环绕轴突的施万细胞产生,髓鞘在轴突周围融合成一层绝缘的鞘膜;在无髓纤维,几个轴突可以裹入一个施万细胞,但没有环绕。

周围神经干是由许多平行的神经纤维束结合而成,外包一层较为疏松的结缔组织膜,称为神经外膜。各神经纤维束又被一层较致密的结缔组织膜包裹,称为神经束膜。神经纤维束内含许多神经纤维,每根神经纤维的髓鞘之外,由结缔组织细纤维网所构成的膜包裹,称为神经内膜,对神经纤维再生起着重要作用。

神经损伤后神经元胞体肿胀,尼氏小体分解,染色体溶解,突触终端减少,轴突、髓鞘因瓦氏变性而崩解。但施万细胞却很少坏死,相反呈肥大增殖,形成 Büngner 带,远端轴突开始以 $1\sim4mm/d$ 的速度逆行性生长。同时神经元胞体逐渐产生轴突反应,由胞体合成蛋白质和轴突生长所需的物质,通过轴突运输到达断端的回缩球,在回缩球的表面长出许多再生的轴突支芽(生长锥),称之为终末再生。轴突支芽有许多分支,其末端膨大处称为丝足。当丝足遇到 Büngner 带时,则深入带的中央,为施万细胞所包裹,从而走上有引导的再生道路,此后轴突再生相当迅速,一般以 $2\sim4mm/d$ 的速度向靶器官生长。在神经轴突的再生过程中,施万细胞分泌多种神经营养因子和细胞外基质,参与构成周围神经再生的微环境,影响神经再生。

周围神经损伤在临床上极为常见,按其损伤程度可分为:①神经功能失用;②轴索断裂;③神经断裂。周围神经损伤根据其程度不同,可采用不同的治疗方式:

1. 外科修复　包括神经松解术、神经缝合术、神经移植术、神经移位术等。但由于神经结构复杂,即使辅以神经束定位图、神经电刺激、胆碱酯酶组化染色及神经束定位染色等手段,也很难达到神经束精准的对位,导致轴突错长及误向支配,达不到令人满意的生理功能要求。因此,修复时如何做到准确的神经束对位仍是神经修复面临的一个很大的难题。

对于小的神经缺失,可以利用神经本身具有一定弹性和曲度的特性,在保证无张力缝合的条件下,通过适当牵引和游离来延长神经,弥补神经缺失,当神经缺损超过一定距离,很难达到无张力缝合时,必须进行神经移植。

2. 组织工程学建构　组织工程学建构在神经再生桥接物、神经因子、支持细胞(如施万细胞)和细胞外基质等四方面对神经再生有着重要的影响。

(1)神经再生桥接物:神经桥接物分天然和人工两种,天然材料有生物膜、静脉、动脉等,人工材料有壳聚糖、几丁质、胶原等,它们常用于支持轴突再生迁移。在桥接体内注入促神经再生的活性因子(如轴突促进因子等),能够提高轴突再生的速度。

(2)神经因子:许多神经营养因子有直接提高突触存活率及间接影响神经细胞以及非神经细胞的再生能力。周围神经损伤后,在其断端局部应用神经生长因子,可防止感觉神经元死亡。周围神经再生时应用神经生长因子,可加快感觉神经的再生速度。但这些因子的作用机制还有许多细节未阐明,有待于进一步研究。

(3)支持细胞:周围神经损伤后,神经远端的支持细胞会伴随轴突再生发生、变化。它能够提供轴突迁移的高结合性底物并分泌生物活性因子以增强神经再生迁移。支持细胞中的施万细胞和嗅被膜细胞均能促进轴突再生和髓鞘形成。总之,支持细胞通过释放生物活性因子与提供轴突移行生长时的支持,在周围神经损伤的再生中起着不可替代的作用。

(4)细胞外基质:能够通过分子间的粘连或类似过程结合于天然的生物活性管道,促进轴突生长。

3. 基因治疗　在周围神经损伤的治疗手段中,基因治疗越来越引起重视,可以保护中枢神经元、促进损伤神经的再生。基因治疗中较常用的是基因修饰,它是将有功能的目的基因导入病灶细胞,或导入其他类型的相关细胞,使目的基因的产物大量表达,以达到治疗的目的。

4. 周围神经康复治疗的相关理论与方法

(1)感觉功能训练:在周围神经切断和缝合后,虽有神经再生,但在大脑皮质感觉区却出现明显的表位异常,从而妨碍执行细致的、精确度高的动作。研究证明,在周围神经损伤后进行专门的感觉功能训练,有助于将功能上配对失误的神经纤维重新编码,套入大脑新的、对应的、功能上有特异性的接受区。

(2)肌力训练:肌肉收缩与松弛交替进行时,有利于肌肉周围的毛细血管扩张充血,从而使肌肉获得更多的营养,有利于肌力的增长。肌力训练在可触及肌肉收缩时即可进行。

(3)作业疗法:作业疗法通过各种活动(如创作、工艺、生产性活动等)对患者进行眼、脑、手协调运动的训练,以克服、适应或代偿其生理、心理功能障碍,最大限度地发挥其残存功能,使患者能恢复一定的生活和工作能力。

(4)低、中频电刺激疗法:低、中频电刺激可使细胞膜去极化,兴奋神经-肌肉组织。通过低、中频电刺激治疗可促进神经再生,恢复神经传导功能;促进血液循环,改善肌肉营养,减少肌肉中蛋白质消耗,防止病肌大量失水,预防电解质、酶系统及收缩物质的破坏,抑制肌肉纤维化,防止肌肉结缔组织变性,延缓肌萎缩。

神经康复学涉及多学科知识,需要多学科联合攻关。神经系统疾病,发病率高、复发率高、致残率高、死亡率高,需要神经康复的早期介入、循序渐进、持之以恒。神经康复的理论目前日臻完善,需要康复界人士的不断努力,将理论更好地应用于临床实践,从而提高神经损伤的康复疗效。

第三节　神经系统疾病的病史与体格检查

询问病史、进行体格检查是临床医生获取疾病信息的基本技能之一,神经系统体格检查是在诊断学的基础上适当侧重、扩展与提高。

一、神经系统疾病的常见症状

1. 抽搐　需要了解发作频率、持续时间、间隔时间,注意是全身发作还是局部发作,是持续强制性,还是间歇阵挛性? 发作时的意识状态等。

2. 头痛　在询问时需要了解:头痛部位、时间、性质、类型、加重因素、程度、伴发症状以及先兆症状等。

3. 眩晕　应注意分清是眩晕还是头昏。需询问患者发作时是否确有本身旋转、移动(主观性眩)或外界旋转、移动(客观性眩晕)的感觉,以及有无伴发的症状如恶心、呕吐、苍白、出汗、平衡不稳、晕厥、耳鸣和听力改变等。

4. 瘫痪　询问瘫痪相关病史时,需要掌握:①发病的急缓。②发病的部位,应注意瘫痪的分布是全身还是半身,一侧肢体还是肢体的某一部分或仅涉及某个动作,是在肢体的近端还是远端。③程度是否影响了坐起、站立、行走、上下楼、进食、构音、呼吸等动作,或仅影响手部的精细动作。④伴发的症状:有无疼痛、挛缩、肌萎缩、语言障碍、排尿困难、抽搐等。

5. 麻木　询问麻木的部位及性质,麻木的性质应与感觉障碍中的感觉减退、感觉缺失、感觉异常、感觉性痛性发作、根痛等进行鉴别。

6. 视力障碍　询问是视物不清、视野缺损、复视还是全盲,排除眼科疾病。

7. 其他　其他常见的神经症状包括脑神经障碍,如口眼歪斜、咀嚼无力、进食困难、耳聋耳鸣、构音不清等;内脏障碍,如腹痛、呕吐、尿便障碍等;意识障碍;精神障碍,如行为异常、焦虑、抑郁等。

二、神经系统体格检查

(一)一般检查

检查项目同一般内科检查,着重检查以下几方面:

1. 一般情况　观察患者意识是否清晰,检查是否合作,是否有发热、抽搐、全身或局部疼痛等,观察血压、脉搏、呼吸等生命体征的变化。另外应注意对答是否正确、有无精神症状、情绪紧张、痛苦面容、异常步态或不自主运动等。

2. 意识状态　通过与患者交谈检查患者对外界刺激的反应来进行评价。

(1)清醒状态:被检查者对自身及周围环境的认知能力良好,应包括正确的时间定向、地点定向和人物定向。当医生问及姓名、年龄、地点、时间等问题时,被检查者能做出正确回答。

(2)嗜睡:是意识障碍的早期表现,刺激肢体时,患者可被唤醒,勉强能回答问题和配合检查,刺激停止后又进入睡眠。

(3)意识模糊:患者意识障碍的程度较嗜睡深,对外界刺激不能清晰地认识;空间和时间定向力障碍;理解力、判断力迟钝,或发生错误;记忆模糊、近记忆力更差;对现实环境的印象模糊不清,常有思维不连贯、思维活动迟钝等。

(4)昏睡:在较强的疼痛刺激或较响的声音刺激下方可醒来,并能做简单模糊的答话,刺激停止后又进入昏睡。医生用手指压迫患者眶上缘内侧时,患者面部肌肉(或针刺患者手足)可引起防御反射。此时,深反射亢进、震颤及不自主运动,角膜、睫毛等反射减弱,但对光反射仍存在。

(5)昏迷:昏迷是最严重的意识障碍,表现为持续性意识完全丧失。根据对周围环境或外界刺激的反应,分为三度:

①浅昏迷:强烈痛觉刺激才能引起肢体简单的防御回避反应,眼睑多半开。对语言、声音、强光等刺激均无反应,无自发性语言,自发性动作也极少。脑干的生理反射如瞳孔对光反射、角膜、吞咽、咳嗽及眶上压痛等反射等均正常存在。血压、脉搏、呼吸等生命体征多无明显改变。

②中度昏迷:对强烈疼痛刺激的防御反应、角膜与瞳孔对光等反射均减弱,眼球无转动,大小便失禁或潴留,呼吸、脉搏、血压也有改变。

③深昏迷:对外界一切刺激包括强烈的痛觉刺激都无反应,各种深、浅反射包括角膜、瞳孔对光等反射均消失,病理反射也多消失。瞳孔散大,大小便多失禁,偶有潴留,四肢肌肉松软张力低。血压可下降,脉搏细弱、呼吸不规律等不同程度的生命体征障碍。

(6)谵妄:是一种急性意识障碍,表现为定向障碍、错觉、幻觉、情绪不稳、行为紊乱等,有时可有片断的妄想。症状常表现日轻夜重的波动。患者有时白天嗜睡、夜间吵闹。由于受到错觉或幻觉的影响,患者可产生自伤或伤人的行为。可由多种原因引起,常见的有中毒、感染、外伤、严重代谢或营养障碍等。

3. 脑膜刺激征

(1)颈强直:检查时嘱患者仰卧,用一手托住枕部,并将其颈部向胸前屈曲,使下颌接触前胸壁,正常人应无抵抗存在。颈强直为脑膜受激惹所致,表现为颈后肌痉挛,被动屈颈时遇到阻力。主要见于各种脑膜炎、蛛网膜下腔出血、脑脊液压力增高等。还可见于颈椎病、颈椎结核、肌肉损伤等。

(2)Kernig 征:嘱患者仰卧,先将一侧髋关节和膝关节屈成直角,再用手抬高小腿,正常人膝关节可被伸至 135°以上。阳性表现为伸膝受限,并伴有疼痛和屈肌痉挛。

(3)Brudzinski 征:嘱患者仰卧,下肢自然伸直,医生一手托患者枕部,一手置于患者胸前,然后使头部前屈。阳性表现为双侧髋关节和膝关节屈曲。

4. 头颈部检查

(1)头颅:观察头的形状、对称性、大小和有无畸形及发育异常。

(2)面部、五官:主要检查有无口眼歪斜、重症肌无力的特征性面容和帕金森病的面部表情减少等;眼部有无眼睑肿胀、眼睑下垂、眼球突出、眼球下陷、巩膜黄染等;耳、鼻口部有无畸形、出血、流脓、溃疡、疱疹等。

(3)颈部:颈部的姿势与运动,如检查时头不能抬起,可见于重症肌无力、肌炎、进行性脊肌萎缩或严重消耗性疾病的晚期。

5. 躯干及四肢 同一般体格检查。

(二)脑神经检查

脑神经检查是神经系统检查中的重要部分,异常的发现往往是神经系统疾病中最早出现的症状,结合其他症状,对定位有重要意义。脑神经共有 12 对,检查脑神经应按先后顺序进行,以免重复和遗漏。

1. 嗅神经 检查时,两侧鼻孔分开进行。将对侧鼻孔填塞,请患者闭目,用松节油、醋、酒、香皂置于鼻孔前,令患者说出所嗅到的气味。然后检查另一侧。嗅神经损害后嗅觉减退或消失。见于创伤、颅前窝占位病变、颅底脑膜结核等。鼻黏膜炎症或萎缩亦可出现嗅觉障碍。

2. 视神经 主要检查视力、视野和眼底。

(1)视力:视力分为近视力和远视力,检查时应两眼分别测试。

(2)视野:视野是眼睛保持固定位置时所能看到的空间范围。用单眼向前凝视时,正常人均可看到向内约 60°,向外 90°～100°,向上 50°～60°,向下 60°～75°,外下方视野最大。多用手试法测定,分别检查两侧视野。嘱患者背位与医生对坐,相距 60～100cm,各自用手遮住相对眼睛(患者遮左眼,医师遮右眼),对视片刻,保持眼球不动,医生用手指分别自上、下、左、右由周边向中央慢慢移动,注意手指位置应在检查者与患者之间,正常时患者应与检查者同时看到手指,如患者视野变小或异常时应进一步做视野计检查。

视野的异常改变提示视神经通路的损害,对定位诊断有重要意义。视野的变化可分为视野缩小和盲点两类。视野向心性缩小严重时呈管状视野,可见于视神经萎缩或色素性视网膜变性,但需除外视疲劳、照明不足或癔症等。局部性缩小可分为偏盲(占视野的一半)和象限盲(占视野的 1/4)。单眼全盲常见于视神经的病变(血管和炎症病变),双颞侧偏盲见于垂体瘤、颅咽管瘤的压迫,一侧鼻侧偏盲见于一侧视交叉侧部病变(如颈内动脉粥样硬化时压迫视交叉的外侧部),双眼对侧同向偏盲见于颞叶肿瘤向内侧压迫时,双眼对侧视野的同向上象限盲见于颞叶后部肿瘤或血管病,双眼对侧同向下象限盲见于顶叶肿瘤或血管病,双眼对侧同向偏盲但有黄斑回避(偏盲侧光反射仍存在,同时视野的中心部保存)见于枕叶肿瘤或血管病。

(3)眼底:检查时应注意:①视盘的形态、大小、色泽、隆起、边缘等;②血管的粗细、弯曲度、动静脉粗细比、动静脉交叉处情况等;③视网膜的水肿、出血、渗出物、色素沉着等。

视盘的病理变化主要有视盘水肿,早期视盘水肿在眼底检查时常不易发现,需结合临床表现和颅高压征象。另外,需注意鉴别视神经萎缩,视神经萎缩是视神经纤维变性的结果,主要表现为视力减退或视盘苍白。

3. 动眼、滑车和展神经

(1)眼睑:嘱患者平静地睁眼,观察双眼裂是否等大,有无增大或变窄,上睑有无下垂。上睑下垂常见于动眼神经瘫痪、重症肌无力等。

(2)瞳孔外形:检查瞳孔大小和瞳孔对光反射。

①瞳孔大小:正常瞳孔为圆形,边缘整齐,直径在 3～4mm,小于 2mm 为瞳孔缩小,大于 5mm 为瞳孔扩大。单侧瞳孔缩小见于动眼神经受到刺激或颈交感神经破坏。双侧瞳孔缩小,可见于脑桥病变、深昏迷、颅内压增高等。单侧瞳孔扩大见于天幕裂孔疝、动眼神经损伤。双侧瞳孔扩大见于中脑病变、脑缺氧、疼痛、深昏迷、阿托品中毒等。

②瞳孔对光反射:检查者用电筒照射患者瞳孔,观察检查侧(直接)和对侧瞳孔(间接)是否收缩、敏捷程度及收缩持续时间。检查侧有视神经损害时,表现为双瞳不收缩或反应迟钝;检查侧动眼神经损害时,直接光反射消失,但对侧间接光反射仍存在。

(3)眼球运动:在检查中注意有无眼球向某一方向运动障碍和眼肌麻痹。眼球运动神经的损害有周围型、核型、核间型和核上型四种。眼肌麻痹:仅限于眼外肌而瞳孔括约肌功能正常者,称为眼外肌麻痹,相反则称为眼内肌麻痹,两者都存在则称为完全性眼肌麻痹。

动眼神经支配提睑肌、上直肌、下直肌、内直肌及下斜肌的运动,检查时如发现上睑下垂,眼球向内、上、下方向活动受限,均提示有动眼神经麻痹。滑车神经支配眼球的上斜肌,如眼球向下及外展运动减弱,提示滑车神经有损害。展神经支配眼球的外直肌,检查时将目标物分别向左右两侧移动,观察眼球向外转动情况。展神经受损时眼球外展障碍。

4. 三叉神经 三叉神经具有运动与感觉两种功能。检查内容包括面部感觉检查、运动功能检查、角膜反射检查及下颌反射检查。

(1)运动功能:首先观察双侧颞肌及咬肌

有无萎缩,然后以双手触按二肌,嘱患者做咀嚼动作,如果双侧咀嚼肌瘫痪,则下颌下垂,不能完成这一动作。另嘱患者露齿,以上下门齿的中缝线为标准,观察张口时下颌有无偏斜,以测试翼内、外肌的功能。一侧三叉神经运动支受损时,病侧咀嚼肌力弱或出现萎缩,张口时下颌偏向病侧。双侧病变时,肌萎缩不明显,下颌前后左右运动受限,下颌反射亢进。

(2)感觉功能:以针、棉签以及盛冷、热水的玻璃管等测试面部三叉神经分布区域内皮肤的痛觉、触觉及温度觉,两侧对比,观察有无减退、消失或过敏,并定出感觉障碍的分布区域,是三叉神经的周围分布,还是节段性分布。

(3)角膜反射:嘱患者向一侧注视,以捻成细束的棉絮轻触其对侧角膜,正常反应为双侧的瞬目动作。三叉神经感觉和面神经运动支病变,均可使角膜反射消失。

(4)下颌反射:患者略微张口,检查者将手指放在其下颌中部,以叩诊锤叩击手指。表现为双侧咬肌和颞肌的收缩,使口部闭合。双侧皮质延髓束病变时反应亢进。

5. 面神经

(1)运动功能:先观察患者额纹及鼻唇沟是否变浅,眼裂是否增宽,口角是否低垂或向一侧歪斜,然后嘱患者做睁眼、闭眼、皱眉、示齿、鼓腮、吹哨等动作,以判断两侧是否对称及有无瘫痪。

一侧面神经周围性(核性或核下性)损害时,病侧额纹减少,眼裂较大,闭眼不拢,鼻唇沟变浅,示齿时口角歪向健侧,鼓腮及吹口哨时病变侧漏气。中枢性损害时,只出现病灶对侧眼裂下半部面肌瘫痪,上半部面肌因受两侧皮质运动区支配,皱眉及闭眼动作不受影响。

(2)味觉:嘱患者伸舌,检查者用棉签蘸取试液(如糖水、盐水、醋酸溶液等)涂在舌前部的一侧,每次用过一种试液要漱口,舌两侧分别对照,面神经损害时舌前2/3味觉丧失。

6. 耳蜗神经和前庭神经

(1)耳蜗神经:主要检查听力。用手掩住一侧耳后,对另一侧耳用耳语或音叉检查,声音由远及近,至听到声音,测其距离,再同另一侧比较,并和检查者比较。必要时可做电测听计检查。

(2)前庭神经:前庭神经受损时产生眩晕、呕吐、眼球震颤和平衡障碍。平衡障碍:主要表现为步态不稳,向患侧倾倒,Romberg征和指鼻试验均向患侧偏倚等。眼球震颤多见于前庭及脑干、小脑病变。中枢性前庭损害时眼震方向不一,可为水平、垂直或旋转性。

7. 舌咽、迷走神经

(1)运动:检查时注意患者有无发音嘶哑和鼻音,询问有无饮水呛咳和吞咽困难。令患者张口,发"啊"音,观察两侧软腭是否对称,悬雍垂是否居中。一侧麻痹时,该侧软腭变低,发音时悬雍垂偏向健侧,同时咽后壁由患侧向健侧运动。

(2)感觉:主要检查两侧软腭和咽后壁的感觉,常用棉签进行测试。

(3)咽反射:嘱患者张口,发"啊"音,用压舌板分别轻触两侧咽后壁,观察有无作呕反应。舌咽及迷走神经损害时,患侧咽反射减退或消失。

8. 副神经 副神经为单纯运动神经,支配胸锁乳突肌和斜方肌。前者主要作用是向对侧转颈,后者作用为耸肩。检查时,需注意观察有无萎缩,有无斜颈及垂肩等。检测肌力的方法是:医生将一手置于患者腮部,嘱患者向该侧转头以测试胸锁乳突肌的收缩力,然后将两手放在患者双肩上下压,嘱患者做对抗性抬肩动作。若力量减弱见于副神经损伤、肌萎缩、脊髓侧索硬化、颅后窝肿瘤等。

9. 舌下神经 舌下神经支配同侧舌肌,其作用是伸舌向前,并推向对侧。检查时观察舌在口腔内的部位及其形态,然后患者伸舌并向各个方向做动作。一侧麻痹时伸舌偏向麻痹侧,双侧麻痹时舌不能做动作。核下性病变可见舌肌萎缩,核性病变有肌束颤动。

10. 迷走神经　迷走神经有许多功能与舌咽神经密切结合,检查时嘱患者张口发"啊"音,若一侧软腭不能随之上抬及腭垂偏向健侧,则为迷走神经麻痹的表现。

(三)运动系统检查

运动功能大体可分随意和不随意运动两种。随意运动由锥体束控制,不随意运动(不自主运动)由锥体外系和小脑系控制。本部分检查包括随意运动与肌力、肌张力、不随意运动、共济运动等。

1. 随意运动　是指意识支配下的动作,随意运动功能的丧失称为瘫痪。由于表现不同,在程度上可分为完全性及不完全性(轻)瘫,在形式上又可分为单瘫、偏瘫、截瘫及交叉瘫痪。

(1)偏瘫:为一侧肢体随意运动丧失,可伴有同侧中枢性面瘫及舌瘫。见于脑出血、脑动脉血栓形成、脑栓塞、蛛网膜下腔出血、脑肿瘤等。

(2)单瘫:为单一肢体的随意运动丧失,多见于脊髓灰质炎。

(3)截瘫:多为双侧下肢随意运动丧失,是脊髓横贯性损伤的结果,见于脊髓外伤、脊髓炎、脊椎结核等。

(4)交叉瘫:为一侧脑神经损害所致的同侧周围性脑神经麻痹及对侧肢体的中枢性偏瘫。

(5)四肢瘫:见于高位(颈段)脊髓横断损伤。

2. 肌肉体积和外观　注意有无萎缩和肥大,并确定其分布及范围。

3. 肌力　是指肌肉的收缩力量。一般以关节为中心检查肌群的伸、屈、外展、内收、旋前、旋后力量。肌力检查常采用 Lovett 分级法:

0级:肌肉完全麻痹,通过观察及触诊肌肉完全无收缩力。

Ⅰ级:患者主动收缩肌肉时,虽然有收缩,但不能带动关节活动。

Ⅱ级:肌肉活动可以带动水平方向的关节活动,但不能对抗地心引力。

Ⅲ级:对抗地心引力时关节仍能主动活动,但不能对抗阻力。

Ⅳ级:能抗较大的阻力,但比正常者为弱。

Ⅴ级:正常肌力。

4. 肌张力　指肌肉在静止松弛状态下的紧张度,检查时可根据触摸肌肉的硬度及被动伸屈肢体时的阻力来判断。锥体束损害时肌张力增高,称为痉挛性肌张力增高,特点为上肢屈肌和下肢伸肌增高明显,被动运动开始时阻力大,终了时变小(折刀现象)。锥体外系损害所致的肌张力增高,伸肌和屈肌均等增高,被动运动时所遇到的阻力是均匀的,称铅管样肌张力增高;伴有震颤者,在均匀的阻力上出现断续的停顿,像齿轮转动一样,称为齿轮样强直。上运动神经元损伤引起的肌张力增高多用改良 Ashworth 肌张力评定法。

肌张力降低见于肌源性疾患如进行性肌营养不良、肌炎,周围神经病变(如吉兰-巴雷综合征)、单神经炎,脊髓痨(后根或后索疾患)、脊髓灰质炎、小脑疾患等。肌张力增高见于锥体束病变如脑卒中等,锥体外系疾患如帕金森病,脑干病变如炎症、脱髓鞘病变等。

5. 共济失调　运动协调作用的障碍称为共济失调。主要见于小脑半球本身病变或其与对侧额叶皮质间的联系损害、前庭功能障碍、脊髓后索病变以及周围神经疾病。共济失调可以通过患者的日常生活来观察,如穿衣、系纽扣、取物、进食等。共济失调的检查方法有下列几种:

(1)指鼻试验:嘱患者用示指尖触及前方0.5m处患者或检查者的示指,再触自己鼻尖,以不同方向、速度、睁眼、闭眼重复进行,两侧比较。小脑半球病变可看到同侧指鼻不准,接近鼻尖时动作变慢,或出现意向性震颤,常超过目标呈现辨距不良。感觉性共济失调的特征是睁眼时无困难或仅见轻微障碍,闭眼时很难完成动作。

(2)轮替动作试验:嘱患者快速、反复地做:①前臂的内旋和外旋,如用手的掌侧和背侧交替地接触床面或桌面;②伸指和握拳,或其他来回反复动作。小脑性共济失调动作速度缓慢和节律不协调。

(3)跟膝胫试验:嘱患者仰卧,抬起一侧下肢,然后以足跟置于对侧膝盖上,沿胫骨向下移动。小脑性共济失调在抬腿触膝时呈现辨距不良,沿胫骨下移时摇晃不稳。感觉性共济失调患者寻找膝盖困难,下移时不能和胫骨保持接触。

(4)反跳试验:嘱患者用力屈肘,检查者握其腕部向相反方向用力,随即突然松手,正常人因为有对抗肌的拮抗作用,前臂屈曲迅即终止。小脑病变时缺少这种拮抗作用,屈曲的前臂可碰击到自己的身体。

(5)Romberg征:又称闭目难立征,嘱患者双足并拢站立,双手向前平伸,同时闭目,观察其姿势。感觉性共济失调特征为闭目后站立不稳,而睁眼时能保持稳定的站立姿势,称Romberg阳性。小脑性共济失调者睁、闭眼都站立不稳,在闭眼时更为明显。

6. 不自主运动 观察有无舞蹈样运动、手足徐动、震颤(静止性、动作性)、抽搐、肌束颤动、肌阵挛等骨骼肌的病态动作。

7. 姿势和步态 观察患者平卧、站立和行走有无异常。平卧时可见上运动神经元病变引起的上肢瘫痪,呈肘部、腕部、指部屈曲,前臂内旋的姿态;下肢的瘫痪,即使是轻微时一般也有小腿外旋的倾向。站立时的姿势异常主要依靠视诊,帕金森病患者头部前倾,躯干俯曲;小脑蚓部病变者常前后摇晃,小脑半球或前庭病变者向病侧倾倒。常见的步态异

常有以下几种:

(1)痉挛性偏瘫步态:患侧上肢内收、旋前,肘、腕、指关节呈屈曲状。下肢伸直并外旋,行走时患侧骨盆部抬高,足尖拖地,向外做半圆形划圈步态。主要由于一侧锥体束损害引起,见于脑卒中偏瘫等。

(2)痉挛性脑瘫步态:行走时双下肢强直内收,交叉呈剪刀样,故又称"剪刀步态"。

(3)共济失调步态:行走时两腿分开,因重心掌握困难,故左右摇晃,前仆后跌,不能走直线,方向不固定,上下身动作不协调,犹如酒醉,又称"醉汉步态"。小脑半球或前庭病变时向患侧偏斜,直线行走时尤甚。深感觉障碍时可有抬腿过高和落地过重,但睁眼时明显改善。

(4)慌张步态:全身肌张力增高,起步和停步困难,走路时步伐细碎,足擦地而行,双上肢前后摆动的连带动作丧失。由于躯干呈前倾状而重心前移,致患者行走时不得不追逐重心而小步加速前冲,形态慌张不能自制。主要见于震颤麻痹。

(5)跨阈步态:周围神经病变时常出现足部下垂不能背屈,行走时或是拖拽病足,或是将该侧下肢抬得很高,落脚时足尖先触地面。主要见于腓总神经麻痹。

(四)感觉系统检查

1. 感觉检查

(1)浅感觉

①触觉:用一束棉絮在皮肤上轻轻掠过,有毛发处可轻触其毛发,嘱患者说出感受接触的次数。

②痛觉:以大头针轻刺皮肤,嘱患者感到疼痛时做出反应,须确定感觉到的是疼痛还是触觉。如发现痛觉减退或过敏的区域,需从各个方向用针尖在患区皮肤向外检查,以得到确切的结果。

③温度觉:用盛有冷(5～10℃)及热水(40～45℃)试管交替接触皮肤,嘱患者报告"冷"或"热"。

（2）深感觉

①运动觉：患者闭目，检查者轻轻夹住患者指（趾）的两侧，上下移动5°左右，嘱其说出移动的方向。如发现有障碍，可加大活动幅度，或再试较大的关节。

②位置觉：患者闭目，将患者一侧肢体放一定位置，让患者说出所放位置，或用另一肢体模仿。

③振动觉：用128Hz的音叉，振动时置于患者的手指、足趾，以及骨隆起处。询问有无振动的感受，注意感受的时限，两侧对比。

④压觉：用不同的物体交替轻触或下压皮肤，令患者鉴别。

（3）复合感觉

①触觉定位觉：患者闭目，以手指或其他物体轻触患者皮肤，嘱患者用手指出刺激部位。

②两点辨别觉：患者闭目，用钝脚的两角规，将其两脚分开一定距离，接触患者皮肤，如患者能感觉到两点，则再缩小两脚的距离，至两脚的接触点被感觉成一点为止。正常身体各部位辨别两点的能力：指尖为2～4mm，指背4～6mm，手掌8～12mm，手背、前臂和上臂、背部、腿部更大。检查应注意两侧对照。

③形体觉：患者闭目，可将常用物体如钥匙、纽扣、钢笔、硬币、圆球等放在患者一侧手中，任其用单手抚摸和感觉，并说出物体名称和形状。

2. 感觉障碍的类型

（1）周围神经型：为限于该神经支配皮肤区域内各种感觉的缺失。如果损害是部分性的，则可表现为该区域中的感觉减退、感觉过度、感觉异常或自发性疼痛。多发性周围神经病变中，感觉障碍以四肢末端最为明显，呈手套、袜套型分布。

（2）后根型：脊神经后根的损害可产生区域性的感觉缺失、减退或过敏，其范围按节段分布。同时后根受到压迫或刺激时常有放射

性疼痛。

（3）脊髓型：横贯性脊髓病变出现损伤平面以下各种感觉缺失。但脊髓不完全损害则可出现部分感觉障碍。

（4）脑干型：脑桥下部和延髓病变可发生分离性感觉障碍。到脑干上部，内侧丘系、三叉丘系和脊髓丘脑束已聚合，则产生面部和半身麻木。

（5）丘脑型：丘脑病变感觉障碍的特征是偏身麻木、中枢性疼痛和感觉过度。

（6）内囊型：内囊病变也可以产生对侧偏身麻木，一般不伴有中枢痛。

（7）皮质型：顶叶感觉皮质的病变一般产生部分性对侧偏身麻木。复合感觉的深感觉障碍比较严重，浅感觉变化轻微，分布也多不完善，往往仅限于一个肢体。

（五）反射系统检查

检查时应将被检查部位暴露，肌肉放松，并进行两侧反射的比较。反射活动还有一定程度的个体差异，在有明显改变或两侧不对称时意义较大。一侧增强、减低或消失在神经系统检查中有重要定位意义。

1. 深反射

（1）肱二头肌反射（C_{5-6}，肌皮神经）：患者坐或卧位，前臂屈曲90°，检查者以手指置于其肘部肱二头肌腱上，以叩诊锤叩击手指，反应为肱二头肌收缩，前臂屈曲。

（2）肱三头肌反射（C_{6-7}，桡神经）：患者坐或卧位，肘部半屈，检查者托住其肘关节，用叩诊锤直接叩击鹰嘴上方的肱三头肌腱，反应为肱三头肌收缩，肘关节伸直。

（3）桡反射（C_{5-6}，桡神经）：又称桡骨膜反射。患者坐或卧位，前臂摆放于半屈半旋前位，叩击其桡侧茎突，反应为肱桡肌收缩，肘关节屈曲，旋前，有时伴有指部的屈曲。

（4）膝反射（L_{2-4}，股神经）：患者坐于椅上，小腿弛缓下垂，与大腿成直角，或取仰卧位，检查者以手托起膝关节，小腿屈成120°，然后用叩诊锤叩击膝盖下股四头肌腱，反应

为小腿伸展。

（5）踝反射（S_{1-2}，胫神经）：又称跟腱反射。患者仰卧位，股外展，屈膝近 90°，检查者手握足，向上稍屈，叩击跟腱，反应为足向跖侧屈曲。如不能引出，令患者俯卧，屈膝90°，检查者手的拇指和其他各指分别轻压两足足趾的前端，而后叩击跟腱。

（6）Hoffmann 征：患者腕部略伸，手指微屈，检查者以右手示、中指夹住患者中指中指节，以拇指快速地弹拨其中指指甲，阳性反应为拇指和其他各指远端指节屈曲然后伸直的动作。反射中心 C_7-T_1，经正中神经传导，以往被认为是上肢锥体束病理征，现多认为是牵张反射，是腱反射亢进的表现。

（7）Rossolimo 征：患者手指微屈，检查者左手握患者腕部，右手指快速向上弹拨三个手指尖，阳性反应同 Hoffmann 征。

（8）阵挛：阵挛是在深反射亢进时，用一持续力量使被检查的肌肉处于紧张状态，则该深反射涉及的肌肉就会发生节律性收缩，称为阵挛。

髌阵挛：检查时嘱患者下肢伸直，医生用拇指和示指捏住髌骨上缘，用力向远端方向快速推动数次，然后保持适度的推力。阳性反应为股四头肌节律性收缩，致使髌骨上下运动，见于锥体束损害。

踝阵挛：嘱患者仰卧，髋关节与膝关节稍屈，检查者左手托住腘窝，右手握住足前端，突然推向背屈方向，并用力持续压于足底，阳性反应为跟腱的节律性收缩反应。

2. 浅反射

（1）腹壁反射（T_{7-12}，肋间神经）：患者仰卧，下肢膝关节屈曲，腹壁完全松弛，两上肢置于躯体的两侧。检查以钝针或木签沿肋缘下（T_{7-8}）、平脐（T_{9-10}）及腹股沟上（T_{11-12}）的平行方向，由外向内轻划腹壁皮肤，反应为该侧腹肌的收缩，使脐孔向刺激部位偏移。

（2）提睾反射（L_{1-2}，生殖股神经）：用钝针或木签由上向下轻划上部股内侧皮肤，反应为同侧提睾肌收缩，睾丸向上提起。

（3）跖反射（S_{1-2}，胫神经）：膝部伸直，用钝针或木签轻划足底外侧，自足跟向前方至小趾根部足掌时转向内侧，反应为各个足趾的屈曲。

（4）肛门反射（S_{4-5}，肛尾神经）：用大头针轻划肛门周围，反应为肛门外括约肌收缩。

3. 病理反射

（1）Babinski 征：方法同跖反射检查，但足趾不向下屈曲，跗趾反而较缓地向足背方向背屈，可伴有其他足趾呈扇形展开，为 Babinski 征阳性。一般认为本征为上运动神经元病变的重要征象，但也可见于两岁以下的婴儿和智能发育不全、昏迷、深睡、中毒、严重全身感染、足趾屈曲肌瘫痪、疲劳，甚至少数正常人。临床意义需结合其他症状体征考虑。

（2）Chaddock 征：用钝针或木签轻划外踝下部和足背外侧皮肤，阳性反应同 Babinski 征。

（3）Oppenheim 征：以拇指和示指沿患者胫骨前面自上而下加压推移，阳性反应同 Babinski 征。

（4）Gordon 征：以手挤压腓肠肌，阳性反应同 Babinski 征。

以上四种测试，方法虽然不同，但阳性结果表现一致，临床意义相同。一般情况下，在锥体束损害时较易引出 Babinski 征，但在表现可疑时应测试其余几种以协助诊断。

（5）强握反射：用手触摸患者手掌时，患者强直性握住检查者手指。可见于成人对侧额叶运动前区病变。在新生儿为正常反射。

（6）脊髓自主反射：脊髓横贯损伤时，针刺病变平面以下皮肤引起单侧或双侧髋、膝、踝部屈曲和 Babinski 征。如双侧屈曲同时伴腹肌收缩、膀胱直肠排空，病变平面以下竖毛、出汗等，称为总体反射。

第四节 神经系统疾病的辅助检查

神经系统辅助检查主要包括三个方面：生化检查、影像学检查和电生理检查。生化检查主要通过收集脑脊液进行分析，内容包括脑脊液压力、常规、生化和病原学检查。影像学检查主要为头颅 CT 和 MRI 检查，MRI 对于颅后窝病变具有优势，CT 对于出血和钙化的判断优于 MRI。神经电生理检查主要为判断神经系统功能，包括脑电图、肌电图、诱发电位、神经传导速度，可以帮助病变的定位诊断和发现亚临床损害。

神经系统辅助检查对神经系统疾病的诊断很重要，神经系统疾病的诊断包括定位诊断和定性诊断两个方面。定位诊断要应用一元化诊断原则，明确患者病变的水平、病灶的分布。定性诊断与系统性疾病的原则相同。

一、脑脊液检查

(一)腰椎穿刺术

1. 适应证

(1)诊断性穿刺：测定脑脊液压力(必要时进行脑脊液的动力学检查)，进行脑脊液常规、生化、细胞学、免疫学和细菌学等检查，脊髓造影等。适用于颅内感染、蛛网膜下腔出血、脑膜癌、格林-巴利综合征等。

(2)治疗性穿刺：引流血性脑脊液、炎性分泌物或造影剂，鞘内注射药物。

2. 禁忌证

(1)病情危重者或败血症及穿刺部位的皮肤、皮下软组织或脊柱感染。

(2)颅内占位性病变：高颅压，可引起脑疝。

(3)高颈段脊髓肿物或脊髓外伤的急性期，可加重脊髓的受压。

3. 并发症

(1)低颅压综合征：侧卧位脑脊液压力在 70mmH$_2$O 以下。原因：脑脊液瘘。预防：术后去枕平卧 4～6 小时，并多饮水。予静脉滴注 5％葡萄糖盐水 500～1000ml，1～2/d。

(2)脑疝形成：在颅内压增高(特别是颅后窝占位性病变)时，当腰穿放液过多过快时，可诱发脑疝。术前可先快速静脉输入 20％甘露醇液 250ml 等脱水药后，用细针穿刺，缓慢滴出数滴脑脊液化气进行化验检查。抢救措施：静脉注射 20％甘露醇 200～400ml、利尿药等，脑室穿刺放液。

(二)脑脊液检查

1. 脑脊液压力及动力学检查 侧卧位成人为 80～180mmH$_2$O，儿童为 40～100mmH$_2$O，新生儿为 10～14mmH$_2$O。颅内压增高常见于颅内占位、炎症、出血、血栓形成等。

(1)颈静脉压迫试验：用手或血压计压迫双侧颈静脉，使颅内静脉系统充血而致颅内压力增高。当椎管有梗阻时，压迫后液面上升下降缓慢甚至不能。有颅内压力增高或疑有颅内占位、出血者禁忌。

(2)压腹试验：以拳头用力压迫患者上腹部或令其屏气，使下腔静脉及下胸段以下硬脊膜外静脉充血，引起上述水平以下脑脊液压力的迅速上升，可了解下胸段及腰骶部的脊髓蛛网膜下腔以及腰穿针和测压管有无梗阻。

2. 常规检查 正常脑脊液无色透明。出血时呈红色或血性，晚期呈黄色；脑脊液中蛋白渗出增高时，脑脊液可呈乳白色或浑浊。Froin 综合征：脑脊液蛋白含量过高引起的离体后自动凝固现象，见于结核性脑膜炎、脊髓梗阻等。

细胞学检查：成人正常白细胞数在 5×10^6/L 以下(早产儿及新生儿在 3×10^6/L 以内)，多为单个核细胞。当脑膜有刺激性或炎性病变时，脑脊液的白细胞计数增多。各种脑部肿瘤特别是邻近脑膜、脑室或恶性者,白细胞也可增多。还可浓集后检查寄生虫、肿瘤细胞等。

3. 生化检查

(1)蛋白:正常脑脊液蛋白含量在蛛网膜下腔为 $150 \sim 400mg/L$,新生儿为 $1g/L$,早产儿可高达 $2g/L$。蛋白增高见于各种中枢神经系统感染。仅有蛋白增高而白细胞计数正常或略多,称为"蛋白-细胞分离",多见于颅内及脊髓肿瘤、椎管梗阻、急性感染性多发性神经炎等。

(2)糖:正常含量为 $2.5 \sim 4.4mmol/L$。糖量降低见于细菌性或隐球菌性脑膜炎、恶性脑肿瘤等。糖量增高见于血糖升高以及中枢系统病毒感染、脑外伤、颅后窝及第三脑室底部肿瘤和高热等,与血脑屏障通透性增高有关。

(3)氯化物:正常含量为 $72 \sim 75g/L$,在细菌性(特别是结核性)和霉菌性脑膜炎含量减少。

4. 特殊检查

(1)病原学检查:包括细菌、霉菌涂片和培养。

(2)免疫学检查:常用的有补体结合试验和免疫球蛋白的含量测定。

(3)蛋白质电泳检查。

(4)酶学检查:常用的有谷草转氨酶、乳酸脱氢酶、磷酸己糖异构酶和溶菌酶等。乳酸脱氢酶在恶性肿瘤和细菌性脑膜炎时要较良性肿瘤和病毒性脑膜炎增高明显,有一定的鉴别诊断价值。

二、影像学检查

(一)头颅脊柱平片

可观察颅骨的大小、形状、厚度、密度以及各种结构变化,如骨缝分离,脑回压迹,颅骨骨折、缺损和破坏,骨质疏松和骨质增生等;脊椎常规检查摄取正侧位片,以了解脊椎生理曲度,椎体有无畸形破坏、骨折脱位、压缩变形和骨质增生,椎间隙有无变窄,椎弓根有无变化等。

(二)脊髓造影

脊髓造影是经腰穿或小脑延髓池穿刺将水溶性或油性含碘造影剂注入蛛网膜下腔,在荧光屏上观察造影剂的形态和充盈活动情况,可有助判断椎管内占位病变,蛛网膜粘连及脊髓血管畸形等。

(三)数字减影脑脊髓血管造影

将含碘显影剂直接由动脉穿刺注入颈或椎动脉内,或经肱、股动脉插管选择性地注入颈或(和)椎动脉内后,立即摄影。可发现脑血管有无狭窄闭塞、充盈缺损、移位或其他结构改变。以判断颅内外血管有无血栓、动脉瘤、动静脉畸形等病变。将显影图像经电脑技术处理使骨质部不再显影,可使血管影像更为清晰,并能发现被骨质结构所掩盖的微小病变,称为数字减影血管造影。

(四)电子计算机 X 线断层扫描(CT)

是将高敏的探测器在 X 线对人体组织不同层面扫描过程中获得的对 X 线不同吸收值的信号,经计算机处理后,重建人体断面图像的 X 线诊断方法。但当脑和脊髓与病变为等密度时,则无从显影。

(五)磁共振(MRI)成像

与 CT 相比,MRI 优点在于:①无放射性、对人体无害。②分辨度高,解剖显示清晰,不仅能清楚地区别脑和脊髓的白质和灰质组织,并能发现直径 1mm 的病灶,且能诊断 CT 难于分辨的血管组织、颅后窝肿瘤、脑干病变、脊髓空洞症、蛛网膜肿瘤和多发性硬化等疾患,以及显示由于等密度而在 CT 上无法显示的组织,大大提高了诊断率。③能清楚显示肌肉病理结构,为神经源性疾病与肌源性疾病的鉴别提供了依据。缺点:对肿瘤内部结构的显示,有时不及 CT 增强扫描;对钙化灶和骨密度的辨认,不如 CT 敏感;此外对体内有起搏器等金属异物者,禁忌检查。

三、电生理检查

(一)脑电图

1. 脑电图（EEG）检查 是记录脑生物电活动的检查技术。通过测定自发的有节律的生物电活动，了解脑功能。正常情况下，脑电图有一定的规律性，当脑部尤其是皮质有病变时，其波幅和节律将发生改变，可辅助临床对及脑部疾病进行诊断。

2. 脑电地形图（brian electrical activity mapping，BEAM） 是在 EEG 的基础上，将脑电信号转换为数字信号，处理成为脑电功率谱，按照不同频带进行分类分级，最终使脑电信号转换成能够定量的二维脑波图像，将脑功能与形态定位结合，图像直观、形象，定位较准确。主要应用于缺血性脑血管病的早期诊断及疗效预后的评价等。

(二)脑磁图（magnetoencephalography，MEG）

电流在导体内流动时，导体周围可以产生磁场。同理，脑细胞的兴奋性突触后电位电活动也有极微弱的磁场，MEG 使用超导量子干扰器技术测定神经元突触后电位产生的生物电磁场，并记录其随时间变化的关系曲线，其图形与 EEG 图形相似。

优点是：具有良好的空间分辨力，可检出＜3.0mm 的癫痫灶。定位误差小，灵敏度高。此外，磁检器不与头皮接触，也减少了干扰造成的伪差。

(三)诱发电位

诱发电位的基本原理是根据各种感觉、运动和思维等高级功能的形成均具有特定的传导通路，该传导通路上具有各级神经元及其间的神经纤维，在一定部位给予特定的刺激后，神经冲动的传导过程包括了特定通路上各级神经元的顺序兴奋、神经纤维传导，产生一定的传导时间和电兴奋波。将其记录并进行分析，可判断该通路的病变部位和损害程度，以帮助神经系统疾病的定位定性诊断。

可分为体感诱发电位、视觉诱发电位、脑干听觉诱发电位和运动诱发电位。

(四)肌电图（EMG）（图 1-1）

通过记录肌纤维细胞收缩时电兴奋（M波），观察肌纤维细胞收缩的数量、强度和电兴奋性在肌纤维细胞间、细胞内的传导情况，了解肌纤维细胞的病理状态。通过观察和记录肌纤维细胞同步收缩情况，了解神经纤维末梢的传导。通过观察和记录肌纤维细胞的自发电位，了解肌细胞自发去极化（纤颤电位等，失神经支配、肌细胞损伤、微环境改变）、束颤（神经元损伤）、肌纤维失神经支配后侧支代偿支配（神经元丧失、运动根损伤）等情况。

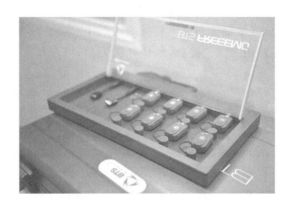

图 1-1 BTS 无线表面肌电仪

用于肌肉、脊髓、周围神经病变的定位诊断和鉴别诊断，如各种肌炎、肌病、重症肌无力、肌营养不良，各种遗传性或代谢性周围神经炎、周围神经病、运动神经元疾病，各种脊髓疾病等。

四、头颈部超声检查

将多普勒超声技术应用于颈部及颅内脑血管疾病诊断的技术。可以检测颈部及颅内大血管内血流方向，血流状态，并可计算血流量，用以测定颅外段颈动脉和椎动脉有无阻塞、狭窄以及供血情况。

经颅多普勒超声仪（TCD）通过枕大孔、

眶上裂和颞骨鳞部进行测定。检测颅内各主要动脉的血流速度,用于判断血管有无痉挛、狭窄、动脉瘤和动静脉畸形等。此外,还有三维颅内脑血管超声检查等。

五、放射性同位素检查

1. 正电子发射断层扫描(PET)　可无创研究人脑生化过程,通过局部放射活性物质浓度的体层图像,反映人脑生理和病理代谢活动。可应用于癫痫定位、脑瘤分级、脱髓鞘病、PD、脑血管病以及精神病的诊断研究。

2. 单光子发射断层扫描(SPECT)　SPECT 的基本原理是把能够放出纯粹 γ 光子的放射性核素或药物注入或吸入人体,该物质在脑内的分布与局部血流量成正比,即核素浓集于血流丰富的脑组织中,发出 γ 射线,由显像仪接收,经计算机处理,以三维显像技术显示出清晰图像。

主要测定脑血流量,反映脑局部代谢。对脑卒中、脑动脉瘤、动静脉畸形、脑瘤、癫痫、脑外伤、脑梗死、痴呆、多发性硬化等都可获得满意的辅助诊断效果,对脑梗死发现率早于 CT,对癫痫的定位优于 CT,与 PET 相比,获得图像相似,但价格低廉。

六、其他

脑、神经和肌肉活检是病理金标准,通过对活体组织进行光镜、电镜、生化、组织化学和病毒学检查,确定疾病确切的病理学诊断。

此外,基因诊断技术,对于神经系统疾病,特别是遗传性疾病的诊断具有预测性,是近年来极具潜力的诊断方法。

(孙　冰　刘初容)

参 考 文 献

[1] Ding Y,Li J,Clark J,et al. Synaptic plasticity in thalamic nuclei enhanced by motor skill training in rat with transient middle cerebral artery occlusion[J]. Neurol Res,2003,25(2):189-194.

第**2**章 中医康复学概论

第一节 中医康复学总论

一、中医康复学的概念

中医康复学是随着中医学发展而逐渐形成的一门新兴的综合型学科,是中医学的重要组成部分。它是以中医基础理论为指导,运用中药、针灸、推拿、气功、饮食、情志、自然、物理等多种疗法,于伤病早期介入,针对疾病的病理特点,进行辨证康复的综合应用学科。

康复的对象为伤残、病残、老年、急性病后期者及慢性病患者,目标是全面康复、整体康复。目的是尽量帮助患者能够恢复到最佳状态,使患者机体生理及心理功能的缺陷得到改善,提高患者的活动功能,以改善生活自理能力,使之重返生活,更好地回归社会。

"康复"原意为"复原""恢复"。《尔雅·释诂》谓:"康,安也。"《尔雅·释言》又谓:"复,返也。"指在受到创伤或疾病后恢复到原来或正常的良好状态。中医学古籍中的"康复"主要是指疾病的治愈和恢复、精神情志的康复及正气的复原。明代龚廷贤的《万病回春》载一老人病残三十多年,"膝趾肿痛,不能动履",已成"痼病",经"复沉潜诊视,植方投剂,获效如响,不旬日而渐离榻,又旬日而能履地,又旬日而康复如初"。可见,"康复"还包含有重新恢复参加社会生活能力的意思。

中医康复同现代康复一样,也是以"功能"为导向,致力于保存、改善和恢复受累的身心功能,最大限度地发挥其潜在的能力。随着社会的发展,医学的进步,中医康复医学与现代康复医学互相渗透、互相补充,成为以中西医为一体的综合康复体系。目标是全面康复、整体康复,帮助患者最大限度地恢复到最佳状态,改善各方面功能,使之能够生活自理,重返社会。

二、中医康复学的特点

中医康复学不同于中医临床医学,其研究对象、治疗方法、康复原则均有不同,但在学术渊源、理论基础等方面,却有着密不可分的内在联系。中医康复学是中医临床医学的延伸与发展,有其自身独特的学科特点。

1. 预防与康复结合 中医康复医学在强调临床康复原则的同时,也重视康复预防。预防,即包括"未病先防""已病防变"和"病后防复"。如气功导引、食物调养、药物调摄、泉水饮浴、情志调摄等方法,既能施于未病之先又能用于既病之后,既可用于养生防病又可用于康复医疗。因此,中医康复常贯穿于康复三级预防的全过程。

2. 长于功能康复 传统中医对于人体的认识,具有详于脏腑功能而略于人体解剖结构的特点,故在治疗上强调功能的恢复。故无论何种康复方法,如针、药、推拿、食疗、导引、音乐等,都是通过扶助正气,调节体内气血、阴阳平衡,协调脏腑、经络功能,从而达到气行血畅、形与神俱的功能康复目标。

3. 注重利用自然　人与自然具有相通、相应的关系,不论四时气候,昼夜晨昏,还是日月运行,地理环境,各种变化都会对人体产生影响。在自然界的大系统中要想求得自身平衡,首先是顺应自然规律,利用自然界赋予的客观条件来调动自身的主观能动性。如空气、阳光、泉水、高山、森林、天然药材、食物等,均可用来作为康复手段,即利用自然进行康复。

由于人需要依赖自然界以生存,不同的自然因素必然会对人体产生不同的影响。有选择性和针对性地利用这些因素对人体的不同作用,就可达到康复医疗的目的。于是就产生了日光疗法、空气疗法、泥土疗法、高山疗法、海水疗法、岩洞疗法、森林疗法等诸多自然康复法。

4. 外治与内治结合　内治法强调培补元气,调整脏腑功能。外治法强调充分调动人体自然康复能力,《理瀹骈文》言外治:"与内治并行,且能补内治之不及"。常用的针灸、推拿、中药外用、自然康复法等为外治;中医情志康复法、中药康复法和饮食疗法为内治。孙思邈也主张内外兼治,"针且知药,乃为良医"取外治和内治之所长,综合运用,灵活施治,以充分发挥中医康复的疗效。

5. 药疗与食治并举　中医学认为"药食同源",首重食治,包括食疗、食补、食养,而后药治,常常药食并用,以取得理想的临床效果。食治通过利用谷肉果菜性味方面的差异,针对性地用于某些病症的康复。与服用苦口的药物相比,更易被接受,可长期运用,对于慢性疾病的调理治疗尤为适宜。对人体基本上无毒副作用,有"有病治病,无病强身"之特点。但食物与药物本质上有所区别,食物性偏平,达不到中药的临床效果,故常作为

辅助康复方法,与中药配合同用,或作为病后调养的重要手段。

6. 提倡形神共养　在中医康复中强调"形神共养",《素问·上古天真论》曰:"形与神俱,而尽终其天年"。形乃神之宅,神乃形之用,故养神既可以保形,保形亦可以摄神,二者相互支持,密不可分。人体患病,不外乎重在伤形,或重在伤神,或由形及神,或由神及形,故必须善于调整形神关系。这与康复医学所强调的"身心健康、身心康复"不谋而合,康复过程中既要重视形体功能的恢复,也要兼顾精神情志的调摄。

临床上,许多患者存在心理障碍,表现为担心丧失生活和工作能力,焦虑、抑郁的精神状态,这对形体康复极为不利;而脏腑的损伤,又可影响情志。故康复治疗须形神共养,既针对形体损伤采用药物、针灸、推拿、气功等多种养形之术,又针对精神情志问题而施予心理疗法、音乐疗法及娱乐疗法等调神诸法,力求以形体健康减轻精神负担,又以精神和谐放松促进形体恢复,从而使形体和精神相互协调,渐趋形神俱康。

7. 强调动静结合　心神宜静,形体宜动,即养心调神以静为主,形体保养以动为主,在康复治疗时,宜动静兼修,方收康复之效。

静,指精神专一或形体活动的相对安静状态,是与"动"相对而言。动,通过适当的运动以畅气机、通气血、利关节,从而促进康复。如"五禽戏""八段锦""太极拳""易筋经"等运动康复方法。现代医学也证明,经常参加体育运动,可以促进身体的新陈代谢,使机体充满活力,从而延缓各器官的衰老。

《经史百家医录》中指出:"能察动静作息之机,自无过与不及之愆"。即指"动"和"静"都要适度,太过或不及都会影响人体的健康,导致疾病的发生。动而不至大疲,静而不至过逸。须心体互用,劳逸结合,动静并施,不可偏废。

第二节 中医康复发展简史

中医康复随着中医学发展而形成,在漫长的历史长河中,不断沉淀、进步、完善,其学术思想、康复方法记载于不同时期的各类医籍中。

一、远古时期

自从有了医疗活动,中医康复医疗实践也就随之产生。其萌芽起源于人类对火的使用,可追溯至传说中的燧人氏时代,即原始社会的旧石器时代。火的使用是人类发展史上划时代的大事件,人类从此告别了茹毛饮血的生活,加速了物质文明的发展,促进了大脑的发育和思维的进化,随之产生了灸法、热熨等康复疗法。人们逐渐发现火能舒筋通络、解除疲劳,用动物皮或树皮包裹燃烧的木炭贴在寒凝酸痛的部位以通络止痛,这就是原始的火疗。

新石器时代,砭石、石针、骨针等医疗器具的出现,使得康复医学手段得以增强,针刺康复方法应运而生。先民们于自然界狩猎鸟兽,采摘果实,观鸿飞兽哀之姿,鸾舞蛇惊之态,闻松涛涧流之声、猿啼莺啭之音,受自然界万物变化规律的启示,感而动情,模而仿之,尤其产生音乐舞蹈、导引按跷等活动,并发现这种活动能够防病治病,如《吕氏春秋》记载:"昔陶唐之始,阴多滞伏而湛积……筋骨瑟缩不达,故作以舞以宣导之"。

商代殷墟出土的甲骨文中,记载了"疾言""疾耳""疾首"等属于康复学的内容,已有使用针灸、热熨、导引、按摩等方法治疗多种疾病的记载。自此,中医康复学开始萌芽。

二、先秦时期

春秋战国时期,诸子蜂起,百家争鸣,中国古代哲学思想的繁荣与发展,促进了传统医学理论的丰富与发展,推动了中医实践的进程。从诸子百家的著作中也可以发现不少康复医疗的记载。

《周礼·天官》提及有食疗的康复专科医生,并将食医列为众医之首:"食医中士二人;疾医中士八人;疡医下士八人;兽医下士四人"。不仅是康复专科医生,《管子·入国》中还有类似"康复机构"的记载,"凡国都皆有掌养疾,聋盲喑哑跛躄偏枯握递,不耐自生者上收而养之疾,官而医食之,殊而后止,此之谓养疾。"这种专门收治残疾人的医疗机构,相当于现今的康复福利机构。

马王堆汉墓出土的帛画《导引图》是现存最早的气功导引图,记载了几十种呼吸与引挽肢体的运动姿势,并注明了它们的名称和主治疾病。所绘人图多为平民阶层,说明气功康复在此时已经较为普及。同期出土的竹简医书《十问》中,可见最早关于气功吐纳的记载:"是故道者发明唾手,循臂摩腹,从阴从阳,必先吐陈""息必探而久,新气易守,宿气为老,新气为寿。善治气者,使宿气夜散,新气朝聚。"《行气玉佩铭》中具体描述了呼吸引导的康复方法:"行气,深则蓄,蓄则伸,伸则下,下则定,定则固,固则萌,萌则长,长则退,退则天。天几春在上,地几春在下,顺则生,逆则死。"

其他如音乐疗法、舞蹈疗法等亦被运用到康复医学中。如《吕氏春秋·古乐》中"以舞以宣导之";《侈乐》篇记载:"乐之有情,譬之若肌肤形体之有情性也";《重己》篇中说:"其为声色音乐也,足以安性自娱而已矣"。都是关于音乐、舞蹈用于康复的真实写照。还有精神、心理康复方法的应用,《吕氏春秋·至忠》中记载齐王因思虑过胜患疾,延文挚根据"怒可治思"的情志相胜理论为之诊治，通过激怒齐王，而达到康复治疗的目的。

成书于战国至秦汉时期的《黄帝内经》不仅确立了中医基础理论的体系，也奠定了中医康复学的基础。《内经》提出"久病而不康者，应养而和之……待其来复"，首次从医学角度来讨论养生和康复问题，提出了养生康复的通则，调摄精神与形体，提高机体防病机能和适应外界环境能力，避免外邪侵袭，同时确立了"天人相应""形神合一"的整体观念。《素问·宝命全形论》中强调了"天人相应"的康复观点："人以天地之气生，四时之法成"。《素问·上古天真论》中："形体不敝，精神不散""形与神俱，而尽终其天年"，即是"形神合一"整体观的具体体现。

在康复治疗方面，《内经》也有明确的记载。通过扶助正气，调动机体自疗而康复，如《素问·五常政大论》载："无代化，无违时，必养必和，待其来复。"《灵枢·百病始生》指出"喜怒不节则伤脏"，针对情志致病的治疗，在《素问·阴阳应象大论》中说："怒伤肝，悲胜怒""喜伤心，恐胜喜""思伤脾，怒胜思""忧伤肺，喜胜忧""恐伤肾，思胜恐"，通过情志致病及情志间相胜的规律来治疗疾病的心理康复方法。关于饮食康复方法亦有记载，在《素问·脏气法时论》中"肝色青，宜食甘，粳米、牛肉、枣、葵皆甘""肾色黑，宜食辛，黄黍、鸡肉、桃、葱皆辛"。强调通过合理的饮食来调养脏腑，对疾病的康复有重要的意义。《素问遗篇·刺法论》中记载"肾有久病者，可以寅时面向南，净神不乱思，闭气不息七遍，以引颈咽气顺之，如咽甚硬物。如此七遍后，饵舌下津令无数。"这就是运用了气功导引来进行康复治疗的应用。

总之，《黄帝内经》中有关康复整体观及康复治疗方法，奠定了中医康复的理论基础。

三、两汉魏晋时期

汉魏时期，康复医学有了进一步发展，康复方法也越来越多，如针灸、推拿、熨疗、食疗、气功等，而且也涌现出康复医学的专著，如《黄帝岐伯按摩》《神农黄帝食禁》《食经》等，康复医学已形成了一个独立的学科。此时，康复医学理论不断完善，康复手段进一步丰富，可称之为中医康复的成熟时期。

三国名医华佗不仅开创了中药麻醉法，他在引导术的基础上，详细研究了虎、鹿、熊、猿、鸟的行动特点，创编"五禽戏"，对防病健身、功能康复均有积极作用。"以除疾，并利头足，以当导引，体中不快，起作一禽之戏"，对于肢体功能障碍者、慢性疾病患者效果显著，其后的八段锦、太极拳等皆是由此发展演化而来，并沿用至今。华佗堪称运动疗法的鼻祖，被认为是中国传统运动康复疗法的奠基人。

东汉末年医家张仲景，对中医康复的发展也有重要贡献。他在《金匮要略》中提出"治未病"的康复原则，"上工治未病……见肝之病，知肝传脾，当先实脾"。还提出了"初病即治"的早期康复理论，同时也开创了药物康复的先河。《伤寒论》的辨证论治法则中，还有关于病后康复调养的问题，包括胃气调养，饮食宜忌，饮水调护等。如："凡得时气病，至五六日，而渴欲饮水，饮不能多，至七八日，大渴，欲饮水者，犹当依证而与之，与之常令不足，勿极意也。言能饮一斗，与五升"。他将饮水的原则、方法及预后讲得十分清楚，这对临床康复护理有非常实际的指导意义。

晋代皇甫谧、葛洪和南北朝时期的陶弘景等对药物、针灸、按摩、气功、饮食、精神等主要康复治疗手段进行了总结。皇甫谧所撰的《针灸甲乙经》系统总结了晋以前医家有关针刺、灸法、热熨、导引、按跷等康复经验，为后世医家所沿用。葛洪在《肘后方》中关于饮食与药物康复方面有大量的记载，对于导引术，他认为其有防治未病的作用，在《抱朴子·别旨》中有记载："夫导引疗未患之疾，通不和之气，动之则百关气畅"。陶弘景的《养性延命录》中所述："摩手令热，雷摩身体，从上至下,名曰干浴,令人胜风寒、时气、热、头痛,百病皆除。"阐述了按摩康复的疗效。

四、隋唐时期

隋唐时期是我国封建社会的鼎盛时期,经济繁荣、社会安定、交通发达,这些都有利于中医康复的发展,朝廷也逐渐重视医疗。当时的唐太医署所设的医学部中,有医博士、针博士和按摩博士、医师、针师和按摩师等专科医者。朝廷在寺庙内为残疾人设立养残坊,还有专治麻风患者的疠人坊等。

隋代巢元方的《诸病源候论》记载了通过导引、气功、按摩等方法,治疗偏枯、麻木、风湿痹痛、眩晕、消渴等疾病,至今仍为中医康复的有效手段。全书共记载了两百余种导引运动方法,被视为我国第一部采用运动疗法治疗疾病的康复专著。《诸病源候论》风痹候:"凡人常觉脊背皆倔强而闷……仰面努膊并向上,头左右两向按之。左右二七,一住,待血行气动定,然始更用,初缓后急,不得先急后缓……除寒热病,脊腰颈项痛,风痹。"他提倡在诊治中通过运动、功能训练等方式进行康复。

王焘的《外台秘要》强调了饮食治疗在疾病康复中的作用。此外,书中还记载了导引、灸法、热疗、药熨、药熏、泉水洗浴、药物栓塞等大量康复方法,因此,《外台秘要》被视作中国古代较为完善的康复技术专著。

唐代医家孙思邈的《备急千金要方》载方五千余首,多属药物康复范畴。书中对药物、气功、按摩等康复方法进行了详细阐述,记载了使用针灸、按摩和药熨、熏洗、敷贴、按摩等多种传统的康复疗法,同时还首创了"药枕"治病。孙思邈还十分重视食疗,他强调:"夫医者,当须先洞晓病源,知其所犯,以食治之。食治不愈,然后命药。"其所著《五脏所宜食法》对禽肉谷蔬的康复疗效进行了详细的论述,可以说是最早的康复营养学专著。同类药食同治专著还有孟诜的《食疗本草》、咎殷

的《食医心鉴》等,通过总结促进疾病康复的药食方,对后世药物、食物的康复方法具有重要的指导意义。

五、宋金元时期

在此时期,中医康复医学及其治疗技术发展迅速。宋代政府设立了安济坊、养济院等康复医疗机构,专门收治老弱病残患者。还有收治弃婴、军残、病囚和孤贫,而设立的慈幼局、医药局、病囚院、福田院等医疗与济贫相结合的康复机构。

宋政府设立校正医书局,康复医学也因此得到了系统的整理、总结和提高。官方还组织人力编纂了许多医书,如《圣济总录》《太平圣惠方》《太平惠民和剂局方》等,收载了宋以前所有的治疗方法和方剂,有很高的学术价值。其中,《太平圣惠方》载药粥方129首,《圣济总录》收录药粥方133首,是康复食疗的一大发展。元代忽思慧撰写的《饮膳正要》一书载有195种食物的气味性能、烹饪方法、食用方法、食物禁忌及中毒等多方面的知识,是我国古代最完备的食疗专著。

这一时期还有大量的养生、气功、导引等专著相继问世。陈直撰写的《寿亲养老新书》是专门针对老年人所著的养生与康复专著,结合老年人的生理、病理特点,侧重于食疗与四时养生,记载相关方药160余首。此外,还有赵自化的《四时颐养录》,无名氏的《四段锦》《八段锦》《百段锦》,托名达摩的《易筋经》《洗髓经》,《太清导引养生经》《宁先生导引养生方》《彭祖导引法》《王子乔导引法》等康复医学著作,大量著作的问世,可见康复医学的发展与繁荣。

金元四大家对康复医学的发展也有巨大的贡献。刘完素重视药物康复,强调"以神为本,以气为用,神气相合,可以长生"的康复原则,明确精神的重要性与心肾的关系;张子和采用泥疗、冷疗、热疗、食疗、针灸、按摩、导引等治疗疾病,临床经验颇丰,尤其对于情志

康复有独到的见解；朱丹溪主张"阳有余、阴不足"，为阴虚证的康复确立了指导原则；李东垣重视后天之本，成为后世医家对慢性病康复的治疗原则。

六、明清时期

此时，康复医学趋于稳定，康复治疗范围已扩展至临床内、外、妇、儿各科，是中医康复发展的鼎盛时期。

李时珍的《本草纲目》虽为药学专著，但其中也收载了两千多首方药和康复疗法，如泉水疗法："饮水疗疾，皆取新汲泉水"；以及热汤疗法："热汤能通经络，患风冷气痹人以汤渫脚至膝上，厚覆取汗周身，然别有药，亦假汤而行尔。四时暴泄痢，四肢冷，脐腹疼，深汤中坐，浸至腹上，频频作之，生阳佐药，无速于此。"用热汤疗法治疗风寒痹证及急性泄痢。

明代医家张景岳所著《景岳全书》中明确提出了"身心"概念，把情绪郁滞为病概括为"怒郁""思郁""忧郁"，提出调节情绪是治疗情志病最有效的康复措施。书中还收录了大量康复方法，他提出中兴论则，从理论上阐述了中年人的生理特点及中年康复保健的重要意义。此外，龚廷贤的《寿世保元》，汪绮石的《理虚元鉴》，陈实功的《外科正宗》，潘霨《内功图说》等均对临床康复医学有巨大参考价值。

到了清代，中医康复医学发展趋于成熟，康复医疗内容不断丰富。清朝统治者漠视社会康复事业的发展，以致前代保留下来的康复机构日益衰落，但医家们对康复学术仍有创见。叶天士是此时期的医家杰出代表，他总结自己在药物康复方面的经验，撰写《临证指南医案》一书，详细介绍了各种疾病的药食疗法、康复禁忌以及预后调护知识。叶氏还将情绪郁滞因素概括成"一为怒郁，二为思郁，三为犹郁"，主张速处恼怒，怡悦开怀。他还认识到"酒客谷少中虚""内蒸酿痰"，而"吸烟上热助壅"，主张戒烟忌酒，这些独到的见解对中医康复具有重要意义。

吴尚先在外治康复方面卓有成就，认为"外治之理即内治之理"，所著《理瀹骈文》介绍了诸多外治方法，如熏、洗、熨、擦、敷、贴、坐、吹等。此外，食疗方面的专著有黄云鹄的《粥谱》、王孟英的《随息居饮食谱》等。由于方法简便易于接受，因此药粥、药膳普遍盛行，一直流传到现代。

总之，至清代中医康复在基础理论、康复手段及临床应用方面，都已趋于成熟，形成了一个较为完整的康复体系。

七、近现代时期

新中国成立以后，新时期医药卫生工作方针提出"中西医并重"，大力发展现代医药与传统中医药技术。1983年成立了"中国康复医学研究会"，1986年《中国康复医学杂志》公开发行，1987年国家教委决定在中医院校开设康复专业，1989年北京召开了第一届国际传统康复医学学术会议。2007年，国家中医药管理局设立"十一五"重点"中医康复专科"。2009年，国家中管局设立"中医康复重点学科"。

随着现代康复学理论的成熟和介入，中医康复学才再度引起人们的重视。有关中医康复的专著相继出版，如卓大宏主编的《康复医学》中载有《中国传统的康复医学》专篇，郭子光等主编的《中国康复学》，陈可冀主编的《中国传统康复医学》等。这些著作对中医康复学的概念进行阐述，对古代中医文献中有关中医康复学的内容进行了发掘和整理，为建立中医康复学奠定了坚实的基础。

中医康复治疗是经历过历史长河筛选和积累得到的，从上古时代的砭石刺激到现在的针灸、推拿等方法，都体现了中医康复治疗的基本理论和原则。并在临床实践应用中，可被客观证实确切有效，被作为现代康复医学一个强而有力的补充。

第三节　中医康复理论基础

一、中医康复学的基础理论

中医康复学从中医学发展而来,以中医基础理论体系为指导,康复理论基础主要包括阴阳五行论、脏腑经络论、精气血津液论、情志论。

1. 阴阳五行论

(1)阴阳,是对自然界相互关联的某些事物和现象对立双方属性的概括。阴阳之间的相互关系主要包括对立制约、互根互用、消长平衡、相互转化。《素问·生气通天论》记载"阴平阳秘,精神乃治;阴阳离决,精气乃绝",在正常生理情况下,阴阳维持着动态的平衡状态,即所谓的"阴平阳秘",人体才能处于健康的水平,五脏六腑才能正常地发挥生理功能。若感受外邪或饮食情志失调导致阴阳失调,出现阴阳偏盛、偏衰或阴阳互损等情况,进而会表现出一系列病理变化。因此在中医康复过程中,始终要注重调节阴阳平衡,使患者体内阴阳气机升降归于协调,恢复正常状态。

(2)五行,是指木、火、土、金、水五种物质的运动变化。五行有各自的特性,《尚书·洪范》指出"木曰曲直,火曰炎上,土曰稼穑,金曰从革,水曰润下。"根据脏腑生理特性将其归属于五行。心主血脉,推动血液的运行,充养神明,故属火;肝主疏泄,喜条达,恶抑郁,故属木;脾主运化,为气血生化之源,输送精微物质到四肢百骸,故属土;肺主气,司呼吸,故属金;肾主水,藏精,故属水。

五行论通过五行的归类推演和生克制化关系,将人体与自然界联系成统一的整体,并维持五行间的协调平衡。五行间的关系包括相生相克,相乘相侮。其中相生相克是生理概念,相乘相侮是病理概念。中医康复学,是以五行生克乘侮理论为指导,用于未病先防或既病防变。如《难经·七十七难》中所载"见肝之病,则知肝当传之于脾,故先实其脾气,无令得受肝之邪",以及在遣方用药时常采用的扶土抑木、培土生金、滋水涵木等,都是运用五行来达到康复治疗的目的。

2. 脏腑经络论

脏腑经络理论是中医康复理论的主要内容之一,以五脏为中心,以经络系统为联络途径,阐述了脏腑与脏腑、经络与经络、脏腑与经络之间的相互联系和影响,用于指导疾病的诊断与治疗。

脏腑理论主要包括五脏(心、肝、脾、肺、肾)、六腑(胆、胃、小肠、大肠、膀胱、三焦)和奇恒之腑(脑、髓、骨、脉、胆、女子胞)三个部分。各脏腑通过经络的联络作用,在生理、病理上相互影响。经络是经脉和络脉的总称,其内容较为广泛,包括经脉、络脉、十二经筋、十二皮部等。

经络在人体表里内外、四肢百节的循行、交接与流注,可以沟通体表上下、联络脏腑器官,通行全身气血、濡养脏腑组织,调节机体平衡。针灸、按摩、药物等疗法,都是在脏腑经络理论的指导下进行的。

3. 精气血津液论

精、气、血、津液,是构成人体和维持人体生命活动的基本物质。它们的生成、输布、代谢,有赖于脏腑经络等组织器官的生理活动,而脏腑经络等组织器官的生理活动又需要气的温煦、推动及精、血、津液的营养。因此,精、气、血、津液既是脏腑经络等组织器官生理活动的产物,又是脏腑经络等组织器官活动的物质基础,其生理和病理,与脏腑经络等组织器官之间存在着十分密切的关系。

精气血津液论从整体角度来研究构成人体和维持人体生命活动的基本物质,着重揭示人体脏腑、经络等组织器官生理活动和病理变化的物质基础。

4. 五脏情志论　五脏情志论，强调脏腑功能活动可影响情志的产生和变化，反之，情志变动对脏腑气血也会产生影响。《素问·阴阳应象大论》言："心在志为喜，肝在志为怒，肺在志为忧，脾在志为思，肾在志为恐"，但由于心在五脏中为"君主""五脏六腑之大主"，心所藏之神的主导作用。情志活动的本质是以心神为主导的相互协调的脏腑功能活动。

当外界刺激突然剧烈或长期持久，超过人体所能适应调节的限度，往往可以导致神志高度协调统一的状态遭到破坏，使脏腑功能紊乱，经络不利，气血运行失调，而百病丛生。情志致病既可出现体病（形病），也可出现神志或情志的异常（神病），最终导致形神俱病即现在常见的身心疾病。

将五行相胜、情志相制的理论运用于临床康复，用以治疗情志病变，可以起到针药所不能及的效果。同时，无论何种疾病的中医康复，都要注重患者的精神调摄，怡心养神，调畅情志。

二、中医康复学的基本观点

中医康复学具有四个基本观点，即整体康复观、辨证康复观、功能康复观、康复预防观。

1. 整体康复观　中医康复对疾病的预防、治疗与病后调摄中，都强调以"整体观"为原则，以"全面康复"为指导思想，利用综合性的康复措施，整体调治，达到人体形神和社会活动能力的康复。包括天人相应观、人与社会一体观、形神一体观三方面。

（1）天人相应观：人处于天地之间，生活于自然环境之中，是自然界的组成部分，人的一切生命活动都与自然的变化规律息息相关。"天人相应观"在中医康复中的体现主要有两方面：一是适应自然，二是利用自然帮助

人体康复。

自然界的节气变化、昼夜交替、月满盈亏、子午更迭的变化，都会对人体的阴阳气血、脏腑经络、精神情志产生影响。中医康复过程中，注重自然变化对人体产生的影响以及人体对自然变化适应的能力，避免不利的自然因素，利用有利的自然因素，促进机体康复。《素问·四气调神论》中有："春夏养阳，秋冬养阴"之说，指出人体应遵循四时规律，体现因时制宜的康复原则。

除了适应自然，更重要的是人体应能动地遵循自然规律变化的法则，充分利用自然。如利用阳光、空气、山水、泥石、声音、冷热等自然因素，进行治疗。几乎所有的中医康复方法都贯穿着顺应自然康复的思想，如子午流注法总结人体功能活动、病理变化与自然界气候、时日等之间的规律，从而提出"因时施治""按时针灸""按时给药"等，往往能取得意想不到的效果。

（2）人与社会一体观：人生活于社会之中，复杂的、多变的社会因素，包括地位、经济、思想、文化、职业、行为、言语以及社会关系等，会直接或间接地影响人的性格、思想、情志，进而影响脏腑功能，对疾病的发生发展及康复过程产生不利影响。

残疾者、患者作为康复医学的主要服务对象，不仅仅是身体、精神上的功能障碍，同时，还存在诸多心理、职业、经济、教育等方面的社会问题。所以康复治疗，不只局限于功能康复，更重要的是帮助患者重返社会。即社会康复，主要是指利用社会环境的积极因素，促进患者身心功能的康复，提高其适应社会生活的能力，从而实现全面康复的目的。

（3）形神一体观：中医理论将人体视作一个高度复杂而完善的同一整体，认为人由"形"与"神"组成。"形"指形体结构，包括五脏六腑、经络、四肢百骸等组织结构和气血津液等基本营养物质；"神"是机体生命及情感

意识的体现,是人体意识、精神、运动等一切生命活动的最高主宰。

神是形的产物,形是神的物质基础,两者协调统一。形的功能受制于神,神通过协调脏腑、气血、阴阳的变化,维持人体内环境平衡的同时,又能调节机体以适应自然界的外环境变化,从而实现形神共俱的康复一体观。

2. 辨证康复观　辨证康复,是中医药辨证论治原则在康复中的具体体现。辨证是决定康复的前提和依据,根据辨证的结果,确定相应的康复原则,选择适当的康复方法,促使患者康复,这一观点称为辨证康复观。中医康复学中所体现的辨证思想是:病同证异,康复方法亦异,病异证同,康复方法亦同;辨证与辨病相结合指导康复医疗,证变治亦变,体现疾病的阶段性和治病的灵活性。

在中医康复过程中,辨证包含有对内在生理功能障碍的辨识,而生理功能障碍的改善与外在形体及行为障碍的改善有因果关系。因此,通过辨证论治改善引起各种功能障碍的内在原因,体现了中医学治病求本和整体康复的原则。

同时,由于病者受自然、社会因素影响及体质不同。就会出现症候表现上的个体差异。辨证康复则要求临证时应充分考虑这种差异,因时因地因人制宜,采用不同的康复手段,使康复治疗更具针对性。

3. 功能康复观　中医康复学强调以"功能"为核心。"功能"是指机体为达到某种目的所进行的能随意性控制的活动,是人们能够参与生活活动的"能力"基础。在康复医学中指日常生活活动、参与职业活动以及接受教育的能力等,具体包括恢复脏腑组织生理功能及恢复生活和工作能力。

中医康复的性质有别于临床医学,其侧重于功能和能力的治疗和训练方面,并以积极的、有针对性的措施进行预防、保存和恢复这一生理功能。康复的最终目标是使患者获

得生活能力,重返家庭和社会,平等地享受各种权利。

4. 预防康复观　中医康复认为,防重于治。早在《黄帝内经》中已有"治未病"的概念,提出:"圣人不治已病治未病,不治已乱治未乱"以及"上工治未病"等观念。康复预防观,主要包括"未病先防""既病防变"和"瘥后防复"三个方面。预防观始终贯穿于中医康复的全过程,预防可能导致残疾的病理变化发生与进展,最大限度地降低致残率。

"未病先防",指在疾病尚未发生前,通过采取某些措施进行预防,避免疾病的发生。例如通过五禽戏、八段锦、易筋经等强身健体,增强体质,以抵抗疾病的发生。还有,像"三伏贴""三伏灸",根据中医"冬病夏治"的理论,对一些在冬季容易产生、复发或加重的疾病,在夏季进行扶正培本的治疗,以鼓舞正气,增加机体抗病能力,从而达到防治疾病的目的。

"既病防变",是指在疾病初期或疾病发展过程中,通过采取康复防治措施,来阻断疾病进展,防微杜渐,防止患者功能的衰退。正如《医学心悟》:"见微知著,弥患于未萌,是为上工。"如《金匮要略》中:"适中经络,未流传脏腑,即医治之。四肢才觉重滞,即导引、吐纳、针灸、膏摩,勿令九窍闭塞"。

"瘥后防复",最早见于《素问·热论》。"瘥后",指疾病初愈至完全恢复正常健康状态这一段时间,不是疾病康复治疗的终结,而是疾病暂时缓解的一个阶段。此时,疾病的某些症状虽然已经消失,但若不及时采取防治措施巩固疗效,病后常常正气不足,余邪未尽,潜伏于体内,很容易受某种因素诱发而使旧病复发,故要及时采取防治措施。因此,瘥后防复的原则就是杜绝病根,防止疾病复发。

以上四大基本观点,是中医康复学的核心理论内容,对指导临床康复具有极其重要的意义。

第四节　中医康复医学现状

中医康复医学的发展虽然历史悠久，但一直未能形成自身完整理论体系和成熟的康复流程，与现代康复医学相比，其最大的差距表现在对功能障碍的认识、系统评估及康复训练的方法等方面。

虽然中医康复学未能形成自身完整的理论体系和规范的康复训练方法，但它拥有现代康复学所不具备的独特的康复理念，具有较大的发展潜力和空间，通过遵循中医学的基本理论体系，发掘整理中医康复理论和康复方法，中医康复学逐渐发展成为一门成熟的独立学科。中医康复学的具有其独特的优势，一方面来自中医药的优势，同时也与中国传统文化有关，值得在康复治疗中充分地利用和发挥，按照整体康复、辨证康复、功能康复、综合康复的指导原则进行康复，值得推广。

中医康复与现代康复技术的有效融合，借鉴和吸收现代康复学的相关理论和方法，促使中医康复学不断发展和完善，从而达到系统化、规范化。这是提升临床康复疗效的重要途径，促进传统与现代康复技术合作交流，融会贯通，使得中医康复学更加成熟完善。

（孙　冰　刘初容）

第3章 康复评定总论

第一节 概 述

康复评定是对患者的功能状况和潜在能力进行评判,是康复医学的重要组成部分。康复评定收集评定对象的病史和相关资料,通过询问、检查、测量等多种方法确定患者是否存在功能障碍,并对功能障碍的原因、种类、性质、部位、范围、严重程度和预后做出客观、准确的判断,同时形成障碍诊断,制订康复治疗目标的过程。在康复过程中往往需要反复多次的评定,不断地了解治疗的效果,修改治疗计划,以达到预期的目标。可以这样说,康复评定贯穿于整个康复治疗过程。没有康复评定,就无法进行康复治疗。

康复评定不同于一般临床诊断,一般临床诊断所针对的问题是做出与疾病或外伤相应的病名诊断,而康复评定寻求的目标则是疾病或外伤所造成的功能和能力障碍。

第二节 康复评定的方法

康复评定是通过广泛收集患者主观和客观资料,并对其进行比较、综合、分析、解释,最终对障碍情况做出正确判断。康复评定通常是由康复协作组来完成的,由康复医师任组长,物理治疗师、作业治疗师、言语治疗师、心理治疗师、假肢矫形器师、康复护士和社会工作者等成员组成。康复评定的主要方法包括观察法、调查法、量表法、仪器测量法。

1. 观察法 观察法是评定者依靠感觉器官或其他辅助工具,对患者进行有目的、有计划的考察以获取评定资料的方法。观察法虽然简单易行,但带有一定的主观性。在临床上,为了有利于观察法的实施,可通过拍摄视频的方式把要观察的内容记录下来,以便反复观察、比较和分析。

2. 调查法 调查法是以提问的方式收集患者的有关信息从而获得评定资料的方法。根据问题的答案是否预先设计,将调查法分为结构性调查和非结构性调查。

(1)结构性调查:调查问题的答案已预先设计好,如临床上最常使用的"是"与"否"的回答,患者只需根据自身情况在提供的答案中做出选择,评定者对问卷做出量化处理便可得出评定结论。

(2)非结构性调查:调查问卷是开放式问卷,没有选择范围的限制,患者根据自身情况对问题进行自由回答,开放式问卷有助于了解患者的真实情况,但问卷的分析、总结难度大于封闭式问卷。

康复评定中涉及精神心理功能评定、社会功能评定时常常采用封闭式问卷进行调查,经专业培训的评定人员根据标准化设计的调查问卷以面谈、电话、邮件等方式完成资料的采集。

调查法能够在较短时间内获取大量的有关患者的第一手资料,但也可能因为患者对问题理解的差异等原因而导致结果不准确。

3. 量表法 量表法是运用标准化的量表对患者的障碍情况进行评定的方法,包括等级量表法和总结量表法。

(1)等级量表法:是按一定的标准将功能情况排列成等级顺序,以字母或数字对功能情况进行定性分级。康复评定中徒手肌力评定、痉挛的 Ashworth 分级均为等级量表法。

等级量表法属于半定量评定,虽然对障碍的程度进行一定的度量,但无法确切地将等级间隔进行均等的划分,对于不同等级的差异无法做出准确的判断。

(2)总结量表法:使用的量表由一系列相关的功能项目组成,根据患者的表现,按评分标准对完成每一项活动的情况进行评分,将所有得分相加得出总分,根据总分对患者的障碍做出评定。如日常生活活动能力评定的 Barthel 指数法、FIM 等属于总结量表法。

总结量表法能够量化地反映患者的障碍水平和程度特点,但由于量表的总分包括若干分项,故总分相等不能说明患者的功能障碍相同,此方法可能掩盖不同患者之间障碍的潜在差异。

4. 仪器测量法 仪器测量法是借助一定的仪器设备对患者的功能指标进行客观的直接测量以获得绝对量化资料的方法。关节活动度测定、等速肌力测定、神经电生理检查以及心电图运动负荷试验等均为仪器测量法。仪器测量法能将某种功能状况精确量化,从而评定障碍的程度,通过控制检查条件,可进一步探究障碍发生的原因。

第三节 康复评定的内容

康复评定是通过对残疾者的临床诊查和测验,了解其心身功能障碍的性质和程度,掌握障碍所造成的或可能造成的各种影响,为正确设定康复目标、制定康复方案提供依据。

评定内容包括身体功能评定、语言功能评定、心理评定、日常生活活动能力评定、职业能力评定、参与社会生活能力评定等。

1. 身体功能评定 包括一般康复医学评定,如关节活动度、肌力、肌张力和步态情况,日常生活活动能力,矫形器和辅助器具使用能力的评定;专门医学科的检查和评定,如心肺功能评定、骨科康复评定等。

2. 语言功能评定 包括对声音语言的理解和表达、应答能力(即听和说能力)的评定,对文字语言的理解、表达能力(即读写能力)和计算能力的评定。

3. 心理评定 包括智力、行为、性格和心理适应能力的测验。

4. 日常生活活动能力的评定 包括进食、穿衣、大小便控制、洗澡和行走,即通常所说的衣、食、住、行和个人卫生及工具的使用。

5. 职业能力评定 包括职业适应能力评定和职业前评定(如进行作业习惯、作业速度和耐久性的测定)。

6. 参与社会生活能力评定 包括社会适应能力、家庭经济能力和住房情况、社区环境和社会资源(包括医疗保健、文化娱乐、公共交通设施等)利用的可能性评定。

第四节 康复评定的实施

正确实施康复评定方法的要素,包括选择恰当的康复评定手段和把握适当的评定时间以及康复评定的流程。

1. 选择恰当的康复评定手段 临床中

存在许多评定障碍的同类评定量表或仪器设备。不同的评定方法各有侧重,并且与特定的治疗方法有着密切的联系。因此,在使用时需要比较各种评定工具的同异和优劣。需强调的是,没有一种评定方法或工具能够评定所有的问题。例如,一种评定量表可以对患者的运动功能进行详细的调查和评定,但它不能对影响运动功能的心理或社会影响因素评出准确的内容和结果。

在选择评定方法时应遵循以下原则:①选择信度、效度高的评定工具;②根据实际情况选择具体评定方法;③根据评定目的在同类工具中进行选择;④评定与训练方法的一致性;⑤根据功能障碍选择具有专科特点的评定方法;⑥选择与国际接轨的通用方法。

2. 把握适当的评定时间　实施康复评定时需要掌握评定介入的时间,即初期评定、中期评定和末期评定的时间要安排适当。

(1)初期评定:患者初次就诊,由康复医师召集小组成员举行评定会议。根据各有关方面的评定结果,加以综合分析做出初次全面的综合性评定,据此找出问题所在,并制订相应的康复治疗计划,由各专业人员分别执行。

(2)中期评定:在康复治疗计划实施的过程当中,还需要根据治疗的进展情况,定期进行再次评定,一般每2周评定1次,观察康复治疗计划的执行情况和康复治疗的效果,并对康复治疗计划做出相应的修订或补充。

(3)末期评定:在结束治疗时,对患者的康复情况进行总结性评定,并与初、中期评定情况进行对比,以判定康复治疗效果,并根据末期评定结果来决定是否需要制定家庭康复治疗方案或回归社会,做进一步康复治疗的指导和建议,也可作为之后随访的依据。

3. 康复评定的流程　目前国际上康复病历记录通常采用的是 SOAP 法:包括四个部分,即 S(subjective data)主观资料、O(objective data)客观资料、A(assessment)评估、P(plan)计划。正确的康复评定来源于对病史的详细掌握、细致的功能检查和测定,流程主要包括采集病史、检测与记录、分析与处理问题三个方面。

4. 康复评定的场所　评定的目的决定评定场所的条件和要求,而评定的场所和项目又受评定种类和范围的影响。一般而言,综合性医院康复科和康复专科医院是进行康复综合评定的最佳场所。但随着医疗体系的改革、医疗保险的推广,以及政府有关部门、残联和社会团体对康复领域的积极参与,人们已经越来越多地利用社区等其他医疗场所进行康复评定。

5. 评定会制度　评定会在实施和完成康复评定的基础上进行。评定会是由康复医师负责组织,针对患者的问题与康复治疗计划进行讨论和决策的康复小组会议。评定会是团队协作的平台,通过沟通和讨论,康复小组成员对患者的情况有一个全面的了解,对不适当的治疗计划进行修改,有助于各专业之间的协作,从而全面提高康复的效果,最终使患者受益。

6. 康复评定的七要素

(1)选择合适的评定方法。

(2)争取患者和家属的配合。

(3)评定的时间要尽量短,动作迅速,不引起患者的疲劳。

(4)评定尽量由一人自始至终地进行,以保证评定的一致性和准确性。

(5)当患者提出疼痛、疲劳时,应变换体位、休息或缓冲后再进行。

(6)健侧与患侧进行对照。

(7)防止意外情况的发生,如评定老年人平衡状态时应预防跌倒的发生。

(沈　威　张瑞先)

第 **4** 章　人体反射和形态评定技术

第一节　人体反射评定技术

反射是对感觉刺激的不随意运动反应，通过神经反射弧完成。反射由感受器、传入神经(感觉神经)、反射中枢(脑和脊髓)、传出神经(运动神经)和效应器(肌肉、腺体等)组成，并受大脑皮质的易化和抑制性控制，使反射活动维持一定的速度、强度(幅度)和持续时间。临床常用的是简单的肌肉收缩反射。

反射检查比较客观，但仍须患者合作，肢体放松，保持对称和适当位置。叩诊锤叩击力量要均匀适当。检查时可用与患者谈话或嘱患者阅读、咳嗽或两手勾住用力牵拉等方法，使其精神放松，以利反射的引出。

一、腱反射

(一)定义

腱反射是刺激肌腱、骨膜引起的肌肉收缩反应，因反射弧通过深感觉感受器，又称深反射或本体反射。

1. 肱二头肌腱反射　前臂半屈，叩击置于肱二头肌腱上的拇指，引起前臂屈曲，同时感到肱二头肌腱收缩。

2. 肱三头肌腱反射　前臂半屈并旋前，托住肘部，叩击鹰嘴突上方肱三头肌腱，引起前臂伸展。

3. 桡骨膜反射　前臂半屈，叩击桡骨茎突，引起前臂屈曲、旋前和手指屈曲。

4. 膝腱反射　坐位，两小腿自然悬垂或足着地，或仰卧，膝稍屈，以手托腘窝，叩击髌骨下缘股四头肌肌腱，引起小腿伸直。

5. 跟腱反射　仰卧，膝半屈，两腿分开，以手轻扳其足使稍背屈，叩击跟腱引起足背屈。

6. 阵挛　当深反射高度亢进时，如突然牵拉引出该反射的肌腱不放手，使之持续紧张，则出现该牵拉部位的持续性、节律性收缩，称阵挛。主要见于上运动神经元性瘫痪。

(1)踝阵挛：仰卧，一手托腘窝使膝髋稍屈，另一手握足底突然背屈并不再松手，引起足踝节律性伸屈。

(2)髌阵挛：仰卧，下肢伸直，以拇、示指置髌骨上缘，突然用力向下推并不再松手，引起髌骨节律性上下运动。

腱反射的活跃程度以"＋"号表示，正常为(＋＋)，减低为(＋)，消失为(0)，活跃为(＋＋＋)，亢进或出现阵挛为(＋＋＋＋)。

(二)临床意义

1. 减退、消失　提示反射弧受损或中断，亦见于神经肌肉接头或肌肉本身疾病，如重症肌无力、周期性麻痹等。麻醉、昏迷、熟睡、脊髓休克期、颅压增高，尤其颅后窝肿瘤，深反射也降低或消失。

2. 亢进　多见于锥体束病变，昏迷或麻醉早期也可出现，系对脊髓反射弧的抑制解除所致；亦见于手足搐搦、破伤风等肌肉兴奋性增高时。癔病或其他神经官能症深反射也常亢进。

正常人深反射也可亢进,老年人跟腱反射可消失,故反射的不对称比增强或消失更有意义。

二、浅反射

(一)定义

浅反射为刺激皮肤、黏膜引起的肌肉收缩反应。

1. 腹壁反射　仰卧,以棉签或叩诊锤柄自外向内轻划上、中、下腹壁皮肤,引起同侧腹壁肌肉收缩。

2. 提睾反射　以叩诊锤柄由上向下轻划股上部内侧皮肤,引起同侧睾丸上提。

(二)临床意义

1. 减退、消失　见于反射弧中断时。但腹壁和提睾反射减退或消失,亦可见于锥体束损害,因其除脊髓反射弧外,尚有皮质通路。此外,深睡、麻醉、昏迷、新生儿等,腹壁反射也常消失。

2. 亢进　震颤麻痹综合征或其他锥体外系疾病时,偶见浅反射尤其腹壁反射中度亢进,系损伤中脑抑制浅反射的中枢所致。精神紧张和神经官能症时,腹壁反射也可有不同程度的亢进。

三、病理反射

当上运动神经元受损后,被锥体束抑制的屈曲性防御反射变得易化或被释放,称为病理反射。严重时,各种刺激均可加以引出,甚至出现所谓的"自发性"病理反射。

1. Babinski 征　用叩诊锤柄端等物由后向前划足底外缘直到踇趾基底部,阳性者踇趾背屈,余各趾呈扇形分开,膝、髋关节屈曲。刺激过重或足底感觉过敏时亦可出现肢体回缩的假阳性反应。此征也可用下列方法引出:①Oppenheim 征:以拇、示指沿胫骨自上向下划。②Chaddock 征:由后向前划足背外侧缘。③Gordon 征:用力挤压腓肠肌。

2. Hoffmann 征　为上肢的病理反射。

检查时左手握患者手腕,右手示、中指夹住患者中指,将腕稍背屈,各指半屈放松,以拇指急速轻弹其中指指甲,引起拇指及其余各指屈曲者为阳性。此征可见于 10%～20% 的正常人,故一侧阳性者始有意义。

3. Rossolimo 征　传入神经为正中神经、尺神经,中枢在 C_{6-8}、T_1 节段,传出神经为正中神经、尺神经,此反射阳性多表示大脑皮质运动前区有损害。双侧阳性常见于广泛的皮质功能弱化者,并无定位意义。

4. 掌颌反射　反射弧为正中神经(传入)、C_{5-6}、T_1 节段,面神经核,面神经运动支(传出)。检查者用棉签在患者手掌从桡侧轻划,如同侧颏肌收缩则为阳性反应,提示皮质脑干束可能受损。

5. 下颌反射　嘱患者下颌放松,口半张,检查者置一手指于患者下颌上,用叩诊锤叩击该手指;或检查者左手持一压舌板,将一端放于患者下方门齿上,用叩诊锤轻叩此压舌板,观察下颌的反射。下颌有上提动作则表明三叉神经中枢神经系统出现了病损。

四、脑膜刺激征

为脑脊膜和神经根受刺激性损害时,因有关肌群反射性痉挛而产生的体征。

1. 颈强直　颈前屈时有抵抗,头仍可后仰或旋转。

2. Kernig 征　仰卧,屈曲膝,髋关节呈直角,再伸小腿,因屈肌痉挛使伸膝受限,小于130°并有疼痛及阻力者为阳性。

3. Brudzinski 征　①颈征:仰卧,屈颈时引起双下肢屈曲者为阳性。②下肢征:仰卧,伸直抬起一侧下肢时,对侧下肢屈曲为阳性。

脑膜刺激征主要见于脑膜炎、蛛网膜下腔出血、颅内压增高和脑膜转移瘤等。颈部征亦可见于颅后窝、寰枕部或高颈段肿瘤。

(杨　慧　曾昭龙)

第二节　人体姿势评估

1. 姿势的定义　姿势指身体的整体位置,是我们有意无意地稳定自己的身体和调整肢体摆放位置的方式。一个人必须将身体某些部位维持在正确排列上才能有良好的姿势,不良的姿势可能会引起肌肉关节疼痛、关节活动度受限或广泛的不适。常被运用在物理治疗、按摩治疗、骨科治疗或徒手治疗等治疗手法时。

2. 姿势评估的目的　①了解关于患者的更多信息;②可以较快地证明某些事情与患者目前的问题有关;③建立基准值,用来衡量治疗效果的标准;④将姿势的分析列为评估项目之一,以提供更为完整的服务,将患者视为一个整体来治疗。

3. 影响姿势的因素　了解影响姿势的原因,可以帮助弄清哪些因素是可以通过康复治疗来矫正的,哪些因素是需要由患者个人自己解决的,而有些影响姿势的原因或许是我们没有办法处理的(表 4-1)。

表 4-1　影响姿势的一般因素举例

影响因素	举例
结构性或解剖学	1. 脊柱侧弯(部分或全脊柱) 2. 上肢或下肢的长骨长度差异 3. 增生的肋骨 4. 增生的椎体 5. 组织弹性增加(韧带刚性减弱)
年龄	姿势随着年龄改变是显而易见的,小孩的姿势与其他年龄层的姿势有显著的不同
生理学	1. 在我们觉得警觉、活力充沛时和觉得呆滞、疲倦时,姿势会有暂时性的微小改变 2. 当疼痛时,不舒服时,我们会采取某些姿势来缓解不适。可能是暂时的,但也可能因长时间维持相同姿势而变成长久的姿势 3. 怀孕的生理变化是暂时的(例如下背痛),但有时会引起永久的代偿性姿势变化
病理学	1. 疾病会改变我们的姿势,尤其是牵涉骨头与关节的疾病,如软骨病 2. 疼痛时,身体会采取防卫的姿势以减缓不适 3. 骨折愈合时若骨头排列不良,可能会导致骨骼轮廓改变 4. 某些情况下会是肌肉改变,如中风的患者,有的某些肢体肌张力增高,有的某些肢体肌张力降低 5. 年长者可能会因为骨质疏松影响身高,而造成弯着身体的姿势;绝经后的妇女可能会有驼背的现象
职业	体力劳动者、办公室工作者之间和高活动量者、久坐者之间的姿势差异
娱乐活动	喜欢激烈运动以及脚踏车爱好者之间的姿势差异
环境	人们感觉寒冷与感觉温暖时会呈现不同的姿势
社会文化	从小习惯交叉着腿坐或蹲坐的人,姿势会与从小习惯坐在椅子上的人不同
情绪	1. 通常潜意识下,因某些情绪而采取某些姿势是暂时性的,但也有可能因为这种情绪时常发生而变成习惯性 2. 害怕疼痛的患者可能会采取防卫的姿势

4. 姿势评估需要的工具　进行姿势评估时设备和环境要求：①温暖而隐秘的房间；②全身镜；③彩绘蜡笔；④清洁湿巾；⑤姿势评估量表；⑥骨架模型。

5. 姿势评估的方法　人在站立位、坐位、卧位时会表现出不同的姿势，其中站立位下异常姿势对人体影响最大、也最易观察；卧位下除非严重异常，一般不易观察到异常姿势。姿势评估时，治疗师应分别从前面、后面、侧面观察患者在站立位、坐位下的姿势，并分别记录和分析(表4-2)。

(1)站立位姿势评估

①后方观察

表 4-2　关于患者身体状况的一般问题

所有的站姿	1. 重量平均分散于两脚或偏重于某一侧
	2. 患者看起来平稳或不平衡
	3. 患者看起来前后晃动或向某个方向摆动吗
身体各部分的排列	1. 身体各部分和其他部位的连接看起来平稳吗
	2. 颈部安稳地位于胸部之上吗
	3. 胸部安稳地位于骨盆之上吗
	4. 四肢的左右两边和身体的距离相等吗
骨头	1. 骨头出现不正常外形
	2. 任何骨头出现畸形、弯曲或缺损
关节	1. 关节位于正中、放松姿势，或者是有任何变形情况
	2. 有任何关于发生水肿的情况吗
肌肉	1. 身体左右两侧的肌肉体积平均吗
	2. 有任何肌肉异常的壮硕或萎缩吗
	3. 有任何肌肉张力增加或减少的情况吗
皮肤	1. 有任何区域发炎、变色或干燥吗
	2. 有任何瘢痕、斑点或挫伤吗
生理状态	1. 患者看起来舒适吗
	2. 患者能够轻松地维持姿势吗

A. 左右耳高度是否一致。

B. 头部、颈部是否侧向一边或旋转，颈椎的排列是否在一条直线上。

C. 两边肩膀的高度是否一致，肌肉体积和张力是否一致。

D. 两侧肩胛骨是否存在内收(前凸)、外展(后缩)、向上旋转或向下旋转，肩胛下角是否左右高度不一致(上抬或下沉)。

E. 胸椎是否有侧弯，胸廓是否有旋转或侧向一边，腰部两侧皮肤皱褶是否不一致。

F. 上肢与身体之间的空隙两侧是否一样。

G. 两侧肘关节是否等高、是否有内旋或外旋。

H. 看到的手掌范围是否一致。

I. 腰椎是否有侧弯。

J. 骨盆两侧是否等高，是否有侧倾及旋转；髂后上棘是否等高。

K. 两侧臀线是否等高。

L. 两侧大腿肌肉体积是否对称。

M. 膝关节是否有内翻或外翻，小腿肌肉体积是否对称。

N. 小腿中线是否有内移或外移。

O. 跟骨是否有内翻或外翻，踝关节两侧内踝、外踝是否等高。

P. 自然站姿是否有内八字或外八字。

②侧面观察

A. 头部是否有往前推、下巴外推。

B. 颈椎的前凸的弧度是否合适。

C. 颈胸椎连结是否有软组织增生或驼背的情况。

D. 肩膀是否与耳朵在同一条直线上，是否有内旋或外旋。

E. 胸椎后凸弧度是否过大或过于平坦。

F. 腹部是平坦或凸出。

G. 腰椎前凸角度是否有增加或减少的情况。

H. 骨盆是否有前倾或后倾。

I. 两侧臀大肌、大腿肌肉体积是否

一致。

J. 膝关节是否存在过伸或过屈的情况。

K. 踝关节是正中位置还是背屈或跖屈位。

L. 脚掌是正常情况，还是有高弓足或扁平足。

③前方观察

A. 面部是否对称。

B. 头部是否与鼻子中线、胸骨柄及剑突连成一线。

C. 颈部肌肉是否有一侧较另一侧紧张或萎缩。

D. 两侧锁骨的角度和曲线是否一致。

E. 两侧肩膀的高度和三角肌轮廓是否一致，是否有内旋（圆肩）。

F. 胸腔是否有偏移或旋转。

G. 双侧肘关节外偏角的角度是否一致。

H. 双侧手臂和手部肌肉体积是否一致。

I. 观察肚脐的位置是否在胸骨与耻骨联合的连线上方。

J. 双侧骨盆髂前上棘是否等高、骨盆是否有旋转。

K. 站姿是否重心偏向一侧、是否宽基底站立。

L. 大腿肌肉体积是否一致。

M. 膝关节是否有内翻或外翻、内旋或外旋。

N. 髌骨滑动轨迹是否有向内、向外移。

O. Q角是否在正常范围。

P. 观察胫骨是否有弯曲。

Q. 双侧内踝、外踝是否等高。

R. 是否有内八或外八字站姿。

S. 是否有高弓足、空洞足或扁平足。

T. 其他全身观察：是否有肿胀、皮肤瘀斑、瘢痕及皮肤变色等。

（2）坐位姿势评估（最好是工作姿势）

①后方观察

A. 耳垂是否等高、头部是否有侧弯、是否看到一侧耳朵或脸颊较另一侧多。

B. 两边肩膀是否等高，双手的放置位置。

C. 胸部、髋关节是否朝向正前方。

D. 观察大腿和足踝的位置，是否并拢。

E. 观察双脚的姿势，是否放平。

②侧方观察

A. 头部是否有前倾、颈椎弧度是否正常。

B. 胸椎弧度是否正常。

C. 肩膀是否前凸。

D. 腰椎、骨盆和髋关节的姿势怎么样。

E. 膝盖弯曲的角度怎么样。

异常姿势不仅影响美观，更主要是可能会导致肌肉疼痛、关节活动受限、影响呼吸功能、运动效能降低等，严重的还会影响睡眠和情绪，甚至导致其他疾病的发生。

姿势的评估，不但要观察和评估姿势，还需要对患者的工作性质、工作习惯、是否有既往疾病史、外伤史等进行综合判断，才能对异常姿势的原因做出准确的分析和制定合理的纠正方案。

（陈汉波　冯重睿）

第5章 运动功能评定技术

第一节 肌力评定技术

一、概述

1. 基本概念 肌力是指肌肉或肌群收缩时产生的最大力量,分为静态肌力和动态肌力。广义的肌力还包括肌肉爆发力和肌肉耐力。肌无力是指肌肉(或肌群)收缩时产生的力量下降或消失,常见于神经系统疾病、下运动神经元损伤、原发性疾病长期制动所致的肌萎缩等。

肌力评定是指评定受试者在主动运动时肌肉或肌群的收缩力量,用以评定肌肉的功能状态,是比较常用的康复评定技术。肌力评定在肌肉、骨骼、神经系统,尤其是周围神经系统病变中尤为重要。

2. 肌的分类

(1)原动肌:又称主动肌,是发起和完成一个动作的主要动作肌,如股四头肌是伸膝的原动肌。

(2)拮抗肌:与原动肌作用相反的肌肉,即与运动方向相反并起拮抗作用的肌肉。

(3)固定肌:为了充分发挥原动肌的作用,必须将其相对固定的一端的骨骼充分固定,而参与固定作用的肌肉即固定肌。

(4)协同肌:配合原动肌并随原动肌一起收缩的肌肉或肌群即协同肌。一般来说,负荷小时仅原动肌产生收缩,如果负荷增加,协同肌参与活动,当负荷过大时,拮抗肌也被调动起来固定关节。

3. 肌收缩生理类型

(1)等长收缩:只改变肌肉张力而长度基本不变的肌肉收缩形式称为等长收缩。特点是张力等于外加阻力,肌长度不变,有支持、固定、维持某种身体姿势的作用。其固定功能还可为其他关节的运动创造适宜条件,如站立、悬垂、支撑等动作。

(2)等张收缩:只改变肌肉长度而张力不变的肌肉收缩形式称为等张收缩。可分为向心性收缩和离心性收缩两种形式:

①向心性收缩:肌肉收缩时,肌肉起、止点彼此靠近且肌长度缩短,它是作用于关节的主动肌的收缩。特点是张力大于外加阻力,肌长度缩短。它是肌肉运动的主要形式,是实现动力性运动的基础(如挥臂、高抬腿等)。

②离心性收缩:肌肉收缩时,肌肉起、止点彼此远离,肌长度增加。它是对抗关节运动的拮抗肌所产生的收缩。特点是张力小于外加阻力,肌长度拉长。作用是缓冲、制动、减速、克服重力,如蹲起运动、下坡跑、下楼梯、从高处跳落等动作,相关肌群做离心收缩可避免运动损伤。

4. 影响肌力大小的生理因素

(1)肌肉的发达程度:最直接的衡量指标是肌肉的生理横断面积,生理横断面越大,肌肉收缩时产生的力量越大。

(2)肌肉的初长度:是指肌肉收缩前的长

度,在一定的生理范围内肌肉的初长度越长,收缩时发挥的力量就越大。当肌肉被牵引至静息长度的 1.2 倍时,肌力最大。

(3)运动单位的募集:受大脑皮质运动中枢兴奋强度的直接影响,募集运动单位的数量越多,肌力越大。大脑皮质运动中枢兴奋的强度越高,运动神经发出冲动的强度和频率越高,动员和激活的运动单位越多,肌肉收缩的力量越强。

(4)肌纤维的类型:肌肉力量的大小还取决于骨骼肌中红、白肌纤维和中间肌纤维的比例,白肌纤维比例高者,肌肉力量相对较大;在肌肉的代谢方面,肌糖原的储存量越多,肌肉的收缩力量越大。

(5)肌收缩的类型:在收缩速度相同的情况下,离心收缩产生的张力最大(比向心收缩大 50%,比等长收缩大 25%)。

(6)年龄与性别:肌力在 20 岁时达峰值,随后缩小,55 岁后衰退速度加快。男性肌肉的力量比女性肌肉的大。

5. 肌力评定的目的、适应证和禁忌证

(1)肌力评定的主要目的:判断有无肌力下降及肌力下降的程度与范围,为制订治疗、训练计划提供依据;定期检查神经肌肉病变的恢复程度和速度,以检验治疗训练的效果。

(2)适应证

①失用性肌萎缩:由制动、运动减少或其他原因引起的肌肉失用性改变,导致肌肉功能障碍。

②肌源性肌萎缩:肌肉病变引起的肌肉萎缩或肌力减弱。

③神经源性肌萎缩:由神经系统病变引起的肌肉功能障碍。

④关节源性肌无力:由关节疾病或损伤引起的肌力减弱,肌肉功能障碍。

⑤由于其他原因引起的肌肉功能障碍等。

⑥正常人群:作为健康人或运动员的体质评定指标。

(3)禁忌证

①局部炎症、关节腔积液、关节不稳、急性扭伤。

②局部严重的疼痛。

③严重的心脏病或高血压。

6. 肌力评定注意事项

(1)评定前应向被评估者用比较通俗的语言解释评定的目的和方法,如果被评估者仍不够明白,应给予必要的示范,以取得被评估者的配合。

(2)熟练掌握肌力评定的方法和技巧,根据被评估者全身的功能状况、关节活动的质量、关节有无异常的病理形态以及被评估者的配合情况,按照评定的基本原则,确定肌力评定的方法,并选择恰当的评定体位和姿势。

(3)减少肌力评定的干扰因素,如疼痛、疲劳、衣服过厚或过紧等都会影响肌力评定的准确性。

(4)评定前详细了解被评定部位的肌肉、肌腱的解剖结构,充分固定肌肉附着的近端关节。

(5)避免引起被评估者的不良反应,如血压升高、心脏负荷增加等。

(6)在肌力评定过程中注意避免代偿运动,以防出现错误的评定结果。

7. 结果记录与分析

(1)结果记录

①肌力等级:0～Ⅴ级,必要时注明"＋""－"号。

②若 ROM 受限,应记录范围。

③有痉挛、挛缩、疼痛等情况时应注明。

④未能按规定检查体位时,应注明。

(2)结果分析

①肌力受年龄、性别、职业等多种因素的影响,评定者应灵活掌握。

②肌力评定时,注意健侧和患侧的对比。

③肌力评定的目的主要是判断患者有无肌力下降、耐力下降或者兼而有之,以帮助神经损伤、软组织损伤做定位和定性诊断之用,

制订治疗计划,跟踪治疗效果。

二、肌力评定方法分类

依据是否使用器械分为徒手肌力评定(manual muscle test,MMT)和器械肌力评定。

1. 徒手肌力评定(MMT)

(1)概念:徒手肌力评定是一种不借助任何器材,仅靠评定者徒手对受试者进行肌力测定的方法。这种方法简便、易行,在临床中得到了广泛的应用。

(2)特点

优点:①不需要特殊器械,简便易行;②可分别测定各组肌群或肌肉的肌力;③可进行各级肌力检查。

局限性:①评定的级别只能表明肌力的大小;②受评定者的主观性及受试者配合情况的影响;③不能评定肌耐力及肌肉的协调性;④不适用于上运动神经元损伤。

(3)MMT方法及结果

①方法:施行MMT时,应让受试者采取标准受试体位,对受试肌肉做标准的测试动作,观察该肌肉完成受试动作的能力,必要时由评定者用手施加阻力或助力,判断该肌肉的收缩力量。

②肌力的评级标准目前多采用Lovett分级法,将测定肌肉的力量分为0、Ⅰ、Ⅱ、Ⅲ、Ⅳ、Ⅴ级6个等级。每级的指标是依据受试肌肉收缩时所产生的肌肉活动带动的关节活动范围、抵抗重力和阻力的情况而定。

为了更细致地对肌力进行评定,在6级肌力的基础上进一步细分,被测肌力比某等级高时,可在此级右上角加"＋",稍弱时,可在此等级右上角加"－",以补充6级法分级的不足。

2. 运用器械测定肌力　在肌力超过Ⅲ级时,为了做进一步较准确的定量评定,可利用专门器械做肌力测试。常用的器械有握力计、捏力计、拉力计、等长肌力测试台及等速运动测定仪等。

等速运动肌力评定是用等速运动的方法对肌肉运动功能进行动态的评定。这种肌力评定是通过等速运动测定仪来进行的。等速运动检查的禁忌证:①绝对禁忌证:严重疼痛、关节活动极度受限、严重的关节积液或滑膜炎、软组织损伤后刚刚愈合、骨关节不稳定、关节急性扭伤或拉伤。②相对禁忌证:疼痛、关节活动受限、亚急性或慢性扭伤或拉伤、心血管疾病。

(沈　威　张瑞先)

第二节　关节活动度评定技术

一、概述

1. 定义与分类　关节活动度,又称关节活动范围,是指关节的远端向着或离开近端运动,远端骨所达到的新位置与近端骨之间的夹角。

关节活动度测量:即测量远端骨和近端骨之间的夹角。记录ROM检查结果时,确定关节活动度的起点非常重要。一般除前臂旋转检查以手掌处于矢状面时为0°位外,其余关节一律以肢体处于解剖位时的0°位。

关节活动度的测定是评估运动功能障碍的一个重要评估方法。主要分为主动关节活动度和被动关节活动度。前者是受试者主动完成的关节活动,主要可以反映关节活动受限程度与肌肉的力量;后者是测试者使被测定关节发生关节活动,一般大于关节主动活动度,可以反映关节在活动终末端的性质。

2. 影响关节活动度的因素

(1)生理因素

①两关节面积大小的差别。

②关节周围组织的体积。

③关节韧带、肌腱和肌肉的伸展性。

④对抗肌的协调能力。

(2)病理因素:关节或关节周围的病变可以导致关节的力学改变从而引起关节活动受限。引起关节活动异常的主要原因有以下几个方面。

①关节僵硬如关节骨性强直、关节融合术后等,关节主动与被动运动都丧失。

②神经损伤或传导阻断如中枢神经损伤早期(软瘫期)不能引起关节活动,周围神经损伤引起伸或屈困难。

③肌肉问题如肌肉无力或肌肉痉挛,主动运动减少,关节活动受限。

④软组织问题如关节周围软组织(如纤维囊、韧带、滑膜等)疼痛或挛缩,都可引起主动运动与被动运动减少,如肩周炎、烧伤后皮肤瘢痕、长期制动等。

3. 关节活动度测量工具

(1)常用量角器:可分通用量角器和指关节量角器两种。通用量角器有180°测角计和360°测角计两种,以180°测角计最常用。

测角计有两臂,分别称为固定臂和移动臂,二者由一轴心连接。使用时要在标准的体位和肢位下,把测角计的轴心点放置在关节运动的骨性标志点上,将测角计固定臂和移动臂分别放在该关节的近端骨和远端骨肢体的长轴上,使关节沿轴心向另一个方向运动达到最大限度,然后在测角计上读出关节所处的角度。

(2)方盘量角器:根据关节相对于重心做运动的特点,设计出指针永远向上并能够直接对关节活动范围进行测量的量角器,其操作简便。

(3)皮尺常用于脊柱测量,单位为 cm。例如,测量前屈活动度时,将躯干前屈,测量指端与地面间的距离。

4. 评定结果分析

(1)各关节都有正常的活动范围,但关节的活动范围可因年龄、性别、职业等因素不同而有所差异,评定者应鉴别正常与否。

(2)各关节活动范围的正常值是平均值的近似值,若测量值不及或超过正常值范围,尤其是与健侧对应关节比较而存在差别时,应考虑为异常。

(3)关节主动运动不能而被动运动正常者,常为神经麻痹或肌肉、肌腱断裂所致;关节主动运动和被动运动均部分受限者,常为关节僵硬,主要为关节内粘连、肌肉痉挛或挛缩、皮肤瘢痕挛缩及关节长时间固定等所致;关节主动运动与被动运动均不能者常为关节强直,说明构成关节的骨骼间已有骨性或牢固的纤维连接。

5. 注意事项

(1)评定者采取正确的评定姿势,找准轴心,受试者按规定摆放合适的体位和姿势,并暴露待评定关节。

(2)关节的起始位一般以解剖位为 0°,允许测量误差为 3°~5°。

(3)先评定关节的主动运动范围,后评定被动运动范围,并与对侧相应关节评定结果进行比较。

(4)避免在按摩、锻炼及其他康复治疗后立即进行评定。

(5)先评定主动的,后评定被动的,以被动评定为准。

二、评定四肢关节活动度

关节活动度可以决定运动功能的质量,特别是肢体的关节活动范围。例如,下肢髋关节、膝关节、踝关节等如果受限到一定程度,则可以影响步行功能,甚至影响到日常生活活动能力。所以,准确地评定关节活动范围可以反映关节活动受限的程度,同时也可以评估物理治疗的效果。

四肢关节活动度的评定要求受试者取适当的体位,评定者应具备一定的解剖知识,能准确地安放评定工具的固定臂和移动臂,以及能准确地定位轴心的位置。被动关节的被动活动度评定时,能正确地判断关节在终末端的手感(结缔组织抵抗或骨性锁住感)。

三、评定脊柱关节活动度

脊柱有 4 个生理曲度,即向前的颈曲、腰曲,向后的胸曲、骶曲。竖脊肌和腹直肌是两组重要的抗重力肌肉。屈髋时人体重心前倾,竖脊肌由于本体觉兴奋,发生反射性收缩;伸髋时重心后移,腹直肌收缩。四肢运动时,这两组肌肉均发生反射性收缩,以维持骨盆的正常前倾角,保持躯干稳定。另外,脊柱骨的形状、韧带的大小及方向、椎间盘的坚固性等对维持脊柱曲度也能起一定作用。脊柱周围的韧带、肌肉和背部、腹部的各种大小肌群的密切配合和协同作用,使脊柱能灵活自由地后伸、前屈、左右侧弯和转体。脊柱关节活动度如果受限,对患者的日常生活及工作会造成很大的影响,故评定脊柱关节活动度同样重要。

四、项目实施

1. 评定体位 各关节活动度评定都有标准的体位,一般情况下均应按要求操作,如患者因特殊情况有困难时,应在评定表格备注栏内加以说明。

2. 量角器位置 测量时,将量角器的轴心与关节的运动轴心对齐,固定臂与构成关节的近端骨长轴平行,移动臂与构成关节的

远端骨长轴平行(患者有特殊运动障碍时可以变化),注意移动臂的起始位与终末位。

3. 不同量角器的测量方法

(1)通用量角器:使用时将量角器的轴心与关节的运动轴心对齐,固定臂与关节近端骨的长轴平行,移动臂与关节远端骨的长轴平行并随之移动,移动臂所移动的弧度即为该关节的活动范围。

(2)电子量角器:使用时将固定臂和移动臂的电子压力传感器与肢体的长轴重叠,并用固定胶带(双面胶)将其固定在肢体表面,液晶显示器显示出来的数字即为该关节的活动范围。

(3)指关节测量器

①半圆形量角器测量掌指关节时,将量角器的固定臂放在掌骨远端,移动臂放在近端指骨上,并随之移动;测量指间关节时,量角器的两端分别放在指骨关节的近端和远端,移动臂随远端骨移动,所移动的弧度即为该关节的活动范围。

②直尺测量手指外展时,将直尺横放在相邻手指的远端,测量手指外展的最大距离(以 cm 表示);测量手指屈曲时,将直尺放在测量手指与手掌之间,测量屈曲手指指尖到手掌的垂直距离(以 cm 表示)。

③两脚分规测量拇指外展时,先将两脚分规放在拇指和示指指尖,测量两指之间的最大距离,再在直尺上测出距离(以 cm 表示)。

第三节 肌张力评定技术

一、概述

1. 定义 肌张力是指肌肉组织在静息状态下的一种持续的、细小的不随意收缩。肌张力是维持身体各种姿势和正常活动的基础。肌张力的正常与否主要取决于中枢神经系统和外周神经的支配及肌肉本身的伸展性。临床上各种原因引起的中枢神经系统和

周围神经功能障碍,都有可能引起这种支配异常而导致肌张力异常。

2. 肌张力产生的生理机制 肌张力的本质是紧张性牵张反射。正常人体骨骼肌的运动状态受到来自脊髓和大脑的中枢神经系统控制,以维持轻度收缩的状态并保持肌肉一定的紧张度。产生的机制有两点:①正常人体骨骼肌受重力作用持续牵拉,刺激骨骼

肌的梭内肌纤维上的螺旋感受器反射性地引起梭外肌持续轻度收缩。这一过程受脊髓初级反射中枢控制。②在高位中枢影响下 γ 运动神经元兴奋，并将冲动传到梭内肌，以刺激螺旋感受器进一步将冲动传到脊髓，通过 α 运动神经元及其传出纤维使梭外肌收缩，产生一定的肌张力。同时，这种牵张反射还接受来自脊髓以上（如大脑皮质运动区、基底核、中脑和小脑等）的高位中枢控制，根据运动状态和形式的不同，调节身体各部分肌张力的大小。

3. 正常肌张力的特征　在生理状态下，人体通过中枢对肌张力的调节实现对身体姿势和运动的控制，正常肌张力具有如下特征：

（1）近端关节周围主动肌和拮抗肌可以进行有效的同时收缩以使关节固定。

（2）具有完全抵抗肢体重力和外来阻力的运动能力。

（3）将肢体被动置于空间某位置突然松手时，肢体有保持该姿势不变的能力。

（4）能维持主动肌和拮抗肌间的平衡。

（5）具有随意控制运动状态的能力。

（6）具有选择性完成某一肌群协同运动或某一肌群独立运动的能力。

（7）被动运动时具有一定的弹性和轻度抵抗力。

4. 肌张力的分类　在生理状态下，肌张力随时存在，根据人体的运动状态不同，肌张力可分为以下三类：

（1）静止性肌张力：肌肉在静息时也会有一定的紧张度，以维持肌肉的形状。可通过观察肌肉外观、触摸肌肉硬度和感受被动牵伸运动肢体时的阻力来判断。

（2）姿势性肌张力：人体在调整变换身体姿势过程中所表现出的肌肉紧张度。如在正常情况下身体能协调、迅速地完成卧位翻身和从立位到坐位转换等姿势。

（3）运动性肌张力：在人体运动过程中，与运动有关的相应肌肉和肌群以不同的紧

张度参与肢体的运动控制。表现为肢体运动过程中所感受到的一定弹性和轻度的抵抗感。

二、肌张力评定的目的

1. 依据评定结果确定病变部位、预测康复疗效。

2. 根据肌张力的表现特点制订康复治疗计划。

3. 及时治疗，以避免并发症的发生。

三、异常肌张力

肌张力异常是神经系统疾病常见的临床表现，具体分为肌张力增高、肌张力低下和肌张力障碍三类。

1. 肌张力增高　指肌张力高于正常水平。肌张力增高临床表现为痉挛和僵硬两种。

（1）痉挛

①定义：痉挛是一种由牵张反射高兴奋所致的、以速度依赖的紧张性牵张反射增强伴腱反射亢进为特征的运动障碍。是肌张力增高的常见形式。

②表现：痉挛在临床中还有些特征性表现，如折刀现象、深反射亢进和 Babinski 征阳性等病理反射征。

折刀现象是指在肌张力的被动运动检查中，康复治疗师被动运动患者肢体时，起始感觉有较大阻力，在运动过程中某一点阻力突然减小，类似折刀的现象。

③原因：痉挛是由神经系统疾病中上运动神经元病变（锥体系障碍）引起的脑干功能受损和由脊髓反射亢进而产生的。如脑卒中患者的肌张力增高常表现为痉挛。

（2）僵硬

①定义：僵硬又称强直，是主动肌和拮抗肌阻力同时一致性增加，使身体相应部位活动不便或固定不动的现象。

②表现：临床中表现为铅管样僵硬和齿

轮样僵硬。

在被动运动过程中,关节范围内始终如一存在的较大阻力使肢体不能产生关节活动,而是产生好像铅管样的现象。

康复治疗师被动运动患者肢体时,若表现出有阻力和无阻力反复交替出现的情况,则是僵硬中的齿轮样强直表现。

③原因:由中枢神经系统疾病中锥体外系病变所致。如帕金森病患者的肌张力增高常表现为铅管样或齿轮样僵硬,肢体动作缓慢或无动作。

2. 肌张力低下

(1)定义:肌张力低下又称肌张力弛缓,指肌张力低于正常水平,对关节进行被动运动时感觉阻力消失的状态。

(2)表现:肌肉松弛、软弱,肌肉、肌腹柔软,被动运动肢体时阻力减弱甚至消失,因此被动活动范围增大,同时常伴有肢体肌力减弱或瘫痪,腱反射减弱或消失。

(3)原因:可由小脑或锥体束的上运动神经元病变所致,常为暂时性的状态,如脊髓损伤的脊髓休克期和脑卒中早期等。肌张力低下也可由末梢神经损伤或原发性肌病造成,如臂丛神经损伤等周围神经损伤病变。

3. 肌张力障碍

(1)定义:是一种以张力损害、持续的和扭曲的不自主运动为特征的运动功能亢进性障碍。

(2)表现:临床表现复杂,肌肉收缩或快或慢,动作重复、扭曲畸形,同时表现为一些肢体的不自主运动等。肌张力通常不可预测。

(3)原因:可由中枢神经系统缺陷所致,也可由遗传因素(如遗传型特发性肌张力障碍)所致。如痉挛性斜颈、手足徐动症等。

四、项目实施

肌张力评定是康复医学中躯体运动功能评定的重要内容之一,在康复临床实践中具有重要意义。临床上常用的肌张力评定方法包括一般检查、手法检查和器械检查。

1. 一般检查　肌张力的一般检查包括问诊采集病史、视诊检查、触诊检查和反射检查。

(1)问诊采集病史:询问疾病的发展和诊疗过程,可以帮助康复治疗师了解患者目前肌张力状况和对躯体运动功能的影响。如:①疾病的发病经过和病程;②肌张力异常发生的频率与程度;③受累的肌肉与数目;④目前状况与以往的比较;⑤引发的原因及并发症[如泌尿系统结石和(或)感染、便秘、高热、虚弱]等。

(2)视诊检查:视诊是临床上最常用的基本诊查方法,视诊观察的内容包括:①患者躯体的姿势、姿态:有无自主运动;自主运动的模式;有无不随意运动等。②肌张力异常可见肢体姿势异常;刻板运动模式常表明患者有肌张力异常。肌张力障碍患者可表现为肢体的不随意运动,如手足徐动。肌张力低下可见到患者躯体主动运动减弱或消失。

(3)触诊检查:用手触摸患者躯体相应部位的肌肉组织,以帮助判断肌张力大小。方法:患者在安静、放松状态下,评定者通过双手触摸、按压运动相关的肌肉组织,感受肌腹的弹性和软硬度。肌张力增高时肌腹饱满,触之较硬或坚硬;肌张力低下时肌肉松弛,肌腹塌陷,触之软弱,弹性弱。

(4)反射检查:肌张力评定中反射的检查重点是腱反射(肱二头肌反射、肱三头肌反射、膝反射、跟腱反射)是否正常,有无亢进或减弱消失现象。

(5)姿势性肌张力检查:在姿势转换过程中通过观察患者变化姿势或体位的动作流畅性,以判断肌张力:①正常的姿势性肌张力表现为受试者动作迅速,姿势调整能立刻完成;②肌张力增高患者在变换姿势过程中动作调整迟缓,并有肢体动作僵硬;③肌张力低下患者在变换姿势过程中可出现关节过度伸展;

④肌张力障碍患者过度抵抗或过度伸展交替出现。

2. 手法检查　具体方法是评定者被动运动患者的肢体,通过评定者的手来感受运动过程中肌肉抵抗力的大小,并以此来判断肌张力的变化。评定内容包括被动运动中阻力的大小;抵抗感出现消失的时机;被动运动肢体产生的关节活动范围。

检查要求:患者全身尽量放松,由评定者支撑和移动患者被检肢体。所有的运动均应予以评定,且特别要注意在初始视诊时存在问题的部位在评定过程中,评定者应保持固定形式和持续的徒手接触,并以恒定、缓慢的速度移动。

3. 器械检查　利用器械检查肌张力可获得定量评定数据,在一定程度上较手法评定准确。常用的器械检查有生物力学检查法和电生理检查法。

(1)生物力学检查法:主要通过仪器测定肢体运动时的相关指标,判断肌肉的紧张度大小。常用检查方法有钟摆试验、屈曲维持试验、等速摆动试验等。

(2)电生理检查法:根据肌肉的电生理学特性,来评测肌肉张力大小的方法,也有准确性高、重复性好的特点。主要的方法有表面肌电图检查、H反射、F波反应等。可用于鉴别痉挛与挛缩(图5-1)。

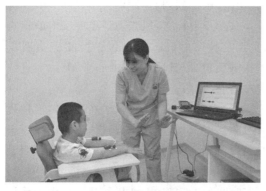

图5-1　表面肌电分析

五、肌张力异常的评定标准

肌张力增高和肌张力低下是临床康复医学科常见的肌张力异常表现,这里主要介绍下面两种肌张力异常的评定标准。

1. 痉挛的评定标准　临床康复医学科常用的痉挛评定标准主要有改良Ashworth分级法评定标准、Penn分级法评定标准和Clonus分级法评定标准等。

(1)改良Ashworth分级法评定标准:是在1964年Ashworth分级法基础上进一步细化的肌张力增高评定法。该方法适用于被动运动检查法的肌张力评级。评级标准中既考虑了阻力大小,又考虑了阻力出现的关节活动范围,且信度好,方法便捷,临床应用广泛。

(2)Penn分级法评定标准和Clonus分级法评定标准:Penn分级法是以自发性肌痉挛发生的频度划分痉挛的严重程度;Clonus分级法是以踝阵挛严重程度来评定肌张力增高的方法。

2. 肌张力低下的评定标准　肌张力低下的临床表现较简单,其评定主要分为轻度、中重度两个级别。

六、肌张力评定的注意事项

肌张力受外在环境和人体内在环境的影响变化较大,因此,临床上开展肌张力评定时特别要注意以下细节,避免疾病以外因素对肌张力的影响,从而能获得较客观、准确的肌张力信息,为康复计划的制订提供可靠的依据。

1. 注意选择合适的时间和适宜的环境进行评定　在不同的身体状态和情绪下肌张力表现有所差异,因此应避免在运动、疲劳及情绪激动时进行评定。一天当中不同的时间段肌张力表现也有差异,因此治疗前后最好在同一时间段内评定肌张力才有可比性。同时,肌张力对环境温度也较敏感,在温暖、舒适的环境中肌肉最放松。因此,评定室室温最好恒定在 22～24℃。

2. 获得患者的充分合作 由于肌张力具有明显的神经性因素特点,因此患者对运动的主观作用和紧张、焦虑等心理因素都会使肌张力发生显著变化。进行肌张力评定前要向患者充分解释说明检查的目的、步骤、方法、范围和检查中将出现的感觉,以便消除患者的紧张情绪,充分配合康复治疗师完成检查。

3. 实施正确的检查步骤和方法 体位和肢体的摆放位置与牵张反射相互作用,舒适安全的体位才能使下肢放松。同时,检查者要熟悉检查手法和步骤,手法力度要合适,既可避免造成肢体伤害和意外,又可准确评定肌张力。同时,在检查过程中应注意健侧与患侧对比,且做到先检查健侧,再检查患侧。

4. 注意合并症的问题 肌张力受到体内环境和体外环境多种因素的影响,因此在评定时要充分注意患者的整体状况和并发症,如有无发热、感染、代谢紊乱、压疮、便秘、尿路结石和疼痛等,以上这些可使肌张力增高。同时,询问患者最近用药情况,可以排除使用药物引起肌张力变化的可能。

第四节　感觉功能评定技术

一、感觉功能概述

1. 定义 感觉是指人脑对直接作用于感受器的客观事物的个别属性的反映,个别属性包括声音、气味、形状、颜色、质地等。它是人类了解环境和行为活动的基础。通过感官对周围环境和接触事物的反映,做出对肢体活动的精细调节,以达到准确、稳定的功能动作。

2. 分类 人体主要的感觉分为躯体感觉、特殊感觉和内脏感觉三种。

(1)躯体感觉又称一般感觉,包括浅感觉、深感觉和复合觉。

(2)特殊感觉包括视觉、听觉、嗅觉和味觉。

(3)内脏感觉指除嗅觉或味觉以外的心脏、血管、腺体和腹腔内脏的全部感觉。

3. 体表感觉的节段分布 躯干和四肢的感觉受脊髓后根的感觉支配,每一对脊髓后根支配一定区域的皮肤感觉,这个区域称为皮节。人体四肢、躯干共同被分为 31 个皮节,与脊髓节段数相对应。这种节段性分布在体表排列规律、整齐,躯干部最明显。根据这种规律的分布特点,有助于脊神经和脊髓损伤的定位诊断(表5-1)。

表 5-1　节段性感觉支配与检查部位

节段性感觉支配	检查部位	节段性感觉支配	检查部位
C_2	枕外隆突	T_1	肘前窝的尺侧面
C_3	锁骨上窝	T_2	腋窝
C_4	肩锁关节的顶部	T_3	第 3 肋间
C_5	肘前窝的桡侧面	T_4	第 4 肋间(乳头线)
C_6	拇指	T_5	第 5 肋间
C_7	中指	T_6	第 6 肋间(剑突水平)
C_8	小指	T_7	第 7 肋间

（续　表）

节段性感觉支配	检查部位	节段性感觉支配	检查部位
T_8	第8肋间	L_3	股骨内上髁
T_9	第9肋间	L_4	内踝
T_{10}	第10肋间（脐水平）	L_5	足背第3趾趾关节
T_{11}	第11肋间	S_1	足跟外侧
T_{12}	腹股沟韧带中部	S_2	腘窝中点
L_1	T_{12} 与 L_2 之间上 1/3 处	S_3	坐骨结节
L_2	大腿前中部	$S_4 \sim S_5$	肛门周围

二、感觉障碍的临床分类和分型

1. 感觉障碍的分类　感觉障碍是指在反映刺激物个别属性的过程中出现困难和异常的现象。感觉神经传导通路上任何一个环节出现问题都可导致感觉障碍的发生，临床上躯体感觉障碍根据病变性质特点可分为抑制性症状和刺激性症状两大类。

（1）抑制性症状：感觉传导通路被破坏或功能受抑制，使感受器发出的冲动全部或部分不能传达到皮质感觉中枢所致，临床表现为感觉减退或感觉缺失。

①感觉缺失：是指在意识清楚的情况下，患者对刺激不能感知的感觉障碍表现。根据感觉种类的不同又可分为痛觉缺失、触觉缺失、温度觉缺失和深感觉缺失等。在同一部位各种感觉都缺失的称为完全性感觉缺失。如果在同一部位内某些感觉缺失而另一些感觉保留，则称为分离性感觉障碍（感觉分离），如浅感觉分离、深感觉分离等。

②感觉减退：是指感觉神经兴奋性阈值升高，较强的刺激才能感知的现象。它对刺激敏感性降低，感觉反应减弱，但感受到的刺激性质不变。感觉减退与感觉缺失相比，感觉功能损伤较轻。

（2）刺激性症状：感觉通路受到刺激使感觉神经兴奋性增高所表现出的感觉敏感现象。临床上又表现为感觉过敏、感觉过度、感觉倒错、感觉异常、对位感觉或疼痛等症状。

①感觉过敏：感觉阈值低下，神经敏感度增高，轻微（外界或病理性）刺激即出现强烈感觉的现象。感觉过敏常见于浅感觉，其尤以痛觉过敏多见。痛觉过敏除了触觉刺激或痛觉刺激可引起外，温度觉刺激也可引起。

②感觉过度：多发生在感觉障碍的基础上，由于刺激阈值增高且反应时间延长，不会立即产生不适感，待刺激达到阈值时才会感到强烈的定位不明确的不适，而且不适感会向周围扩散且在刺激去除后仍会持续一段时间。一般仅对浅感觉而言的为强烈难受的感觉。常见于灼性神经痛、带状疱疹疼痛、丘脑的血管性病变等。

③感觉倒错：感觉倒错是指对刺激产生错误的感觉。如对痛觉刺激误认为触觉刺激或其他刺激，将冷刺激误认为热刺激等。感觉倒错在临床上少见，多数为浅感觉。

④感觉异常：感觉异常是指躯体局部在无外界刺激的情况时，出现异常自发性感觉，如蚁行感、麻木感、冷热感、潮湿感、震动感、痒感、肿胀感、电击感、束带感等。

⑤对位感觉：对位感觉是指当刺激一侧肢体时，对侧相对称部位也感到刺激。

⑥疼痛：WHO对疼痛的定义是指一种与组织损伤或潜在损伤相关的、不愉快的主观感觉和情感体验。任何伤害性刺激都能引发疼痛感觉，也是感觉刺激性症状中最常见

的一种。

2. 感觉障碍的临床分型及特点 感觉传导途径中损伤部位不同,引起的感觉障碍分布区域也有很大差异,根据这些特征性的分布和表现,可确定神经损伤的部位。临床上分为以下几型:

(1)周围神经型:周围神经型表现为受损的周围神经所支配的区域出现各种感觉障碍。根据损伤部位的不同,可分为末梢型、神经干型、神经丛型、后根型。

①末梢型:主要表现为四肢远端对称性感觉障碍,呈手套或袜筒状分布。多由病变侵犯周围神经末梢引起,如多发性神经炎等。

②神经干型:主要表现为神经干支配区域的条块状感觉障碍。常见于四肢的神经干损伤。

③神经丛型:主要表现为颈、臂、腰和骶部的神经丛受损后出现比神经干支配区域更大范围的感觉障碍。

④后根型:主要表现为在脊髓后根受损后其所支配的区域除有各种感觉障碍外,常有相应部位后根的放射性疼痛,这种疼痛称为根性疼痛或根痛,多见于脊髓髓外肿瘤、椎间盘突出症等。

(2)脊髓型:由于各种躯体感觉在脊髓的传导路径不同,因此脊髓不同部位损伤在临床上表现出复杂的感觉障碍类型,如脊髓后角型、脊髓横断型、脊髓半切型等。

①脊髓后角型:主要表现为分离性感觉障碍,即同侧节段性痛觉、温度觉障碍而深感觉保留,如脊髓空洞症。

②脊髓横断型:表现为脊髓感觉传导束受损后,损伤平面以下产生躯体感觉障碍。

③脊髓半切型:表现为当脊髓半侧损伤时,损伤平面对侧 $1\sim2$ 节段以下痛觉、温度觉障碍,损伤平面以下同侧深感觉和精细触觉障碍。

(3)脑干型:依据损伤部位不同,感觉障碍形式也有所不同。

①感觉分离性障碍:如果在延髓旁正中部位损伤内侧丘系,发生对侧肢体深感觉障碍,痛觉、温度觉保留。

②交叉性障碍:如果延髓外侧部损伤脊髓丘脑束和三叉神经脊束核,表现为病变对侧躯干四肢和同侧面部痛觉、温度障碍。

③如果病变部位在脑桥和中脑内侧丘系、脊髓丘脑束和脑神经感觉纤维,产生对侧躯体(包括面部)的深浅感觉障碍。

(4)丘脑型:丘脑为感觉神经传导三级神经元所在处,丘脑病变引起对侧偏身感觉减退或消失,并常常有较严重的感觉刺激症状和自发性丘脑痛。

(5)内囊型:内囊受损时产生对侧偏身(包括面部)感觉减退或消失,并伴有偏瘫和偏盲,临床上称为"三偏征"。

(6)皮质型:感觉障碍的特点是出现对侧精细性复合感觉的障碍,如实体觉、图形觉、两点辨别觉、定位觉、对各种感觉强度的比较等。皮质感觉中枢的刺激性病灶可引起感觉型癫痫发作。

3. 疼痛的分类 疼痛是复杂的,包括感觉、知觉和情感上的体验,也是临床上最常见的症状。鉴于疼痛的复杂性,其分类如下:

(1)按疼痛性质分类,可分为刺痛、钝痛、酸痛、放射痛、牵涉痛等。

(2)按疼痛部位分类,可分为躯体痛和内脏痛,其中躯体疼痛定位明确,又可分为头痛、四肢痛、胸痛、腹痛等。

(3)按疼痛持续时间分类,可分为短暂性疼痛、急性疼痛、亚急性疼痛、慢性疼痛和再发性疼痛。

短暂性疼痛即为一过性疼痛;急性疼痛是发病急,持续时间短,一般小于30天,经处理就消失的疼痛;亚急性疼痛持续约3个月;慢性疼痛持续时间长或间断发作,持续时间在6个月以上;再发性疼痛指疼痛在数月或数年内不连续的有限发作。

三、感觉功能评定的目的

1. 确定是否存在躯体感觉障碍(包括疼痛),以及感觉障碍的部位、性质、程度等,并明确引起感觉障碍的原因。

2. 确定感觉障碍(包括疼痛)对运动和功能活动的影响。

3. 帮助选择适当的辅助工具并指导使用,以保证活动安全。

4. 为制订康复治疗计划提供依据,并用以评价疗效。

四、感觉功能评定的适应证和禁忌证

1. 适应证

(1)神经系统损伤,包括中枢神经系统损伤和周围神经系统损伤的病症,如脑血管病变、脊髓损伤、臂丛神经麻痹、坐骨神经损害等。

(2)外伤,如严重的切割伤、烧伤、撕裂伤等。

(3)缺血或营养代谢障碍,如糖尿病、多发性神经炎、雷诺病、血栓闭塞性脉管炎等。

2. 禁忌证 有意识障碍或精神不能控制者。

五、项目实施

1. 躯体感觉评定所需的设备 设备、物品:大头针(一端尖利,一端钝);棉签;4～5件常用物品,如钥匙、汤勺、铅笔、硬币等;几块质地不同的布;音叉(128Hz);一套形状大小相同、重量不同的物品;两支试管和试管架;多功能叩诊锤;简式McGill疼痛问卷等。也可通过仪器设备进行检测,如感觉神经定量检测系统(图5-2)。

2. 评定步骤

(1)向患者和家属解释检查的目的、方法和要求等,以取得患者积极配合。

(2)评定项目的示范。

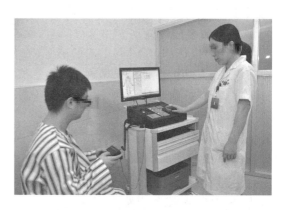

图 5-2 感觉神经定量检测系统

(3)遮蔽患者的双眼。

(4)按先健侧后患侧的顺序进行。

(5)观察和询问患者的反应,并记录。

3. 躯体感觉的测评方法

(1)轻触觉:患者闭目,检查者用棉花或软毛笔在其体表的不同部位依次轻划过,询问患者有无感觉,并且在两侧对称的部位比较下进行。检查四肢时刺激的方向应与长轴平行,检查胸腹部的方向应与肋骨平行。检查顺序为面部、颈部、上肢、躯干、下肢。

(2)痛觉:主要指针刺觉,患者闭目,检查者用大头针或尖锐的物品(叩诊锤的针尖)轻刺检查部位皮肤,询问患者有无疼痛感觉及疼痛的部位,在两侧对称的部位比较下进行。检查顺序为面部、上肢、下肢,并不时用钝端轻触皮肤,以排除主观误导。痛觉减退的患者要从有障碍的部位向正常的部位检查,痛觉过敏的患者要从正常的部位向有障碍的部位检查,这样容易确定异常感觉范围的大小。

(3)压觉:患者闭目,检查者用拇指用力挤压肌肉或肌腱,并请患者说明感觉。对瘫痪的患者进行压觉检查时常从有障碍部位到正常的部位进行。

(4)温度觉:包括冷觉与温觉。患者闭目,冷觉用装有5～10℃的冷水试管,温觉用40～45℃的温水试管交替接触患者皮肤,嘱患者说明冷或热的感觉。选用的试管口径要小,接触

2～3s 为宜,检查时两侧部位要对称。

(5)位置觉:患者闭目,检查者将患者肢体被动摆在一定位置,请患者说明肢体的位置,或用另侧肢体模仿出相同的位置。

(6)运动觉:患者闭目,检查者以手指夹持患者肢体,上下移动 5°左右,让患者辨别是否有运动及移动方向,如不明确可加大幅度或测试较大关节,让患者说明肢体运动的方向。患肢做 4～5 次位置的变化,记录准确回答的次数,将检查的次数作为分母、准确地模仿出关节位置的次数作为分子记录(如上肢关节觉 4/5)。

(7)震动觉:患者闭目,用每秒震动 128 次或 256 次的音叉置于患者骨突部,请患者指出音叉有无震动和持续的时间,并作两侧、上下对比。

(8)两点辨别觉:患者闭目,先将双脚规或多功能叩诊锤两尖端分开一定距离,同时轻触患者皮肤,再移动两尖端间距离,并询问患者有无两点感觉,直至不能区分两尖端刺激为止。此时测出两点间最小的距离。

(9)图形觉:患者闭目,用铅笔或火柴棒在患者皮肤上写数字或画图形(如圆形、方形、三角形等),询问患者能否感觉并辨认书写内容。

(10)实体觉:患者闭目,将日常生活中熟悉的某物品放于患者手中(如汤勺、钥匙、铅笔、手表等),让患者辨认该物品的名称、大小及形状等。

(11)定位觉:患者闭目,检查者用手指或棉签轻触一处皮肤,请患者指出受触部位,然后测量并记录感觉部位与刺激部位的距离。正常误差手部小于 3.5mm,躯干部小于 1cm。

(12)重量识别觉:给患者有一定重量差别的数种物品,用单手掂量后,比较、判断各物品的轻重。

(13)质地识别觉:患者闭目,分别将棉、毛、丝、橡皮等不同质地的物质放入患者手中,让患者分辨。

4.疼痛的评定方法

(1)视觉模拟评分法:视觉模拟评分法(visual analogue scales,VAS)是一种简便、有效的测量方法。患者根据自己所感受的疼痛程度,在直线上某一点做一个记号,以表示疼痛的强度及心理上的冲击。从起点至记号处的距离长度也就是疼痛的量(图 5-3)。

(2)口述描绘评分法:口述描绘评分法(verbal rating scales,VRS)是另一种评价疼痛强度和变化的方法,该方法采用形容词来描述疼痛的强度(图 5-4)。

(3)数字评分法:数字评分法(numerical rating scales,NRS)常用于测定疼痛的强度。这是临床上最简单、最常使用的测量主观疼痛的方法,容易被患者理解和接受,可以口述也可以记录,结果较为可靠(图 5-5)。

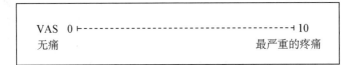

图 5-3 视觉模拟评分法

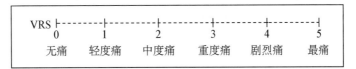

图 5-4 口述描绘评分法

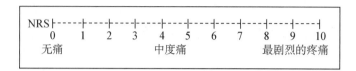

图 5-5 数字评分法

（4）简化 McGill 疼痛问卷：简化 McGill 疼痛问卷（short-form of McGill pain questionnaire，SF-MPQ）从疼痛的生理感受、情感因素和认识成分等方面通过提问的方式，评估疼痛的严重程度等。适用于对疼痛特性进行评定和存在疼痛心理问题者，这种问卷具有简便、快速的特点。评估第 1 项时，向患者逐项提问，根据患者回答的疼痛程度在相应级别做记号。评估第 2 项时，图中线段长为 10cm，并按 mm 定出刻度，让患者用笔根据自己疼痛感受在线段上标明相应的点。评估第 3 项时，根据患者主观感受在相应分值上做记号。最后对 PRI、VAS、PPI 进行总评，分数越高说明疼痛越重。

六、感觉评定的注意事项

1. 检查者需耐心细致，告知患者检查方法以取得患者充分配合，并随时注意让患者集中注意力。

2. 使患者处于舒适体位。

3. 在两次测评之间，请患者睁眼放松，再开始进行新的测试。

4. 一般先评测浅感觉，再评测深感觉和皮质感觉。

5. 评测中注意对比的原则，必要时可多次重复检查。

6. 对疼痛评定时，特别避免暗示性语言，以获取准确的临床资料。

（沈　威　张瑞先）

第五节　平衡功能评定技术

一、平衡评定基础

（一）与平衡有关的概念

1. 平衡　自然界的平衡是指物体受到来自各个方向的作用力与反作用力的大小相等，使物体处于一种稳定的状态。人体的平衡比自然界物体的平衡要复杂得多，是指身体所处的一种姿势状态，或是指在运动或受到外力作用时自动调整并维持姿势稳定性的一种能力。

2. 姿势　是指躯体的一种非强制性、无意识状态下的自然状态，从人体力学方面来说，是指身体各个器官，尤其是骨骼、肌肉以及神经系统互相关联所构成的一种状态。

3. 支撑面　是指人体在各种体位下（卧、坐、站立、行走）所依靠的接触面。站立时的支撑面是指包括两足底在内的两足之间的面积。为了保持平衡，人体重心必须垂直地落在支撑面的范围内。支撑面的大小直接影响身体的平衡。当身体的重心落在支撑面内，人体就保持平衡，反之，重心落在支撑面之外时就失去平衡。

4. 协调　又称为共济，是指人体产生平滑、准确、有控制的运动的能力，包括按照一定的方向和节奏，采用适当的力量和速度，达到准确的目标等几个方面。

(二)平衡的分类

1. 静态平衡 指的是人体或人体某一部位处于某种特定的姿势,例如坐或站等姿势时保持稳定的状态。

2. 动态平衡 包括两个方面,自动态平衡和他动态平衡。

(1)自动态平衡:指的是人体在进行各种自主运动,例如由坐到站或由站到坐等各种姿势间的转换运动时,能重新获得稳定状态的能力。

(2)他动态平衡:指的是人体对外界干扰,例如推、拉等产生反应、恢复稳定状态的能力。

(三)平衡反应及其形成规律

1. 平衡反应 是指当平衡状态改变时,机体恢复原有平衡或建立新平衡的过程,包括反应时间和运动时间。反应时间是指从平衡状态的改变到出现可见运动的时间;运动时间是指从出现可见运动到动作完成、建立新平衡的时间。

2. 平衡反应的形成 通常在出生6个月时形成俯卧位平衡反应,7-8个月形成仰卧位和坐位平衡反应,9-12个月形成蹲起反应,12-21个月形成站立反应。

3. 特殊平衡反应 除了一般的平衡反应之外,尚有2种特殊平衡反应。

(1)保护性伸展反应:是指当身体受到外力作用而偏离原支撑点时,身体所发生的一种平衡反应,表现为上肢和(或)下肢伸展,其作用在于支持身体,防止摔倒。

(2)跨步及跳跃反应:是指当外力使身体偏离支撑点或在意外情况下,为了避免摔倒或受到损伤,身体顺着外力的方向快速跨出一步,以改变支撑点,建立新平衡的过程,其作用是通过重新获取新的平衡来保护自己避免受到伤害。

平衡反应使人体不论在卧位、坐位、站立位均能保持稳定的状态或姿势,是一种自主反应,受大脑皮质控制,属于高级水平的发育性反应。人体可以根据需要进行有意识的训练,以提高或改善平衡能力。各种原因引起平衡能力受损后,通过积极的治疗和平衡训练,可以使平衡功能得到改善或恢复。

(四)平衡的维持机制

维持人体平衡需要三个环节的参与,即感觉输入、中枢整合和运动控制。此外,前庭系统、视觉调节系统、身体本体感觉系统、大脑平衡反射调节、小脑共济协调系统以及肌群的力量在人体平衡功能的维持上都起到了重要作用。

1. 感觉输入 正常情况下,人体通过视觉、躯体觉、前庭觉的传入来感知站立时身体所处的位置和与地球引力及周围环境的关系。因此,适当的感觉输入,特别是躯体、前庭和视觉信息对平衡的维持和调节具有反馈的作用。

(1)视觉系统:视网膜所收集到的信息经过视觉通路传入到视中枢,提供了周围环境及身体运动和方向的信息。视觉系统能准确感受环境中物体的运动以及眼睛和头部的视空间定位。如果躯体感觉受到干扰或破坏时,通过视觉系统,颈部肌肉的收缩等使身体保持或恢复到原来的直立位,从而获得新的平衡。如果去除或阻断视觉输入,姿势的稳定性要比睁眼站立时显著下降。

(2)躯体感觉:包括皮肤感觉(触、压觉)和本体感觉。皮肤的触觉、压觉感受器在维持身体平衡和姿势的过程中,向大脑皮质传递有关体重的分布情况和身体重心的位置。分布于肌肉、关节及肌腱等处的本体感受器收集随支持面而变化的信息经深感觉传导通路向上传递。

如正常人站立在固定的支撑面上时,足底皮肤的触觉、压力觉和踝关节的本体感觉输入起主导作用,当足底皮肤和下肢本体感觉输入完全消失时(如外周神经病变),人体失去了感受支持面情况的能力,姿势的稳定性就会受到影响,需要其他感觉特别是视觉系统的输入。如果此时闭目站立,由于同时失去了躯体和视觉的感觉输入,身体出现倾斜、摇晃,并容易摔倒。

(3)前庭系统:包括三个半规管,感知人体角加速度运动,椭圆囊、球囊(耳石器)感知的瞬时直线加速运动及与直线重力加速有关的头部位置改变的信息,经中脑的第Ⅷ对脑神经(位听神经)进入脑干。

头部的旋转刺激了前庭系统中两个感受器:半规管内的壶腹嵴(运动位置感受器)、前庭迷路内的椭圆囊斑和球囊斑。在躯体感觉和视觉系统正常的情况下,前庭冲动在控制人体重心位置上的作用很小。只有当躯体感觉和视觉信息输入均不存在(被阻断)或输入不准确发生冲突时,前庭系统的感觉输入在维持平衡的过程中才变得至关重要。

2. 中枢整合 三种感觉信息输入在多级平衡觉神经中枢中进行整合加工,并形成产生运动的方案。当体位或姿势变化时,为了判断人体重心的准确位置和支持面情况,中枢神经系统将三种感觉信息进行整合,迅速判断,从中选择出那些提供准确定位信息的感觉输入,放弃错误的感觉输入。

3. 运动控制(输出) 中枢神经系统在对多种感觉信息进行分析整合后下达运动指令,运动系统以不同的协同运动模式控制姿势变化,将身体重心调整回到原来的范围内或重新建立新的平衡。

当平衡发生变化时,人体可以通过三种调节机制或姿势性协同运动模式来应变,包括踝调节、髋调节及跨步调节机制。

(1)踝调节:指人体站在一个比较坚固和较大的支持面上,受到一个较小的外界干扰时,身体重心以踝关节为轴进行前后转动或摆动,以调整重心,保持身体的稳定性。

(2)髋调节:正常人站立在较小的支持面上,受到一个较大的外界干扰时,稳定性明显降低,身体前后摆动幅度增大。为了减少身体摆动使重心重新回到双足的范围内,人体通过髋关节的屈伸活动来调整身体重心和保持平衡。

(3)跨步调节:当外力干扰过大,使身体的摇动进一步增加,重心超出其稳定极限,髋调节机制不能应答平衡的变化时,人体启动跨步调节机制,自动地向用力方向快速跨出或跳跃一步,来重新建立身体重心支撑点,为身体重新确定稳定站立的支持面,避免摔倒。

此外,前庭神经系统,内侧纵束向头部投射影响眼肌运动,经前庭脊髓通路向尾端投射维持躯干和下肢肌肉兴奋性,经γ运动纤维传出的冲动调整梭内肌纤维的紧张性;而经运动纤维发放的冲动调整骨骼肌的收缩,使骨骼肌保持适当的肌张力,能支撑身体并能抗重力运动,但又不会阻碍运动。交互神经支配或抑制可以使人体能保持身体某些部位的稳定,同时有选择性地运动身体的其他部位,产生适宜的运动,完成大脑所制定的运动方案,其中静态平衡需要肌肉的等长运动,动态平衡需要肌肉的等张运动。上述几方面的共同作用结果,使得人体保持平衡或使自己处于一种稳定的状态。

二、平衡评定方法

(一)评定目的与评定内容

1. 评定目的

(1)了解是否存在平衡功能障碍。

(2)找出引起平衡障碍的环节。

(3)确定是否需要进行治疗(如药物治疗或康复治疗)。

(4)重复评定以了解治疗手段是否有效。

(5)预测患者可能发生跌倒的危险性。

2. 何时需要平衡评估 任何引起平衡功能障碍的疾患,都有必要评定平衡功能。主要为:

(1)中枢神经系统损害:脑外伤、脑血管意外、帕金森病、多发性硬化、小脑疾患、脑肿瘤、脑瘫、脊髓损伤等。

(2)耳鼻喉科疾病:各种眩晕症。

(3)骨科疾病或损伤:骨折及骨关节疾患、截肢、关节置换、影响姿势与姿势控制的颈部与背部损伤,以及各种运动损伤、肌肉疾患及外周神经损伤等。

(4)其他人群:如老年人、运动员、飞行员及宇航员。

3. 评定内容

(1)静止状态下:在不同体位时均能保持平衡,睁、闭眼时能维持姿势稳定,在一定时间内能对外界变化做出必要的姿势调整反应。

(2)运动状态下:能精确地完成运动,并能完成不同速度的运动(包括加速和减速),运动后能回到初始位置,或保持新的体位平衡。如在不同体位下伸手取物。

(3)动态支撑面内:当支撑面发生移动时能保持平衡。例如,在行驶的汽车或火车中行走。

(4)姿势反射:当身体处在不同体位时,由于受到外力(如推力或拉力)而发生移动,机体建立新平衡的反应时间和运动时间。

(二)评定方法

包括临床评定和实验室评定两个方面。临床评定以观察和量表为主,实验室评定主要采用仪器检测。

1. 临床评定

(1)观察法:虽然过于粗略和主观,缺乏量化,但由于其应用简便,可以对具有平衡功能障碍的患者进行粗略的筛选,具有一定的敏感性和判断价值,在临床上仍广为应用。常用方法如下:

①跪位平衡反应:受试者取跪位,检查者将患者上肢向一侧牵拉,使之倾斜。

阳性反应:头部和躯干上部出现向中线的调整,被牵拉一侧出现保护性反应,对侧上、下肢伸展并外展。

阴性反应:头部和躯干上部未出现向中线的调整,被牵拉一侧和另一侧上、下肢未出现上述反应或仅身体的某一部分出现阳性反应。

②坐位平衡反应:受试者坐在椅子上,检查者将患者上肢向一侧牵拉。

阳性反应:头部和躯干上部出现向中线的调整,被牵拉一侧出现保护性反应,另一侧上、下肢伸展并外展。

阴性反应:头部和躯干上部未出现向中线的调整,被牵拉一侧和另一侧上、下肢未出现上述反应或仅身体的某一部分出现阳性反应。

③站立位反应:包括 Romberg 征,双足并拢直立,观察在睁、闭眼时身体摇摆的情况,又称为"闭目直立检查法"。

单腿直立检查法:要求受检者单腿直立,观察其睁、闭眼情况下维持平衡的时间长短,最长维持时间为30s。

强化 Romberg 检查法:要求受检者两足一前一后、足尖接足跟直立,观察其睁、闭眼时身体的摇摆,最长维持时间为60s。

④跨步反应:受试者取站立位,检查者向左、右、前、后方向推动受试者身体。

阳性反应:脚快速向侧方、前方、后方跨出一步,头部和躯干出现调整。

阴性反应:不能为维持平衡而快速跨出一步,头部和躯干不出现调整。

⑤其他:包括在活动状态下能否保持平衡。例如,坐、站立时移动身体;在不同条件下行走,包括脚跟碰脚趾、足跟行走、足尖行走、走直线、侧方走、倒退走、走圆圈、绕过障碍物行走等(图5-6)。

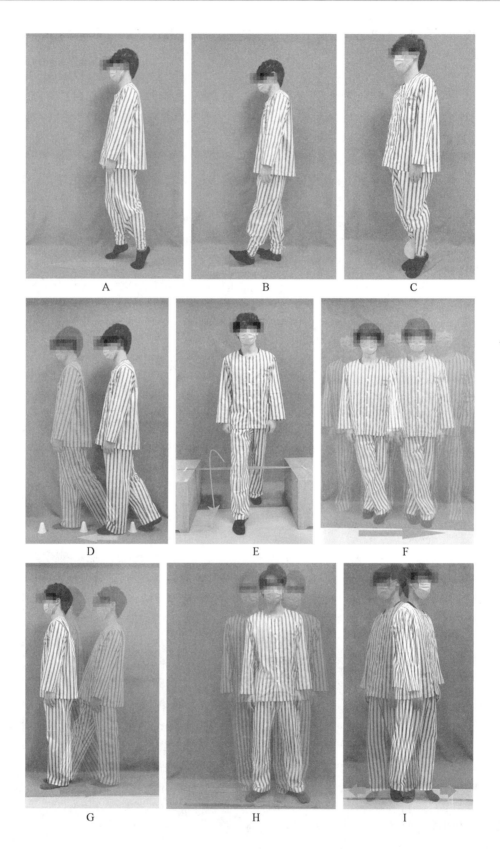

A

B

C

D

E

F

G

H

I

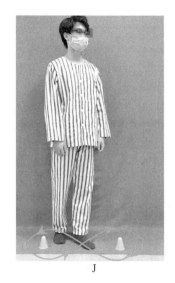

图 5-6 各种条件下行走

A. 脚尖行走;B. 脚跟行走;C. 脚尖站立;D. 跨过障碍物行走;E. 迈步跨过绳子;F. 扭辫;G. 向后走;H. 沿线侧向行走;I. 用脚掌旋转;J. 走"8"字。

J

(2)量表法:属于主观评定,不需要专门的设备,评分简单,应用方便,临床仍普遍使用。信度和效度较好的量表主要有 Berg 平衡量表和"站起-走"计时测试。

①Berg 平衡量表(表 5-2):既可以评定被测试对象在静态和动态状态下的平衡功能,也可以用来预测正常情况下摔倒的可能性。Berg 量表有 14 个项目,需要 20min 完成,满分 56 分,低于 40 分表明有摔倒的危险性(表 5-3)。

表 5-2 Berg 平衡量表

检查工具包括秒表、尺子、椅子、小板凳和台阶。测试用椅子的高度要适当。

检查项目	指令	评分标准	
1. 从坐到站	请站起来,尝试不用你的手支撑	不用手能够独立地站起并保持稳定	4 分
		用手扶着能够独立地站起	3 分
		几次尝试后自己用手扶着站起	2 分
		需要他人少量的帮助才能站起或保持稳定	1 分
		需要他人中等或最大量的帮助才能站起来或保持稳定	0 分
2. 无支撑站立	请在无支撑的情况下站好 2min	能够安全站立 2min	4 分
		在监视下能够站立 2min	3 分
		在无支持的条件下能够站立 30s	2 分
		需要若干次尝试才能无支持地站立达 30s	1 分
		无帮助时不能站立 30s	0 分

（续　表）

检查项目	指令	评分标准	
3. 无支撑坐位	请合拢双上肢坐 2min	能够安全地保持坐位 2min	4 分
		在监视下能够保持坐位 2min	3 分
		能坐 30s	2 分
		能坐 10s	1 分
		没有靠背支持,不能坐 10s	0 分
4. 从站到坐	请坐下	最小量用手帮助安全地坐下	4 分
		借助于双手能够控制身体的下降	3 分
		用小腿后部顶住椅子来控制身体的下降	2 分
		独立地坐,但不能控制身体下降	1 分
		需要他人帮助坐下	0 分
5. 转移	摆好椅子,让受检者转移到有扶手椅子上及无扶手椅子上	稍用手扶着就能够安全地转移	4 分
		绝对需要用手扶着才能够安全地转移	3 分
		需要口头提示或监视能够转移	2 分
		需要一个人帮助	1 分
		为了安全,需要两个人的帮助或监视	0 分
6. 无支持闭目站立	请闭目站立 10s	能够安全地站 10s	4 分
		监视下能够安全地站 10s	3 分
		能站 3s	2 分
		闭眼不能达 3s,但站立稳定	1 分
		为了不摔倒而需要两个人的帮助	0 分
7. 双脚并拢无支持站立	请你在无帮助情况下双脚并拢站立	能够独立地将双脚并拢并安全站立 1min	4 分
		能够独立地将双脚并拢并在监视下站立 1min	3 分
		能够独立地将双脚并拢,但不能保持 30s	2 分
		需要别人帮助将双脚并拢,但能够双脚并拢站 15s	1 分
		需要别人帮助将双脚并拢,双脚并拢站立不能保持 15s	0 分
8. 站立情况下双上肢前伸,并向前移动	将上肢抬高 90°将手指伸直并最大可能前伸。上肢上举 90°后将尺子放在手指末端。手指前伸时不能触及尺子。记录受检者经过最大努力时手指前伸的距离	能够向前伸出>25cm	4 分
		能够安全地向前伸出>12cm	3 分
		能够安全地向前伸出>5cm	2 分
		上肢可以向前伸出,但需要监视	1 分
		在向前伸展时失去平衡或需要外部支持	0 分

（续 表）

检查项目	指令	评分标准	
9. 站立位下从地面捡物		能够轻易且安全地将鞋捡起	4分
		能够将鞋捡起,但需要监视	3分
		伸手向下距鞋2~5cm且独立地保持平衡,但不能将鞋捡起	2分
		试着做伸手捡鞋动作时需要监视,但仍不能将鞋捡起	1分
		不能试着做伸手捡鞋的动作,或需要帮助避免失去平衡	0分
10. 转身向后看	从左肩上向后看,再从右肩上向后看。检查者在受检者正后方拿个东西,鼓励患者转身	从左右侧向后看,体重转移良好	4分
		仅从一侧向后看,另一侧体重转移较差	3分
		仅能转向侧面,但身体的平衡可以维持	2分
		转身时需要监视	1分
		需要帮助以防失去平衡或摔倒	0分
11. 原地旋转360°	旋转完整1周,暂停,然后从另一方向旋转完整1周	在≤4s的时间内,安全地转身360°	4分
		在≤4s的时间内,仅能从一个方向安全地转身360°	3分
		能够安全地转身360°,但动作缓慢	2分
		需要密切监视或口头提示	1分
		转身时需要帮助	0分
12. 将一只脚放在凳子上	请交替用脚踏在台阶/踏板上,连续做直到每只脚接触台阶/踏板4次	能够安全且独立地站立,在20s的时间内完成8次	4分
		能够独立地站立,完成8次>20s	3分
		无需辅助具在监视下能够完成4次	2分
		需要少量帮助能够完成>2次	1分
		需要帮助以防摔倒或完全不能做	0分
13. 无支撑情况下两脚前后站立	将一只脚放在另一只脚正前方。如果不行,可扩大步幅。前脚后跟应在后脚脚趾前。(在评定3分时,步幅超过另一只脚长度,宽度接近正常人走步宽度)	能够独立地将双脚一前一后平列(无距离)并保持30s	4分
		能够独立地将双脚一前一后平列(有距离)并保持30s	3分
		能够独立地迈一小步并保持30s	2分
		向前迈步需要帮助,但能够保持15s	1分
		迈步或站立时失去平衡	0分
14. 单腿站立	不需帮助情况下尽最大努力单腿站立	能够独立抬腿并保持>10s	4分
		能够独立抬腿并保持5~10s	3分
		能够独立抬腿并保持≥3s	2分
		试图抬腿,不能保持3s,但可维持独立站立	1分
		不能抬腿或需要帮助以防摔倒	0分

检查者将一把尺子放在指尖末端,手指不要触及尺子,测量的距离是被检查者身体从垂直位到最大前倾位时手指向前移动的距离。如可能,要求被检查者伸出双臂以避免躯干的旋转。

评定者按照说明示范每个项目和（或）给予受试者以指导。如果某个项目测试双侧或测试1次不成功需要再次测试，则记分时记录此项目的最低得分。

在大多数项目中，要求受试者在要求的位置上保持一定时间。如果不能达到所要求的时间或距离，或受试者的活动需要监护，或受试者需要外界支持或评定者的帮助，则按照评分标准给予相应的分数。受试者要意识到完成每项任务时必须保持平衡。至于用哪条腿站立或前伸多远则取决于受试者。如果评定者对评定标准不明确则会影响评定结果。

表5-3　Berg量表评分的临床意义

Berg量表评分	跌倒风险	行走能力
0～20分	平衡功能差	患者需坐轮椅
21～40分	有一定的平衡能力	患者可在辅助下步行
<40分	有跌倒的危险	
<45分	跌倒风险增大	45分通常作为老年人跌倒风险的临界值
41～56分	平衡功能较好	患者可独立步行

②"站起-走"计时测试：主要评定被测试者从座椅站起，向前走3m，折返回来的时间以及在行走中的动态平衡（表5-4）。

评定指南：方法操作简单，只需要一张有扶手的椅子和一个秒表（没有秒表用普通的有秒针的手表也可以）。评定时患者穿着平常穿的鞋，坐在有扶手的靠背椅上（椅子座高约45cm，扶手高约20cm），身体靠在椅背上，双手放在扶手上。如果使用助行具如手杖、助行架，则将助行具握在手中。在离座椅3m远的地面上贴一条彩条或划一条可见的粗线或放一个明显的标记物。当测试者发出"开始"的指令后，患者从靠背椅上站起，站稳后，按照平时走路的步姿，向前走3m过粗线或标记物处转身，然后走回到椅子前，再转身坐下，靠到椅背上。测试过程中不能给予任何躯体的帮助。测试者记录患者背部离开椅背到再次坐下（靠到椅背）所用的时间（以秒为单位）以及在完成测试过程中出现可能会摔倒的危险性。正式测试前，允许患者练习1～2次，以确保患者理解整个测试过程。

评分标准：除了记录所用的时间外，对测试过程中的步态及可能会摔倒的危险性按以下标准打分。1分：正常。2分：非常轻微异常。3分：轻度异常。4分：中度异常。5分：重度异常。

表5-4　站起-走计时测试记录表

次数	时间(s)	评分	助行具	备注
1			无/单脚杖/多脚杖/助行架	
2			无/单脚杖/多脚杖/助行架	
3			无/单脚杖/多脚杖/助行架	

使用助行具评分标准：未使用，1分；单脚杖，2分；多脚杖，3分；助行架，4分。

③Brunel 平衡量表:是布鲁内尔大学 Tyson 等于 2003 年专门设计的用于脑卒中患者的量表,目前评估共包括 12 个项目,分为三大部分:坐位平衡、站立平衡和行走功能,分别为 3、3、6 个项目。Brunel 平衡量表具有简便性、灵活性、敏感性和可分析性等特点,广泛应用于脑卒中患者的平衡功能评定(表 5-5)。

表 5-5 Brunel 平衡量表

项目	动作要领	评估标准
1. 坐位计时	坐位,无他人帮助,无后背支持,上肢可扶支撑台	维持平衡时间≥30s
2. 独坐举臂	坐位,无他人帮助,无后背支持,健臂全范围上举、放下	15s 内完成次数≥3 次
3. 独坐取物	坐位,无后背支持,平举健臂,伸手向前取物	取物距离≥7cm
4. 站立计时	站立位,无他人帮助,上肢可扶支撑台	维持平衡时间≥30s
5. 站立举臂	站立位,无上肢或他人帮助,健臂全范围上举、放下	15s 内完成次数≥3 次
6. 站立取物	站立位,无上肢或他人帮助,平举健臂,伸手向前取物	取物距离≥5cm
7. 跨步站立	站立位,无上肢或他人帮助,健足前跨,使健足足跟超过患足足尖水平	维持平衡时间≥30s
8. 辅助步行	无他人帮助,仅在助行器辅助下步行 5m	完成时间≤1min
9. 跨步重心转移	站立位,无上肢或他人帮助,患足前跨,使其足跟位于健足足尖前,重心在患腿和健腿间充分转移	15s 内完成次数≥3 次
10. 无辅助步行	无助行器或他人辅助,独立步行 5m	完成时间≤1min
11. 轻踏台阶	站立位,无上肢或他人帮助,患腿负重,健足踏上、踏下 10cm 台阶	15s 内完成次数≥2 次
12. 上下台阶	站立位,无上肢或他人帮助,健足踏上 10cm 台阶,患足跟上,然后健足踏下台阶,患足收回	15s 内完成次数≥1 次

1. 项目由易到难递进,从患者能力可达到的某项目开始评估,当其不能通过某项目时,评估结束。

2. 每项目可以评估 3 次,1 次通过得 1 分,3 次均不通过得 0 分,总分 12 分。

2. 实验室检测 平衡测试仪是近年来国际上发展较快的定量评定平衡能力的一种测试方法,其种类包括 Balance Performance Monitor(BPM)、Balance Master、Smart Balance、Smart Equitest 等。这一类仪器采用高精度的压力传感器和电子计算机技术,整个系统由受力平台即压力传感器、显示器、电子计算机及专用软件构成。受力平台可以记录到身体的摇摆情况并将记录到的信号转化成数据输入计算机,计算机在应用软件的支持下,对接收到的数据进行分析,实时描记压力中心在平板上的投影与时间的关系曲线,其结果以数据及图的形式显示,故也有称平衡测试仪为计算机动态姿势图。

目前在国外临床上较常用的动态平衡测试仪主要有 Balance Master、Smart Equitest 等,两者不但可以对平衡功能进行静态、动态测试,而且可以对具有平衡功能障碍的患者进行训练治疗(图 5-7,图 5-8)。

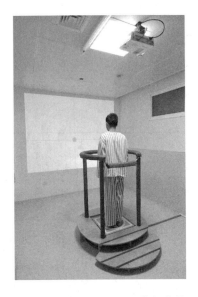

图 5-7　法国 Synapsys 平衡评估及
训练系统

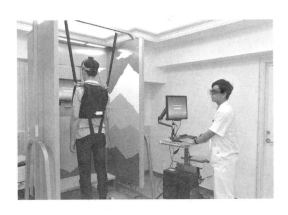

图 5-8　美国 NeuroCom 平衡功能诊疗系统

平衡测试仪不仅可以定量评定平衡功能，还可以明确平衡功能损害的程度和类型，有助于制定治疗和康复措施，评价治疗和康复效果，因此临床应用范围广泛。

（郑文华　刘初容）

第六节　协调功能评定技术

一、协调的维持与异常类型

1. 协调的维持　中枢神经系统中参与协调控制的部位主要有小脑、基底节、脊髓后索。

2. 协调异常类型　协调功能障碍又称为共济失调。根据中枢神经系统中不同的病变部位分为小脑性共济失调、基底节共济失调和脊髓后索共济失调。

3. 评定目的　评定协调主要是判断有无协调障碍，为制定治疗方案提供客观依据。

二、评定方法

主要是观察被测试对象，在完成指定的动作中是否直接、精确，时间是否正常，在动作的完成过程中有无辨距不良、震颤或僵硬，增加速度或闭眼时有无异常。评定时还需要注意共济失调是一侧性或双侧性，什么部位最明显（头、躯干、上肢、下肢），睁眼、闭眼有

无差别。

1. 肢协调检测　主要侧重于评定手部的协调性。常用以下几种方法：

（1）轮替试验：被测试对象双手张开，一手向上，一手向下，交替转动；也可以一侧手在对侧手背上交替转动。

（2）指鼻试验：被测试对象用自己的示指，先接触自己的鼻尖，再去接触检查者的示指。检查者通过改变自己示指的位置，来评定被测试对象在不同平面内完成该试验的能力。

（3）指-指试验：检查者与被测试对象相对而坐，将示指放在被测试对象面前，让其用示指去接触检查者的示指。检查者通过改变示指的位置，来评定被测试对象对方向、距离改变的应变能力。

（4）拇指对指试验：被测试对象拇指依次与其他四指相对，速度可以由慢渐快。

（5）示指对指试验：被测试对象双肩外展

90°,伸肘,再向中线运动,双手示指相对。

（6）握拳试验:被测试对象双手握拳、伸开。可以同时进行或交替进行(一手握拳,一手伸开),速度可以逐渐增加。

（7）拍膝试验:被测试对象一侧用手掌,对侧握拳拍膝;或一侧手掌在同侧膝盖上做前后移动,对侧握拳在膝盖上做上下运动。

（8）旋转试验:被测试对象双侧上肢屈肘

90°,前臂同时或交替旋前、旋后。

2. 下肢协调检测　常用以下几种方法:

（1）跟-膝-胫试验:被测试对象仰卧,抬起一侧下肢,先将足跟放在对侧下肢的膝盖上,再沿着胫骨前缘向下推移。

（2）拍地试验:被测试对象足跟触地,脚尖抬起做拍地动作,可以双脚同时或分别做。

（郑文华　刘初容）

第七节　步态分析技术

一、概述

步态分析是利用人体解剖学、生物力学、生理学基础对步行能力进行分析对比的一种研究方法,包括定性分析和定量分析。

定性分析法主要包括目测法。

定量分析主要包括足印分析法、吸水纸法、鞋跟绑缚标记笔法、三维步态分析法(图5-9)。

临床工作中,需要对可能存在影响步行能力的神经系统或肌肉骨骼疾病患者进行步态评估,以评定是否存在异常步态及其程度,分析异常步态的原因,为矫正步态和制定康复治疗方案提供依据。

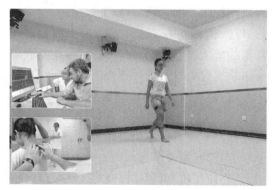

图 5-9　意大利 BTS 三维步态分析系统

二、步态时空参数

（一）步态周期划分

正常步态能够使得身体沿着期望的方向前进,并以负重的稳定性、能量消耗少且吸收地面反作用力影响,重复肢体运动。一个正常的步态周期主要指一侧足跟着地到同一侧足跟再次着地,具有周期性、稳定性、协调性以及个体差异性。一个完整的步行周期需要由两部分组成:①乘客系统,包括头部、颈部、上肢、躯干、骨盆;②运动系统,主要包括双下肢。而完成步行需要由四部分组成,包括产生一个向前的推力、站立的稳定性、震荡吸收、最大程度减少肌肉做功。

通过一个步态周期可以分为站立相及摆动相两个时期,足与地面相接触则为站立相,同一侧足在空中摆动,则为摆动相,站立相一般为步行周期的 62%,摆动相为 38%。

常见的步态周期划分法为八分法,分别为初次着地、承重反应、站立中期、站立末期、摆动前期、摆动初期、摆动中期、摆动末期(表5-6)。另一种划分法则是三分法,承重期(包括初次着地及承重反应)、单脚支撑期(包括站立中期、末期)以及摆动期。

静止站立姿势接近于在站立中期的姿势,因此,对于一个人的站立测试是对于一个个体独立步行的初级测试。

（二）步态时空参数

1. 步长　初次着地时,同一侧足跟着地点到另一侧足跟之间的距离,称为步长。步长的大小受髋关节和膝关节伸肌肌力的影响,肌力较好者,步长增大,肌力较弱者,步长

表 5-6 步态周期八分法

站立相(62%)				摆动相(38%)			
初次着地	承重反应	站立中期	站立末期	摆动前期	摆动初期	摆动中期	摆动末期
承重期		单脚支撑期		摆动期			

减小。故常见到髋关节和膝关节伸肌肌力较弱的老年人,步速较慢,但他们速度慢通常是由于步长减小,而非步频减小。

2. 跨步长 一侧足跟着地时到同一侧足跟再次着地时的距离为跨步长。

3. 跨步时长 一侧足跟着地到同一侧足跟再次着地时的所用时间为跨步时长。

4. 步频 步行的频率,单位为步/分钟,可提供步态频率信息,步频的快慢能够影响地面反作用力的幅度大小。

5. 步速 单位时间内距离的变化,通常与老年人的死亡率相关,速度越慢的老年人,其健康状况相对越差,是一个简易的老年人健康评估指标。

6. 足偏角 为足跟与第 2 足趾的连线与前进方向连线之间的夹角,有研究显示,内八步行增加了中足及前足外侧压力,大约为61%及49%,而外八则增加了中足及前足内侧压力,大约为72%和52%。

7. 步宽 在双腿支撑期时,两足足跟中心的距离。步宽的大小与侧向稳定性相关,当步宽较大时,足外侧变得较稳定,从而只需要激活小部分的肌肉即可保持稳定。研究显示,随着年龄的增大,步宽的不确定性增大,老年人步宽的变化与跌倒风险密切相关,能够作为筛选老年人高跌倒风险的一个指标。

三、步态运动学、动力学变化

1. 初次着地(步态周期 0~2%)

(1)踝关节处于中立位,地面反作用力位于踝关节中点后方,由此产生一个跖屈的力矩,而刺激胫前肌及趾长伸肌产生收缩,减缓胫骨前移,为承重反应做准备。

(2)膝关节看似处于中立位,但仍有 5°的屈曲,此时股四头肌收缩为承重反应做准备,而腘绳肌也开始收缩,以抵消部分伸展扭矩。

(3)髋关节与骨盆保持 20°的髋关节屈曲,骨盆则在水平面保持 5°的向前旋转,此时所有髋伸展肌群激活以为承重反应稳定下肢做准备,较为主要的肌肉是臀大肌及大收肌,半腱肌及股二头肌长头的收缩强度下降。

2. 承重反应(步态周期 2%~12%)

(1)踝关节快速跖屈 5°,跖屈力矩使得前足快速着地,胫骨前肌保持收缩以对抗跖屈肌力,胫前肌激活达到峰值,而小腿三头肌在承重反应后期开始激活以控制胫骨前倾。由于跟骨位于胫骨重力线外侧,故在着地时跟骨外翻 5°,而距下关节则移动为旋前位置,此时胫前肌和胫后肌同时收缩,胫前肌距下关节达到最大旋前角度后停止收缩,而胫后肌则持续收缩,直到单脚支撑期。

(2)膝关节屈曲达到 15°,由于踝足滚动动作的发生,产生一个屈膝的力矩,此时股四头肌快速收缩以对抗屈膝力矩,震荡吸收。

(3)髋关节保持 20°的屈曲,骨盆保持向前 5°旋转,由于重力线落在髋关节前方,此时外部产生一个较大的屈曲力矩,臀大肌、大收肌、腘绳肌被激活以对抗屈曲力矩,而臀中肌、阔筋膜张肌、臀小肌以及臀大肌上部纤维收缩达到峰值以稳定骨盆。

3. 支撑中期(步态周期 12%~31%)

(1)踝关节背屈至 5°,此时腓肠肌与比目鱼肌持续收缩以控制胫骨前倾,通过控制胫骨前倾,增加膝关节稳定性,从中立位到5°这个动作为踝关节滚动,即第二滚动轴。

（2）膝关节伸展，但不完全，通常会有5°的屈曲，从肉眼观察，则接近于中立位，对侧肢体的向前摆动会产生一个伸膝的力矩，使得支撑侧股四头肌即使停止收缩也得以保持膝关节伸展，故股四头肌在对侧产生伸膝力矩时则停止收缩，此时膝关节的稳定性主要依靠伸膝力矩以及小腿三头肌激活。

（3）髋关节伸展达到中立位，骨盆向后旋转达到中立位，对侧肢体的向前移动使得重力线落在髋关节后方，从而产生一个被动的伸髋力矩，此时在矢状面的髋关节肌肉活动减少，骨盆的稳定性主要依靠髋外展肌群保持。

4. 支撑末期（步态周期31%～50%）

（1）踝关节背屈至10°，跖趾关节伸展至30°，背屈力矩达到峰值，为了控制胫骨向前塌陷及稳定踝关节，使得足跟抬起，小腿三头肌激活也达到峰值，这个动作称为前足滚动。

（2）膝关节保持伸展，对侧肢体向前移动以及小腿三头肌控制胫骨前倾，使得伸膝肌群无需激活，亦可保持膝关节伸展。

（3）髋关节达到20°的伸展，骨盆向后5°旋转，阔筋膜张肌收缩以限制髋关节过度后伸，骨盆旋转使得步态模式更加平滑。

5. 摆动前期（步态周期50%～60%）

（1）踝关节从背屈转为15°的跖屈，跖趾关节则伸展到60°，背屈力矩快速降低，小腿三头肌停止收缩，其他跖屈肌群张力使得踝关节从背屈逐渐转为跖屈，胫骨前肌开始收缩，为踝背屈做准备，非全部负重足部分跖屈有利于膝关节屈曲及足廓清。

（2）膝关节快速屈曲到40°，体重转移至另一侧，部分跖屈肌力使得膝关节产生屈膝力矩，此时除了股薄肌部分激活外，膝关节其他肌群无激活。

（3）髋关节活动到轻微后伸状态，约有10°伸展，骨盆保留有5°外旋，长收肌、股直肌开始收缩，为屈髋做准备。

6. 摆动初期（步态周期60%～73%）

（1）踝关节跖屈角度减小，转变为5°跖屈，胫前肌激活启动踝背屈，踇长伸肌和趾长伸肌收缩达到峰值。距下关节回到中立位，为下一次的足跟着地做准备。

（2）膝关节屈曲角度增大到60°，由于髋关节屈曲引起的股骨向前移动以及胫骨前倾的惯性，产生一个被动屈曲的力矩，股二头肌短头、股薄肌、缝匠肌激活达到峰值，足廓清开始。

（3）髋关节屈曲15°，骨盆仍然保持有5°的外旋，髂肌、股薄肌、缝匠肌收缩达到峰值，长收肌激活。

7. 摆动中期（步态周期74%～87%）

（1）踝关节背屈至中立位，胫前肌激活，开始足廓清，最低离地面只有1cm。

（2）膝关节快速伸展到25°，胫骨达到垂直位，由于胫骨向前移动的动能，帮助膝关节快速伸展，股二头肌短头控制膝关节的伸展速率，腘绳肌在摆动中后期开始激活，这个时期的膝关节伸展关系到步长的长度。

（3）髋关节25°屈曲，骨盆旋转回到中立位，腘绳肌在摆动中后期开始激活。

8. 摆动末期（步态周期87%～100%）

（1）踝关节仍为中立位，跖屈力矩为0，此时胫骨前肌激活，为足跟再次着地做准备。

（2）膝关节伸展到接近中立位，但很快又转为有5°的屈曲，此时膝关节伸展力矩来源于快速向前前移的胫骨，股四头肌同时激活，以帮助膝关节完全伸展，而腘绳肌此时激活达到峰值，以减慢股骨前移的速度。

（3）髋关节屈曲到20°，骨盆向前旋转5°，腘绳肌、臀大肌下部纤维激活，在矢状面稳定骨盆，同时，阔筋膜张肌、臀中肌以及臀大肌上部纤维也激活，在额状面稳定住骨盆。骨盆的向前旋转，对于步长的增大也有重要意义。

四、地面反作用力

正常步态动力学分析，描述的是使关节

和肢体运动的力的分析，人体在行走过程中承受着来自地面的地反应力，分为垂直、前后和侧向分力。

垂直分力在支撑相的变化有 2 个高峰值和 1 个低谷值，在足跟着地时有一个冲量，进入站立中期后，垂直方向的力达到体重的 110%～125%，为第一高峰值，大约出现在步行周期的 12% 左右，随着身体前移，身体重心下降，有向下的加速度，使得地面反作用力下降，到最低谷时约等于体重的 75%，大约出现在步行周期的 30%，在足跟离地时，重心上升，出现了向上的加速度，随后出现第二高峰值，蹬离地面力量越大，峰值越高，而后垂直分力开始减弱，在足趾离地时下降为 0，此时大约在步态周期的 60%。

前后分力在步行周期也有显著变化，当足跟着地的一瞬间，足的向前运动被地面摩擦力阻止，产生了向后的分力，但由于对侧腿的足跟离地及蹬地使对侧身体向前，使得支撑腿受到被动向前的摩擦力而产生向前的剪切力，从而迅速转为向前的分力，随着体重转移到支撑足并继续前移，该分力逐渐减少至支撑腿的足跟离地瞬间（34%），分力为 0，支撑腿开始蹬地，变被动为主动腿，产生向后的摩擦力，到出现垂直力的第二高峰时，向后的剪切力也达到最大值（步态周期的 50% 左右），然后逐渐减少到足趾离地时为 0。

侧向分力也有明显周期变化，当足跟外侧着地瞬间足外翻，受到向内的摩擦力而产生向内分力，当前足着地后（步态周期的 7% 左右），由于对侧腿的蹬地使重心向前和向外移动，而支撑腿不动，从而使得支撑腿受到向外的摩擦力，直到支撑腿离地。

五、生物力学基本概念

1. 质量　是物体所具有的一种物理属性，是一个物体所具有的量的量度，单位为 kg。

2. 惯性　物体保持静止或运动状态的性质，称为惯性，又称为牛顿第一定律，惯性与质量成正比，质量越大，改变惯性所需要的力及难度就越大，但惯性没有单位。

3. 力　力是物体对物体的作用，力不能脱离物体而单独存在，力是有大小、方向、作用点的。

4. 力的大小　等于质量乘以加速度，$F = ma$，即为牛顿第二定律，国际单位为牛顿（N）。

5. 体重　为重力的作用，是地球对人体的引力。$Wt = mg$。

6. 压强　物体所受压力的大小与受力面积之比为压强，压强用来比较压力产生的效果，压强越大，压力的作用效果越明显。压强的计算公式是：$P = F/S$，压强的单位是帕斯卡（简称帕），符号是 Pa 或 N/m^2 或 N/cm^2，假如一个人穿着高跟鞋在行走，其足底受力面积大约为 $5cm^2$，如果这个人体重为 68kg，其前足所受到的压强大约为 $133N/cm^2$，如果其穿着一双足够大的鞋子（比如有 $180cm^2$），那么其足底所受到的压强可能只有 $4N/cm^2$，而这也就是很多穿高跟鞋的人足底容易受伤的主要原因。

7. 力矩　表示力对物体作用时所产生的转动效应的物理量。力和力臂的向量积为力矩。力矩是矢量。力对某一点的力矩的大小为该点到力的作用线所引垂线的长度（即力臂）乘以力的大小，其方向则垂直于垂线和力所构成的平面，用力矩的右手螺旋法则来确定。力对某一轴线力矩的大小，等于力对轴上任一点的力矩在轴线上的投影。国际单位制中，力矩的单位是牛顿·米，常用的单位还有千克力·米等。力矩能使物体获得角加速度，并可使物体的动量矩发生改变，对同一物体来说力矩愈大，转动状态就愈容易改变。

8. 冲量　等于力乘以时间，冲量表述了对质点作用一段时间的积累效应的物理量，是改变质点机械运动状态的原因。比如在打高尔夫的时候，通常在较短的时间内给予高尔夫球一个大的力,球在一瞬间受到一个较大的冲量。

9. 力的类型 主要有轴性压力、剪切力。轴性压力主要沿着身体长轴方向,而剪切力则是垂直于肢体运动长轴。

六、不同方式行走时的动力学变化

根据牛顿第二定律 $F=ma$,人在步行过程中所受到的地面反作用力等于体重加上或减去人的质量与上下运动的加速度的乘积,据此可推算出,人在静止站立时,地面反作用力约等于体重,在走路过程中,最大地面反作用力约等于体重的 $110\% \sim 125\%$,即 $F=1.1 \sim 1.25G$,速度越快,其承受的地面反作用力越大,中长跑时蹬地力约等于 $4G$,短跑为 $5G$,跳远为 $6G$,跳高为 $8G$,篮球运动员在奔跑跳跃过程中约等于 $15G$,可见足部承受的重量远远大于体重。

(郭永亮　冯重睿)

第**6**章 心肺功能评定技术

第一节 心功能评定

心脏是人体的重要器官,心功能评定为治疗师提供一种全面的患者管理模式。广义的心功能包括以下三方面:①机械功能,即泵血功能,主要指心脏的收缩功能和舒张功能。②电生理功能,指心肌细胞的电生理特性,心肌细胞组成的心脏内特殊传导系统具有自律性、传导性及兴奋性的特点。③神经内分泌功能,指心脏可以分泌和产生多种神经递质和内分泌激素。狭义的心功能是指心脏的机械功能。而心率、心输出量、每搏输出量、左心室收缩末期容量、左心室舒张末期容量、射血分数等,这些指标可准确地反映心脏功能的强弱。

代谢当量(metabolic equivalent,MET)是以安静、坐位时的能量消耗为基础,表达各种活动时相对能量代谢水平的常用指标,是评估心肺功能的重要指标。

常用的心功能评定方法包括对体力活动的主观感觉分级(如心脏功能分级、自觉用力程度分级)、超声心动图、心脏负荷试验等。心脏负荷试验中最常用的是心电运动试验。

一、心脏功能分级

常用心脏功能分级及治疗分级(美国心脏学会)参见表 6-1,可用于评价心脏疾病患者的心功能,并指导患者的日常生活活动和康复治疗。此方法已应用数十年,目前仍有其应用价值。

表 6-1 心脏功能分级及治疗分级(美国心脏学会)

	临床情况	持续-间歇活动的能量消耗(kcal/min)	最大代谢当量(METs)
功能分级	Ⅰ.患有心脏疾病,其体力活动不受限制。一般体力活动不引起疲劳、心悸,呼吸困难或心绞痛	4.0~6.0	6.5
	Ⅱ.患有心脏疾病,其体力活动稍受限制,休息时感到舒适。一般体力活动时,引起疲劳、心悸、呼吸困难或心绞痛	3.0~4.0	4.5
	Ⅲ.患有心脏疾病,其体力活动大受限制,休息时感到舒适。较一般体力活动为轻时,即可引起疲劳、心悸、呼吸困难或心绞痛	2.0~3.0	3.0
	Ⅳ.患有心脏疾病,不能从事任何体力活动,在休息时也有心功能不全或心绞痛症状,任何体力活动均可使症状加重	1.0~2.0	1.5

（续　表）

	临床情况	持续-间歇活动的能量消耗（kcal/min）	最大代谢当量（METs）
治疗分级	A. 患有心脏疾病,其体力活动不应受任何限制		
	B. 患有心脏疾病,其一般体力活动不应受限,但应避免重度或竞赛性用力		
	C. 患有心脏疾病,其一般体力活动应中度受限,较为费力的活动应予中止		
	D. 患有心脏疾病,其一般体力活动应严格受到限制		
	E. 患有心脏疾病,必须完全休息,限于卧床或坐椅子		

二、Borg 主观劳累程度分级

根据运动者自我感觉劳累程度来衡量相对运动水平的半定量指标,目前在运动试验和康复临床中已经广泛采用。由瑞典学者 Borg 提出,有 6～20 分和 0～10 分两种计分法（表 6-2）。

表 6-2　Borg 主观劳累程度分级

15 级计分法		10 级计分法	
计分	主观感觉	计分	主观感觉
6	非常轻	0	不用力
7	非常轻	0.5	很轻
8	非常轻	1	很轻
9	很轻	2	轻
10	很轻	3	中
11	较轻	4	较强
12	较轻	5	强
13	稍累	6	强
14	稍累	7	很强
15	累	8	很强
16	累	9	极强
17	很累	10	极强
18	很累		
19	非常累		
20	非常累		

三、日常生活、娱乐及工作活动的代谢当量（表 6-3）

心血管患者需要在确定安全运动强度之后,根据 MET 表选择合适的活动。要注意职业活动（每天 8h）的评价能量消耗水平不应超过患者峰值 MET 的 40%,峰值强度不可超过峰值 MET 的 70%～80%。

表 6-3 代谢当量

活动	代谢当量（METs）	活动	代谢当量（METs）
修面	1.0	擦地	5.3
自己进食	1.4	擦窗	3.4
床上用便盆	4.0	拖地	7.7
坐厕	3.6	秘书（坐）	1.6
穿脱衣	2.5～3.5	机械组装	3.4
站立	1.0	砖瓦工	3.4
洗手	2.0	挖坑	7.8
淋浴	3.5	织毛线	1.5～2.0
坐床	1.2	写作（坐）	2.0
坐床边	2.0	打牌	1.5～2.0
坐椅	1.2	跳交谊舞（慢）	2.9
上下床	1.65	跳交谊舞（快）	5.5
坐位自己吃饭	1.5	有氧舞蹈	6.0
站立热水淋浴	3.5	跳绳	12.0
挂衣	2.4	焊接	3.4
园艺工作	5.6	做轻木工活	4.5
步行 1.6km/h	1.5～2.0	刷油漆	4.5
步行 2.4km/h	2.0～2.5	开车	2.8
散步 4.0km/h	3.0	缝纫（坐）	1.6
步行 5.0km/h	3.4	打台球	2.3
步行 6.5km/h	5.6	拉手风琴	2.3
步行 8.0km/h	6.7	拉小提琴	2.3
下楼	5.2	弹钢琴	2.5
上楼	9.0	吹长笛	2.0
骑车（慢速）	3.5	击鼓	3.8
骑车（中速）	5.7	打排球（非竞赛性）	2.9
慢跑 9.7km/h	10.2	打羽毛球	5.5
劈柴	6.7	打网球	6.0
做饭	3.0	打乒乓球	4.5
铺床	3.9	游泳（慢）	4.5
扫地	4.5	游泳（快）	7.0

四、超声心动图

无创且可反复测定，不仅能够直接观察心脏和大血管的结构，也可以随着心动周期的变化推算心脏泵血功能、收缩功能和舒张功能，有利于提供运动心电图所不能显示的重要信息。运动超声心动图比安静时检查更加有利于揭示潜在的异常,从而提高试验的敏感性。检查一般采用卧位踏车的方式,以保持在运动时超声探头可以稳定地固定在胸壁,减少检查干扰。

五、六分钟步行试验

测试患者在 6min 内用尽可能快的速度行走的距离。这是独立地预测心衰致残率和致死率的方法,可用于评定患者心脏储备功能,在心脏康复中用于评价疾病或手术对运动耐受性的影响。试验前和试验结束时应立即测量心率、血压、呼吸频率、呼吸困难的程度和血氧饱和度。结果分析:6min 内,若步行距离<150m,表明心衰程度严重;150～425m 之间为中度心衰;426～550m 之间为轻度心衰。

六、心电运动试验

又称心电图运动试验:通过观察受试者运动时的各种反应(呼吸、血压、心率、心电图、气体代谢、临床症状与体征等),来判断其心肺、骨骼肌等的储备功能和机体对运动的实际耐受能力。运动试验所需设备包括心电、血压监测设备,通气量、呼出气中 O_2 和 CO_2 浓度的测量分析装置及运动计量设备。运动试验可分为以下种类:

1. 按运动方式分类

(1)活动平板试验:又称跑台试验,其是让受检者按预先设计的运动方案,在能自动调节坡度和速度的活动平板上,随着活动平板坡度和速度的提高进行走-跑的运动,以逐渐增加心率和心脏负荷,最后达到预期的运动目标。活动平板试验的运动强度以 METs 值表示,METs 值的大小取决于活动平板运动速度和坡度的组合。适用于任何能够比较正常地行走者(如步行能力接近正常的偏瘫患者),运动速度和坡度可根据需要灵活调整,容易达到预期最高心率,可在较短时间内完成运动试验。

(2)踏车试验:分为下肢试验(包括坐位和卧位的踏车试验)和上肢试验两种。

踏车试验是让受试者如同骑自行车一样骑在自行车功率计上进行踏车运动,采用机械的或电动的方式逐渐增加踏车的阻力,以逐步加大受试者的运动负荷,直至达到预期的运动目标。如受试者不能取坐位,可用卧位踏车功率计进行。踏车试验在评定冠心病患者,心功能水平的价值时与跑台相似。

手摇功率计(臂功率计)试验的原理与自行车功率计试验相似,只是把用力的部位由下肢改为上肢。适用于有下肢功能障碍而双上肢运动功能基本正常者。虽然上肢力量明显低于下肢,但所能达到的心血管反应(心率、血压变化)却相似。最大耗氧量只有跑台运动的 70%±15%。

(3)便携式运动负荷仪:主要是通过测量耗氧量、心电及血压等来判断运动负荷。适合于多种实际环境,以及不同的生活、娱乐、工作及运动活动的实际运动负荷测定。

2. 按终止指标分类

(1)症状限制运动试验:当运动出现指征(症状、体征、心率、血压或心电图改变等)作为运动终点。停止运动的指征包括:①出现呼吸困难,胸闷,胸痛,身体摇晃,步态不稳,头晕,面部有痛苦表情,面色苍白,发绀等症状和体征。②运动负荷增加时收缩压不升反而下降;运动负荷增加时收缩压上升,大于220～250mmHg;运动负荷增加时舒张压上升,超过 110～120mmHg;或舒张压上升,超过安静时(大于 15～20mmHg)。③运动负荷不变或增加时,心率不增加或者下降超过10/min。④心电图显示 S-T 段下降或上升超过 1mm;出现严重心律失常。⑤患者要求停止运动。

症状限制性运动试验是临床上最常用的方法,评定正常人和病情稳定的心脏病患者的心功能和体力活动能力,为制定运动处方提供依据。

(2)低水平运动试验:以特定的靶心率、血压和运动强度为终止指标。即运动中最高心率达到 130～140/min,或比安静时增加 20/min;最高血压达 160mmHg,或与安静时相比增加 20～40mmHg;运动强度达 3～4METs 作为终止试验的标准。

低水平运动试验是临床上常用的方法,适用于急性心肌梗死后或心脏术后早期康复患者,以及其他病情较重者,作为出院评价,决定运动处方、预告危险及用药的参考。

第二节　肺功能评估

呼吸的生理功能是进行气体交换,从体外摄取 O_2 并排出体内的 CO_2。肺功能检查有助于评估肺部的疾病或者功能障碍的诊断和疗效评估。

一、基本肺容积和肺容量

1. 基本肺容积　在呼吸运动中,肺的容积随着呼吸运动而改变,正常人由于肺容量随年龄、身高、体重和性别等变化而差异较大,故一般用计值的百分比来确定肺容量是否正常,通常将增减 20% 以上视为异常。肺内的气体容积可分为基本肺容积和肺容量。

基本肺容积包括潮气量(TV)、补吸气量(IRV)、补呼气量(ERV)和残气量(RV)四种。

(1)TV 是平静呼吸时每次吸入或呼出的气量。

(2)IRV 是平静吸气后所能吸入的最大气的量。

(3)ERV 是平静呼气后能继续呼出的最大气的量。

(4)RV 是补呼气后肺内不能呼出的残留气量。

2. 肺容量　是为 2 个或多个肺容积值相加的结果。肺容量包括肺总量(TLC)、肺活量(VC)、深吸气量(IC)和功能残气量(FRC)。

(1)IC 是 TV 和 IRV 之和,是衡量最大通气潜力的一个重要指标。它与胸肺顺应性、吸气肌力量大小有关。深吸气量约占肺活量的 75%,是最大通气量和肺活量的主要成分。

(2)VC 是 TV、IRV 和 ERV 之和,是静态肺功能的重要指标之一。可反映一次呼吸中肺的最大通气能力,也常作为健康检查的指标。

(3)FRC 是 ERV 和 RV 之和。可缓冲呼吸过程中肺泡气体分压(PO_2 和 PCO_2)的变化幅度。

(4)TLC 是 VC 和 RV 之和。与性别、年龄运动锻炼等有关,正常成年男性肺总容量约为 5L,女性约为 3.5L。

二、动脉血气分析

血气分析是评估患者酸碱平衡、肺泡通气量以及氧合状态的生理评估工具。正常血气值包括以下方面:

1. 酸碱平衡　用 pH (1～14)表示,1 代表最酸,14 代表最碱。动脉血正常 pH 为 7.35～7.45。如果 pH 小于 7.35,则说明患者可能处于酸中毒状态;如果 pH 大于 7.45,则说明患者可能处于碱中毒状态。

2. 二氧化碳分压(PCO_2)　可反映肺泡通气量,正常的 PCO_2 为 35～45mmHg,如果低于 35mmHg,则说明患者可能处于过度通气状态(通气增加,CO_2 呼出量高于正常值);如果 PCO_2 高于 45mmHg,则说明患者可能处于通气过低状态(没有足够的氧分压维持正常的肺泡通气量)。

3. 动脉氧分压(PO_2)　正常值为 80～

100mmHg。PO_2 低于 80mmHg,则说明该患者处于血氧不足的状态。PO_2 为 $60 \sim$ 80mmHg 为轻度血氧不足,$40 \sim 60$mmHg 为中度血氧不足,小于 40mmHg 为严重血氧不足。

4. SaO_2 是单位血红蛋白的含氧百分数,正常值为 97%,当 PaO_2 低于 60 mmHg,血红蛋白氧解离曲线处于陡直段时,SaO_2 才反映出缺氧状态。

5. HCO_3^- 即实际碳酸氢盐,是指隔绝空气的血液标本在实验条件下所测得的血浆 HCO_3^- 值。正常值 $22 \sim 27$mmol/L,平均值为 24mmol/L,它是反映酸碱平衡代谢因素的指标。在代偿性呼吸性酸中毒时,可见 HCO_3^- 继发性升高。

6. 碱剩余(BE) 是表示血浆碱储量增加或减少的量。正常范围 -3 ± 3mol/L。BE 正值时表示缓冲碱增加,BE 负值时表示缓冲碱减少或缺失,它是反映酸碱平衡代谢性因素的指标。

正常的动脉血气分析包括 pH、PCO_2、PO_2、氧饱和度和碱含量。对特定患者,血气分析测试有一个使用范围,一般这些值会以"在可接受范围内"表示,而不是特定的某个值。

三、呼吸肌功能测定

人体的呼吸肌主要由膈肌、肋间肌(肋间内肌、肋间外肌)和腹肌组成;颈部肌群、肩带肌群、后背肌群为辅助呼吸肌群。膈肌是主要的吸气肌,其作用占呼吸肌的 $60\% \sim 80\%$。

1. 呼吸肌力量测定 呼吸肌力量指呼吸肌最大的收缩能力。主要指标有:

(1)最大吸气压(MIP)和最大呼气压(MEP):MIP 是对全部吸气肌强度的测定。

MEP 是指在肺总量位,气流阻断时,用最大努力呼气所产生的最大口腔压,它反映全部呼气肌的综合呼气力量。不同的年龄、性别和受试者的主观因素,都可以影响到 MIP 和 MEP。但因其测试设备简单,实验重复性好,临床应用较多。

(2)跨膈压(Pdi)与最大跨膈压(Pdi_{max}):Pdi 为腹内压与胸内压的差值。腹内压常用胃内压来代表,胸内压用食管压来代表。Pdi 反映膈肌收缩时产生的压力变化,通常取其吸气末的最大值。Pdi_{max} 是指在功能残气量的位置关闭吸气管道,用最大力量吸气所产生的跨膈压。当膈肌疲劳时,Pdi 与 Pdi_{max} 均明显下降,可作为膈肌疲劳的判断指标。

2. 呼吸肌耐力测定 呼吸肌耐力是指呼吸肌维持一定的力量或做功时对疲劳的耐受性。对呼吸肌来说,耐力比力量更重要。呼吸肌耐力测定常用的指标有:

(1)膈肌张力时间指数:是膈肌做功的个体化定量指标。吸气时,膈肌所做的功等于膈肌收缩产生的跨膈压与其收缩持续时间的乘积。跨膈压越大,持续时间越长,做功越大,越可能产生疲劳。膈肌张力时间指数 = $(Pdi/Pdi_{max}) \times$(吸气时间/呼吸周期总时间)。

(2)呼吸肌耐受时间:指呼吸肌在特定强度的吸气阻力或特定的膈肌张力—时间指数负荷下收缩所能维持而不发生疲劳的时间。常用的耐力试验方法有吸气阻力法、吸气阈值负荷法、可耐受吸气压,上述试验均需要特定的器械进行测定。

(3)膈肌功能动态监测:可用膈肌 B 超完成。

(4)通气耐受试验:通过最大通气量方式测定。

(华玉平 刘初容)

第 **7** 章　言语功能评定技术

第一节　言语与语言的概述

语言是人类交流思想的工具。在人们平时的交往中,语言和言语两个词往往混用,并不会影响意思的理解,但从语言病理学的角度看,两者的定义有一定的区别。

语言是人类通过高度结构化的声音组合或通过书写符号、手势等构成的一种符号系统,同时又是一种运用这种符号系统来进行交流的行为。

语言障碍是指在口语和非口语的过程中应用词语出现障碍。代表性的语言障碍是脑卒中和脑外伤所致的失语症和大脑功能发育不全所致的语言发育迟缓。语言障碍往往涉及多种语言模式,影响到语言在大脑的加工

和产生,所以语言障碍对人们生活和工作的影响更大,致残率也较高。

言语是通过不同的感觉入路进入中枢处理,而后通过口语表达个体的意愿的过程,也是口语形成的机械过程。

言语障碍是指言语发音困难,嗓音产生困难,气流中断,或者韵律出现困难。代表性的言语障碍为构音障碍,构音障碍又分为运动性构音障碍、器质性构音障碍、功能性构音障碍。其中临床上最多见的构音障碍是脑卒中、脑外伤、脑瘫、帕金森病等所致的运动性构音障碍。单纯的口语交流,中至重度的言语障碍同样使人们在日常生活中交流困难。

第二节　言语语言功能障碍的筛选

一、言语语言功能障碍筛查程序

言语语言功能障碍的筛选能简单快速地评定出可疑病例,以便达到早期诊断和早期干预的目的。这种测验可通过重测分析、重测信度、区分正常异常、预测未来的发展方向,适合于普查,简单省时;区分年龄特点和文化背景。

二、常用的言语语言障碍筛选方法

1. Halstead-Wepman 失语症筛选测验 它选自霍尔斯特德-雷坦神经心理测验

(Halstead-Reitan neuropsychological battery,HRB),是一个判断有无失语障碍的快速筛选测验方法。该项目的设计包括呼名、听指、拼读、书写、失认症、口吃、言语错乱的各项检查,可用于各种智力水平、不同文化程度和经济状况的受试者。但因该方法未进行标准化,对结果的解释需具有足够的经验。目前该方法通过简化修订已收为 HR 成套神经心理测验中的一项分测验。

2. 标记测验 是一种国际上研究较早并广泛沿用至今的、适合于检查失语症患者言语理解能力的检测方法,此测验简单易行。

1969 版能敏感地反映出语言功能的损害(即使患者尚无交往缺陷的表现,例如隐性失语症)。1979 版的 Token 测验也涉及言语次序的短时记忆广度和句法能力,它还能鉴别那些由于其他的能力低下而掩盖了伴随着的语言功能障碍的脑损伤患者,或那些在符号处理过程中仅存在轻微的不易被察觉出问题的脑损伤患者。

3.语言发展迟缓筛选评量表　(以适于学龄儿童的中国台湾量表为例)

(1)言语活动观察内容包括:呼吸是否规则而不费力? 能否主动发声? 音量是否够大? 有无鼻音过重现象? 能否进食固体食物而没有食物外漏及流口水现象? 说话时,舌头、双唇、下颌动作是否灵活、协调? 能复读

"pa-ta-ka"三次等。

(2)语言理解观察内容包括:能正确反映声源,能正确指认常见物品及身体部位,能正确做物品分类,了解空间概念(上、下、前后、里外),能跟随两个指令等。

(3)口语表达观察内容包括:能模仿声音或语音,能说出物品名称,能复读短句,能用短句回答问题或表达需求,能看图片说故事(内容是否适当,句型是否完整)等。

(4)阅读观察内容包括:能辨认自己的姓名,能认识拼音符号,能读出短句,能读出短文,阅读测验等。

(5)书写观察内容包括:能写自己的名字,能正确听写数字,能抄写短句,能正确听写,叙述性书写等。

第三节　失语症的评定

一、失语症的定义和病因

(一)失语症的定义

一般来说,失语症是指正常地获得语言功能后,因某种原因使得语言区域及相关区域受到损伤,因此产生的后天性语言技能受损或丧失的障碍。早在 1861 年 Baul Broca 获悉前脑在言语上的重要性,并在 1865 年宣称"我们用左脑说话",且提出左额下回与言语的关系,首先科学地论证了语言与脑解剖的关系。当时 Broca 对患者言语能力丧失创立了新词 aphemia,后改称为 aphasia(失语症),并一直沿用至今。

失语症的表现为口语的理解(听)和表达(说)、书面语的理解(阅读)和表达(书写)等多种语言模式不同程度受损。轻者仅部分语言功能受限,重者语言功能完全丧失,不能交流。

失语症在成人及儿童均可发生。失语症临床上会与一些疾病有相似的临床症状或伴随相关疾病,应相鉴别,如:①意识障碍;②痴

呆;③运动性构音障碍;④其他高级脑功能障碍,如失用、失认等。

(二)失语症的病因

失语症常见病因有脑血管病、脑外伤、脑肿瘤、感染等,脑血管病是其最常见的病因。由于病因不同,失语症的临床表现也就不同。关于脑卒中所致失语症的发病率,Brust 曾观察了 850 名急性期患者,发现 21% 有失语症,我国的研究资料显示至少 1/3 以上的脑卒中患者可产生各种语言障碍。

二、失语症的语言症状

(一)听理解障碍

听理解障碍是失语症患者常见的症状,是指患者对口语的理解能力降低或丧失。患者常表现为虽然可以听到语音,听觉正常,但是却不能理解语音所表示的意思;或者表现为能听到非言语声音,但对别人说出的话语音似听不到一般。

影响听理解的因素有三类:①语言学因素,包括信息长度、词汇的抽象性、语义相关性、词

汇的使用频率、句法结构的复杂性等;②语言外因素,包括语言速度、停顿、重读等;③语境因素,如交往环境的真实性、表情、声调等。

听理解能力主要涉及语音听辨别的能力、音义转换能力及足够的听觉记忆跨度,任何能力降低均会导致言语听理解不同程度损伤。所以,听理解障碍在临床上常表现为语义理解障碍和语音辨识障碍。

1. 语义理解障碍　此种情况在失语症最多见。患者能正确辨认语音,但存在着连续的音义的中断,以致部分或全部不能理解词义或语义。常见于以下几种情况:①轻症患者往往在句子较长,内容和结构复杂时不能完全理解;②中度障碍时,患者可以理解常用词,对不常用词理解有困难,或者对名词无困难,但对动词不能理解;③重度障碍情况下,对日常生活的常用物品名称或简单的问候语也不能理解。

2. 语音辨识障碍　患者能像常人一样听到声音,但听对方讲话时,对所听到的声音不能辨认,给人一种似乎听不见的感觉,患者可能会说听不懂你的话或不断地让对方重复或反问。经纯音听力检查听力正常,或仅有语言频率外的高频听力的减弱。典型的情况称为纯词聋,是临床上偶见的听理解障碍。

(二)口语表达障碍

口语表达障碍是指口语(说)表达的能力受损或丧失,是失语症常见症状,不同的患者有不同的口语障碍表现。

1. 口语的流畅性与非流畅性　失语症的患者会有口语流利程度的改变,一般根据患者谈话的流利程度将失语症的口语分为流畅性和非流畅性两种。由于失语症种类的不同,会有不同的表现。

运动性失语的患者表现非流畅性语言,感觉性失语的患者为流畅性语言。口语的流畅性和非流畅性从说话量、费力程度、句子长度、韵律、信息量五个方面相鉴别(表7-1)。

表 7-1　言语的流畅性与非流畅性鉴别

语言鉴别的项目	非流畅性	流畅性
说话量	减少,50 词以下每分钟	多
费力程度	增加	无
句子长度	缩短	可说长句子
韵律	异常	正常
信息量	多	少

2. 错语　常见有三种错语,即语音错语、词义错语和新语。语音错语是音素之间的置换,如将"苹果"说成"苹朵";词义错语是词与词之间的置换,如将"椅子"说成"桌子";新语则是用无意义的词或新创造的词代替说不出的词,如将"杯子"说成"破拿"。

3. 杂乱语　也称奇特语,在表达时,大量错语混有新语,缺乏实质词,以致说出的话使对方难以理解。

4. 找词困难和命名障碍　指患者在谈话过程中,欲说出恰当词时有困难或不能,多见于名词、动词和形容词。在谈话中因找词困难常出现停顿,甚至沉默或表现出重复结尾词,介词或其他功能词。所有患者都有不同程度的找词困难。如果患者找不到恰当的词来表明意思,而以描述说明等方式进行表达时,称为迂回现象。当面对物品或图片时,不能说出物品或图片名称时称命名障碍。

5. 刻板语言 常见于重症患者,可以是刻板单音,如"啊""啊",也可以是单词如"人啊""人啊",这类患者仅限于刻板语言,即任何回答都以刻板语言回答。有时会出现无意义的声音。

6. 言语的持续现象 在表达中持续重复同样的词或短语,特别是在找不到恰当的表达反应方式时出现,如有的患者被检查时,已更换了图片,但仍不停地说前面的内容。

7. 模仿语言 强制性地复述检查者的话,称模仿语言,如检查者询问患者"你叫什么名字",患者重复"你叫什么名字"。多数有模仿语言的患者还有语言的补完现象,例如:检查者说"1,2",患者会接下去数数,检查者说:"床前明月光",患者会接下去说:"疑是地上霜"。有时补完现象只是自动反应,实际患者并不一定了解内容。

8. 复述障碍 在要求患者重复检查者说的词句时,有复述障碍者,不能准确复述检查者说出的内容,如完全性失语患者,几乎完全不能复述。Broca 失语患者表现为较长语句不能准确复述。有些类型失语症可以较好地复述,如经皮质运动性失语、经皮质感觉性失语等。

9. 语法障碍 表现为失语法和语法错乱:①失语法表达时多是名词和动词的罗列,缺乏语法结构,不能很完整地表达意思,类似电报文体,称电报式语言。②语法错乱指句子中的实意词、虚词等存在,但用词错误,结构及关系混乱。

10. 发音障碍 失语症的发音障碍与周围神经、肌肉结构损害时的构音障碍不同,发音错误往往多变,这种错误大多由于言语失用所致。重症时仅可以发声,在中度时可见到随意说话和有意表达的分离现象,即刻意表达明显不如随便说出,模仿语言发音不如自发语言且发音错误常不一致,可有韵律失调和四声错误。言语失用易与构音障碍混同,其鉴别要点见表7-2。

表 7-2 言语失用与构音障碍的鉴别

	构音障碍	言语失用
发声、构音肌麻痹	＋	－
构音错误的种类:歪曲	＋	＋
省略	＋	
置换	－	＋
添加	－	＋
构音错误的稳定性	＋	－
启动困难、延迟、反复	－	＋
发音摸索动作	－	＋
共鸣障碍	＋	－
部位	两侧皮质下损伤均可	多为优势半球 Broca 区周围

"＋"表示有障碍,"－"表示无障碍。

11. 说话费力 一般常与发音障碍有关,表现为说话时语言不流畅,患者常伴有叹气、面部表情和身体姿势费力的表现。

(三)阅读障碍

因大脑病变致阅读能力受损称失读症。阅读包括朗读和文字的理解,这两种可以出现分离现象。

1. 形、音、义失读 患者既不能正确朗读文字,也不理解文字的意义,表现为词与图的匹配错误,或完全不能用词与图或实物匹对。

2. 形、音失读 表现为不能正确朗读的文字,但却理解其意义,可以按字词与图或实物配对。

3. 形、义失读 能正确朗读,却不理解文字的意义。失读患者对文字的阅读理解也表现在语句的层级上,能正确朗读文字,文字与图匹配也正确,当组成句后不理解。

(四)书写障碍

大脑损伤的失语症患者会出现书写能力受损或丧失,称失语症。书写不仅涉及语言本身,而且还有视觉、听觉、运动觉、视空间功能和运动参与其中,所以在分析书写障碍时,要判断书写障碍是否为失语性质。检查项目包括自发性书写、抄写、听写、看图书写、主动书写等。

失语症的书写障碍常见以下几种表现:

1. 书写不能 完全性书写障碍,可简单画一画两画,构不成字形。

2. 构字障碍 是写出的字看起来像该字,但有笔画增添或减少,或者写出字的笔画全错。

3. 镜像书写 见于右侧偏瘫用左手写字者,即笔画正确,但方向相反,可见写出的字与镜中所见相同。

4. 书写过多 类似口语表达中的语言过多,书写中混杂一些无关字、词或句。

5. 惰性书写 写出一字词后,让写其他词时,仍不停地写前面的字词,与口语的语言持续现象相似。

6. 象形书写 不能写字,以图表示。

7. 错误语法 书写句子出现语法错误,常与口语中的语法障碍相同。

三、失语症的分类

1971 年,Benson 和 Geschwind 提出按照解剖-临床为基础的失语症分类,将失语症分为 12 类,此分类法得到了世界范围的广泛使用。此外,较常用的失语症分类还有以解剖部位为基础的 Benson 分类法,以症状为基础的 Schell 分类法,以及以语言障碍分类的 Head 分类法。

我国学者以 Benson 失语症分类为基础,根据失语症临床特点以及病灶部位,结合我国具体情况,制定了汉语失语症分类,将失语症分为:外侧裂周失语综合征、分水岭区失语综合征、完全性失语、命名性失语、皮质下失语、纯词聋、纯词哑、失读症和失写症。此外,临床上还有一些特殊的失语,如交叉性失语、原发性进行性失语、儿童获得性失语症。失语症主要类型有:

1. 外侧裂周失语综合征 病灶位于外侧裂周围,都有复述困难。

(1)Broca 失语(Broca aphasia,BA),病灶在左额下回后部。

(2)Wernicke 失语(Wernicke aphasia,WA),病灶在左颞上回后部。

(3)传导性失语(conduction aphasia,CA),病灶在左弓状束及缘上回。

2. 分水岭区失语综合征 病灶位于大脑前动脉与大脑中动脉分布交界区,或者大脑中动脉与大脑后动脉分布交界区,共同特点是复述相对较好。

(1)经皮质运动性失语(transcortical motor aphasia,TCMA),病灶在左 Broca 区前上部。

(2)经皮质感觉性失语(transcortical sensory aphasia,TCSA),病灶在左颞顶分水岭区。

(3)经皮质混合性失语(transcortical mixed aphasia,TMA),病灶在左分水岭区的大片区域。

3. 完全性失语(global aphasia,GA)病灶位于左额顶颞叶大灶。

4. 命名性失语(anomic aphasia,AA)

病灶位于左颞顶枕结合区。

5. 皮质下失语（subcortical aphasia，SA）　病灶位于丘脑或基底节、内囊。

（1）基底节性失语（basal ganglion aphasia，BGA），病灶位于基底节。

（2）丘脑性失语（thalamic aphasia，TA），病灶位于丘脑。

6. 纯词聋（pure word deafness，PWD）

7. 纯词哑（pure word dumbness，PWD）

可能为中央前回下部或其下的传出纤维受损所致。

8. 失读症（alexia）　与大脑优势半球内侧枕额脑回损害有关。

9. 失写症（agraphia）　与大脑优势半球额叶中部后侧脑回部的运动性书写中枢损害有关，而与运动、言语或理解功能障碍无关。

各种类型失语症的临床特征及病灶部位见表 7-3。

表 7-3　各型失语症的鉴别

失语症类型	病变部位	流利性	听理解	复述	命名	阅读		书写
						朗读	理解	
Broca 失语	左额下回后部	非流利型	+～++	+++	+++	+++	+～++	+++
Wernicke 失语	左颞上回后部	流利型	+++	+++	+++	+++	+++	+++
传导性失语	左弓状束及缘上回	流利型	+	++～+++	++	++	+	++
完全性失语	左额颞顶叶	非流利型	+++	+++	+++	+++	+++	+++
经皮质运动性失语	左 Broca 区前上部	非流利或中间型	+	－～+	+	+	－～+	+
经皮质感觉性失语	左颞顶分水岭区	流利型	++	+	++	+～++	+～++	++～+++
经皮质混合性失语	左颞顶分水岭区	非流利型	+++	+	+++	+++	+++	+++
命名性失语	左额顶枕结合区	流利型	+	+	++～+++	－～+	－～+	+
皮质下失语	丘脑或基底节内囊	中间型	+～++	+	++	+	+	++

－为正常，＋为轻度障碍，＋＋为中度障碍，＋＋＋为重度障碍。

四、失语症评定

失语症评定总的目的是通过系统全面的语言评定发现患者是否有失语症及程度，鉴别各类失语，了解各种影响患者交流能力的因素，评定患者残存的交流能力，制订治疗计划。专门目的包括病因学、认知和交往能力方面的研究。听觉理解和口语表达是语言最重要的方面，应视为评价的重点。以下为常用的几种失语症评定方法：

（一）国际常用的失语症检查法

1. 波士顿诊断性失语症检查　此检查是目前英语国家普遍应用的标准失语症检查。是一种言语功能综合性评价方法，此检查由 27 个分测验组成，分为五个大项目：①会话和自发性语言；②听觉理解；③口语表达；④书面语言理解；⑤书写。该测验在 1972 年形成标准化第一版，至 2001 年修订后形成第 3 版，此检查能详细、全面测出语言各种模式的能力。但检查需要的时间较长，在我国还没有通过常模测定。

2. 日本标准失语症检查　由日本失语症研究会设计完成，检查包括听、说、读、写、计算五大项目，共包括 26 个分测验，按 6 阶段评分,在图册检查设计上以多图选一的形式,避免了患者对检查内容的熟悉,使检查更加客观。此方法易于操作,且对训练有明显指导作用。

3. 西方失语症成套测验(Western apha-sia battery,WAB)　WAB是较短的波士顿失语症检查版本,检查时间约1h,该测验提供一个总分称失语商,可以分辨出是否为正常语言。WAB还可以测出操作商和皮质商,前者可了解大脑的阅读、书写、运用、结构、计算、推理等功能;后者可了解大脑认知功能。该测验还对完全性失语、感觉性失语、经皮质运动性失语、传导性失语等提供解释标准误差和图形描记。

4. Token测验　Token测验是DeRenzi和Vignolo于1962年编制,此测验由61个项目组成,包括两词句10项、词句10项、四词句10项、六词句10项及21项复杂指令。适用于检测轻度或潜在的失语症患者的听理解。简式Token Test目前应用较多,是专门评价失语症患者听理解的方法。其优点是轻度失语症患者及重度失语症患者均可适用且省时;有量化指标,可测出患者听理解的程度。

(二)国内常用的失语症评定方法

1. 汉语标准失语症检查　此检查是中国康复研究中心听力语言科以日本的标准失语症检查为基础,同时借鉴国外有影响的失语评价量表的优点,按照汉语的语言特点和中国人的文化习惯所编制,亦称中国康复研究中心失语症检查法(简称CRRCAE)。适用于我国不同地区使用汉语的成人失语症患者。

CRRCAE检查包括两部分内容,第一部分是通过患者回答12个问题,了解其语言的一般情况;第二部分由30个分测验组成,分为9个大项目,包括听理解、复述、说、出声读、阅读理解、抄写、描写、听写和计算。在大多数项目中采用了六等级评分标准,在患者的反应时间和提示方法方面都有比较严格的要求,并且设定了中止标准。

2. 汉语失语成套测验(aphasia battery of Chinese,ABC)　ABC是由北医大神经心理研究室参考西方失语成套测验结合国情编制,ABC由会话、理解、复述、命名、阅读、书写、结构与视空间、运用和计算、失语症总结十大项目组成,于1988年开始用于临床。

3. 失语症严重程度的评定　国际上多采用波士顿诊断性失语症检查法(Boston di-agnostic aphasia examination,BDAE)中的失语症严重程度分级(表7-4)。

表7-4　BDAE失语症严重程度分级标准

分级	表现
0级	无有意义的言语或听觉理解能力
1级	言语交流中有不连续的言语表达,但大部分需要听者去推测、询问或猜测;可交流的信息范围有限,听者在言语交流中感到困难
2级	在听者的帮助下,可能进行熟悉话题的交谈,但对陌生话题常常不能表达出自己的思想,使患者与检查者都感到进行言语交流有困难
3级	在仅需少量帮助下或无帮助下,患者可以讨论几乎所有的日常问题。但由于言语和(或)理解能力的减弱,使某些谈话出现困难或不大可能
4级	言语流利,但可观察到有理解障碍,但思想和言语表达尚无明显限制
5级	有极少可分辨得出的言语障碍,患者主观上可能有点困难,但听者不一定能明显觉察到

五、失语症与其他言语语言功能障碍的鉴别

1. **语言发育迟缓**　失语症是获得性言语障碍，即后天学到的语言能力，因大脑局灶病变导致语言能力受损。如因大脑发育障碍未能很好地掌握语言能力，叫作语言发育迟缓。

2. **发声障碍**　也叫嗓音障碍。是指一个人的嗓音在音高、音强、音长、音质等声音基本特征方面的异常表现（与其年龄、性别、角色不相称），这种异常表现常常造成其与他人的交流困难。常常是由于器质性或者功能性原因造成，与言语机制的接受和表达无关。

3. **口吃**　是指口语由于"反复""拖延""堵塞"等导致流畅性受到障碍的现象而言，在脑海中非常注意，但实际上常出现不能顺利说出的慢性状态。引起口吃的因素有多种，也有器质性原因，就发生的原因可区别于失语症。

4. **运动性构音障碍**　是由于神经和肌肉的病变，言语产生有关肌肉的麻痹、收缩力减弱或运动不协调所致的言语障碍。轻症患者言语不清晰，重症患者完全不能说话，但患者的听理解、阅读、书写均正常。临床上最常见的是成人假性延髓麻痹引起的痉挛型构音障碍，其发声粗糙、费力，明显鼻音以及构音器官的运动障碍为其特征。此言语障碍大多单独存在，轻症时要注意鉴别。

5. **言语失用**　言语失用是不能执行自主运动进行发音和言语活动。这种异常是在缺乏或不能用言语肌肉的麻痹、减弱或不协调来解释的一种运动性言语障碍。大部分患者为左大脑半球的损害涉及第三额回。言语失用可以单独发生，常常伴随运动性失语。

口语特征：随着发音器官运动调节复杂性增加，发音错误增加。词的开头为辅音比在其他位置发音错误多。模仿回答比自发性言语出现更多发音错误。患者在元音顺序模仿时出现困难，并常出现探索现象。

6. **言语错乱**　由脑损伤后失定向和记忆思维混乱而引起的一种语言障碍。患者表现在对时间、地点、人物的定向能力紊乱，不能正确地理解和认识环境，记忆和思维也有障碍，但听理解、找词、复述，尤其是语法基本正常。在谈话中常有离题和虚谈倾向。缺乏自知力，不合作，缺乏对疾病的认识。病因多由于双侧颅脑损伤，其表现为认知障碍所致。

7. **Gerstmann 综合征**　包括 4 种表现，左右辨别、手指失认、失写、失算。这四种表现全部存在时可以认为存在优势侧大脑顶叶病变，评价时要从整体上观察是否单独存在还是全部存在这些障碍。

8. **痴呆**　是一种与许多神经疾病、中毒、感染和外伤有关的综合征。痴呆可出现一些与失语症相似的表现，如命名、口语保持现象、非流畅语言、杂乱语和迂回现象等。其特征除了有语言障碍的表现外，还具有慢性进行性的智力、记忆、人格和交往方面的退行性改变。

六、语言功能检测的注意事项

1. 向患者和家属阐明检测的目的和要求，以取得配合。

2. 在测验时，当患者不能明显进一步得分时，应停止测验，以免患者窘迫、紧张，以致拒绝检测。

3. 当患者不能做出答案时，检测者可做一示范，但不能记分，只有在无帮助时的回答才能得分。

4. 患者如答错而不知错或连续失败，也不应使他为难，此时可将分测验拆散，先易后难，以提高兴趣和动力，使测验能顺利通过。

5. 与患者言语一致的发音笨拙不扣分，但不能有言语错乱，在每个项目中三次失败后可中断测验。

6. 测验过程最好录音，可为检测者提供

判断其程度和性质的机会。

7. 检测一般在 1～1.5h 内完成。但失语症患者容易疲劳,可分几次完成检查,并选择患者头脑较为清醒时检测。

第四节　构音障碍的评定

构音障碍通常是指由于神经系统损害导致与语言有关肌肉的麻痹或活动不协调而引起的言语障碍,患者通常听理解正常并能正确选择词汇和按语法排列,而表现为发音和言语不清,重者甚至不能闭合嘴唇、完全不能讲话或丧失发声能力。

(一)Frenchay 评定法

经过改良后的 Frenchay 评定法(表 7-5)分为 8 个项目,包括:反射、呼吸、唇、颌、软腭、喉、舌和言语,每项按损伤严重程度分为 a～e 五个等级,a 为正常,e 为严重损伤。能为临床动态观察病情变化、疗效判定等提供客观依据,并对治疗及预后有指导意义。

具体评定方法如下:

1. 反射　询问患者、亲属或其他有关人员,患者的咳嗽反射、吞咽动作是否有困难和困难的程度;观察患者有无不能控制的流涎。

(1)咳嗽:询问患者"当你吃饭或喝水时,你咳嗽或呛吗?""你清嗓子有困难吗?"

　　a. 没有困难;

　　b. 偶有困难、呛咳;

　　c. 每日呛 1～2 次,清痰可能有困难;

表 7-5　Frenchay 构音障碍评定法(记录版)

功能		损伤严重程度				
		a 正常←			→严重损伤 e	
		a	b	c	d	e
反射	咳嗽					
	吞咽					
	流涎					
呼吸	静止状态					
	言语时					
唇	静止状态					
	唇角外展					
	闭唇鼓腮					
	交替发音					
	言语时					
颌	静止状态					
	言语时					
软腭	进流质食物					
	软腭抬高					
	言语时					

（续　表）

功能		损伤严重程度				
		a 正常←			→严重损伤 e	
		a	b	c	d	e
喉	发音时间					
	音调					
	音量					
	言语时					
舌	静止状态					
	伸舌					
	上下运动					
	两侧运动					
	交替发音					
	言语时					
言语	读字					
	读句子					
	会话					
	速度					

d. 患者在吃饭或喝水时频繁呛咳,偶尔在吞咽唾液时呛咳;

e. 没有咳嗽反射,患者用鼻饲管进食或在吃饭、喝水、咽唾液时连续呛咳。

（2）吞咽:可以让患者尽快地喝 140ml 的凉开水和吃两块饼干。并询问患者吞咽时是否有困难、有关进食的速度及饮食情况。正常时间是 14~15s,平均 8s。超过 15s 为异常缓慢。

a. 没有困难;

b. 有一些困难,吃饭或喝水缓慢。喝水时停顿比通常次数多;

c. 进食明显缓慢,主动避免一些食物或流质饮食;

d. 患者仅能吞咽一些特殊的饮食,例如单一的或咬碎的食物;

e. 患者不能吞咽,须用鼻饲管。

（3）流涎:询问患者在这方面是否有异常,并在会话期间留心观察。

a. 没有流涎;

b. 嘴角偶有潮湿,患者可能叙述在夜间枕头是湿的(但是在以前没有这种现象),当喝水时轻微流涎;

c. 当倾身向前或精力不集中时流涎,略微能控制;

d. 在静止状态下流涎非常明显,但不连续;

e. 连续不断地流涎,不能控制。

2. 呼吸

（1）静止状态:在患者静坐不说话的情况下进行评价。当评价有困难时,可让患者用嘴深吸气且听到指令时尽可能地缓慢呼出,然后记下所需的时间。正常平稳的呼出时间平均只要 5s。

a. 没有困难；

b. 吸气或呼气不平稳或缓慢；

c. 有明显的吸气或呼气中断，或深吸气时有困难；

d. 吸气或呼气的速度不能控制，可能显出呼吸短促；

e. 患者不能控制呼吸的动作。

（2）言语时：同患者谈话并观察呼吸，询问患者在说话或其他场合下是否有气短。也可让患者尽可能快地一口气从 1 数到 20（10s 内），观察其所需呼吸的次数，正常能一口气数完。

a. 没有异常；

b. 呼吸控制较差，流畅性被破坏，患者可能停下来做一次深呼吸来完成；

c. 因呼吸控制较差，患者可能需要 4 次呼吸才能完成此要求；

d. 患者用吸气或呼气说话，或呼吸非常浅快，只能运用几个词，停顿多，可能需要 7 次呼吸才能完成此要求；

e. 由于整个呼吸缺乏控制，言语受到严重阻碍，可能 1 次呼吸只能说 1 个词。

3. 唇

（1）静止状态：当患者没有说话时，观察唇的位置。

a. 没有异常；

b. 唇角轻微下垂或不对称；

c. 唇角下垂，但是患者偶尔试图复位，位置可变；

d. 唇角不对称或明显变形；

e. 唇角严重不对称或两侧严重病变，位置几乎不变。

（2）唇角外展：让患者尽量大笑，鼓励患者唇角尽量抬高，观察双唇的抬高和收缩运动。

a. 没有异常；

b. 轻微不对称；

c. 严重变形的笑，只有一侧唇角抬高；

d. 尝试做这一动作，但是外展和抬高两项均在最小范围；

e. 患者不能抬高唇角，没有唇的外展。

（3）闭唇鼓腮：首先让患者吹气并保持两颊鼓起，坚持 15s，记下所用的时间（注意是否有气从唇边漏出，若有鼻漏气，可捏住患者的鼻子），然后让患者清脆地发出"P"音 10 次，示范并鼓励患者强化这一爆破音，记下所用的秒数并观察"P"爆破音的闭唇连贯性。

a. 唇闭合很好，能保持唇闭合 15s 或用连贯的唇闭合来重复"P"音；

b. 偶尔漏气，在爆破音的每次发音中唇闭合不一致；

c. 患者能保持唇闭合 7～10s，在发音时有唇闭合，但是声音微弱；

d. 唇闭合很差，难以坚持，听不到声音；

e. 患者不能保持唇闭合，看不见也听不到发音。

（4）交替发音：让患者重复发"u""i"10 次，要求在 10s 内完成，要求患者夸张运动但不必发出声音（每秒做 1 次），记下所用时间。

a. 患者在 10s 内能很好地做唇收拢和唇外展；

b. 患者能在 15s 内接连做唇收拢和外展，但可能出现有节奏的颤抖或改变；

c. 患者试图做唇收拢和外展，但很费力，一个动作可能完成，但另一个动作严重变形；

d. 可辨别出唇形有所不同，或一个唇形的形成需 3 次努力；

e. 患者不能使唇做任何动作。

（5）言语时

a. 唇运动在正常范围内；

b. 唇运动有些减弱或过度，偶尔有漏音；

c. 唇运动较差，声音微弱或出现不应有的爆破音，唇形状异常；

d. 患者有一些唇运动，但听不到声音；

e. 观察不到唇运动，甚至试图说话时也没有。

4. 颌 主要观察患者在静止状态和说话时颌的位置。

(1)静止状态

a. 颌位置正常;

b. 颌偶尔下垂,或偶尔过度闭合;

c. 颌松弛下垂,口张开,但偶然试图闭合或频繁试图使颌复位;

d. 大部分时间颌均松弛下垂,且有缓慢不随意的运动;

e. 颌下垂张开很大,不能复位,或非常紧地闭住。

(2)言语时

a. 无异常;

b. 疲劳时轻微的偏离;

c. 颌没有固定的位置或颌明显痉挛,但患者在有意识地控制;

d. 明显存在一些有意识的控制,但仍然严重异常;

e. 试图说话时颌仍然没有明显的运动。

5. 软腭

(1)进食流质饮食:观察并询问患者吃饭或喝水时是否进入鼻腔。

a. 食物没有进入鼻腔;

b. 偶尔有食物进入鼻腔;

c. 吃饭及饮水有一定的困难,1周内发生几次食物进入鼻腔;

d. 每次进餐时至少有一次食物进入鼻腔;

e. 进食时接连发生困难。

(2)软腭抬高:示范让患者发"啊"音5次,"啊"之间有停顿,观察软腭的运动。

a. 软腭能充分保持对称性运动;

b. 运动时轻微不对称;

c. 发音时软腭不能抬高,或严重不对称;

d. 软腭仅有一次最小限度的运动;

e. 软腭没有扩张或抬高。

(3)言语时:在会话中注意鼻音和鼻漏音。可用下面的方法辅助评价,如让患者说

"妹(mei)、配(pei)、内(nei)、贝(bei)",注意听其音质的变化。

a. 共鸣正常,没有鼻漏音;

b. 轻微鼻音过重和不平衡的鼻共鸣,或偶然有轻微的鼻漏音;

c. 中度鼻音过重或缺乏鼻共鸣,有鼻漏音;

d. 重度鼻音过重或缺乏鼻共鸣,有明显的鼻漏音;

e. 严重的鼻音或鼻漏音。

6. 喉

(1)发音时间:与患者一起尽可能长地说"啊",记下所用的时间(注意每次发音的清晰度)。

a. 能持续15s;

b. 能持续10s;

c. 能持续5~10s,但有断续、沙哑或发音中断;

d. 能持续3~5s;或虽然能发"啊"5~10s,但有明显的沙哑;

e. 持续时间不足3s。

(2)音调:示范让患者唱音阶(至少6个音符),并做出评价。

a. 无异常;

b. 好,但有一些困难,嘶哑或吃力;

c. 患者能表达4个清楚的音符变化,上升不均匀;

d. 音调变化小,高、低音间有差异;

e. 音调无变化。

(3)音量:让患者从1数到5,每数一个数增大一次音量。低音开始,高音结束。

a. 患者能控制音量;

b. 数数有时声音相似;

c. 音量有变化,但不均匀;

d. 音量只有轻微的变化,很难控制;

e. 音量无变化,或过大或过小。

(4)言语时:注意患者在会话中发音的清晰度、音量和音调的变化。

a. 无异常;

b. 声音轻微沙哑,或偶尔有轻微的不恰当地运用音量或音调;

c. 段落长时音质发生变化,音量和音调有明显的异常;

d. 发音连续出现变化,在持续清晰地发音,或运用适宜的音量和音调方面都有困难;

e. 声音严重异常可显示出连续的沙哑、连续不恰当地运用音调和音量等。

7. 舌

(1)静止状态:让患者张开嘴,在静止状态观察舌 1min。舌可能在张嘴之后不能马上完全静止,这段时间应不计在内。如果患者张嘴有困难,就用压舌板协助。

a. 无异常;

b. 偶尔有不随意运动,或轻度偏歪;

c. 舌明显偏向一侧,或有明显的不随意运动;

d. 舌的一侧明显皱缩,或成束状;

e. 舌严重异常,即舌体小、皱缩或过度肥大。

(2)伸舌:让患者完全伸出舌并收回 5 次,要求 4s 内完成。

a. 正常;

b. 活动慢(4~6s);

c. 活动不规则或伴随面部怪相;或有明显的震颤;或在 6~8s 内完成;

d. 只能把舌伸出唇外,或运动不超过两次,时间超过 8s;

e. 患者不能将舌伸出。

(3)上下运动:让患者把舌伸出做指鼻和指下颌的运动,连续做 5 次。做时鼓励患者保持张嘴,要求 6s 内完成。

a. 无异常;

b. 活动好,但慢(8s);

c. 两个方向都能运动,但吃力或不完全;

d. 只能向一个方向运动,或运动迟钝;

e. 不能完成这一要求,舌不能抬高或下降。

(4)两侧运动:让患者伸舌,从一边到另一边运动 5 次,要求在 4s 内完成。

a. 无异常;

b. 运动好但慢,需 5~6s 完成;

c. 能向两侧运动,但吃力或不完全,可在 6~8s 完成;

d. 只能向一侧运动,或不能保持,在 8~10s 完成;

e. 患者不能做任何运动,或超过 10s 才能完成。

(5)交替发音:让患者以最快的速度说一个词,如"喀(ka)拉(la)"10 次,记下时间。

a. 无困难;

b. 有一些困难,轻微的不协调,稍慢,完成需要 5~7s;

c. 发音时一个较好,另一个较差,需 10s 才能完成;

d. 舌的位置有变化,有声音,但不清晰;

e. 舌无位置的改变。

(6)言语时:记下舌在会话中的运动。

a. 无异常;

b. 舌的运动轻微异常,偶有发错的音;

c. 说话时需经常纠正发音,运动缓慢,言语吃力,个别辅音省略;

d. 运动严重变形,发音固定在一个位置上,舌位严重偏离正常,元音变形,辅音频繁遗漏;

e. 舌无明显的运动。

8. 言语

(1)读字:将下面的每一个字分别写在卡片上。

"我们生活在大自然中总有一些奇怪的事情让我们瞠目结舌。"

方法:将卡片有字的一面朝下,随意挑选 12 张给患者,逐张揭开卡片,让患者读字,记下正确的读字。12 个卡片中的前两个为练习卡,其余 10 个为测验卡,评分方法如下:

a.10 个字均正确,言语容易理解;

b.10 个字均正确,但必须仔细听才能

理解；

　　c.7～9个字正确；

　　d.5个字正确；

　　e.2个字正确。

　　(2)读句子：将下列句子清楚地写在卡片上，让患者读出，评定方法与分级同(1)。

这是风车	这是篷车	这是大哥	这是大车
这是木盆	这是木棚	这是人民	这是人名
这是一半	这是一磅	这是木船	这是木床
这是绣球	这是牛油	这是阔绰	这是过错
这是淡季	这是氮气	这是公司	这是工资
这是工人	这是功臣	这是山植	这是山茶
这是资料	这是饲料	这是老牛	这是老刘
这是鸡肉	这是机构	这是旗子	这是席子
这是溪谷	这是西湖	这是文物	这是坟墓
这是生日	这是绳子	这是莲花	这是年画
这是零件	这件零钱	这是果子	这是果汁
这是诗词	这是誓词	这是伯伯	这是婆婆
这是街道	这是切刀		

　　(3)会话：鼓励患者会话，大约持续5min，询问有关工作、业余爱好、亲属等。

　　a. 无异常；

　　b. 言语异常但可理解，患者偶尔会重复；

　　c. 言语严重障碍，其中能明白一半，经常重复；

　　d. 偶尔能听懂；

　　e. 完全听不懂患者的言语。

　　(4)速度：用复读机录下患者的说话内容，计算每分钟所说字的数量(即言语速度)，填在图表中适当的范围内，正常言语速度为每秒2～4个字，每分钟100～200个字，每一级每分钟相差12个字。

　　a. 每分钟108个字以上；

　　b. 每分钟84～95个字；

　　c. 每分钟60～71个字；

　　d. 每分钟36～47个字；

　　e. 每分钟不足23个字。

(二)中国康复研究中心评定法

　　此评定法包括两大项目：构音器官检查和构音检查，主要检查患者有无构音障碍，构音障碍的类型，构音障碍的程度以及引起构音障碍的原发疾病。

　　1. 构音器官检查

　　(1)目的：检查构音器官的结构及运动，推断构音器官是否存在器质性损害和运动障碍。

　　(2)内容：包括肺、喉、面、口部、舌、腭咽、下颌等的结构和功能情况。

　　(3)工具：记录表、笔、压舌板、手电筒、棉签、秒表、叩诊锤、鼻息镜等。

　　(4)方法：首先在安静状态下观察构音器官，然后检查者发出相应的指令或示范动作，做以下几个方面的观察：

　　Ⅰ. 肺(呼吸)

　　①最长呼气时间："请深吸一口气，尽可能长地慢慢吐出来"，用秒表记录时间。

　　②呼吸次数："请你平静呼吸"，用30s的呼吸次数乘以2。

　　③呼吸类型：观察胸式、腹式、还是胸腹联合式。

　　④快吸气、慢呼气："请用最快速度吸一口气，并慢慢吐出来"，双手可放在胸壁来感受。

　　Ⅱ. 喉功能

　　①最长发音时间："请深吸一口气，尽量长地发'a'"，并用秒表记录时间。

　　②音质、音调、音量：a. 正常或异常音质包括嘶哑、震颤、气息声、无力声、费力声及粗糙声；b. 正常或异常高调、低调；c. 正常或异常高音、低音；d. 吸气时发声。

　　③音调、音量匹配："请跟上我唱的每一音"，观察并做记录。

　　Ⅲ. **面部**(观察患者安静状态的面部)

　　①对称或不对称；②左/右麻痹；③左/右痉挛；④左/右眼睑下垂；⑤左/右口角下垂

⑥流涎;⑦扭曲、不自主抽搐、鬼脸;⑧面具脸;⑨口式呼吸。

Ⅳ.口部肌肉

①噘嘴:示范让患者做拢嘴缩唇的动作。a.范围正常或缩小;b.对称或不对称。

②咂唇:示范让患者做上下唇用力接触并放开的动作。a.力量正常或减低;b.口角对称或不对称。

③示齿:示范让患者做唇角抬高并外展露出牙齿的动作。a.范围正常或缩小;b.口角对称或不对称。

④唇力度:嘱患者上下唇用力夹住压舌板,抵抗压舌板被抽出,检查唇力度有无减弱。

Ⅴ.硬腭

患者张口,用手电筒检查腭弓是否正常,有无狭窄、新生物、黏膜下腭裂等。

Ⅵ.腭咽机制

①软腭大体观察:静态下评价软腭的外观及对称性。a.正常软腭高度或软腭下垂;b.分叉悬雍垂;c.扁桃体正常大小或肥大或无;d.节律性波动或痉挛。

②软腭运动:"张开嘴巴,尽量平稳和长地发'a'",并把鼻息镜放在鼻子下方。a.软腭正常中线、对称;b.正常范围或范围受限;c.鼻漏气;d.高鼻腔共鸣或低鼻腔共鸣或鼻喷气声。

③鼓腮:"鼓起双颊,保持3s,不要把气体挤掉",检查者用指腹在患者双颊轻微地施力,并在患者鼻子下方放置鼻息镜来观察。鼻漏气或口漏气。

④吹:嘱患者撅嘴用力吹气,并在鼻子下方放置鼻息镜,观察镜面有无雾气。鼻漏气或口漏气。

Ⅶ.舌

①外伸:"请伸出你的舌头"。a.正常外伸或偏移;b.长度正常或短缩。

②舌灵活度:"伸出舌头,做快速左右摆动"。a.速度正常或减慢;b.范围正常或减小;c.灵活或笨拙或扭曲。

③舔左右嘴唇外侧:"伸出舌头,舔嘴唇两侧"。充分或不充分。

④舔上下嘴唇外侧:"伸出舌头,舔嘴上下唇"。充分或不充分。

Ⅷ.下颌

①"慢慢地把嘴巴张开到最大,然后慢慢闭上"。a.正常下拉或异常;b.正常上抬或异常;c.不平稳扭曲或张力运动性障碍;d.下颌弹响或异常突起。

②咀嚼范围:"请夸张地做下颌上下左右前后研磨来咀嚼食物的动作"。正常范围或减少。

Ⅸ.反射

①角膜反射:患者向内上方注视,用细棉絮从眼角处轻触角膜,正常情况下会引起眼睑快速闭合,则直接角膜反射阳性,引起对侧眼睑闭合则为间接角膜反射阳性。

②下颌反射:患者半张口,以一指腹垫于下颌中部,以叩诊锤叩击指腹,如果发生双侧咬肌收缩和下颌闭合,则下颌反射阳性,双侧咬肌不收缩,下颌不闭合,则下颌反射阴性。

③眼轮匝肌反射:也叫瞬目反射,用叩诊锤叩击一侧颧弓,正常情况下可引起该侧眼睑快速闭合,则眼轮匝肌反射为阳性。

④呕吐反射:用棉签轻触咽弓周围,立即引起恶心、干呕的表现,则呕吐反射为阳性。

⑤缩舌反射:用纱布握住舌体,突然向前拉舌,舌体迅速后缩则为阳性。

⑥口轮匝肌反射:轻叩唇周,该侧口轮匝肌收缩为阳性。

2.构音检查 此项检查主要以标准的普通话语音为参照标准,结合构音类似运动,对患者的言语发音水平及其异常的运动障碍进行系统评价。

(1)环境:安静、整洁、明亮的房间,检查者与患者在治疗桌两边面对面地坐下,也可以让患者面对桌边坐下,检查者在侧面。

(2)用具:50张检查图卡、记录表、笔、录音机。

（3）检查内容和方法

①会话：用录音笔录下5min的对话，会话可以询问患者姓名、年龄、职业、母语及发病情况，观察并记录患者是否可以发声，言语清晰度、音调音量、有无异常发音等。

②词汇检查：检查者出示图卡，让患者根据图片命名，不能自述者可采用复述，并将情况记录在词汇表上，记录方法和标记符号见表7-6。

表7-6 构音检查记录方法

表达方式	判断类型	符号	标记方式
自述，无构音错误	正确	o	画在正确单词上
自述，无歪曲但由其他音替代	置换	-	画在错误音标之下
自述，省略，漏掉音	省略	/	画在省略的音标上
自述与目的音相似	歪曲	△	画在歪曲的音标上
歪曲严重，很难判定是哪些音歪曲	无法判断	×	画在无法分辨的音标下
复述引出		（ ）	画在患者复述的词上

③音节复述检查：词汇包含了普通话发音中常用的140个音节，观察患者异常发音点和异常构音运动，发现患者的异常构音特点及规律，并做好标记，以便制定训练计划。

（4）文章水平检查：选用的一个特定的句子或文章，让患者朗读出来，无法朗读者可采用复述引出，观察患者的音调、音量，韵律、呼吸运用，记录方法同前。

（5）构音类型运动检查：依据普通话的特点，选用代表性的15个音的构音类似运动如：

$[f](f)，[p](b)，[p^·](p)，[m](m)，[s](S)，[t](d)，[t^·](t)，[n](n)，[L](L)，[k](g)，[k^·](k)，[x](h)$。

此方法是检查者示范，患者模仿，观察者是否可以做出，在结果栏的能与不能项标出，此检查可发现患者构音异常的运动基础，对指导今后训练有重要意义。

（6）结果分析：将前面检查发现的异常单词、音节、文章、构音运动等分别记录下来并加以分析，可采取以下方式加以说明。

①错音：指发错的音节，如"白菜"的$[b]$，错发$[P]$或$[t]$。

②错音条件：指在何种条件下会发成错音，如在词头以外或与某些音结合时。

③错误方式：所发成的错音的异常方式，如$[t]$置换成$[k]$，如$[g]$音歪曲。

④一贯性：包括发音错误方式和错法，患者的发音错误为一贯性的用"＋"表示；反之，有时错误，有时又是正确，就标记"－"。

⑤错法：指发错音的方式是否恒定，如把所有的$[d]$均分为$[t]$，用"＋"表示，不恒定错误，就用"－"表示。

⑥刺激性：错误的音节可通过提示来纠正，则认为有刺激性，用"＋"表示，反之为无刺激性，用"－"表示。

⑦构音类似运动：能完成构音类似运动的用"＋"表示，不能完成的用"－"表示。

⑧错误类型：常见的错误类型有14种，包括省略、置换、歪曲、口唇化、齿背化、硬腭化、齿龈化、送气音化、不送气化、边音化、鼻音化、无声音化、摩擦不充分和软腭化等。

（三）语音清晰度测试

采用残疾人分类分级标准（国标）中的语音清晰度测试方法，可以评价患者的语音清晰程度，适用于构音障碍的初次评价以及语言治疗和训练的效果。简单省时,易于操作。

1. 测试用图单词

第一组:白菜、菠萝、拍球、飞机、毛巾、头发、太阳、电话、脸盆、萝卜、牛奶、公鸡、火车、黄瓜、气球、西瓜、浇花、树叶、唱歌、照相机、手绢、自行车、扫地、碗、月亮。

第二组:苹果、拍球、冰糕、沙发、门、太阳、弹琴、电视、女孩、绿色、脸、蝴蝶、喝水、看书、汽车、熊猫、浇花、茶杯、唱歌、照相机、手绢、擦桌子、扫地、牙刷、碗。

2. 测试方法 受试者面对主试者,主试者从两组图片中随意取一组图片,依次出示(25张图片)让受试者认读,同时录音。为使测试结果更接近实际,本测试采用三级人员测试方法,根据测试人员与被测试者接触密切程度分为三个级别,一级 1 名,二级 1 名,三级 2 名。一级测试人员为直接接触:测试对象的父母、兄弟或者语言治疗师或语训教师;二级测试人员为间接接触:测试对象的亲属或者本地主管残疾人工作的干部;三级测试人员为无接触:其他专业的人员。要求测试人员的听力正常。由以上 4 名人员听测试者的录音并记录下测试者说的词,然后与主试者对照正确答案。最后将 4 名测试人员记录的正确数累积,即可算出受试者的语音清晰度。

第五节 语言发育迟缓的评定

(一)语言发育迟缓的定义

语言发育迟缓是指在发育过程中的儿童其语言发育没达到与其年龄相应的水平,这些儿童的多数表现为语言方面的总体的落后。

如精神发育迟缓儿童、婴幼儿时期的重度癫痫儿童的语言常常表现为语言的理解、表达以及交流方面均落后,而部分儿童表现为语言的某些方面的落后为主。如发育性运动性失语的患儿往往只是语言表达的落后。

孤独症一般语言障碍都很重,但也有一些孤独症的儿童语言的理解和表达正常或大致正常,但是主要在语言的交流方面落后于正常的同龄儿童。

(二)正常儿童语言发育

正常儿童语言发育大体分三个阶段:

1. 语言准备期(1 岁以下) 此期为儿童言语前的阶段,此阶段婴儿发音到模仿成人咿呀学语,先是对听声音有反应,而不是对词的内容发生反应,只要词的声音接近,都可能引起相同的反应。此后,词的声音与含义的联系逐渐被储存在记忆之中,成为儿童以后随时应用的词汇,直到听懂人说话,最后能自己说出词。

2. 语言理解期(1—1.5 岁) 此期的儿童开始在理解基础上学说话,如认识"鱼"这种动物,逐渐学会说"鱼";在表达意思时往往用动作来辅助要说的词,如要喝水,就会拉着大人指着杯子,说"水"或说"喝"等。此期的儿童语言发育有了质的飞跃,从简单的名词过渡到动词,能理解成人的语言,并说出被成人理解的语言。

3. 语言表达期(1.5—3 岁) 此期儿童的语言发育迅速,能主动模仿成人说话,大约能说 100 词左右,学会说代词"我""你""她"等,从简单句向复合句过渡,喜欢与成人进行语言交流,富有好奇心,喜欢问问题等。

(三)言语发育迟缓的原因及表现

从出生前到语言功能建立期间,各种原因导致言语中枢神经系统、言语的感觉、处理以及与语言的表达有关的结构损害,或环境中语言刺激不够等都可引起言语发育延迟。

1. 精神发育迟缓 是言语发育迟缓中最常见的原因,轻度者表现说话延迟,中度者词汇量少而单调,简单的语言理解与表达能力均降低,重度者完全失去发展语言的能力。

2. 脑性瘫痪 小儿出生前后1个月内因各种原因导致非进行性脑损伤时(脑性瘫痪),造成中枢神经系统损伤,进而导致言语障碍,包括言语发育迟缓和构音障碍。

3. 听力障碍 在语言发育未完成以前发生听力损害均可引起语言或言语的发育异常。轻者表现为对声音的反应减弱,听阈增高,对高频声音没有反应,说话时声音失控,无抑扬顿挫变化,发高频的摩擦音(如 s、f 等)有困难;重者对声音完全没有反应,形成聋哑症。

4. 构音器官疾病 喉、舌、唇、腭是产生言语的器官,舌系带过短、唇裂、腭裂、舌肥大等。构音器官的先天性异常,导致发音时上述结构活动的协调困难,或发声时气流走向异常,影响发声,进而影响言语的发育,表现为吐字不清、发唇音、舌音、腭音等困难,但对言语的理解正常。

5. 婴儿孤独症 表现为说话延迟、言语的节律、语调及发音异常,对语言的理解差,说话语言单调、平坦、重音不对,缺乏意义及感情变化。句法结构错误,错用代词,语言交流及其相应的行为异常,同时有语言前的发音异常,还有姿势性语言的障碍,可有刻板、模仿言语与持续言语。

(四)语言发育迟缓检查法(sign-significance,S-S 法)

S-S 法是 1990 年中国康复研究中心根据日本语言发育迟缓委员会编制的"语言发育迟缓检查法"修订而成的,主要用于评估受测者建立符号与指示内容关系的能力。S-S 法适用于因各种原因而导致语言发育水平处于婴幼儿阶段的儿童。该评定包括促进学习有关的基础性过程、符号与指示内容的关系、交流态度 3 个方面。其中以语言符号与指示内容的关系检查为核心,划分为 5 个阶段(表7-7)。

表 7-7 符号形式与指示内容关系的阶段

阶段	内容	正常范围
第一阶段	对事物、事态理解困难	
第二阶段	事物的基础概念	
2-1	功能性操作	
2-2	匹配	
2-3	选择	
第三阶段	事物的符号	
3-1	手势符号(象征性符号)	
3-2	言语符号	1.5—2 岁
	幼儿语言(象征性符号)	
	成人语言(任意性符号)	
第四阶段	组句,语言规则(非可逆态)	
4-1	两词句	2—2.5 岁
4-2	三词句	2.5—3.5 岁
第五阶段	词句,语法规则	
5-1	主动语态	3.5—5 岁
5-2	被动语态	5—6.5 岁

1. 阶段 1：事物、事物状态理解困难阶段

此阶段语言尚未获得，并且对事物、事物状态的概念尚未形成，对外界的认识尚处于未分化阶段。此阶段对物品的抓握、舔咬、摇动、敲打，一般为无目的性。例如，拿起铅笔不能够做书写操作而放到嘴里舔咬。另外对于自己的要求，不能用某种手段来表现，这个阶段的儿童，常可见到身体左右摇晃、摇摆旋转等。正在干什么突然停住拍手或将唾液抹到地上、手上等反复的自我刺激行为。

2. 阶段 2：事物的基础概念　此阶段虽然也是语言未获得阶段，但是与阶段 1 不同的是能够根据常用物品的用途大致进行操作，对于事物的状况也能够理解，对事物开始概念化。

此时可以将人领到物品面前出示物品，向他人表示自己的要求。一般认为在阶段 2 又包括从初级水平到高级的水平。因此在阶段 2 中设定了 3 个亚项：阶段 2-1：事物功能性操作；阶段 2-2：匹配；阶段 2-3：选择。

其中匹配与选择都是利用示范项进行操作，因为检查顺序不同，对儿童来说意义也不同，因此分为 3 项。

（1）阶段 2-1：事物功能性操作，此阶段儿童能够对事物进行功能性操作。例如：拿起电话，让儿童将听筒放到耳朵上，或令其拨电话号码等基本都能操作。在生活当中，外出穿鞋、戴帽等，如反复练习，会形成习惯。检查分三项进行，即事物，配对事物，镶嵌板。

（2）阶段 2-2：匹配，在日常生活当中不难判断是否有"匹配行为"，如果能将 2 个以上物品放到合适的位置上，可以说"匹配行为"成立。例如：将书放到书架上（或书箱里），将积木放到玩具箱里，像这样将书和积木区别开来放到不同的地方为日常生活场面，在这样的场面中是很容易将"匹配行为"引出来的。

（3）阶段 2-3：选择，此阶段是当他人出示某种物品或出示示范项时，儿童能在几个选择项中将出示物或与示范项有关的物品适当地选择出来。与阶段 2-2 匹配不同，匹配是儿童拿物品去匹配示范项，而选择则是他人拿着物品或出示物品作为示范项。

选择检查时，儿童与出示的示范项之间，要有一定程度的空间距离，也就是儿童用手抓不到物品的状况，如果太远，出示物就起不到示范项作用。发育阶段低的儿童视线转向很困难，因此选择行为很难成立。检查用具同"匹配"。

3. 阶段 3：事物的符号　此阶段为符号形式与指示内容关系开始分化。语言符号大致分为两个阶段，即具有限定性的象征性符号，也就是手势语幼儿语阶段及与事物的特征限定性少的任意性较高的成人语阶段。

本检查法将手势语幼儿语包括在阶段 3 里，具体分项目为：阶段 3-1：手势符号（象征性符号）；阶段 3-2：言语符号，即幼儿语（象征性符号）、成人语（任意性符号）。

（1）阶段 3-1 手势符号：开始学习用手势符号来理解与表现事物。此阶段可以通过他人的手势理解意思，还可以用手势向他人表示要求等。

手势语与幼儿语并不是同一层次的符号体系。手势符号为视觉→运动回路，而幼儿语用的是听力→言语回路，因为听力→言语回路比视觉→运动回路更难以掌握，所以将此两项分开为阶段 3-1（手势符号）及阶段 3-2（言语符号）。

（2）阶段 3-2 言语符号：此阶段是将言语符号与事物相联系的阶段。但是事物的名称并不都能用手势语、幼儿语、成人语来表达。①能用三种符号表达的，例如："剪刀"用示指与中指同时伸开做剪刀剪物状（手势语）；手势语和"咔嚓、咔嚓"声同时（幼儿语）；"剪刀"一词（成人语）。②无幼儿语，只能用手势语及成人语表达的（例如：眼镜）。③只能用幼儿语及成人语表达的（例如"公鸡"）。④仅能用成人语表达的。在理论上儿童是按①→

②→③→④顺序来获得言语符号的。

在检查中,阶段 3-2 共选食物、动物、交通工具和生活用品方面名词 16 个,身体部位 6 个词,动词 5 个词,表示属性的 2 个种类。阶段 3-1 手势符号的检查词汇中,使用的是阶段 2(事物)的基本概念中用的词汇以及阶段 3-2 词汇中的手势语。

4. 阶段 4:组句,语言规则(非可逆态)　本阶段能将某事物、事态用 2～3 个词组连成句子。此阶段中应将两词句和三词句分成两个阶段。

(1)阶段 4-1 两词句:开始学习用 2 个词组合起来表现事物、事态的阶段。儿童在此阶段能够理解或表达的两个词各种各样,在本检查法中列举了四种形式即:属性(大、小事物)、属性(颜色)＋事物、主语＋宾语、谓语＋宾语。

在日常生活中,如不设定一定的场面检查是很困难的,另外,注意选择项图片不宜太多,否则儿童进行起来很困难。

(2)阶段 4-2 三词句:此阶段与阶段 4-1 词句同样,但考虑到句子的多样化,在此仅限定两种形式。即:属性(大小)＋属性(颜色)事物,例如:大红帽子、小黄鞋等;主语＋谓语＋宾语,例如妈妈吃苹果。

另外在阶段 5 语法规则中也有三词句,但有所不同,阶段 4 的句型是非可逆句,主语与宾语不能颠倒,如:"妈妈吃苹果",而不能为"苹果吃妈妈"。

5. 阶段 5:词句,语法规则　但是与阶段 4-2 的三词句不同的是所表现的情况为可逆。

5-1 阶段为主动语态,如:"乌龟追小鸡"。

5-2 阶段为被动语态,此阶段中要求能理解事情与语法规则的关系。如:"小鸡被乌龟追"等。

(五)检查用具和检查顺序

1. 检查用具　如表 7-8 所示。

表 7-8　检查用具及图片目录

检查用具及图片目录	
实物	A:帽子、鞋、牙刷、玩具娃娃
	B:电话-听筒、鼓-鼓槌、茶壶-茶杯
镶嵌板	鞋、剪刀、牙刷
操作性课题用品	小毛巾、小玩具、小球、积木 3 块、装小球容器 1 个、三种图形镶嵌板、六种图形镶嵌板、十种拼图
图片	日常用品:鞋、帽子、眼镜、手表、剪子、电话
	动物:象、猫、狗
	食物:面包、香蕉、苹果、米饭
交通工具	飞机、火车、汽车
身体部位	眼、嘴、手、鼻、耳、脚
动词	睡觉、洗、吃、哭、切
大小	帽子(大小)
颜色	红、黄、绿、蓝
词句	妈、弟＋(吃、洗)＋香蕉、苹果
大小＋颜色＋事物	大小＋红黄＋鞋、帽
语言规则	小鸡、乌龟、猫＋(小鸡、乌龟、猫)＋追

2. 检查顺序 一般较差的患儿应从头开始,为了节省时间,对年龄较大或水平较高的患儿没有必要进行全部的检查,可按以下顺序:

(1)不可用图片检查的患儿:用实物进行检查(1)～(2);

(2)可用图片检查的患儿:在 3-2 阶段以上,用图片检查单词-词句检查;

(3)发育年龄在 3 岁以上能进行日常会话患儿:进行阶段 4、阶段 5,以词句检查为主。

第六节 口吃的评定

一、口吃的概念

口吃是一种言语的流畅性障碍,俗称"结巴"。指说话时以言语中断、重复、不流畅为主要症状的语言障碍,在儿童中比较常见,患病儿童约占儿童总数的 5%。口吃具有的共同点是说话重复、拖延、停顿等流畅性障碍的一种语言现象。

正常人在情绪紧张、吃惊、窘迫、恐惧、急于表达、在某种束缚下或陌生环境下说话、找不到恰当的词汇时,会出现说话中断或重复,不属于口吃的范畴。

二、口吃的病因

目前口吃的病因尚未明确,但可能与遗传因素、发育因素、神经生理因素及精神因素有关。

1. 遗传因素 虽然目前尚未发现存在与口吃相关的特定基因,但在许多口吃患者的家庭成员中,口吃者一级亲属口吃的发生率明显高于普通人群。

2. 发育因素 口吃形成的年龄多在儿童语言快速发育的阶段,2－3 岁的儿童词汇迅速扩大,但言语功能尚不熟练,需要经过非流畅性语言到流畅性语言的过程,说话时经常迟疑不决、重复、声音不流利,如果其期间经常听到非流畅性语言,或者对儿童语言不

够肯定,容易形成口吃。

3. 神经生理因素 口吃者可能缺乏大脑优势半球与非优势半球的之间的协作,可能影响了大脑与控制发声的肌肉之间的信息传递。

4. 精神因素 过度紧张,被逼迫说话,突然的精神刺激,环境改变等也可能造成口吃。

三、口吃的特点

1. 异常发音 经常反复出现语音、音节、单词重复、延长,频繁出现停顿,使言语不流畅,有时发音用力过强,只有发音动作却没有声音。

2. 助跑现象 在开始说话前先有构音器官的运动,或在说话前快速呼吸。

3. 回避反应 自我修正错误的词句,避开目的音,插入一些无意义的词语,语句不自然的停顿或中止。

4. 伴随症状 为了克服口吃而产生一些紧张的动作,如眨眼、握拳、乱动、下颌开合、拍打身体等。

四、口吃的评定

关于口吃的评定与分级,可以通过以下方法进行评价,见表7-9,表7-10。

表 7-9 口吃的评定

评定内容	评定目的
1. 自由会话能力	了解儿童在日常生活中说话的状态
2. 图片单词命名	选 30 个单词,了解其命名开始时口吃的情况
3. 句子描述	选 8 张情景图画片,了解其不同句子长度及不同句型中口吃的状况
4. 复句描述	选 2 张情景图画,了解其在描述总结式讲话中口吃的状况
5. 复述	了解其复述及相伴复述时口吃改善的情况
6. 回答问题	了解其是否有回避现象及说话的流畅度
7. 模仿母子间谈话	了解母子间交流时口吃的情况

表 7-10 口吃程度分级量表

分级	表现
0 级	无口吃
1 级	极轻。每 100 单词出现口吃少于 1%;无相关的紧张;口吃非流畅期持续少于 1s;非流畅模式简单;没有出现身体、手臂、大腿和头的联合运动
2 级	轻度。每 100 单词出现口吃 1%~2%;几乎无相关的紧张;非流畅期持续 1s;非流畅模式简单;没有明显的身体、手臂大腿或头的联合运动
3 级	轻至中度。每 100 单词出现口吃 2%~5%;偶尔出现注意力分散和紧张;大多数非流畅期持续不超过 1s;非流畅模式通常简单;没有注意力分散的联合运动表现
4 级	中度。每 100 单词出现口吃 5%~8%;出现注意力分散和紧张;非流畅期平均持续 1s;非流畅模式特征为偶然出现的复杂的声音或作怪脸;偶然出现注意力分散的联合运动
5 级	中至重度。每 100 单词出现口吃 8%~12%;经常出现明显的紧张;非流畅期平均每次持续 2s;出现一些注意力分散的声音和作怪脸;出现一些注意力分散的联合运动
6 级	重度。每 100 单词出现口吃 12%~25%;出现明显的紧张;非流畅期平均每次持续 3~4s;出现明显的注意力分散的声音和作怪脸
7 级	极重度。每 100 单词出现口吃多于 25%;出现非常明显的紧张;非流畅期持续 4s 以上;出现非常明显的注意力分散的声音和作怪脸;出现非常明显的注意力分散的联合运动

第七节 耳聋的评定

一、耳聋的概念

言语的形成需要完善的听觉系统,大脑无法获得声音的输入信息,就无法进行学习来形成口语表达。

耳聋是指听觉系统中的传音、感音以及对声音的综合分析的各级神经中枢发声器质性或功能性异常,而导致不同程度的听力障碍。程度较轻的有时也称重听,显著影响正常社交能力的听力减退称为聋,因双耳听力障碍不能以语言进行正常社交者为聋人或聋哑人。

二、耳聋的分级

正常人能听到的声音是频率在 16Hz~

20kHz 的声波振动,我们用分贝(dB)表示声音的大小,正常听力是能够清晰地分辨 25dB 以下的声音,按照声音大小的平均听阈计算,将耳聋分为五级:轻度,平均听阈 26～40dB;中度,平均听阈 41～55dB;中重度,平均听阈 56～70dB;重度,平均听阈 71～90dB;极重度,平均听阈 91dB 以上。

三、耳聋的评定

1. 行为测听法 此法适用于 1 岁以下的儿童,安静状态下,测试声源可以选择复合声源如玩具小鼓、哨子、小喇叭,测试时避免声源物品接触到儿童或被儿童看见。给声后根据儿童的反应进行观察,6 个月以下小儿会出现惊吓反应、听睑反射(又叫瞬目反射)及唤醒反应。6-12 个月小儿会出现声定位反应,即头转向声源一侧。由此可以粗略判断小儿对声音的敏感性,此种方法可以早期发现听力异常。

2. 条件探索听力反应检查 是一种附加强化条件刺激的行为测听法,常选择视觉刺激作为听觉的强化条件,检查时利用扬声器给声,患儿头转向声源,检查者再用彩色白或闪烁的灯吸引患儿的注意力,反复数次建立条件反射,采用下降法,测出听力值,测出的结果与正常耳的测试结果比较。适合于双侧耳听力异常的筛查,另外,也可作为评测小儿注意力以及声定位能力的工具,应用于儿童脑瘫语言智力发育迟缓的检查和训练中。

3. 听力计检查法 适用于 3 岁半以上的儿童,即使用单一频率的声音通过气导耳机与骨导耳机给声,通过判断各个频率所听到最小的声音,了解各频率听力损失状况绘出听力图,根据听力图了解耳聋的程度与性质。

听力计设计的频率范围为 125Hz、250Hz、500Hz、1kHz、2kHz、4kHz、6kHz、8kHz 等;

听力级(HL)为 -10、-5、0、5、10、20、40、60、80、100、120dB。

右耳气导为 0 表示,骨导<,左耳气导为 X,骨导为>,其升降时间 15～25ms,减 10 加 5 的原则给声,每次 1～2s,儿童 2～3s,一般全过程在 20min 内,常从 1kHz 40dBHL 声开始,然后从低频向高频顺序测试。

4. 言语测听 言语测听法是将标准词汇录入磁带或唱片上,通过耳机和自由声场对受试者进行测试。主要测试项目包括言语接受阈和言语识别率。言语接受阈以声强级(dB HL)来表示,言语识别率指的是受试耳能够听懂所测词汇中的百分率。正常受试者能够听懂 50% 以上的词汇。言语测听法目前主要在助听器的验配、人工耳蜗术后康复评估和训练中应用。

(刘美凤　韩慧敏　张瑞先)

第8章 心理与认知功能评定技术

心理与认知功能评定可应用于康复的各个时期:初期,了解是否存在心理和认知功能障碍及其程度,为制定康复计划提供依据;中期,判断康复的效果及预后,为修改康复计划提供依据;终期,为全面康复提出建议。

第一节 概　述

心理功能评定技术在康复评定中占有重要地位,它是应用心理学理论和技术对人的各种心理特征进行量化概括,检查患者是否存在心理功能障碍以及主要表现在哪些方面,心理功能评定可用于康复的各个时期,通过心理功能评定能准确掌握患者心理状况,帮助患者采取积极的应对措施,调整心理环境,制定全面有效的康复治疗计划。

一、评定的内容

1. 认知功能障碍评定的内容　注意力障碍评定,记忆力障碍评定,知觉障碍评定,执行能力障碍评定。

2. 情绪和情感障碍评定的内容　临床上常见的是焦虑评定和抑郁评定。

3. 心理评定的方法

(1)神经心理测验:神经心理学是研究脑和行为的关系的学科,重复神经心理测验是测量患者在脑病损时所引起的心理变化的特点。这部分信息在临床诊断、制定干预计划和康复治疗方面提供有益依据。

(2)人格测验:是用以测量不同情境中个人典型行为表现的一类心理测量工具的总称。

(3)情绪测验:情绪稳定一般被看作是一个人心理成熟的重要标志,如果一个人能够积极地调节和控制自己的情绪,才有助于以平稳的心态从容地面对人生的挑战。

二、心理功能及认知功能评定的意义

1. 对临床诊断、治疗和康复训练提供客观的、科学的依据。

2. 对康复效果予以客观的评价。

3. 协助回归社会。

三、评定报告的书写

评定报告主要内容包括:

1. 一般资料:姓名、性别、年龄、籍贯、民族、学历、职业、目前诊断、检查人姓名、检查地点和日期。

2. 申请评定目的:申请人和申请需要检查的问题。

3. 采用测验的名称。

4. 对患者的行为观测:受试者的仪表、合作程度、适应程度、努力程度、注意力、态度、言语等。

5. 既往病史:既往神经心理学检查史、与评定内容相关的个人史。

6. 测试结果的解释:包括列出简要结

果、分析结果可靠性、发现的问题与申请者要求解决的问题有何关系,与行为表现的符合程度。

7. 总结:包括结论、建议及申请以外的新发现。

（沈　威　张瑞先）

第二节　认知功能障碍的评定技术

认知是人脑具有的一种高级神经心理活动,认知某一事物就是能在众多事物中将该事物辨认出来,也就是将目前的知觉体验与过去的全部经验相对照的结果,对事物的认识是通过多种感觉的汇聚加工而成,以视觉-体感的多种感觉汇聚为主,并同样有听觉甚至嗅觉的参与。认知障碍是脑损伤导致大脑为解决问题而摄取、储存、重整和处理信息的基本功能出现的异常表现,常见于影响脑功能的任何过程。

一、认知产生的基础

(一)认知障碍的概念

认知是机体认识和获取知识的智能加工过程,涉及学习、记忆、语言、思维、精神等一系列随意、心理和社会行为。认知障碍指与上述学习以及思维判断有关的大脑高级智能加工过程出现异常,从而引起严重学习、记忆障碍,同时伴有失语、失用、失认或失行等改变的病理过程。认知的基础是大脑皮质的正常功能,任何引起大脑皮质功能和结构异常的因素均可导致认知障碍。

由于大脑的功能复杂,且认知障碍的不同类型互相关联。因此,认知障碍是脑疾病诊断和治疗中最困难的问题之一。

(二)认知障碍的主要表现形式

人脑所涉及的认知功能范畴极其广泛,包括学习、记忆、语言、运动、思维、创造、精神、情感等。因此,认知障碍的表现形式多种多样,可单独存在也可相伴出现。

1. 学习、记忆障碍　学习、记忆是一种复杂的动态过程。记忆是处理、贮存和回忆信息的能力,与学习和知觉相关。

记忆过程包括感觉输入→感觉记忆→短时记忆→长时记忆→贮存信息的回忆等过程。短时记忆涉及特定蛋白质的磷酸化和去磷酸化平衡,而长时记忆除特定蛋白质的磷酸化改变外,还涉及新蛋白质的合成。在大脑皮质不同部位受损伤时,可引起不同类型的记忆障碍,如颞叶海马区受损主要引起空间记忆障碍;蓝斑、杏仁核区受损主要引起情感记忆障碍等。

2. 失语　失语是由于脑损害所致的语言交流能力障碍。患者在意识清晰、无精神障碍及严重智能障碍的前提下,无视觉及听觉缺损,亦无口、咽、喉等发音器官肌肉瘫痪及共济运动障碍,却听不懂别人及自己的讲话,说不出要表达的意思,不理解亦写不出患病前会读、会写的句子等。传统观念认为,失语只能是由大脑皮质语言区损害引起,CT问世后证实,位于优势侧皮质下结构(如丘脑及基底节)病变也可引起失语。

3. 失认　失认是指脑损害时患者并无视觉、听觉、触觉、智能及意识障碍情况下,不能通过某一种感觉辨认以往熟悉的物体,但能通过其他感觉通路进行认识。

4. 失用　要完成一个复杂的随意运动,不仅需要上、下运动神经元和锥体外系及小脑系统的整合,还需有运动的意念,这是联络区皮质的功能。失用是指脑部疾病时患者并无任何运动麻痹、共济失调、肌张力障碍和感觉障碍,也无意识及智能障碍的情况下,不能在全身动作的配合下,正确地使用一部分肢体功能去完成那些本来已经形成习惯的动作,如不能按要求做伸舌、吞咽、洗脸、刷牙等简单动作,但患者在不经意的情况下却能自发地做这些动作。

5. **痴呆**　痴呆是认知障碍的最严重的表现形式，是慢性脑功能不全产生的获得性和持续性智能障碍综合征。智能损害包括不同程度的记忆、语言、视空间功能障碍、人格异常及其他认知（概括、计算、判断、综合和解决问题）能力的降低，患者常常伴有行为和情感的异常，这些功能障碍导致患者日常生活、社会交往和工作能力的明显减退。

6. **其他精神、神经活动的改变**　患者常常表现出语多唠叨、情绪多变、焦虑、抑郁、激越、欣快等精神和神经活动方面的异常改变。

二、认知功能障碍筛查

在评定患者的认知功能障碍之前应首先确定患者有无意识，能否理解评定者的意图，并按要求去做。

（一）意识状态评定

意识状态是高级的认知活动的基础，约40％卒中患者有意识的改变，其评定用格拉斯哥昏迷评分量表（Glasgow coma scale，GCS）。该评定表检测睁眼反应、言语反应和运动反应三项内容。三个方面的分数加总即为昏迷指数（表8-1）。

表 8-1　GCS 评分表

评估项目	得分	临床表现
睁眼反应 （E，eye opening）	4	自然睁眼（spontaneous）：靠近患者时，患者能自主睁眼，术者不应说话、不应接触患者
	3	呼唤会睁眼（to speech）：正常音量呼叫患者，或高音量呼叫，不能接触患者
	2	有刺激或痛楚会睁眼（to pain）：先轻拍或摇晃患者，无反应后予强刺激，如：以笔尖刺激患者第2或第3指外侧，并在10s内增加刺激至最大，强刺激睁眼评2分，若仅皱眉、闭眼、痛苦表情，不能评2分
	1	对于刺激无反应（none）
	0	如因眼肿、骨折等不能睁眼，应以"C"（closed）表示
言语反应 （V，verbal response）	5	说话有条理（oriented）：定向能力正确，能清晰表达自己的名字、居住城市或当前所在地点、当年年份和月份
	4	可应答，但有答非所问的情形（confused）：定向能力障碍，有答错情况
	3	可说出单字（inappropriate words）：完全不能进行对话，只能说简短句或单个字
	2	可发出声音（unintelligible sounds）：对疼痛刺激仅能发出无意义叫声
	1	无任何反应（none）
	T	因气管插管或切开而无法正常发声，以"T"（tube）表示
	D	平素有言语障碍史，以"D"（dysphasic）表示

（续　表）

评估项目	得分	临床表现
运动反应 （M，motor response）	6	可依指令动作（obey commands）：按指令完成2次不同的动作
	5	施以刺激时，可定位出疼痛位置（localize）：予疼痛刺激时，患者能移动肢体尝试去除刺激。疼痛刺激以压眶上神经为金标准
	4	对疼痛刺激有反应，肢体会回缩（withdrawal）
	3	对疼痛刺激有反应，肢体会弯曲（decorticate flexion）：呈"去皮质强直"姿势
	2	对疼痛刺激有反应，肢体会伸直（decerebrate extension）：呈"去脑强直"姿势
	1	无任何反应（no response）

积分范围为3～15分：3分为意识状态最差，15分是正常人的意识状态；不超过8分表示昏迷，超过8分表示无昏迷；小于8分表示脑严重损伤；9～11分表示脑中度损伤；不少于12分表示脑轻度损伤。

（二）用于疾病筛查和诊断的量表

1. 简易精神状态检测（mini mental state examination，MMSE）　见表8-2。

2. 常识-记忆力-注重力测验（information-memory-concentration测试，IMCT）又名Blessed痴呆量表，由Blessed等于1968年编制，是一种常用的筛查认知功能缺损的短小工具。主要检查近记忆、远记忆和注重力。这些能力常在痴呆早期即受累，测验敏感性较好。经改良的中文版共25项，涉及常识、定向、记忆、注重。其中10项与MMSE完全一样，量表内部一致性良好。

3. 画钟测验　对顶叶和额叶损害敏感，常用于痴呆的筛查。画钟测验从正常水沟检出阿尔茨海默病患者的敏感度为86.0%，特异性为96.0%。

表8-2　简易精神状态检测（MMSE）

序号	检查内容	评分
1	今年是公元哪年？	1.0
	现在是什么季节？	1.0
	现在是几月份？	1.0
	今天是几号？	1.0
	今天是星期几？	1.0
2	咱们现在在哪个城市？	1.0
	咱们现在是在哪个区？	1.0
	咱们现在是在什么街？	1.0
	咱们现在是在哪个医院？	1.0
	这里是哪个楼层？	1.0

(续　表)

序号	检查内容	评分
3	我告诉你三种东西,在我说完后,请您重复一遍这三种东西是什么。树、钟、汽车(各1分,共3分)	3、2、1、0
4	100-7=? 连续5次(各1分,共5分)	5、4、3、2、1、0
5	现在请您说出我刚才让您记住的那3样东西(各1分,共3分)	3、2、1、0
6	(出示手表)这是什么东西?	1.0
	(出示笔)这是什么东西?	1.0
7	请您跟我睡:"大家齐心协力拉紧绳"	1.0
8	我给您一张纸,请按照我说的去做,现在开始:"右手拿着纸,两只手将它对折起,放在您的左腿上"(各1分,共3分)	3、2、1、0
9	请您念这句话,并按照上面的意思去做:"闭上您的眼睛"	1.0
10	请您给我写一个完整的句子	1.0
11	(出示图案)请您按照这和样子画下来	1.0
总分		

评分标准参考:每个正确得一分,总分范围为0~30分,正常与不正常的分界值与受教育程度有关,划分痴呆标准:文盲(未接受教育)≤17分;小学程度(受教育年限≤6年)≤20分;中学(包括中专)程度≤22分;大学(包括大专)程度≤23分。

4. 韦氏记忆量表(Wechsler menory scale,WMS)及其中国修订本　WMS反映受试者记忆功能的概况和各方面记忆的特点。分甲乙两个平行版本,由7个分测验组成,在我国的修订本中又增加了3个分测验,主要测长时记忆、时空定向、注意力、短时记忆、图形视觉记忆、图面视觉记忆、语言联想记忆、触知和空间知觉记忆、言语理解记忆等。

5. 世界卫生组织老年成套神经心理测验(World Health Organization-battery of cognitive assessment instrument for elderly,WHO-BCAI)　由听觉词汇学习测验、分类测验、语言测验、运动测验、视觉辨认功能测验、数字连线测验和结构能力测验等7项分测验构成。其特点是专门针对老年人编制,难度适中,适用于不同国家和文化背景的老年人。国内由上海市精神卫生中心老年科引进并完成了中国常规模型的制定。经临床应用,其诊断阿尔茨海默病的敏感度为85.7%,特异度为92.8%。

6. 认知功能障碍的分级　通常采用RLA(Rancho Los Amigos Hospital)标准(表8-3)。

7. Halstead-Reitan神经心理学检查该检查是依据Halstead-Reitan设计的试验进行的,能够科学而客观地评定患者认知功能障碍,但需在专门的心理室内进行,且复杂耗时,临床上不太常用,仅用于有明显认知功能障碍且需严格评定时。

表 8-3　RLA 认知障碍分级

分级	特点	表现
Ⅰ	无反应	患者对刺激完全无反应
Ⅱ	笼统的反应	患者对刺激的反应无特异性、不恒定、也无目的
Ⅲ	集中反应	患者对刺激的反应有特异性，但延迟，且不恒定
Ⅳ	言语、认知障碍及激动	言语功能不全；短期记忆丧失，注意短暂且无选择性；患者有活动增强的状态，出现稀奇古怪、无目的和不相干的行为
Ⅴ	言语、认知障碍但不激动	言语功能不全；记忆注意仍受损，但外表机灵，能对简单的命令发生相对恒定的反应，无激动
Ⅵ	言语、认知障碍，但行为尚适当	言语功能不全；短期记忆有问题，可以重新学习以前学过的东西，但不能学新的作业，患者表现出有针对目的的行为，但需依赖外界的指引
Ⅶ	言语、认知轻度障碍，行为自动和适当	言语能力仍不如病前，短期记忆浅尚能以低于正常的速度学习新事物，但判断仍受损。在熟悉或组织好的环境中能自动地完成每日常规的活动
Ⅷ	言语、认知轻度障碍，行为有目的和适当	言语能力仍不如病前，能回忆和综合过去和目前的事而无困难，但抽象推理能力仍较病前差，患者机灵有定向力，行为有明确的目的

根据检查结果，可以换算出脑的损伤指数(damage quotient，DQ)。

$$DQ = \frac{划入异常的测验数}{总测验数}$$

当 DQ 在 0.00～0.14 为正常；DQ 等于 0.15～0.29 为边缘状态；0.30～0.43 为轻度脑损伤；0.44～0.57 为中度损伤；大于 0.58 时属于重度损伤。

8. 蒙特利尔认知评估(Montreal cognitive assessment，MoCA)　检测项目包括视空间与执行功能、图画名、记忆、注意、言语、抽象、延迟回忆及定向，满分 30 分(表 8-4)。

表 8-4　蒙特利尔认知评估量表(MoCA)

（续　表）

			面孔	天鹅绒	教堂	菊花	红色	
记忆	读出下面词语,后由患者重复 上述过程重复2次;5分钟 后回忆	第一次						不计分
		第二次						
注意	读出下列数字,请患者重复	顺背　2　1　8　5　4　（　）			倒背　7　4　2　（　）			/2
	读出下列数字,每当数字1出 现时,患者必须用手敲打	5　2　1　3　9　4　1　1　8　0　6　2　1　5　1　9　4 5　1　1　1　4　1　9　0　5　1　1　2						/1
	100连续减7	93（　）　86（　）　79（　）　72（　）　65（　）						/3
语言	复述　我只知道今天张亮是来帮过忙的人　　　　　　（　）							/2
	复述　狗在房间的时候,猫总是躲在沙发下面　　　（　）							
	流畅性　在一分钟之内尽可能多地说出动物的名字　　（　）⋯⋯⋯（N≥11名称）							/1
抽象	词语相似性,如香蕉——橘子＝水果	火车——自行车　　　　　（　）						/2
		手表——尺子　　　　　　（　）						
延迟回忆	回忆时不能提示	面孔（　）	天鹅绒（　）	教堂（　）	菊花（　）	红色（　）		/5
	分类提示							
	多选提示							
定向	时间定向	日期（　）	月份（　）	年代（　）	星期几（　）			/6
	空间定向	地点（　）	城市（　）					

记录方法:正确:√　　　　错误:×　　　　　　　　　　　　　　　总分　　/30

满分30分,受教育年限小于12年加1分,26分或以上属于正常。

三、知觉障碍评定

(一)概述

感觉和知觉都是客观事物作用于感觉器官而被认知的初级阶段,但有认识程度的差别,感觉为人脑对客观事物个别属性的简单反映,知觉则是人脑对客观事物各种属性的较完善反映。在日常生活中常合称为感知觉。知觉障碍是指患者对客观事物能够认知,但对其部分属性,如大小比例、形状结构或时间空间的动静关系产生错误的知觉体验。

当病变损伤大脑皮质时,可引起认知功能障碍,出现意识改变、记忆障碍、听力理解异常、空间辨别障碍、失用症、忽略症、失认症、体像障碍、皮质盲、智能减退等。病变部位不同,可有不同的表现,额叶病变时可引起记忆、注意和智能方面的障碍;顶叶病变时可引起空间辨别障碍、失用症、躯体失认、忽略症和体像障碍;枕叶病变时常引起视觉失认和皮质盲;颞叶病变时可引起听觉理解和短期记忆障碍;范围广泛的大脑皮质损伤可出现全面的智能减退并且容易发展为痴呆。

(二)知觉障碍分类及评定

1. 记忆功能障碍评定　与运动有关的认知功能障碍,有记忆和注意能力的障碍,尤其是额叶、颞叶和丘脑附近的病变,因为影响到丘脑前核、边缘系统和乳头体而引起记忆障碍。

一般认为记忆包括如下三个过程:

①识记:是指事物通过感知在脑中留下痕迹。

②保存:是指痕迹的储存免于消失。

③回忆:是指原事物不在时痕迹的重新

出现。

记忆的生理机制是暂时性条件联系的形成和巩固。外界事物刺激产生神经兴奋的电位变化,引起神经细胞中的核糖核酸分子或蛋白质分子结构的变化,使记忆信息得以储存,从而完成识记及保存过程。

上述部位出现损伤时,可出现两种不同类型的记忆障碍,前者仅有短期记忆障碍,后者先有短期记忆障碍后,长期记忆也发生障碍。

(1)记忆的种类

①瞬时记忆:是指当感觉刺激停止后脑中仍能保持瞬间映像的记忆,瞬时记忆保持的时间以毫秒计,最长 1～2s,又称感觉记忆。感觉记忆是人类记忆系统的第一阶段。

②短时记忆:是指信息保持在 1min 内的记忆。在一般情况下,信息在短时记忆中仅能保存 30s 左右,短时记忆的容量称为记忆广度,一般人的容量或储存量为 7±2 个项目。短时记忆是感觉记忆和长时记忆的中间阶段。它对来自感觉记忆和长时记忆储存的信息进行有感识地加工,短时记忆又称工作记忆,它不仅起着暂时保存信息的作用,而且还执行着整个系列的加工与提取过程,翻译的口译过程、查号台的服务、学生听课做笔记等都是短时记忆的功能表现。

③长时记忆:是指信息在头脑中长时间保留的记忆。保留信息的时间在 1min 以上,包括数日、数年直至终生。长时记忆是永久性仓库,其容量几乎无限大,永远不会"仓满为患"。储存在长时记忆中的东西不用时处于一种潜伏状态,只在需要时才被提取到短时记忆中。在长时记忆中储存的内容一般分为陈述性知识和程序性知识两种。前者用于回答"是什么""为什么"的问题,后者则是用于回答"怎么做"的问题。

(2)记忆障碍分类

①记忆减退:记忆功能低于正常,记忆减退是痴呆患者早期出现的特征性表现。

②遗忘:由于脑损伤而致记忆功能受损或丧失,脑外伤患者的遗忘有两种表现形式,即顺行性遗忘和逆行性遗忘。

③虚构:意识清晰背景下出现对既往事件或个人经历的错误叙述。自己对叙述内容只保持松散记忆并需提示(有时可以是自发而持久的),且有夸张倾向,虚构一般见于有器质性基础的遗忘综合征,如 Korsakov 综合征,也可由医源性诱发,但不应与分裂症所涉及的记忆性幻觉或幻想性谎言相混淆。

症状表现为利用想象的没有真实根据的内容来填补记忆缺陷的现象,患者往往通过回忆讲出从未发生过的事情,情节逼真,形象生动,带有荒诞色彩,但转瞬即忘。今天讲的与昨天讲的可能完全不一样,但患者坚信此事确实发生过。

(3)评价

①瞬时记忆的评价:常用的方法为检查注意力的数字广度测验。重复的数字长度在 7±2 为正常,低于 5 为即刻记忆缺陷,亦可连续 100 减 7 再减 7,要求患者说出减 5 次的得数。另一个检查瞬时记忆的方法是检查者说 4 个不相关的词,如苹果、汽车站、足球场、大白菜,速度为每秒 1 个,随后要求患者立即复述,正常者能立即说出 3～4 个词。检查中重复 5 遍仍未答对者为异常。

②短时记忆和长时记忆的评价

A. 可分别于 1min、5min、10min 以后要求患者回忆在检查瞬时记忆时所提的 4 个无关词(苹果、汽车站、足球场、大白菜)。如果回忆困难,可给一些口头提示,如语义、语音或上下文的提示。严重遗忘者不能完全回忆,甚至否认曾提供这些词。

B. 非口语记忆测验可用画图或指物。Rey-Osterreith 复杂图形记忆测验用来检测患者的非口语记忆能力。受试者按要求临摹图案,对受试者记忆功能的测量一般在临摹图案后 10～30min 内进行,即让受试者根据记忆自由地将图案重画出来。指物测验时检查者将 4 件易识别的日常用品如钢笔、钱包、硬币、钥匙藏在目前所在的房间内,要求受试者注意看并记住藏匿的位置。分别于1min、10min以后或检查时间结束时,让受试者指出这些物品藏在哪里。不能指出为异常。

C. 远期记忆测验:可提问个人的重要经历,这需要亲属或知情者证实其准确性,也可问社会重大事件,需要注意患者文化水平及生活经历。

D. 问卷:日常记忆问卷。

2. 注意功能障碍评定 注意的基本功能就是对外部输入信息的一种选择,外部输入的信息非常多,人的信息加工通道容量有限,不可能一下子加工所有信息。注意是心理活动集中指向特定刺激,同时忽略无关刺激的能力。指向性和集中性是注意的基本特征。指向性指在某一瞬间,人们的心理活动有选择地朝向一定对象,从而保证知觉的精确性和完整性。集中性指心理活动停留在一定对象上的强度或紧张度,以保证注意的清晰、完善和深刻。注意是记忆的基础,也是一切意识活动的基础。

(1)注意的品质及其影响因素

①注意的范围:是指在同一时间内一个人所能清楚地把握注意对象的数量,是注意的广度特征。正常成年人能注意到8~9个黑色圆点;4~6个没有关系的外文字母;3~4个几何图形。

②注意的选择:是指心理活动指向具有意义的、符合当前活动需要的特定刺激,同时忽略或抑制无关刺激。

③注意的紧张性:是指心理活动对一定对象的高度集中程度,是注意的强度特征。一个人对于注意对象的浓厚程度的兴趣和爱好、良好的身体和精神状况都有助于保持注意的紧张度,反之亦然。

④注意的持久性:是指注意在某一对象上所能保持时间的长短,是注意的时间特征。但如果注意对象过于复杂、难以理解,那么就容易导致疲劳,引起注意的分散。

⑤注意的转移:是指根据新任务的要求,主动、及时地将注意从一个对象转移到另一个对象。对原来活动的注意紧张程度越高,注意的转移就越困难,转移的速度也越慢。

⑥注意的分配:是指在进行两种或两种以上活动时能同时注意不同的对象。具备这样的能力需要两条件:一是有一种活动达到纯熟的程度以至于不需要太多的注意就能进行;二是同时进行的几种活动之间必须相互关联并形成固定的反应系统。打字需要手和眼配合才能完成一系列动作,只有经过训练建立一定的反应系统后,打字员才能很好地分配注意,快速打字。

(2)注意障碍分型:注意是完成各种作业活动的必要条件。注意功能障碍者不能处理用于顺利进行活动所必要的各种信息。脑损伤后出现的注意障碍可分为:

①觉醒状态低下。

②保持注意障碍:指注意的持久性或稳定性下降。患者不能阅读书报、听课;在康复训练时由于患者不能将注意力长时间保持在所进行的活动上而影响治疗效果。

③选择注意障碍:患者不能有目的地注意符合当前需要的特定刺激及剔除无关刺激。患者很容易受自身或外部环境因素的影响而使注意力不集中,如不能从混放在一起的各种物品中挑出指定的物品。

④转移注意障碍:患者不能根据需要及时地从当前的注意对象中脱离并及时转向新的对象。如果患者是一个学生,则无法交替地听老师讲课和记笔记。在进行康复训练时,患者在指令下从一个动作转换到另一个动作会出现困难。

⑤分配注意障碍:患者不能同时利用所有有用的信息,表现为不能同一时间做两件事。例如,一个偏瘫患者尚可在他人监护下行走,但是当另外一个人从他面前走过并向其打招呼时,患者就会因失去平衡而止步、踉跄甚至摔倒。

（3）注意障碍评价

①反应时间检查：反应时间又称反应时，指刺激作用于机体后到明显的反应开始所需要的时间，即刺激与反应时间的时距。

②注意广度的检查：数字广度测验是最常用的检查方法。如果复述数字达 72 个则为正常，不能复述 5 个或 5 个以下数字的患者，可认为有明显的注意障碍。

③注意持久性的检查：常采用划消测验。即划去指定的数字或字母，如划去下列数字中的 2 和 6 或要求患者划去下列字母中的"A"和"F"，患者操作完毕后，分别统计正确划消数字与错误划消数字，并记录划消时间。根据下列公式计算患者的注意持久性或稳定性指数，并作为治疗前后的自身比较的指标。

指数＝总查阅数/划消时间×（正确划消数－错误划消数）/应划消数

④注意选择性的检查：在外界干扰的情况下，要求患者指向并集中于某一特定对象，干扰可以采用听觉或视觉干扰。

⑤注意转移的检查：

例如：

【第一题】　写两个数，上下持列，然后相加，将和的个位数写在右上方，将上排的数直接移到右下方，如此反复下去。

36921314969……

63921324719……

【第二题】　开始上下两位数与第一题相同，只是将和的个位数写在右下方而把下面的数直接移到右上方。

3695493257……

6954932572……

每隔半分钟发出"变"的口令，受试者在听到命令后立即改做另一题。将转换总数和转换误数进行比较，并记录完成作业所需时间。

⑥注意分配的检查：声光刺激同时呈现，要求受试者对刺激做出判断和反应。

行为观察也是判断患者注意力状况的一种重要方法。与患者交谈时，注意患者的读说和行为，注意力不集中的患者趋向漫谈，常失去谈话主题，不能维持思维的连贯性，或者检查中东张西望，周围环境中的任何变动，都可能引起患者的"探究反应"，LOTCA 成套测验就是根据患者在整个测验过程中的表现对其进行评分。

3. 失用症分类及评定　失用症是指由于大脑皮质的损害而造成的有目的的行为障碍，患者不能正确地计划和执行某些有意识的行为和动作，而此时患者常无运动和感觉障碍，并可以做某些无意识的活动。大脑前运动区损伤可出现失用症，表现为运动程序打乱，不能进行一系列有目的的运动。常见病因为脑血管病变、颅内肿瘤、颅内炎症和颅脑外伤等，意念性失用症的病因多为脑部弥漫性病变。

失用症可分为意念性失用症、运动性失用症、结构性失用症、穿衣失用症、步行失用症、言语失用症和失写症等。

（1）意念性失用症：意念性失用症是指当患者接受一个指令后在形成运动程序的概念上发生异常。其特点是对复杂精细动作失去应有的正确观念，以致各种基本动作的逻辑顺序紊乱。

患者能完成一套动作中的一些分解动作，但不能将各个组成部分合乎逻辑地连贯起来组成一套完整的动作。如让患者用火柴点烟，再把香烟放在嘴上，但患者可能用烟去擦火柴盒，把火柴放进嘴巴当作香烟。患者常给人一种十分漫不经心，听话极不注意的印象，常有智能障碍，生活自理性差，但模仿动作一般无障碍，病变部位常在左侧顶叶后部或缘上回及胼胝体。

检查常用活动逻辑试验进行评定：给患者茶叶、茶壶、开水瓶（盛温水）和茶杯，请其泡茶。如果患者活动逻辑次序紊乱，则为阳性。也可把牙膏、牙刷放在桌上，让患者打开牙膏盖，拿起牙刷，将牙膏挤在牙刷上，然后去刷牙,如果患者动作错乱,则为阳性。

(2)结构性失用症:结构性失用是空间失认的一种失用症,表现为对三维空间结构的感知觉和运动程序之间的障碍。虽然患者有形状知觉,也有辨别觉和定位觉,但患者不能模仿拼出立体结构,即患者的视觉和动觉过程之间发生分离。

结构性失用症根据患者病变部位及其程度不同,其伴发症状也不同。双侧顶叶后部病变可伴有 Gerstmann 综合征(见失认症)中的一个或几个症状;左侧顶叶病变常伴有智能损害和观念性失用症;右侧顶叶或非优势半球顶叶病变,很少伴有智能损害和观念性失用症,但结构性失用症的发生率较高。

视空间关系障碍:包含多种症状,其共同之处在于观察两者之间或者自己与两个或两个以上物品之间的空间位置关系上表现出障碍。视空间损害患者不能或难于确定处在二维或三维空间的物品定位。常见于右半球后部损伤,以顶叶损伤为主。分为图形背景分辨困难、空间定位和空间关系障碍、地形定向障碍、物体恒常性识别障碍共同构成空间关系综合征。

图形背景分辨困难:图形背景知觉是从背景中区别前景或不同形状的能力。这种能力使人们很容易在抽屉里发现要找的东西,可以在开车时能专注道路情况,忽视其他与安全无关的环境与事物。视觉图形背景分辨困难,指患者由于不能忽略无关的视觉刺激和选择必要的对象,因而不能从背景中区分出不同的形状。

检查:①辨认重叠图形:给患者出示一张将三种物品重叠在一起的图片,然后要求患者用手指点或者说出物品的名称,限 1min 完成辨认。②功能检查:可选择在卧室里,从白床单上拿起白色的浴巾或洗脸巾;穿衣时,找到袖子、扣子及衣服的下部;或从一堆物品中找出相应的物品。③画空心十字:给患者纸和笔,请其照着画一个空心十字的图形。

不能完成者为阳性。④用火柴棒拼图:检查者先用火柴棒拼出某种图形,然后请患者照样用火柴棒拼图,不能完成者为阳性。⑤临摹几何图形:请患者在白纸上临摹指定的几何图形,正常者应能正确地将图形画出,没有漏画和加线,空间位置关系正常。轻度和中度障碍者,有漏画和多画的线及空间位置不均匀等错误,但知道所画的是什么图形,并知道画中所存在的问题。重度障碍者不知道要画什么,也不知道画出的是什么图形。

(3)运动性失用症:运动性失用症是最简单的失用症,常见于上肢或舌,发生于上肢时可累及各种动作,如不能刷牙、洗脸、梳头等,也可以动作笨拙的形式出现;发生于舌时,表现为能张口而不能伸舌。运动性失用症病变部位常在非优势侧顶、枕叶交界处。

检查:请患者做扣纽扣、系鞋带、穿针引线等动作,不能完成者即为阳性。

(4)穿衣失用症:是视觉空间失认的一种失用症,指患者不是由于运动障碍或不理解指令而影响穿衣,而是在穿衣的动作、顺序和穿衣的方式方法上错误,致使自己不能穿上衣服。患者不能把连续的动作有机地分解为各个单一动作去执行,结果导致动作不协调,相互干扰。穿衣失用症病变部位常在右侧顶叶。

检查:请患者给玩具娃娃穿衣,不能完成者为阳性。让患者给自己穿衣、系扣、系鞋带,如对衣服的左、右、正、反不分,手穿不进袖子,则为阳性。

(5)步行失用症:步行失用症指患者在不伴有下肢肌力、肌张力和反射异常的情况下出现步行困难,或者患侧瘫痪时健侧肢体的运动出现失控,造成步行障碍。如让患者开始步行,可出现起步困难,甚至不能提腿迈步向前行走,但能越过障碍和上下楼梯;在患者前方放一障碍物,如砖头,他就会迈出第一步,并可向前走,但又不易拐弯。步行失用症病变部位常在运动区皮质的下肢区。

检查:若患者有不能发起迈步动作,但遇到障碍物能够自动越过,遇到楼梯能够上楼,迈步开始后拐弯有困难等异常表现,就可以明确诊断。

4. 失认症分类及评定　失认症是指对视觉、听觉、触觉等感觉途径获得的信息缺乏正确的分析和识别能力,因而造成对感知对象的认识障碍;由知觉功能障碍引起的。如听失认者听到耳后的钟表声,可以判断出有声音的存在,有别于聋,但不能分辨出到底是钟表声、门铃声还是电话铃声。但目前关于知觉障碍的分类很不统一,也缺乏标准的评定方法。虽然患者不能通过某一感觉通路辨识某些事物,但仍旧可以通过其他感觉通路实现对该事物识别的一类症状。也就是说失认症并非由于感觉障碍、智力减退、意识不清、注意力不集中所导致,而是感觉信息向概念化水平的传输和整合过程受到破坏的结果。

失认症包括视觉失认症、触觉失认症、听觉失认症和体觉失认症、Gerstmann 综合征等,常同时伴有忽略症和体像障碍,其病变部位在顶叶、颞叶、枕叶的交界区。当中央后回将初级感觉信息传递到上述区域时,无联系的成分将构成有意义的整体,一旦该区发生病变,引起的障碍就不是简单的感觉障碍,而是感知觉间联系和整合功能受到破坏,出现特异性的高层次的认知功能障碍。

(1)Gerstmann 综合征:是指由四种基本症状组成的神经学障碍。这四种症状包括手指认识不能、左右定向力障碍、失写症(书写不能或书写困难)、失算症(计算不能或计算困难)。

损伤定位:获得性 Gerstmann 综合征又称角回综合征,即损伤优势半球角回病灶所致。

手指失认:检查前先让患者弄清各手指的名称,然后检查者说出不同手指的名称,请患者伸出相应手指,回答不正确者为阳性。以中间三指出现错误多见。

双侧空间失认:检查者叫出左侧或右侧身体某一部分的名称,嘱患者按要求举起相应的部分,回答不正确者为阳性。

失写症:指书写能力丧失,可以表现为不能完成抄写,不能完成听写,不能完成自发性书写三种形式。检查包括自发性书写句子;听写及抄写句子。不能写者为阳性。

失算症:根据损伤部位不同,表现为:①不能理解或书写数字(常与 Wernicke 失语并存)。②能正确认识和理解数字,但不能进行加减乘除运算(常见于 Alzheimer 病患者)。左侧顶叶角回对于计算能力具有重要作用。③笔算障碍(又称空间计算障碍),患者不能列竖式和运算,因右半球损伤所致。评定包括简单运算和较高级水平的运算。患者心算、笔算均有障碍,且完成笔算比心算更觉困难。简单的心算可从 65 开始,每次加 7,直到 100 为止,不能算者为阳性。

(2)视觉失认:是指患者对视觉范围内的空间位置、几何图形、物体、颜色、容貌等的认识障碍,不能辨别其名称和作用,但一经触摸或听到声音或嗅到气味,则常能说出,这种障碍导致患者对方向、距离和位置感觉丧失,给日常生活带来诸多不便。

视觉失认症状常有波动,一时非常严重不能识别某物,一时又完全消失而能够识别。临床上包括物体失认、面容失认、同时失认和颜色失认。常见于左右大脑半球视觉中枢周围的视觉联合区(皮质)或连续视觉联合区与大脑的其他部位的传导束损害,使得视觉信息向高级联合皮质的传递中断。

①物体失认:认知障碍中最常见的症状,指视力和视野正常的情况下,患者不能通过眼睛来识别常用物品。检查时可将梳子、牙刷、牙膏、香皂、钥匙、铅笔、钢笔、手表等物品摆放在一起,检查者说出名称,请患者挑出相应的物品,不能完成者为阳性。如检查者拿一个苹果问患者"这是什么?",患者不认识,

但通过手触摸和嗅觉闻之后知道是苹果。

②面容失认:指脑损伤后不能识别以前熟悉的面孔。患者可以分辨不同的面部表情,但不能分辨他/她是谁。严重时甚至不能认识亲朋好友,或者镜子中的自己。检查时找一些熟人、知名人士和各种表情的照片,请患者辨认,不能完成者为阳性。如面容失认症患者的丈夫来医院探视,当他走进病房时,患者可以认出这是一名男性以及面部特征,但不能认出这是她的丈夫,但当丈夫开口说话时,患者能从声音辨认出他是谁。面容失认常与视野缺损或者其他视觉失认并存,亦可独立存在。

③同时失认:指不能同时完整地识别一个图像。患者在观看一幅动作或者故事图画时可识别局部微小的细节,或一次只能理解或者识别其中的一个方面或一部分,却不能获得整体感,因而不能指出该图画的主题。同时失认是视觉信息的整合障碍,常见有脑血管病,双侧肿瘤引起同时失认也有报道。检查时将各种形状不同的图片平放在桌面上,请患者按要求挑选相应的图片,不能完成者为阳性。

④颜色失认:指患者能感觉和区别两者不同的颜色,但不能将颜色分类,即不能选择或者指出检查者说出的颜色,是颜色信息的提取障碍。患者有颜色命名障碍时不能根据检查者的要求说出颜色的名称。由于不能命名颜色,因此不能将颜色的名称与颜色进行匹配,反之亦然。检查时给患者一张绘有苹果、橘子、香蕉图形的无色图,请患者用彩色笔画上相应的颜色,不正确者为阳性。

(3)触觉失认症:是指患者接触物体时不能说出其大小、形状、质地和用途,即实体辨别觉丧失,但此时检查患者的触觉、温度觉、本体感觉功能正常。触觉失认可累及单手或双手。临床中单纯性触觉失认极少见。

触觉失认与顶叶损伤使躯体感觉皮质与躯体感觉联合皮质以及脑的其他部分失去联系有关。

评定:①深浅感觉即复合感觉检查。②物品的语义相关的物品(铅笔与橡皮)。如果患者根据形态相似来选择如短铅笔和牙签,则回答错误。左右手分别测试。③物品的触觉性命名:将测试用的物品用布遮盖或采用屏风隔断视线。被检查者触摸物品后并描述物品的物理特性。左右手分别测试。④物品的触觉性选择:摆放各种物品,如球、硬币、纽扣、积木、剪刀等。先让患者闭眼用手触摸其中物件,然后放回桌面,再让患者睁眼,从物品中挑出刚刚触摸过的物品。⑤几何图形的触觉性选择:选择10个几何图形,如圆形、正方形、三角形、菱形、五角形、梯形、椭圆、六边形、十字形、八角形。先让患者闭眼触摸其中1块,然后再睁眼,从绘图中找出与刚才触摸过的物品相同的图形。⑥视觉辨别:要求患者看物品图片后对其命名,或语义相关性检查。

结果分析:①手触失认:请患者闭目,用手触摸物体,识别其形状和材料,如金属、布、三角形、日常用品等,不能辨认者为阳性。②皮肤描画失认:请患者闭目,用铅笔或火柴杆在患者皮肤上写数字或画图,不能辨认者为阳性。

(4)听觉失认症:是指患者不能识别一个声音的意义。对以前熟悉的声音不能辨别,如动物的叫声、不同的交通工具所发出的声音和音乐戏曲等,但听觉功能检查正常。听觉失认分为非言语性声音失认和言语性声音失认。

听觉失认症为大脑皮质损伤所致。病因包括脑卒中、脑外伤、肿瘤、感染或代谢异常。言语性声音失认为听觉性言语失认,又称纯词聋,指仅仅不能识别言语声音的意义,而言语声音以外的所有听觉认知包括非言语声音的理解(如阅读理解、书写、自发语等)都被正常保留。

实际上,单纯为非言语性声音失认临床上较少见。大多数患者为混合性即言语性和非言语性听理解障碍同时存在。

评定：①听力检测：可采用粗测或精测方法进行检查。②非言语性声音失认：检查时可在患者背后发出各种不同的声响，如敲门、杯子相碰、拍手等，检查患者能否判断是什么声音。③言语性声音失认：检查包括听理解、阅读理解、书写、自发语、复述、听写等。

结果分析：①环境音失认：请患者听日常熟悉的声音（如雷声、雨声等），并回答是什么声音，回答不正确者为阳性。②失音乐：要求患者听熟悉的音乐或歌曲，然后指出歌曲名称，或者要求患者随着音乐的节奏打拍子，不能完成者为阳性。

（5）半侧空间失认症：又称单侧忽略症，患者对大脑病损对侧的一半视野内的物体的位置关系不能辨认，不论其视野是否完整，患者都可能忽视其左侧的身体和左侧视野内的物体或右侧的身体和右侧视野内的物体。由于患者不会像偏盲者一样有意识地以头部转动带动眼睛来加以补偿视野，所以并非偏盲。

其病变部位常在右侧顶叶，丘脑。

此外，体觉失认症、躯体忽略症和体像障碍都是从不同角度描述患者对自身某一部位的定位能力和注意力的障碍，临床上以单侧肢体的失认或忽略较为多见。例如患者不能意识到其瘫痪侧的肢体或忘记该侧肢体的存在，甚至否认是他本人的，而说成是别人的肢体。这类患者在早期卧床时、变换体位时，常使被忽略的肢体处于非常不利的位置，容易引起肩关节损伤和肢体的挤压，坐轮椅时被忽略的上肢容易被卷进轮子里而致损伤。

检查：①平分直线：在一张白纸上画一条横线，请患者画一垂直短线将横线分为左右两段，不能完成者为阳性。②绘图：请患者画一个钟面，如果将钟面画在纸的一侧，并将1－12的数字集中在一边，则为阳性。③消去数字：将一组阿拉伯数字放在患者面前，请其用笔删去指定的数字（如1和4），如删去一个，另一个未删，即为阳性。

（沈　威　刘初容）

第三节　情绪情感障碍的评定技术

情绪情感是人对于客观事物是否符合人的需要而产生的一种反应。当个人察觉到自己生病失去健康时，容易产生某种痛苦或不适的情绪，尤其是面对严重损害人的功能或威胁生命的疾病，这些负性情绪在一定程度上影响患者的全面康复。对患者情绪情感障碍的评定，能准确掌握患者的心理状况，帮助患者采取积极的应对措施，调整心理环境，这对于患者的康复具有重要的意义。

一、严重伤病后的心理状况

人们在严重伤病，特别是致残后出现的心理变化过程大致经过以下几个阶段：

1. 心理休克　是一种心理防御反应。突然发生的伤病或残疾使得患者来不及应对，表现为麻木、惊呆、出乎意料的镇静与冷淡，表情淡漠，答语简短；对伤残及治疗反应平淡，甚至无动于衷；有时思维混乱、意识可处于蒙眬状态；有时也可能出现某种负性情绪并固着，而后发展为适应不良行为。

2. 焦虑和否认　患者的意识恢复后，往往陷入严重的恐惧和焦虑状态，他们无法面对这个残酷的现实，认为"这不会是我""这不可能"。在预后上确信"只要自己好好接受治疗，就能恢复到以前一样"。这个时期里，患者并无针对身体进行康复的愿望和动力，即使能够被动地参与康复治疗，在长期的康复训练中也容易出现阻抗。

3. 愤怒　当患者意识到伤病已经不可避免或将其病残看作不公正的人祸时，便会产生愤怒情绪，可表现为焦虑烦躁，对自己或他人产生无名怨恨情绪，对亲友和医护人员冷漠、敌视，严重者不能控制自己的情绪，发生毁物、打人或自伤、自残行为。

4. 抑郁 凡躯体病残者均存在抑郁，其程度从轻度悲观至自杀，抑郁的程度往往不由病残的性质和程度决定，而决定于病残者的个性和残疾对个体的特殊意义。可表现为不愉快、自我贬低，对周围环境缺乏兴趣。严重者则长时间、持久地闷闷不乐，自信心丧失，悲观失望，对生活失去兴趣，甚至出现自杀行为。

5. 自卑和自责 患者可能由于社会角色的改变，生活、家庭、事业等方面的损失，病损的长期折磨，以及各种生理功能障碍等因素的影响，产生自悲心理；同时，他们感到自己给亲人和家庭带来了不幸和累赘而自责，因而敏感、多疑，对生活失去热情。

6. 退化 心理危机冲击过后，有的患者可在心理行为上出现退化反应，这也是正常的适应性防御反应。成人表现为以自我为中心、要求多、不配合治疗、嗜睡；而在儿童则表现为类似婴儿的行为，不合作、遗尿等。

7. 适应 大部分患者经过一系列的心理变化和抗争，最终可以接受躯体功能受损的现实，在认知、情感和行为上逐渐适应。他们会重新评价自我，挖掘自己的潜能，寻找并抓住康复机会，积极主动地配合治疗。

二、情绪情感障碍评定

情绪或情感的产生及其强度是由个体的认知评价决定的，患者出现上述种种不良情绪，如果只是暂时的，是人类正常的情绪反应；如长时间不能缓解，则严重影响康复效果甚至影响患者的人身安全，须及早发现，做出正确评定，以便采取及时干预措施。临床上常见的情绪情感障碍有抑郁与焦虑两种。

1. 抑郁量表 抑郁既是一种客观存在的心理问题，又是个人对自身状态的主观感受，由此对抑郁的评价可采用由医生或其他人员对被试者进行评价或由被试者自行完成对自身的评价两种方式。

（1）汉密尔顿抑郁量表（Hamilton depression scale，HAMD）：这是目前国内外最常采用的由医务人员进行抑郁评定的量表。评定方法是由主试者根据对患者的观察圈出相应分数，总分最高为 76 分。做一次评定需要 15～20min。总分≤7 分：正常；总分在 8～17 分：可能有轻度抑郁；总分在 18～24 分：可能有中度抑郁；总分≥25：可能有重度抑郁（表 8-5）。

表 8-5 汉密尔顿抑郁量表（HAMD）

序号	评定项目	评分标准
1	抑郁情绪	0. 未出现
		1. 只在问到时才描述
		2. 在访谈中自发地描述
		3. 不用言语也可以从表情、姿势、声音或欲哭中流露出这种情绪
		4. 患者的自发言语和非语言表达（表情、动作）几乎完全表现为这种情绪
2	有罪感	0. 未出现
		1. 责备自己，感到自己已连累他人
		2. 认为自己犯了罪，或反复思考以往的过失和错误
		3. 认为疾病是对自己错误的惩罚，或有罪恶妄想
		4. 罪恶妄想伴有指责或威胁性幻想

（续　表）

序号	评定项目	评分标准
3	自杀	0. 未出现 1. 觉得活着没有意义 2. 希望自己已经死去,或常想与死亡有关的事 3. 消极观念(自杀念头) 4. 有严重自杀行为
4	入睡困难	0. 入睡无困难 1. 主诉入睡困难,上床半小时后仍不能入睡(要注意平时患者入睡的时间) 2. 主诉每晚均有入睡困难
5	睡眠不深	0. 未出现 1. 睡眠浅多噩梦 2. 半夜(晚12点钟以前)曾醒来(不包括上厕所)
6	早醒	0. 未出现 1. 有早醒,比平时早醒1h,但能重新入睡 2. 早醒后无法重新入睡
7	工作和兴趣	0. 未出现 1. 提问时才诉说 2. 自发地直接或间接表达对活动、工作或学习失去兴趣,如感到无精打采,犹豫不决,不能坚持或需强迫自己去工作或劳动 3. 病室劳动或娱乐不满3h 4. 因疾病而停止工作,住院病者不参加任何活动或者没有他人帮助便不能完成病室日常事务
8	迟缓	0. 思维和语言正常 1. 精神检查中发现轻度迟缓 2. 精神检查中发现明显迟缓 3. 精神检查进行困难 4. 完全不能回答问题(木僵)
9	激越	0. 未出现异常 1. 检查时有些心神不定 2. 明显心神不定或小动作多 3. 不能静坐,检查中曾起立 4. 搓手、咬手指、头发、咬嘴唇
10	精神焦虑	0. 无异常 1. 问及时诉说 2. 自发地表达 3. 表情和言谈流露出明显忧虑 4. 明显惊恐

(续 表)

序号	评定项目	评分标准
11	躯体性焦虑	0. 未出现
		1. 轻度
		2. 中度,有肯定的上述症状
		3. 重度,上述症状严重,影响生活或需要处理
		4. 严重影响生活和活动
12	胃肠道症状	0. 未出现
		1. 食欲减退,但不需他人鼓励便自行进食
		2. 进食需他人催促或请求和需要应用泻药或助消化药
13	全身症状	0. 未出现
		1. 四肢,背部或颈部沉重感,背痛、头痛、肌肉疼痛、全身乏力或疲倦
		2. 症状明显
14	性症状	0. 无异常
		1. 轻度
		2. 重度
		不能肯定,或该项对被评者不适合(不计入总分)
15	疑病	0. 未出现
		1. 对身体过分关注
		2. 反复考虑健康问题
		3. 有疑病妄想,并常因疑病而去就诊
		4. 伴幻觉的疑病妄想
16	体重减轻	按 A 或 B 评定
		A. 按病史评定:
		0. 不减轻
		1. 患者诉可能有体重减轻
		2. 肯定体重减轻
		B. 按体重记录评定:
		0.1 周内体重减轻 0.5kg 以内
		1.1 周内体重减轻超过 0.5kg
		2.1 周内体重减轻超过 1kg
17	自知力	0. 知道自己有病,表现为忧郁
		1. 知道自己有病,但归咎伙食太差、环境问题、工作过忙、病毒感染或需要休息
		2. 完全否认有病

总分

1. 第(8)项:迟缓:指思维和言语缓慢,注意力难以集中,主动性减退。

2. 第(11)项:躯体性焦虑:指焦虑的生理症状,包括口干、腹胀、腹泻、打嗝、腹绞痛、心悸、头痛、过度换气和叹息,以及尿频和出汗等。

3. 第(14)项:性症状:指性欲减退,月经紊乱等。

（2）抑郁自评量表（self-rating depression scale，SDS）：这是由 Zung 于 1965 年编制而成的，它能全面、准确、迅速地反映被试者的抑郁状态及有关症状的严重程度和变化。该自评量表操作简便，容易掌握，不受年龄、性别、经济状况等因素影响，适用于各种职业、文化阶层及年龄段的正常人或各类神经症、精神病患者。评分标准：标准分＝总粗分× 1.25 后取整。结果解读：标准分（中国常模）：53～62 为轻度抑郁，63～72 为中度抑郁，得分大于 72 为重度抑郁（表 8-6）。

表 8-6 抑郁自评量表（SDS）

根据您最近一周的实际感受，选择相应的数字，填在答题纸上对应的题号旁。填答时间为 10min。

题号	题目	选项			
		从无	有时	经常	总是如此
1	我感到情绪沮丧，郁闷	1	2	3	4
2	我感到早晨心情最好	4	3	2	1
3	我要哭或想哭	1	2	3	4
4	我夜间睡眠不好	1	2	3	4
5	我吃饭像平时一样多	4	3	2	1
6	我的性功能正常	4	3	2	1
7	我感到体重减轻	1	2	3	4
8	我为便秘烦恼	1	2	3	4
9	我的心跳比平时快	1	2	3	4
10	我无故感到疲劳	1	2	3	4
11	我的头脑像往常一样清楚	4	3	2	1
12	我做事情像平时一样不感到困难	4	3	2	1
13	我坐卧不安，难以保持平静	1	2	3	4
14	我对未来感到有希望	4	3	2	1
15	我比平时更容易激怒	1	2	3	4
16	我觉得决定什么事很容易	4	3	2	1
17	我感到自己是有用的和不可缺少的人	4	3	2	1
18	我的生活很有意义	4	3	2	1
19	假如我死了，别人会过得更好	1	2	3	4
20	我仍旧喜爱自己平时喜爱的东西	4	3	2	1

【计分方式】

该量表包含 20 个题目，选项为四点评分，"从无"计 1 分，"有时"计 2 分，"经常"计 3 分，"总是如此"计 4 分。

其中 2、5、6、11、12、14、16、17、18、20 为反向计分题目。

总分为各题目得分相加求和。得分越高，代表抑郁程度越严重。

2. 焦虑量表 焦虑是一种情感表现，当人们面对潜在的或真实的危险或威胁时，都会产生的情感反应。绝大多数由一定原因引起、可以理解的、适度的焦虑，属于正常焦虑。失去焦虑反应的人倒是不正常的，主要分为惊恐障碍和广泛性焦虑两种。常用焦虑评定量表有汉密尔顿焦虑量表（Hamilton anxiety scale，HAMA）、焦虑自评量表（self-rating anxiety scale，SAS）等（表 8-7，表 8-8）。

表 8-7 汉密尔顿焦虑量表(HAMA)

测评指导:应由经过训练的两名评定员对被评定者进行 HAMA 联合检查。一般采用交谈与观察方式,待检查结束后,两名评定员分别独立评分。

评定的五个等级:0—无症状,1—轻度,2—中度,3—重度,4—极重。

条目	症状表现	得分
1. 焦虑心境	担心、担忧,感到有最坏的事将要发生,容易激惹	
2. 紧张	紧张感、易疲劳、不能放松、情绪反应,易哭、颤抖、感到不安	
3. 害怕	害怕黑暗、陌生人、一人独处、动物、乘车或旅行及人多的场合	
4. 失眠	难以入睡、易醒、睡得不深、多梦、夜惊、醒后感疲倦	
5. 认知功能	或称记忆、注意障碍,注意力不能集中,记忆力差	
6. 抑郁心境	丧失兴趣、对以往爱好缺乏快感、抑郁、早醒、昼重夜轻	
7. 躯体性焦虑	肌肉系统:肌肉酸痛、活动不灵活、肌肉抽动、肢体抽动、牙齿打颤、声音发抖	
8. 躯体性焦虑	感觉系统:视物模糊、发冷发热、软弱无力感、浑身刺痛	
9. 心血管系统	心动过速、心悸、胸痛、心管跳动感、昏倒感、心搏脱漏	
10. 呼吸系统症状	胸闷、窒息感、叹息、呼吸困难	
11. 胃肠道症状	吞咽困难、嗳气、消化不良(进食后腹痛、腹胀、恶心、胃部饱感)、肠动感、肠鸣、腹泻、体重减轻、便秘	
12. 生殖泌尿神经系统症状	尿意频数、尿急、停经、性冷淡、早泄、阳痿	
13. 自主神经系统症状	口干、潮红、苍白、易出汗、起鸡皮疙瘩、紧张性头痛、毛发竖起	
14. 会谈时行为表现	(1)一般表现:紧张、不能松弛、忐忑不安、咬手指、紧紧握拳、摸弄手帕、面肌抽动、不宁顿足、手发抖、皱眉、表情僵硬、肌张力高、叹气样呼吸、面色苍白 (2)生理表现:吞咽、打呃、安静时心率快、呼吸快(20/min 以上)、腱反射亢进、震颤、瞳孔放大、眼睑跳动、易出汗、眼球突出	

结果分析:受测者总分为

总分范围	结果分析
0～7 分	没有焦虑
7～14 分	可能有焦虑
14～21 分	肯定有焦虑
21～29 分	肯定有明显焦虑
29 分以上	严重焦虑

表 8-8　焦虑自评量表(SAS)

序号	题目	没有或很少时间有(A)	有时有(B)	大部分时间有(C)	绝大部分或全部时间都有(D)
1	我觉得比平常容易紧张和着急	1	2	3	4
2	我无缘无故地感到害怕	1	2	3	4
3	我容易心里烦乱或觉得惊恐	1	2	3	4
4	我觉得我可能将要发疯	1	2	3	4
5	我觉得一切都很好,也不会发生什么不幸	4	3	2	1
6	我手脚发抖打颤(手足颤抖)	1	2	3	4
7	我因为头痛、颈痛和背痛而苦恼	1	2	3	4
8	我感觉容易衰弱和疲乏	1	2	3	4
9	我觉得心平气和,并且容易安静坐着	4	3	2	1
10	我觉得心跳很快	1	2	3	4
11	我因为一阵阵头晕而苦恼	1	2	3	4
12	我有晕倒发作或觉得要晕倒似的	1	2	3	4
13	我呼气吸气都感到很容易	4	3	2	1
14	我手脚麻木和刺痛(手足刺痛)	1	2	3	4
15	我因为胃痛和消化不良而苦恼	1	2	3	4
16	我常常要小便	1	2	3	4
17	我的手常常是干燥温暖的	4	3	2	1
18	我脸红发热	1	2	3	4
19	我容易入睡并且一夜睡得很好	4	3	2	1
20	我做噩梦	1	2	3	4
总分					

计分:1. 正向计分题 A、B、C、D 按 1、2、3、4 分计;

2. 反向计分题按 4、3、2、1 分计。反向计分题号:5、9、13、17、19。

3. 结果分析:将 20 个项目的各个得分相加,即得总粗分。标准分等于总粗分乘以 1.25 后的整数部分。分值越小越好。

4. 标准分正常上限参考值为 50 分。标准总分 50～59 为轻度焦虑,60～69 为中度焦虑,70 分以上为重度焦虑。

在康复医学中,最常出现的不良情绪就是焦虑和抑郁,作为康复治疗师,通过对患者情绪功能的评定能够准确掌握患者的心理状况,帮助患者采取积极应对措施,调整心理环境,对患者的康复具有积极意义。

（杨　慧　曾昭龙）

第 9 章　日常生活活动能力、生存质量评定技术

第一节　日常生活活动能力评定技术

一、背景知识

日常生活活动（activities of daily living，ADL）分为基础性日常生活活动（basic activities of daily living，BADL）和工具性日常生活活动（instrumental activities of daily living，IADL）。

BADL 是指人维持最基本的生存和生活所必需的每日反复进行的活动，包括自理活动和功能性移动两类；自理活动包括进食、梳妆、洗漱、洗澡、如厕、穿衣等，功能性移动包括翻身、从床上坐起、转移、行走、驱动轮椅和上下楼梯等。

IADL 是指人维持独立生活所必需的一些活动，包括使用电话、购物、做饭、家务处理、洗衣、服药、使用交通工具、处理突发事件以及在社区内的休闲活动等，这些活动需要使用一些工具才能完成。

目前应用最多的是 Barthel 指数，产生于 20 世纪 50 年代中期，是由美国 Florence Mahoney 和 Dorothy Barthel 设计并应用于临床，当时称为 Maryland 残疾指数。20 世纪 60 年代中期文献报告正式称其为 Barthel 指数，并一直沿用至今，是美国康复医疗机构常用的方法。20 世纪 70 年代后期，我国许多医院也开始应用该指数来评定患者的 ADL 能力。Barthel 指数评定简单，操作性强，可信度高，灵敏度也高，是目前临床上应用最广、研究最多的一种 ADL 能力的评定方法，它不仅可以用来评定治疗前后的功能状况，而且可以预测治疗效果、住院时间及预后状况。

Barthel 指数包括 10 项内容，根据是否需要帮助及帮助程度分为 0 分、5 分、10 分、15 分四个功能等级，总分为 100 分。1993 年，国外学者又提出一种改良 BI，称为 MBI（modified Barthel index），将评分更加细化，认为 MBI 可预测患者将来的恢复程度。

二、项目实施

1. 运用 Barthel 指数评定量表评定患者 ADL 能力，其评分标准见表 9-1。

2. 结果判断　总分小于 20 分为极严重功能缺陷，生活完全需要依赖；20～40 分为生活需要很大帮助；41～60 分为生活需要帮助；超过 60 分为生活基本自理。

Barthel 指数得分在 40 分以上者康复治疗的效果最明显，康复效益最大。但需要注意的是，评定结果得分越高，表明患者独立性越强、依赖性越小。若得分达到 100 分，这并不说明患者能完全独立生活、面对社会，这只能说明患者可以生活自理，不需要别人的照顾而已。因为评定内容里并没有涉及烹饪、料理家务和与他人接触等方面的能力，也许这些能力患者都不具备或已丧失。

表 9-1 Barthel 指数评定量表

项目	分类	评分
进食	依赖	0
	需部分帮助:能吃任何食物(但需要搅拌、夹菜等)或较长时间才能完成	5
	自理:能使用必要的辅助器具,完成整个进食过程	10
穿衣	依赖	0
	需部分帮助:在适当的时间内或指导下,能完成至少一般的工作	5
	自理:能独立穿、脱各类衣裤(穿鞋袜、系扣、拉拉链等)和穿、脱矫形鞋或支具	10
大便控制	失禁:无失禁,但有昏迷	0
	偶尔失禁:每周≤1 次,或在帮助下需要使用灌肠剂、栓剂或器具	5
	能控制:在需要时,可独立使用灌肠剂或栓剂	10
小便控制	失禁:需他人导尿或无失禁,但有昏迷	0
	偶尔失禁:每 24 小时≤1 次,每周>1 次;或需要辅助器具的帮助	5
	能控制:在需要时能使用集尿器,并清洗	10
上下楼梯	依赖	0
	需要帮助:在语言指导或体力的帮助下,上、下一层楼	5
	自理:在辅助器具的帮助下,独立完成上、下一层楼	10
如厕	依赖	0
	需部分帮助:指在穿脱裤子、清洗会阴或保持平衡时,需要指导或帮助	5
	自理:能独立进出厕所,如使用便盆时,会清洗便盆	10
修饰	依赖或需要帮助	0
	自理:可独立完成洗脸、刷牙、梳头、刮脸等	5
洗澡	依赖或需要帮助	0
	自理:自己能安全进出浴池,进行擦浴、盆浴和淋浴,完成整个洗澡过程	5
转移	依赖:不能坐起,或使用提升机	0
	需大量帮助:能坐起,但需要两个人帮助	5
	需小量帮助:需言语指导、监督或一个人帮助	10
	自理:能独立进行轮椅/床、轮椅/椅子、轮椅/坐便器之间的转移	15
行走	依赖:不能行走	0
	需大量帮助:可使用轮椅行走 45m,及进出厕所	5
	需小量帮助:可在指导、监督或体力的帮助下,行走 45m 以上	10
	自理:可独立行走(或使用辅助器下)45m 以上,但排除使用轮助行器	15

3. 注意事项

(1)Barthel 指数应记录"患者能做什么",而不是可能或应达到什么程度。其主要目的是确定患者在有无任何体力或智力帮助的情况下所获得的自理程度。

(2)应让患者在正常的生活过程中和适当的环境中评定某项功能。例如,评定穿衣技能、上厕所的技能时,应观察其能否处理穿衣、如厕等事情。

(3)评定的结果是反映患者每日内完成

的情况,虽然周期较长,但为了说明问题是必要的。

(4)只要患者不需要他人的帮助,即使使用辅助器具也可视为自理。

三、知识拓展

ADL量表的选用:临床上选择ADL量表首先要从内容、信度、效度、简明及实用性等方面考虑,如单纯评定BADL时宜选用Barthel指数、PULSES、Katz指数、修订的Kenny自理评定等;除需了解BADL情况外尚需了解认知功能时可选FIM量表;若需单纯了解患者的ADL情况时应选择FAQ;但若需同时了解BADL及IADL时,则采用我国陶寿熙的量表和RDRS是比较合适的。

以上ADL评定量表主要适用于成人。儿童由于在各年龄段的生长发育水平不同,其运动、感知和认知等能力均不相同。如用上述评定量表去评定不同年龄的儿童,可因儿童发育未达到该阶段而不能完成相应活动,故不能反映真实情况。最好选用适合不同年龄儿童使用的ADL量表,如功能独立性测量(FIM)儿童版,亦可参照儿童不同年段的各种能力发育情况进行综合评定。

第二节　生存质量评定

生存质量又称为生活质量、生命质量,广义的生存质量是指人类生存的自然条件和社会条件的优劣状态。内容包括国民收入、健康、教育、营养、环境、社会服务和社会秩序等方面。WHO在1997年将生存质量定义为:在不同的文化背景及价值体系中,生活的个体对他们的目标、愿望、标准以及与自身相关的事物的生存状况的认识体验。因此,生存质量不仅包括健康状况和物质生活水平,更包括精神、心理方面的状态。

生存质量是相对于生命数量(寿命)而言的概念,是个体的主观评价。在医学领域中,生存质量是指个体生存水平和体验,它反映了病伤残患者在不同程度伤残的情况下,维持自身躯体、精神以及使社会生活处于一种良好状态的能力和素质。

生存质量包括身体功能状态、心理与社会满意度、健康感觉以及与疾病相应的自觉症状等广泛的领域,其测量必须包括主观指标。生存质量的评定体现了健康新概念,即人们在躯体上、精神上及社会生活中处于一种完好的状态,而不仅仅是没有患病和衰弱。它是一个以健康概念为基础,包含生物医学和社会、心理等内容的集合概念能够更全面地反映健康状况,它的资料应由被测试者提供。生存质量评定的适应人群较广适用于各种患者和残疾人。

生存质量最初只是作为一个政治口号或社会学指标被提出,直到20世纪70年代后期,由于逐渐认识到康复不仅要达到ADL最大限度的自理,还包含精神、心理、社会、文化等要素的全面提升,康复医学领域才开始重视生存质量对人的健康的影响,并将生存质量的评定作为康复评定的重要组成部分而加以重视。

一、评定目的

生存质量评定的主要目的:

1.了解患者的综合健康状况、社会的经济和医疗卫生水平对于特殊人群,如老年人、慢性病患者和残疾者等。

2.了解患者的病情,制定相应的康复治疗计划。

3.对于残疾者生存质量的评定有更多的意义,包括了解残疾状态变化,发现导致障碍的原因,确定残疾者的需求,依据评定结果而确立康复治疗目标,制订康复治疗计划。

二、评定方法

(一)生存质量评定的实施方法

对生存质量进行评定时,应采用具有较高信度和效度的标准化量表,具体实施包括以下方法:

1. 观察法 由评定者按量表项目直接观察患者表现而进行评分。观察法一般用于不能作答或难以提供可靠信息的患者,如精神病患者、痴呆患者和植物人等。

2. 询问法 评定者根据标准的 QOL 评定量表的有关项目,以谈话的形式向患者或家属询问患者对有关问题的主观感受,填写 QOL 量表。提问时应避免诱导患者的思路而影响评定结果的准确性,必要时可由两名评定者共同参加调查。

3. 自我报告法 由患者直接填写量表,回答有关问题,此方法能直接反映患者的思考方法。若出现调查项目的内容不能被理解的情况,由评定者提供适度的提示。

(二)常用的生存质量评定量表

生存质量评定的内容目前尚未形成统一的标准,不同的评定量表的内容有较大的差异。一般认为,生存质量评定的内容应包括躯体方面的功能活动、社会活动能力、心理状态、健康感受、认知能力等方面。生存质量较常用的标准化量表有以下几种:

1. 世界卫生组织生存质量测定简表 (WHO/QoL-26) 是世界卫生组织的 15 个成员国历时 5 年编制的 WHO/QOL-100 的简化版(WHOQOL-BREF),包括躯体功能、心理状况、社会生活、环境条件及综合等 5 个领域的 26 个项目。每一项的被选答案分 5 个等级,如"很不满"至"很满意","很差"至"很好"。

2. 健康状况调查简表(the Mos 36-item short form health survey, SF-36) 是在 1988 年 Stewartse 研制的医疗结局研究量表 (medical outcomes study-short form, MOS-

SF)的基础上,由美国波士顿健康研究发展而来。1991 年浙江大学医学院社会医学教研室翻译了中文版的 SF-36,被广泛应用于普通人群的生存质量测定、临床试验效果评价以及卫生政策评估等领域。SF-36 作为简明健康调查问卷,它从生理功能、生理职能、躯体疼痛、一般健康状况、精力、社会功能、情感职能以及精神健康等 8 个方面全面概括了被调查者的生存质量(表 9-2)。

(1)生理功能(physical functioning, PF):测量健康状况是否妨碍了正常的生理活动。用第 3 个问题来询问 PF。

(2)生理职能(role-physical, RP):测量由于生理健康问题所造成的职能限制。

(3)躯体疼痛(bodily pain, BP):测量疼痛程度以及疼痛对日常活动的影响。

(4)一般健康状况(general health, GH):测量个体对自身健康状况及其发展趋势的评价。

(5)精力(vitality, VT):测量个体对自身精力和疲劳程度的主观感受。

(6)社会功能(social functioning, SF):测量生理和心理问题对社会活动的数量和质量所造成的影响,用于评价健康对社会活动的效应。

(7)情感职能(role-emotional, RE):测量由于情感问题所造成的职能限制。

(8)精神健康(mental health, MH):测量四类精神健康项目,包括激励、压抑、行为或情感失控、心理主观感受。

除了以上 8 个方面外,SF-36 还包含另一项健康指标:健康变化(health transition, HT),用于评价过去一年内健康状况的总体变化情况。

SF-36 得分的计算应首先根据患者对 9 个方面所包含问题的回答情况给出实际得分,然后通过以下换算公式将各方面得分转换成百分制:

$$换算得分 = \frac{实际得分 - 该方面的可能最低得分}{该方面的可能最高得分 - 可能最低得分} \times 100$$

每个问题的实际得分根据相关的操作指南进行评分,每一方面转换后的得分最高100分,最低0分,得分越高则所代表的功能损害越轻、生存质量越好。

表9-2　SF-36

① 生理功能(physical functioning,PF)

问题条目:3		
(1)重体力活动(如跑步、举重物、激烈运动等)		
(2)适度活动(如移桌子、扫地、做操等)		
(3)手提日杂用品(如买菜、购物等)		
(4)上几层楼梯		
(5)上一层楼梯		
(6)弯腰、屈膝、下蹲		
(7)步行1500m左右的路程		
(8)步行800m左右的路程		
(9)步行约100m的路程		
(10)自己洗澡、穿衣		
条目编码及计分		
答案	条目编码	条目计分
有很多限制	1	1
有一点限制	2	2
根本没限制	3	3
计分及换算		
将各个条目得分相加得实际得分,再按下式算得最终得分PF。PF得分越高,健康状况越好 $$PF = \frac{实际得分 - 10}{20} \times 100$$		

② 生理职能(role-physical,RP)

问题条目:4		
(1)减少了工作或其他活动的时间		
(2)本来想要做的事情只能完成一部分		
(3)想要做的工作或活动的种类受到限制		
(4)完成工作或其他活动有困难(比如,需要额外的努力)		
条目编码及计分		
答案	条目编码	条目计分
有	1	1
没有	2	2
计分及换算		
将各个条目得分相加得实际得分,再按下式算得最终得分RP。RP得分越高,健康状况越好 $$RP = \frac{实际得分 - 4}{4} \times 100$$		

③躯体疼痛(bodily pain,BP)

问题条目:7,8
7. 在过去四个星期里,您有身体上的疼痛吗
8. 在过去四个星期里,身体上的疼痛影响您的正常工作吗(包括上班工作和家务活动)

条目 7 的编码及计分

答案	条目编码	条目计分
根本没有疼痛	1	6.0
有很轻微疼痛	2	5.4
有轻微疼痛	3	4.2
有中度疼痛	4	3.1
有严重疼痛	5	2.2
有很严重疼痛	6	1.0

条目 8 的编码及计分——如果对条目 7 和 8 均做了回答

答案	如果条目 8 的编码为	且条目 7 的编码为	那么条目 8 的计分为
根本没有影响	1	1	6
根本没有影响	1	2 至 6	5
有一点影响	2	1 至 6	4
有中度影响	3	1 至 6	3
有较大影响	4	1 至 6	2
有极大影响	5	1 至 6	1

条目 8 的编码及计分——如果对条目 7 没有做回答

答案	条目编码	条目计分
根本没有影响	1	6.0
有一点影响	2	4.75
有中度影响	3	3.5
有较大影响	4	2.25
有极大影响	5	1.0

计分及换算

将各个条目得分相加得实际得分,再按下式算得最终得分 BP。BP 得分越高,健康状况越好

$$BP=\frac{实际得分-2}{10}\times100$$

④一般健康状况(general health,GH)

问题条目:1,10
1. 总体来讲,您的健康状况是
10.1 我好像比别人容易生病
10.2 我跟我认识的人一样健康
10.3 我认为我的健康状况在变坏
10.4 我的健康状况非常好

条目 1,10.1-10.4 的编码及计分

问题条目 1	答案	条目编码	条目计分
	非常好	1	5.0
	很好	2	4.4
	好	3	3.4
	一般	4	2.0
	差	5	1.0
问题条目 10.1,10.3	答案	条目编码	条目计分
	绝对正确	1	1
	大部分正确	2	2
	不能肯定	3	3
	大部分错误	4	4
	绝对错误	5	5
问题条目 10.2,10.4	答案	条目编码	条目计分
	绝对正确	1	5
	大部分正确	2	4
	不能肯定	3	3
	大部分错误	4	2
	绝对错误	5	1

计分及换算

将各个条目得分相加得实际得分,再按下式算得最终得分 GH。GH 得分越高,健康状况越好

$$GH = \frac{实际得分-5}{20} \times 100$$

⑤精力（vitality，VT）

问题条目:9.1,9.5,9.7,9.9			
9.1 您觉得生活充实吗			
9.5 您精力充沛吗			
9.7 您觉得筋疲力尽吗			
9.9 您感觉疲劳吗			
条目的编码及计分			
问题条目 9.1,9.5	答案	条目编码	条目计分
	所有的时间	1	6
	大部分时间	2	5
	比较多时间	3	4
	一部分时间	4	3
	小部分时间	5	2
	没有此感觉	6	1
问题条目 9.7,9.9	答案	条目编码	条目计分
	所有的时间	1	1
	大部分时间	2	2
	比较多时间	3	3
	一部分时间	4	4
	小部分时间	5	5
	没有此感觉	6	6
计分及换算			
将各个条目得分相加得实际得分,再按下式算得最终得分 VT。VT 得分越高,健康状况越好			
$$VT = \frac{实际得分 - 4}{20} \times 100$$			

⑥社会功能（social functioning，SF）

问题条目:6,9.10			
6. 在过去的四个星期里,您的身体健康或情绪不好在多大程度上影响了您与家人、朋友、邻居或集体的正常社交活动			
9.10 您的健康限制了您的社交活动(如走亲访友)吗			
条目的编码及计分			
问题条目 6	答案	条目编码	条目计分
	根本没有影响	1	6
	很少有影响	2	5
	有中度影响	3	4
	有较大影响	4	3
	有极大影响	5	2

（续　表）

问题条目9.10	答案	条目编码	条目计分
	所有的时间	1	1
	大部分时间	2	2
	比较多时间	3	3
	一部分时间	4	4
	小部分时间	5	5
	没有此感觉	6	6
计分及换算 将各个条目得分相加得实际得分,再按下式算得最终得分 SF。SF 得分越高,健康状况越好 $$SF = \frac{实际得分-2}{8} \times 100$$			

⑦情感职能（role-emotional,RE）

问题条目:5
(1)减少了工作或其他活动的时间
(2)本来想要做的事情只能完成一部分
(3)做工作或其他活动不如平时仔细

条目的编码及计分

答案	条目编码	条目计分	
有	1	1	
没有	2	2	
计分及换算 将各个条目得分相加得实际得分,再按下式算得最终得分 RE。RE 得分越高,健康状况越好 $$RE = \frac{实际得分-3}{3} \times 100$$			

⑧精神健康（mental health,MH）

问题条目:9.2,9.3,9.4,9.6,9.8
9.2 您是一个精神紧张的人吗
9.3 您感到垂头丧气,什么事都不能使您振作起来吗
9.4 您觉得平静吗
9.6 您的情绪低落吗
9.8 您是个快乐的人吗

条目的编码及计分

问题条目 9.2,9.3,9.6	答案	条目编码	条目计分
	所有的时间	1	1
	大部分时间	2	2

（续　表）

问题条目 9.2,9.3,9.6	答案	条目编码	条目计分
	比较多时间	3	3
	一部分时间	4	4
	小部分时间	5	5
	没有此感觉	6	6
问题条目 9.4,9.8	答案	条目编码	条目计分
	所有的时间	1	6
	大部分时间	2	5
	比较多时间	3	4
	一部分时间	4	3
	小部分时间	5	2
	没有此感觉	6	1

计分及换算

将各个条目得分相加得实际得分,再按下式算得最终得分 MH。MH 得分越高,健康状况越好。

$$MH = \frac{\text{实际得分} - 5}{25} \times 100$$

⑨健康变化(health transition,HT)

问题条目:2

2. 跟一年前相比,您觉得您现在的健康状况是

条目的编码及计分

答案	条目编码	条目计分
比一年前好多了	1	5
比一年前好一些	2	4
和一年前差不多	3	3
比一年前差一些	4	2
比一年前差多了	5	1

计分及换算:

将各个条目得分相加得实际得分,再按下式算得最终得 HT。HT 得分越高,健康状况越好。

$$HT = \frac{\text{实际得分} - 1}{4} \times 100$$

3. 健康生存质量表(quality of well-being scale,QWB)　由 Kaplan 于 1967 年提出,项目覆盖日常生活活动、行动、躯体性功能活动、社会功能活动等方面,比较全面。其指标定义清晰明确,权重较合理。

4. 生活满意度量表(life satisfaction rating scales,LSR)　此表是一种常用的、主观的生存质量评定方法,评定时,让患者仔细

阅读 20 个项目然后在符合自己意见的分数上做出标记,满分 20 分,正常者为 12 分,评分越高说明生存质量越佳。

5. 疾病影响程度量表(sickness impact profile,SIP)　包含 12 个方面 136 个问题,覆盖活动能力、独立能力、情绪行为、警觉行为、饮食、睡眠、休息、家务、文娱活动等方面,用以判断伤病对躯体、心理、社会健康造成的影响。

(沈　威　张瑞先　曾昭龙)

第10章 常见并发症的评定技术

第一节 压疮的评定技术

一、概述

压疮,又称压迫性溃疡,俗称褥疮,是指不同程度的压力或剪切力造成皮肤及局部组织缺血、缺氧而形成的坏死和溃疡。多常见于长期卧床的老年人和中枢神经系统损伤的患者,如偏瘫、四肢瘫等。压疮是临床常见的并发症之一,临床常因压疮继发感染而危及生命。因此,科学的压疮评定对判断患者的障碍程度,制订康复目标,选择合适的康复方案有重要意义。

(一)压疮发生的原因

局部受压过大和受压时间过长是压疮发生的两个重要因素。目前公认的有压力因素、皮肤受潮或排泄物刺激、营养状况和年龄。临床上昏迷、痴呆、抑郁、肢体瘫痪、感觉障碍、术后低蛋白血症、长期卧床护理不当均是压疮发生的原因。

1. 压力因素 垂直压力、剪切力和摩擦力是产生压疮的主要因素。通常是2种或3种力联合作用引起。

(1)垂直压力:局部组织持续性垂直压力是引起压疮的重要因素,压疮形成与受压力面积大小与持续时间密切相关。压力越大,时间越长,发生概率越大。皮肤和皮下组织可在短时间内耐受一定的压力而不发生组织坏死,如果压力达到8.0kPa以上,会造成毛细血管血流受阻并持续作用不缓解,局部组织就会发生缺氧、血管塌陷、形成血栓。

(2)摩擦力:两层互相接触的表面发生相对移动,摩擦力作用于皮肤时容易损害皮肤的角质层。患者在床上活动或坐轮椅时,皮肤随时都可受到床单和轮椅表面逆行阻力的摩擦。皮肤擦伤后受潮、污染而发生压疮。

(3)剪切力:骨骼及深层组织因重力作用向下滑行,而皮肤表层组织由于摩擦阻力仍停留在原位,两层组织产生相对性移位。两层组织间发生剪切力时血管被拉长、扭曲、撕裂而发生深层组织坏死。剪切力是由压力和摩擦力相加而成,与体位有密切关系,若患者平卧抬高床头时,身体下滑使皮肤与床铺之间出现摩擦力,加上垂直方向的重力从而导致剪切力的发生。

2. 皮肤受潮与排泄物刺激 患者长期卧床,汗液、尿液或各种渗出物刺激皮肤,导致局部皮肤潮湿,酸碱度改变,从而导致皮肤表皮角质层保护能力下降,皮肤出现溃烂继发感染。

3. 营养状况 营养摄入不足时,蛋白质合成减少,出现负氮平衡,肌肉萎缩,皮下脂肪较少,皮肤弹性变差。此时骨突处皮肤承受压力增大,容易引起压疮。除此之外,过度肥胖患者卧床时,由于体重对皮肤的压力较大也容易引起压疮。

4. 年龄 年龄增长对皮肤弹性影响较大,因而临床上压疮常发生于长期卧床的残疾老人。

(二)压疮的好发部位

压疮好发于受压和缺乏脂肪组织保护、无肌肉包裹或肌层较薄的骨骼隆突处,以及皮肤皱褶处,以骶尾部最多见,其次是四肢骨突处。临床中根据患者体位不同受压点也不同,好发部位也不同。

1. 仰卧位 枕骨粗隆、肩胛部、肘部、脊椎体隆突处、骶尾部、外踝、足跟部等。

2. 侧卧位 耳郭、肩峰、肘部、髋部、膝关节外侧、内踝、外踝等。

3. 俯卧位 前额、面颊、耳郭、肩部、女性乳房、男性生殖器、髂嵴、膝部、足背、脚趾等。

4. 坐位 骶骨、坐骨结节处。

二、压疮的康复评定

(一)压疮的分级

1. Shea 分级

(1)1 级:损害涉及表皮,包括表皮红斑或脱落。

(2)2 级:损害涉及皮肤全层及其皮下脂肪交界的组织。

(3)3 级:损害涉及皮下脂肪和深筋膜。

(4)4 级:损害涉及肌肉或深达骨骼。

(5)5 级:损害涉及关节或体腔(直肠、小肠、阴道或膀胱)形成窦道。

2. Yarkony-Kirk 分级

(1)1 级:红斑区。

①呈现时间超过 30min,但不超过 24h。

②呈现时间超过 24h。

(2)2 级:表皮损害不涉及皮下组织和脂肪。

(3)3 级:损害涉及皮下组织和脂肪但不涉及肌肉。

(4)4 级:损害涉及肌肉但未累及骨骼。

(5)5 级:损害涉及骨骼但未损害关节腔。

(6)6 级:涉及关节腔。

(7)7 级:压疮愈合但容易复发。

3. 美国压疮协会压疮分级 见表 10-1。

表 10-1 美国压疮协会压疮分级

评分分级	评定标准
Ⅰ度	局部皮肤有红斑但皮肤完整
Ⅱ度	损害涉及皮肤表层或真皮层可见皮损或水疱
Ⅲ度	损害涉及皮肤全层及皮下脂肪交界处可见较深创面
Ⅳ度	损害涉及肌肉、骨骼或结缔组织(肌腱、关节、关节囊等)

4. 国际 NPUAP/EPUAP 压疮分类系统

(1)Ⅰ类/期:指压不变白的红斑。

①局部皮肤完好,出现压之不变白的红斑,常位于骨隆突处。

②肤色深区域可能见不到指压变白现象,但其颜色可能与周围皮肤不同。

③与邻近组织相比,这一区域可能会疼痛、发硬、柔软、发凉或发热。

④肤色较深的人可能难以识别Ⅰ类/期压疮迹象。可以提示为"风险"人群(有发病风险征兆)。

(2)Ⅱ类/期:部分皮层缺失。

①部分皮层缺失表现为浅表的开放性溃疡,创面呈粉红色,无腐肉。

②也可表现为完整的或开放/破损的浆液性水疱。

③外观呈透亮或干燥的浅表溃疡,无腐肉及瘀伤。瘀伤表明疑似有深部组织损伤。

④皮肤撕裂,医用胶布所致损伤,会阴部皮炎,浸渍糜烂或表皮脱落不应使用Ⅱ类/期来描述。

(3)Ⅲ类/期:全皮层缺失。

①全层皮肤缺失。可见皮下脂肪,但骨、肌腱、肌肉并未外露。

②可有腐肉,但并未掩盖组织缺失的深

度。可出现窦道和潜行。

③Ⅲ类/期压疮的深度依解剖学位置而不同。

④鼻梁、耳朵、枕骨部和踝骨部没有皮下组织,这些部位发生Ⅲ期压疮可呈浅表状。

⑤相反,脂肪多的区域可以发展成非常深的Ⅲ类/期压疮。

⑥骨骼和肌腱不可见或无法直接触及。

(4)Ⅳ类/期:全层组织缺失。

①全层组织缺失,并带有骨骼、肌腱或肌肉的暴露。

②在创面基底某些区域可有腐肉和焦痂覆盖。通常会有窦道和潜行。

③Ⅳ类/期压疮的深度依解剖学位置而不同。

④鼻梁、耳朵、枕骨部和踝骨部没有皮下组织,这些部位发生的压疮可为浅表型。

⑤Ⅳ类/期压疮可扩展至肌肉和(或)支撑结构(如筋膜、肌腱或关节囊),有可能引发骨髓炎。暴露的骨骼/肌腱肉眼可见或可直接触及。

(5)不可分期压疮:深度未知。

①全层组织缺失,创面基底部覆盖有腐肉(呈黄色、棕褐色、灰色、绿色或者棕色)和(或)焦痂(呈棕褐色、棕色或黑色)。

②除非去除足够多的腐肉和(或)焦痂来暴露伤口基底部,否则无法判断实际深度,也无法分类/期。

③足跟处的稳定型焦痂(干燥、紧密附着、完整而无红斑或波动感)可起到“机体天然(生物性)屏障”的作用,不应去除。

(6)可疑深部组织损伤:深度未知。

①在皮肤完整且褪色的局部区域出现紫色或栗色,或形成充血的水疱,是由于压力和(或)剪切力所致皮下软组织受损导致。

②此部位与邻近组织相比,先出现痛感、发硬、糜烂、松软、发热或发凉。在深肤色的个体身上,很难辨识出深层组织损伤。

③进一步发展可能会在深色创面上出现扁薄(细小)的水疱。该创面可进一步演变,可覆有一薄层焦痂。

④即便使用最佳的治疗方法,也会迅速出现深层组织的暴露。

(二)压疮的评定

目前常用的有 Braden 评分法和 Norton 评分法。通过评分的方式对患者发生压疮的危险性进行评定。

1. Braden 评分法 是目前国内外预测压疮的最常用方法之一,有效性高。量表包括 6 个因素:活动性、运动能力、感觉能力、摩擦和剪切力、湿度、营养。除了摩擦和剪切力评分为 1～3 分。其余评分为 1～4 分,总分为 4～23 分(表 10-2)。

Braden 评分分值减少发生压疮的危险性越高。评分≤16 分,被认为具有一定危险性;评分≤12 分,属于高危患者,应采取相应措施重点预防。Braden 评分的分值越少,发生压疮的危险性越高。

表 10-2　Braden 评分

6 个因素	项目/分值	4	3	2	1
活动性	身体活动程度	经常步行	偶尔步行	局限于床	卧床不起
运动能力	活动能力改变和控制体位能力	不受限	轻度限制	严重限制	完全不能
摩擦力和剪切力	摩擦力和剪切力	无	无明显问题	有潜在危险	有
感觉能力	感觉对压迫有关的不适感受能力	未受损害	轻度丧失	严重丧失	完全丧失
湿度	皮肤暴露于潮湿的程度	很少发生	偶尔发生	非常潮湿	持久潮湿
营养	通常摄食状况	良好	适当	不足	恶劣

2. Norton 评定法　是公认的预测压疮发生的有效评定方法。特别适用于评估老年患者。Norton 量表包括 5 个因素:身体状况、精神状态、活动性、运动能力及二便失禁情况。每个因素定位 1~4 分,总分 5~20 分,分值越少,发生压疮的危险性越高(表 10-3)。

表 10-3　Norton 评定

项目/分值	4	3	2	1
精神状况	清醒	淡漠	模糊	昏迷
身体状况	好	一般	差	极差
运动能力	运动自如	轻度受限	重度受限	
活动性	活动自如	辅助行走	依赖轮椅	运动障碍
二便失禁	能控制	小便失禁	大便失禁	二便失禁
循环	毛细血管再灌注迅速	毛细血管再灌注减慢	轻度水肿	中度水肿至重度水肿
体温	36.6~37.2℃	37.2~37.7℃	37.3~38.3℃	>38.3℃
药物使用	未使用镇静药和类固醇药	使用镇静药	使用类固醇类药物	使用镇静药和类固醇类药物

第二节　疼痛的评定技术

一、概述

(一)疼痛定义

疼痛是躯体感觉、情绪、认知以及其他因素相关的一种主观感受,由多种因素造成,并受多种因素影响,如躯体的、精神的、环境的等因素影响。所以有必要从多方面进行评定,包括疼痛的部位、程度、性质,治疗疼痛的反映,精神痛苦,患者对疼痛的感受等。疼痛评定不仅可以帮助患者鉴别疼痛的原因和程度,还可以帮助患者选择合适的康复治疗,比较各种方法的治疗效果。

(二)疼痛的分类

1. 疼痛的程度　世界卫生组织(WHO)将疼痛划分成以下 5 种程度。

(1)0 度:不痛。

(2)Ⅰ度:轻度痛,可不用药的间歇痛。

(3)Ⅱ度:中度痛,影响休息的持续痛,需用镇痛药。

(4)Ⅲ度:重度痛,非用药不能缓解的持续痛。

(5)Ⅳ度:严重痛,持续的痛伴血压、脉搏等的变化。

2. 按疼痛性质的分类

(1)钝痛:酸痛、胀痛、闷痛。

(2)锐痛:撕裂痛、切割痛、刺痛、灼痛、绞痛、撞痛。

3. 按临床症状分类

(1)中枢性疼痛:如丘脑综合征。

(2)外周性疼痛:外周性疼痛分为内脏痛和躯体痛。①内脏痛:胆结石、消化道溃疡、肾结石、冠心病等;②躯体痛:皮肤、深部肌肉、骨、关节、结缔组织的疼痛。

(3)心因性疼痛:癔病性疼痛、精神性疼痛等。

4. 按疼痛的持续时间

(1)急性疼痛:疼痛时间在 1 个月以内。

(2)慢性疼痛:疼痛时间在 6 个月以上。

(3)亚急性疼痛:疼痛时间介于急性疼痛和慢性疼痛之间,约 3 个月。

（4）再发性急性疼痛：疼痛在数月或数年中不连续的有限的急性发作。

二、疼痛的评定

疼痛作为一种主观感受，难以进行定量和定性的客观评定。疼痛评定受不同因素影响。例如认知障碍的患者不适合进行疼痛评定，患者所处的环境不同亦影响评估结果。除此之外，患者疼痛剧烈，产生不良情绪时也不宜进行评估。

疼痛评价常用语言评价量表（VDS）、面部疼痛表情量表（FPS-R）、口述描绘评分法（VRS）、视觉模拟评分（VAS）、数字评分法（NRS）等。

1. **数字评分法（NRS）**　数字分级法用0～10代表不同程度的疼痛，0分无痛，10分最痛。让患者圈出代表自己疼痛的数字。0

无痛；1～3轻度疼痛；4～6中度疼痛；7～10重度疼痛（图10-1）。

2. **口述描绘评分法（VRS）**　用语言描述的方法说出患者疼痛感受，患者易于接受，但不够精确。疼痛分级同上（图10-2）。

3. **视觉模拟评分法（VAS）**　画一条长线，长度一般10cm，线上不应有数字、标记或词语，以免影响评估结果。保证患者理解线段两端的意义，一段代表无痛，一边代表剧痛，让患者在线上最能表达疼痛处画一交叉线，根据患者画×的位置判断患者的疼痛程度（图10-3）。

4. **疼痛强度评分Wong-Baker脸**　对于婴儿或无法沟通的患者做疼痛评估时可能比较困难，我们可以用不同的脸谱进行疼痛评分。0无痛；2有点痛；4稍痛；6更痛；8很痛；10最痛（图10-4）。

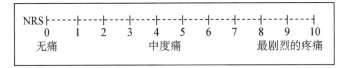

图 10-1　NRS 评分法

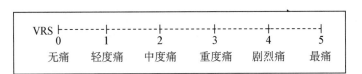

图 10-2　VRS 评分法

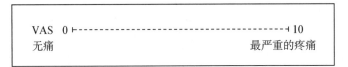

图 10-3　VAS 评分法

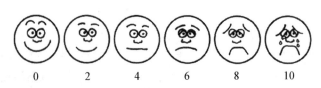

图 10-4　疼痛强度评分 Wong-Baker 脸

临床观察如叹息、呻吟、出汗、活动能力以及心率、血压等生命体征也可为疼痛评分提供有用信息。

5. 压力测痛法 压力测痛是用于痛域和耐痛域的评定方法。它是采用压力测痛仪进行测评。但是需要患者配合,有出血倾向的患者不适用此方法。

6. 感觉阈值测试疼痛检查(CPT) 感觉阈值测试用专门仪器完成。仪器能自动进行无痛性、神经选择性的感觉神经传导阈值

(sNCT)测试。可以在任何部位的皮肤或黏膜上确定无髓鞘、细有髓鞘和粗有髓鞘感觉神经纤维的电流感觉阈值(CPT)。测试不受皮肤厚度、体温或水肿等因素的影响,内置的自动测试程序无痛地对从感觉过敏到感觉减退的整个感觉功能异常的病理过程进行定量测试。所有的测试数据都与临床确立的标准数据进行全面的对比分析,并作出报告。

7. 简化 McGill 疼痛问卷(SF-MPQ) 见表 10-4。

表 10-4 简式 McGill 疼痛问卷

A. 疼痛分级指数(pain rating index,PRI)

疼痛性质	疼痛程度			
	无	轻	中	重
跳痛	0	1	2	3
刺痛	0	1	2	3
刀割痛	0	1	2	3
锐痛	0	1	2	3
痉挛牵扯痛	0	1	2	3
绞痛	0	1	2	3
热灼痛	0	1	2	3
持续固定痛	0	1	2	3
胀痛	0	1	2	3
触痛	0	1	2	3
撕裂痛	0	1	2	3
软弱无力	0	1	2	3
厌烦	0	1	2	3
害怕	0	1	2	3
受罪、惩罚感	0	1	2	3

B. 视觉模拟评分(visual analogous scale,VAS)

无痛 ———————————————————— 剧痛
(0) (10)

C. 现有痛强度(present pain intensity,PPI)

无痛(0分); 轻微疼痛(1分);
引起不适感的疼痛(2分); 具有窘迫感的疼痛(3分);
严重的疼痛(4分); 不可忍受的疼痛(5分)。

第三节　吞咽障碍的评定技术

一、概述

吞咽是食物经咀嚼而形成的食团由口腔运送入胃的动作或整个过程。吞咽不是一个随意活动，而是一种反射，必须有特定的刺激才能引起。

正常进食时的吞咽是由于舌的翻卷把食团推送入咽部，咽与口腔、鼻腔、喉腔、食管相通，必须关闭咽与鼻腔、喉腔的通道，食物才能经咽入食管。吞咽时食团刺激了咽部感受器，反射性地使软腭上升，咽后壁向前突出，从而封闭了鼻咽通道，不使食物进入鼻腔。同时声带内收，喉头升高，并向前紧贴会厌软骨，封住咽喉通道，使呼吸暂停，可防止食物进入气管。假如偶尔有一颗饭粒漏入，要靠气管内的纤毛上皮层和肌肉纤维借用由肺内冲出的空气经咳嗽而把小饭粒逆推出来。因此吃饭时不要随意谈笑，以防会厌软骨来不及盖住喉的入口而使食物进入气管，引起剧烈的咳嗽。当喉头前移时，食管上端张开，食物被挤入食管，继而引起食管蠕动，即食团前端的食管壁肌肉舒张，食团后端管壁肌肉收缩。这种肌肉的顺序收缩，将食团推向前进。因此吞咽是一系列连续的反射动作，是由于食团相继刺激了软腭、咽部和食管等处的感受器，传入冲动通过延髓中枢，再向咽、喉、食管等处发出传出冲动而引起的。当食团到达食管下端时，贲门舒张，食团便进入胃中。

(一)吞咽功能的分期

1. 口腔准备期　口腔准备期是指摄入食物到完成咀嚼的过程，发生于口腔。食团在口腔内经咀嚼、搅拌后，变成大小合适的团块。舌肌和面肌控制食物封闭嘴唇防止食物漏出。在吞咽开始前，软腭、舌骨及全咽均略上升。

2. 口腔期　舌推压食团向后至口咽连接处时刺激软腭的感受器引起吞咽反射，同时软腭后上移位和喉上升使口腔和鼻咽封闭，咽与喉通道封闭，为食团向下推进提供空间。此期需时大约1s。

3. 咽期　咽期是指食团由咽处到食管入口段的快速、短暂的反射运动。此阶段上、中、下咽缩肌及舌根一次有序收缩，推动食团沿梨状窝形成的"食物通道"向下。食物刺激咽部反射性地引起腭肌收缩，软腭抵咽后壁，鼻咽关闭防止食物反流入鼻咽部和鼻腔；继之咽提肌收缩，上提咽喉使喉入口关闭，避免食物误吸。最后食团入口开放；咽缩肌一次收缩使咽腔缩小、闭合食团被挤入食管中。通常在1s内食团可被送往食管，这一瞬间呼吸运动停止。

4. 食管期　是指食物通过食管进入胃的过程。食管平滑肌和横纹肌收缩产生蠕动波推动食团进入胃。食管入口处和贲门处有括约肌，防止食团反流。

(二)吞咽障碍的致病因素

从吞咽开始到食物到达贲门，经历上述复杂的过程，所需时间仅为几秒钟。这表明正常人类的吞咽反射弧上某个环节受损伤时，常常会发生吞咽困难。吞咽困难的患者有的会因被吞咽的食物经常误入气管而引起肺部感染即所谓的吸入性肺炎而丧生。故在发病初期出现吞咽活动不协调、吞咽时常发生呛咳现象，就应引起注意并及早检查治疗。

1. 口、咽和喉疾病

(1)口炎、内伤。

(2)咽、喉疾病：①扁桃体周围脓肿；②咽后壁脓肿；③咽、喉结核；④咽、喉白喉。

2. 食管疾病

(1)食管炎：①非特异性食管炎；②消化性食管炎、消化性食管溃疡。

(2)食管癌。

(3)食管良性肿瘤。

（4）食管"良性"狭窄。

（5）食管憩室炎。

（6）食管结核。

（7）Barrett 食管。

（8）食管裂孔疝。

（9）食管内异物。

（10）食管黏膜下脓肿。

（11）食管先天性疾病：①食管蹼；②先天性食管闭锁；③先天性食管狭窄；④先天性食管过短；⑤先天性食管扩张。

（12）食管受压：①纵隔疾病；②心血管疾病；③甲状腺肿大。

3. 神经、肌肉疾病或功能失常

（1）神经、肌肉器质性疾病：①中枢神经系统、脑神经疾病；②肌肉疾病；③结缔组织疾病；④全身性感染和中毒。

（2）神经、肌肉功能失常：①贲门痉挛；②缺铁性吞咽困难；③弥漫性食管痉挛；④精神性贲门失弛缓症。

二、康复评定技术

（一）评定目的

1. 明确患者是否存在吞咽障碍。

2. 筛查患者有无误吸风险。

3. 寻找吞咽障碍的原因。

4. 判断患者的营养供给手段。

5. 制订适合患者的康复治疗方案，判断预后。

（二）评定方法

1. 洼田饮水试验　日本学者洼田俊夫提出的，分级明确清楚，操作简单。但是该检查根据患者主观感觉，与临床和实验室检查结果不一致的很多，并要求患者意识清楚并能够按照指令完成试验。患者端坐，喝下 30ml 温开水，观察所需时间及呛咳情况。

（1）评定分级

1 级（优）：能顺利地 1 次将水咽下。

2 级（良）：分 2 次以上，能不呛咳地咽下。

3 级（中）：能 1 次咽下，但有呛咳。

4 级（可）：分 2 次以上咽下，但有呛咳。

5 级（差）：频繁呛咳，不能全部咽下。

（2）诊断标准

正常：1 级，5s 之内。

可疑：1 级，5s 以上或 2 级。

异常：3～5 级。

（3）疗效判断标准

治愈：吞咽障碍消失，饮水试验评定为 1 级。

有效：吞咽障碍明显改善，饮水试验评定为 2 级。

无效：吞咽障碍改善不显著，饮水试验评定为 3 级以上。

2. 反复唾液吞咽试验　通过触诊喉结及舌骨上下运动水平，评估随意性吞咽反射引发功能的方法。操作时，检查者将手指置于被检者的喉结及舌骨处，嘱其尽量快速反复吞咽，随着吞咽运动，可触知喉结和舌骨越过手指、向前上方移位，然后复位。确认这种上下运动，下降时刻即为吞咽完成时刻。触诊 30s，确认吞咽次数。高龄患者 30s 内完成吞咽动作应不少于 3 次。

3. 染料测试　对于气管切开患者，可以用染料测试筛查有无误吸。通过给患者进食一定量的蓝色染料混合物，吞咽后观察或用吸痰器在气管套中抽吸，确认是否有蓝色物。若咳出或吸出蓝色染料，应进一步做吞咽造影检查。

4. 口颜面功能评估　包括唇、下颌、软腭、舌等吞咽有关的肌肉运动及感觉检查。

5. 咽、喉功能评估　包括咽反射、呕吐反射、咳嗽反射、吞咽时喉上抬幅度等。

6. 摄食评估　先使用糊状食物，然后逐步使用流食、半流食，再过渡到半固体、固体。观察患者有无入口障碍（张口困难、闭唇困难）、送入咽部障碍（流涎、食物塞于面颊、舌搅拌减弱）、经咽至食管障碍（哽噎、呛咳）、呼吸状况，并记录进食所需时间、吞咽时间。常用量表如表 10-5 所示。

取为线索反映经口进食的能力,分级较细(表 10-6)。

表 10-5　功能性经口摄食量表(functional oral intake scale,FOIS)

分级	症状
1	不能经口进食
2	依赖管饲进食,最小量的尝试进食食物或液体
3	依赖管饲进食,经口进食单一质地的食物或液体
4	完全经口进食单一质地的食物
5	完全经口进食多种质地的食物,但需要特殊的准备或代偿
6	完全经口进食不需要特殊的准备,但有特殊的食物限制
7	完全经口进食没有限制

7. 吞咽困难程度评价　此评价标准来自日本康复学界,总计 10 分,分数越高表示吞咽困难的程度越低,10 分表示吞咽正常。该量表包含康复训练方法的选择,以营养摄

表 10-6　吞咽困难程度评价

评价内容	评分
不适合任何吞咽训练,仍不能经口进食	1
仅适合基础吞咽训练,仍不能经口进食	2
可进行摄食训练,但仍不能经口进食	3
在安慰中可能少量进食,但需静脉营养	4
1～2 种食物经口进食,需部分静脉营养	5
3 种食物可经口进食,需部分静脉营养	6
3 种食物可经口进食,不需静脉营养	7
除特别难咽的食物外,均可经口进食	8
可经口进食,但需临床观察指导	9
正常摄食吞咽能力	10

疗效判定标准:大于等于 9 分,基本痊愈;6～8 分,明显好转;3～5 分,好转;1～2 分,无效。

8. GUESS 误吸风险评估　见表 10-7～表 10-9。

表 10-7　初步检查/简介吞咽测试(患者取坐位,至少 60°)

	是	否
警惕 (患者是否有能力保持 15min 注意力)	1( )	0( )
主动咳嗽/清嗓子 (患者应该咳嗽或清嗓子)	1( )	0( )
吞咽口水: 成功吞咽 流口水 声音改变 (嘶哑、过水声、含糊、微弱)	1( ) 0( ) 0( )	0( ) 1( ) 1( )
总计:	5 分	
分析:	1～4 分:进一步检查 5 分:进入第二步	

表 10-8　直接吞咽试验

按下面的顺序	1	2	3
	糊状食物 ★	液体食物 ★★	固体食物 ★★★
吞咽： 不能 延迟(>2s,固体>10s) 成功吞咽	0(　) 1(　) 2(　)	0(　) 1(　) 2(　)	0(　) 1(　) 2(　)
咳嗽(不由自主,在吞咽前、中、 　　后~3min 后) 是 否	0(　) 1(　)	0(　) 1(　)	0(　) 1(　)
流口水 是 否	0(　) 1(　)	0(　) 1(　)	0(　) 1(　)
声音改变 (听患者吞咽之前和之后的声 音,他硬说"啊") 是 否	0(　) 1(　)	0(　) 1(　)	0(　) 1(　)
总计:	5 分	5 分	5 分
	1~4 分:进一步检查 5 分:继续用液体	1~4 分:进一步检查 5 分:继续用固体	1~4 分:进一步检查 5 分:正常

总合计(直接和间接吞咽测试)＿＿＿＿＿＿＿(20 分)。

表 10-9　GUESS 评价

	成绩	严重后果	建议
20	成功吞咽糊状、液体和 固体食物	轻微的或没有吞咽困 难,吸入性肺炎的可 能性最小	正常饮食;定时给予液体食物(第一次在语言、 　治疗师或有经验的神经科护士的监督下进 　食)
15~19	成功吞咽糊状和液体食 物,但不能成功吞咽 固体食物	轻微吞咽困难,有很小 的吸入性肺炎的风 险	吞咽障碍饮食 比较慢地摄入液体食物,一次一口 使用透视(VFSS)或内镜(FEES)做吞咽检查 听语言治疗师的指导
10~14	吞咽糊状食物成功,但 不能吞咽液体和固 体食物	中度吞咽障碍,有吸入 性肺炎的可能	吞咽困难的饮食顺序 固态的如同婴儿的食物,额外的静脉营养 所有的液体食物必须浓 药丸必须研碎混入浆液 禁用液态药物 进一步吞咽功能评估(透视或内镜) 语言治疗师的指导 补充包括可以经鼻胃管或静脉营养

（续　表）

成绩		严重后果	建议
0～9	初步检查不成功或不能吞咽糊状食物	严重吞咽困难，有较高吸入性肺炎的风险	NPO(禁止经口进食) 进一步吞咽功能评估(透视或内镜) 语言治疗师的指导 补充包括可以经鼻胃管或静脉营养

9.标准吞咽功能评价量表(SSA)　SSA是由 Ellul 等于 1996 年首先报道经科学设计专门用于评定患者的吞咽功能分为三个部分(表 10-10)：

(1)临床检查，包括意识、头与躯干的控制、呼吸、唇的闭合、软腭运动、喉功能、咽反射和自主咳嗽，总分 8～23 分。

(2)让患者吞咽 5ml 水 3 次，观察有无喉运动、重复吞咽、吞咽时喘鸣及吞咽后喉功能等情况，总分 5～11 分。

(3)如上述无异常让患者吞咽 60ml 水，观察吞咽需要的时间、有无咳嗽等，总分 5～12 分。

该量表的最低分为 18 分，最高分为 46分，分数越高，说明吞咽功能越差。

表 10-10　标准吞咽功能评价量表(SSA)

第一步　初步评价

意识水平	1=清醒		
	2=嗜睡，可唤醒并做出言语应答		
	3=呼唤有反应，但闭目不语		
	4=仅对疼痛刺激有反应		
头部和躯干部控制	1=能正常维持坐位平衡		
	2=能维持坐位平衡但不能持久		
	3=不能维持坐位平衡，但能部分控制头部平衡		
	4=不能控制头部平衡		
唇控制(唇闭合)	1=正常	2=异常	
呼吸方式	1=正常	2=异常	
声音强弱 (发[a]、[i]音)	1=正常	2=减弱	3=消失
咽反射	1=正常	2=减弱	3=消失
自主咳嗽	1=正常	2=减弱	3=消失
合计			

第二步　饮一匙水(量约 5ml),重复 3 次

口角流水	1＝没有/1 次	2＝>1 次
吞咽时有喉部运动	1＝有	2＝没有
吞咽时有反复的喉部运动	1＝没有/1 次	2＝>1 次
咳嗽	1＝没有/1 次	2＝>1 次
哽咽	1＝有	2＝没有
声音质量	1＝正常　　2＝改变　　3＝消失	
合计		

如果该步骤的 3 次吞咽中有 2 次正常或 3 次完全正常,则进行下面的第三步。

第三步　饮一杯水(量约 60ml)

能够全部饮完	1＝是	2＝否
咳嗽	1＝无/1 次	2＝>1 次
哽咽	1＝无	2＝有
声音质量	1＝正常　　2＝改变　　3＝消失	
合计		

第四节　二便障碍的评定技术

一、排尿障碍的评定技术

排尿反射是一种复杂的反射活动,经常在高级中枢控制下进行。在正常情况下,膀胱逼尿肌在副交感神经进展冲动的影响下,处于轻度收缩状态,使膀胱内压经常保持在 0.98kPa,因为膀胱具有较大的伸展性,因此内压稍升高后可以很快回降。排尿或贮尿任何一方面发生障碍,均可出现排尿异常。临床上常见尿频、尿潴留和尿失禁。

临床常用的评定方法有尿动力学提问、实验室检查和尿流动力学分析。

1. 尿动力学提问　主要围绕尿失禁和排尿症状进行提问。

(1)压力性尿失禁:患者用力活动时尿液不自由地由尿道漏出。

压力性尿失禁是在逼尿肌没有收缩的情况下,膀胱内压超过最大尿道压,使尿液不自主漏出。尿动力学检查腹腔内压增高,膀胱颈和尿道关闭不全。常见于下运动神经元损伤后出现的盆底肌运动无力。

(2)急迫性尿失禁:是因为着急排尿而不自主流出尿液(尿急)。常见于逼尿肌不稳定,即动力性尿失禁和膀胱敏感性增高,即感觉性急迫性尿失禁。

(3)夜间遗尿:指睡眠时的尿失禁,即夜间遗尿。遗尿是因为脑功能紊乱,膀胱的胀大不能在大脑皮质引起正常的冲动。常见神经系统疾病导致膀胱和尿道的感觉降低、逼尿肌过度活跃、镇静药物或酒精引起的大脑异常镇静状态等。

(4)性生活时的尿失禁:这种尿失禁与性

生活密切相关,多为性交时女性出现漏尿症状。逼尿肌的不稳定、尿道括约肌的无力是常见的原因之一。在男性偶尔发生射精时尿液同时排除,多见于神经源性疾病患者。

(5)尿失禁分级:尿失禁分级是确定病情严重程度的具体标准。评价尿失禁时一定时认真分析其出现频率和严重程度。如果患者使用尿垫还必须了解尿垫的大小、数量和浸湿程度等。

1级:滴沥弄湿内裤。

2级:流尿,流在地上。

3级:流尿,弄湿外裤。

2. 排尿症状

(1)尿等待:患者有尿意并开始排尿但不能马上排出。评定等待时间需要注意尿量多少。膀胱充盈时出现的尿等待是尿潴留的先兆。

(2)尿流减小:神经系统病变导致逼尿肌收缩无力、逼尿肌-括约肌失调、排尿量较少或尿频、膀胱颈至尿道口任何水平的梗阻均可导致尿流减小。

(3)排尿中断:常见于神经病变引起的逼尿肌-括约肌失调症状、逼尿肌收缩不稳定造成尿流的变化和中断。因逼尿肌无力需要用力排尿的患者也会出现这种现象。

(4)排尿用力:排尿用力可能由于习惯或需要导致,有时膀胱内尿量少需稍用力以开始逼尿肌的收缩。不伴膀胱出口梗阻的患者可以通过用力来加大尿流,而膀胱出口梗阻存在时则不行。

(5)尿痛:尿痛可继发于尿路任何部位的感染,常见于尿道炎、前列腺炎和膀胱炎。

(6)尿终滴沥:是由于膀胱出口梗阻引起的逼尿肌收缩无力造成的。

(7)尿潴留:患者既往如出现尿潴留病史,应注意是否患有逼尿肌兴奋性降低、无症状的膀胱出口梗阻或潜在的神经系统病变。

3. 实验室检查　实验室检查包括尿液分析、放射学检查、静脉尿路造影(IVU)、排尿期膀胱尿道造影(MCUG)、内经检查、超声波检查等。

4. 尿动力学检查　尿动力学是借助流体力学及电生理学方法研究尿路输送、贮存及排泄尿液功能的学科,可为排尿障碍的诊断、治疗方法选择及疗效评价提供客观依据。常用的尿动力学检查主要包括:尿流率测定、膀胱压力容积测定、尿道功能测试、括约肌肌电图、排尿期膀胱尿道造影、压力-EMG同步检查。

二、排便障碍的评定技术

神经源性肠道功能障碍是一类由于神经系统病变导致肠道(主要包括结肠、直肠、肛门)功能失常,进而产生大便失禁、排便困难、便秘、腹胀、腹痛、排便时间延长等一系列症状及并发症的疾病总称。

1. 分类

(1)按肠道发生病变的部位分类分为:①肠道传输功能障碍;②肛管、直肠功能异常;③结肠慢传输和出口梗阻。

(2)按神经损伤部位分类:①反射性大肠;②无反射性直肠或弛缓性大肠。

2. 评定内容

(1)排便次数:正常成人每天排便 1~3 次,每次大便间隔时间基本固定。

(2)排便量:正常人每天排便量 100~300g。进食低纤维、高蛋白食物排便量较少,进食粗纤维、蔬菜和水果时排便量较多。

(3)粪便性状:正常人粪便为成形软硬。便秘时粪便坚硬;腹泻时为稀便或水样。

(4)每次大便消耗时间:正常人每次大便应在半小时内完成。便秘时时间延长,腹泻患者消耗时间少但排便次数增多。

(5)括约肌功能:括约肌有无失能或失禁,即排便不受意识控制也不受场合和时间限制,粪便自行从肛门溢出。

3. 评估方法

(1)反射性大肠的评定:局部刺激能排出

大便;每次大便在半小时内完成,量中等,稠度合适;间隔时间基本固定。

（2）弛缓性大肠的评定:局部刺激不能排出大便;每次大便在半小时以上完成,量不等,稠度不合适。

（3）常用的评定方法:肛门直肠指诊;结肠传输试验;肛肠测压;盆底肌电图检查;纤维结肠镜;肛门自制功能试验;自我观察日记;磁共振成像技术。

（4）排粪造影在评定中的作用。

（刘　晨　张瑞先　曾昭龙）

第二篇

康复治疗技术

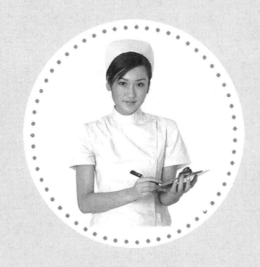

第**11**章　运动疗法

第一节　概　述

一、定义

以徒手及应用器械进行运动训练来治疗伤、病残患者，恢复或改善功能障碍的方法（主要利用物理学中的力学因素）称为运动疗法，是物理疗法的主要部分。运动疗法是患者应用各种运动来治疗肢体功能障碍、矫正异常运动姿势的方法，是一种重要的康复治疗手段。在实施运动疗法的过程中，所应用的各种方法和技术，即为运动疗法技术。运动疗法技术随着康复医学基础理论研究的深入和神经生理学的引入，已经获得了极大地丰富和发展，形成了针对各种运动功能障碍性疾患（如偏瘫、脑瘫、截瘫等）的独具特色的治疗技术体系。

二、运动治疗的目的

康复医学是功能医学，运动疗法是康复医学重要的治疗技术之一。运动疗法的总目标是通过运动的方法，治疗患者的功能障碍，提高个人的活动能力，增强患者的社会参与的适应性，改善患者的生活质量。为了达到治疗目的，治疗师在工作过程中与患者建立良好的交流、信赖关系十分重要，应注意在训练中鼓励患者，提高其训练欲望和主动训练的积极性，这常常更能提高治疗效果。为使患者积极配合，在训练前应对患者有充分的交代，尽量让患者了解治疗的目的、方法和预期的结果。治疗过程中应适时地让患者感受到治疗的效果和自己的进步，增加成功感，提高治疗的信心和主动性。也可在成组训练时，把功能水平相近的患者编成一个组，尝试在治疗过程中发挥竞争意识，互帮互学，提高训练成绩。

三、运动疗法在神经系统疾病的应用

运动疗法是神经系统疾病康复的重要组成部分，特别是在促进功能恢复与重建的临床康复中是一种最常用的治疗手段。

运动疗法对神经系统疾病康复的适用范围非常广泛，如偏瘫、截瘫、脑瘫、脑外伤后遗症、周围神经损伤、帕金森病、多发性硬化、神经衰弱神经官能症等。针对神经系统疾病导致的主要问题，如肢体瘫痪、平衡差、无行走能力、功能独立性丧失和眼部受损等，特别是运动功能障碍导致患者日常生活活动能力受限，运动疗法有明显疗效。因此，运动疗法在神经系统疾病的康复中越来越受到重视。

四、神经系统疾病康复中常用的运动疗法

运动疗法常应用于神经系统损伤引起的运动功能障碍和心肺功能疾患，其中包括以下几种：

1. 常规运动疗法技术主要包括：①维持

关节活动度的运动疗法;②增强肌力的运动疗法;③增强肌肉耐力的运动疗法;④增强肌肉协调能力的运动疗法;⑤恢复平衡功能的运动疗法;⑥恢复步行功能的运动疗法;⑦增强心肺功能的运动疗法。

2. 神经生理学疗法(neurophysiological therapy,NPT)是主要针对治疗中枢神经损伤引起的运动功能障碍的治疗方法,包括Bobath疗法、Brunnstrom疗法、本体感觉神经肌肉促进疗法(PNF)、Rood疗法等。

3. 另有一些运动疗法技术也较常用,如运动再学习、强制性运动疗法、医疗体操等,可根据具体条件选择应用。

五、运动疗法的禁忌证

对需要选用运动疗法的患者要注意进行身体检查,有如下禁忌证存在时,不宜施行运动疗法技术操作:

1. 处于疾病的急性期或亚急性期,病情不稳定。

2. 有明确的急性炎症存在,如体温超过38℃,白细胞计数明显升高等。

3. 全身情况不佳、脏器功能失代偿期,如:

(1)脉搏加快,安静时脉搏大于100/min。

(2)血压明显升高,临床症状明显,舒张压高于120mmHg(16kPa),或出现低血压休克。

(3)有明显心力衰竭表现:呼吸困难、全身水肿、胸水、腹水等。

(4)严重心律失常。

(5)安静时有心绞痛发作。

4. 休克、有明显精神症状、不合作。

5. 运动治疗过程中有可能发生严重并发症,如动脉瘤破裂等。

6. 有大出血倾向。

7. 运动器官损伤未作妥善处理。

8. 身体衰弱,难以承受训练。

9. 患有静脉血栓,运动有可能使血栓脱落。

10. 癌症有明显转移倾向。

11. 剧烈疼痛,运动后加重。

六、实施原则

1. 运动治疗的方案要目的明确,重点突出。

2. 制订治疗方案时,应根据患者情况个别对待,明确运动强度。实施治疗时应循序渐进。循序渐进的内容包括运动强度由小渐大、运动时间由短渐长、动作内容由简渐繁,使患者逐步适应,并在不断适应的过程中得到提高。任何情况的突然加大运动量,都有造成功能损害的可能。

3. 在编制整个治疗动作程序时,要防止运动过分集中在某一部位,以免产生疲劳。因此,运动训练既要重点突出,又要与全身运动相结合。

4. 治疗活动内容要有新鲜感,能调动患者主动训练的积极性。

5. 按疗程需要坚持长期训练,不可随意间断,以免影响治疗效果。有些运动疗法要坚持数周、数月,甚至数年,才能使治疗效果逐步积累,显现出来。

6. 应密切观察病情,看是否有不良反应,是否已达到治疗要求,对不能达到要求的要查明原因。对患者要定期复评,以观察有无改善。对功能改善不明显者,也应查找原因,调整治疗措施。运动治疗中注意观察的内容可包括以下方面:

(1)训练运动量不应过大,训练次日应无疲劳感。

(2)训练过程中应密切观察患者反应,如有头晕、眼花、心悸气短等应暂停训练。

(3)训练时动作应轻柔,防止产生剧烈疼痛。

(4)防止损伤皮肤,预防压疮发生。

(5)肢体活动训练应手法准确、轻柔、注

意病理骨折等并发症的发生。

（6）站立行走训练应有保护，防止跌倒。

（7）训练中应结合心理交流，取得患者的合作。

7. 做好各种记录，定期总结。

8. 治疗前应把治疗内容向患者讲解清楚，争取患者主动配合。对需要应用的器械要说明操作要点和注意事项，以免训练不得法，甚至造成损伤。在需要以体操形式进行训练时，既要讲清要点，还需有正确的示范动作，示范要面对面进行。

9. 医务人员应态度和蔼，声音亲切清晰，语调坚定，以增进患者的信心。应多用关心鼓励的语言，给予具体的帮助，切勿滥加指责、批评。

10. 要重点注意新患者和病情较重患者，可新老患者成组搭配，互相帮助。

11. 训练场所要光线充足、整洁，各种器械安放有序，用后归还原位，并随时检查维修。

第二节 具体运动疗法

一、维持和扩大关节活动度的运动疗法

1. 定义 维持关节活动范围的训练是以维持正常或现存关节活动范围和防止因关节挛缩或肌肉痉挛等多种因素引起的各种关节功能障碍为目的，借助他人、器械或自我肢体辅助来完成的一种训练方法。

2. 神经系统疾病导致关节功能障碍 由于神经系统疾病导致的肌张力亢进，将进一步导致肌肉痉挛而引起挛缩，称为痉挛性挛缩。例如，关节的主动肌进行运动时，因拮抗肌不能放松，导致关节的运动范围受限。因末梢神经疾患所致的弛缓性瘫痪造成的挛缩，称为弛缓性挛缩。由于肌张力低下，患者身体在抗重力、阻力的情况下不能完成某种动作，因此将影响关节的主动运动，不能达到关节的最大活动范围。因此，应在可以耐受的条件下，尽早开始轻柔的关节被动或主动活动，以达到维持关节周围组织灵活性、防止粘连发生的作用，从而缩短功能恢复的时间。

3. 常用训练方法

（1）保持肢体良好的体位。

（2）定时进行体位转换。

（3）被动运动以及徒手体操或利用器械扩大关节活动范围。

（4）通过牵伸训练缓解肌肉痉挛，从而扩大关节活动度的训练等。

二、增强肌力和肌肉耐力的运动疗法

1. 定义 增强肌力和肌肉耐力的训练统称为力量训练。肌力增强训练是指通过训练加强肌肉进行最大力量收缩的能力，而肌肉耐力训练则是指通过训练加强肌肉持续收缩进行某项特定任务（作业）的能力。

2. 神经系统疾病导致的肌肉功能障碍 如脑血管病、脑瘫、小脑障碍等中枢神经障碍将导致偏瘫或四肢瘫等，由于初期卧床时间较长，不活动或较少活动，将导致肌力明显下降。

偏瘫患者的最初表现往往是患侧肌肉出现明显的肌肉萎缩，肌力下降。肌肉萎缩是由于肌原纤维减少而导致的肌纤维萎缩。主要原因有失用性肌萎缩、去神经性肌萎缩和缺血性肌萎缩。制动及无功能状态所产生的以生理功能衰弱为主要特征的肌萎缩为失用性肌肉萎缩，这是由于心脑血管疾病后保持安静而导致运动减少所产生的一些障碍。在完全卧床休息的状态下，肌力每周下降 $10\%\sim15\%$，即每天下降 $1\%\sim3\%$；如卧床休息 $3\sim5$ 周，肌力即可下降一半。肌肉也出

现失用性萎缩,在股四头肌、胫骨前肌处尤为明显。肌肉耐力也逐渐减退,肌肉容积缩小,肌肉松弛,肌力、耐力下降,但通过适当的运动,肌肉的容积可复原。

由于长期卧床关节制动、韧带得不到牵拉形成自动短缩,关节周围肌肉失去弹性,形成关节挛缩畸形。常见有手指屈肌痉挛性挛缩、足下垂合并足内翻等。

3. 训练方式 被动运动、辅助主动运动、主动运动和抗阻运动。

4. 痉挛肌肉的肌力增强训练 在20世纪90年代初期,神经疾病的康复理念认为,对痉挛肌肉进行肌力强化可加重痉挛的异常模式,因此禁止对痉挛肌肉进行力量训练,这种加强运动控制的理念一直延续至今。而近年来的研究报道指出,痉挛肌本身存在肌力下降的现象,特别是肌肉收缩速度的减慢。有研究指出,中风后6周的偏瘫患者,肘关节屈伸肌力相当于正常组的1/2,产生相当于90%最大力矩所需时间延长了2~3倍,这种肌力的降低影响了肢体的运动功能。痉挛肌肉进行肢体抗阻训练可提高肢体的运动能力,卒中后6个月的患者进行递增负荷踏车运动并没有加重肌肉的痉挛和运动控制障碍的现象。卒中患者痉挛肢体进行等速肌力训练可增强瘫痪下肢肌力,步行速度得到明显提高。这些研究均支持卒中患者进行短期肌力训练可改善瘫痪肢体的肌力,从而改善肢体的运动功能。

三、恢复平衡能力的运动疗法

1. 定义 恢复平衡能力的运动疗法是指采取各种措施激发姿势反射,改善前庭器官稳定性,提高患者维持身体平衡的能力。

2. 神经系统疾病导致的平衡功能障碍 正常人体的平衡控制是中枢神经系统和运动系统在不同水平的整合作用。中枢神经系统损伤导致患者正常的神经突触联系被破坏,高位中枢失去了对低位中枢的控制,患者出现平衡反射减弱、肌紧张反射亢进及肌群间相互协调能力丧失,无法维持正常的姿势控制。主要表现为静态和动态平衡障碍,如无法独立保持端坐位或站立位。患者由卧到坐、由坐到站、由站到走以及步行等移动过程中表现出躯干重心向健侧偏移,身体失衡,严重影响患者的日常生活自理能力。平衡功能减退可进一步导致病理性损害(如病理性骨折、失用性肌萎缩和痉挛等)的进行性加重,并影响身体运动功能的残存状态。

3. 训练方法 可利用平衡板、平衡木或窄道上步行、身体移位运动、平衡运动等方式进行练习。

四、改善协调功能的运动疗法

1. 定义 协调性指身体肌群活动的时机正确、动作方向及速度恰当,平衡稳定且有韵律性。协调的运动功能会产生平滑的、准确的、有控制的运动,这种协调必须有适当的速度、距离、方向、节奏和肌力来配合进行,而不协调的运动则是指笨拙的、不平衡的和不准确的运动。

在运动疗法中,改善协调功能的训练最为困难,因为影响协调性的因素除了与遗传和患者心理有关外,尚与肌力、肌耐力、技术动作纯熟度、速度、身体重心平衡、动作韵律性、肌肉收缩放松有关,甚至还与柔软度等相关。

2. 神经系统疾病导致的协调功能障碍 当大脑和小脑发生病变时,四肢协调动作和行走时的身体平衡发生障碍,此种协调功能障碍又称为共济失调。根据中枢神经不同病变部位导致的功能障碍不同,可分为共济失调和不随意运动,其中共济失调包括小脑共济失调、基底节共济失调、脊髓后索共济失调。

(1)小脑共济失调:此类患者表现为四肢与躯干失调为主,四肢和躯干不能灵活、顺利、准确地完成动作。患者对运动的速度、距离、力量不能准确估计,导致辨距不良、动作不稳,行走时两脚分开较宽、步态不规则、稳定性差,称蹒跚步态。

(2)基底节共济失调:此类患者肌张力发生改变,随意运动出现功能障碍,如震颤、肌张力过高或低下、随意运动减少或不自主运动增多。

(3)脊髓后索共济失调:此类患者表现为不能辨别肢体的位置和运动方向,行走时动作粗大,迈步不知远近,落地不知深浅,抬足过高、跨步宽大、踏地加重,而且需要视觉补偿,总看

着地走路,闭目或在暗处步行时容易跌倒。

(4)不随意运动:帕金森病等导致的不随意运动,即由随意肌不由自主地收缩所发生的一些无目的的异常动作,主要表现为:主动肌和拮抗肌交替收缩引起肢体不自主的摆动,出现震颤动作;一种快速、不规则、无目的、不对称的舞蹈样运动;手足徐动和手足抽搐等。

3.训练方法 包括上下肢协调、左右侧协调、速度协调、位相(坐位/站立位)协调等训练,具体如手精细功能训练(图 11-1),肢体协调性训练及步态训练等。

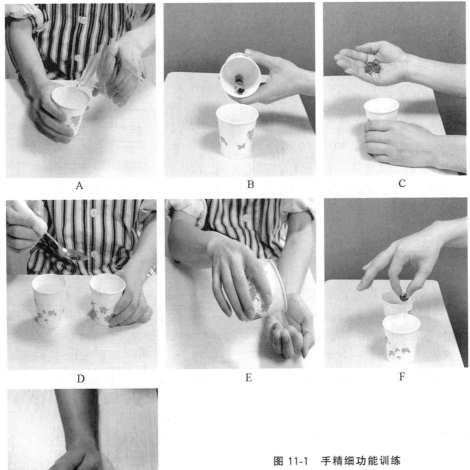

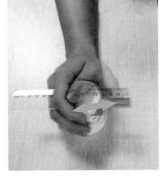

图 11-1 手精细功能训练

A.把水从一个杯子倒入另一个;B.从杯子中倒出玻璃球;C.将玻璃球倒入杯中;D.将水从一个杯子倒入另一个杯子;E.将水倒入做成杯形的手掌;F.将物件从一个容器移到另一个;G.拇指外展:手放在杯子顶部,拇指沿着杆滑动。

第三节 易化技术神经生理学疗法

易化技术神经生理学疗法(neurophysi-ological therapy,NPT)或易化技术:是一类改善由于神经系统疾病造成的肢体运动功能障碍的治疗技术。它是依据神经系统正常生理功能及发育过程,即由头到脚、由近端至远端的发育过程,运用诱导或抑制的方法,使患者逐步学会以正常的运动方式去完成日常生活动作的训练方法。在神经系统疾病的康复治疗中常用的易化技术包括:Bobath 疗法、Brunnstrom 疗法、本体感觉神经肌肉促进技术(proprioceptive neuromuscular facilitation,PNF)、Rood 疗法等。

一、Bobath 治疗技术

(一)概述

Bobath 治疗技术是由英国物理治疗师 Berta Bobath 和她的丈夫 Karel Bobath 共同创立的,主要用于治疗偏瘫患者和脑瘫患儿。Bobath 疗法通过仔细的评价,寻找患儿发育过程中存在的主要问题,然后设法抑制其异常的运动模式和姿势反射,根据发育顺序促进正常的运动,使功能尽快恢复。

主要论点是:使肌张力正常化和抑制异常的原始反射。中枢神经系统损伤后的患者,常常表现为异常的姿势和运动模式,这将严重干扰肢体的正常运动。这就要运用各种促进技术控制异常运动和异常的姿势反射,出现正常运动后,再按照患者的运动发育顺序,即从低级到高级进行训练,促进正常运动功能的恢复。

此训练方法的特点是:通过关键点的控制及设计的反射抑制模式和肢位的恰当摆放来抑制肢体痉挛,待痉挛缓解之后,通过反射、体位平衡诱发其平衡反应,再让患者进行主动的、小范围的、不引起联合反应和异常运动模式的关节运动。然后再进行各种运动控制训练,逐步过渡到日常生活动作的训练而取得康复效果。

适应证:Bobath 技术特别适用于中枢神经系统病损引起的运动功能障碍,如脑瘫、偏瘫等疾患。

(二)治疗原则

1. 强调学习运动的感觉 Bobath 认为运动的感觉可通过后天的反复学习、训练而获得,反复学习运动的方式及动作可促进患者获得正常运动的感觉。为了学习并掌握运动的感觉,需进行无数次各种正常运动感觉的训练。治疗师须根据患者的情况及存在的问题,设计训练活动。这些活动不仅诱发有目的性的反应,而且要充分考虑到是否可以为患者提供重复相同运动的机会。只有反复刺激和重复动作才可促进和巩固动作的学习,像任何儿童或成人学习一种新技能一样,需要不断刺激与重复训练,以便患者巩固学习过的运动。

2. 强调学习基本姿势与基本运动模式 每一种技能活动均足以姿势控制、翻正反应、平衡反应及其他保护性反应、抓捏与放松等基本模式为基础而发生的。要依据人体正常发育过程,抑制异常的动作模式,同时通过关键点的控制诱导患者逐步学会正常的运动模式,诱发出高级神经系统反应,如翻正反应、平衡反应及其他保护性反应。使患者克服异常动作和姿势,逐渐体验和实现正常的运动感觉和活动。

3. 按照运动的发育顺序制定训练计划 患者的训练计划必须与患者的发育水平相对应。在制定的过程中,应按发育的观点对患者进行评定,沿着发育的顺序进行治疗。正常的运动发育是按照从头到脚,由近及远的顺序。具体运动发育顺序一般是从仰卧位—翻身—侧卧位—肘支撑卧位—坐—手膝跪位—双膝跪位—立位等。在治疗中,首先应注意的是头颈的运动,然后是躯干,最后是四肢。理论上,肢体功能恢复是按照由近端向远端的顺序。因此,只有改善了头、颈、躯干的运动之后,才有可能改善四肢的功能;只有控制了肩胛带的稳定性之后,才有可能发展上肢的精细动作技巧。

4. 将患者作为整体进行治疗　Bobath强调将患者作为一个整体进行训练,不仅要治疗患者的肢体运动功能障碍,还要鼓励患者积极参与治疗,掌握肢体在进行正常运动时的感觉。在训练偏瘫患者的下肢时,要注意抑制上肢痉挛的出现。总之,要防止患者身体的其他方面出现障碍,就要把患者作为一个整体制定治疗计划和训练方案。

(三)常用技术

1. 关键点的控制(图 11-2)　人体关键点可影响身体的其他部位或肢体的肌张力,它包括胸骨柄中下段、头颈部、躯干等。治疗师可通过在关键点的手法操作抑制异常的姿势反射和肢体的肌张力。对于躯干肌肉痉挛的患者,可通过对胸骨柄,即中心关键点的控制来缓解肌张力。

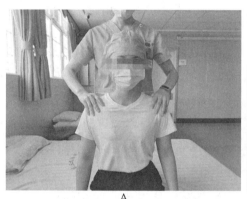
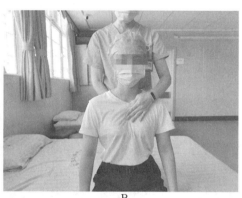

A   B

图 11-2　利用"中心关键点"控制痉挛模式的方法

A. 治疗师将双手放在患者的胸骨柄上,把患者躯干交替向左右及侧上方拉动,做"∞"弧形运动。B. 治疗师将放在患者胸骨上的手用力向下及后方挤压,使患者塌胸,躯干放松,治疗师再将背后的手向前上方推,使患者挺胸,重复数次,可缓解躯干肌张力。

2. 反射抑制抗痉挛模式(RIP)

(1)躯干抗痉挛模式:患者健侧卧位,治疗师一手扶其肩部,另手扶住髋部,双手做相反方向的牵拉动作,可缓解躯干肌的痉挛(如图 11-3)。

(2)上下肢的抗痉挛模式(图 11-4):根据偏瘫患者常见的异常痉挛模式,如上肢屈曲痉挛占优势、下肢伸肌痉挛占优势,上下肢的抗痉挛模式如下:

①患侧上肢处于外展、外旋,伸肘,前臂旋后,伸腕或指、拇指外展的位置,可对抗上肢的屈曲痉挛模式。

②使患侧下肢轻度屈髋、屈膝,下肢内

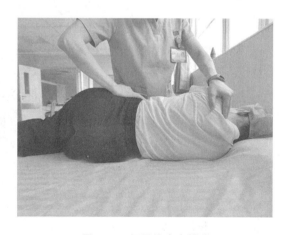

图 11-3　躯干抗痉挛模式

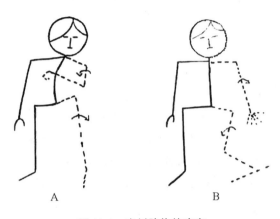

图 11-4 患侧肢体的痉挛

A. 偏瘫患者常见的异常痉挛模式；B. 患侧肢体的抗痉挛模式。

收、内旋,踝关节背屈,可对抗下肢的伸肌痉挛模式。

3.平衡反应及保护性反应 训练患者坐位、立位、跪立位平衡引导患者的头颈和肢体运动,诱发平衡反应。

4.感觉刺激方法 牵拉肌肉(图 11-5)、轻轻拍打肌腹或用手、毛刷、冰块等刺激皮肤感觉,促使肌肉收缩。

5.矫正异常步态 矫正画圈步态的训练方法为:坐立位时的下肢内收、内旋训练;迈步时的骨盆放松训练等。

6.运动控制的训练

(1)控制训练:将肢体的末端被动地移到空间的关节活动范围的某一点上,让患者练习将肢体控制在该位置上不动。

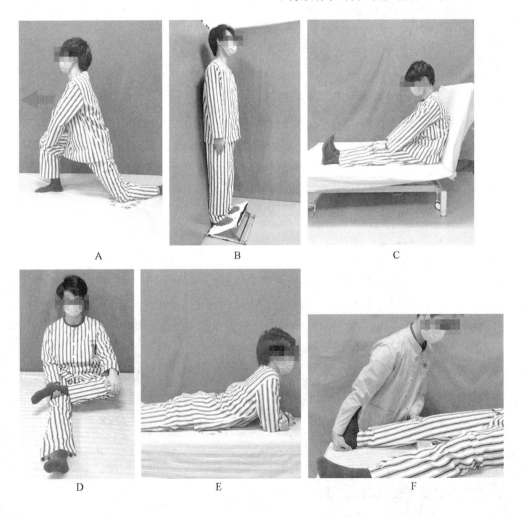

A B C

D E F

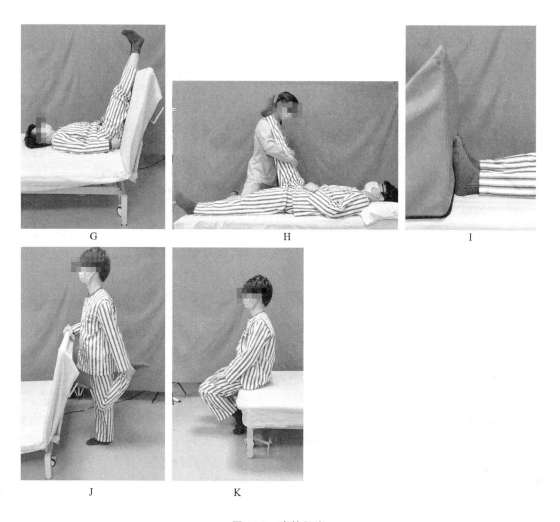

图 11-5 牵拉肌肉

A. 半跪位,牵拉髋屈肌;B. 背靠墙站立,用楔形板牵拉双侧踝跖屈肌;C. 长坐位,牵拉腘绳肌;D. 长坐位,牵拉髋内旋肌;E. 俯卧位,手肘撑起,牵拉髋屈肌;F. 踝跖屈辅助牵拉;G. 卧位,腿上举靠墙,牵拉腘绳肌;H. 仰卧位,辅助牵拉单侧腘绳肌;I. 用泡沫方块,牵拉踝跖屈肌;J. 站位牵拉股四头肌;K. 坐位牵拉股四头肌。

(2)定位放置训练:在肢体能控制后,训练患者主动将肢体定位在关节活动范围的各点上,然后由此向上和向下活动,再返回原处。

(四)Bobath疗法在偏瘫康复中的应用

Bobath认为偏瘫患者的运动功能改善一般可分为以下三个阶段:① 弛缓阶段。② 痉挛阶段。③ 相对恢复阶段。这三个阶段并不是截然分开的。处于痉挛阶段的患者可以同时具有上、下肢的部分分离运动,而某些部位又处于弛缓状态。尤其是第三阶段(相对恢复阶段)的患者,在要求其完成某些困难的训练时,又出现了痉挛,痉挛的模式进一步限制了选择性运动的完成。以下将各阶段的训练方法按操作程序进行介绍:

1. **第一阶段(弛缓阶段)的治疗** 此阶段训练主要为良肢位的摆放,从仰卧位向侧卧位翻身,患侧下肢屈伸控制,下肢负重准备,坐位平衡反应诱发,患侧上肢负重以及肩胛带活动度训练等内容。

(1)良肢位的摆放

①仰卧位方法:头部放在枕头上,稍偏向健侧,面部朝向患侧,枕头高度要适当,胸椎不得出现屈曲。患侧臀部下方垫一个枕头使患侧骨盆向前突,用以防止髋关节屈曲、外旋。患侧肩关节下方垫一个小枕头使肩胛骨向前突。上肢肘关节伸展,置于枕头上,腕关节背伸,手指伸展。下肢大腿及小腿中部外侧各放一沙袋防止髋关节外展、外旋,腘窝处垫一小枕头以防止膝关节过伸。

②患侧在下方的侧卧位方法:患侧肩胛带向前伸、肩关节屈曲、肘关节伸展、腕关节背伸、手指伸展。患侧下肢伸展,膝关节轻度屈曲。健侧下肢髋、膝关节屈曲,在其下方垫一个枕头防止压迫患侧下肢。背部挤放一个枕头,躯干可依靠其上,取放松体位。

③患侧在上方的侧卧位方法:患侧上肢向前方伸出,肩关节屈曲约90°,下面用枕头支持,健侧上肢可以自由摆放。患侧下肢髋、膝关节屈曲,置于枕头上。健侧下肢髋关节伸展,膝关节轻度屈曲,背后挤放一个枕头,使躯干呈放松状态。

(2)向健侧翻身及返回动作训练方法

①健侧足置于患足下方。

②患者双手交叉,双侧上肢向头的上方上举(与床面垂直)。

③双侧上肢肘伸展,在头的上方做水平摆动。

④双上肢向健侧摆动的同时,利用惯性将躯干上部向健侧旋转。

⑤治疗师协助骨盆旋转完成翻身动作。

⑥返回仰卧位动作训练:治疗师一手将患侧上肢保持于伸展位,并嘱患者肩向前伸,患侧下肢外展并尽量向支撑面后方转移。治疗师的一只手协助患者的骨盆向后方旋转,增加躯干旋转的角度。在下部躯干旋转首先完成的前提下,逐渐完成躯干上部的旋转。

(3)患侧下肢屈伸控制训练:髋关节与膝关节同时屈曲和髋关节充分伸展状态下,膝关节屈曲都是防止画圈步态的基本动作。训练中要特别注意防止出现上肢的联合屈曲与肩的后撤、下肢屈曲时屈肌与伸肌的同时收缩和伴有伸肌痉挛的伸展。训练的具体方法如下:

①患者取仰卧位,治疗师协助保持踝关节的跖屈位,在不伴有髋关节外展、外旋的状态下完成下肢屈曲。

②诱导下肢进行不伴有联带运动模式的伸展,并可按治疗师的指示在关节任意角度控制运动。训练过程中治疗师的手不应有下肢体重的感觉,而是在患者伸展的过程中有轻的上抬控制感。

③练习髋关节伴有内收、内旋的屈曲运动。

④练习髋关节屈曲状态下膝关节维持各种角度的伸展。

(4)下肢负重的准备训练:患者取仰卧位,患膝屈曲,将小腿在床边下垂,治疗师用手将患者的足趾完全背伸,跚指在患者足背部向下压,抑制踝关节跖屈,解除膝屈曲的肌紧张,直至被动运动时无抵抗。再令患者用自己的力量将患足抬起放回治疗台,维持膝关节屈曲位,必要时治疗师对膝关节给予辅助。以上动作反复进行直至患者独立、协调地完成。这样做可以有效地抑制下肢伸肌痉挛和联带运动模式,易化下肢负重及步行所必须的分离运动。

(5)坐位平衡反应诱发训练:患者取坐位,治疗师跪或坐在患侧,两手于患者健侧下肋部交叉,利用治疗师的双手和躯干的合力辅助患者完成患侧躯干伸展运动,以调整患者躯干正常的对线关系,抑制患侧躯干肌的痉挛。

当进行以上运动完全没有抵抗感时,治疗师一手插入患侧腋下辅助患侧躯干伸展,另手从后方伸到健侧腰部诱导健侧躯干侧屈,并用健侧前臂支撑身体,治疗师利用对其头部或肩胛带的辅助诱发患者头和胸廓的调整反应,将身体恢复为正常的坐位,通过反复练习,可以使其患侧负重,提高坐位平衡反应的水平。

随着运动功能的改善,治疗师要及时减少协助,做到仅扶持患侧上肢保护肩关节,完成患侧躯干主动伸展运动。对惧怕向前跌倒的患者,还应进行以髋关节为中心的身体前倾训练,或由治疗师固定双侧上肢予以保护,或用训练球辅助诱发躯干前倾的平衡功能。该训练对患者的站立和行走都非常重要。

(6)患侧上肢负重训练(图11-6)

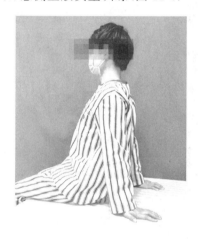

图11-6 坐位下手负重支撑,牵拉
指屈肌和腕屈肌

①患者取坐位,上肢保持肩关节外展、外旋,前臂旋后位支撑于床面。

②上肢伸展并支撑体重,身体重心向前、后、左、右各方向移动。

③当患侧上肢可以完成支撑后,治疗师从肩部垂直向下施加压力,让患者肘关节完成小范围的屈曲和伸展运动。

④对上肢屈肌痉挛严重的患者,治疗师立于其身后,控制患者的双手,使上肢完成伸展、外旋以抑制上肢屈肌痉挛模式,诱发躯干及上肢的伸展动作。

(7)肩胛带活动度训练

①弛缓期肩关节的被动活动范围要控制在正常活动度的50%。

②一手固定肱骨近端,另一手固定肩胛下角,被动地完成肩胛胸廓关节各方向的运动。

③进行肩关节内、外旋运动时,一手固定肱骨近端,另一手固定腕关节,在90°范围内活动。

④患者取仰卧位或健侧在下方的侧卧位,治疗师握住患侧上肢保持肘伸展位和肩关节外旋位,然后进行肩胛骨向前方、上方、下方的运动。

⑤当肩胛骨被动运动无抵抗时,取仰卧位训练上肢上举。在无痛的情况下,尽量扩大上肢上举的范围,并在此基础上配合肘关节屈伸的训练。

2. 第二阶段(痉挛阶段)的治疗 主要包括坐位姿势调整训练、从高治疗台站起训练、从坐位到立位训练、患肢负重控制能力训练、患肢摆动训练、上肢运动控制训练以及肘关节分离运动训练等。设计训练计划时要充分考虑到患者全身的状况,将躯干、上肢、下肢进行综合治疗。否则,下肢训练难度过大,会加重上肢及手的屈肌痉挛。异常的步态和过度用力会妨碍上肢潜在功能的诱发。另外,躯干与上肢痉挛的缓解也可以减轻下肢伸肌的痉挛,促使正常运动功能出现。具体方法如下:

(1)坐位和站起的准备训练

①并排放三把椅子,躯干前倾,患者双手交叉并向前下方伸出,抬起臀部并用臀部感觉寻找椅子的中心,依次坐到三把椅子上。

②取坐位,双膝紧并,将双膝倒向健侧。

③取坐位,将患侧腿跨在健侧腿上方。

④出现伸肌痉挛时,取坐位,下肢呈全屈曲位,令患者有控制地将下肢徐缓落地。

⑤取坐位,足底着地状态下屈膝关节(图11-7)。

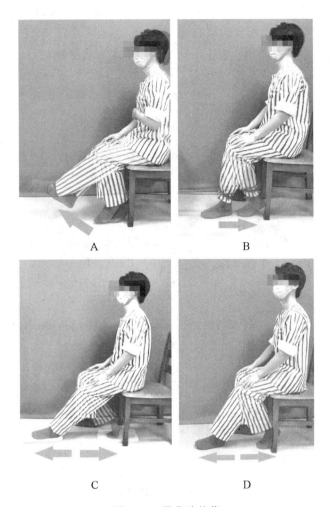

图 11-7 屈曲膝关节
A. 助动膝关节屈曲和伸展；B. 坐位，用弹力治疗带做膝屈肌力量
训练；C. 坐位，用助滑垫做膝屈肌力量训练；C. 坐位下屈膝。

（2）站起训练

①双足并列或患足稍向后移。

②患者双手交叉，双上肢尽量向前伸出。

③躯干前倾，抬头，目光平视前方。

④重心移至双下肢上方，为加强患侧下肢负重的感觉，治疗师可用手在膝关节施加压力，缓慢站起（详见第 27 章偏瘫的康复治疗）。

（3）步行训练：步行控制困难的患者常见如下问题：①支撑期下肢伸肌与屈肌过度同时收缩抑制了肢体的运动，使之成为非可动下肢。这种下肢的非可动性，不但抑制了平衡反应，也将阻碍该下肢进入摆动期的运动。

②摆动期下肢的髋关节控制能力差，小腿及患足随着膝关节的摆动而完成摆动期的运动，但因其运动为全屈曲运动模式或单纯伸展运动模式而使下肢缺乏稳定性，以致患肢难以在下一个支撑期时有效地支撑体重。因此，在制订训练方案时，应对患者的支撑期与摆动期分别进行设计。

①支撑期患肢负重能力训练：患者站在治疗台前，双足并拢，治疗师位于患侧，一手

控制患侧肩胛骨,另一手控制肘关节,维持其伸展,让患者重心向患侧转移,然后健足练习前、后迈步,患肢负重。训练时躯干不得出现前倾和髋关节的屈曲。当患侧下肢能较好地负重后,在负重状态下反复练习膝关节小幅度的屈曲、伸展,掌握下肢负重状态下的稳定性与可动性。

②摆动期训练:当患侧下肢在后方进入摆动期时,因伸肌张力高和伸肌联带运动的影响,难以完成迈步动作。为了防止骨盆上抬的代偿动作,应进行膝关节选择性运动诱发训练,在控制骨盆稳定的前提下辅助膝关节出现屈曲的分离运动。

对完成较困难的患者可取俯卧位,被动屈曲患侧膝关节,然后令患者主动伸展并保持在任意位置上。当患者可以独立完成髋关节伸展状态下膝关节屈曲的分离运动后,改为立位健侧下肢负重,练习患侧下肢髋关节内收、膝关节屈曲动作。

以上动作熟练后,练习背屈踝关节,向前方移动下肢,足跟慢慢着地。在反复练习膝关节屈、伸动作的同时控制踝关节背屈和患侧下肢的迈步动作。

(4)上肢运动控制训练

①患者取立位,在治疗师辅助下保持患肢肘关节伸展状态,完成肩关节外展动作。在完成外展后,进一步练习外展同时外旋的动作。

②如患者上肢控制能力较差,可以由治疗师将上肢置于外展位,然后慢慢松手,完成一定范围的坠落,以诱发三角肌及冈上肌的牵张,促进肌肉收缩(注意控制痉挛)。

③由治疗师保持患肢肘、腕关节及手指的伸展,同时完成肩关节屈曲90°以上,应用"推"法,促使肘关节伸展和肩关节的固定作用。此手法可在侧方、前方、对角线等各种方位下进行。

(5)肘关节选择性运动训练

①取仰卧位,患侧上肢高举,令患者屈曲肘关节触摸头顶,再伸展肘关节恢复原位。

②在卧位或坐位下依次进行触摸头顶→恢复原位→触摸对侧肩→恢复原位→对侧耳或对侧肩并下滑至前臂→恢复原位的训练。

3. 第三阶段(相对恢复阶段)的治疗 此阶段的目的是进一步改善患者的步态和提高上肢的能力,将第一、第二阶段的基本运动功能运用到日常生活活动中去。主要目的是在社会中能自立,训练的目标是使患手能够使用并尽量接近正常的运动功能。以下举例简单说明了下肢、上肢及手的控制训练方法。

(1)改善步态训练:为了改善步态,必须使患者的膝关节、踝关节及前足部获得良好的选择性运动。踝关节及前足部充分地背屈,足跟-足尖相接的步行以及为了防止跌倒患侧单腿站立的平衡功能都是必不可少的基本条件。为此,可设计如下的训练:

①膝、踝关节选择性运动训练

A. 向前迈一步训练

a. 双腿平行站立。

b. 患侧下肢负重,全足底着地,健侧下肢向前方迈出。

c. 患侧膝关节屈曲,同时足跟离地,足前部着地使踝关节背屈。此时治疗师应注意避免出现足向外旋转和足跟向地面方向下压。再将患侧足跟着地,返回起始位,为了维持髋关节伸展,足跟不出现下压,腓肠肌和髋关节屈肌必须松弛。应反复练习这种交互运动,当下肢伸肌痉挛和足跟下压完全消失时再将患侧下肢向前迈出。

B. 向后退一步训练

a. 双腿平行站立。

b. 起步时,健侧下肢负重,患侧髋关节充分伸展、骨盆不上提、膝关节屈曲、踝关节背屈以足跟为先导向后方退步。足尖、足跟先后着地。在做以上训练时可以利用小滑车,将患侧足踩在滑车上,进行髋关节和膝关节向前、后、侧方的运动。这种训练可以使患者体会到迈步的正常感觉,防止患足向下方用力,常可收到良好的训练效果。

②立位平衡训练:良好的立位平衡是步行的基本条件。为了改善患侧下肢的平衡反应,可以根据患者的具体情况和设备状况设计训练方案。原则是提高患侧下肢的反向控制能力,当患侧负重时,健侧可以自由活动。训练时可令患者取立位,患足置于体重计上,观察负重情况,练习患侧支撑。也可以双足置于体重计上(使用两个体重计)。练习重心转移并观察重心转移的程度和身体正确的姿势,抑制反向负荷,提高平衡能力。

③肩胛带与骨盆旋转训练:骨盆与肩胛带的旋转是改善步行协调性的重要训练。肩胛带旋转可以促使上肢摆动,改善肩胛带下型。骨盆的旋转可以抑制下肢痉挛和联带运动。躯干的旋转可以避免强化两侧的分离,促进双侧交互运动,使步态向正常化发展。

治疗时患者站立,在步行训练前做双手交替触摸对侧大腿的摆动动作。步行时治疗师位于患者后方持患者双肩,在行走中配合下肢运动进行摆动。

骨盆旋转训练时患者取立位,治疗师双手置于患者骨盆两侧,在原地辅助骨盆旋转。当治疗师手感出现阻力减小或消失后发出行走的口令,双手辅助骨盆交替旋转。如出现异常运动模式则停止步行,再一次练习原地旋转。

④上肢功能训练:偏瘫中有部分患者即使患侧上肢潜在的功能完全丧失,作业疗法治疗师也应在训练健侧手代偿能力的基础上,训练躯干及上肢的双侧活动。其目的是让患者在初期建立患肢是自己身体一部分的意识,无论何时都要将患肢放在自己的面前,而不是忽略在身边,不予顾及,防止运动模式异常和患肢损伤。

a. 上肢感觉训练:患侧上肢充分前伸置于桌面上,手指外展、伸展,用健侧手自上而下地擦拭患肢。

b. 肘关节屈、伸分离运动训练:上举患侧上肢,手掌向下用手触头顶部,反复交替进行。屈肘关节的同时用手摸嘴,逐渐可以进行持勺取物进食的应用性训练。

c. 控制联合反应的训练:患手放在桌上,使用健手时保持患手固定不动;患侧肩关节前伸,肘关节伸展,手握住固定在桌上的直立木棒,同时用健手做写字、绘画、进食等活动;患手同上,用健手高举沙袋等重物并视进步情况逐渐加大负荷物重量。

d. 上肢负重训练:站在桌前,肩部充分前伸,双上肢支撑于桌面或坐在治疗台前,患手于侧方支撑负重,健手持物并越过中线将其放到患侧。

e. 上肢分离运动训练:双手在前方交叉,进行滚筒训练。

二、Brunnstrom 技术

(一)概述

瑞典物理治疗师 Signe Brunnstrom 对脑卒中偏瘫患者的运动功能进行了长时间的临床观察和分析,结合大量文献资料,同时注意避免复杂的评价,提出了脑损伤后恢复的6个阶段,并利用这个规律创立了一套治疗脑损伤后运动功能障碍的方法。

Brunnstrom 认为,脑损伤后中枢神经系统失去了对正常运动的控制能力,重新出现了在发育初期才具有的运动模式,例如肢体的共同运动、姿势反射以及联合反应,并出现一些原始反射和病理反射,如紧张性颈反射、紧张性迷路反射,而深反射等正常反射则被强化。偏瘫运动障碍不是单纯的运动功能障碍,而是由知觉障碍所致的运动障碍,即所谓知觉运动障碍。

偏瘫患者的运动功能恢复过程首先从完全性瘫痪(Brunnstrom Ⅰ级)开始,然后(Brunnstrom Ⅲ级),之后协同运动模式即异常运动模式减弱,开始出现分离运动(Brunnstrom Ⅳ、Ⅴ级),最后几乎恢复正常(Brunnstrom Ⅵ级)。并非所有患者都按照这个过程恢复到最后，多数人可能会停止在某一阶段。

中枢神经系统损伤后的恢复阶段，Brunnstrom将脑卒中等中枢神经损伤以后的偏瘫恢复分成6个阶段：

Ⅰ期——急性期患肢处于持续弛缓状态，无任何运动。

Ⅱ期——随着恢复的开始，患肢出现联合反应，共同运动（或其若干要素），最小的随意运动反应，痉挛出现。

Ⅲ期——共同运动随意出现，显示有关节运动，痉挛进一步加重，达到高峰。

Ⅳ期——之后共同运动模式逐渐减弱，分离运动出现，多种运动组合变得容易，痉挛减少。

Ⅴ期——进一步脱离共同运动模式，可较好地完成独立运动及难度更大的运动组合，痉挛继续减少。

Ⅵ期——最后，痉挛消失，可完成每个关节运动，协调性接近正常。

（二）成人偏瘫患者的运动模式

1. 联合反应　是指当身体某一部位进行抗阻力运动或主动用力时，没有主动运动的患侧肌群所产生的反应，也属于中枢神经系统损伤后被重新释放的原始反射。评价联合反应的目的是为了确定偏瘫患者处于弛缓和痉挛的早期阶段时是否可以利用联合反应诱发患侧肌肉随意收缩或运动。痉挛存在时很容易诱发出联合反应。诱发联合反应的方法见表11-1。

表11-1　联合反应诱发方法

联合反应		诱发方法	患侧肢体反应
对侧性联合反应	上肢	抵抗健侧肩关节上抬或肘关节屈曲	患侧上肢屈肌联带运动
		肩关节抗阻力水平内收	患侧上肢伸肌联带运动
		健侧紧握拳	患侧抓握反应（对称性）
	下肢	健侧髋关节抗阻力内收或外展	相同的运动（Raimiste现象）
		健侧下肢抗阻力屈曲	患侧下肢伸展（非对称性）
		健侧下肢抗阻力伸展	患侧下肢屈曲（非对称性）
同侧联合反应		患侧下肢抗阻力屈曲	患侧上肢屈肌收缩或肌张力增加

联合反应属于原始反射，一般患者不仅不宜应用，而且应及时地予以抑制。对高龄患者或长期处于弛缓阶段的患者可以考虑使用，但应在诱发出随意运动后尽量早地予以抑制，不得强化。

2. 共同运动　是脑损伤常见的一种肢体异常活动表现。当患者活动患侧上肢或下肢的某一个关节时不能做单关节运动，邻近的关节甚至整个肢体都可以出现一种不可控制的共同活动，并形成特有的活动模式。

（1）上肢共同运动：上肢屈肌占优势，因此屈曲共同运动出现早，也明显。

①上肢屈曲共同运动：表现为腕和手指屈曲，前臂旋后，肘关节屈曲，肩胛骨内收（回缩）、上提，肩关节后伸、外展、外旋。如同手抓同侧腋窝前的动作。

②上肢伸展共同运动：表现为伸腕、屈指，前臂旋前，肘关节伸展，肩胛骨前伸，肩关节内收、内旋。如同坐位时手伸向两膝之间的动作。

（2）下肢共同运动：下肢由于伸肌占优势，因此主要为伸展的共同运动模式。

①下肢伸展共同运动：表现为足趾跖屈、踝跖屈、内翻，膝关节伸展，髋关节内收、内旋。

②下肢屈曲共同运动：表现为脚趾背屈、踝背屈、内翻，膝关节约90°屈曲，髋关节屈曲、外展、外旋。

（3）原始反应：新生儿出生后具备许多运动反射，随着婴儿神经的发育及不断完善，大部分的原始反射在1岁以后逐渐消失。当脑部受损后，这些反射又会再次出现，成为病理性反射。如同侧伸屈反射、交叉伸屈反射、屈曲回缩反射、伤害性屈曲反射、紧张性颈反射等。

（三）Brunnstrom 技术的治疗原则

治疗顺序：Brunnstrom 方法强调在早期利用姿势反射、联合反应、共同运动引导患者的运动反应，之后再从中分离出正常运动的成分，最终脱离异常运动模式向功能性运动模式过渡。

其治疗原则要求任何治疗性的活动都必须依据患者的恢复阶段而异。

（四）Brunnstrom 技术的治疗方针

Brunnstrom 技术的基本点是在脑损伤后恢复过程中的任何时期均使用可利用的运动模式来诱发运动的反应，以便让患者能观察到瘫痪肢体仍然可以运动，刺激患者康复和主动参与治疗的欲望。强调在整个恢复过程中逐渐向正常、复杂的运动模式发展，从而达到中枢神经系统的重新组合。肢体的共同运动和其他异常的运动模式是随损伤患者在恢复正常自主运动之前必需的一个过程，因此主张在恢复早期，利用这些异常的模式来帮助患者控制肢体的共同运动，达到最终能自己进行独立运动的目的。

（五）训练方法

1. 床上姿势与卧位训练

（1）床上姿势

方法如下。

①上肢：患者处于弛缓阶段时要注意避免上肢过度外展，防止肩关节半脱位，可在肩关节下方垫一枕头。当患者出现痉挛时，上肢会出现肩关节内收、内旋，肘关节屈曲，前臂旋前，腕关节掌屈，手指屈曲的异常姿势。因此，除要做相反方向的关节活动训练外，还要特别注意保持相反方向的体位。

②下肢：膝关节下方垫一小枕，以维持膝关节轻度屈曲；为防止髋关节的外展、外旋，可在下肢外侧放置毛巾卷、沙袋等支持物。脚的上方避免放置重物，以免踝关节出现跖屈、内翻。

注意事项：应经常变换体位，防止关节挛缩及压疮。该法适用于弛缓阶段的中枢性瘫痪患者。

（2）床上被动、辅助主动运动训练

方法：患者处于弛缓阶段时随意运动丧失，治疗者可根据医生的指导及患者的实际情况，进行头颈、躯干、四肢的被动运动。如：为防止关节挛缩，全身各个关节均需进行被动运动，每日2次，每个运动方向做3～5次全关节活动范围的运动。随着患者肢体运动功能的改善，调整为辅助主动运动和辅助下的床上体位变换训练如翻身、从仰卧位到坐位等。

注意事项：①被动运动要轻柔、缓慢，防止粗暴手法。②弛缓阶段患侧肩关节应予以特别保护，防止出现损伤。③急性期病情尚未稳定的患者禁用此法。

（3）从仰卧位向侧卧位的翻身训练

方法：从仰卧位向患侧翻身时，因利用健侧上、下肢的运动，故很容易完成。向健侧翻身时，由于患侧控制能力下降则完成较困难。训练时，首先用健手握住患侧腕关节，保持肩关节屈曲90°。患侧下肢膝关节屈曲90°呈膝立位。必要时，治疗者可予以辅助。翻身时，利用健侧上肢带动患肢左右摆动的惯性作用，顺势完成躯干上部、骨盆及下肢的旋转，完成向健侧翻身的动作。

注意事项：①患侧不能完成膝立位的患

者,治疗师可以协助控制。②对于翻身动作完成有困难者,可在骨盆处给予帮助,逐渐提高患者自我控制的能力。③该法适用于中枢性瘫痪处于弛缓阶段的患者。

(4)缓解屈肌痉挛的体位训练

方法:将上肢屈肌痉挛的患者呈俯卧位置于治疗台边缘,患侧上肢悬空于治疗台外。令患者头转向患侧,患侧肘关节屈曲和肩关节外展,完成上肢水平上举;随后,肩关节内旋,腕关节放松,手向后做滑水运动至臀部上方。此时屈肌紧张会明显缓解。其后上肢外旋,向前方运动,完成上肢伸展动作。整套动作类似自由泳的划水动作。

注意事项:①动作宜缓慢,全身放松。②此法适用于中枢性瘫痪的痉挛期患者、痉挛型脑瘫患者。③呼吸困难的患者、老年人俯卧位有不适感不宜采用此法。

2.坐位的躯干、颈、四肢训练

(1)坐位平衡反应诱发训练

方法:患者取坐位,为了保护患侧肩关节和防止健侧手抓握椅子,让患者用健手托握患侧肘关节。治疗师向前、后、左、右等各方向轻推患者肩部,破坏患者的平衡。开始患者出现的反应并不是自动的反应,随着患者反应水平的提高,逐渐达到趁患者不注意时突然施加外力,诱发患者自动的平衡反应。

注意事项:①向患者说明训练方法和目的,避免恐惧。②外力不得过大,以可诱发出平衡反应为度。③加强对患者的安全保护,必要时可由另一名治疗师站在身后确保患者安全。④此法适用于中枢性瘫痪所致坐位平衡反应障碍的患者。⑤不能维持坐位的患者和重度痉挛伴有精神过度紧张的患者不宜采用此法。

(2)躯干屈曲训练

方法:躯干向前方屈曲,是以髋关节为轴的屈曲运动。患者垂直坐在椅子上,双侧上肢保持抱肘姿势,治疗者坐在患者对面,扶持患者的双肘,诱导躯干及上肢的运动。患者

躯干平衡功能较差时,往往出现患侧下肢外展,治疗师可用自己的膝关节协助控制患肢的稳定。随着躯干的前倾,治疗师诱导患者完成肩肱关节和肩胛骨的运动。为了克服拮抗肌的痉挛,治疗师一手置于肩胛骨内侧缘协助肩胛骨完成外展运动。然后分别向左前方及右前方运动,提高躯干的控制能力。

注意事项:①向前方运动时,治疗师予以诱导,返回正直坐位时,要由患者独立完成。②此法用于能保持坐位的患者。

(3)躯干的旋转训练

方法:患者取坐位,健手托扶患侧肘关节,治疗师站在患者身后协助躯干的旋转并逐步加大躯干旋转的角度。开始训练时患者目视前方,逐渐过渡到不仅完成躯干与骨盆的旋转,而且完成头、颈部与躯干的旋转。最后完成在躯干向左侧旋转的同时,头向右侧做最大限度的旋转;一侧上肢外展,另一侧上肢内收。

注意事项:①为了增加躯干旋转的角度,治疗师应一手置于患肩,另一手置于健侧躯干予以辅助。②此法适用于平衡功能障碍,躯干肌张力分布异常的患者。③不能独立完成坐位的患者不宜采用此法进行训练。

(4)肩胛带运动诱发训练(图11-8)

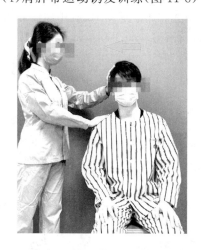

图11-8　肩胛带运动诱发训练

方法:通过头颈部运动易化肩胛带的运动。患侧前臂和手掌放置于膝上,呈肩外展、肘屈曲位。治疗师一手扶持肩锁关节处,将另一手抵于患者的头部侧面,令患者头向患肩方向侧屈,同时治疗师用手固定头部,诱发出颈部肌肉等长性收缩。此时出现肩上抬,治疗师再对肩予以固定,便可出现易化提肩胛肌的作用,诱发出肩上抬的随意动作。

注意事项:①治疗师用力要适度,随患者的用力缓慢柔和地加以对抗,防止颈部损伤。②此法适用于肩胛带处于弛缓状态、随意运动减弱或消失的患者。③训练过程中痉挛加重、经手法调整不能缓解者,或颈部疼痛难以合作的患者不得使用此手法。

(5)髋关节屈肌群对称性收缩训练

方法:患者取坐位,躯干后倾,双足离地,双侧髋关节屈曲。当躯干向后方倾斜时会有效地刺激髋关节屈肌和腹肌的收缩,提高躯干的平衡能力。

注意事项:①根据患者具体情况设计训练环境以消除患者的恐惧。②此法适用于偏瘫后髋关节屈曲有困难、腹肌控制能力低下、躯干平衡能力欠佳者。③因训练导致痉挛或诱发出联合反应者不得使用此训练法。

3. 上肢训练(Ⅰ～Ⅲ阶段)

(1)上肢屈曲运动训练:用屈肌联带运动模式,按被动运动、主动运动以及抗阻运动的顺序进行训练。因肘关节一般不伴有疼痛,故可进行全关节活动范围的被动运动,使患者尽早获得肘关节随意运动的控制能力。肩关节的训练难度较大,尤其在训练初期,往往会出现各种各样的合并症,治疗师应予以特别注意。

方法如下:

①伴有肩关节疼痛的训练:通过辅助主动运动的方式,完成肩胛带的上举、下掣、内收和外展的运动。在肩胛胸廓关节运动获得明显改善后,将肩胛带与肩肱关节按照运动学的规律,以正常的运动模式,进行上肢的辅助主动运动。这样不仅可以缓解或消除肩关节的疼痛,而且可以改善肩肱关节的活动范围,提高上肢的运动水平。

②不伴有肩关节疼痛的训练:当患者不能完成肩胛带上举的随意运动时,治疗师用前臂支撑患者的肘关节,手控制患手腕关节呈背伸位,使肘关节在屈曲状态下完成肩关节的外展运动。同时治疗师另一手叩打斜方肌,诱发其离心性收缩。在肩关节的活动范围逐渐得到改善的基础上,上肢的运动应在屈曲与外展的中间位置、前臂旋后与肩关节外旋的模式下进行。这种训练模式既可以有效地诱发上肢屈曲运动,抑制伸肌的联带运动,又可以预防肩关节疼痛。当上肢上举超过水平位置时则可要求患者上举过头,肘关节伸展,头向健侧旋转。

注意事项:①训练要柔和,动作缓慢,防止粗暴手法。②完成上肢上举动作时,头要向健侧旋转使胸大肌得到松弛。③完成患侧上肢上举训练时,治疗者要辅助控制腕关节呈背伸位。④本法适用于上肢具有屈曲随意运动的患者。

(2)上肢伸展运动训练

①双侧胸大肌随意性收缩训练:患者取坐位(卧位亦可),双侧肩关节屈曲并水平外展约45°。双侧上肢克服治疗师双手的阻力,向中线做内收运动,诱发双侧胸大肌收缩。

②肘伸展强化训练:患者取坐位,患肢沿伸肌联带运动的运动轨迹伸展肘关节。治疗师坐在患者对面,控制患侧腕关节呈背伸位,同时对患侧手掌近端施加抵抗,患者对抗外力完成肘伸展的动作。

当患者可以完成肘伸展动作时,在患者面前放置小凳子,上面置一沙袋。令患者肘关节伸展并握拳支撑于沙袋上,身体重心向患侧上肢转移,练习患侧上肢的支撑动作。治疗师向下按压患侧肩部,并嘱患者保持原姿势,促使肱三头肌向心性收缩。

注意事项:①诱发上肢伸展运动是非常重要的训练项目,并非力量性训练。当患者能够较好地完成肘伸展后,应及时改为姿势的调整训练,令患者头完成向健侧旋转、前臂由旋前位转换为旋后位、躯干向患侧旋转等抑制联带运动的运动模式。②初期患者在坐位难以完成时,可以在仰卧位下进行,利用迷路反射(仰卧位时伸肌张力增高)较易实现肘关节伸展,当体会到运动感觉后即可变为坐位训练。③处于第Ⅳ~Ⅵ阶段的患者不宜再强化伸肌联带运动,因此在训练中不得采用此法。

4. 上肢训练(Ⅳ-Ⅴ阶段)

(1)上肢屈曲运动训练

方法:患侧肘关节与躯干紧紧靠拢以抑制肩关节外展,进行肘关节屈曲,患手触摸嘴的动作和患手摸健侧肩关节等动作。为了诱发出各种脱离联带运动束缚的功能性动作,可以由被动运动到辅助主动运动到主动运动,分别使患手完成:①摸嘴;②摸耳朵,先患侧后健侧;③摸健侧肘关节;④摸健侧肩关节;⑤摸前额;⑥摸头顶;⑦摸后头部等。

注意事项:①训练的内容是诱发分离运动,抑制联带运动,克服肘关节屈曲时肩关节外展、外旋。②当以上运动可以完成时,要尽早地向应用动作转化,使以上动作具有明显的目的性。

(2)上肢伸展运动训练

①患者取坐位,患侧手后伸摸脊柱。

②肘关节伸展,肩关节屈曲,向前方上举。

③肘关节屈曲,前臂旋前、旋后。

④肘关节伸展,肩关节外展。

⑤肘关节伸展,上肢向头上方上举。

⑥肘关节伸展,肩关节屈曲,手掌向上、向下旋转。

注意事项:①以上六种动作模式分别为第Ⅳ、Ⅴ阶段的分离运动,偏瘫患者动作往往受到联带运动的限制而难以完成。训练时可

由治疗师辅助,从被动运动开始,逐渐诱导,直至成为患侧独立完成的随意动作。②当能够较好地完成上述运动时,要结合实用性强的应用动作进行训练。③虽然以上训练为第Ⅳ、Ⅴ阶段的训练内容,但是因动作模式为正常人的功能性活动,早期对患者进行正常运动模式的诱导训练,可以有效地控制痉挛,减弱异常运动模式对患者运动功能的干扰,也可以根据患者不同情况选择应用。

5. 下肢运动模式矫正训练 部分偏瘫的患者运动障碍较轻,可以自然恢复到接近正常水平。以下下肢运动模式矫正训练项目均为步态矫正训练的基本功,与步行能力有着密切关系,是偏瘫患者运动疗法中的重要内容。

(1)踝背屈诱发训练

①Bechterev反射法:患者仰卧位,治疗师手握患足的足趾被动屈曲的同时令患者踝关节背屈。

②仰卧位和坐位的踝背屈训练:患者取仰卧位或坐位,治疗师在患侧膝关节上方施加压力,使髋关节屈肌与胫前肌收缩,随肌力的增大,治疗师亦增加阻力,使其进行等长性收缩,目的是诱发踝关节背屈的运动。

也可以在胫前肌肌腹的表面皮肤或是通过踝关节的肌腱处进行叩打,首先做离心性收缩或等长性收缩,然后再做向心性收缩。当患者仰卧位时可以逐渐减少髋关节屈曲的角度反复练习,渐渐达到伸展位时踝关节背屈的随意运动。

③立位的踝背屈训练:当患者可以完成坐位踝背屈的随意运动时,可以逐渐提高椅子的高度达到背靠墙壁呈立位姿势下完成规定动作。如立位完成有困难时,治疗师可以施加局部刺激,随着随意控制水平的提高将刺激逐渐减少,达到没有任何辅助的立位踝背屈运动。

④踝外翻、背屈运动训练:诱发踝背屈与外翻运动可以用冰块、毛刷、震动器或治疗师

手指的叩击等方法刺激足背外侧（姆趾跖趾关节至足跟连线的外侧区）诱发踝关节的外翻，随着运动水平的提高刺激量逐渐减少。

注意事项：①利用 Bechterev 反射法时需要注意手法的力度，防止治疗师的指甲刺伤患者足趾。②踝背屈训练时注意防止诱发或强化联合反应及痉挛。③局部刺激方法应在达到目的后逐步减量直至撤销。

（2）髋关节外展的诱发训练：由于联带运动的影响，髋关节伸展时外展肌不能协同完成骨盆的固定功能，而外展肌与髋关节屈曲组成屈肌联带运动的固定模式，因此造成患侧下肢支撑体重时骨盆向摆动的健侧下肢方向倾斜（图 11-9）。

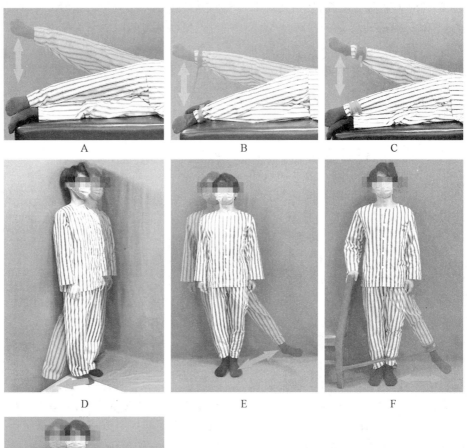

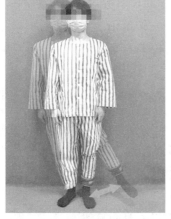

图 11-9　髋关节外展的诱发训练

A. 侧卧，不抗阻做髋外展肌力量训练；B. 侧卧，用弹力治疗带做髋外展肌力量训练；C. 侧卧，用沙袋做髋外展肌力量训练；D. 靠墙站立，不抗阻做髋外展肌力量训练；E. 站立，不抗阻做髋外展肌力量训练；F. 站立，用弹力治疗带做髋外展肌力量训练；G. 站立，用沙袋做髋外展肌力量训练。

①用 Raimiste 现象诱发髋外展肌的反射性收缩：患者仰卧位，髋、膝关节伸展，治疗师对健侧下肢施加阻力，令其进行外展运动，当患者用力完成健侧下肢外展的等长性收缩的同时，患侧下肢出现反射性外展。

②侧卧位髋外展训练：患者取健侧在下方，髋、膝关节稍屈曲的侧卧位。治疗师一手持患肢呈轻度外展位，另一手握拳利用腕关节的运动叩打臀中肌，叩打后治疗师保持患肢外展位置的手迅速向下移动，令患者维持原位置不动，如果患者不能保持原姿势，可以反复训练，直至提高外展肌反射性肌紧张，达到患侧下肢可以维持在外展位为止。

③立位双侧髋外展肌运动训练：患者取立位，令患者首先做患侧下肢向外展位摆动，健侧下肢支撑体重；然后再做健侧下肢向外展位摆动，患侧下肢负重。此训练的要点是一侧下肢外展时，负重侧下肢外展肌收缩将骨盆从外侧予以固定。另一侧摆动的下肢进行外展运动也是髋外展肌收缩的结果。因此，该训练是两侧髋外展肌的训练。

④立位一侧髋外展肌运动训练：患者取立位，健侧下肢抬起，同时指示患者健侧骨盆上抬。此运动模式需要患者髋外展肌强力收缩。治疗师可以协助患者保持身体的稳定，强调骨盆运动，两侧交替进行骨盆上抬训练。然后将这种运动转向步行训练。步态矫正训练中要注意按治疗师指示的节奏进行。髋外展肌的控制功能是骨盆外侧固定的基础。

注意事项：本法是提高外展肌控制能力的方法，不可片面理解为肌力训练，否则难以实现目标。评价训练效果的要点是骨盆的控制，而不是外展肌的肌力大小。

（3）膝关节屈肌与伸肌的交互反应训练

①仰卧位：患者取仰卧位时因受到紧张性迷路反射的影响，难以完成膝关节的屈曲运动。刺激股二头肌肌腱或对大腿后部软组织施手法，可以使股四头肌痉挛缓解。当痉挛出现缓解时治疗师令患者做下肢屈曲运动，同时控制足部不离开台面进行滑动，如此反复数次膝的屈曲和伸展交替运动，并在可能的条件下改善运动的速度。

②坐位：不能完成仰卧位膝屈肌收缩的患者，可以从坐位开始训练。患者坐位，用健手托住患侧肘关节，足跟着地，患足前伸，膝关节稍呈伸展位，全脚掌着地做向椅子下方后撤的动作，直至膝关节屈曲呈锐角。训练前，先让患者健侧下肢进行，使其正确理解动作要领，在患侧训练开始时治疗师应予以辅助，为了减少足底与地面的阻力，治疗师可以用双手握膝关节下方，同时对膝屈肌肌腱给予刺激。如患者仍不能完成膝关节 90°以上的屈曲，则应当令患者躯干前倾，同时患足用力向后方滑动。此训练对患者心理上会产生很好的效果。通过反复练习，可以使患者体会到随意运动的感觉。

③半俯卧位：患者呈立位，上半身趴在桌子上，治疗师对其患侧大腿后侧肌群的肌腹给予叩打刺激，同时令患侧膝关节进行屈曲运动，当患者可以完成膝关节屈伸运动时，为了诱发、强化交互反应，对膝关节屈曲与伸展均应施以抵抗。

④立位：从桌面高度的半俯卧位逐渐提高到窗台、扶手等不同高度，直至呈直立位，在髋关节充分伸展的状态下做膝关节屈曲运动。如能较好地完成，则说明患侧膝关节已经脱离了联带运动的束缚。

注意事项：①本训练对患者步行影响较大，要首先掌握正确的运动模式，然后是自动的控制，最后提高运动的速度。②坐位训练方法利用了屈肌联带运动和代偿动作，不宜强化。当膝关节屈曲运动出现后尽早地练习膝关节分离运动以免强化异常运动模式。③局部刺激手法及抵抗手法时都应避免强化痉挛，联合反应等异常反应。

6. 手的功能训练　手的康复目标首先应该是获得全手指的同时抓握（联合屈曲）和同时伸展（联合伸展），如果能够达到这个目标,患者就可以掌握一般抓握动作。

(1)通过近端牵引反应诱发抓握动作

方法:当偏瘫患侧上肢近端出现联带运动时,治疗师对屈肌的收缩施以抵抗。此时患侧腕关节出现屈曲,同时手指屈肌群也会产生反射性收缩,这种反应为近端牵引反应。训练时治疗师一手抵抗上肢近端屈肌收缩,另一手固定患侧腕关节于伸展位。在施以上手法的同时,嘱患者用力做握拳动作,在反射和随意运动刺激的相互作用下,部分患者可以完成手指的屈曲动作。

注意事项:①本训练方法主要目的是通过诱发近端牵引反应使手指出现联合屈曲,当手出现联合屈曲,并使患者体会到了运动感觉后,应尽早终止训练,以免强化代偿动作。②防止强化联合反应。③防止上肢屈肌痉挛加重。④随着手指屈曲动作的出现,逐渐减少反射的刺激。

(2)诱发手指联合伸展的手法

方法:上肢屈肌痉挛的典型模式为肩关节内收、内旋,肘关节屈曲,前臂旋前,腕关节掌屈,拇指内收,四指屈曲。缓解痉挛时,治疗师首先要用四指紧握(加压)患手的大鱼际肌,将其拇指外展。治疗师用另一手固定患侧肘关节,再将其前臂旋后,停留数秒,痉挛的手指即可自动伸展。

注意事项:①在做任何训练之前,均应使痉挛的手得到缓解。②手法操作要柔中有刚,防止粗暴,不得出现疼痛刺激。③仅用被动手法是不可能彻底解决痉挛问题的,关键是教会患者掌握控制的方法。④本法适用于偏瘫、脑瘫手屈曲痉挛,尚未出现关节挛缩的患者。

(3)利用紧张性拇指反射诱发拇指伸展

方法:治疗师站在患侧身后,固定患者前臂近端,使上肢上举超过头部,再将前臂旋后,拇指即出现伸展,这种反射经过数秒钟可达到最大限度,示指也往往随拇指出现伸展。但是不同患者,其反应程度有明显的差异。

如将手指被动屈曲,放手后手指会再次伸展,而且有增强的倾向。

注意事项:①在利用紧张性拇指反射时,应让患者在体会运动感觉的基础上,诱发随意运动。②易化第4、5指伸展时,前臂应改为旋前,并在前臂伸面尺侧施强力刷擦手法。

(4)拇指分离运动的诱发手法

方法:在对手进行缓解痉挛的手法之后,将患手放在膝关节上,尺侧在下方。练习拇指与示指分离。拇指的分离运动是手功能的基础,当不能独立完成时,治疗师对腕关节的拇长展肌和拇短伸肌肌腱做轻叩和刷擦手法。然后患者双手拇指相对,用健侧拇指辅助患手拇指旋转。通过运动感觉刺激和视觉反馈共同易化拇指的分离运动。

注意事项:①训练的环境要安静,使患者精力集中。②调节好患者的情绪,耐心、愉快地训练,不得急躁。③全身尤其是患侧上肢肌肉要充分放松。

7. 手的能力训练

(1)钩形抓握:钩形抓握不需要掌握伸开手指的动作,只要患侧手能握拳即可实现。但是由于拿书包,即使是拿轻的书包也需要一定的耐力,而且步行时患者不能集中精力于手的抓握动作,会不知不觉地将手里的东西丢掉。也就是说,偏瘫患者如果不努力地去注意,抓握动作就难以维持。所以,走路时用钩形手拿东西是不现实的。

(2)侧捏:各种捏的动作中,侧捏动作只要拇指能按压和离开示指桡侧,就可以实现。

由于所捏的物品不与手掌接触,放开也比较容易。所以,侧捏是训练手能力的重点内容。一般练习的方法是从比较小的物品开始,如将大小不等的木钉插入钉板,使拇指从半随意运动过渡到随意运动(图11-10)。

在手的功能尚未达到较好水平以前,没有必要练习理想模式的抓握动作。如能熟练地使用拇指的侧捏,就可以完成日常生活中大部分动作。当需要双手配合时,可以用健

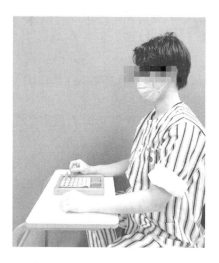

图 11-10 将钉插入钉板

手做复杂动作,用患手辅助。例如:切肉时可以用健手持刀,患手借助于自助具固定肉;洗盘子等餐具时,可以用患手拇指固定,用健手刷洗等。生活中一般活动都可以达到自理水平。

(3)理想模式:一般理想模式的抓握必须具备三个条件:握拳的手指可随意伸展;具有拇指与其他各指的对掌功能;即使被拿物品与手掌接触,手指也能自如分开。

三、神经肌肉本体感觉促进法(PNF)

(一)概述

神经肌肉本体感觉促进法(proprioceptive neuromuscular facilitation,PNF),由美国神经生理学家和内科医师 Herman Kabat 博士于 20 世纪 40 年代创立,并首先在脊髓灰质炎患者的康复治疗中使用。半个世纪以来,PNF 得到不断地发展和完善,已经成为多种神经肌肉系统疾病的有效康复治疗手段,目前广泛应用于欧美、日本等康复医学发达的国家,成为康复治疗师的基本治疗手段之一。1936 年,澳大利亚学者 Sisiter Elizabath Kenny 到美国明尼苏达大学讲授和演示治疗脊髓灰质炎的经验,其操作方法使

Herman Kabat 受到了极大的启发。通过对"Kenny"技术的分析,Kabat 发现它在某些方面有着良好的神经生理学基础,确信按照 Sherrington 的神经生理学原理治疗瘫痪患者会取得良好的效果。从 1943-1946 年,Kabat 根据 Sherrington 在神经生理学方面的工作,依靠连续诱导、神经交互支配和扩散过程的原理创立了一系列治疗技术,即 PNF 技术。他通过实践不断地对 PNF 加以改进和完善,直到完全可以用神经生理学原理来加以解释。他将与功能有关的运动组合起来,以最大阻力和牵张技术通过近端较强肌肉力量的扩散作用促进远端较弱的肌肉力量。于是发现了以螺旋和对角线为特征的总体运动模式。通过对患者所有可能的运动成分进行不同的组合,明确了具体的螺旋和对角线模式,并列有 9 种技术可供使用:最大阻力、节律稳定、快速逆转、收缩-放松、维持、牵张、缓慢逆转、缓慢逆转-维持和维持-放松-主动运动,治疗时按照患者的需求进行选择。

我国于 20 世纪 80 年代末、90 年代初开始使用 PNF 技术。目前,一些大型的康复医疗机构和康复中心开始将 PNF 技术应用于治疗偏瘫、截瘫和肢体功能训练,但尚未普及,仍缺乏科学而系统的总结和验证,特别是 PNF 技术与中国传统康复治疗手段在治疗过程中如何进行有机的结合,还需要进一步探讨和研究。

(二)PNF 的理论基础

PNF 是通过"刺激本体感受器促进神经肌肉系统反应的方法",强调对本体感受器的刺激。PNF 不仅仅是一种技术,更重要的是,它具有一种全新的哲学思想,其基础就是所有人(包括残疾人),都具有无需选择的生存潜力。由此,PNF 技术要求以下一些基本原则:①积极主动的精神自始至终贯穿于治疗过程中,要求通过患者自己能做的方法在生理和心理水平上支持自身。②所有治疗的首要目标是帮助患者取得最高水平的功能。

③PNF 是一种综合的方法,它要求每种治疗都是对人整体功能的指导,而不是仅仅针对某个具体的问题或身体的某一部分。

PNF 技术以发育和神经生理学原理为理论基础,强调整体运动而不是单一肌肉的活动。其特征是躯干和肢体的螺旋和对角线助动、主动和抗阻运动,类似于日常生活中的功能活动,并主张通过言语和视觉刺激以及一些特殊的治疗技术来引导运动模式,促进神经肌肉的反应。PNF 治疗时所遵循的理论基础概括起来有以下几条:

1. 每个人都有发育和再发育的潜力。治疗时,首先利用患者较有力的运动模式来增强其无力或较弱的运动模式。例如,偏瘫患者即可以利用健侧肢体来帮助患侧肢体活动,截瘫患者可用头、颈和未受损的上肢及上部躯干的活动来促进和增强下肢的运动。

2. 正常的运动是由头向足或由近端向远端发展的。治疗时,首先要发展头和颈的运动,其次是躯干,最后为四肢。在四肢,应先发展近端运动,再逐渐发展远端运动。只有在控制了头、颈和躯干的运动之后,才有可能恢复精细的运动。例如,在发展手的精细运动之前要先发展头、颈、躯干和肩胛带的功能。

3. 早期的运动由反射活动所控制,成熟的运动可由姿势反射增强或维持。在成人,反射活动对维持活动是非常有用的。例如,非对称性紧张性颈反射可以帮助身体的转动,而对称性紧张性颈反射可以帮助手-膝姿势训练。

4. 运动功能的发育具有周期性倾向,屈肌优势和伸肌优势可以变换,并且二者之间可以相互影响,例如,在坐位姿势的发育方面,第一周期是屈曲;第二周期是伸展。治疗时治疗师可利用这一原理,在屈肌占优势时选择刺激伸肌的方法,在伸肌占优势时选择刺激屈肌的方法。例如,偏瘫患者上肢多以屈肌占优势,应以训练伸肌为主;下肢多以伸肌占优势,则应以训练屈肌为主。

5. 功能活动是由一些方向相反的运动组成的。如果缺乏反向运动,其功能就会受到限制,因此治疗时必须注意反向运动的训练。例如,在训练患者从椅子上起立的同时,也要训练由站立到坐下的动作。

6. 运动取决于主动肌和拮抗肌之间的协同作用:要维持良好的姿势需要二者之间不断的平衡,若没有拮抗肌的平衡,运动的质量就会下降。因此,取得拮抗肌的平衡是 PNF 的主要目标之一。例如,对于偏瘫手部的屈肌痉挛,治疗时必须首先考虑抑制屈肌,刺激伸肌。

7. 正常运动功能的发育有一定的顺序。虽然运动功能的发育是按照一定的顺序进行的,但并非每一个过程都必须经过,可以跳跃,也可以重叠。发育顺序为治疗提供了发展方向,患者所能维持的姿势常常是治疗的开始姿势或位置。跳跃或重叠的特性提示,治疗时患者并非在熟练地掌握了一种运动技能之后才能开始学习另一种更高级的运动技能,而是要考虑患者正常的整体运动模式是否允许。

8. 在整体运动模式发育过程中,四肢同头、颈、躯干相互影响,并且还包括了肢体的"联合运动"。上肢或下肢的运动是以规律的顺序发育的,先是双侧对称性的功能,然后是双侧非对称性的功能、双侧交叉性的功能,最后是单侧运动模式的发育。治疗时可利用这一原理设计治疗方案。例如,利用双侧对称性站立促进头、颈、躯干部屈曲和伸展。

9. 运动功能的改善取决于运动的学习。提倡在治疗过程中应用多种刺激促进患者运动的学习和掌握,如言语、视觉和适当的环境等,这是 PNF 的特征之一。例如,训练患者伸肘功能时,在手适当接触的同时,可利用听觉、视觉信号的输入来增强治疗的效果。

10. 像发展肌力和耐力一样,不断的刺

激和重复的活动可促进运动的学习和巩固所学的技能。正如学习一种新技能一样，患者也需要频繁的刺激和训练的机会，以便巩固学习过的运动技能。当某一运动的动作被重复到可以自由地使用，并能根据需要加以调整时，运动学习就已实现。

11. 通过有目的的活动促进自理活动和行走功能的学习。例如，对有屈肌痉挛的患者进行手抓握训练时，可以通过牵拉手指伸肌来促进手的放松；对平衡失调的患者，通过挤压肩关节和骨盆提供稳定性，促使患者能在站立位完成作业。

（三）常见运动模式

见表 11-2～表 11-9。

表 11-2　上肢屈曲－内收－外旋（Ⅰ型屈曲）模式

关节	运动	主动肌
肩胛骨	前方上举	前锯肌上部纤维、斜方肌
肩关节	屈曲、内收、外旋	胸大肌上部纤维、三角肌前部纤维、肱二头肌、喙肱肌
肘关节	伸展/屈曲	肱三头肌、肘肌/肱二头肌、肱肌、肱桡肌
前臂	旋后	肱桡肌、旋后肌
腕关节	掌屈、桡偏	桡侧腕屈肌
手指	屈曲、内收	指浅屈肌、指深屈肌、蚓状肌、骨间掌侧肌
拇指	屈曲、内收	拇短屈肌、拇长屈肌、拇收肌

表 11-3　上肢伸展－外展－内旋（Ⅰ型伸展）模式

关节	运动	主动肌
肩胛骨	后方下掣	大、小菱形肌
肩关节	伸展、外展、内旋	背阔肌、三角肌（中部、后部纤维）、肱三头肌、大圆肌
肘关节	伸展/屈曲	肱三头肌、肘肌/肱二头肌、肱肌、肱桡肌
前臂	旋前	肱桡肌、旋前圆肌、旋前方肌
腕关节	背伸、尺偏	尺侧腕伸肌
手指	伸展、外展	指长伸肌、蚓状肌、骨间背侧肌、小指展肌
拇指	外展、伸展	拇短展肌

表 11-4　上肢屈曲－外展－外旋（Ⅱ型屈曲）模式

关节	运动	主动肌
肩胛骨	后方上举	斜方肌、肩胛提肌、前锯肌
肩关节	屈曲、外展、外旋	三角肌前部纤维、肱二头肌长头、喙肱肌、冈上肌、冈下肌、小圆肌
肘关节	伸展/屈曲	肱三头肌、肘肌/肱二头肌、肱肌、肱桡肌
前臂	旋后	肱二头肌、肱桡肌、旋后肌
腕关节	背伸、桡偏	桡侧腕短伸肌、桡侧腕长伸肌
手指	伸展、外展	指总伸肌、蚓状肌、骨间背侧肌、小指展肌
拇指	伸展、外展	拇长伸肌、拇短伸肌、拇长展肌

表 11-5 上肢伸展－内收－内旋（Ⅱ型伸展）模式

关节	运动	主动肌
肩胛骨	后方下掣	前锯肌下部纤维、胸小肌、菱形肌
肩关节	伸展、内收、内旋	胸大肌、大圆肌、肩胛下肌
肘关节	伸展/屈曲	肱三头肌、肘肌/肱二头肌、肱肌、肱桡肌
前臂	旋前	肱桡肌、旋前圆肌、旋前方肌
腕关节	掌屈、尺偏	尺侧腕屈肌
手指	屈曲、内收	指浅屈肌、指深屈肌、蚓状肌、骨间掌侧肌
拇指	屈曲、内收、对掌	拇短屈肌、拇长屈肌、拇收肌、拇指对掌肌

表 11-6 下肢屈曲－内收－外旋（Ⅰ型屈曲）模式

关节	运动	主动肌
髋关节	屈曲、内收、外旋	腰大肌、髂肌、臀大肌、缝匠肌、耻骨肌、股直肌
膝关节	伸展/屈曲	肌四头肌/半腱肌、半膜肌、股二头肌
踝关节	背屈、内翻	胫骨前肌
足趾	伸展、外展	踇长伸肌、踇短伸肌、趾长伸肌、趾短伸肌、踇展肌、骨间背侧肌、小趾展肌

表 11-7 下肢伸展－外展－内旋（Ⅰ型伸展）模式

关节	运动	主动肌
髋关节	伸展、外展、内旋	臀大肌、臀中肌、股二头肌长头
膝关节	伸展/屈曲	肌四头肌/半腱肌、半膜肌、股二头肌
踝关节	趾屈、外翻	腓肠肌、比目鱼肌、腓骨长肌、腓骨短肌
足趾	屈曲、内收	踇长屈肌、踇短屈肌、趾长屈肌、趾短屈肌、踇收肌、骨间足底肌

表 11-8 下肢屈曲－外展－内旋（Ⅱ型屈曲）模式

关节	运动	主动肌
髋关节	屈曲、外展、内旋	股直肌、阔筋膜张肌、臀中肌前部纤维、臀小肌
膝关节	伸展/屈曲	肌四头肌/半腱肌、半膜肌、股二头肌
踝关节	背屈、外翻	胫骨前肌、腓骨长肌、腓骨短肌
足趾	伸展、外展	踇长伸肌、踇短伸肌、趾长伸肌、趾短伸肌、踇展肌、骨间背侧肌、小趾展肌

表 11-9 下肢伸展－内收－外旋（Ⅱ型伸展）模式

关节	运动	主动肌
髋关节	伸展、内收、外旋	臀大肌、大收肌、股二头肌、髂腰肌
膝关节	伸展/屈曲	股四头肌/半腱肌、半膜肌、股二头肌
踝关节	趾屈、内翻	腓肠肌、比目角肌、胫骨后肌
足趾	屈曲、内收	踇长屈肌、踇短屈肌、趾长屈肌、趾短屈肌、踇收肌、骨间足底肌

(四)对角线模式的类型

1. **双侧对称性运动模式** 双侧对称性运动模式指一对上肢或一对下肢同时进行相同的运动,是最早发育因而也是最容易掌握的运动。双侧对称性模式有利于促进或加强头、颈及躯干的屈曲与伸展运动。上肢双侧对称性模式常见于骑车、脱套头衫等双手操作性活动中;下肢双侧对称性模式常见于坐姿和站立。

2. **双侧非对称性运动模式** 双侧非对称性模式发生在一对上肢或一对下肢同时朝向一侧的运动。双侧肢体可以互不接触,如双侧非对称地向左侧屈,可能左侧上肢出现Ⅱ型屈曲模式,右侧上肢出现Ⅰ型屈曲模式。双侧肢体也可以接触如劈砍动作模式。上肢非对称性模式通过屈曲加旋转或伸展加旋转的模式促进头、颈及躯干的旋转运动。当双上肢发生接触时躯干的活动范围增大。上肢多见于打棒球、高尔夫球等动作,下肢多见于侧坐位时。

3. **双侧交互运动模式** 指双上肢或双下肢同时进行相反方向的运动。如:上肢Ⅰ型对角线模式的交互式运动中一侧上肢以Ⅰ型伸展开始,另一侧以Ⅰ型屈曲开始,然后交换。由于这种模式是一侧肢体屈曲而另一侧肢体伸展,故限制了头、颈及躯干的屈伸活动范围,旋转也不充分。当双侧模式同时进行时,头将被维持在中线位置,躯干被固定。因此,交互运动模式具有增加头、颈、躯干稳定性的作用,常见于行走、跑步、自由泳、伸手取高处物品、打篮球时单手上篮动作等。

4. **单侧模式** 单侧对角线运动模式与双侧对称性模式相同。在技能性活动中两对角线相互交叉或以一侧为主。上肢Ⅰ型见于进食、洗脸、化妆等;Ⅱ型见于拉上衣拉链,为手表上弦。下肢Ⅰ型见于一只腿穿裤子和跷二郎腿穿袜子;Ⅱ型见于跨栏动作和蛙泳。

手越过面部和身体的中线时对角线模式可以发生变化或转换。用右手洗左侧面部时,上肢出现屈曲Ⅰ型模式;洗右侧(同侧)面部时对角线模式转换为屈曲Ⅱ型模式。

对角线模式为治疗师提供了一种全新的评价和治疗方法。如果患者不能完成"手摸嘴"的动作,提示患者Ⅰ型屈曲对角线模式较弱,治疗师应当设计出用于促进和加强上肢Ⅰ型屈曲模式的治疗活动,如采用滑轮系统训练"劈砍模式";手以交互式模式进行抓、放活动训练;或运用缓慢反向保持和反复收缩技术来对抗Ⅰ型屈曲模式即进行抗阻力运动等。

(五)易化对角线模式的方法举例

1. **头与颈部伴有向右旋转的屈曲**

(1)拮抗肌模式:躯干上部伴有向左侧旋转的伸展。

(2)运动要点:头部向右旋转,下颌向右下撤并向锁骨方向靠近。

(3)正常顺序:运动从远端向近端,即首先是头旋转,然后下颌下撤,颈椎屈曲加旋转,最后是躯干上部脊柱的屈曲加旋转。

(4)强化:头部向右旋转时对颈部的屈曲施加较强的抵抗;下颌下撤时,通过对颈部强肌的抵抗,按正常顺序诱导出弱肌的运动。诱导出颈椎伴有旋转的屈曲运动。

(5)徒手接触

①右手:用手和手指的掌面尺侧,对右颌的下颌支结合部与右下颌角之间施以压迫。

②左手:将手掌与手指指腹置于头部左侧后面,控制旋转运动。

(6)口令:动作开始前,示范头部运动过程、下颌碰肩部,眼通过肩部往下看等动作要领。运动开始时口令要简洁,如:"转头!""下巴碰肩!"。

(7)运动受限的因素:颈部参与向左侧旋转、向左侧屈曲和向左侧伸展模式的肌肉紧张或挛缩。

2. **躯干上部伴有向右旋转的屈曲**

(1)拮抗肌模式:躯干上部伴有向左旋转

的伸展。

（2）运动要点：头部向右旋转，寰枕关节在下颌向右下方撤的同时屈曲，脊柱在颈部和胸部旋转的同时屈曲，前额部向右髂嵴方向用力。

（3）正常顺序：运动从远端到近端，即首先头部旋转，随之下颌下撤和寰枕关节屈曲，然后是颈椎屈曲和旋转，最后是胸部脊柱屈曲和旋转。

（4）强化：胸部脊柱的屈曲和旋转。

（5）徒手接触

①左手：用手和手指的掌面压迫患者右额的前外侧。

②右手：用手和手指的掌面握住患者右手指和腕关节尺侧背面。

（6）口令：运动开始前，教患者抬头旋转，上身向右侧腰部转动的正确过程。运动开始时，依次下达"转身""向右转""收下巴""头向前下方伸""手向腰部伸"等口令。

（7）运动受限因素：参与躯干上部伴有向左旋转、伸展模式的肌肉紧张与挛缩。

3. 上肢伸展－内收－内旋

（1）拮抗肌模式：屈曲－外展－外旋。

（2）运动要点：手指屈曲向尺侧内收，拇指对掌。腕关节掌屈、尺偏、前臂旋前，肘伸展，肩伸展、内收、内旋、肩胛骨旋转、外展（内角），肩峰向前下方用力接近胸骨。

（3）正常顺序：运动从远端向近端进行，即首先手指、拇指、腕关节、前臂运动，最后是肘、肩、肩胛骨、锁骨的依次运动。

（4）徒手接触

①左手：置于患者的左手手掌处，以便引发患者的手指的抓握，使腕关节可以尺偏和屈曲。

②右手：强化远端关节时，握住患者前臂尺侧，控制其旋前和近端关节的运动，强化肩和肘时，握前臂屈侧，控制前臂内旋和近端关节的运动。

（5）口令：运动开始前的口令："从这里开

始用力握我的手，扭住我的手，伸直肘关节，用手够自己的右腰。"运动时的口令："用力握我的手！""对抗！""伸肘！""摸腰！"。

（6）运动受限因素：参与屈曲－外展－外旋模式肌肉的紧张或挛缩。

4. 下肢屈曲－内收－外旋

（1）拮抗肌模式：伸展－外展－内旋（膝保持伸展位）。

（2）运动要点：足趾伸展并向胫骨方向外展，足背屈、内翻，膝保持伸展位，髋屈曲、内收、外旋。

（3）正常顺序：运动从远端向近端进行，依次为足趾、足、踝关节及髋关节。

（4）徒手接触

①当患者可以自己完成运动模式全过程时：右手——用手掌压迫足背的内侧面，尽量将远端握牢，但手和手指不得触到足底。左手——用手掌或并拢的手指压迫大腿的前内侧面，靠近髌骨的位置。

②当运动开始困难时：右手——与以上相同。左手——用手掌或并拢的手指压迫大腿的伸侧内面，靠近腘窝处。

（5）口令：运动开始前教会患者下肢的运动轨迹："从这里将足跟向内侧扭转，脚向上抬到对侧上方。"运动时："抬腿""脚向上翘！""再高一点！""脚离开我！"

（6）运动受限因素：参与伸展－外展－内旋模式（膝伸展）的肌肉紧张或挛缩。

患者常常由于疼痛而惧怕活动。当疼痛引起关节活动受限的患者进行对角线模式运动时，应指导患者上肢上举时吸气、向下复位时呼气，使呼吸与运动协调配合以减轻疼痛，扩大关节活动度。

（六）整体模式

在正常的运动发育过程中，运动的整体模式先于局部运动模式出现。每一个整体模式由头、颈、躯干及四肢的运动模式相互组合而成。当前、后方向的运动与侧方的运动相结合时形成对角线运动模式。治疗中，整体模式用于促进和建立运用对角线运动模式的能力,为其他运动奠定基础。PNF疗法中,常通过采用易化技术强化运动和姿势的整体模式。治疗师在协助重症患者建立姿势体位的过程中,诱发出某种反射,借助于反射的支持,患者和治疗师可减少付出以完成某种姿势体位。

1. 俯卧位→肘支撑俯卧位 肘支撑俯卧位是以伸肌占优势的对称性运动,趴在床上或地板上看书、看电视常采用肘支撑俯卧位。当俯卧位紧张性迷路反射呈阳性或视觉调整反射阴性时,此模式难以完成。

(1)反射支持:视觉和迷路调整反射。

(2)正常顺序:从头、颈、躯干上部伸展开始,随之肩关节内收,前臂旋前,腕关节与手指伸展。

(3)预备姿势:为辅助患者从俯卧位到肘支撑俯卧位,预备体位包括双下肢对称性伸展,头部位于中线位并转向一侧以保持舒适,双上肢呈对称性Ⅱ型屈曲模式(肘关节屈曲)。

(4)治疗师位置:患者俯卧位,治疗师骑跨在患者的腰部上方,髋、膝关节保持屈曲位。

(5)徒手接触:治疗师双手手指并拢放在患者上胸部,指尖朝向脐部,刺激肩内收肌收缩以达到稳定肘支撑的姿势。

(6)口令:治疗师下达口令:"1-2-3,抬头!"

(7)方法:与口令"抬头"呼出的同时,治疗师的身体后倾,双手向上用力,辅助患者在接触支撑的过程中将上胸部抬起。

(8)作用:提高患者头、颈肌伸展的控制能力,增强肩肱关节的稳定性,抑制俯卧位紧张性迷路反射,易化视觉调整反射。

2. 仰卧位→侧卧位

(1)反射支持:非对称性紧张性颈反射。

(2)预备姿势:把完成侧卧位后位于上方的一侧下肢和双侧上肢置于对角线模式屈曲Ⅰ型位置上。

(3)治疗师位置:位于患者将要转向的一侧。

(4)徒手接触:双手分别置于肩胛骨和骨盆上。

(5)口令:"看我!"

(6)方法:于患者转头的同时,双手轻轻辅助,完成翻身动作。

(7)作用:稳定体位。

3. 侧卧位→侧坐位

(1)反射支持:身体对身体的调整反射。

(2)预备姿势:双下肢置于非对称性屈曲模式,双上肢置于肩关节水平的非对称性屈曲模式。

(3)治疗师位置:位于患者髋关节后方。

(4)徒手接触:手置于患者肩胛带处。

(5)口令:下达口令:"1-2-3,回头看我!"在治疗师喊"看我"的同时,辅助患者完成旋转动作。

(6)作用:提高肩肱关节稳定性,增加躯干的旋转,易化平衡反应。

4. 仰卧位→长坐位

(1)反射支持:迷路性调整反射,视觉调整反射。

(2)治疗师位置:骑跨在患者的双膝关节上方。

(3)徒手接触:双侧腕关节伸侧。

(4)口令:"当数到3时,看自己的脚,同时坐起。"下达口令:"1-2-3!看脚!"于下达口令的同时,辅助患者至长坐位。

(5)作用:提高躯干控制能力。

5. 俯卧位→膝手位

(1)反射支持:对称性紧张性颈反射,或非对称性紧张性颈反射。

(2)预备姿势:俯卧位髋关节屈曲,大腿与地面呈垂直。

(3)治疗师位置:骑跨在患者身上,用双膝夹住髋关节。

(4)徒手接触:双手置于患者胸部。

（5）口令："听到口令 3 时，抬头向上看。"下达口令："1-2-3 ！ 向上看!"患者在辅助下完成膝手位。

（6）作用：促进平衡反应，增强髋关节与膝关节的稳定性。

四、Rood 疗法

（一）概述

Rood 疗法由美国物理治疗师和作业治疗师 Margaret Rood 在 20 世纪 50 年代提出，又称多种感觉刺激疗法。本技术的最大特点是强调有控制的感觉刺激，根据个体的发育顺序，利用运动来诱发有目的的反应。任何人体活动都是由先天存在的各种反射，通过不断的应用和发展，并由反复的感觉刺激不断地被修正，直到在大脑皮质意识水平上达到最高级的控制为止。因此，应用正确的感觉刺激，按正常的人体发育过程来刺激相应的感觉感受器，就有可能加速诱发运动反应或引起运动兴奋，并通过反复的感觉刺激而诱导出正确的运动模式。各皮肤感觉区与易化肌群见表 11-10。此法在治疗中有四个内容，即皮肤刺激、负重、运动、按人体发育顺序诱导出运动的控制。此方法多应用于脑瘫、成人偏瘫及其他运动控制障碍的脑损伤患者的康复治疗中。

（二）治疗原则

1. 由颈部开始尾部结束。

2. 由近端开始向远端进行。

3. 由反射运动开始过渡到随意运动。

4. 先利用外感受器后利用本体感受器。

5. 先进行两侧运动后做一侧运动。

6. 颈部和躯干先进行难度较高的运动后进行难度较低的运动，四肢是先进行难度较低的运动后进行难度较高的运动。

7. 两侧运动之后进行转体运动。

（三）诱发手段

诱发手段多种多样，例如：快速接触、刷擦、振动、冷刺激、痛刺激、快速伸张、轻轻地持续伸张、快速摇动、关节挤压、施加大于体重的压力等。

（四）抑制刺激的手段

位置：中间肢位；抑制肢位；诱发拮抗肌，抑制主动肌。

手段：冰袋；冰；温水浴；持续伸张，轻轻地伴随改变运动方向的伸张；挤压；骨叩击；压迫；轻轻摇动；震动。

振动刺激：振动是快速接触刺激的连续。振动刺激可以解除皮肤过敏，抑制伸张反射，使肌群整体的紧张程度发生变化。刺激一般作用于肌腹，起到促进该肌收缩和抑制拮抗肌的作用。这种反应也被称为紧张性振动反射。振动频率为每秒 100～300 周，如用高频振动的按摩器会得到更大的效果。使用 50～60 周/s 或低频振动电按摩器，可使刺激沿脊髓后索上行，向高层神经中枢传导。使用振动刺激时应注意以下几点：

1. 振动器与皮肤接触不得过度用力，以免影响震动效果。

2. 刺激时间以不产生热和摩擦感的状态下，停留 1～2min 为宜。

3. 患者应取适当的姿势，对屈肌群振动取俯卧位，对伸肌群振动取仰卧位，可以增加反应强度。

4. 室温对疗效的影响。冷的环境使肌肉紧张，紧张性振动刺激强度最大。热的环境使皮肤感受器阈值低下，对皮肤进行振动刺激效果最好。

5. 振动刺激对 3 岁以下小儿不宜使用，儿童不宜在关节附近使用振动疗法。

6. 65 岁以上的老人容易对振动过敏，使用应慎重。

7. 伴有锥体外系或小脑障碍的患者，会因振动而致震颤、痉挛和不协调运动加重。因此，使用振动刺激应在评价后进行。

表 11-10　皮肤感觉区与易化肌群

髓节	皮肤感觉区的分布	被易化的肌群	功能
第 V 对脑神经	前部颜面	咀嚼肌	食物摄取
$C_{1\sim3}$	颈部	胸锁乳突肌、斜方肌上部	控制头部
C_4	肩上部	斜方肌	控制头部
C_5	肩外侧面	三角肌、肱二头肌、大菱形肌、小菱形肌	肘屈曲
C_6	拇指，前臂桡侧	桡侧腕伸肌、肱二头肌	肩外展、腕伸展
C_7	中指	肱三头肌、腕关节和手指伸肌	腕关节屈曲、手指伸展
C_8	小指，前臂尺侧	腕关节和手指屈肌	C_8 支配的手指屈曲
T_1	腋窝，上臂内侧	手部肌	手指内、外展
$T_{2\sim12}$	胸廓	肋间肌	呼吸
T_{10}	脐	腰肌、髂肌	下肢屈曲
$L_{1\sim2}$	大腿内侧	提睾肌	上提阴囊
$L_{3\sim4}$	膝部前面	股四头肌、胫前肌、排尿肌	髋屈曲、外展，膝伸展
L_5	趾	外侧股二头肌	膝屈曲、足趾伸展
$L_5\sim S_1$	足部	腓肠肌、比目鱼肌、趾长伸肌	屈曲逃避反射、贮尿作用
S_2	小腿后侧	足部小肌群	贮尿作用

　　使用冰冻方法时要注意选择对象和部位。除口腔黏膜外，三叉神经分布区、颈部以上耳郭、身体正中线等部位均不得使用。

(五)诱发部位(图 11-11)

　　人体诱发部位有很多，如膈肌、胸锁乳突肌、股四头肌、胫前肌等。根据患者具体情况来选择需要训练的肌肉及运用的手段，如患者上肢肱二头肌痉挛，导致患者屈曲动作明显，治疗师可以刺激肱三头肌，以抑制肱二头肌，也可用舒缓手法放松肱二头肌。

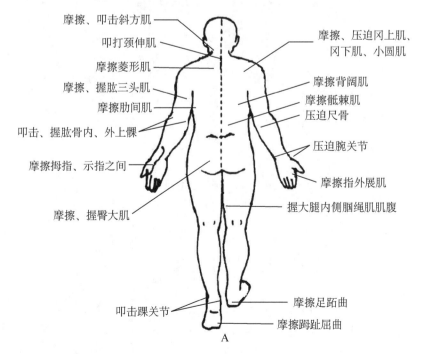

摩擦、叩击斜方肌
叩打颈伸肌
摩擦菱形肌
摩擦、握肱三头肌
摩擦肋间肌
叩击、握肱骨内、外上髁
摩擦拇指、示指之间
摩擦、握臀大肌
叩击踝关节

摩擦、压迫冈上肌、冈下肌、小圆肌
摩擦背阔肌
摩擦骶棘肌
压迫尺骨
压迫腕关节
摩擦指外展肌
握大腿内侧腘绳肌肌腹
摩擦足跖曲
摩擦蹬趾屈曲

A

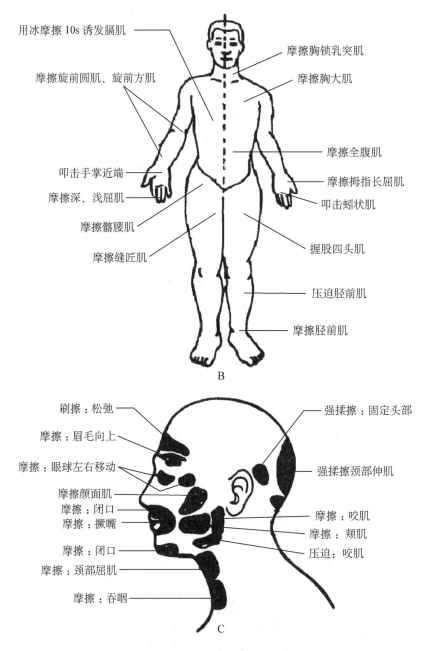

图 11-11 诱发刺激部位

A. 身体后面诱发刺激部位;B. 身体前面诱发刺激部位;C. 头部诱发刺激部位。

第四节 常用器材和设备

在开展运动疗法技术工作时,常常需要应用某些器械和设备进行评定及训练,现将常用的器械和设备作简单介绍。

1. 肋木 是靠墙壁安装的、具有一组横

杆的框架,多为木制。训练时患者双手抓握肋木,或把身体固定于肋木上进行训练,主要用于:

(1)矫正异常姿势,防止异常姿势的发展。

(2)患者抓住肋木进行身体上下活动,利用体重进行肌力及耐力增强训练。

(3)关节活动受限的患者可利用肋木做增大关节活动度训练。

2.训练床 是供患者坐、卧其上进行各种康复训练的床(类似一张双人床),长为180～200cm、宽为120～160cm、高为45cm。训练床主要用于患者的卧位、坐位动作训练。

3.悬吊架 做肢体的减重运动训练(图11-12)。

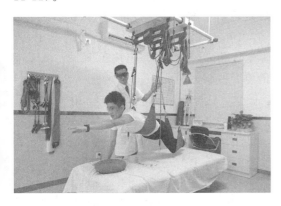

图 11-12 成人 SET 悬吊训练系统

4.运动垫 又称体操垫,是供患者坐卧其上进行多种康复训练的垫子。运动垫和训练床在用法上有许多相似之处,可以在一定程度上互相替代使用。

5.体操棒 做上肢训练用,患者可持体操棒做体操活动,增大关节活动度,增强身体的柔韧性等。

6.功能自行车 是位置固定的踏车,患者可骑此车做下肢功能训练,在训练时可以调整增加阻力负荷,也可以记录里程。适用于活动下肢的关节,增强下肢肌力,增加心肺功能(图 11-13)。

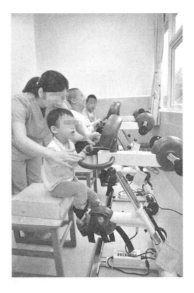

图 11-13 MOTOmed 智能运动训练

7.姿势矫正镜(姿势镜) 是供患者对身体异常姿势进行矫正训练的大镜子,可以映照全身,配合训练使用。它的用途在于为异常姿势患者提供镜像反馈,由患者自己观察步态、姿势等异常情况,主动加以纠正。

8.训练球 又称巴氏球,是充气或实心的大直径圆球,用法较多,它主要用于放松腰背肌肉、平衡训练等。

9.哑铃 由 1～10kg 若干个重量不等的哑铃构成一个哑铃组,供实际训练中选择应用,可用于肌力增强训练。

10.沙袋 训练用沙袋具有固定重量的条形袋子,两端带有尼龙搭扣,可固定于肢体上作为负荷供患者进行增强肌肉力量的训练,沙袋按重量一般为 0.5kg、1kg、1.5kg、2kg、2.5kg、3kg、4kg 等规格。

11.股四头肌训练器 是一种训练大腿股四头肌的坐椅式装置,可用固定带固定患者身体于座椅上,受训关节如膝关节可自由活动,小腿胫前有一横挡作为阻挡,横挡与一有轴杠杆相连,杠杆另一侧可施加负荷重锤,作为伸小腿的阻力,以做增强股四头肌肌力的训练,同时也可做增大关节活动度的训练。

杠杆是可以调节变动的,如把杠杆调节向上方,患者可以用手拉动杠杆,进行上肢的抗阻运动训练。

12. 平行杠 是供患者在进行站立、步行等训练时,用手扶住以支撑体重的康复训练器械,类似于学生体育运动时应用的双杠,但较矮,可根据训练需要调节杠的高低和宽度。其用途在于站立训练、步行训练、肌力训练、关节活动度的训练。

13. 助行架(器) 是含有四条立柱的框架,带有扶手。患者可把持此助行架,稳定身体,练习行走。有的助行架由轻便的铝合金制成,可折叠,便于携带。也有的助行架前脚装有轮子,可推动前进,后脚装有橡皮垫,可起安全保护作用,以免速度过快,地面太滑,造成跌倒。还有带轮子的助行架又叫学步车。

14. 阶梯 是训练患者步行功能的多级台阶装置,类似楼梯。阶梯的每阶高度可根据患者步行功能的不同而加以选择,一般在8~20cm之间。阶梯两侧装有扶手,以供患者扶持。阶梯主要用于训练患者的步行能力。患者把持阶梯扶手或挂拐可进行上下台阶的站立及步行训练。

15. 训练用倾斜床 又称电动起立床,是一张电动的平板床,患者卧于床上,固定好身体,启动开关,患者可由平卧位逐步转动立起,达到站立位。倾斜床可固定于0°~90°之间的任一倾斜位置。

16. PT 凳 是治疗师在训练患者时坐位操作用的小凳子,高度与训练台相适应(约35cm),凳下有万向轮,可以向各个方向灵活移动,以适应治疗师辅助训练患者。

17. 平衡板 是一块结实的平板,平板下一面固定于半圆球上,患者站或坐于平板上主动晃动,用以训练平衡功能。平衡功能有障碍的患者(如偏瘫、脑瘫患者)可坐或站于平衡板上,被动晃动平衡板,患者努力保持重心位置,不致倾倒,达到掌握平衡能力的目的。平衡板可以由患者独自一人使用,也可以由治疗师和患者二人使用,治疗师可以保护患者并在训练中加以指导。平衡板常与平行杠配合使用,平行杠起辅助支撑和防护的作用。

18. 踝关节矫正板 是不同角度的楔形木板,也有可调节角度的金属板,根据需要变换角度。对踝关节挛缩变形的患者,如内翻足、外翻足,可在固定患者站立位后,在足下放置矫正板,逐渐纠正畸形,使脚放平。

19. 楔形垫 是外形呈楔状的垫子,内充泡沫塑料(海绵),外覆皮革面料。可以辅助患者做肌力训练。

20. 跑台 又称活动跑道,用于行走及跑步运动训练。常用的跑台有两种:一种是运动训练用的跑台,器材本身无动力,靠患者在跑台上行走的动力使胶皮带滚动,跑台皮带滚动速度与患者的运动速度和能力成正比,从而可以训练患者提高行走速度和耐力。临床上常用的另一种跑台是电动的,既可用于行走运动训练,又可进行某些方面的行走功能评定。电动跑台能够变换(设定)步行适度和倾斜度,从而可设定训练的运动负荷量,可用来训练患者的步行能力、矫正步态、提高耐力等。在训练的同时,也可以得到机器显示的数据,从而达到一定的评定目的。

(卢 珍 冯重睿 曾昭龙)

参 考 文 献

[1] 刘青,刘宏章,杨本华.脑卒中患者肢体运动功能的系统康复治疗[J].中国康复,2006,21(3):189.

物理因子疗法

一、直流电疗法

(一)概述

直流电是一种方向不随时间变化的电流。应用直流电作用人体以治病的方法称为直流电疗法。多用平稳直流电,电压一般不超过 100V。

人体组织具有导电性能,在直流电作用下,机体组织内各种不同电荷的离子分别向着与自己符号相反的电极移动,使组织内离子浓度比发生变化,从而引起组织内物理化学反应的改变,是直流电作用于机体能产生治疗作用的基础。

(二)治疗作用

1. 促进局部小血管扩张,改善局部营养和代谢 用红外技术测定,直流电作用后,局部血循环量可增加 140% 左右,并持续 30～40min 以上。又由于电泳、电渗的结果,阴极下组织水分增多,蛋白颗粒分散,密度降低,使细胞膜结构疏松,通透性增高,所以直流电有改善营养、加强再生、软化瘢痕和松解粘连等效能,阴极作用大于阳极。

2. 对神经系统功能有明显的影响 以通常量直流电作用,表现为阳极下组织兴奋性降低,阴极下组织兴奋性升高。通过颈区和颈交感神经节的作用,可反射性地影响皮质的兴奋和抑制过程,通过自主神经影响头、颈、上肢和胸腔内脏器官的功能和血管的舒缩功能。

3. 10～20μA 直流电阴极有促进骨折愈合作用 治疗时将阴极直接放在骨不连接

处,阳级置于附近皮肤上,伤肢用夹板固定,微电流发生器固定在小夹板外,连续通电 1～4 个月,患者可自由活动。直流电阴极引起的低氧、偏碱和高钙浓度的环境,可能是促进骨生长的重要原因。

4. 电流强度较大的直流电对静脉血栓有促进溶解退缩的作用 在直流电作用下,血栓先从阳极侧松脱,然后向阴极侧退缩,当退到一定程度时,血管重新开通。

5. 改善心功能 强度近于机体本身生物电流的微弱直流电($0.001mA/cm^2$)阳极作用于心区能改善心肌缺血和促进心肌兴奋性、传导正常化,消除心律不齐和恢复心室收缩功能。

6. 治癌作用 由于直流电的电解、电泳、电渗结果,造成高酸、高碱、脱水、水肿、低氧、离子分布失衡等不利于肿瘤生存的条件,最终导致肿瘤组织变性、坏死。治疗时用铝电极插入肿瘤中心和周边,20～60mA,直径 1cm 的肿瘤通电 30 min。适用于直径 6cm 以下的外周型肺癌、浅表性肝癌、局限性乳癌、皮肤癌等。

(三)治疗技术

采用直流电疗机,薄铅片或导电橡胶电极,外包厚 1cm 的吸水衬垫,用温水浸湿后以对置、并置或电水浴的方法置于病变或相应部位,电流强度以衬垫面积 0.03～0.1 mA/cm^2 计。治疗 15～25 min,每日或隔日一次,12～18 次为一疗程。

(四)临床应用

适用于治疗深静脉栓塞、营养不良性溃

疡、冠心病、癌症、骨折不连接和延迟连接等。其他见直流电药物离子导入疗法。

二、直流电药物离子导入疗法

(一)概述

用直流电将药物离子通过皮肤、黏膜或伤口导入体内进行治疗的方法,称为直流电药物离子导入疗法。根据电学上"同性相斥"的原理,直流电可使电解质溶液中的阳离子从阳极、阴离子从阴极导入体内。

(二)药物导入的途径和特点

药物离子主要经皮肤汗腺管口、毛孔进入皮内或黏膜上皮细胞间隙进入黏膜组织。直流电直接导入的离子主要堆积在表皮内形成"离子堆",以后通过渗透渐渐进入淋巴和血液。

离子导入的优点:①导入的药物在局部表浅组织浓度较高(青霉素皮内浓度比肌注法高 64 倍),作用持续时间长(青霉素一次导入贮存 2d),疗效持久,一疗程 12~15 次,肝素导入疗效可保持 2 个月。②导入人体的是有治疗作用的药物成分。③兼有反射治疗作用及直流电和药物的综合作用。

缺点:导入药量少(为衬垫中药物总量的 2%~10%),进入浅(1~2cm),对全身影响较小、较慢等。

目前临床上单纯直流电疗法已较少应用,而较多采用直流电药物离子导入疗法,其生理治疗作用除电流作用外,主要为导入药物的药理作用,如钙、溴、咖啡因可调整大脑皮质功能;碘、透明质酸酶、胰蛋白酶可消除慢性炎症、软化瘢痕和粘连;新斯的明、加兰他敏、士的宁可治疗瘫痪;普鲁卡因等可减缓疼痛;抗生素可治疗感染伤口、炎症;毛冬青、川芎嗪、烟酸、阿司匹林可治疗冠心病等。

(三)治疗技术

与直流电疗法基本相同,滤纸或纱布浸药物溶液后置衬垫上。除衬垫法外,还可用电水浴法、体腔法以及创面、穴位导入法等。

(四)临床应用

1. 适应证　很广泛,是直流电和所导入药物的适应证的相加,主要有神经炎、神经损伤、慢性溃疡、伤口和窦道、瘢痕粘连、角膜混浊、虹膜睫状体炎、高血压、冠心病等。

2. 禁忌证　急性湿疹、对直流电过敏、心衰、出血倾向等。

三、低频脉冲电疗法

应用频率 1000 Hz 以下的脉冲电流治疗疾病的方法称为低频脉冲电疗法。脉冲电流由于电压或电流呈短促的变化,使机体内离子和带电胶粒呈冲击式移动,从而引起离子浓度比的急剧改变,故而对运动神经、感觉神经和自主神经均有强烈的刺激作用。脉冲电流形态多样,主要由呈一定规律变化的脉冲上升时间($t_{升}$)、脉冲持续时间($t_{宽}$)、脉冲下降时间($t_{降}$)、脉冲间歇时间($t_{止}$)所组成。以上参数的变化形成不同波形,常用的有方波、三角波、指数曲线波、锯齿波、正弦波、梯形波等,脉冲还分单向、双向、连续或调制。

在康复治疗中,常用的有神经肌肉电刺激疗法、功能性电刺激、经皮电刺激神经疗法、间动电疗法、感应疗法、超刺激电疗法等,以下介绍前四种常用的疗法。

(一)神经肌肉电刺激疗法

以低中频电流刺激神经肌肉以进行治疗称神经肌肉电刺激疗法。

1. 失神经肌肉的电刺激

(1)治疗作用:对于变性的肌肉进行电刺激可促进局部血循环,引起肌肉节律性收缩,从而延缓病肌萎缩;防止肌肉大量失水和发生电解质、酶系统等代谢紊乱;抑制肌肉纤维化,防止其硬化和挛缩;还可促进神经再生和神经传导功能的恢复。

(2)治疗技术

①时机:失神经支配后第 1 个月,肌萎缩最快,故确诊后应尽早(一般损伤后第 2~3 周末)开始;失神经后数月仍应坚持治疗,以

防肌纤维化发生。

②波形及参数：三角波的强度变率要适当，可根据神经变性程度选择不同的 $t_升$，从而避免刺激正常的运动神经、感觉神经和肌肉，而只刺激病肌。可根据电诊断确定 $t_升$ 值（轻度失神经 $10\sim50$ ms，中度失神经 $50\sim150$ ms，重度失神经 $150\sim300$ ms，极重失神经 $300\sim600$ ms），再确定 $t_降$ 等于 $t_升$ 的 $2/3$ 或 $1/3$，$t_宽$ 等于 $t_升$，$t_止$ 等于 $t_宽$ 的 $3\sim5$ 倍及脉冲频率 $f=1000/t_升+t_止$（Hz）。

③方法：用点状电极阴极刺激病肌，用双极法时，阴极置远端，电流强度以能引起病肌的明显收缩为准。一次治疗每条病肌至少收缩 $40\sim60$ 次（分 4 段进行，每段间歇 $3\sim5$ min），每日治疗 $1\sim6$ 次，直到神经支配恢复，再改为主动训练。

（3）适应证：下运动神经元麻痹、神经断裂。

2. 痉挛肌及其拮抗肌的交替电刺激疗法

（1）治疗作用：利用两组电流交替刺激痉挛肌及其拮抗肌称 Hufschmidt 电疗法。刺激痉挛肌时，通过兴奋神经肌梭和高尔基腱器，反射性地引起痉挛肌本身抑制；刺激拮抗肌通过交互抑制亦对痉挛肌发生抑制性影响，由于两组电流交替出现，所以两种抑制亦交替出现，以使肌肉在治疗期间始终处于抑制状态，从而达到松弛痉挛肌的目的，同时促进了肢体血液循环、肌力和功能的恢复。

（2）治疗技术：把波宽（$0.2\sim0.5$ ms）和频率（$0.66\sim1$ Hz）相同、出现时间有先后（相隔 $0.1\sim0.5$ s）的两组方波，分别通过两对小电极进行刺激。一组刺激痉挛肌，另一组刺激其拮抗肌，电流可单独调节，间隔时间也可调节，使二者交替收缩，电流强度以引起肌肉明显收缩为宜，$2\sim3$ d 治疗一次，一次 $30\sim60$ min（通 6s，断 12s）。

（3）临床应用

①适应证：脑血管意外偏瘫、儿童脑性瘫痪、脊髓外伤引起的痉挛性瘫、帕金森病等。

②禁忌证：肌萎缩侧索硬化症、多发性硬化病情进展期。

3. 正常肌的电刺激 可采用频率 50Hz，$t_宽$ 1ms，$t_升$ 1ms 的新感应电流，治疗 10min，休息 5min 后再刺激 10min。此法多用于防治失用性肌萎缩。

（二）功能性电刺激

功能性电刺激（functional electrical stimulation，FES）是用电刺激作用于已丧失功能的器官或肢体，以其产生的即时效应矫正或替代器官和肢体功能的一种方法。功能性电刺激的研究、发展、应用已涉及临床各个领域，如人工心脏起搏器就是通过电刺激来补偿病窦综合征等患者所丧失的心搏功能，刺激膈神经以调整呼吸功能，刺激膀胱有关肌肉以改善排尿功能等。本节介绍应用电刺激于神经肌肉以补偿或纠正肢体的功能，称为神经肌肉功能性电刺激。

1. 治疗作用 在神经肌肉功能性电刺激中，纠正偏瘫患者足下垂应用最多。当脑血管意外或其他原因导致上运动神经元损害时，下运动神经元是完好的，不仅通路存在，而且有应激功能。但它丧失了来自上运动神经元的运动信号-神经冲动，就不能产生正常的随意肌收缩运动。这时如予以恰当形式、适量、适时的电刺激，就可以产生相应的肌肉收缩，以补偿所丧失的肢体运动，如足背屈和伸趾等。电刺激在刺激运动神经肌肉的同时，也刺激传入神经，经脊髓投射到高级中枢，促进功能重建，影响患者心理及整个生命活动、社会活动。因此神经肌肉功能性电刺激在康复治疗中具有十分重要的意义。

2. 治疗技术 一类是大型的设备适合医院使用，输出来自 $1\sim8$ 个通道的多通道的刺激器，各通道可以同时或按一定延时先后刺激一组以上的肌群，各通道脉冲组的宽度、刺激强度又各自可调；第二类是便携机，可产生低频电流刺激神经肌肉，开关可以放在鞋跟内或肘部、前臂等，以一组或多组方式对患者进行较长时间的电刺激。电刺激的基本脉冲波型为方波，也有用梯形、三角或调幅正弦波，脉宽0.1～1 ms（短的脉宽可减少对感觉神经的刺激），成组脉冲宽度可达1.8s，频率20～100 Hz（常偏低端取）；作为助行器，其通断比由步行速度决定，即站立期断，摆动期通，通常需通电0.8～1.0s（图12-1）。

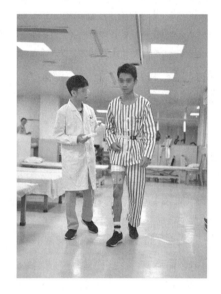

图12-1 四通道 FES

最常用的是偏瘫患者的足下垂刺激器，使用时刺激器系在患者腰部，刺激电极置腓神经处，触发开关设在鞋底足跟部。当患者足跟离地时，开关接通，位于鞋跟部的触发刺激盒发生低频脉冲电流，通过刺激电极刺激腓神经使足背屈，直到患者足跟再次着地，开关断开，刺激才停止，下次迈步时又重复上述过程。偏瘫患者患侧上肢的屈肌张力过高，是发挥残存功能的障碍。为此，也可在患侧上肢装置刺激器，要抓握物品时，刺激器触发以刺激桡神经，使伸肌群伸展手掌，抓握物品。由于皮肤的阻抗大，使用表面电极时所需电流强度也大，而植入电极免除了皮肤阻抗的影响，其所需的电流强度可减少到1/10，甚至1/100，且又对所需肌肉进行选择

性刺激。所以，当脑卒中、脑外伤后病变影响到有关步态的多组肌群以及上肢的肌群时，为得到完美的步态就需要多通道刺激器，采用植入的方法。随着计算机技术的发展和长久植入电池的产生，使得用手术植入的神经电刺激器有临床使用的可能。

接受功能性电刺激者应意识清楚，可独自或扶杖行走，无骨关节的改变，如挛缩、畸形；下运动神经通路必须完整，神经应激性正常，肌肉收缩性好，开始时应在治疗师协助下进行训练，每日几次，每次约10 min，以后渐延长，刺激电流强度应随功能恢复而逐渐减少，从而由被动训练过渡到自动行走。功能性电刺激与作业疗法、生物反馈疗法配合可提高疗效。

国外学者还用功能性电刺激股四头肌，使 $T_5 \sim T_{10}$ 段脊髓损伤患者的膝完全伸直，从轮椅上站起来，再用多通道刺激器分别刺激一腿伸膝肌使其站立，刺激另一腿的腓神经、胫神经引起协同屈曲反射，以完成髋、膝、踝屈曲的迈步动作，从而辅助此类患者站立和步行。功能性电刺激还可使轻瘫患者用餐具吃饭。

3. 临床应用 用于偏瘫、脑性瘫痪、截瘫时的下肢运动障碍，马尾或其他脊髓损伤引起的排尿功能障碍、呼吸功能障碍、特发性脊柱侧弯等疾病。

（三）经皮电刺激神经疗法

经皮电刺激神经疗法（transcutaneous electrical nerve stimulation，TENS）又叫周围神经粗纤维电刺激疗法，是通过皮肤将特定的低频脉冲电流输入人体以治疗疼痛的方法。电刺激的参数：①频率2～160 Hz；②波宽2～220μs；③强度：患者有舒适感，不出现肌肉收缩的阈下强度；④电流形态单向或双向不对称方波和被单向方波调制的中频电流等。

1. 治疗作用 有显著的镇痛作用，外周神经和急性疼痛所要求电流频率较高，中枢

神经和慢性疼痛所要求频率较低。近年研究证明 3～10 Hz 的高强度刺激可加强镇痛效果。镇痛作用机制尚未完全清楚,多以闸门控制学说及内源性吗啡样物质释放学说解释。同时 TENS 对局部血液循环也有促进作用。据报道,采用较大脉宽(100～300μs),低频率(1～2Hz),小电量(刚有电感,小于 20 mA)的 TENS 不仅镇痛,还可促进骨生成。

2. 治疗技术　国外 TENS 仪器种类繁多,常用的有:

(1)通用型 TENS:多为较高频率狭波宽,50～60Hz,最适宜缓解疼痛。

(2)针刺型 TENS:为低频率长波宽,用 2Hz 强刺激 80min,可使痛阈提高到 187%,且后作用长。

(3)系列脉冲 TENS:刺激温和而有节律,患者易耐受,适宜于治疗慢性疼痛。

(4)短暂强烈型 TENS:电极置痛区,痛阈上升快(1～15 min),但作用停止后镇痛作用消失也快。要依病情选择不同型号刺激器。干电池供电者重量轻、体积小,可置衣袋内。治疗时电极置触发点、有关穴位、运动点或病灶相应神经节段,频率选择多,治疗骨不连时电极在病灶处对置或交叉,有石膏时,置石膏的远近端,每日 3～4 次,每次 30～60min,连续治疗数月。

3. 临床应用

(1)适应证:各种急、慢性疼痛(偏头痛、神经痛、幻痛、肩痛、关节痛、术后切口痛、产痛、心绞痛、癌痛等)以及骨不连患者。

(2)禁忌证:带有心脏起搏器者禁用,颈动脉窦区慎用。

(四)间动电疗法

间动电流又称 Bernard 电流,是将 50 Hz 正弦交流电整流后叠加在直流电之上的一种低频脉冲电流。这种电流经调制后可以连续或断续出现,可以半波或全波整流出现,或半波与全波交替出现。有疏波、密波、疏密波、间升波、断续波、起伏波六种波形。应用

间动电流作用于人体以治疗疾病的方法称为间动电疗法。

1. 治疗作用　间动电流作用于人体后先后发生以下反应:

(1)即时"动力"反应:间动电流能瞬时激活组织细胞的功能,感觉神经受刺激而局部发麻,运动神经受到刺激而发生肌肉颤动,皮肤充血。

(2)直接抑制反应:即时"动力"反应消失后,感觉和运动神经进入抑制状态,痛阈短时上升,疼痛减轻,持续 10s 至数分钟。

(3)继发"动力"反应:间动电流停止作用后,由于交感神经受抑制,血管肽等物质形成,致使血管扩张,血循环改善,病灶积液及致痛物质排出而达到镇痛,始于治疗后几小时,持续较久。

(4)继发抑制反应:反复多次作用后人体产生适应性。

因此,间动电流具有很好的镇痛、促进周围血液循环和锻炼肌肉的作用。

2. 治疗技术　根据治疗需要将两个电极分别置于痛点或神经根、神经干走行区、交感神经节、肌肉及邻近部位。每次治疗采用 1～2 种或 2～3 种波形。先开直流电 1～3mA,再加入脉冲电流,达到患者的耐受度。每次每部位治疗 3～6min,每日 1～2 次,急性病 4～6 次为一疗程,慢性病 10～12 次为一疗程。

3. 临床应用

(1)适应证:急性扭挫伤、肩周炎、关节痛、坐骨神经痛、雷诺病、失用性肌萎缩等。

(2)禁忌证:与其他低频电疗法相同。

四、中频电疗法

应用频率为 1～100 kHz 的电流治疗疾病的方法,称为中频电疗法。中频电流的特点:①双相无电解作用;②有镇痛作用和明显的促进血循环作用;③对神经肌肉组织有兴奋作用;④能克服组织电阻,与低频电相比,

能作用到更深的组织;⑤低频(0～150Hz)调制的中频电流则兼有低、中频电流的特点。

中频电对运动、感觉神经的刺激作用虽不及低频电明显,但对自主神经、内脏功能的调节作用却优于低频电,而且可作用到组织深处,在引起强烈肌肉收缩时皮肤无明显刺痛。强的中频电流刺激引起肌肉收缩时的感觉比低频电流刺激时的感觉要舒适得多,尤以6000～8000Hz电流刺激时肌肉收缩的阈值与痛觉的阈值有明显的分离。

目前认为刺激病变肌肉最合适的电流已不是单纯的低频脉冲电流而是由低频调制的中频电流。

常用的有干扰电疗法、正弦调制中频电疗法和音频电疗法。

(一)干扰电疗法

干扰电流(又称交叉电流)疗法,是将两种不同频率(4000±100 Hz)的正弦电流,交叉地输入人体,在电力线的交叉部位形成干扰声,在组织深部产生低频调制(差频变化0～100Hz)的中频电流,以治疗疾病的一种方法。

这种深部内生的低频调制中频电流含有中频的成分,克服了低频电流不能深入组织内部的缺陷,而且可应用较大的电流强度,所以它兼有中频和低频电疗的特点。

1. 治疗作用

(1)较明显地促进局部血液循环的作用:50Hz固定差频的干扰电作用20min,皮温升高2℃,且持续时间较长。从而加快对渗出、水肿和血肿的吸收。

(2)镇痛作用:100Hz或90～100Hz差频的干扰电作用20min后,皮肤痛阈明显上升,有良好的止痛作用。

(3)对运动神经和骨骼肌有刺激作用:在深部组织产生的0～100Hz差频电流可促进内脏平滑肌收缩,提高其张力。

2. 治疗技术 采用干扰电疗机,用四个电极或四联电极,尽量使两路电流在病灶处

交叉以固定法、移动法或吸附固定法(吸附电极有负压装置,以每分钟16～18次频率吸附,此法除干扰电流作用外,尚有负压按摩作用)。电流强度一般以患者耐受量计,每次20～30min,每日1次,6～12次为一疗程。

3. 临床应用

(1)适应证:关节和软组织损伤、肩周炎、周围神经麻痹、肌肉萎缩、内脏平滑肌张力低下(胃下垂、弛缓性便秘)、术后尿潴留、胃肠功能紊乱以及某些血循环障碍性疾病。

(2)禁忌证:急性炎症、出血倾向、局部有金属、严重心脏病等。

(二)正弦调制中频电疗法

正弦调制中频电疗法使用的是一种低频调制的中频电流。其频率为2000～5000Hz,调制频率10～150Hz,调制深度0～100%,通常有连调、交调、间调、变调四种波型。

1. 治疗作用

(1)除兼有低、中频电流的特点外,由于有四种波型和不同的调制频率、调制幅度,且可交替出现,从而克服机体对电流的适应性。不同波型的主要作用特点是:①连调波:止痛和调整神经功能作用,适用于刺激自主神经节;②间调波:适用于刺激神经肌肉;③交调与变调波:有显著的止痛、促进血液循环和炎症吸收的作用。

(2)对神经肌肉兴奋性的影响:由于间调波型中有可调的通断电时间,以防止过度刺激引起肌肉疲劳,因此用作锻炼肌肉时不仅适用于正常神经支配的肌肉,还适用于失神经支配的肌肉:①对失用性肌萎缩用通断比1s:1s,频率50Hz,调制幅度100%的间调波;②对部分失神经肌肉用通断比1s:2s,频率20Hz,调制幅度100%的间调波;③对完全失神经肌肉用通断比1s:3～5s,频率10Hz,调制幅度100%的间调波。

抗肌痉挛的效能;①脑卒中所致的痉挛性和混合性轻瘫也可应用间调波,作用于痉挛肌的对抗肌,肌痉挛明显者调制频率用

150Hz,轻度痉挛用 100～30Hz,调制幅度50％～15％;②对儿童脑性瘫痪;肌无力用间调波(30～100Hz,50％～100％);肌强直用变调波(70Hz,75％);痉挛肌用连调波(100～120Hz,50％)。

脊髓损伤所致的神经源性膀胱功能障碍可用间调波 30～20Hz,80％～100％,通断比 5s:5s。

采用半波型调制电流时,可广泛用于药物离子导入。与同样电流密度的直流电相比,正弦调制中频电的导入量多,导入较深。

促进淋巴回流作用:①30～50Hz 交调波,通断比 1s:1s,调幅 100％,作用 5min;②150Hz 和 50Hz 变调波,通断 1s:1s,调幅100％,作用 5min;③100Hz 间调波,通断 3s:3s,调幅 100％,作用 5min。采用以上电流作用可使淋巴管径增大,对促进淋巴回流有较好作用。

2. 治疗技术　采用正弦调制中频电疗机。每次选用 2～3 种波型,每种作用 3～8min,每日 1 次,6～12 次为一疗程,强度以明显震颤感为宜,作离子导入时按直流电疗法计量(可偏大)。

3. 临床应用　基本同干扰电疗法,本疗法更适宜于用作神经肌肉电刺激和药物离子导入。尚可治疗角膜炎、虹膜炎、视神经炎、小腿淋巴淤滞、输尿管结石等。

(三)等幅中频电疗法

应用 1000～5000Hz(常用 2000Hz)的等幅中频正弦电流治疗,称等幅中频电疗法。

1. 治疗作用　对术后和烧伤瘢痕有明显的镇痛、止痒、消炎消肿作用,还有软化瘢痕和松解粘连、促进毛发生长等作用。

2. 治疗技术　采用等幅中频电疗机,用铅板或铜片包以薄布衬垫,置病变区或其周围,强度以患者能耐受的震颤感为宜,每次20～40min,每日 1 次,10～30 次为一疗程。

3. 临床应用

(1)适应证:瘢痕增生、瘢痕粘连、肌腱粘连、关节僵硬、肠粘连等。

(2)禁忌证:同干扰电疗法。

附:音乐电疗法

使用音乐电流进行治疗称音乐电疗法。患者在兼听音乐的同时,还受到音乐电流的作用。这种音乐电流是把音乐的声信号经过放大转换而成,它的节奏、强度和速度随音乐信号变化而改变,音频范围为 27～4000 Hz,是一种以低频为主的低中频混合的随机电流。

1. 治疗作用　音乐可通过听觉作用于大脑边缘系统与中枢网状结构,再到达大脑皮质,从而调节人体内脏功能、内分泌、情绪与行为等活动。

音乐电流既具有一般低、中频电流的镇痛、促进血循环和兴奋神经肌肉组织等作用,又由于其波形、波幅和频率的不规则变化,不易为人体所适应,从而使作用更强烈。

不同乐曲的治疗作用:①调性明朗(多为大调性)、旋律舒展、雄壮、节奏强烈的音乐如旧友进行曲、西班牙斗牛士、溜冰圆舞曲、军港之夜等具有镇痛和兴奋的作用。②调性模糊(多为小调性)、旋律深沉、节奏松散,如蓝色狂想曲、幻想曲、悲痛圆舞曲、仲夏夜之梦等具有镇静和解除忧郁情绪、催眠等作用。

2. 治疗技术　采用音乐电疗机。治疗时患者用耳机听音乐,音乐电流通过两块极板作用于人体,电极放置在人体患部或相应部位,衬垫及放置方法、剂量掌握均与其他低中频电疗法相同。

3. 临床应用

(1)适应证:早期高血压、失眠、神经衰弱、腰肌劳损、扭挫伤、坐骨神经痛、血管神经性头痛等。

(2)禁忌证:用其他低中频电疗法。

五、高频电疗法

频率为 100kHz～300 000MHz,波长为

3000m～1mm 的电流属于高频电流。高频电流分为长波、中波、短波、超短波、微波五个波段。应用高频电流治疗疾病的方法称为高频电疗法。近 30 年来,长波、中波疗法的应用逐渐减少,短波、超短波、微波疗法得到广泛的研究和应用。

高频电流的频率明显高于低、中频电,对人体的作用亦明显不同,见表 12-1。

表 12-1 高频电与低中频电对人体作用的区别

项目	低频电	中频电	高频电
电流频率	＜1kHz	1～100 kHz	＞100kHz
人体组织电阻率	高	中	低
治疗方法	电极接触皮肤	电极接触皮肤	电极可不接触皮肤,以电容场法、电感场法或辐射法
电解作用	明显	不明显	无
对皮肤的刺激	常有	不明显	对皮肤无刺激,过热可引起皮肤烫伤
对神经肌肉的作用	每一周期可引起一次兴奋	综合多个周期方能引起一次兴奋	降低神经兴奋性,缓解肌肉痉挛
温热效应	无	无	因欧姆损耗或介质损耗而产热,温热效应明显

(一)短波疗法

频率为 3～30MHz,波长为 100～10m 的电流为短波电流。应用短波电流治疗疾病的方法称为短波疗法。短波疗法通常采用频率为 13.56MHz、27.12MHz,波长为 22.12m、11.26m 的电流。

短波疗法主要以电感场法(又称线圈场法)进行治疗。短波电流在电缆内通过时,电缆周围产生高频交变磁场,人体处于其中时,感应产生涡电流,其频率与短波相同,但方向相反。涡电流基本上属于传导电流,通过组织时引起离子的高速移动,发生离子间以及离子与周围媒质间的摩擦,引起能量损耗(欧姆损耗),转换为热能。离电缆较近的部位受磁场作用较强,加以涡电流在导电率较高的组织中通过,因此在浅层肌肉中产热较多。

短波疗法有时以电容场法进行治疗,其生物物理作用与超短波电容场法相似。短波疗法有一定非热效应。脉冲短波的脉冲峰功率较高,但脉冲间歇时间长,热量不易积累,故其温热效应不明显,主要产生非热效应。

1. 治疗作用 短波疗法具有高频电疗法共有的生物学效应和治疗作用。短波疗法的温热效应比较明显,改善组织血液循环、镇痛、缓解肌肉痉挛等作用比较突出。

2. 治疗技术 短波治疗机一般为 200～300W,治癌机为 1～2kW。

(1)电感场法:①电缆法:治疗时电缆环绕肢体 3～4 圈(圈间距离 2～3mm),或平绕成各种形状置于治疗部位,或绕成螺旋状放在圆胶木盒内成为盘状电极,固定于活动支臂上。②涡流电极法:电极内有线圈和电容,以单极法治疗,电缆或电极与皮肤的间隙为 1～2cm,间隙小作用表浅,间隙大作用较深。

(2)电容场法:见超短波疗法。

短波疗法的治疗剂量按患者的温热感觉程度分为四级:

Ⅰ级剂量:为无热量,在温热感觉阈下,无温热感,适用于急性疾病。

Ⅱ级剂量:为微热量,有刚能感觉的温热感,适用于亚急性、慢性疾病。

Ⅲ级剂量:为温热量,有明显而舒适的温

热感,适用于慢性疾病。

Ⅳ级剂量:为热量,有刚能耐受的强烈热感,适用于肿瘤。

治疗时应调谐,使治疗机的输出谐振(氖光管达最亮,电流表指针达到最高),如果此时患者的感觉超过治疗剂量的要求,则可加大电极与皮肤的间隙。

短波疗法一般每次治疗 10～20min,治疗急性肾功能衰竭时为 30～60min,每日或隔日一次,15～20 次为一疗程。治疗恶性肿瘤时必须与放疗或化疗综合应用,每次治疗与放疗紧接进行或在化疗药物静脉滴注的同时进行,每次 30～60min,每周 2 次,5～15 次为一疗程,与放疗化疗同步。

3. 临床应用

(1)适应证:扭挫伤、腰背肌筋膜炎、关节炎、颈椎病、肩周炎、肺炎、胃炎、坐骨神经痛等伤病的亚急性期、慢性期或恢复期,也可用于急性肾功能衰竭、恶性肿瘤(大剂量时)等。

(2)禁忌证:恶性肿瘤(中小剂量时)、妊娠、出血倾向、心肺功能衰竭、带有心脏起搏器、金属异物。

(二)超短波疗法

频率为 30～300MHz,波长为 10～1m 的电流为超短波电流。应用超短波电流治疗疾病的方法称为超短波疗法。超短波疗法通常采用频率为 38.96MHz、40.68MHz、42.85MHz、50.00MHz,波长为 7.7 m、7.37 m、7.0 m、6.0 m 的电流。

超短波疗法主要以电容场法进行治疗,治疗时人体作为介质置于两个电容电极之间的电容场中,人体内电介质的无极分子被极化成为偶极子,偶极子随着电磁波振荡发生高速旋转,产生位移电流,偶极子之间以及与周围媒质间的摩擦引起能量损耗,是为介质损耗,能量转换为热量。电解质在电容场中电离为离子,产生传导电流、欧姆损耗。这两种效应兼而有之,但以位移电流、介质损耗为主。电容场法在导电率低、电介常数低的组织中产热多,故脂肪层产热多于肌肉层,容易出现脂肪过热的现象。

超短波的频率高于短波,非热效应比短波明显,脉冲超短波主要产生非热效应。

1. 治疗作用　超短波疗法具有高频电疗法共有的生物学效应和治疗作用。超短波疗法除了温热效应外,还有较明显的非热效应,提高免疫力、消散炎症、镇痛、促进组织尤以结缔组织增生的作用比较突出。

2. 治疗技术　超短波治疗机有 50W、200～300W、1～2kW(治癌用)三类。电极为圆形(橡皮板式或玻璃罩式)或矩形(橡皮板式)。治疗选用的电极面积须稍大于病灶部位,电极与皮肤平行,并保持一定间隙,小功率机表浅治疗为 0.5～1cm,深部治疗为 2～3cm;大功率机表浅治疗为 3～4cm,深部治疗为 5～6cm。无热量治疗时电极间隙稍加大,温热量治疗时电极间隙稍小。

电容场法治疗时电极放置的方法有:

(1)对置法:两个电极相对放置于治疗部位两侧,电力线集中于两极之间,贯穿治疗部位,作用较深。

(2)并置法:两个电极并列放置于治疗部位表面,电力线集中分散,只通过表浅组织,作用较浅。

(3)交叉法:两对电极分别对置于相互垂直的位置上,先后通电,使病变部位连续接受不同方向的两次治疗,作用较深而广泛。

(4)单极法:只使用一个电极,作用只限于电极下中央部位的浅层组织,可用于小而表浅的病变。

超短波疗法的治疗剂量分级与调节方法与短波疗法相同。超短波疗法一般每次治疗 10～15min,急性炎症 5～10min,急性肾功能衰竭 30～60min,每日一次,10～15 次为一疗程。恶性肿瘤的治疗方法与短波疗法相同。

3. 临床应用

(1)适应证:皮下软组织、骨关节、胸腔、腹腔、盆腔内脏器官的急性感染时超短波为首选的物理治疗方法之一。扭挫伤、神经炎、神经痛等也有良效。还可用于急性肾功能衰竭、恶性肿瘤的治疗。

（2）禁忌证：与短波治疗相同。

（三）微波疗法

频率为 300～300 000MHz、波长为 1m～1mm 的电流称为微波电流。微波分为三个波段：分米段：波长 1m～30cm，频率 300～10 000MHz；厘米段：波长 30cm～1cm，频率 10 000～30 000MHz；毫米段：波长 1cm～1mm，频率 30 000～300 000MHz。

应用微波电流治疗疾病的方法称为微波疗法。毫米波尚未应用于治疗，本节只讨论分米波和厘米波对人体的作用与应用。

分米波疗法常采用频率为 915MHz、433MHz，波长为 33cm、69cm 的电流，厘米波疗法则采用频率为 2450MHz，波长为 12.24cm 的电流。

微波在电磁波谱中的位置介于超短波与光波之间，因此微波兼具无线电波与光波的物理特性，在空间沿直线方向传播，并能反射、折射、聚焦。

微波疗法以辐射场法作用于人体。微波辐射于人体时一部分反射回空间，一部分进入人体内，组织内的离子、偶极子随微波的频率极高速振荡，产生位移电流、介质损耗和传导电流、欧姆损耗而产热。人体组织对微波的吸收量与组织的导电率和电介常数有关，肌肉的导电率和电介常数大于脂肪，因此肌肉吸收微波的量多于脂肪。在人体内由于脂肌界面的反射，只有一部分微波进入肌层，脂肪层除了原来吸收的微波外，又吸收了反射的微波，加以脂肪层内血管不丰富，不易散热，故脂肪层与肌肉层的实际产热差异不大，温热效应相对较均匀。在微波波段，随着波长变短，作用深度变浅，一般认为分米波的作用深度（半吸收层）为 5～7cm，厘米波为 3～5cm，毫米波仅作用于体表。

微波的频率特别高，因此非热效应明显。

大剂量微波有一定伤害作用。在动物实验中见到眼部大剂量辐射可引起晶体混浊，阴囊大剂量辐射可引起睾丸曲精细管退行性变、坏死、精子生成减少、减弱、畸变。微波辐射可引起妊娠动物流产、早产，胃肠壁发生坏死、溃疡、穿孔。长期接触微波的工作人员可能出现神经系统特别是自主神经系统功能紊乱的现象。

1. 治疗作用 分米波、厘米波疗法具有高频电疗法共有的生物学效应和治疗作用。分米波疗法的温热效应比厘米波疗法明显，改善血液循环、消散炎症的作用比较突出。厘米波疗法的非热效应比分米波疗法明显。

2. 治疗技术 分米波、厘米波治疗机一般为 200W，治癌机为 500～700W。治疗时微波电流由电缆传送到辐射器内的天线上进行辐射，借反射罩集合成束辐射于治疗部位，不同类型辐射器的操作要求不一。非接触式辐射器（半球形、圆柱形、长形、马鞍形辐射器）用于体表，与体表保持 10cm 左右的距离，可用于面积较大的病灶治疗。接触式辐射器直接接触治疗部位进行治疗。用于体表的一般接触式辐射器口有冷却装置或在辐射器与体表之间放置一个循环冷却的"水袋"；此外还有聚焦式接触辐射器以及用于外耳道、阴道、直肠等部位的专用辐射器。分米波的凹槽式辐射器也是接触治疗，以磁场作用于人体，产热量大，治疗面积大。

分米波、厘米波治疗时，患者可以穿单层吸汗衣服治疗，亦可裸露治疗。治疗时应以铜网遮盖眼部和阴囊部位进行保护，眼部亦可戴微波防护眼镜。

微波疗法的治疗剂量如同短波、超短波疗法，按患者的温热感程度进行分级，也可以治疗机输出的功率来计算，所用的功率因辐射器的不同规格而异。非接触式辐射器治疗时，无热量＜50W，微热量 50～100W，温热量 100～150W，眼、耳、聚焦辐射器＜10W，体腔辐射器 10～20W。每次治疗 10～20min（眼部＜10min，凹槽形辐射器 8～10min），每日或隔日一次，10～15 次为一疗程。恶性肿瘤的治疗方法与短波疗法相同。

3. 临床应用

（1）适应证：分米波、厘米波主要适用于慢性伤病的治疗。亦可用于急性、亚急性疾病的治疗（采用小剂量）和恶性肿瘤的治疗（采用大剂量）。

（2）禁忌证：与短波、超短波疗法相同。

六、磁疗法

应用磁场治疗疾病的方法称为磁疗法。

磁场作用于人体时可以改变人体生物电流的大小和方向，并可感应产生微弱的涡电流，影响体内电子运动的方向和细胞内外离子的分布、浓度和运动速度，改变细胞膜电位，影响神经的兴奋性，改变细胞膜的通透性、细胞内外的物质交换和生物化学过程。磁场的方向还可以影响体内类脂质、肌浆球蛋白、线粒体等大分子的取向而影响酶的活性和生物化学反应。

磁场可以通过对神经的刺激反射作用于全身，通过对体液的作用影响组织的新陈代谢和生理病理过程，还能通过对经穴的刺激影响经络的传感。

（一）治疗作用

1. 镇痛作用　磁场可抑制神经的生物电活动，降低末梢神经的兴奋性，阻滞感觉神经的传导，提高痛阈，并可加强血液循环，缓解因缺氧、缺血、水肿和致痛物质积聚所引起的疼痛，还可提高某些致痛物质水解酶的活性，使致痛物质分解转化而达到镇痛。

2. 消肿作用　磁场可改善血液循环，加强红细胞在血管中的运动，解除毛细血管静脉端的瘀滞，促进血肿和渗出的吸收，使组织的胶体渗透压正常化，因而消除水肿。

3. 消炎作用　磁场可改善组织的血液循环，使血管通透性增高，促进炎性产物的排出，并能提高机体免疫功能，增强白细胞吞噬功能，改变组织的转化过程，提高组织的 pH，对致病菌有抑制作用，有利于浅层组织炎症的消散。

4. 镇静作用　磁场可加强大脑皮质的抑制过程，改善睡眠，调整自主神经功能，缓解肌肉痉挛。

5. 治癌作用　曾有报道，强磁场对某些肿瘤细胞有抑制增殖的作用。

（二）治疗技术

1. 治疗剂量　按磁场强度为分三级。

弱剂量：＜100mT，适用于头、颈、胸部，年老、年幼、体弱者。

中剂量：100～300mT，适用于四肢、背、腰、腹部。

强剂量：＞300mT，适用于肌肉丰满部位、肿瘤。

2. 治疗方法

（1）静磁场法：磁场强度恒定不变。多采用磁片或磁珠敷贴，可直接敷贴于体表病变部位或穴位，或将磁片安装于背心、乳罩、裤子、腰带、护膝、鞋、帽、枕头、表带、项链等生活用品上间接敷贴，均持续敷贴。亦可将磁块安装于床、椅上进行治疗。有时采用直流电恒定磁疗机治疗（图 12-2）。

（2）动磁场法：磁场的强度或方向随时间而变化。①交变磁场法：磁场的强度与方向

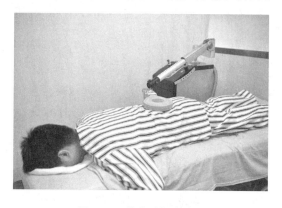

图 12-2　激光磁场治疗仪

均随时间而改变。采用电磁感应治疗机、异名极旋磁机。②脉动磁场法:磁场的强度随时间而变化。采用脉动磁疗机、直流脉冲感应磁疗机、同名极旋磁机、磁按摩机。③电磁法:以低频中频电流与静磁场联合治疗。治疗时以磁片为电极,通以低频脉冲电流、音频电流、调制中频电流,贴在皮肤上直接治疗。

(3)磁针法:将针与磁联合治疗。治疗时将皮内针或耳针刺入穴位,然后将磁片贴在针柄上,或同时通以低频脉冲电流治疗。

磁处理水将水缓慢通过磁水器进行处理后,患者每天饮用 1500～2000ml,最好早晨空腹时饮用。

除磁片敷贴及磁处理水外,以上各种磁疗法用于局部病变时,每次 15～30min;用于穴位时,每穴 1～5min,每次 3～5 个穴,均每日治疗一次,15～20 次为一疗程。

(三)临床应用

1. 适应证　软组织扭挫伤、血肿、浅表性毛细血管瘤、单纯性腹泻、乳腺小叶增生、耳廓浆液性软骨膜炎、关节炎、肋软骨炎、颞下颌关节功能紊乱、婴儿腹泻、胃肠功能紊乱、高血压、神经衰弱、尿路结石(用磁处理水)等。

2. 禁忌证　高热、出血倾向、孕妇、心力衰竭、极度虚弱、皮肤破溃。

少数患者进行磁片敷贴后出现无力、头昏、失眠、嗜睡、皮炎、水疱、心悸、恶心、血压波动等反应,停疗后即消失。

七、光疗法

以人工光源或日常辐射能量治疗疾病的方法称为光疗法。光疗法所采用的人工光源有红外线、可见光、紫外线、激光四种,下面重点介绍红外线和紫外线疗法。

(一)红外线疗法

红外线在电磁波谱中的位置介于无线电波与可见光之间。因红外线是不可见光线,在光谱中位于红光之外,波长长于红光,故有红外线之称。因为它的主要生物学效应是温热效应,有人称之为热射线。用红外线进行治疗称红外线疗法。

红外线在光谱中所占的范围最大,0.4mm～760nm,以 1.5μm 为界,红外线可分为两部分,大于 1.5μm 者为长波红外线(远红外线),小于 1.5μm 者为短波红外线(近红外线)。因人体热辐射在远红外范围,波长 12～9μm,人体对远红外线的吸收比近红外线强。远红外线的生理和治疗作用比近红外线强,故近 20 年来,医用红外线已发展到远红外线区,波长达 15μm。

人体吸收红外线能量后转变为热能。红外线的温热作用较浅,只达皮下组织,而通过加热后的血液经热传导,亦可使肌肉温度上升,或通过反射作用到内脏器官。

1. 治疗作用　红外线照射可引起血管扩张,循环血量增加,新陈代谢活跃,免疫功能增高,因而可促进渗出吸收,水肿消除,炎症消散,也可降低感觉神经的兴奋性,缓解疼痛,缓解肌肉痉挛,并能促进肉芽组织和上皮的生长,加速伤口愈合,松解粘连,减轻瘢痕挛缩。

2. 治疗技术　红外线治疗采用红外线灯或白炽灯。红外线灯为不发光辐射器,辐射长波红外线。白炽灯为发光辐射器,主要辐射短波红外线和可见光。台式灯为 150～200W,落地灯为 300～500W,光浴箱用于躯干或双下肢,为 6～12 个 60～100W 白炽灯泡。红外线照射的距离以患者有舒适的温热感为准,每次照 15～30min,每日一次,15～20 次为一疗程。

红外线局部照射可配合应用中西药物涂布,也可配合针灸治疗,为温针疗法。红外线照射时操作者和患者要戴墨镜或以蘸水棉花敷贴患者眼睛进行保护,以免损伤角膜、晶体和视网膜。

3. 临床应用

(1)适应证:扭挫伤、炎症的吸收期、关节炎的慢性稳定期、神经炎、神经痛、慢性胃炎、慢性支气管炎、伤口浸润、伤口愈合迟缓、慢性溃疡、术后粘连、瘢痕等。

（2）禁忌证：肿瘤、高热、急性扭挫伤24h内、出血倾向。温热感觉障碍者慎用。

（二）紫外线疗法

紫外线是不可见光线，在光谱中位于紫光之外，波长短于紫光，故有紫外线之称。用紫外线进行治疗称紫外线疗法。因紫外线主要产生化学反应，有人称之为光化学射线、化学光线。紫外线的波长为 400～180nm，分为三段：400～320 nm 为长波紫外线，320～280nm 为中波紫外线，280～180nm 为短波紫外线。日光疗法利用日光的自然紫外线进行治疗，一般的紫外线疗法则以人工紫外线灯作为光源进行治疗。

紫外线照射于人体皮肤后一部分被反射，一部分被表皮吸收，角质层主要吸收270～250nm 的波段，棘细胞层主要吸收300～270nm 的波段。紫外线被吸收后在人体内可引起以下变化：①组织内的组氨酸变为组胺；②血管内皮细胞发生变性反应，形成血管活性肽或延迟血管活性肽的灭活；③减弱溶酶体膜的稳定性，释放出溶酶体酶，引起蛋白分解；④前列腺素合成，活性增加。

最终导致血管扩张，毛细血管渗透性增加，皮肤充血发红，轻度水肿。紫外线剂量足够大时可在皮肤照射野上形成边界清晰、颜色均匀的红斑。一次大量照射或多次小量照射后数天，照射野出现边界清晰、颜色均匀的褐色色素沉着，持续数天至数月，并伴有皮肤脱屑或片状脱皮。人体对紫外线的敏感度和紫外线红斑的强弱程度因年龄、性别、肤色、部位、是否过敏体质、是否用致敏药物、是否用局部温热治疗而异。

1. 治疗作用

（1）杀菌作用：260～253nm 紫外线的杀菌作用最强，细菌、病毒的核酸中嘌呤和嘧啶碱吸收紫外线的峰值在260nm 处，核蛋白的

吸收峰值在 254nm 处。短波紫外线照射于细菌的 DNA 后产生光聚合作用，使两个胸腺嘧啶分子中的第 5、6 个碳原子彼此联结成环丁烷，形成胸腺嘧啶二聚物，破坏 DNA 复制转录的功能，使细菌代谢、生长、繁殖的能力受抑制而死亡。

（2）消炎作用：紫外线红斑区微血管扩张，血流量增加，血流动力学改善，血管通透性增强，促进营养物质及氧的交换，代谢产物和病理产物排出，局部 pH 趋向碱性，网状内皮细胞吞噬能力增强，补体、调理素、凝集素增加，防御功能提高。在炎症的浸润期可使炎症局限逆转，在化脓期则加速脓肿成熟、破溃排脓、创口清洁而愈合。

（3）镇痛作用：紫外线照射可降低感觉神经兴奋性，使痛阈上升，感觉时值延长，疼痛得以缓解。这是由于紫外线红斑区血液循环加强，致痛物质的清除加快；紫外线红斑在大脑皮质形成一个强兴奋灶，干扰抑制疼痛在皮质所形成的兴奋灶。有实验证明，大剂量紫外线照射可使表皮内神经纤维破坏、崩溃、退行性变。

（4）脱敏作用：多次小量紫外线照射可使组织中产生大量组胺，组胺进入血液后刺激细胞产生组胺酶，组胺酶可分解过敏时血中过量的组胺。

（5）细胞生长：小剂量紫外线可刺激细胞分解产生生物活性物质——类组胺物质，加速细胞的分裂增殖，促进肉芽组织和上皮的生长，加速伤口愈合；大剂量紫外线照射则抑制 DNA 的合成和细胞分裂，使细胞核碎裂、原生质的酶和蛋白质破坏、死亡而剥离脱落。

（6）促进维生素 D_3 的形成：人体皮肤内的 7-脱氧胆固醇经197～272nm 紫外线照射后成为胆钙化醇（内源性维生素 D_3），再经肝和肾的羟化而成为维生素 D_3，维生素 D_3 可促进肠道对钙磷的吸收，促进肾小管对钙磷的重吸收，保持血磷以及血中钙与磷的相互平衡，促进骨盐沉着，从而达到防治佝偻病、

软骨病。

（7）调节机体免疫功能：紫外线照射对人体细胞免疫功能有激活作用，可使吞噬细胞数量增多，吞噬能力增强。紫外线亦可增强人体体液免疫功能，使补体、凝集素、调理素增加。

（8）光致敏作用：紫外线照射与呋喃香豆精类药（补骨脂素）和煤焦油制剂合用，可产生光加成反应或光动力学反应，加剧紫外线对 DNA 合成和细胞丝状分裂的抑制，用以治疗银屑病。紫外线与呋喃香豆精合用，还能加强黑色素细胞的功能，用以治疗白癜风。

2. 治疗技术　多采用高压汞灯、低压汞灯、低压汞荧光灯（黑光灯）。高压汞灯和低压汞灯可进行体表照射，高压汞灯的水冷式体腔灯头和低压汞灯加上石英后可进行耳、鼻、口、咽、阴道、直肠等体腔和伤口、窦道的照射。黑光灯用于光敏治疗。

（1）治疗剂量：紫外线的照射剂量以"生物剂量"（BD）表示，一个生物剂量是指紫外线灯在一定距离内垂直照射皮肤引起最弱红斑（阈红斑）所需要的照射时间，即最小红斑量（MED）。故生物剂量的单位是以照射时间的长短计算。不同人体、疾病的不同阶段对紫外线的敏感度不同，故治疗前应先进行生物剂量的测定，一般于照射后 6～8h 观察皮肤反应，确定阈红斑量。

紫外线治疗的剂量按照照射野皮肤红斑反应的强度分为六级：

Ⅰ级：亚红斑＜1 MED，皮肤无红斑反应。

Ⅱ级：阈红斑量，1 MED，皮肤出现刚可看见的红斑。

Ⅲ级：弱红斑量，1～3 MED，皮肤出现弱红斑。

Ⅳ级：中红斑量，3～5 MED，皮肤出现清晰可见的红斑，伴有轻度肿痛。

Ⅴ级：强红斑量，6～8 MED，皮肤出现强红斑，伴有明显肿痛、脱皮。

Ⅵ级：超红斑量，9～10 MED，皮肤出现极强红斑，伴有肿痛、形成水疱、大片脱皮。

紫外线照射一般隔日一次，急性炎症感染时可每日一次。为了维持治疗所要求的红斑，下一次照射的剂量应在上一次照射剂量的基础上再作不同程度的增加。

（2）照射方法

①全身照射：全身分两区（小儿）或四区（成人）照射，应用亚红斑量，从 1/4～1/2 MED 开始，每次增加 1/4～1/2 MED，逐渐递增至 3～5 MED，15～20 次为一疗程。

②局部照射：为脱敏、促进肉芽及上皮生长、防治佝偻病等应用亚低红斑量，为消炎、镇痛、杀菌应用中至强红斑量，严重感染时往往应用中心加量照射（又称中心重叠照射）。即中央化脓区应用超或强红斑量照射，周缘浸润区及健康皮肤采取中或弱红斑量照射。穴位照射可应用弱或中红斑量。局部照射 3～6 次为一疗程。

③体腔或窦道照射：通常以石英导管插入腔道内进行照射。黏膜对紫外线的敏感度低于皮肤，故照射剂量可大于皮肤，5～10 次为一疗程。

④光敏治疗：又称光化学疗法。应用呋喃香豆精类药时口服 8-甲氧基补骨脂素（8-MOP），口服药物后 2h 以黑光灯进行照射。或外用 8-MOP 的 0.15％异丙醇溶液于病患区皮损后半小时照射紫外线。照射前先按测定 MED 的方法测定 PMPD（最小光毒量），72h 后看反应，确定 MPD。一般治疗从 1MPD 开始，每周照射 2 次，每次增加 1/4～1/2 MPD，维持Ⅰ～Ⅱ级红斑，20～30 次为一疗程。照射期间应避免日晒，注意保护眼睛，疗程中注意检查皮肤、眼、血液。应用煤焦油制剂时，照射紫外线前一天先在病损局部皮肤上涂煤焦油软膏，外扑滑石粉，次晨用花生油或棉籽油将油膏擦去，沐浴后照射紫外线，按一般全身照射法进行，隔日一次，20～30 次为一疗程。

紫外线照射时应注意保护患者及操作者的眼睛,以免发生电光性眼炎。非照射部位也应严密遮盖,以免超面积超量照射。

3. 临床应用

(1)适应证:紫外线疗法对皮下急性化脓性感染、急性神经痛、急性关节炎、感染或愈合不良的伤口、佝偻病、软骨病等均有特殊的疗效。也可用于银屑病、白癜风、变态反应性疾病(如支气管哮喘、荨麻疹)等。

(2)禁忌证:恶性肿瘤、心肝肾功能衰竭、出血倾向、活动性肺结核、急性湿疹、光过敏性疾病、应用光敏药物(光敏治疗除外)。

八、超声波疗法

频率在 20 000Hz 以上的声波属于超声波,应用超声波治疗疾病的方法称为超声波疗法。超声波疗法所采用的超声波频率为 100~10 000kHz,一般多为 800~1000kHz。

超声波是一种机械弹性振动波,能在固体、液体、气体中传播。超声波具有与光波相同的传播特性,如反射、折射、聚焦,并能产生行波和驻波。行波是一种在空间(包括机体)传播的波动,伴随能量的传递。超声波投射到组织时,入射波与反射波在同一直线上沿相反方向传播时叠加而形成驻波,接受超声波作用的组织在行波和驻波中获得能量。

超声波在介质中传播的过程中,能量被介质吸收,逐渐消耗而衰减。超声波的吸收与介质的密度、黏滞性、导热性、超声波的频率等因素有关。超声波在空气中衰减迅速,同一频率的超声波在神经组织中的吸收多于肌肉,在肌肉中的吸收多于脂肪,在脂肪中的穿透深度(半吸收层)大于肌肉。在同一介质中,频率高的超声波的穿透深度(半吸收层)小于频率低的超声波。

超声波作用于人体时,在行波场和驻波场交替地出现正压和负压的机械作用,使组织产生压缩、伸张和加速度,从而产生以下作用:

1. 微细按摩作用 中等强度的超声波可对细胞产生一定的压力而使细胞容积、细胞运动发生微细变化,引起细胞质运动(胞质微流或环流),胞质颗粒旋转,质点颤动,并刺激细胞膜,使其通透性增强,这种微流按摩作用又称细胞按摩作用。

2. 温热作用 人体组织吸收声能后,由于介质的内摩擦、细胞的周期性压缩、不同介质分界面的反射、液体空化而产热,作用强度越大时产热越多。

3. 促进生物化学效应 超声波可引起化学反应的加速或抑制,可使高分子化合物聚合或解聚,酶的活性变化,促使某些化合物的形成,也可促使某些大分子化合物破坏。

(一)治疗作用

1. 对神经系统的作用 神经对超声波很敏感,小剂量超声波能使神经兴奋性降低、神经传导速度减慢,因而有明显的镇痛作用。作用于交感神经节则可调节其分布区的血液循环和功能。

2. 对皮肤的作用 中小剂量超声波作用于皮肤可使皮肤充血,加强血液循环,改善营养,加速真皮再生。

3. 对肌肉、结缔组织的作用 中剂量超声波可使痉挛的肌肉松弛而解痉。小剂量超声波可刺激结缔组织增生;中剂量超声波可促使结缔组织和胶原纤维束分散,增生的结缔组织延长软化,结缔组织粘固物质透明质酸分离,粘连松解。

4. 对骨骼的作用 中小剂量超声波可促进骨痂生长,较大剂量超声波作用于骨膜时,由于界面反射、能量积聚,可有骨膜疼痛。

5. 对内脏器官的作用 中小剂量超声波作用于胃肠可使分泌和蠕动增强,但胃肠腔内含有气体时可使其作用减弱,作用于心脏可使冠状动脉扩张,血管痉挛解除,改善心肌的血供;作用于肾脏可使血管扩张、充血。

(二)治疗技术

超声波治疗时声头内的石英晶体片发生

超声振动,超声波疗法可以以下方式进行治疗:

1. 接触法 病变部位皮肤上涂以少量耦合剂(又称接触剂,如石蜡油、凡士林等),将声头置于皮肤上保持紧密接触,其间不得有任何细小的空气间隙或小气泡。声头固定不动或作直线或环形的缓慢移动。超声强度在固定法为 $0.2 \sim 0.5 W/cm^2$,移动法为 $0.5 \sim 2.0 W/cm^2$,每次治疗 $3 \sim 10min$,$10 \sim 15$ 次为一疗程。

2. 间接法 用于治疗部位表面高低不平时。

(1)水下法:适用于四肢远端。肢体全浸入温开水(水中不得有气泡)中,声头距离治疗部位 $2 \sim 3cm$,缓慢移动。也可将声头置于反射器的支架上,使声波经反射器反射到治疗部位上。

(2)水囊法:又称水枕法。将温开水注入薄乳胶囊中,囊内不得有气泡。囊外或治疗部位皮肤上涂以少量耦合剂,使水囊紧贴皮肤,声头紧贴水囊进行治疗。

(3)超声药物透入疗法:将拟导入的药物加入耦合剂中,利用超声波的作用使药物经皮肤或黏膜透入体内。此法兼有超声波和药物的作用。

(4)超声雾化吸入疗法:利用超声波的气化作用,使药液在气相中分散,变成直径 $<5\mu m$ 的微细雾滴(气溶胶),经呼吸道吸入细支气管和肺泡内。

(5)超声间动电疗法:采用专用的超声间动电疗机。治疗部位皮肤上涂以导电的耦合剂,在适当部位固定电疗的辅极,将声头(用作电疗的主极)置于治疗部位上,先调节超声输出,再调节电流输出。此法兼有超声波和间动电的作用。

(6)超声调制中频电疗法:采用专用的超声调制中频电疗机。治疗方法与超声间动电疗法相同,此法兼有超声波与调制中频电的作用。

眼、卵巢、睾丸部位应避免应用中、大剂量超声波,以免造成损伤。

(三)临床应用

1. 适应证 软组织扭挫伤、血肿、神经炎、神经痛、关节炎、肩周炎、腱鞘炎、瘢痕增生、体表组织粘连、注射后硬结、血栓性静脉炎、冠心病、支气管炎等。

2. 禁忌证 恶性肿瘤、心绞痛、心力衰竭、出血倾向。孕妇下腹部,头、眼、生殖器部位慎用。

九、温热疗法

以各种热源为介体,将热直接传导于人体以治疗疾病的方法称为传导热疗法。常用的传导热源有蜡、砂、泥、热空气、蒸汽、坎离砂、化学热袋等,一般取材方便,设备简单,容易操作,应用方便。

各种传导热源作用于人体时共同的主要治疗作用是温热效应,可改善血液循环、镇痛、促进炎症吸收、降低肌肉张力、加速组织修复生长,其效应与辐射热、高频热有许多相似之处,详见高频电疗法中的有关部分,但也有所区别,见表12-2。

表 12-2 传导热、辐射热、高频热对人体作用的区别

	传导热	辐射热	高频热
产热原因	蜡、水、泥、热敷等直接接触人体体表,热由体外传至体内,为"外源性热"	白炽灯、红外线等在体外一定距离辐射至体表进入人体内,为"外源性热"	高频电作用于人体后引起传导电流、欧姆损耗与位移电流、介质损耗所产生的"内生热"

（续 表）

	传导热	辐射热	高频热
热作用的稳定度	在治疗过程中热源的温度逐渐下降	辐射强度稳定	依电流的稳定度而定,电流稳定时热作用的强度稳定
热作用的强度与均匀度	体表接触热源处最热,作用只达皮肤	体表最热,作用可达皮下	热作用较均匀,但电容场法时脂肪层较热,电感场法、辐射场法时含水组织较热
非热效应	无	无	有
化学作用	热源内化学成分对人体有化学作用	无	无
机械压迫作用	有	无	无

现将石蜡疗法与砂疗法叙述如下：

（一）石蜡疗法（图12-3）

以加温的石蜡作为导热体治疗疾病的方法称为石蜡疗法。石蜡是石油蒸馏的副产品,为高分子碳氢化合物。石蜡的热容量大,有很好的蓄热性能,导热性小,石蜡内不含水和气体,可阻止热向四周扩散,因此保温时间长。在冷却凝固时又放出同量的热,因没有对流,散热过程慢,使患者能耐受较高温度（55～60℃）而没有灼烫感,而同样温度的其他治疗（如水疗）则不能为人所耐受,故石蜡是传导热疗法的良好导热体。

石蜡有良好的可塑性、黏滞性,能与皮肤紧密接触,更好地发挥治疗作用。

1. 治疗作用

（1）温热作用：加热的石蜡具有较强、较持久的温热作用,可以减轻疼痛,加强血液循环,促进炎症消散,增强组织营养,加速组织的修复生长,缓解肌肉痉挛,降低纤维结缔组织张力,增加其弹性,松解粘连,软化瘢痕。

（2）机械压迫作用：石蜡冷却过程中体积缩小,对组织产生压迫作用,有利于减少渗出,消散水肿。

（3）滑润作用：石蜡含有油质,对皮肤、瘢痕有润泽作用,可使之柔软、富有弹性。

2. 治疗技术 溶解石蜡时不能直接加热,必须要隔水间接加热,以免破坏蜡质。石蜡可以反复使用,但必须清除其中的汗水、污秽物和其他杂质,一般加热到100℃ 15min进行消毒。每次重复使用时应加入15％～25％新蜡。应用于创面、体腔部位的石蜡必须严格消毒,不得重复使用。

通常使用的蜡疗方法有：

（1）蜡饼法：石蜡融解成液体后倾倒于木、搪瓷或铝制的浅盘内,厚1.5～2cm,待其冷凝成块时即取出直接敷于病变部位,用毛巾包裹加以保温进行治疗。本法适用于躯干、四肢、面部。

（2）浸蜡法：石蜡融解后降至60℃以下时,将手足浸入蜡液中迅速提出,使蜡液在皮肤表面凝成一层薄蜡膜,稍冷却后再浸入蜡液中,反复多次,使蜡膜增厚至0.5～1cm成为蜡套,然后浸于蜡液中治疗。本法适用于

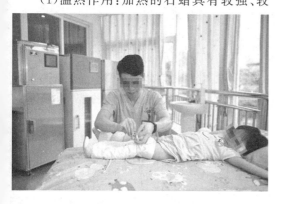

图12-3 石蜡疗法

四肢远端手足部位。

（3）刷蜡法：石蜡融解后降至60℃以下时，用排笔蘸蜡液后在病变部位涂刷，使蜡液在皮肤表面凝成一层薄蜡膜，再反复涂刷，直到蜡膜增厚至1~2cm时即行保温治疗或外加一块蜡饼后再保温治疗。本法适用于四肢。

各种方法蜡疗每次治疗20~30min，每日或隔日一次，20~30次为一疗程。

3. 临床应用

（1）适应证：关节炎、肩周炎、关节挛缩、骨折后关节肿胀与功能障碍、慢性扭伤、腱鞘炎、瘢痕增生等。

（2）禁忌证：高热、恶性肿瘤、出血倾向、急性炎症、感染性皮肤病、皮肤破溃。浅感觉障碍、血循环障碍者慎用。

（二）砂疗法

以加温的海砂、河砂、田野砂作为导热体治疗疾病的方法称为砂疗法。砂有一定的蓄能、导热性能，能用作传导热疗法的导热体。砂有较好的吸附性及吸湿性，能吸收砂疗时人体所排出的汗水。砂的比重为2.67，敷于人体体表时表皮所受的压力可达20g/cm²。

医用砂应是清洁的干海砂、河砂或田野砂，砂粒的直径最好为0.25mm左右，其中不应混有小石块和贝壳等大粒杂质，也不应有微小颗粒形成灰尘，以免损伤皮肤。

1. 治疗作用　砂疗法的治疗作用为温热和机械压力的综合作用。砂疗能使患者全身代谢旺盛，呼吸、心率增快，排汗增多，有利于改善血液循环，促进代谢废物的排出，加速组织的生长修复。

2. 治疗技术　先将砂筛稳定、洗净、晾干，然后加热。如在海滨、河岸或日光浴场的夏季可利用日光充分暴晒加热，加热到40~50℃即可用于治疗。进行全身治疗时，患者脱去衣服，全身（面、颈、胸、上腹、生殖器官除外）埋入砂内，头部遮阴，心区、额部冷敷，砂厚10~20cm，腹部6~8cm，每次治疗30~

60min。疗后冲洗、休息20~30mim，隔日一次，15~20次为一疗程。

人工加热时可用蒸汽或火炉铁锅加热，将砂加热到50~60℃后装入盆内或铺在床上，患者将治疗部位伸入砂中进行治疗，表面砂厚8~10cm，外面以毛毯或棉被保温，每次治疗20~30min，每日或隔日一次，15~20次为一疗程。

3. 临床应用

（1）适应证：软组织扭挫伤、骨折后肿胀与功能障碍、关节炎、肌炎、神经痛、佝偻病、肛肠病、慢性肾炎等。

（2）禁忌证：高热、恶性肿瘤、出血倾向、心功能不全、妊娠、急性炎症、感染性皮肤病、皮肤破溃、体质虚弱。

十、冷疗法

以低于人体温度的低温治疗疾病的方法称为冷疗法，冷疗法又称冷冻疗法。治疗时使人体组织温度呈一定程度的下降，但不致造成细胞死亡、组织破坏。冷冻不同于冰冻，冰冻的温度低于冷冻，达到冰点以下，可使细胞内外溶质浓缩，形成冰晶、冰屑，可致细胞损伤、死亡。本节仅叙述局部冷冻疗法。

常用于局部冷冻疗法的致冷源为冷水、冰块、氯乙烷等。这些致冷源作用于人体体表时吸收人体的热，使组织温度下降，取材方便，操作简单，经济有效。

1. 治疗作用

（1）对局部组织温度的影响：冷可使组织温度明显下降，下降的幅度比热使组织温度上升的幅度大得多，因此冷对组织温度的影响比热明显，冷冻时不致造成组织的破坏。一般细胞和组织破坏的临界温度为−10~−20℃。

（2）对血液循环的影响：冷作用于人体后立即引起血管收缩，使周围的血流量明显减少，改变血管的通透性，减少渗出，有减轻和防止水肿的作用。长时间冷作用则继而引起血管扩张反应，局部血管收缩反应可通过神经反射与体液循环引起全身或远隔部位的反应。

（3）对神经系统的影响：冷可使轴突反应减弱，运动神经抑制，继而感觉神经抑制，神经传导速度减慢，甚至暂时丧失功能，感觉的敏感性降低，因而有解痉、镇痛，甚至麻醉的作用，但瞬时的冷刺激可引起神经兴奋。

（4）对组织代谢的影响：冷可使组织细胞代谢降低，组织的需氧量减少。

（5）对肌肉的影响：冷可使肌肉的收缩期、松弛期和潜伏期延长，肌梭活动减弱，肌张力及肌肉收缩松弛的速度减慢，肌肉的电兴奋性下降，因而缓解肌肉痉挛；另一方面，由于冷刺激冲动向感觉中枢冲击而掩盖或阻断了疼痛的冲动，疼痛的消失使反射弧破坏，使肌痉挛冲动减弱、停止。

2. 治疗技术

（1）敷贴法：最常用。

①冰袋法：将冰块捣碎放入橡胶袋中或使用化学冰袋敷贴于局部，可持续数小时至1d。

②冰贴法：将冰块隔着毛巾间接敷贴，持续数分钟，也可将冰块直接固定敷贴或移动按摩，持续5～15 min。

③冷敷法：将毛巾浸入冷水或冰水后敷贴于局部，持续数小时至1d。

（2）浸泡法：将肢体浸入13～15℃的冷水或冰水中，持续1h至数小时。

（3）蒸发冷冻法：采用氯乙烷、氯氟甲烷等易蒸发物质，距离皮肤1cm，喷在皮肤上，吸收热而使局部降温，持续20～30s至数分钟，多用间歇，反复多次喷射。

冷疗时应注意观察皮肤反应，一般皮肤变白，感觉迟钝麻木。达到冰点时，皮肤变硬、稍突起，出现"凝冻"。解冻时由边缘区逐渐向中央区变为潮红，严重者中央区水肿，出现水疱。治疗时应防止过冷或冷冻过久造成冻伤。

冷疗时要注意对非冷冻治疗部位保暖，并注意观察全身反应，如出现寒战，则可在非冷冻治疗部位进行一些温热治疗或停止冷冻治疗。

对冷过敏时局部出现瘙痒，重者红肿疼痛，全身瘙痒、荨麻疹、关节痛、心动过速、血压下降，甚至虚脱，应立即停止冷疗。

3. 临床应用

（1）适应证：软组织急性创伤、蚊虫咬伤、虫咬伤24h内，冷疗可以减轻或防止肿痛的发生，急性烧伤时可以用冰降温而减轻组织损伤，皮下组织化脓性炎症的浸润早期进行冷敷可能避免化脓过程的发生，高热、中暑时应用冷疗可有效地降温，下肢肌肉痉挛时用冷疗可使痉挛减轻或消除。

（2）禁忌证：动脉栓塞、雷诺病、系统性红斑狼疮、血管炎、动脉硬化、局部循环障碍、皮肤感觉障碍、对冷过敏。老年人、婴幼儿、恶病质者慎用。

十一、水疗法（图12-4）

利用水的温度、静压、浮力和所含成分，以水浴方式作用于人体治疗疾病的方法称水疗法。按水所含化学成分的性质分为温水浴、矿泉水浴、海水浴和药浴。

按水的温度分为冷水浴、低温水浴、不感温水浴、温水浴和热水浴。按作用部位分为全身水浴和局部水浴。

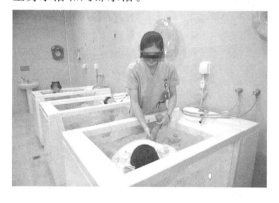

图12-4 水疗

(一)水中运动疗法

在水池中进行运动训练来治疗瘫痪、骨关节和软组织运动功能障碍性疾病的方法称水中运动疗法,兼有水浴和运动疗法的双重作用。

水的温热作用可使血管扩张,神经肌肉兴奋性降低,使疼痛减轻,肌肉、韧带、关节囊紧张度降低。浮力使在大气中运动困难的肢体借水的浮力可以比较容易地进行活动,同时水的阻力作用可限制肢体的运动速度,不至于有过快过猛的运动而造成损伤。水的温热作用和水中运动能促进体内的新陈代谢,基础代谢率提高,有利于代谢产物排出体外。

(二)脉冲水疗

又称旋涡浴、涡流浴,是一种用脉冲旋涡水流冲击人体治疗疾病的方法。治疗通常在特别的浴槽中进行,兼有水浴和机械脉冲刺激的双重作用,同时还有气泡浴的一些治疗特点。

禁忌证:皮肤传染性疾病、癫痫、心功能衰竭、血压过高过低、大小便失禁等。

(李梦云 刘初容)

第**13**章 作业疗法

一、作业疗法概论

（一）作业

作业，在英文中为 occupation，词中含有的"occup-"前缀即"占据、占有"的意思，作业即为占据人时间和精力的活动，也可称为"作业活动"。世界作业治疗师联盟（World Federation of Occupational Therapists，WFOT）定义作业为"每个人在家庭和社区中每天所做的事，这些事占据了时间并给生活带来意义，作业包括了人需要、想要和期待去做的事"（WFOT，2012）。美国作业治疗师协会将作业定义为"人每天参与的活动"。虽然在各种著作中对作业的表述不尽相同，但皆认可作业是人参与的具有目的性的活动。

作业覆盖了人生活的方方面面，作业分为五方面，分别为日常生活活动、教育与工作、休闲娱乐、社会参与以及休息与睡眠。

1. 日常生活活动 日常生活活动（activity of daily living，ADL）分为基本性生活活动（basic activities of daily living，BADL）和工具性日常生活活动（instrumental activities of daily living，IADL）两大类。

BADL 即指人日常的生活自理活动，是人维持生存状态的基础。包括进食与吞咽、洗澡、如厕、穿衣、功能性移动、个人清洁与修饰以及性活动（表 13-1）。

IADL 即指人维持家庭与社区生活的活动，该类活动往往要求更高的技能。包括照顾人和宠物，交流工具的使用，交通工具的使用与社区移动，经济管理，健康管理与维持，家庭管理与维护，饮食准备与清理，精神活动，安全与紧急事件应对，购物（表 13-2）。

表 13-1　基本性生活活动名称与内容

活动名称	内容
进食与吞咽	设置进食环境，保持恰当的进食体位，使用工具完成将食物（包括液体）送入口腔的过程，吞咽食物
洗澡	洗澡前的准备，保持洗澡过程中的体位，转移，使用肥皂清洗等
如厕	管理衣物，转移至如厕用具上，大小便控制，如厕后的清洁，如厕用具的使用
穿衣	合理根据气候、场合选择衣服，准备所需衣物，以正确的顺序穿上、脱下衣服、裤袜鞋子，包括假肢、夹板等
功能性移动	能够自行或使用各种移动工具到达各种地方
个人清洁与修饰	为了个人的美观所参与的活动，如刷牙，洗脸，梳头，剪指甲，面部、身体护理，假牙护理，隐形眼镜的使用与日常护理，辅具（如假肢、夹板等）的清洁护理

表 13-2　工具性日常生活活动名称与内容

活动名称	内容
照顾人和宠物	照顾、护理、看护人或宠物
交流工具的使用	使用各种交流工具(书信、手机、电脑、交流板、盲文系统等)达到收发信息的目的
交通工具使用与社区移动	使用各式交通工具实现社区范围内的移动,如走路、开车、搭乘公交车、打车、骑自行车等
经济管理	使用各种方式进行金钱来往和理财。例如开通银行账户进行存款
健康管理与维持	培养健康习惯,保持健康生活方式,参与促进健康的活动,保持营养膳食,预防危害健康的因素。例如每周去健身房 3 次以保持身体健康
家庭管理与维护	维持与管理家中物产与环境。例如当家中的天花板漏水时,能够自我维修或求助专业维修人员解决问题
饮食准备与清理	准备、制作饮食,并清洗、整理用具
精神活动	令精神得到愉悦和升华的活动。例如带孩子去公园玩,亲近大自然,增进亲子感情
安全与紧急事件应对	规避生活中的危险因素(如用电危险、火灾等),面对紧急事件知道如何应对的方法。例如家中着火时拨打"119"
购物	列出购物清单,选择、购买、运输物品

2.教育与工作

(1)教育:一切以获取知识与技能为目的的活动,包括参加教育机构组织的课程、校园活动(如兴趣小组、社团、运动)、社会实践活动等,参加兴趣班、学习班,选定一个兴趣方向进行自学等作业活动。例如:学生参加课外兴趣小组,家庭主妇参加烘焙班学习制作蛋糕,吉他爱好者跟着网上的视频自学吉他。

(2)工作:一切与产生价值相关的活动,分别是工作前的准备与参加工作。工作前准备包括确定工作方向与自我认知、求职(制作简历、面试等)。参加工作的作业活动有工作任务(包括时间管理、与同事合作、管理团队和完成工作任务等)和退休准备。工作可以是有偿的,也可以是无偿的,如志愿者、义工。例如:工伤患者在作业治疗师的帮助下确定现有的长处与短处,寻找新的工作方向,医学生参加运动会志愿者活动,为运动员提供医学服务。

3.休闲娱乐　即人为了获得快乐、愉悦所参与的一切娱乐活动,可分为成年人参与的休闲活动和儿童及青少年参与的玩耍活动。休闲活动包括兴趣爱好、娱乐活动的探索,娱乐活动的策划与参与。玩耍活动包括儿童为了探索世界、获得发育所需的体验而参与的游戏和玩耍。例如:大学篮球社团每年举办一次篮球比赛。

4.社会参与　人的一切社交活动,可发生在多种场合中,包括社区、家庭、朋辈之间。

5.休息与睡眠　包括放松自我精神与身体的休息活动,睡眠的准备与睡眠。

作业涵盖了人生活中所有活动,人、作业活动、环境三者密不可分。人的个人状况影响对作业的选择,不同年龄的人喜欢参与的作业不同,此外,性别、个性、兴趣爱好、信仰等因素都影响着人参与作业的决定。参加作业的环境因素同样影响着人对作业的选择。环境包括物理环境方面、文化环境和社会环境。

因此,作业是复杂的,每一项作业都由多个任务和动作组成,需要在特定的环境下完成作业的选择受到人和环境的影响,完成作业的过程需要人多种功能的综合应用。

作业赋予生命意义。人通过完成生活自

理获得自立,通过学习与工作产生价值而获得成就感,在社交中获得自尊与自信。通过参与和完成作业,人对自我的角色与身份产生自我认同,获得存在的价值与意义。

(二)作业治疗

作业治疗(occupational therapy,OT)是一门以作业为治疗手段促进服务对象参与生活,提升全面健康的科学。

OT 是一门具有哲学意味,具有人文关怀的学科。在 OT 中,服务对象在英文中称为"客户"(client),这里的客户可以是一个人、一个家庭、一个群体乃至整个公众。OT提倡"以服务对象为中心"(client-centered)的治疗理念,不把人看作一个机器,而将人看成一个有思想的个体。在作业治疗中,人除了是由多个器官系统、细胞组织构成的个体,还是一位母亲、一名工作者、一个朋友,有着自我的思想和多种角色。OT 的实施过程关注人的精神层面和生理功能,注重服务对象完成功能性目标的情况以及质量。OT 关注服务对象的生活参与情况与生活质量,评判OT 是否有效的依据是其对生活的参与程度和满意度的自我认知。

设计后的治疗活动能够吸引服务对象的参与和思考,达到改善功能、促进参与、提升生活质量的目的,这需要治疗师结合当地文化背景和 OT 哲学进行实践。作业与 OT 密不可分。作业在 OT 中可以作为治疗的目的,也称为功能性目标,是服务对象通过 OT想达成的目标,如服务对象能够在无辅助的状态下手持筷子吃饭。作业在 OT 中也可作为治疗手段,即作业治疗师设计适合患者兴趣和功能状况的作业活动以重建和提高患者的技能。

二、作业治疗实践基本理论

在各个阶段,作业治疗实践工作受到了很多相关领域专业知识的影响,提炼和创立了大量治疗的理念,形成了各种不同的作业治疗实践模式。作业治疗实践模式的形成是一种反复认定,不断修改思考及实践的过程,模式包含人们期望的、能提供实践及高效服务的理论及工具,能解释在治疗过程中所涉及的现象,并提供合理的解决方案。

(一)作业表现模式

1. 基本理论

(1)作业表现是作业治疗的根本目标,是指人从事某作业活动时的表现,关注的作业范围包括日常生活活动、工作及生产活动、休闲活动。该模式认为个体的作业表现受作业技能和作业情景的影响。

(2)作业技能是指完成作业所需的基本功能,是作业活动的基本组成部分,包含个体感觉运动、认知技能、社会心理三方面的要素。

(3)作业情景是指个体所处的环境和不同时期的生活处境。处境与环境不同,它加入了时间的因素,包含了年龄、发展阶段、生命周期、残疾等情况,每个人身处同一环境所做的表现都会有所不同,即使同一个人身处同一环境时都会因时间不同其表现也有所不同,这就是处境,是影响作业表现的重要外在因素。

2. 作业表现模式的应用 作业表现模式中,良好的作业技能和作业情景是作业表现的基础,因此,在作业治疗中,作业治疗师可对个体目前所具备的作业技能与情景进行分析,同时对拟采用的治疗性作业活动进行分析,分析进行该项作业活动所需的作业技能与作业情景方面的要求。当个体目前的能力与该项治疗性作业活动所要求的最低水平相符合时,即可选取这项作业活动进行治疗。也可以选择比目前个体水平稍高的活动进行治疗,以保证作业治疗的挑战性、趣味性。但需要注意的是,应尽可能保证个体经过努力后能够完成该项活动,以保证活动后获得成就感。

(二)人类作业模式

人类作业模式(model of human occupation,MOHO)由美国的 Kielhofner 教授于20世纪80年代提出。它是一种以服务对象为中心理论模式,提供了一个人类的作业适应和治疗的过程。这个模式考虑到推动作业的动机(motivation),保持作业的日常习惯(routine),熟练技巧能力(skilled performance)的性质,以及环境对作业的影响。

人类作业模式强调两个要点:

1. 行为是动态的,且行为因每一处情景而异。即人的内部特性与外部环境相互作用,构成了影响个人动机、行动和表现的网络。

2. 作业对个人自我组织很重要。即通过作业活动,人们能保持或者改变他们的能力,并产生新的经验去肯定或重塑他们的动机,即作业活动可对人的内部特征、动机和表现产生影响。

MOHO应用的基本前提是,作业治疗策略的动态变化都是由服务对象的作业参与行为驱动的,作业参与行为是康复治疗动态变化的核心,是在特定环境条件下,服务对象在治疗过程中或治疗结束时的行为、思考和感受。

在作业治疗过程中,意志、习惯和履行能力对服务对象的作业形式、完成治疗任务的情况和治疗效果均有一定的影响。在治疗的任何时刻,服务对象都可以考虑:①利用履行能力锻炼作业技能。②唤起习惯,塑造作业表现。③努力实现某一作业角色。④对作业表现是否感到满意或享受。⑤给作业活动赋予意义(即作业对于服务对象的生活意味着什么)。⑥感受是否能胜任作业的形式或任务。服务对象行为、思考和感受的各方面,均与作业治疗的动态变化相适应。

(三)加拿大作业表现模式

加拿大作业表现模式(Canadian model of occupational performance,CMOP)首次出现在1986年由加拿大国家健康福利部和加拿大作业治疗师协会出版的《以服务对象为中心的作业治疗指南》中。CMOP关注服务对象与作业治疗师之间的关系,与其相关的三方面为:以服务对象为中心的实践观、作业活动表现的概念体系、以服务对象为中心及作业活动表现理论的具体实施过程。

基于CMOP模式"以服务对象为中心"及"作业表现"的理论,作业治疗师罗 Law 博士设计了加拿大作业表现评估量表(Canadian occupational performance measure,COPM)于1991年由加拿大作业治疗师协会认定并发布,作为加拿大和美国作业治疗师的临床主要指导思想之一,已传播至欧美等世界其他地区。

COPM用于测量随着时间的推移,服务对象对自己作业表现方面问题自我评价的变化。评估过程以服务对象自我发现问题为起点,通过访谈帮助服务对象了解其在自理、生产及休闲活动中的表现及自己的满意程度,找出其自认为最重要和亟待解决的问题,并作为治疗的目标,让其主动地参与作业治疗。

具体步骤包括以下四方面:确认作业表现方面的问题,确认问题的重要程度,作业活动表现和满意度评分,再评估。

(四)人、环境与作业模式

人、环境与作业(person environment occupation,PEO)模式是加拿大的 Law 博士等于1994年提出,PEO模式认为,作业表现是人、环境及作业相互作用的结果。人有一种探索、控制及改变自己及环境的天性,在日常生活中的"生活"被视为是人与环境的互动,这互动过程是透过日常作业而进行的。这个过程是动态的,伴随着三者互相作用而不断变化。按照这个作业模式,服务对象是作业治疗实践的中心。

1. 个人(内在因素) 个人的能力和技能是支撑作业表现的内在因素,包括神经行为、生理、认知、心理、情感和精神因素。

2. 环境(外在因素) 环境因素始终影响作业表现,积极的环境可以促进康复的进程。作业治疗可以利用环境促进个体的作业表现,让其更好地体会作业赋予的意义。

3. 作业活动 在 PEO 模式中作业活动是人和环境之间的桥梁。作业活动都具有目的性。不同的目的关系到个体对不同作业活动的追求,如为提升自己而进行的受教育活动,为获得经济支持而进行的有报酬的工作和生产性活动,为愉悦身心而进行的娱乐、个人护理和休息活动等。

作业活动总是涉及社会层面,无论是直接的或间接的。作业活动的表现可以根据人的职业类型的复杂程度来描述。选定的任务和参与的作业活动的表现,反映个人的个性,不同社会角色的期望,以及在生命过程的不同阶段或时期的挑战和角色。作业活动的选择也受生活方式偏好的影响,这是基于现有的资源、利益、价值观和个人哲学所体现出来的。

(五)重建生活为本作业治疗模式

"重建生活为本"是一套集身体功能、生活能力和幸福生活为一体的前瞻性康复模式,是一种处于高层次的、方向性的整体康复理念。在促进身体基本功能、认知及言语功能恢复的基础上,增加更贴近生活的训练方法。这个模式旨在把基本功能转化成生活能力,以建立能维持身心健康的生活方式。

重建生活为本作业治疗模式的架构是基于"生物-心理-社会"现代医学模式,结合作业治疗基础理论中的"人-环境-作业模式",人类作业模型的系统构成部分,强化以人为本建立的一套作业治疗通用模式,2015 年由中国香港职业治疗学院资深作业治疗师梁国辉提出。这个模式含多维内容,其核心内容包括"能力阶梯""重建生活六步曲""作业治疗核心手段""三元合一重建过程""作业活动效果八要素"和"重建生活为本 OT36 项目"等。

三、治疗过程

作业治疗的过程是作业治疗最基本的步骤,可以分为以下六个步骤。

(一)评定

评定可概括为数据的收集及处理。即收集患者有关资料,逐项分析、研究其意义,作为设定预期目标、制定治疗程序时的判断数据。针对具体活动障碍可以采用活动分析,而不是简单地进行徒手肌力评定或日常生活活动测试。

1. 收集数据 要收集有关患者的性别、年龄、诊断、病史、用药情况、社会经历、工作、护理记录等数据,先对患者有一个大概的了解。然后,对患者进行有目的的评定,以决定患者的目前功能水平,病程阶段等。

2. 问题分析 将上述数据进行全面分析,找出最明确的需要解决的问题。这些问题主要反映功能受限最明显或影响生活最突出的困难所在,妨碍其恢复的各种可能因素,和(或)导致畸形及个人社交能力产生不良适应的症结。另外,还要仔细分析引起这些问题的实质是什么和最终解决的目标。

(二)设定预期目标

在评定中将各种有价值的数据综合在一起,分析其现存功能,确定妨碍恢复的因素(恢复阻碍因素),从而预测出可能恢复的限度,这就是预测目标的设定。其步骤是:

1. 首先了解必要的最低残存能力。

2. 发现妨碍因素,进行进一步核查。

3. 活用个人经验。

治疗目标可分为最终目标(长期目标)和近期目标(短期目标)。

(三)制定治疗方案

在详细了解残疾程度及功能障碍基础上,可确定出大体上能达到的目标。根据残疾评定试验亦可预测出可能出现的继发性畸形以及挛缩等,以此制定一个包括预防对策在内的,为达到目标的治疗程序,这就是治疗程序表的制定。确定治疗程序后,对每一近期目标提出具体的作业治疗方法,并用简明的形式表示出来。

(四)治疗的实施

根据处方或确定的治疗程序表,与各专科治疗师密切联系,按照医师总的治疗方针,并运用自己的专业技术,进行治疗。治疗师可依评定时的结果和自己的补充评定,结合自己的经验及技术水平选择最佳治疗手段。可以分步骤、分阶段完成。

(五)再评定

根据处方或制定的治疗方案进行治疗之后,患者逐渐恢复,但也可能与预期相反,并未接近目标。因此要进行客观的复评,并要不断观察并记录这就是再评定。要定期对患者的治疗进行检查,并和原来的结果进行比较,观察治疗方法是否正确。如未能完成预定目标,要寻找原因,修正治疗方案。

(六)决定康复后去向

通过反复再评定,确认患者恢复已达极限,症状已固定之后,则要决定患者今后的去向。

四、治疗项目

作业治疗根据分类的方式不同有不同的项目分类。

(一)按作业治疗的名称分类

如手工艺作业、日常生活活动训练、文书类作业、治疗性游戏作业、园艺作业、木工作业、黏土作业、皮工作业、编织作业、金工作业、制陶作业、工作装配与维修、认知作业、计算器操作、书法、绘画作业等。

(二)按治疗目的和作用分类

1. 改善运动功能的作业治疗技术 以增强肌力、增强肌肉耐力、增强协调性、改善关节活动度、改善平衡功能、缓解肌张力等为目的的作业活动,如手动功率车训练、磨砂板训练、木工作业、手指握力器训练、揉面团、拧毛巾、剪纸活动、深蹲练习、体操棒训练(肩肘伸举)、不同姿势下的动静态平衡训练等。

2. 改善感觉功能的作业治疗技术 包括感觉脱敏技术、感觉再教育技术、疼痛缓解技术以及镜像治疗技术,如不同质感刺激、振动刺激、冷暖浴、动静态感觉的建立训练、识别训练、正常的姿势宣教等(图13-1)。

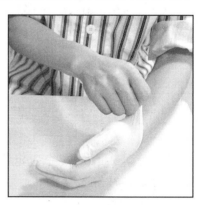

图 13-1 戴上手套

3. 改善认知功能的作业治疗技术 以改善注意力、计算力、定向力、记忆力以及执行力等为目的的作业活动,如视觉追踪、划消数字、数字或字母辨别、串珠游戏、扑克牌游戏、阅读报纸、熟记地形、记忆联想法等。

4. 改善知觉功能的作业治疗技术 以改善失用症、失认症、单侧忽略、躯体构图障碍等为目的的作业活动,如针对意念运动性失用可首先引导患者进行运动想象,在治疗前及治疗中给患肢以触觉、本体感觉和运动觉刺激;针对意念性失用可先进行故事图片排序练习,后进行上述感觉刺激;针对视觉失认患者可进行各种识别训练;针对单侧忽略患者可进行忽略侧的肢体皮肤感觉刺激训练、视觉搜索训练、单手或双手跨越中线训练等。

5. 改善社会心理功能的作业治疗技术 如心理支持技术、压力管理技术、社交技巧训练、家庭治疗技术、小组治疗技术、认知行为技术、自我管理技术等。

6. 发育障碍的作业治疗技术 如感觉统合技术以及引导式教育技术等(图13-2)。

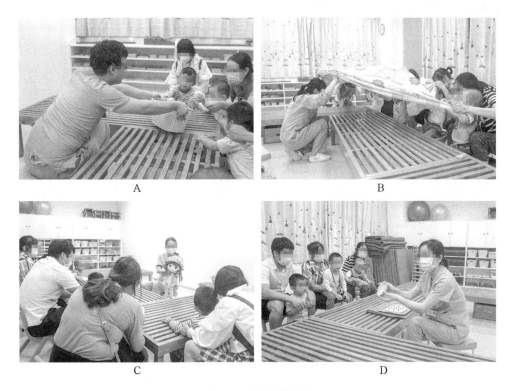

图 13-2 引导式教育

（三）按作业治疗的功能分类

1. **功能性作业治疗** 简称为日常生活活动训练（activity of daily living）或 ADL 训练，生活自理是患者回归社会的重要前提。因此 ADL 训练是康复医学中非常重要的环节，其内容一般可再分为基本日常生活活动（basic ADL：进食、穿衣、转移、个人清洁卫生、上厕所、洗澡等）及工具性生活（instrumental ADL：小区生活技能、家务劳动等）两类。

2. **职业作业治疗** 可概括为职业评定、职业训练、职业培训、职业指导和工作安置等方面工作。

职业评定：当身体障碍者（残疾人）可以回归社会，重返工作岗位以前，必须进行身体和精神方面的能力测定、评定。职业评定包括功能性能力评定、工作分析、工作模式评定、就业意愿评定等。

职业训练：主要内容包括工作重整、工作能力强化和现场工作强化等。

职业培训：指通过培训使患者掌握新的职业技能，从而促进就业或重新就业，如电脑培训、文员培训、家政培训等。

职业指导：内容包括建立职业康复档案、提供劳动市场信息、提出就业建议、工作环境改造指导、职业健康指导、跟踪服务等内容。

工作安置：指协助康复后的伤残者重返工作或者再就业，进行岗位安置的职业康复服务。工作安置的内容包括复工安置和再就业安置。

3. **娱乐活动** 包括娱乐及游戏活动评定和娱乐及游戏活动治疗两个部分。

4. **作业宣教和咨询** 疾病康复过程中对患者及其家庭的宣教咨询是指提供各种学习机会，帮助患者改变不良的健康行为并坚持这种变化以实现预期的、适合各个患者自身健康水平的目标。健康知识是教育的主要内容,而教和学是贯穿于整个教育过程中的两个基本方面。

5. 环境干预　环境影响人的行为,同时,人的行为也改变着环境。在临床康复过程中,通过关注环境可以达到意想不到的疗效。

6. 辅助技术　包括矫形器配制和使用训练、辅助器配制和使用训练及假肢使用训练。

(1)矫形器配制和使用训练:矫形器是用于人体四肢、躯干等部位,通过力的作用以预防、矫正畸形,治疗骨骼、关节、肌肉和神经疾患并补偿其功能的器械。如何配制和使用矫形器是作业治疗的治疗内容之一。

(2)辅助器配制和使用训练:患者康复辅助器的选购、设计、改造和使用都需要作业治疗师加以指导,以产生积极的康复辅助作用。

(3)假肢使用训练:根据残疾者具体情况向康复工程师提出有关假肢处方的建议。对穿戴机械假手者训练其假肢的协调动作。对穿戴下肢假肢者进行负重与平衡训练,平地行走和上下台阶训练等。

(陈绮雯　冯重睿)

第14章 言语疗法

言语障碍包括失语症、构音障碍、语言发育迟缓、口吃等,本书第7章中详细介绍了言语与语言的概述以及评定的方法,本章节着重介绍言语治疗的方法。

第一节　失语症的治疗

一、失语症治疗目的

利用各种方法改善患者的语言功能和交流能力,使之尽可能像正常人一样生活。

二、失语症治疗的适应证

原则上所有失语症都是适应证,但有明显意识障碍,情感、行为异常和精神病的患者不适合训练。

1. 开始期　原发疾病不再进展,生命体征稳定。应尽早开始训练。要使患者及其家属充分了解其障碍和训练。

2. 进行期　在训练室训练的频度和时间是有限的,此时要使患者在家中或病房配合训练,此阶段也可能发现初期评价的问题,有时需要修改最初制定的计划。

3. 结束期　当经过一段时间的训练,患者的改善达到一定程度几乎不再进展或很缓慢时,可以看作是平台期。此时要把以前掌握的内容或再获得的能力进行适应性训练。结束时可向患者的家属介绍训练的情况,也要设法采取一定的指导和帮助。

三、失语症的康复预后

一般失语症的预后与原发病的预后一致,近年来在发达国家和我国的一些大城市人口已趋向老年化,也产生了失语症趋向重度化、复杂化的趋势。再加上随年龄增加所带来的脑功能低下,有时会见到症状加重的现象。若为再次脑卒中或以进行性疾病为基础,失语症状也会加重。根据国外的文献和我们的统计资料,失语症的预后与以下因素有关:

1. 训练开始期　越早越好。
2. 年龄　越年轻越好。
3. 轻重程度　轻度预后好。
4. 原发疾病　脑损伤范围小,初次脑卒中的好,脑外伤比脑卒中好。
5. 合并症　无合并症者好。
6. 利手　左利或双利比右利者好。
7. 失语类型　表达障碍为主比理解障碍为主者改善好。
8. 智能水平　智商高者比低者好。
9. 自纠能力　有自纠能力和意识者好。
10. 性格　外向性格者好。
11. 对恢复的愿望　患者和家属对恢复训练愿望高者好。

四、治疗的方法

(一)课题选择

1. 按语言模式和失语程度选择课题

失语症是语言障碍而不是言语障碍,所以这种障碍绝大多数涉及听、说、读、写四种模式,但这四种障碍可能不是平行的,某种失语症以听理解障碍为突出表现。某种以表达障碍为主要表现。在一种语言模式中,一些类型失语症的障碍为突出表现。因此,可以按语言模式和严重程度选择课题,详见表 14-1。

原则上是轻症者可以以直接改善其功能为目标,而重症者则重点放在活化其残存功能或进行实验性治疗。

2. 按失语症类型选择治疗课题 这种课题是依不同失语症类型而定的,见表 14-2。

表 14-1 不同语言模式和严重程度的训练课题

语言模式	程度	训练课题
听理解	重度	单词与画、文字匹配、是或非反应
	中度	听短文做是或非反应,正误判断,口头命令
	轻度	在中度基础上,文章更长,内容更复杂(新闻理解等)
读理解	重度	画和文字匹配(日常物品,简单动作)
	中度	情景画、动作、句子、文章配合,执行简单书写命令,读短文回答问题
	轻度	执行较长文字命令,读长篇文章(故事等)提问
说话	重度	复述(音节、单词、系列语、问候语)、称呼(日常用词、动词命名、读单音节词)
	中度	复述(短文),读短文,称呼、动作描述(动词的表现、情景画、漫画说明)
	轻度	事物描述,日常生活话题的交谈
书写	重度	姓名、听写(日常生活物品单词)
	中度	听写(单词-短文)书写说明
	轻度	听写(长文章)描述性书写、日记
其他		计算练习、钱的计算、写字、绘画、写信、查字典、写作、利用趣味活动等,均应按程度进行

表 14-2 不同类型失语症训练重点

失语症类型	训练重点
命名性失语	口语命令、文字称呼
Broca 失语	构音训练、文字表达
Wernicke 失语	听理解、会话、复述
传导性失语	听写、复述
经皮质感觉性失语	听理解(以 Wernicke 失语为基础)
经皮质运动性失语	以 Broca 失语课题为基础

(二)促进实用交流能力的训练

最大限度地利用其残存交流能力,使其能有效地与他人发生或建立有效的联系,尤其是日常生活中必要的交流能力。采用日常交流活动内容为训练课题,选用接近现实生活的训练材料(如实物、照片、新闻报道等)。除了用口头语以外,还会利用书面语、手势语、画图等代偿手段来传递信息。计划应包括促进运用交流策略的训练,使患者学会选择适合不同场合及自身水平的交流方法。设定更接近于实际生活的语境变化引出患者的自发交流反应。

交流效果促进法适用于各种类型和程度,尤其是重症失语症。方法是将一叠图片正面向下放在桌上,训练者与患者交替摸取,不让对方看见自己手中图片的内容,利用各种表达方式(如呼名、描述语、手势等)将信息传递给对方。接受者通过重复确认、猜测质问等方式进行适当反馈。

(三)小组治疗

一对一的治疗形式是语言治疗的主要形式,一般为每日一次,每次半小时至一小时。另一种治疗形式为小组治疗,小组治疗起源于第二次世界大战后,大量的颅脑损伤的患者从战场返回,由于缺少相应的职业人员,因而建立了小组治疗。目前,美国、加拿大和一些国家仍把小组治疗作为一种治疗形式,因为这种治疗形式可使在语言和言语技能上发生更广的改变,并可增加失语患者的心理调节,有利于回归社会。

(四)言语失用与口失用的治疗

1. 言语失用的治疗 治疗原则集中在异常的发音上。以视觉刺激模式为主,是指导发音的关键,建立或强化视觉记忆对成人言语失用的成功治疗是最重要的。另外,也要向患者介绍发音音位和机制指导发音。可以按照以下步骤:

(1)掌握每个辅音发音的位置。

(2)迅速重复每个辅音加"啊",以每秒3～4次为标准。

(3)用辅音加元音方式建立音节,如 fa、fa、fa、fa……

(4)一旦掌握了稳定的自主发音基础和基本词汇,便试图说复杂的词,原则上还是先学会发词中的每个音、音节,最后是词。

2. 口失用的治疗

(1)喉活动技巧:训练时,治疗人员与患者面对镜子而坐,治疗者发"澳"让患者边听边看,然后模仿。如果患者不能模仿又试图发声时,治疗者应把患者的手放在自己的喉部让其感觉到震动。有时需要治疗者用手帮助患者张口成为发声的口型,此过程应多次重复。由治疗者产生的和来自患者本人的听觉反馈系统加上触摸喉的触觉刺激可以促进发声控制。也可以由一个反射性的声音来建立发声,例如咳嗽、叹气、哼哼声、大笑、哼曲子等都可以促进"澳"的发声,这种声也可以通过患者自己用手使双唇形成口型得到促进。当患者可以成功地发"澳"时,下一步可以练习发其他声调,同时加大音量。随后可以训练其他音,如"衣""屋"等,可以用同样的方法训练。另外,唱歌和完成句子也可以训练初始音,如一杯(水、茶、酒),草是(绿的、黄的)等等。

(2)舌活动技巧:为了控制运动,治疗人员通过用单音节"la"唱一支流行歌曲表现舌如何活动,患者以同样方法唱,并对着镜子看舌是如何运动的。另外,还可以用压舌板帮助训练患者伸舌、缩舌、向侧方及上下运动。

(3)言语活动技巧:能控制发声和双唇运动之后,便可以训练患者产生完整词语并使患者在言语中意识到听、视、触觉的作用。口颜面失用和言语失用的共同特点是自主言语困难,而不是自发的言语状态。但是,可以利用自发性言语来改善自主性言语。可以让患者唱熟悉的歌曲或戏曲,如"祝你生日快乐""东方红""洪湖水浪打浪"等,可以促进自主言语。另外,让患者从 1 数到 10;从星期一说到星期日等作为自发性言语来促进完整的言语活动。在治疗人员与患者一起说话时,开始时的声音总是小于患者,然后再慢慢降低,最后在没有帮助的状态下由患者自己说,最好选用较强的听觉模式、节律或生活中常用的词语,如"你好""谢谢""再见"以及广告词等作为引出完整言语活动技巧用词。

第二节 构音障碍的治疗

一、轻度至中度构音障碍的治疗

轻度至中度病变时,有时听不懂或很难听懂和分辨患者的言语表达。从治疗学的观点,往往针对的是异常的言语表现而不是构音障碍的类型。言语的发生是受神经和肌肉影响的,所以,姿势、肌张力、肌力和运动协调的异常都会影响到言语的质量。言语治疗应从改变这些状态开始,这些状态的纠正会促进言语的改善。

关于康复生理的途径,强调按:呼吸、喉、腭帆和腭咽区、舌体、舌尖、双唇、下颌运动顺序一个一个地解决。

要分析这些结构与言语产生的关系,决定治疗从哪一步开始和先后的顺序,这种顺序自然是根据构音器官和构音评定的结果。构音器官评定所发现的异常部位便是构音训练是重点部位,构音评定所发现的哪些音可以发,哪些音不能发,哪些音不清楚等就决定了构音训练时的发音顺序。一般来说均应遵循由易到难的原则。

1. 构音改善的训练

(1)舌唇运动训练:通过构音器官检查,可以发现几乎所有患者都存在舌唇的运动不良,它们的运动不良会使所发的音歪曲、置换或难以理解。所以要训练患者唇的张开、闭合、前突、缩回,舌的前伸、后缩、上举、向两侧的运动等。训练时要面对镜子,这样会使患者便于模仿和纠正动作;对较重患者可以用压舌板和手法协助他完成。另外,可以用冰块摩擦面部、唇以促进运动,每次一两分钟,每日3至4次。

(2)发音的训练:待患者可以完成以上动作后,要让其尽量长时间地保持这些动作,如双唇闭合、伸舌等,随后做无声的构音运动,最后轻声地引出靶音。原则是先训练发元音,然后发辅音,辅音比较熟练后,就采取元音加辅音再加元音的形式,最后过渡到单词和句子的训练。在训练发音之前,一定要依据构音检查中构音类似运动的检查结果,掌握了靶音构音类似运动后,才能进行发音的训练。如构音检查时发现有明显的置换音,可以通过手法协助使音发准确,然后再纠正其他的音效果较好。

(3)减慢言语速度:轻至中度的患者可能表现为绝大多数音可以发,但由于痉挛或运动不协调而使多数音发成歪曲音或失韵律。这时可以利用节拍器控制速度,由慢开始逐渐变快,患者随节拍器的节拍发音可以增加可理解度。节拍的速度根据患者的具体情况决定。如果没有节拍器,也可以轻敲桌子,患者随着节律进行训练。但这种方法不适合重症肌无力的患者,因为会进一步使肌力减弱。

(4)辨音训练:患者对音的分辨能力对准确发音很重要,所以要训练患者对音的分辨,首先要能分辨出错音,可以通过口述或放录音,也可采取小组训练形式,由患者说一段话,让患者评议,最后由治疗师纠正,效果很好。

(5)利用患者的视觉途径:如患者的理解能力很好,要充分利用其视觉能力,如可以通过画图让患者了解发音的部位和机制,指出其主要问题所在并告诉他准确的发音部位。此外,也可以结合手法促进准确的发音,首先是单音,然后是拼音、四声、词、短句。还可以给患者录音、录相,让患者一起对构音错误进行分析。

2. 克服鼻音化的训练 鼻音化是由于软腭运动不充分,腭咽不能适当闭合,将鼻音以外的音发成鼻音。治疗的目的是加强软腭肌肉的强度。

(1)"推撑"疗法:具体的做法包括两手掌放在桌面上向下推,两手掌由下向上推,两手掌相对推或两手掌同时向下推同时发[au]的声音。随着一组肌肉的突然收缩,其他肌肉也趋向收缩,增加了腭肌的功能。这种疗法可以与打哈欠和叹息疗法结合应用,效果更好。另外训练发舌后部音等也用来加强软腭肌力。

(2)引导气流法:这种方法是引导气流通过口腔,减少鼻漏气。如吹吸管、吹乒乓球、吹喇叭、吹哨子、吹奏乐器、吹蜡烛、吹羽毛、吹纸张,都可以用来集中和引导气流。如用一张中心有洞或画有靶心的纸,用手拿着接近患者的嘴唇,让患者通过发[u]声去吹洞或靶心,当患者持续发音时,把纸慢慢向远处移,一方面可以引导气流,另一方面可以训练患者延长吹气。

3. 克服费力音的训练 这种音是由于声带过分内收所致,听起来喉部充满力量,声音好似从其中挤出来似的。因此,主要的治疗目的是获得容易的发音方式,打哈欠的方法很有效。其法是让患者处在一种很轻的打哈欠状态时发声,理论上打哈欠可以完全打开声带而停止声带的过分内收。起初让患者打哈欠并伴随有呼气,当成功时,在打哈欠的呼气相再教他发出词和短句。另一种方法是训练患者随着[x]发音,由于此音是由声带的外展产生的,因此可以用来克服费力音。

此外,头颈部为中心的放松训练也可以应用。方法是让患者设想他的头是空铁球,让他"掉进"胸腔然后从前到后慢慢旋转,同时发声。这种头颈部放松可以产生较容易的发声方式。头颈、喉的松弛性生物反馈也有良好作用,可以减轻费力音,同时也可以减轻鼻音化构音。另外,咀嚼训练可以使声带放松和产生适当的肌张力,训练患者咀嚼时发声,利用这些运动使患者发出单词、短句和对话。

4. 克服气息音的训练 气息音的产生是由于声门闭合不充分引起,因此主要克服途径是在发声时关闭声门。上面所述的"推撑"方法可以促进声门闭合;另一种方法是用一个元音或双元音结合辅音和另一个元音发音,如[ama][eima]等,在用这种元音和双元音诱导发音的方法来产生词、词组和句子。

5. 语调训练 通过构音检查可以发现患者的音调特征,多数患者表现为音调低或单一音调,训练时要指出患者的音调问题,训练者可以由低到高发音,乐器的音阶变化也可以用来克服单一的音调。

6. 音量训练 呼吸是发音的动力,自主的呼吸控制对音量的控制和调节也极为重要。因此,要训练患者强有力的呼吸并延长呼气的时间。

二、重度构音障碍的治疗

1. 呼吸训练 这类患者往往呼吸很差,特别是呼气相对短而弱,很难在声门下和口腔形成一定的压力,呼吸的训练应视为首要训练项目。训练时可以采用卧位和坐位进行,前者采取仰卧位,双下肢屈曲,腹部放松。告诉患者要放松并平稳地呼吸,治疗师的手平放在患者的上腹部,在呼气末时,随着患者的呼气动作平稳地施加压力,通过横膈的上升运动使呼气相延长,并逐步让患者结合[f]、[xa]等发音进行。如患者可以坐稳可采用坐位,鼓励患者放松,治疗师站在患者胸廓的下部,在呼气末轻轻挤压胸廓使呼气逐渐延长。注意力量不要过大,老年人或伴有骨质疏松患者不宜采用此法。

2. 舌训练 重度患者舌的运动严重受限,无法完成前伸、后举、上举、侧方运动等。在上运动神经元损伤患者,舌为僵硬状态;在下运动神经元损伤患者,舌表现为软瘫并存在舌肌的萎缩。治疗时在手法的应用上不同,上运动神经元损伤的训练要适当,避免过度训练,否则会出现运动功能下降的现象。具体方法是治疗师戴上指套或用压舌板协助患者做舌各种运动。

3. 唇训练 唇的运动对构音很重要,大部分患者都存在严重的唇运动障碍,通过手法可以帮助患者做双唇展开、缩拢、前突运动并进行吹吸及爆破音的训练。下颌肌麻痹的患者可能会出现下颌的下垂或偏移而使唇不能闭合,可以把左手放在患者的颌下,右手放在患者的头部,帮助做下颌上举和下拉的运动,帮助双唇闭合。唇的训练不仅为患者发双唇音做好准备,流涎也可以逐渐减轻或消失。

第三节 语言发育迟缓的治疗

一、基本程序

1. 采取持续、直接的训练促进患儿语言的发展。

2. 要改变或去除不利于语言发展的环境和不良因素。

二、训练原则

1. 以评价的语言阶段为训练的出发点 要根据每个患儿的语言发育迟缓评价的结果、语言特征来制定训练目标、方法和内容。也就是患儿评价结果显示语言处于哪个阶段水平,我们就把此阶段定为开始训练的出发点,设定训练内容。

2. 改善和丰富患儿的语言环境 要求家长和家属改变以前患儿所处的不适当的语言环境,以便使我们的训练效果得以持续和发展,否则训练效果只会局限在医院的训练场合,当患儿回到家中后,一切依然照旧,所取得的训练效果就会逐渐消失,训练目标就不可能达到。

3. 去除影响患儿语言发展的相关因素 要求我们及患儿家长充分考虑到会影响患儿的因素,如听力障碍、智力低下、交往障碍等。如患儿有听力障碍要配戴助听器,除去听力障碍对语言学习的影响;弱智儿童要提高其智力水平,减少因智力障碍所带来的影响;交流态度不好的儿童要改变周围人对其的态度和环境,建立良好的交流气氛和适宜的方式。

三、训练条件

1. 场所

(1)进行一对一训练时,最好在训练室中进行,训练室要安静、宽敞、充满儿童所喜爱的气氛。

(2)集体训练可以在训练室内和室外进行,但要根据训练课题的要求选择最合适的地方。

(3)场景训练可在布置好的训练室内进行,也可在相应的场景中进行。

(4)在家中的训练要注意除去不利的有关因素。

2. 频率 训练的频率要根据患儿的语言阶段水平和训练计划、训练场所的状况、治疗师的水平决定。一般情况下,训练次数多,时间长、项目少的训练效果大,而训练次数少、时间短、项目多的训练效果小。

3. 时间 一般儿童注意力比较集中的时间在上午,所以应尽量把训练时间定在上午,每次为半小时至 1 小时左右为宜。

4. 课题组成 一般一次的训练课题的设定以 2~3 个为宜。训练的课题和内容要注意集中和持续进行为好,建议可试行连续 5~10 次,然后根据患儿的反应调整。阶段水平较低、症状较重的患儿试行的次数可增加。在家庭训练中容易完成的课题、医院训练的次数可适当减少。

5. 母亲或家属 母亲或家属可在训练室或观察室内进行训练场面的见习,以便于掌握训练的内容,学习训练的方法,也可以充当介助者,起到巩固训练效果的作用。治疗师要详细讲解训练的意义,还要了解患儿在家庭、学校的情况,提供家庭训练建议。

四、训练方法

1. 未学会言语符号儿童的训练 对言语符号未学会患儿的第一个训练目标是形成对言语符号的理解。首先进行事物基础概念形成的学习,实施以此为基础到形成言语符号理解的训练程序。训练要点:①使用相关的复数教材;②进行相关的家庭训练指导。

基本方法是使用对样本的方法。对样本是对应于单一的示范项(刺激项),从几个选择项(反应项)中,选出与示范项相同、某些特性一致或相关的东西。可有以下两种课题:①匹配是呈现两个以上示范项,儿童就手上的物品与示范项中一样的或相关的物品相匹配。②选择是选择项的物品在患儿的手上或面前,针对呈现的示范项,从选择项中做出恰当的选择。

(1)事物、事态的概念尚未分化阶段的训练:适合对事物的功能性操作不能进行,事物基础概念尚未形成的儿童。符号形成—指示内容关系为"阶段1:事物、事态理解困难"。这阶段的儿童包括的面很广,从不能抓握物品到可抓握物品但不能按其用途使用,进行操作。不能理解外界给予的刺激,多进行蹦跳、击掌、唾液游戏等自己刺激的行动,或者将东西放入口中,用手敲打、旋转等与本来功能无关的行为。

①注视及追视的训练:采用声音及物理等听觉性刺激,并用手触摸等触觉性刺激来促进对事物的注视,以及随着活动的事物持续进行追视的训练。患儿常对能活动同时又有声音的玩具有兴趣,如前后下上左右可活动的球及微型玩具车,球落入孔后不断旋转下降的玩具等。

②对事物的持续记忆训练:让儿童注视到眼前存在的事物后,把事物用布遮住或藏在箱中。虽然事物从视野中消失了,但只要除去布或箱子,则布的下面及箱子中仍存有物品,使儿童理解这一点,即理解事物和永远持续存在的性质。最初仅藏事物的一部分来进行,用小儿对其兴趣大的物品(如食物等)来进行较为容易。

③伴有运动的游戏:对于不太注视人及物的小孩,物品操作未成熟的小孩,可导入使其由触觉及身体性感觉变化而感到快乐的游戏。如哄抱、背背、搔痒、举高高、转圈、追赶等不需器具的游戏,大人与小孩仅身体接触

的游戏;荡秋千、治疗球等使用大型游戏用具的游戏等。通过这些游戏,增加儿童对人的注视,促进意识传递方法的学习。此时,不仅要持续游戏,稍微玩会后还可以停止等待小孩"还想玩"的要求行动出现。

④事物的操作:充分进行视觉刺激与听觉刺激的活用。从触摸、抓握、晃动、敲击、拉等单一的事物操作,发展到用一物敲打另一物(如敲鼓),再发展到物品的拿出,放入等复杂操作。

(2)从事物的功能性操作到示范项(分配、选择)的学习训练

①适合能将水杯放到口边,能将帽子放到头上等符合事物用途的功能性操作,但对手势语及言语符号尚不能理解的儿童。符号形成—指示内容关系是从"阶段2-1,事物的功能性操作"到"阶段2-2分配"的阶段。

②做到事物功能性操作的扩大,与家庭指导并行进行,从小孩对身边日常用品(鞋、帽子、牙刷、杯子、电话、衣服、书包、笔、匙等)及玩具(喇叭、电话、鼓等)扩大功能性操作的数目。然后再考虑场面的扩大(如在家庭、训练室、幼儿园等场面也能做到)(表14-3)。

表14-3 功能性操作、分配、选择的训练课题

相应阶段	具体课题
功能性操作	生活自理(如穿鞋、使勺、穿短裤) 玩具操作
分配	收拾整理(如将餐具拿到厨房,鞋放入鞋柜)
选择	准备(如出去前准备帽子、鞋) 根据情况进行帮助(如看到需要或听到"把杯子拿来"时会把杯子拿来)

2. 手势符号训练 手势符号是利用本人的手势作为一定意义的示意符号,可以通过手势符号表示意愿,也可以用来与他人进行非言语的交流。

手势符号应先训练状况依存的手势符号。一般来说从实物→镶嵌板→图片,由抽象水平低到抽象水平高的教材进展,但有的儿童对镶嵌板比实物更先掌握,因此教材及课题的选择还必须根据儿童的具体情况而定。由于特殊情况,言语符号掌握困难时可以让儿童掌握与言语符号及文字符号相对应的手语、手指语,或者根据儿童的运动条件进行某种程度的手势符号等,例如对盲聋儿、重度脑性瘫痪儿等。

3. 扩大词汇量的训练 这个阶段的训练在语言发育迟缓中非常重要。言语符号的表达(言语表出)是以这一阶段言语理解为前提的,此阶段与前阶段最大的区别是前阶段通过用动作来帮助理解事物的名称,而这一阶段是训练者只用口语就可以使患儿能做出反应。此阶段能力的获得,可通过体态语符号→幼儿语(言语符号)→成人语(言语符号)逐步上升的步骤来进行。

4. 词句训练 针对训练单词来说,由数个单词所组合的符号形式称为词句。从实物、模型、镶嵌板、镶嵌图片、图片等中,选用训练构成句子和儿童感兴趣的用具;语言的形式用声音语言、体态语、文字等;训练内容从对应的两词句、三词句和各种语言形式进行。其次,选用与句子水平的语言形式相应的图片进行理解训练,最后,促进言语符号和文字符号等的表达。

5. 语法训练 语法训练是组词成句的规则,儿童要掌握语言,进行语言交际,还必须掌握语法体系。否则,很难正确理解别人的言语,也不能很好地表达自己的思想。需简单句基础上的复杂句(可逆句、被动句)的训练方法。运用照图卡进行小图卡的选择、匹配。模仿、自发说出言语。并且,在利用文字单词图卡的场合下也要求进行选择、配置图卡,进行朗读,这个训练在使事态符号化的产生之前进行。在可以进行阅读理解的课题的阶段再施行。

6. 表达训练 适应对象为能理解语言符号,口语困难或很少的孩子,大多数语言发育迟缓儿童均适合。根据语言理解阶段不同,口语表达的训练课题也不同,重要的是口语表达要与理解水平相适应。基本上语言理解先行于口语表达,言语符号理解的建立是口语表达训练的前提。

(1)手势符号表达:不能接受或发出言语符号的患儿从手势符号的发出训练开始。即使不能发出有意义言语符号,而能模仿言语符号,或无意义言语符号发出较多时,常会很难从言语符号的发出训练开始。在这样的情况时,必需最初由手势符号的发出而形成发出信号的结构。导入的顺序从依赖手势发展到表示事物名称的手势符号。

(2)口语表达(事物名称):对能模仿言语,促进主动口语表达,在训练早期,仅能模仿词汇或词尾等单词的一部分,或有构音的错误,只要在小孩水平能模仿(如仅能模仿词尾,或仅能模仿语调等)即可容许其做。促进有意义符号的主动发出信号,这样发出信号行为才能固定。早期引入词汇,以小儿可接受信号的,即小儿可理解词汇为大前提,以下词较适合。

①易于构音的词,例:含双唇音(pa、ba、ma)的词。

②单音节词及叠音词,例:马(ma),妈妈(mama),爸爸(baba)。

③虽为多音节词但词头或词尾等词的一部分的能够发出,例:西瓜(gua),从事物名称开始引入,动词、形容词要按照接受信号的情况引入。

(3)口语表达(词句):早期,多可见用句子中仅一个句子单位发出信号。对不足的句子单位可由提问,例:对"吃苹果"的图,小儿回答苹果时,再提问:"做什么呢"来促进词句的模仿。

(4)文字符号的辅助作用:已形成文字学习的小孩有时使用文字符号作为发出信号的

媒介。尤其是文字符号有助于想起音节,对多音节用的音节分解及系列化困难的病例尤为有效。

对照图卡,让患儿写出文字,以后一边用手势一边指着文字一边促进用言语发出信号。逐渐地做到不看文字也能发出信号。

(5)语言符号的功能性使用,传递、命令:手势符号、言语符号,无论在哪个水平的发出信号的学习、模仿后,以及看实物及图主动发出信号后,与功能性使用相联系。在促进看图片主动发出信号后,再进行向其他地方移动。将图片移到别处,令其不见图片发出指令,将指令的图片从别处再拿过来。以及其他如"睡""坐"等命令的训练课题。

7. 交流训练 可以利用快乐反应进行抚爱行为形成的训练。利用孩子喜欢的大运动的玩法,如举高高和团团转;小运动的玩法,如胳肢逗笑,吹气等,只要是孩子表现快乐反应的游戏法和玩法,什么都行。在这样的游戏中,训练者要努力和孩子的视线对视。当做举高高的训练时,训练者要做出向上举的夸大动作,然后当孩子要求做举高高的游戏时,让其做出举手或向上的姿势再做。在做胳肢逗笑的游戏时,先要孩子大笑,反复做几次,这时孩子就会用目光追视、注意你在哪个地方,随时提防你再一次的胳肢他使他发笑,反复进行这样的游戏,孩子就可以学到用目光注意人,用姿势来作为传达意思的手段、方法。

8. 家庭环境调整

(1)家庭环境调整对儿童语言发育的重要性:儿童语言的发育与发展是与环境和家庭密不可分的。儿童出生后,妈妈会不停地利用各种丰富自然声响去刺激他,儿童最初对声音的反应是听到自然的声音后(包括人声在内),会出现的一种最原始的神经反射(又称惊吓反射),这些自然声响实际就是各种有意义的声响的最初刺激;妈妈也会不断用言语交流和面部表情,用视觉、味觉、触觉等去刺激他;对于儿童的冷热需求,妈妈会用各种方式去理解他,儿童也用自己的方式来向妈妈传达着来自儿童本身的信息(如哭声、笑声、哼唧声等)。因此,儿童在言语尚未发育之前,很多语言运用的基础已在家庭养育的环境中得以实现和发展。如果儿童脱离了后天的语言环境,其语言发育会受到很大的影响,这种影响可能会影响其一生,甚至终生无法像正常人一样获得语言。

(2)语言发育迟缓儿童家庭养育环境的特殊要求:儿童的家庭养育环境与语言发育有密不可分的联系,单纯依靠语言训练是达不到预期效果的,语言训练的内容必须在养育他的家庭环境中实践,因此调整家庭的养育环境是非常重要的。如在训练中儿童学会将物品如何给予他人、如何表示要求等,那么,要求在儿童家庭环境中,要充分利用所有时间所有人来强化。同时,注意家庭成员的全面参与,并鼓励儿童参与到社会中,多与同龄儿童一起交流。

(3)如何改善和调整儿童的家庭养育环境

①改善家庭内外的人际关系:让儿童生活在和谐、温暖和健康的家庭生活环境中。良好的家庭养育环境和其乐融融的亲情,不但对儿童的语言发展至关重要,对儿童智力、情感、性格以及社会适应性的发展也是有着不可估量的重要意义。

②培养儿童健康的性格、良好的兴趣和良好的交流态度:培养孩子健康的性格首要条件是大人必须站在孩子的角度考虑问题,良好健康的性格是从小开始一点一点培养出来的,要和孩子做朋友,要养成儿童有事一定要商量的良好习惯,而不是用哭闹等不好的手段来达到一定的目的。健康的性格、良好的兴趣和良好的交流态度是儿童语言发展和学习能力的先决条件。如果儿童不具备这些条件,就很难学习和掌握、运用语言,从而影响其语言的发育。

③改善对儿童的教育方法:当家长发现儿童语言有问题时,一定要带儿童到有经验的语言治疗单位,找有经验的语言治疗师检查,诊断语言障碍的类型和程度,制定出相应的训练计划,在家中也要遵循计划进行训练,使儿童的语言训练和家庭的养育环境真正做到从儿童的语言发育年龄和特点出发,适合儿童,而不是让儿童去适应家庭的养育环境。

④帮助儿童改善周围的生活环境:儿童长大一点后会进入社会环境,如幼儿园等,语言发育迟缓的儿童在与其他儿童交往时常会受到嘲笑,这会导致语迟儿童对交流的厌恶和恐惧,严重者出现心理障碍,而儿童间的游戏、玩耍可促进语言的互相学习。因此,语言治疗师应及时给幼儿园老师一些建议,给语迟儿童更多的注意和关心,同时教育其他儿童用爱心去帮助他,让他们在团结、和谐的氛围中更好地发展语言和其他能力。

总之语言环境调整的根本目标在于帮助语言发育迟缓儿童更好地发展语言,所以调整环境要从调整教育方法、改善语言环境使之适合于儿童和改善儿童自身素质两方面出发,结合训练、教育,共同进行。

第四节 口吃训练

一、儿童口吃的训练

医生根据两岁半至四岁半儿童运动协调、理解、构思的不成熟特点设计合适的治疗方案。治疗重点不在口吃本身,而应尽可能地应用合适的指导性技巧教口吃儿童如何发起始音或词而口唇处于放松状态。治疗的方法和原理如下:

1. 速度 我们需要设计一种缓慢说单词或短语的游戏,如可能缓慢说上15～25个单词。儿童还不能察觉到医生说话很缓慢,因此我们要求儿童缓慢地说话并示范如何缓慢说话,杜绝儿童那种"波浪"(时快时慢)式的语言,减慢语速可减少单词重复的次数,易化起始音的发出。

2. 音量 可以设计一种大家说话都柔和的训练。也许儿童能说某些特别的短语或句子但不柔和,我们要求小孩轻轻地说话时,许多时候他们只会说悄悄话(声带不震动而用呼吸声说话),这是能接受的。不要出现大声低语的效应,因为这样能增加肌肉的紧张度而出现喉部膈肌发紧现象。如喉部紧张度还没达到预期的放松状态,轻柔、缓慢地说话有可能导致轻微多次"阻塞"或"重复"现象,而没有气流中止的"阻塞"现象,那么口吃就已经有所改善。当阻塞时间短或仅有"重复"现象,临床观察发现儿童拖词或重新整理句子的可能性就小,也就可能继续发出目标词或当目标词出现时对口吃的影响也比较小。要让他针对性地练习选择性的词汇,最大限度地提高喉功能。

3. 语音 口吃儿童说话时"元音""浊辅音""清辅音"会对口吃产生影响,也要关注词的"起始音"与"终止音"对喉功能的影响,许多儿童当遇到起始音为元音或双元音时,口吃更加严重,有时发起始词困难,出现停顿现象。国外临床经验发现,当起始词为浊辅音时,儿童言语更加流畅,一般情况下我们不需要让患儿知道哪些词会说起来比较困难,如果他似乎很在意这一点,我们就可以告诉他某些单词容易说出来,帮助他们回避难度大的单词。

4. 呼吸和呼吸气流的控制 深呼吸,喉头与口腔气流中止、喘气、说话气流不足、长句"拖延"为某些口吃患者常见的症状。对儿童来说,呼吸气流的控制可能较难,因此,我们设计一种儿童可以放松呼吸,回到正常呼吸模式的游戏。首先,我们做不需要说话的活动,如父母、小孩、医生背对背坐着,放松(不是"睡眠休息"),看着天花板,极轻松地吸入、呼出,不改变正常的呼吸模式。放松后,再轻柔地呼出极小量气体。这是父母与小孩参与性的治疗模式,首先是医生示范,然后父母模仿,再是小孩模仿。接着我们以"微风"方式发"ooo""uuu"音,如小孩愿意的话,可以以同样的方式说一些数字或词,然后小孩模仿。开始时,每次呼气发一个单词,再后每次呼气发短语和短句,保持气流和发音的连续性。同样有效的技巧是儿童和父母做一种慢慢移动海龟的游戏。在牛皮纸上画一条路,一座小山,海龟轻轻地从山上滑下来,徐徐地移动。同样道理让一个音或一个字慢慢地滑下来。该目的是使所有声音轻柔缓慢地说出来,仅拉长起始音或元音是不正确的。

5. 努力性和肌肉紧张　有时儿童说话时似乎在挤出某个单词,胸腹部僵硬紧张,要告诉他放松,但是他往往不知道怎么做。可一边轻轻按摩其腹部,一边说"保持你的肚子软软的",对某些儿童比较奏效。

6. 节律　如儿童喜欢唱歌,可以用一些词或音节唱歌,唱歌时可以用拍手或用木勺敲击塑料碗以获得节律效应。节拍手段多样化,我们也可以利用敲鼓来训练节律。

7. 态度　在适当的情况下,儿童应该倾听我们谈话,我们也应该学会如何与他交谈。当我们说话出现错误时也不是一件大事,我们能够改正错误。另外,错误并非"坏事",这可以提示父母或医生与儿童口头交流时需要尽量不用评价性单词,如"正确""错误""好""坏""非常好"而以称赞性的话语,如"我们的想法相同"和"他画的一张漂亮的图"取而代之,让他感到不必费力说话,我们也能参与他的谈话。我们可以将这种策略与治疗口吃的其他策略结合使用。

二、成人口吃的治疗

成人的治疗方法也适合较大年龄又能配合治疗的儿童,在方式上可以采用强化的形式,用1~2周的时间进行口吃者集体的强化训练,也可以到医院接受语言治疗师的训练,每次训练的时间为30~60min,但后者治疗需要的时间较长。

1. 控制言语节律与速度　在一些语速非常快的口吃者可以用节拍器控制口语语速,节拍器上具有不同刻度可以按要求设定需要选定速度,开始可以从每一分钟40拍节开始训练,逐渐提高速度,也可以用口吃训练仪器训练。

2. 韵律训练　也可以利用韵律的方式治疗,可以选用一些单词让患者将字与字之间用韵律连起来,熟练以后可以用同样的方法训练句子。另外也可以让患者先用"哼"语的方法将词读出来,再用口语读出,句子训练的方法相同。

3. 齐读　另一种立即减少不流利数量的技术是治疗人员与口吃者同声朗读,它起效的原因是改变了说话者的听觉反馈。这种反馈包括了不同的成分。我们从关节、肌腱和肌肉感受器中获得构音器官运动和位置的反馈,即本体感受性反馈。我们从感受触觉和空气压力改变的感受器中获得构音器官,如唇、牙槽和舌相互接触的反馈,即触觉反馈;另外,我们听自己说话,即听觉反馈。这种听觉反馈包括两个成分。我们通过气传导听他人说话,通过骨传导听自己说话。同声朗读时的听觉反馈与正常朗读不同,尤其是气传导参与其中。说话者不仅听到他自己,还同时听到别人和他一起读。也许正是这种听觉反馈的改变使它对言语流利性产生了效果。

4. 听觉反馈仪器的训练　近年来,口吃听觉反馈的重要性,改变听觉反馈对提高口吃者言语流利性的潜在临床价值被越来越多的人认识,尤其是延迟听觉反馈的引用受到了广泛的关注。

第五节　耳聋的言语训练

一、幼儿听觉障碍的训练

(一)让聋儿觉察到声音的存在及培养聆听态度

1. 训练目的　让聋儿觉察到自己生活的世界当中有声音存在。

2. 训练用具　鼓、鼓槌、积木等。

3. 训练方法

(1)调好助听器的音量大小及最大输出限制装置。

(2)充分利用聋儿的视觉,训练者要用表情及动作充分引起其兴趣,用手放在耳郭的外缘以令其认真听,训练者自身也要做出聆听的样子,在聋儿认真注意的时候,敲一下鼓,然后继声音之后摆好一块积木。反复数次后,直到聋儿一看到敲完鼓,马上主动地摆积木,然后等待下一次敲鼓为止。

此阶段训练是整个训练程序的关键,要让聋儿学会认真地听,逐渐养成聆听的好习惯,这不但是听力语言训练的重要内容,更是贯穿整个训练过程的主题,如不充分重视的话,会影响训练的效果。

(二)声音有无的辨别训练

1. 训练目的　正确区别有声音及无声音的状态,使聋儿充分意识到声音并不持续存在,而是时有时无,引导其注意声音有无的变化并开始养成聆听的好习惯。

2. 训练用具

(1)能发出强音响的乐器,如鼓、锣、钹、喇叭等。

(2)儿童较感兴趣的玩具游戏,如镶嵌玩具,搭积木,插木环,往杯子里放小球,用线穿纽扣等。

3. 训练方法　在聋儿的后面,或左后或右后方,在聋儿视线达不到的位置为佳。训练者用鼓或其他乐器发出声音,如听到声音

后,聋儿马上操作自己喜欢的玩具,让声音的有无与一定的行动相对应,训练者可以从聋儿的行动反馈聋儿听觉辨认的情况。

此阶段的训练,要注意聋儿的聆听态度如何,如注意力不集中可以让双亲与聋儿一起共同注意聆听,看谁反应快,从而培养其聆听态度。另外还要注意视觉的干扰,一定要在聋儿视线达不到的地方制造声音,否则,是视觉反应而不是真正的听觉反应。训练者给予声音时,间隔时间不能等同,以防机械性操作,要让聋儿有充分的等待及反应的时间,这样才有利于观察。

(三)音色的辨别训练

1. 训练目的　让患儿意识到不同的声音有不同的意义,引导其学会对不同的声音判断其声音的来源。即:是什么发出的声音。从而提高聋儿对音色辨别的能力。

此阶段中要将乐器等各种社会音分别辨认、记忆。开始先从容易区分的音开始,如鼓和笛子,以后逐渐将类似的音组合起来且种类增加。

2. 训练用具　成对的乐器,要求声音、形状大小等均同样。

3. 训练方法　先选二种成对乐器,其乐器发出的声音,高低大小有一定的差异分辨较容易,从这两种乐器训练开始。

4. 训练步骤　将同样的乐器放在聋儿面前的桌子上,训练者手里拿着同样的一套训练用乐器,然后在聋儿的面前挑选其中的一种声音,让聋儿用视觉分辨发出声音的乐器与面前摆的玩具的哪一个相对应。条件形成后,训练者再移到聋儿的背后,训练条件同辨别声音有无训练相同,聋儿根据声音来进行判断是哪种乐器发出的声音。然后根据具体情况,在乐器的组合上要想办法,先从容易辨别的声音开始组合,逐渐过渡到相似音的

组合,且种类逐渐增多,情报量逐渐加大,从而提高聋儿对音色的辨别能力。

音色辨别训练是为进一步训练声音言语打下基础,因此在此阶段训练一定要循序渐进。另外还要进行感受声音出现次数,声音的大小,声音的高低,声音的长短的训练。

(四)语言训练

对于重度耳聋儿童来说,从发现的时期开始,就存在着语言符号的认知困难,他们不能理解和表达语言,处于前语言符号的阶段。为了补偿重度耳聋儿童的语言方面的迟缓问题,就要以形成总体的交流能力为目的的训练。训练的流程是从前语言符号阶段开始,到完成基本的语言能力。原则上从 0 岁开始到就学之前,对于先天性重度耳聋儿童尤为适用。

(五)对养育者的指导

1. 养育者对障碍的接受 不仅是听觉障碍,对于自己的孩子得了什么病、有了什么障碍的诊断,立刻能够接受的养育者是非常少的。大多数养育者都是非常的震惊,然后就是困惑、失望,逃避现实,极端的情况下,也出现过放弃患儿或虐待患儿、精神出现混乱的情况发生。一方面,对应障碍要明白早期发现、早期治疗、早期教育的重要性,这对于养育者的心情、状态以及要采取什么样的行动之间,会产生较大的差异。

2. 在初期对养育者的帮助方法 为了促使养育者对障碍的接受,首先要向他们提供相应的信息,并且将孩子未来的样子向养育者加以描述,这是最有效的。提供的相关信息包括:人类的交流和交流障碍,听觉障碍的种类和性质,早期发现、早期治疗、早期教育的重要性,听觉补偿及其手段(助听器、人工内耳),听觉障碍儿童的抚育;其次,要告知孩子的听觉障碍的种类和重症度,现在的发育水平,听觉补偿的必要性和具体的补偿手段,交流能力的预后预测,养育听觉障碍儿各种需要注意的事项等等内容。

3. 家属关系的调整 家属对孩子的障碍的正确接受,是确保听觉障碍儿童身心健康的重要保证。需要家庭中每一个成员都能做到对听觉障碍儿童有同一的、正确的理解和帮助,这样才能使儿童最大限度地达到良好的康复效果,使其顺利地成长,进入社会。

4. 协作 从最初的养育、治疗、教育实施的时期开始,家属、保健、医疗、教育、行政等各个部门的人员,就要互换信息、相互协助、相互调整;语言治疗人员也要与这些部门的人员、家属之间相互调整关系,以给予更多的协助,使听觉障碍儿童在成长的不同时期,都得到最为正确的与外界交流的手段,最大限度地减少对他们的伤害,从而学到应学的知识和职业技能,能够在社会上自立。

二、成人听觉障碍的训练

成人听觉障碍者的交流手段,有使用听觉补偿机器能听见声音后所使用的有声语言,也有视觉的手段,包括文字言语、手语、手指语、读唇等。选择使用何种交流手段去表达,与失聪时期和所受到教育有很大关系。例如,在言语获得前失聪的人,在聋校接受教育成长的成年人,多使用手语和手指语来交流,其他的有声言语和笔谈的方式,根据交流对象的不同而分别使用,也可能一起使用。但是,中途失聪者、耳聋者并且没有在聋校学习经验的,基本上用有声言语去交流,使用手语、手指语作为交流手段的人也很少。

(一)听觉补偿

在现实生活中,交流时理所应当的是利用有声言语,我们周围存在着各种各样的声音,令人愉悦的音乐,危险时的警告,雨声、风声等自然环境音,这些声音要能被听觉障碍者听到,需要听觉机能补偿的机器:助听器和人工内耳。

(二)交流方法的种类

前面介绍的是利用听觉的补偿方法,下面介绍的是利用视觉的交流方法。

1. 文字,笔谈 中途失聪者、耳聋者和

不知道手语的听觉障碍者的交流手段,主要以文字为中心。手机、电子邮件的普及,使听不到电话声音的听觉障碍者的生活发生了很大的变化,特别是利用手机、电邮来与人交换信息,使急着用电话联络都依赖别人的听觉障碍者的精神负担减轻了,生活行动范围也扩大了。

笔谈是把会话、说明的内容从信息发出者到信息接收者之间,利用笔记本、或在白板上写出来,把笔谈作为必要的交流手段的听觉障碍者,带着纸、本等的人多了起来。

2. 读唇　读唇即是说话时观察口型、口唇、下颌、表情等的连续活动,通过语法知识来了解说话的内容。通常,我们在用有声语言会话时,会无意识地观察对方的表情、口唇,作为了解对方言语的辅助手段;尤其在噪声下会话时,更是特别需要用的一个重要要素。听觉障碍者在读唇时,通过视觉信息和听觉信息共同的作用,来了解有声语言的含义。

3. 手语　手语是听觉障碍者最好的语言,是听障人交流和学习知识的手段。它通过在和听觉障碍者一起的生活、学习和工作中才能学会、掌握。不同地区和不同城市的听觉障碍者,所使用的手语也有不同之处。

4. 手指语　手指语是与汉语拼音相对应的手指符号,是在聋校中经常使用的一种交流手段,它需要通过专门的学习才能掌握。

(三)中途失聪者的指导、训练

1. 对中途失聪者的指导、训练的原则　中途失聪者,由于发病前的听觉表象和对不同声音的听取辨别能力不同,对应其障碍的程度,可选取读唇等视觉模式来作为获得实用性的交流能力。

2. 中途失聪者的心理　令中途失聪者苦恼的有以下一些问题:

(1)不仅听不到外界的声音,也听不到自己的声音,自己咀嚼的声音。

(2)听力不好,不懂得事情的具体状况,

该笑的时候不能笑出来。

(3)对自己听力不好的情况了解不充分,不能早些向对方作解释。

(4)听不见自己的声音,发言时在头脑中不能作连贯性的思考。

(5)不能懂得大家所常说的一些事情。

(6)买东西时,去超市买可以看见标有价钱的商品;对于在小商店或超市中未标明价钱的商品时,与售货人员商谈时就会感到很困惑,不知道价钱是多少,该付多少钱,该找回多少钱。

(7)在会议中,反驳对方或提出自己的建议时,会陷入不利的局面。

(8)不自信,偏见,自卑,有被害妄想,丧失自信,容易产生对人的恐怖症。

听觉与人类的精神生活息息相关,耳聋所导致的听觉方面的障碍,也会引起交流的障碍,获取信息的障碍。

3. 耳聋与助听器　传音性耳聋和感音性耳聋的患者,助听器的效果有所不同。对传音性耳聋患者来说,配戴助听器使声音增大是有效的;对感音性耳聋患者来说,配戴了助听器也不能完全解决问题,重度耳聋时还需要在配戴助听器后进行听觉学习。如果助听器对重度耳聋患者没有用,可以考虑人工内耳的装置。

4. 读唇的指导、训练　读唇是合并听觉的、实用的提高交流能力的方法。使用单音节、单词、句子等语声,通过录像机来评价、训练;也可以根据听觉障碍者在生活中的不便以及需要,来选择相应的教材进行指导、训练。

(四)社会参与

在家中,需要家属成员给予充分的理解和协助;在工作场所中、社会中,也需要同事、上级领导、同学、友人等等,都能对听觉障碍程度的知识有所理解,并能寻找一种最为适合的交流手段、交流方法去与听障者交流。在交流中,需要注意以下的问题:

1. 适当的说话速度。

2. 说话方说话要清晰。

3. 适度地加大音量。

4. 适当的距离。

5. 选择适当的词语和语句。

6. 适度的信息量。

7. 说话开始时和转换话题时要告知对方。

8. 协助适当的交流手段。

9. 交流手段的灵活运用。

10. 为听觉补偿而调整环境。

在与听觉障碍者交流时，还需要调整下面的具体事例：

1. 在安静的环境下讲话。

2. 讲话开始时，要注视对方。

3. 用普通的、稍大的声音清楚地讲话。

4. 说话速度慢一些。

5. 在看得见说话者和听话者面孔的位置讲话。

6. 用简短句子讲话。

7. 不能理解讲话的含义时，要合并使用手势和笔谈的方法。

考虑到以上的重点，希望家属和周围人们积极地行动起来，就能减轻听觉障碍者的疏远感，就会发现交流起来相互之间使用什么方法都比较容易理解了。能和家属等身边的人建立起交流关系，好的、成功的经验会增强听觉障碍者的自信，他们也会有意愿和家属以外的人进行交往了，这样就扩大了他们的交流范围，使他们能更好地融入到社会生活之中去，达到和谐的、无障碍的、社会交流的境界。

（刘丽容　冯重睿）

第15章　吞咽疗法

规范化的吞咽障碍疗法涉及许多的因素,在整体治疗考虑中,这些因素主次之分、先后顺序对治疗决策影响很大。对各种原因导致吞咽障碍,在制定临床治疗决策中,首先需要确定经口进食的风险和潜能,然后制定与其相适应的治疗计划,通常每个患者制定治疗方案需要经过专业的评估,相应的治疗方案应具有个性化。

一、治疗计划

治疗计划在理论上可分为恢复性、代偿性和适应性策略,实际上往往是重叠和交叉的。

1. 恢复性策略　包括吞咽相关肌肉的运动训练,首先激活与吞咽相关的运动,再主动的练习,目标是达到正常吞咽时肌肉的要求。此外,专注于特定功能的训练有助于确保性吞咽技术的成功。

2. 代偿性策略　包括吞咽行为的调整,或者吞咽姿势、吞咽技术的改变。目标是在感觉和(或)运动功能受损的情况下改善吞咽功能。例如,低头吞咽的姿势是为了增大会厌谷,缩小喉入口范围,缩小会厌与咽后壁、舌根与咽后壁的范围,进而影响到咽部前后的尺寸。然而由于解剖结构的差异,代偿性治疗并非每个患者都有效。建议对代偿性策略进行吞咽造影和(或)纤维喉镜检查评估后,再谨慎地做出有效性的结论。

3. 适应性策略　包括饮食调整和进食辅助。个体化调整吞咽障碍饮食的最重要标准是食团的大小和质地(液体、浓流质、固体)。稀流食更难控制,不适合口腔食团控制障碍、吞咽启动延迟和(或)声门或会厌关闭不全的患者。具有上述吞咽障碍的患者进食浓流食或者糊状的食物(如苹果酱、苹果泥)的安全性和有效性更佳。存在口腔运动障碍和(或)吞咽延迟的患者,浓流食比稀流食具有更好的耐受性,由于前者可以缓慢地通过口腔和上咽部,有利于对食团的控制。用增稠剂调制糊状食物,可以减少吞咽前或吞咽中食物的提前溢出和渗漏误吸的风险。但在其他的情况下,存在咽部麻痹的患者,易流动的食物或稀流食的转运则更容易。

二、治疗计划个体化方案

1. 目标　指在患者治疗前功能水平上预计可以达到的新的功能性水平,临床上要注意根据患者状况的改变而调整目标。另外,侧重某项单一的功能目标可能更有效果,尤其在治疗早期。目标应以通俗易懂的方式表达,使患者及照顾者易接受。例如,一个不能经口进食或水的患者,目标可确定为达到可安全地经口进食(食物不限性状和量),一般认为不能达到这个功能水平的话,那进一步的吞咽功能很难达到。目标的建立要符合实际,不符合实际时会使患者的积极性及依从性降低。

2. 目的　是目标的另一种具体的表现形式,为了达到功能性目标,吞咽障碍患者需要改变的一些动机或采取的措施。可能是吞咽生理的一些特殊方面,如增加舌骨喉复合体的抬升或根据患者情况而定的进食速度。

如目的能达到,目标也更容易达到。

3. 行动计划　反映了患者与专业人士将要进行的活动。这些是方法的直接描述,应包括告诉患者对治疗的反应、治疗的频率、吞咽的食物量,以及与治疗项目直接有关的其他方面。另外,行动计划还应包括对治疗技术的监测。监测不需要过于仔细,也不需反复用仪器检查来评估治疗进展。

三、吞咽治疗方法

在吞咽障碍领域发展最快的是吞咽障碍的治疗技术。各种适宜治疗技术层出不穷,国内外吞咽障碍治疗的文献报道越来越多,主要以非手术治疗方法为主。

(一)行为治疗

吞咽障碍的行为治疗包括:①口腔感觉训练,如温度刺激训练;②口腔运动训练如口颜面操等;③气道保护手法训练;④吞咽姿势调整;⑤生物反馈训练;⑥代偿方法等。其中代偿方法和吞咽姿势调整主要是用来改善吞咽障碍的症状;而口腔感觉训练及运动训练、气道保护手法训练、生物反馈训练则主要用来改善吞咽的生理状态,这些治疗也称为康复性技术。

1. 口腔感觉训练技术

(1)感觉促进综合训练:患者开始吞咽之前给予感觉刺激,使其能够快速地启动吞咽,称感觉促进法。增加感觉输入方法既是代偿方法,也是吞咽功能恢复的治疗方法,对于吞咽失用、食物感觉失认、口腔期吞咽启动延迟、口腔本体感觉降低、咽期吞咽启动延迟的患者,一般适合在进食/吞咽前增加口腔感觉。

其方法包括:

①把食物送入口中时,增加汤匙下压舌部的力量。

②给予感觉较强的食物,例如冰冷的食团,有触感的食团(如果酱),或有强烈味道的食团。给予需要咀嚼的食团,借助咀嚼运动

提供最初的口腔刺激。对于咽期启动延迟或咽肌收缩无力患者,食团大小应适宜。咽期吞咽启动延迟或咽肌收缩弱的患者常需 2～3 次吞咽才能将食团咽下。如果吞咽食物的容积过大、通过的速度过快,食物即会滞留于咽并发生误吸。此类患者只要进食时小口慢咽,即可避免误吸。

③鼓励患者自己动手进食,可使患者得到更多的感觉刺激。对于吞咽失用、食物感觉失认的患者鼓励多用。

(2)冷刺激训练

①训练方法:冰棉棒刺激或冰水漱口是一种特别的感觉刺激,此法适用于口腔感觉较差患者。在吞咽前,在腭舌弓给予温度触觉刺激。进食前以冷水刺激进行口腔内清洁,或进食时冷热食物交替进食;亦可将大小为 00 号的反光喉镜(或棉签)在碎冰块中放置数秒,然后将冷喉镜置于患者口内前咽弓处并平稳地做垂直方向的摩擦 4～5 次,然后做一次空吞咽或让患者进食吞咽,如出现呕吐反射则应中止。

②治疗作用:a. 提高食块知觉的敏感度;b. 减少口腔过多的唾液分泌;c. 通过刺激,给予脑皮质和脑干一个警戒性的感知刺激,提高对进食吞咽的注意力。

(3)嗅觉刺激:嗅觉刺激多用芳香味刺激物,故又称"芳香疗法"。芳香疗法是通过芳香物质中的小分子物质(芳香小分子)刺激嗅觉来达到对嗅觉的调节及对嗅觉信息传递的促进作用。芳香小分子可以通过嗅觉通路直接刺激下丘脑垂体,进而分泌激素及神经调节物质等,以调节机体功能。芳香小分子可恢复刺激诱导的免疫抑制,调节神经内分泌。嗅觉刺激可改善感觉和反射活动。研究发现运用缓冲生理溶液嗅觉刺激,是治疗老年吞咽障碍最新的一种治疗方法,这可能与右侧岛叶皮质的活动有关。这种嗅觉刺激不会有副作用,也不需要患者有遵从口令的能力,只是经鼻吸入有气味的气体,对于老年人来说

是简便易行的训练方法,对于气管切开术或插胃管等严重吞咽障碍患者,有一定的帮助。

常用的嗅觉刺激物有黑胡椒、薄荷脑等。

①黑胡椒刺激:黑胡椒是一种很常见的调味品,其味道来自于胡椒碱,是与辣椒辣素相似的瞬时 TRP 受体激动药。有报道认为,运用辣椒辣素刺激,对 3 位老年受试者进行吞咽造影检查发现,经鼻误吸挥发性缓冲生理溶液可明显减少梨状隐窝处残留,用嗅觉治疗 30 天后能显著缩短整个吞咽时间,治疗效果优于冷或热温度刺激。而且每天刺激也可引起皮质重塑,从而更易引发吞咽反射。

②薄荷脑刺激:研究表明,薄荷脑刺激和冷刺激都能使吞咽障碍患者吞咽反射的敏感度恢复。让老年吞咽障碍患者餐前嘴里含化一颗含有薄荷脑的锭剂,或在液体、食物中加入薄荷脑刺激吞咽反射,能改善其吞咽反射的敏感度,有助于防止老年吞咽障碍患者吸入性肺炎的发生。

③作用机制:辣椒素、薄荷醇、黑胡椒具有改善老年性吞咽障碍患者的吞咽功能,降低渗漏发生率,减少咽部残留,使喉关闭时间提前、提高舌骨位移幅度等,这可能与广泛分布在腭咽、咽壁和会厌处传入神经纤维上的辣椒素受体的瞬时电位表达有关。

(4)味觉刺激:舌的味觉是一种特殊的化学性感觉刺激,通常舌尖对甜味敏感,舌根部感受苦味,舌两侧易感受酸味刺激,舌体对咸味与痛觉敏感。将不同味道的食物放置于舌部相应味蕾敏感区域,可以增强外周感觉的传入,从而兴奋吞咽皮质,改善吞咽功能。应用的方法如下:

①标准化刺激味道的制作:选取酸、甜、苦、辣 4 种味道为刺激的口味,代表性味道食物分别为:酸——枸橼酸;甜——蔗糖;苦——奎宁;辣——辣椒素。将其各种味道独立分开调制成稀流食储藏在 4.5℃冰箱中备用,其浓度分别为枸橼酸 2.7% W/V,蔗糖 8% W/V,辣椒素,取 25mg 辣椒素先用 100% 乙醇溶解再稀释到 0.025% W/V,奎宁(苦味)0.1% W/V。假味觉刺激物仅使用蒸馏水。

②味觉刺激的方案:根据患者的个人口味喜好,将不同味道的食物放置于舌部相应味蕾敏感区域,蔗糖的甜味刺激应放置于患者的舌尖,奎宁的苦味刺激应放置于患者的舌根部,枸橼酸的酸味刺激应放置于患者的舌两侧,辣椒素的辣味刺激实际上触发舌部痛觉感受器,可放置于舌面。治疗师或操作人员从冰箱中取出目标口味刺激物,采用棉签蘸取后给予刺激舌部相应味觉区域,每次刺激 3～5s,间歇 30s,共 10min,持续 4 周。刺激后进行进食训练,采用标准喂食记录表记录进食的时间、食物的成分、食物的形状、每次的进食量、每次进食所需的时间、进食的途径、进食的反应(发生呛咳的次数、痰量)等情况。

③味觉刺激的作用机制:味觉刺激(如枸橼酸等)可以通过增强喉上神经和舌咽神经咽支的感觉传入,明显激活初级感觉区、前扣带回、岛叶、前额叶、鳃盖部、辅助运动区等与吞咽关系密切的脑区,提高吞咽皮质至颏下肌群的传导通路的兴奋性。在此之前,Mistry 等也发现无论是甜还是苦的味觉刺激都可以提高咽缩肌皮质代表区的兴奋性,这使得感觉信息能够快速动态地调节运动行为,快速调节咀嚼期节律性下颌运动的启动、维持和结束,促进吞咽启动。此外,食品发出的气味也属于味觉刺激范畴,与食物辨识等认知功能相关。口咽传入神经对机械性刺激、温度和化学性刺激的变化都是敏感的,而且舌部相应味蕾区对不同味道敏感性也不一样。随着年龄增长,味觉是最先出现减退的感觉,但是酸甜苦辣的喜好选择是人的一种本能,经长久的生活习惯累积,可有意识地将味觉信息储存在脑内,形成味觉记忆。

(5)气脉冲感觉刺激训练

①概念:使用具有一定压力的气泵发生

器,或手动挤压气囊,对口腔舌咽神经支配的扁桃体周围区域给予气脉冲刺激的治疗方法称为气脉冲刺激治疗。通过气脉冲刺激吞咽可改善吞咽功能。对于咽反射消失或吞咽启动延迟患者,传统治疗常用按摩、温度觉刺激等方法。但对于口水分泌较多而又无处理口水能力的患者,此方法容易增加其误吸风险。使用创新性技术气脉冲感觉刺激治疗,在不增加口水分泌的同时,可加快启动吞咽,增加吞咽的安全性。与电刺激治疗相比,气脉冲刺激治疗简单、安全,被认为是吞咽障碍创新性治疗方法之一,尤其适合儿童吞咽障碍患者。

②治疗技术:此种治疗分为气脉冲发生器和手动挤压气囊两种方法实施,现分别介绍如下:

a. 气脉冲发生器

方法:将前端有海绵和塑料泡沫包裹的导气管经口插入口腔中。在舌根、咽后壁、软腭及软腭弓周围释放气脉冲,若不能配合或开口困难者,可使用齿托撑开口腔。

治疗参数:频率:2～4Hz,压力:6～8cmH$_2$O,输出方式:刺激 60s,间歇 60s,连续 5 次,治疗时间:每次 10～20min。

b. 手动挤压气囊

所需工具:气囊、导气管、输液管调节阀。

操作方法:普通气囊接导气管,将导气管头端置于患者舌腭弓、舌根部、咽后壁、K 点,通过输液管调节阀避免患者咬住导气管,治疗师快速按压气囊,每秒 3～4 次,引出吞咽动作或送气后嘱患者做主动吞咽。

治疗作用:气脉冲刺激后,食物的吞咽次数与吞咽欲望明显增加,与振动棒刺激相比,更有效。通过对舌腭弓、舌根部、咽后壁等部位进行气体脉冲感觉刺激重新建立咽反射,加快吞咽启动。

(6)K 点刺激:K 点(K point)是由日本语言治疗师小岛千枝子教授发现,并以她的英文名字第一个字母 K 命名。2002 年发表在 *Dysphagia* 杂志上,不仅在日本,目前在中国也已经得到推广并广泛应用。临床上主要应用于上运动神经元损伤的口腔期牙关紧闭或张口困难、吞咽启动延迟的患者。在进行吞咽障碍的治疗时,刺激 K 点可帮助患者开口,为口颜面训练和口腔护理创造良好条件。

①准备工具:小岛勺,若没有小岛勺可用棉签代替。

②治疗作用:诱发张口和吞咽启动。

③操作方法:K 点位于磨牙后三角的高度,在舌腭弓和翼突下颌帆的凹陷处,通过刺激此部位可以诱发患者的张口和吞咽启动。

对于严重张口困难的患者,可用小岛勺或棉签直接刺激 K 点,患者比较容易产生张口动作,治疗师也可以戴上手套,用示指从牙齿和颊黏膜缝隙进入 K 点处直接刺激。如果患者没有磨牙,治疗师的手指很容易接触到 K 点;如果有磨牙,就需要适度的用力去按压 K 点。通常按压 K 点之后患者可以反射性地张口;对于吞咽启动延迟而又无张口困难的患者,按压 K 点,继而可见吞咽动作产生。

(7)深层咽肌神经刺激疗法:深层咽肌神经刺激疗法是美国语言治疗师 Karlene H. Stefanakos 发明的,该方法是利用一系列的冰冻柠檬棒刺激咽喉的反射功能,着重强调三个反射区:舌根部、软腭、上咽与中咽缩肌,达到强化口腔肌肉功能与咽喉反射,改善吞咽功能的目的。

①准备工具:冷冻柠檬棒(可以自己制作,将纱布包在筷子上,蘸上柠檬汁后外包塑料膜,在冰箱中冷冻,等纱布球变硬后可以拿出使用),纱布。

②治疗作用:强化咳嗽及吐痰能力,减少呛口水机会,改善声音音质,强化咽肌功能。

③操作方法:治疗师戴上手套,使用稳定的压力,以湿的纱布包住患者前 1/3 的舌面,将舌拉出来,分别刺激软腭、舌、咽后壁、悬雍垂等不同位置。

深层咽肌神经刺激疗法适用于认知功能低下的患者,该方法经济易行,且可在短期获得疗效,患者满意度高。但是该方法不适用于癫痫失控、腹部手术病患、脑神经退化病症、重度阿尔茨海默病、重症肌无力、呼吸衰竭、强烈紧咬反射、运动失调、精神状况不稳定、使用呼吸器或气管切开患者。

(8)改良振动棒深感觉训练:利用改良振动棒感觉训练可为口腔提供口腔振动感觉刺激,通过振动刺激深感觉的传入反射性强化运动传出,改善口腔颜面运动功能。此种训练在临床实践中并未出现任何不良反应,配合度高、依从性好的患者也可以在家中训练。

①准备工具:改良振动棒。

②治疗作用:通过振动刺激促进口腔感觉恢复,改善口颜面运动功能。

③操作方法:振动棒的头部放于口腔需要刺激的部位,如唇、颊、舌、咽喉壁、软腭等部位,开启电源振动,可滑动振动棒头部振动需要刺激的部位,直到被刺激的器官产生动作或感觉。

2. 口腔运动训练技术

(1)口腔器官运动体操

①概念:徒手或借助简单小工具做唇、舌的练习,借以加强唇、舌、上下颌的运动控制、稳定性及协调、力量,提高进食咀嚼的功能,进而改善吞咽的方法。

②训练方法包括:a. 唇的运动练习;b. 下颌、面部及颊部运动训练;c. 舌、软腭的力量及运动训练。

(2)舌压抗阻反馈训练:舌压抗阻反馈训练是应用舌压抗阻反馈训练仪改善舌流体静压,提高舌活动能力的一种训练方法,是一种可以直接客观地将患者舌上抬抗阻能力通过压力值显示的正反馈训练技术。

①所需工具:舌压抗阻反馈训练仪,球囊导管,秒表。

②操作方法:根据患者舌的功能水平将选择球囊内注水量,导管球囊内注入适量水后接于舌压抗阻反馈仪接口处,把球囊放于患者的舌中部,患者舌部放松,此时记录显示屏的压力值(基线值)后,嘱患者舌中部用力上抵硬腭,舌体上抬挤压注水球囊后通过舌压抗阻反馈训练仪上的显示屏可显示瞬间压力值,嘱患者眼睛看显示屏的数值,舌持续上抬用力给球囊加压并保持在目标值以上,同时治疗师记录舌压抗阻反馈仪显示屏的数据变化,每次训练以保持5s以上为宜,并尽量延长抗阻训练时间。

③治疗作用:促进患者的舌肌运动传出,增强舌上抬力及耐力,可以较快速地提高舌肌力量。此外,根据患者舌肌功能水平变化设定的不同目标值,在训练中的正反馈可最大限度调动患者主观能动性,改善吞咽动作协调性,重新建立吞咽反射神经通路。在治疗吞咽动作不协调、咽反射消失和吞咽启动延迟方面具有良好的疗效。

(3)舌肌主被动康复训练:舌肌康复训练器又称吸舌器,不仅用于牵拉舌,也可在唇、舌、面颊部等肌肉运动感觉训练中使用。

①所需工具:舌肌康复训练器。

②操作方法:用舌肌康复训练器的吸头吸紧舌前部,轻轻用力牵拉舌头向上、下、左、右、前伸、后缩等方向做助力运动或抗阻力训练,进行舌肌肌力训练;把舌肌康复训练器放于上下磨牙间,嘱患者做咀嚼或咬紧动作,可以进行咬肌肌力训练;用上下唇部夹紧舌肌康复训练器的头部,实施口轮匝肌抗阻运动;另外,舌肌康复训练器的球囊部也可以实施同样的抗阻训练,增强唇部肌群力量。

③治疗作用:通过口腔感觉刺激及运动训练,强化舌肌力量和灵能力。活性、改善舌运动及感觉功能,增强舌肌活动范围,提高舌对食团的控制,传统的舌肌被动训练通常使用舌钳硬性牵拉或纱布包着舌头牵拉,这样容易导致舌头破损及疼痛,严重影响患者配合程度和治疗效果。吸舌器因其舒适,牵拉力较小,可以使舌运动受限及感觉功能障碍

得到显著改进。

（4）Masako 训练法：Masako 吞咽训练法又称为舌制动吞咽法。

①目的：吞咽时，通过对舌的制动，使咽后壁向前突运动与舌根部相贴近，增加咽的压力，使食团推进加快。

②治疗作用：a. 增加舌根的力量；b. 延长舌根与咽喉壁的接触时间；c. 促进咽后壁肌群代偿性向前运动。

③适应证：咽腔压力不足、咽后壁向前运动较弱的患者。

④操作方法：舌略向外伸，用牙齿轻轻咬住舌头或操作者戴手套帮助患者固定舌头，嘱患者吞咽，维持舌位置不变。随着患者适应并掌握此方法，应循序渐进地将舌尽可能向外延伸，使患者咽后壁向前更多收缩，提高咽肌收缩能力。

应用评价：咽后壁生理功能正常时，具有向前膨出的运动，当舌根与咽后壁距离减少时，咽后壁向前膨出的运动程度将增加。

虽然吞咽时将舌前部制动能增加吞咽时咽后壁向前活度幅度，但是，也发现此吞咽法会带来三个不良后果：①气道闭合时间缩短；②吞咽后食物残留增加；③咽吞咽起动更加延迟。这三个不良后果会增加渗漏或误吸的危险，因此在使用这一吞咽法时应注意，Masako 吞咽法不能运用于直接进食食物过程中。

（5）Shaker 训练法

①概念：Shaker 训练法即头抬升训练，也称等长/等张吞咽训练法。

②治疗作用：a. 有助于增强食管上括约肌（UES）开放的肌肉力量，通过强化口舌及舌根的运动范围，增加 UES 的开放；b. 有助于增加 UES 开放的前后径；c. 减少下咽腔食团内的压力，使食团通过 UES 入口时阻力较小，改善吞咽后食物残留和误吸；d. 改善吞咽功能，尤其能够增加脊髓延髓萎缩症患者的舌压。

③作用机制：舌骨上肌以及其他肌肉如颏舌肌、甲状舌骨肌、二腹肌可使舌骨、喉联合向上向下运动，对咽食管段施以向上向前的拉力，使食管上括约肌开放，从而减少因食管上括约肌开放不良导致的吞咽后的食物残留和误吸的发生。

④操作方法：让患者仰卧于床上，尽量抬高头，但肩不能离开床面，眼睛看自己的足趾，重复数次。看自己的脚趾抬头 30 次以上，肩部离开床面累计不应超过 3 次。

⑤注意事项：颈椎病、颈部运动受限（如一些头/颈部癌症的患者）、有认知功能障碍以及配合能力差的患者应慎用。

（6）McNeill 训练法

①概述：McNeill 吞咽障碍治疗方法（McNeill dysphagia therapy program，MDTP）是一个系统化、以运动理论为导向、以经口进食为目的的吞咽治疗方法，该方法可广泛应用于吞咽障碍患者。所谓系统化是指 MDTP 是利用运动的方式来训练吞咽，以循序渐进的方式来达到正常化进食的目的。该方法按照先评估患者吞咽存在的问题，特别是找出患者不良的进食方式后，再给予系统的纠正。同时 MDTP 也强调家庭训练的重要性，进而达到帮助患者正常化经口进食的目的。所谓以运动理论为导向是指 MDTP 利用运动的原则（运动次数、运动强度以及速度和协调性）作为训练原则。

②实施方案：MDTP 共有 15 次治疗疗程，每次约 1h，前两次治疗作为一种适应性过渡，其主要目的是让患者了解治疗方式和学习吞咽的技巧，并且测试吞咽的基本状况。

（7）咳嗽训练法：用于咳嗽无力的患者，强化咳嗽有利于排出吸入或误吸的食物，促进声门闭合。患者深吸一口气，治疗师一手按压患者天突穴（胸骨上窝正中），一手按压腹，让患者快速用力咳嗽。

3. 气道保护手法 气道保护手法是一组旨在增加患者口、舌、咽等结构本身运动范围,增强运动力度,增强患者对感觉和运动协调性的自主控制,避免误吸、保护气道的徒手操作训练方法。

气道保护手法主要包括:保护气管的声门上吞咽法及超声门上吞咽法,增加吞咽通道压力的用力吞咽法,延长吞咽时间的Mendelsohn手法等。这些方法需要一定的技巧和多次锻炼,需消耗较多体力,所以应在治疗师指导和密切观察下进行。此手法不适用于有认知或严重的语言障碍者。在患者应用代偿吞咽疗法无效时才可应用吞咽气道保护手法吞咽训练法。若此方法与代偿性吞咽治疗法结合,效果更好。但此法只能短期使用,患者生理性吞咽恢复后即可停止练习。现分别介绍如下:

(1)声门上吞咽法

①概念:声门上吞咽法是在吞咽前及吞咽时通过气道关闭,防止食物及液体误吸,吞咽后立即咳嗽,清除残留在声带处食物的一项气道保护技术。声门上吞咽法第一次应用时可在吞咽造影检查时进行,或在床边检查时进行。

②适应证:患者需在清醒且放松状态下施行,必须能遵从简单指令,患者必须能领悟喉联合动作的每一个环节,由治疗师指导患者逐步完成整个过程。必要时,可在X线下行吞咽造影检查观察其可行性。

③禁忌证:声门上吞咽法尽管是常用的吞咽训练方法,但此法可产生咽鼓管充气效应,可能导致心脏猝死、心律失常,有冠心病的脑卒中患者声门上吞咽法应禁用。

④方法:包括5个步骤,具体练习步骤如下:a.深吸一口气后屏住气;b.将食团放在口腔内吞咽位置;c.保持屏气状态,同时做吞咽动作(1～2次);d.吞咽后吸气前立即咳嗽;e.再次吞咽。声门上吞咽法屏气时声门闭合的解剖生理功能改变,可通过吞咽造影检查显示。完成这些步骤前需先让患者做吞口水练习,患者在没有食物的情形下,能正

确遵从上述步骤成功练习数次后,再给予食物练习。

⑤个体化训练:针对某些特殊患者,声门上吞咽方法应做适当调整,并进行个体化训练。

A.扩大型部分喉切除或双侧闭合型声带麻痹的患者,屏气时,声门闭合的解剖生理采用声门上吞咽法无法完整地保护呼吸道,还需进行声带闭合功能位置改变运动。对某些患者,如无法控制好深吸气且屏气的步骤,声带未能完全闭合。需让患者先练习吸气,然后轻轻呼气,在屏气的同时立即做吞咽;或让患者练习吸气后发"a"音促使声带闭合,停止发声,同时屏气。以上为声门上吞咽法训练细分项目。

B.舌灵活度严重不足或因口腔癌手术而舌体缩小的患者,基本上只有短暂的口腔通过期,或根本没有口腔通过期。在吞咽造影检查中,治疗师需指导患者抬高下颌,将少量的液状食团利用重力由口腔送至咽。具体按下列步骤执行:

a.用力吸气后屏气。

b.将5～10ml的液体全部倒入口中。

c.持续屏气且将头向后甩,然后将这些液体全部倾倒入咽。

d.在持续屏气时,吞咽2～3次,或吞咽更多次,以清除大部分残留的液体。

e.咳嗽以清除咽所有的残留物。当患者对这种方法已掌握,能成功地完成吞咽动作时,可逐渐增加至20ml液体。在维持呼吸道关闭下,重复吞咽5～6次。

在吞咽步骤结束后,患者需咳嗽清除咽所有的残留物,这样可使舌严重损伤的患者在短时间内摄取较多量的食物。

(2)超声门上吞咽法

①概念:超声门上吞咽法目的是让患者在吞咽前或吞咽时,将杓状软骨向前倾至会厌软骨底部,并让假声带紧密闭合,使呼吸道入口主动关闭。

②方法:吸气并且紧紧地屏气,用力将气向下压。当吞咽时持续保持屏气,并且向下压,当吞咽结束时立即咳嗽。

③适应证:此项训练方法主要适用于下列情形:

a. 呼吸道入口闭合不足的患者,特别适合做过喉声门上切除术的患者。因为喉声门上切除术必须移除患者的会厌软骨,手术后的呼吸道入口或前庭在构造上与手术前不同(喉部入口只能由舌根部与杓状软骨所组成)。因此,屏气时,喉声门上切除术后的患者,可借助超声门上吞咽法改善舌位置改变根后缩的能力、杓状软骨前倾,以及声带闭合的程度。

b. 超声门上吞咽法可在开始增加喉部上抬的速度,对于颈部做过放射治疗的患者特别有帮助。

(3)用力吞咽法

①概念:用力吞咽也称作强力吞咽法,主要是为了在咽期吞咽时,增加舌根向后的运动而制定。多次干吞,少量剩余在咽喉的食物被清除干净,并借此改善会厌软骨清除食团的能力。

②作用:用力吞咽时,舌与腭之间更贴近,口腔内压力增大,往下挤压食团的压力增大,减少会厌谷的食物残留;用力吞咽增加了舌根向后运动能力,使舌根与咽后壁的距离减少,咽腔吞咽通道变窄,咽腔压力增大,咽食管段的开放时间持续增加,食团的流速加快,减少吞咽后的食物残留。

③方法:当吞咽时,所有的咽喉肌肉一起用力挤压。这样可以使由舌在口中沿着硬腭向后的每一点以及舌根部都产生压力。

每次食物吞咽后,也可采用空咽即反复几次空吞唾液方法,将口中食物吞咽下去。当咽已有食物残留,如继续进食,则残留积聚增多,容易引起误咽。因此,采用此方法使食团全部咽下,然后再进食。亦可每次进食吞咽后饮少量的水,1~2ml,继之再吞咽,这样

既有利于刺激诱发吞咽反射,又能达到除去咽残留食物的目的,称为"交互吞咽"。

(4)Mendelsohn手法

①概念:Mendelsohn手法是为了增加喉部上抬的幅度与时间而设计,并借此增加环咽肌开放的时间与宽度的一种气道保护治疗方法。此手法可以改善整体吞咽的协调性。

②方法:Mendelsohn手法练习方法如下:

a. 对于喉部可以上抬的患者,当吞咽唾液时,让患者感觉有喉向上提时,同时保持喉上抬位置数秒;或吞咽时让患者以舌尖顶住硬腭、屏住呼吸,以此位置保持数秒,同时让患者示指置于甲状软骨上方,中指置于环状软骨上,感受喉结上抬。

b. 对于上抬无力的患者,治疗师用手上推其喉部来促进吞咽。即只要喉部开始抬高,治疗师即可用置于环状软骨下方的示指与拇指上推喉部并固定。注意要先让患者感到喉部上抬,上抬逐渐诱发出来后,再让患者借助外力帮助,有意识地保持上抬位置,此法可增加吞咽时喉提升的幅度并延长提升后保持不降的时间,因而也能增加环咽段开放的宽度和时间,起到治疗的作用。

③效果评价:Mendelsohn手法是一种广泛运用的吞咽技术,具有代偿和改善吞咽功能的作用。有研究报道,Mendelsohn手法能减少吞咽后的食物残留和误吸的发生。但Mendelsohn手法临床运用中,也有明显不足,患者难以学会这种吞咽的方法。在使用这一吞咽法时,延长了吞咽时呼吸暂停时间。对于有呼吸系统疾病和吞咽呼吸运动严重不协调的患者,这一方法应禁用。

(二)直接训练法

经过间接吞咽功能训练以后,患者可逐步进入直接摄食训练。直接摄食训练是指采取相应的措施直接经口进食。措施包括进食环境选择、食物选择及调配、餐具选择、一口量及食团入口位置、进食体位及姿势调整等,进食

时注意进食前后患者处置,做好观察与记录。

1. 一般考虑

(1)适应证:患者意识状态清醒,格拉斯哥评分(GCS)≥12 分,全身状态稳定,能产生吞咽反射,少量误咽能通过随意咳嗽咳出。

(2)了解患者吞咽功能,确定喂食处方。根据临床筛查、临床评估及吞咽造影检查,制定适合患者的进食处方。

2. 进食准备

(1)进食环境:应尽可能尊重患者的饮食文化。进餐的环境要安静、舒适,进餐时不要大声说话,让患者尽量保持轻松、愉快的心情,以促进食欲,减少呛咳,增加进食的安全性。

(2)食物的选择:食物的种类及比例选择,以均衡营养为主,可适当考虑特殊营养成分的补充,如肠内营养素等。食物质地应根据吞咽障碍的程度,本着先易后难的原则来选择准备食物:糊状食物不易误吸,液状食物容易误吸;进食顺序是先糊状食物,吞咽功能明显改善后逐渐过渡到软饭等食物,最后可进食普通食物和液体食物。

容易吞咽的食物应符合以下要求:①密度均匀;②黏性适当、不易松散;③有一定硬度,通过咽和食管时易变形且很少在黏膜上残留;④稠的食物比稀的安全,因为它能较满意地刺激触、压觉和唾液分泌,使吞咽变得容易;⑤还要兼顾食物的色、香、味及温度等。

(3)餐具的选择:根据患者的功能情况尽量选用适宜、得心应手的餐具,有利于顺利地完成进食。可按以下要求选择餐具。

①匙羹:患者手抓握能力较差时,应选用柄粗、柄长、匙面小、难以粘上食物、边缘钝的匙羹,便于患者稳定握持餐具。一般采用边缘钝厚匙柄较长,容量 5～10ml 的匙子为宜,便于准确放置食物及控制每勺食物量,不会损伤口腔黏膜。

②碗:如患者用一只手舀碗里的食物有困难,可选择广口平底碗或边缘倾斜的盘子

等。必要时,可以在碗底放置防滑垫,避免患者舀食物时碰翻碗具。

③杯:用普通的杯子饮水时,因患者需头向后仰饮水,则有增大误吸的可能。此时,可选用切口杯等杯口不会接触到患者鼻部的杯子,这样患者不用费力仰头就可以饮用。

④吸管:普通吸管因为短且细,一般不适用于吞咽障碍患者。若患者需要吸管,在吸口部分应改良。如在吸口或注射器上加上吸管等,慎重调整一口量。此外,还可以采用挤压柔软容器,挤出其中的食物而避免误吸。

3. 进食的要求

(1)食团在口中位置:进食时应把食物放在口腔最能感觉食物的位置,最适宜促进食物在口腔中保持及输送。最好把食物放在健侧舌后部或健侧颊部,这样有利于食物的吞咽。这种做法不仅适合部分或全部舌、颊、口、面部有感觉障碍的患者,也适合所有面舌肌肉力量弱的患者。

(2)一口量及进食速度

①一口量:即最适于吞咽的每次摄食入口量。对患者进行摄食训练时,如果一口量过多,食物将从口中漏出或引起咽残留导致误咽;过少,则会因刺激强度不够,难以诱发吞咽反射。一般正常人每口量:稀液体 5～20ml;果酱或布丁 5～7ml;浓稠泥状食物 3～5ml;肉团平均为 2ml,先以少量试之(稀液体 1～4ml),然后参考国际标准分级酌情增加。为防止吞咽时食物误吸入气管,可结合声门上吞咽法训练,在吞咽时使声带闭合更好后再吞咽,吞咽后立即咳嗽,可除去残留在咽部的食物残渣。

②进食速度:为减少误咽的危险,应调整合适的进食速度,前一口吞咽完成后再进食下一口,避免 2 次食物重叠入口的现象。食团的大小和进食速度对某些患者能否顺利吞咽有一定影响。某些咽期启动吞咽延迟或咽缩肌无力的患者常需 2～3 次吞咽才能将食团咽下,如食团过大、进食速度过快,食物容

易滞留于咽并发生误吸。因此,咽缩肌无力的患者慎用或禁用大食团。另外,根据患者吞咽的具体情况,指导患者改变和适应饮食习惯,速度过快,提醒放慢,以防误咽。

(3)进食前后处置:正常人每 2 分钟左右会自然产生吞咽一次,把口腔及咽分泌物吞入食管处理。进食后,口腔及咽如有残留物会有异物感,正常人能反射性咳出及清除。而吞咽障碍患者口腔及咽感觉、反射差,环咽肌功能障碍患者唾液无法进入食管,通常容易流进呼吸道;进食后残留在口腔及咽的食物容易随呼吸进入呼吸道,导致进食后潜在性的肺部感染。

①口腔与咽的清洁:进食前后口腔与咽的清洁对于吞咽障碍患者预防肺部感染是一项重要措施,因此,进食后口腔护理至关重要。进食前后痰液及分泌物的清理,进食后体位引流机械辅助排痰也能很好预防肺部感染,促进患者康复。

②进食记录:为了详细了解患者进食前后情况,观察跟进进食效果,可设计一份记录表,先由负责吞咽的治疗师逐项给家属或陪护讲解记录的内容,要求每餐记录,通过这些真实的客观记录,可以了解患者进食的动态变化,通过对所记录信息的分析,有助于治疗师更精准地实施个体化治疗方案,达到患者安全有效进食。

4. 进食体位与姿势 研究证明,对于不同类型吞咽障碍患者,吞咽姿势的改变可改善或消除吞咽时的误吸症状。让患者的头部或身体改变某种姿态即可解除吞咽障碍的症状,如在吞咽时通过头颈等部位的姿势调整使吞咽通道的走向、腔径的大小和某些吞咽器官的组成结构(如喉、舌、杓状软骨)的位置有所改变和移动,避免误吸和残留,消除症状。此方法能保持患者的正常生理功能,不需要患者在吞咽时进行特别的努力。适用于神经系统疾病(如脑卒中)、头颈部肿瘤术后等情况,不同年龄的患者均可采用,无副作

用。吞咽姿势改变的方法只是暂时使用,待患者的吞咽生理功能恢复后再慢慢停用。临床实践中,最好在吞咽造影检查下,先观察有效的吞咽姿势,然后再选取这种有效姿势进行训练。培养良好的进食习惯也至关重要,最好定时、定量,能坐起来不要躺着,能在餐桌边不要在床上进食。开始训练时应选择既有代偿作用且又安全的体位,具体包括躯干姿势(坐位姿势与半坐位姿势)和头部姿势(低头吞咽、转头吞咽、侧头吞咽、仰头吞咽)等。

(1)躯干姿势:包括坐位姿势与半坐位姿势,介绍如下:

①半坐位姿势:对于不能坐位的患者可采用床上平卧位,一般至少取躯干 30°仰卧位,头部前屈,偏瘫侧肩部以枕垫起,喂食者位于患者健侧,此时进行训练,食物不易从口中漏出、有利于食团向舌根运送,还可以减少向鼻腔反流及误吸的危险。颈部前屈也是预防误吸的一种方法,因为仰卧时颈部易呈后屈位,使与吞咽活动有关的颈椎前部肌肉紧张、喉上抬困难,从而容易发生误吸。

②坐位姿势:对于身体控制良好的患者可采用坐位进食,进食时双脚面平稳接触地面,双膝关节屈曲 90°,躯干挺直,前方放一个高度适宜的餐桌,双上肢自然放于桌面,食物放于桌上,让患者视觉能看到食物,以使食物的色香味促进患者食欲。坐位进食者可使用进食椅,将患者摆放至合适的进食体位。进食椅也称之为检查用椅,是吞咽造影检查中非常重要的工具,在摄食训练中作为姿势调整的工具,简便有效。椅子本身可有升降调节功能;头部可旋转,调整头的左右倾斜;靠背可做 30°~90°的调整。对一些姿势稳定性差、难于配合的患者非常有用。

③个体化应用:以上两种方法适用于偏瘫患者,最好是采用健侧侧卧的半侧坐卧位,即健侧在下,患侧在上,这是利用了重力作用使食团(或食物残留)在健侧吞咽。体位调整

所产生治疗效果可通过吞咽造影检查或内镜检查证实。在临床上,有些患者可能需长期使用这种方法。对有严重反流性疾病及依靠胃管进食患者半坐卧位可减少或预防反流性误吸的发生。长期有夜间反流患者提倡在夜晚将床头抬高,可有效预防食物反流。对于因体力限制或认知障碍不能听从指令患者,体位调整不是最好的干预方法。此外,体位改变可影响食管运动功能。因此对食管动力差的患者,应检查体位改变对其食管动力的影响程度。

(2)头部姿势:头部姿势调整的方法包括低头吞咽、转头吞咽、侧头吞咽、仰头吞咽。

①仰头吞咽:能使口咽的解剖位置变宽,仰头吞咽也可影响咽食管段,尤其能增加食管内压力,缩短食管段的舒张时间。适用于有口或舌功能缺损的患者,食团较容易进入口腔咽,仰头吞咽对于口咽腔运送慢的患者是一项很有用的代偿技术。会厌谷是容易残留食物的部位之一。当颈部后屈仰头时会厌谷变得狭小,残留食物可被挤出,紧接着尽量前屈(即点头),同时做用力吞咽动作,可帮助舌运动能力不足以及会厌谷残留的患者清除咽的残留物。必要时结合声门上吞咽手法,保护气道,去除残留食物更佳,但是仰头吞咽会使正常成人和吞咽障碍患者的喉闭合功能减低,因此,对存在气道保护功能欠佳或咽食管段功能障碍的患者,将会导致吞咽障碍。

②低头吞咽:是指下颌与胸骨柄部接触。低头吞咽能使口咽解剖结构变窄,使舌骨与喉之间的距离缩短;同时会厌软骨被推接近咽后壁,使它们之间距离缩小,会厌软骨与杓状软骨之间的距离也减小,从而使呼吸道入口变窄。适用于吞咽时气道保护功能欠缺的患者。对延迟启动咽期吞咽、舌根部后缩不足、呼吸道入口闭合不足患者是一个较好的选择。低头吞咽改变时,吞咽造影检查所见,咽解剖生理功能位置的改变,已证实低头姿

势对吞咽时气道保护功能欠佳的患者,能提高气道保护功能。但是,低头吞咽会降低吞咽时咽收缩能力。有研究报道,这一吞咽对吞咽启动延迟和吞咽后梨状隐窝有食物残留的患者无作用,同时对咽食管功能不全或多种吞咽功能缺损者,也不能达到最佳效果。因此,此方法不能用于咽功能差的患者。这一姿势需结合其他治疗方法,如改变体位法或改变食团大小与质地,才能产生最大效果。

③转头或头旋转动作:可作为一项治疗技术,如患者偏瘫侧受损时,常应用头偏向患侧吞咽。主要作用是使吞咽通道的解剖结构在头偏向侧变得狭窄或关闭,头转向每一侧时对应着口咽结构的变化,适用于单侧咽功能减弱的患者。这一关闭作用只局限于舌骨水平的咽上方,而咽下方则是保持开放的。头旋转的生理作用是使咽食管腔内压力下降,相应增加咽食管段的开放。头旋转能使在咽吞咽时食团的量增加,减少食物残留,同时也可降低气管塌陷的危险。咽两侧的梨状隐窝是最容易残留食物的地方,让患者分别左、右侧转头同时做吞咽可清除梨状隐窝残留物。如左侧梨状隐窝残留食物,采用向右侧转头吞咽,或偏向左侧方吞咽;反之亦然,右侧梨状隐窝残留食物,采用向左侧转头吞咽,或偏向右侧方吞咽。头旋转是一项代偿性技术,其治疗会因认知因素(依从性)、物理因素,或各种吞咽功能缺损而降低效果。此方法还可通过吞咽造影来监测其可行性。

5. 注意事项

(1)摄食-吞咽障碍患者处理需要多专业、多部门的通力合作,相互协调、优势互补,应采用吞咽康复治疗小组的工作模式。

(2)意识不清、疲倦或不合作患者切勿喂食。

(3)痰多患者,进食前应清除痰液后再进食。

(4)有义齿的患者,进食时应戴上后再进食。

（5）口腔感觉差的患者，把食物送入口时，可适当增加汤匙下压舌部的力量，有助于刺激感觉。

（6）耐力差患者，宜少吃多餐。

（7）如患者有认知障碍，可适当给予口令提示。

（8）如患者出现呛咳，应停止进食。

（9）进食药物可用凝固粉调制成适合患者吞咽的性状；患者如果吞咽固体食物有困难，也同时不能有效地吞下大粒的药片或胶囊。

（10）进餐后保持口腔清洁，及时进行口腔护理。

（11）餐后指导患者坐位或半坐卧位休息至少30～40min。

（12）对家人及陪护人员进行详细的健康教育。

（13）教会患者及陪护防误吸及急救知识。

（三）导管球囊扩张治疗技术

采用机械牵拉的方法，使得环咽肌张力、收缩性和（或）弹性正常化，促进食管上括约肌生理性开放，解决环咽肌功能障碍导致的吞咽困难，称之为扩张技术。常用的治疗方法包括在内镜或无内镜引导下，用探条、导丝引导的聚乙烯扩张器、充气气囊或充水球囊、水银扩张管对环咽肌进行扩张。其中充气气囊或充水球囊扩张治疗方法操作简单，安全实用。

1. 定义及工作原理

（1）定义：用适当号数球囊导管经鼻孔或口腔插入食管，在食管入口处，用分级注水或注气的方式充盈球囊，通过间歇性牵拉环咽肌，激活脑干与大脑的神经网络调控，恢复吞咽功能。主要应用于神经疾病导致的环咽肌功能障碍患者。

（2）作用机制：食管上括约肌（upper esophageal sphincter，UES）是咽与食管交界处的屏障，生理状态下呈间歇性的开放与关闭。其中，环咽肌是UES主要的关闭肌肉，具有双向阀门作用。在呼吸时维持张力性收缩，防止空气进入食管；吞咽时，舌向后推进食团尾端，咽中缩肌和下缩肌收缩，UES处于开放状态。UES由环咽肌（CP）和咽下缩肌共同组成，其中CP是UES的主要成分。当UES在吞咽过程中因神经疾病和头颈放射性损伤后神经调节障碍处于紧张状态而无法放松（失弛缓）时，将会发生吞咽的协同困难，食物容易反流。如果吞咽时咽部推动力不足，舌骨和喉部的上抬以及前移运动不足或不能，将导致环咽肌开放不完全或完全不开放；如果支配环咽肌的迷走神经功能障碍，也严重影响环咽肌的开放。这几种情况都可导致全部或部分食团滞留在咽、会厌和梨状隐窝内，并且在吞咽后引起误吸。

一项前瞻性研究提示脑干病变中由于食管上括约肌不能开放或开放不完全，又称为环咽肌功能障碍（cricopharyngeal muscle dysfunction，CPD），引起反流、咳嗽、咽部滞留和误吸等，最终导致吸入性肺炎、营养不良、脱水和体重下降。采用导管球囊扩张术不仅通过其生物力学机制直接作用于失弛缓的食管上括约肌，通过牵拉使其放松，而且更重要的是通过调节吞咽中枢模式发生器中的神经网络，兴奋CN-Ⅸ、CN-Ⅹ、CN-Ⅺ，从而达到增强启动反射性吞咽的能力，降低脑干病变后吞咽反射的阈值及提高吞咽中枢模式发生器（swallowing patern generator，SPG）的兴奋性，恢复UES的生理功能。

2. 应用范畴

（1）适应证

①神经系统疾病导致的环咽肌功能障碍、吞咽动作不协调，咽部感觉功能减退而导致咽反射延迟。

②头颈部放射治疗导致环咽肌纤维化形成的狭窄，头颈癌症术后瘢痕增生导致食管狭窄。

（2）禁忌证

①鼻腔、口腔或咽部黏膜不完整或充血

严重、出血者。

②呕吐反射敏感或亢进者。

③头颈部癌症复发者。

④食管急性炎症期。

⑤未得到有效控制的高血压或心肺功能严重不全。

⑥其他影响治疗的病情未稳定者。

3．操作技术

（1）分类：导管球囊扩张术在实施过程中可因人而异，具体分为：

①按扩张的人群：分为儿童导管球囊扩张和成人导管球囊扩张。

②按导管通过的途径：分为经鼻导管球囊扩张和经口导管球囊扩张。

③按应用的手法：分为主动导管球囊扩张和被动导管球囊扩张。

（2）常规技术

①操作人员：一般由 2 名专业语言治疗师合作完成此项治疗操作，一名为操作者，另一名为助手。

②材料：12～14 号乳胶球囊导管、水、10ml 注射器等。

③准备工作：插入前先注水入选用的导管内，使球囊充盈，检查球囊是否完好无损，然后抽出水后备用。

④操作步骤如下

a. 插管及避免误插的检测：由助手完成按插鼻饲管操作，常规将备用的导管（儿童6～10 号，成人12～14 号）经鼻孔插入食管中，嘱患者张口并检查口腔，排除导管经咽后壁进入口腔。此外，嘱患者发"i"音并将导管露出鼻腔一端放入水中，检查患者发音是否清晰，水中是否有水泡冒出，以排除导管插入气管，确定导管进入食管并完全穿过环咽肌后，将导管交给操作者原位保持。

b. 助手将抽满 10ml 水（冰水或温水）的注射器与导管相连接，向导管内注水 6～9ml，使球囊扩张（直径 22～27mm），顶住针栓防止水反流回针筒。

c. 操作者将导管缓慢向外拉出，直到有卡住感觉或拉不动时，用记号笔在鼻孔处做出标记（长度 18～23cm），此处相当于环咽肌下缘，再次扩张时作为参考点。用手体会球囊通过环咽肌或狭窄处的阻力，确定注水基值，即初次扩张时球囊扩张到多大容积才能通过狭窄处；体会导管被拉长时的弹性感觉与球囊滑过环咽肌时的手感有何不同。

d. 操作者嘱助手抽出适量水（根据环咽肌紧张程度，球囊拉出通过环咽肌下缘后，操作者应尽量控制球囊置于食管狭窄处，持续保持 1～2min 后拉出阻力锐减或有滑过感觉时，此时球囊已脱出环咽肌上缘。嘱助手迅速抽出球囊中的水。其目的是避免窒息，保证安全。

e. 操作者再将导管从咽腔插入食管中，重复操作 5～8 遍，自下而上缓慢移动球囊，充分牵拉环咽肌，降低肌张力。一般，每天 1次，需时约半小时。环咽肌的球囊容积每天增加 0.5～1ml 较为适合。

（3）不同扩张方式的选择：导管球囊扩张是一项创新性、适宜性治疗技术，成本较低，疗效显著，安全可靠，无不良并发症，操作简单，患者依从性高。选择适当的扩张方式或多种方式组合进行治疗会提高治疗效果。

①脑干梗死导致的吞咽障碍患者，通过吞咽造影检查，大多为吞咽的协调性或咽缩肌无力导致环咽肌失弛缓，在扩张时，主要采用主动导管球囊扩张方法辅以 Mendelsohn手法或用力吞咽法，旨在学习和强化吞咽的协调性及受损肌群的力量。

②对于鼻咽癌放疗术后环咽肌失弛缓良性狭窄患者，多采用被动导管球囊扩张，旨在撑开狭窄的环咽肌，增大入口直径，被动扩张环咽肌，但即时效果会较好，远期效果较差，患者复发的概率较大。

③对于各种原因导致的环咽肌失弛缓而咽反射减弱或消失的患者，最适合是采用经口导管球囊扩张，同时可应用主动或被动

导管球囊扩张,可减少对敏感的鼻黏膜刺激,但其缺点是,球囊导管会限制舌的上抬运动,特别是在应用主动导管球囊扩张时,影响较大。

④对于幼儿环咽肌失弛缓症患者(0.5-2.0岁),因年龄较小配合程度较差,多采用被动导管球囊扩张法;对于较大而能主动配合的环咽肌失弛缓儿童患者,多用主动导管球囊扩张术。

(4)注意事项

①扩张前要做内镜检查确认舌、软腭、咽及喉无进行性器质性病变患者,才可操作。

②鼻孔局部麻醉扩张前插管及上下提拉时,移动导管容易引起鼻黏膜处疼痛、打喷嚏等不适,影响插管进程。因此插管前可用棉签蘸1%丁卡因插入鼻孔以行局部黏膜麻醉以降低鼻黏膜的敏感性。

③留置气管套管处理:留置气管套管患者,必要时在扩张前做电视内镜进行吞咽功能检查,确认舌、软腭、咽喉有无进行性器质性病变、结构异常、水肿等,如果有要做相应处理后才进行扩张操作。

④喉上抬无力的患者扩张时,操作者需把手指置于舌骨上下肌群做暗示或抗阻力运动,扩张时可结合吞咽手法训练,如Mendelsohn手法。

⑤雾化吸入扩张后,可给予地塞米松+α-糜蛋白酶+庆大霉素雾化吸入,防止黏膜水肿,减少黏液分泌。

⑥遇到以下情况无法插管时,需作调整:驼背,可去掉导丝插管;咽腔变形,去掉导丝或边插边改变导管方向;鼻咽癌食管入口僵硬,用钢丝导丝;婴幼儿哭闹,用钢丝导丝。

⑦终止扩张治疗标准:吞咽动作引出,吞咽功能改善,患者可经口进食即可。

a. 主动扩张,一般注水容积量不等,吞咽功能改善,即可终止扩张治疗。

b. 被动扩张,一般注水容积达10ml并顺利通过环咽肌时或吞咽功能改善,终止扩张治疗。

(5)应用评价:改良导管球囊扩张术与传统的食管球囊扩张术相比有以下特点:

①导管球囊扩张术的重要创新之处是利用普通导管中的球囊,采用注水方式使球囊充盈,自下而上拉出,通过注水量的变化改变球囊直径,逐渐扩张环咽肌,与其他导管球囊扩张术相比,具有异曲同工之妙。

②可以在扩张治疗的同时进行球囊内压的测定,使治疗过程更加安全,减少食管撕裂、气管食管瘘等不良并发症的发生。这种操作简单,安全可靠。

③在治疗中并非只是被动机械牵伸环咽肌,主要是让患者主动吞咽球囊,充盈的球囊刺激食管黏膜,通过延髓反射弧达到增强启动反射性吞咽的能力,强化大脑神经调控,以促使环咽肌功能恢复,使疗效更佳。

④有人认为,导管球囊扩张术短期效果佳(可持续1~3个月),而远期效果差。此法主要是针对食管良性狭窄,而非脑卒中后所致环咽肌失弛缓。导致远期疗效不佳的主要原因是食管再狭窄,实验研究表明食管良性狭窄导管球囊扩张术后再狭窄的主要原因之一是细胞核抗原(PCNA)和纤维连接蛋白(FN)持续的过度分泌。由此可见,实施渐进性均匀扩张,实时测量食管内压,避免黏膜损伤等可降低扩张后再狭窄。

⑤球囊扩张术的滥用情况:临床上有些医师、治疗师未经过严格培训,对患者的适应证没有经过严格评估与检查,就给患者施行导管球囊扩张术。主要存在以下滥用的现象:

a. 未经吞咽造影检查,无法明确是否存在环咽肌失弛缓的患者。

b. 一些严重认知障碍患者,甚至意识不清的患者。

c. 一些口腔期吞咽障碍患者,如帕金森病所致的吞咽障碍患者。

d. 对导管球囊扩张术的盲目操作,盲目

追求增加扩张的注水量,扩张的次数,不注重吞咽功能的再学习、口腔功能基础训练及手法治疗等联合治疗。上述滥用与误用这项技术,有可能会导致严重后果。

(四)经皮电刺激

经皮电刺激(Vitalstim)是经美国 FDA 认证的吞咽障碍功能治疗仪。它产生双向方波,波宽 700ms,波幅 0~25mA,强度 2~10mA,电极放置的位置包括:口期通道Ⅰ电极放置于舌骨上方,通道Ⅱ电极放置于瘫痪侧面颊部,咽期通道Ⅰ电极放置于舌骨上方,通道Ⅱ电极沿颈部正中线垂直放于甲状软骨处。打开电源,同时增加两个通道的振幅,要求患者反馈刺激的感觉,以其能忍受的最大刺激量为宜,保持该水平刺激 1h。治疗的同时指导患者做吞咽动作。这个方法能增强吞咽相关肌群的肌力,促进吞咽动作的协调性,达到改善吞咽功能的目的。

(五)肌电触发生物反馈训练

1. 概念 在尝试吞咽的过程中,使用表面肌电生物反馈来帮助患者维持并提高吞咽能力,与此同时,患者通过渐进的吞咽来获得即刻语音反馈的一种治疗方法。在进行一系列食团吞咽和气道保护训练的同时,使用表面肌电生物反馈可以明显提高吞咽训练的疗效。

2. 方法 把 sEMG 电极置于颈前舌骨与甲状软骨上缘之间,电脑肌电生物反馈训练仪能无创探测到吞咽时喉上抬肌肉收缩的幅度,并实时显示在电脑屏幕上,当肌电信号水平超过预先设定的阈值时,通过肌电触发刺激器提供一次有功能活动的肌肉收缩,并通过语音提示及时给予患者鼓励。

训练时要求患者采用用力干吞咽法,或治疗师使用 Mendelsohn 手法,使喉上抬肌肉收缩幅度尽可能达到正常范围。有些设备除给予语音提示与鼓励外,还可通过显示屏,提供与正常人喉上抬动作比较的参数或曲线图,给予视觉反馈。在治疗疗程最后,某些治疗者可能选择吞咽真实的食物,推荐选用酸奶或布丁,给患者 1/2 茶匙上述食物,嘱用力吞咽两次,指导患者将喉咙残留的食物咳出来,在每次治疗中无论是吞水还是食物都要密切监测是否有误吸和呼吸系统疾病的指征。

(六)感应电疗法

1. 概述

(1)基本概念:感应电流是利用电磁感应原理产生的一种双相、不对称的低频脉冲电流。所谓双相,是指它在一个周期内有两个方向(一个负波、一个正波)。所谓不对称,是指其负波是低平的,正波是高尖的。它的频率在 60~80Hz 之间,故属低频范围。其周期在 12.5~15.7ms 之间,其尖峰部分类似一狭窄的三角形电流,$t_{有效}$(正向脉冲持续时间)为 1~2ms。峰值电压 40~60V。感应电流的两相中,主要有作用的是高尖部分,其低平部分由于电压过低而常无生理的治疗作用。

(2)生理作用

①电解作用不明显:因感应电流是双相的,通电时,电场中组织内的离子呈两个方向来回移动,因此感应电引起的电解远不如直流电明显。

②有兴奋正常神经和肌肉的能力:为了兴奋正常运动神经和肌肉,除需要一定的电流强度外,尚需要一定的通电时间。如对运动神经和肌肉,脉冲持续时间($t_{有效}$)应分别达到 0.03ms 和 1ms。感应电的高尖部分,除有足够的电压外,其 $t_{有效}$ 在 1ms 以上。因此,当电压(或电流)达到上述组织的兴奋阈时,就可以兴奋正常的运动神经或肌肉。

2. 感应电的治疗作用

(1)基本治疗作用:防治肌萎缩;防治粘连和促进肢体血液和淋巴循环;还具有镇痛效果。

(2)在吞咽治疗中的应用:近年来,感应电移动法移动刺激舌肌等口腔内结构,防治舌肌萎缩的临床应用逐渐推广并取得较好效果。

3. 操作方法

(1)治疗处方:频率 50～100Hz,有效波宽 0.1～1ms,刺激时间 3～5s,间歇时间 5～10s,电流强度以引起靶肌肉明显收缩为准,对于不能耐受者,建议尽量达到运动阈值及以上。每次治疗 15～30min,每天 1 次,18～20 次为一疗程。

(2)电极放置:将带开关的手持电极棒放置于下颌舌骨肌、二腹肌的前腹、甲状舌骨肌、舌骨舌肌以及口腔内的腭垂肌、两侧的腭咽肌弓、腭舌弓、上下舌纵肌、舌横肌、颊肌的运动点上(结合解剖部位和肌肉收缩时所产生的动作来确定位置),另一个大小 10cm×10cm 的方形辅助电极置于颈后。

(3)刺激部位:以感应电移动法为例介绍如下:

①颊肌刺激:根据颊肌的肌肉走向,在口腔外和口腔内分别进行颊肌肌肉方向的移动刺激,有利于改善颊肌力量和刺激腮腺分泌唾液功能。

②唇肌刺激:对上唇方肌、下唇方肌的运动以及两侧地仓穴,一般采用固定法,有利于增强闭唇功能和包裹食物的能力。

③舌肌刺激:包括舌内肌群和舌外肌群的刺激。舌内肌群一般以后前方向的移动刺激舌上纵肌和左右方向移动刺激舌横肌,以改善舌的活动度;对于舌后缩无力的患者,可以移动或固定刺激舌后 1/3 处,对于舌上抬不能的患者,可在舌前 1/3 处刺激;部分舌肌萎缩的患者,可考虑刺激舌下纵肌。舌外肌群主要以下颌舌骨肌、二腹肌前腹为刺激靶点。

④软腭、咽后壁刺激:对于真性延髓麻痹的患者,尤其是存在软腭、咽后壁纤维化的患者,可由下到上分别刺激腭舌弓、腭咽弓和咽后壁,改善软腭上抬和咽后壁前移的功能,减少鼻腔反流和食物渗漏的风险,以及提高食团运送的功能。

⑤咽缩肌刺激:对于喉上抬不足的患者,可移动或固定刺激甲状舌骨肌;对于有误吸风险的患者,可刺激天突穴位。

4. 应用效果评价　目前在吞咽领域的电刺激主要以口腔外低频电刺激为主,对以舌肌力量不足或萎缩、咽缩肌力量弱或纤维化等真性延髓麻痹的患者,应用感应电移动法可刺激至口腔内相关肌群,具有一定的治疗效果,有关临床的相关应用报道颇多。

(刘丽容　刘初容)

参 考 文 献

[1] 李琪.辣椒辣素与吞咽反射[J].国外医学.老年医学分册,1994,01:46.

[2] Mistry S,Rothwell JC,Thompson DG,et al. Modulation of human cortical swallowing motor pathways after pleasant and aversive taste stimuli[J]. American Journal of Physiology, 2006,291(4):666-671.

第**16**章 心理与认知疗法

康复不仅要加强残疾者的躯体功能,还应重视心理、认知等方面的康复。以心理学为指导,通过对残疾人的心理诊断、治疗及训练,改善其认知功能、情感障碍及不良行为,使之正确对待残疾及其影响,最大限度地自尊、自信、自强、自立。心理与认知康复,是全面康复的重要措施和工作内容,是进行医疗等方面康复的前提条件和整个康复过程中需不断进行的重要工作。需创造使患者成功的条件,消除患者因躯体或器官功能上的伤残所造成的心理发展上的偏差,如无法客观、正确地对待自身的残疾和认识环境以及自卑、丧失自信、孤僻等消极心理状态,适应环境。

第一节 心理康复

一、概述

心理治疗又叫精神治疗,是应用心理学的原则和方法,通过治疗者与被治疗者的相互作用,医治患者心理、情绪、认知行为等方面的问题。

心理治疗的作用是通过语言、表情、行为向患者施加心理上的影响,解决心理上的问题,达到治疗疾病的目的。从广义来讲,心理治疗是通过使用各种方法,包括语言的和非语言的交流方式,通过解释、说服、支持、同情、相互理解来改变对方的认知、信念、情感、态度、行为等达到排忧解难、降低痛苦的目的。从这个意义上来说,人类的亲密关系就构成了"治疗作用",理解、同情、支持就是"治疗药物",所以非正式的心理帮助可以表现在父母与子女之间、夫妻之间、邻里之间、同事之间的心理影响。但正规的心理治疗与非正式的心理帮助有所不同,一是医师接受过专门的训练并且得到社会的认可,其次是医师的活动有相应的理论体系做指导。

二、残疾的心理适应理论

1. **残疾适应理论** 残疾适应理论按照从内在到外在的连续过程进行划分,强调内在认知事件的理论,称为精神理论;强调个体外在事件的理论,称为社会理论或行为理论;二者合一的整合理论是把内在的方面(即心理)与外在的方面(即社会和环境)的决定因素融合到一起。

在形成正式的残疾适应理论之前,大多数人认为与残疾相关的痛苦主要是残疾引起的,因此去除或改善残疾有可能减轻痛苦。但实践表明在去除残疾后,一些人仍然能力丧失。以后人们逐步认识到身体的和社会的障碍(患者的外在障碍)是适应问题的主要根源,结果就产生了强调社会学概念的理论,如"疾病角色"和"疾病行为",这些理论加强了在社会水平上对残疾适应的理解。

2. **残疾适应模式**

(1)分阶段模式:分阶段模式认为人们经历生活剧变后会按照可预言的、有顺序的情感反应过程发展。大多数分阶段理论有3～5个步骤,始于震惊,终于某种形式的接受。通常指心理休克期、冲突期及重新适应期三个被普遍接受的假设阶段。

残疾后的心理反应及适应过程具有下述特点:

①存在个体差异:如初期反应除了震惊和麻木外,有的也表现出表面上的冷静和镇定自若,或恐惧焦虑及歇斯底里的哭喊。

②情感反应多变性:残疾发生后情感反应并不一定遵循同种方式,不一定通过固定的阶段而最终接受,解决危机的处理机制也有多变性。

③并不是所有残疾人均能进入最后的接受和重新适应阶段。分阶段理论虽尚有不足,但已广为人们所接受。

(2)行为模式:残疾适应的行为模式强调外在因素的重要作用,这种模式对患者的认知功能强调得不多,主要注重行为。残疾者需面临4项任务:必须留在康复环境中,消除残疾不适应行为,获得残疾适应行为,取得残疾适应行为的结果。

(3)心理应对技术模式:既强调认知因素也强调行为因素,它建立在危机理论的基础之上。危机理论认为人们需要社会和心理相平衡的感觉。在外伤事件后会产生危机和无组织状态。在危机过程中,一个人的特征性行为模式对建立平衡无效,这种失平衡状态通常是短暂的,新的平衡在几天或几周内即可建立。

心理应对技术模式包括:

①否定或最小化处理危机的严重性,把负性情感减少到可控制的水平。

②寻找相关知识调节情感痛苦。

③需要再保证和情感支持,社会支持通过减少影响效果的感情状态而增强处理能力,建立自信,提高对新知识的接受能力。

④了解疾病的相关过程。

⑤设定具体的有限目标,可减少挫败感,增加获得某种有意义的东西的可能性。

⑥对有可能产生的结果反复练习,如让患者从事一些能减轻焦虑、紧张、恐惧且正确的感觉活动。

⑦在整个事件过程中寻找到有意义的总目标或方法。

三、慢性疾病及残疾的心理治疗

无论患何种疾病,当一个人察觉到自己失去健康时,就会产生某种痛苦或不适的感觉,而对疾病,尤其是严重损害功能或威胁生命的疾病,任何人都不可能无动于衷,都会产生不同程度的心理反应或精神症状。

1. 急性期或新近残疾的心理治疗　针对此期患者,心理治疗应做到以下两点。

(1)医疗行为:要认识到使用合理的医疗技术和措施,患者的情况能够改善,急性期患者较容易接受暗示。环境(自然环境与心理环境)的稳定和平静与否,对患者的影响很大。处理时应以平静、理解、审慎和合作的态度开展工作,还要帮助患者家属也认识到这一点。

(2)替代行为:行为治疗的基本原则是重建新的替代行为,目的是帮助病残者在新的病房环境中重新生活,从而提高患者的适应能力,进而追求新的康复目标。例如病残者由自理变为事事求助于人、常常不适应,虽然求助的方式不同,但往往效果不佳。特别是新近损伤所致四肢瘫痪的患者,为了要水或其他服务而召唤护士时,由于所用的方法欠佳,而不能得到护士的帮助。如果心理治疗师教给患者交往的技巧,以不同的表示方法请求帮助,效果就会好些。这可以同时达到两个目标:一是改善、增进医患关系,使病残者得到良好的躯体帮助和心理安慰;二是使患者建立起控制感,并帮助他们学习各种变通行为,以代替沉思、幻想、任性和思想不集中行为。

2. 残疾认同过程中的心理治疗　在病

残者的下意识中,康复治疗如同惩罚。惩罚是良性强化刺激的丧失或恶性刺激的开始。残疾突然发生后,患者不但马上失去了过去维持工作和闲暇时行为的良性强化条件,同时也开始接受恶性刺激,如随之发生的疼痛、感觉缺失及功能丧失,为此患者感到非常懊丧。另外患者周围的人很可能会将各种对他的消极评价以不同的方式影响患者。不论是恶性刺激还是以失去良性强化刺激形式出现的惩罚,都可能增加患者从惩罚中逃脱和回避的行为,此后患者很可能会把残疾和与其有关的康复治疗看作是导致惩罚的刺激。患者可能表现出不愿参与康复过程的行为,以回避他认为是惩罚的各种活动。

残疾认同过程中的心理治疗,重点应该放在减少康复治疗中不易为患者接受的方面,减少逃避行为造成的不良后果。在这个过程中,关键是应建立良好的医患关系。

(1)在康复治疗的开始阶段,医师应强调有效行为,要与治疗师一起用积极、双向临时性强化代替自然强化。当患者获得较多的功能行为,并重新参加家庭和工作活动时,有效行为就容易被患者采用。如果康复治疗人员起不到有效的强化作用,则康复治疗就显得被动,只能忙于对症处理(如镇痛、缓解感觉缺失、终止关于残疾的幻想)及一般性的勉励。

(2)康复训练开始时,治疗师应将注意力放在康复训练过程中单次训练任务的强度方面,当增加训练内容时要识别和找出哪些是积极的强化刺激,并在初始阶段按1:1的比例连续实施。然后,在维持或减少强化刺激的同时,通过增加训练任务的内容,来增加要完成的训练量。尽可能强化良性刺激,而不至于使治疗成为恶性刺激。如果收到成效,患者在治疗中既可体会到成功的喜悦,又可以减少孤立感和由感觉缺失造成的不良心理状态,从而进一步强化效果。以上步骤可以减少康复治疗中患者的负性情绪,提高其积极性。

(3)康复过程中当遇到患者出现退缩或攻击行为时,应设法减弱这种强化刺激。一方面康复人员将患者的日常活动与康复内容结合起来,即可达到更好的康复效果;另一方面还应帮助病残者家属认识配合完成康复计划的重要性,当然这种配合不是一味地强化家庭的温情,因为过于密切的交往可引发患者的逃避行为,相反过于冷淡也不利于重建自信心。要让他们懂得他们在康复计划中对进展能起的作用,并观察到治疗成效。

3. 抑郁状态的心理治疗 后天性肢体残疾最常见的心理问题就是抑郁,脑卒中及严重脑损伤后至少有50%的患者会出现抑郁。在多发性硬化、运动神经元疾病等进行性神经疾病的患者几乎都伴有不同程度的抑郁。患先天性残疾或在儿童期继发残疾的患者也会在一些时期,如青春期前后、试图离开父母和家乡寻求独立时特别容易产生抑郁。重大的生活变动如严重脑外伤是产生抑郁的重要原因。

抑郁可以被看作是一种丧失强化刺激的状态,由于残疾的发生带来生活方式的突然改变,失去了过去生活中的鼓励因素,其结果是萌生忧伤和抑郁,这在新近残疾者中尤其常见,长期住院患者也可能出现这种情况。抑郁可以只表现为暂时的情绪低落,也可以表现为有自杀倾向的严重状态。

心理治疗主要依赖于心理治疗师与患者之间建立的相互理解和同情的关系。信息和交谈很重要,详细的解释能使患者了解自己的疾病、诊断,以及给家庭、社会、工作带来的影响,能挖掘出患者的深层压力,解决患者的问题。

4. 焦虑状态的心理治疗 严重疾病或损伤后患者容易处于焦虑状态。偏瘫、截肢或其他影响身体稳定性的疾病使患者更容易产生明显的害怕摔倒的情绪。COPD、心脏功能损害的状况下能产生与未来生存有关的焦虑。这些反应会进一步加重功能损害。有关截肢、造瘘或其他身体外表的改变,能导致一系列社会回避行为,社会和相关的回避行为能伴发认识的改变,包括继发于脑损伤后内在反应和交流技巧,同时可影响到患者对肠道或膀胱的控制,引起对二便失禁的恐惧。焦虑几乎总是导致回避,永久的情感基础和信念持续会加重焦虑。如一些心理性认知偏见使得抑郁、焦虑持续存在。在康复期间除了发展技巧,以下几种心理治疗方法能使患者在恐惧环境中得到放松。

(1)认知疗法:能纠正这些信念,促进恢复。焦虑会产生特殊的生理反应,典型的是过度交感唤醒,调节这种唤醒的程度可作为脱敏策略的基础,可采用广泛的放松技术。认知疗法与特殊技巧的建立使焦虑状态得到控制和自我控制。

(2)药物治疗:镇静药的使用是相对安全有效的,但应尽可能短期应用。停药有一定的危险性,有可能引起症状反弹。抗抑郁药一般也有一定的抗焦虑作用,即使患者没有抑郁,也可以应用。有时小剂量的抗抑郁药,在不产生明显副作用的情况下,可以产生较好的抗焦虑作用。

(3)良好的交谈技巧:必须强调,无论患者还是护理者和患者的家庭,其焦虑常常是由于医护人员对患者新出现的或令人担心的症状或疾病的自然过程和诊断未予详细询问和解释引起的。对于这种情况,深刻而富于同情心的交谈是最好的解决方法。

四、康复心理治疗的常用方法

心理治疗的形式有个别心理治疗、集体心理治疗,认知改变、行为改变的治疗,直接治疗、非直接治疗,短程治疗、长程治疗等。

1. 支持性心理治疗 通过治疗者对患者的指导、劝解、鼓励、安慰和疏导的方法来支持和协助患者处理问题,使其适应所面对的现实环境,度过心理危机称为支持性心理

治疗。当残疾发生后,患者处于焦虑、易怒、恐惧、郁闷和悲观之中,治疗者所给予的保证,对改善患者的情绪和促进康复是十分有益的。

治疗者应倾听患者的陈述、协助患者分析发病及症状迁延的主客观因素,应把患者康复的结局实事求是地告诉患者,并告诉患者从哪些方面努力才能实现其愿望。要调动患者的主观能动性,鼓励患者通过自己的努力改善功能。有时患者会对治疗者产生依赖,这将影响患者的康复。

2. 行为疗法 行为疗法是基于实验心理学的研究成果帮助患者消除或建立某种行为,从而达到治疗目的。其理论基础有行为主义理论中的学习学说、巴甫洛夫的经典条件反射学说及斯金纳的操作条件反射学说。

(1)行为主义理论:认为人的心理病态和各种躯体症状都是一种适应不良的或异常的行为,是在以往的生活经历中,通过"学习"过程而固定下来的,同样可以通过"学习"来消除或纠正。

常用的治疗技术有系统脱敏疗法、冲击疗法、预防法、厌恶疗法、阳性疗法、消极疗法、自我控制法、模仿法、认知行为疗法等。

(2)操作性条件技术:根据斯金纳的操作条件反射学说采用奖励-强化法和处罚-消除法,可广泛用以纠正残疾儿童的不良行为,矫正脑损伤及其他残疾人的偏离行为和不适应行为。

行为问题,尤其是脑创伤或其他脑部疾病后的行为问题是相当常见的,可分为不适当的行为过多和适当的行为过少。不适当的行为过多:包括冲动性,自我中心主义,进攻言语或进攻行为,脾气暴躁,不适当的性行为等。适当的行为过少:表现为淡漠,缺乏动力,在督促和哄骗下才能完成日常生活活动。这些患者常常轻易的、错误的被认为是懒惰、无动力。行为问题的治疗方法如下:

1)强化良好行为:最常用的是阳性强化

①阳性强化刺激在某些行为发生后给予,能增加这种行为被重复的可能性。这种刺激可以是直接的实际的物质,如患者喜爱的食物或饮料,也可以是精神鼓励,如表扬,或奖励患者认为有价值的纪念品、钱币,并且应该在良性行为后立即以明确而肯定的方式给予,这一点十分关键。

②运用其他相关技术,加强对良性行为的刺激。例如,对早晨不愿穿衣的患者,最初在患者注视他的衣服时给予奖励,以后可能是患者去触摸衣服或将衣服放置在床上适当的位置时给予奖励,这样逐渐经过一段时间,对患者的每一点进步都予以肯定。

③对较大的进步再给予奖励。例如,患者穿上上衣的整个动作全部完成后再给予奖励。有时开始需要提示,一段时间之后应逐渐减少提示。有时治疗师对良性行为的模仿也是很必要的。

④在康复中可以采用代币法,代币作为奖励物,并可以用来换取额外的食物、饮料,参加集体活动的机会。

2)抑制不良行为:惩罚可以作为阴性强化刺激达到目的

①暂停技术:不良行为一出现马上取消阳性强化,这是众所周知的方法,已被广泛应用。如果表扬是作为阳性强化刺激给予的,那么在出现不良行为后的一定时期内就不给予表扬。"当场暂停"要求不要注意不良行为,可以继续与患者谈话以促使其忘记这种行为或者离开患者。"情景暂停"要求将出现不良行为的患者从现场转入另一房间或单独的房间,并持续特定的时间。

②反应代币:是指在代币情况下,对患者的良性行为给予代币,而对患者的不良行为撤销代币。

③厌恶刺激:是指在患者出现不良行为后立即给予不愉快的味道、气味,甚至是电休克,这种治疗似乎有用,但道德、伦理方面的谴责是明显的。

④差异强化:即患者出现一些恰当的但并非我们要求的行为时也给予适当的表扬。

3. 认知疗法 认知疗法的理论基础是心理障碍的产生是源于错误的认知,而错误的认知会导致异常的情绪反应(如抑郁、焦虑等)。通过挖掘,发现错误的认知,加以分析、批判,代之以合理的、现实的认知,就可以解除患者的痛苦,使其更好地适应现实环境。

对慢性病患者,要让他接受疾病存在的事实,用"既来之则安之"的态度去对待,既不要自怨自艾,更不要怨天尤人。要让患者了解适应能力可通过锻炼而改善,且能使器官功能处于一种新的动态平衡,从而更好地执行各种康复措施。激发其奋发向上的斗志,积极主动地克服困难,争取各项功能的最佳康复。

4. 社会技能训练 社会技能一般是指一个人有效地应付日常生活中的需求和挑战的能力。它使一个人保持良好的精神状态,在其所处的社会文化环境中,在与其他人的交往中表现适当的和健康的行为,它包括:处理问题的技能、思维技能、人际交往技能、自我定向技能、控制情感及行为技能。

社会技能训练用于矫正各种行为问题,增进社会适应能力,以训练对象的需求和问题为中心,强调主动性、积极性、参与性和操作性相结合,强调各种心理技能的实用性,强调训练对象对社会技能的掌握程度。

5. 生物反馈疗法 生物反馈疗法是通过现代生理科学仪器,训练患者学习利用反馈信息调整自身的心理、生理活动,使疾病得到治疗和康复。一般情况下,人不能随意控制自己的内脏活动,利用生物反馈治疗仪采集不被患者感知的生理信息(如内脏活动和各种电生理活动),经仪器处理和放大后,输出可为患者感知的视听信号,使患者了解自身的生理活动变化,并逐渐学会有意识地在一定程度上调整和控制,达到康复的目的。

生物反馈治疗常用的治疗仪器有肌电、皮温、皮电、脑电、脉搏及血压等生物反馈仪。适用于焦虑症、恐怖症、高血压病、支气管哮喘、紧张性头痛、书写痉挛、瘫痪（周围神经及中枢神经损伤）、癫痫和慢性精神分裂症等。

第二节　认知康复

认知障碍是脑卒中、脑外伤以及各类痴呆患者常见的神经心理学症状。在脑损伤患者的康复过程中，认知功能损害是阻碍患者肢体功能与日常生活活动能力改善与提高的重要因素。重视各种认知功能障碍的临床表现，及时检查、及时诊断，将有助于及时治疗认知障碍，有助于缩短脑损伤康患者的康复疗程，促进脑损伤的康复。康复训练对减轻症状及延缓症状的进展具有重要的作用。训练包括注意力训练、记忆训练、计算力训练及知觉障碍的康复训练等。

一、认知障碍康复训练的原则

1. 训练计划的制订应以评定为基础，以保证训练计划具有针对性。

2. 训练方法必须具有专业性，切忌将小学教材或游戏与专业训练混为一谈。

3. 训练内容的设计应具有连续性，训练程度由易到难，循序渐进。

4. 一对一、面对面训练与计算机辅助训练相结合。

5. 基本技能的强化训练与能力的提高训练相结合。

6. 强化训练与代偿训练相结合。

二、改善特殊认知缺陷的治疗

该治疗把继发于脑损伤后的特殊认知缺陷作为治疗目标（如记忆缺损、半侧空间忽略等）分为恢复策略和补偿策略。

1. 恢复策略　恢复策略是丧失能力的恢复，或丧失能力通过结合未受损或残余功能重组丧失的功能，主要目的为恢复人的能力。鼓励患者更加有效地使用其残存的认知功能，通过认知的代偿机制建立认知活动的新模式，仍可获得功能的进步。

记忆领域这方面的技术发展很快，包括意象法（即通过相关的特定图像记忆信息的方法）在内的记忆策略已被应用，PQRST就是其中之一。这项技术要求患者先预习信息（preview），关于此信息对自己提出问题（questions），阅读信息（read），陈述信息（state），测试结果（test）。这实际上是重复策略的扩大，目的是希望信息编码被加深。PQRST法比单纯死记硬背的方法要好得多。其他的技术如语义细加工、联想法、视意象、首词或关键词记忆法、编故事等方法均可强化学习水平，提高记忆能力。这些方法彼此存在联系，对同一个患者可以同时应用不同的方法。

2. 补偿策略　补偿策略涉及一套动作整合后的表现，利用功能重组或功能替代的方法。

（1）功能重组：包括增加或改变功能输入、储存或输出。例如，使用路标、在房门上贴标签、把容易遗忘的物品放在显眼的位置或必经之地，避免患者使用受损的认知功能，利用其未受损的能力换一种方式来完成活动，目的是让患者能够以不正常的方式来进行正常的活动。

（2）功能替代：涉及代替残损功能的全部新技巧的训练。教会患者使用外部辅助工具，通过外在的代偿机制建立功能活动的新模式，从而获得功能的改善。例如，失去阅读能力的脑损伤患者，可以通过听"有声书本"来享受读书的乐趣；严重记忆障碍的患者可以通过外部记忆辅助工具如日志、列表、闹钟、定时器、录音磁带、手机、微型多功能电子提示物等，来帮助记忆或提醒他们的日常安排。因为患者仍需要调动残余记忆来操作辅助记忆工具，所以这种方法不总是有效。

三、常用认知康复方法

1. 注意力训练

（1）基本技能训练在治疗性训练中，要对注意的各个成分进行从易到难的分级训练。基本技能训练包括反应训练，注意的稳定性、选择性、转移性及分配性训练。

（2）内辅助训练调动患者自身因素，学会自己控制注意障碍的一些方法。

（3）适应性调整包括作业调整和环境调整。

2. 记忆训练

（1）内辅助：通过调动自身因素，以损害较轻或正常的功能代替损伤的功能，从而达到改善或补偿记忆障碍的目的的一些对策。包括复述、视意象、语义细加工、首词记忆术等。

（2）外辅助：借助于他人或它物来帮助记忆缺陷者的方法。通过提示，将由于记忆障碍给日常生活带来的不便减少到最低限度。记忆的外部辅助工具可以分为储存类工具，如笔记本、录音机、时间安排表、计算机等；提示类工具，如报时手表、定时器、闹钟、日历、留言机、标志性张贴；口头或视觉提示等。

（3）环境调整：调整环境是为了减轻记忆的负荷。包括环境应尽量简化，如房间要整洁、家具杂物不宜过多；用醒目的标志提醒患者等。

3. 计算力训练　训练方案建立在正确地诊断和分型基础上。例如，额叶型失算患者要运用控制策略来改善注意力障碍，减少持续现象。空间型失算患者常伴有单侧空间忽略。可以运用划销任务、图形复制、视觉搜查任务、均分线段任务和画钟任务，帮助改善单侧空间忽略。同时使用阅读记号标注技术帮助空间型失算患者阅读。训练包括数字概念、计算负荷、算术事实、算术法则、心算、估算、日常生活（理财）能力训练等。

4. 思维训练　让患者做一些简单的分析、判断、推理、计算训练。合理安排脑力活动的时间，训练患者的思维活动。例如，让患者围绕某一个物品或动物尽量说出一些与之相关的内容如"猫有什么特征，会做哪些事？"让患者看报纸、听收音机、看电视等。帮助患者理解其中的内容，并与其讨论这些内容。

5. 知觉障碍训练

（1）躯体构图障碍的康复：训练识别自体和客体的身体各部位，身体的左右概念等。

（2）单侧忽略的康复：通过视觉扫描训练、感觉觉醒训练等方法进行训练。

（3）空间关系综合征的康复：基本技能训练与功能训练相结合的方法训练。

（4）物品失认的康复：患者可进行与物品相关的各种匹配强化训练，如图形-汉字匹配、图形的相似匹配、声-图匹配、图形指认等。

（5）失用症的康复：①对结构性失用症患者，可让其临摹平面图或用积木排列立体构造由易到难，可以给予暗示和提醒。②对运动性失用症患者要加强练习，给予大量暗示、提醒或治疗者手把手地教患者，改善后再逐渐减少暗示。提醒时亦应加入复杂的动作。③对穿衣失用症患者可用言语指示，并给患者示范，然后在衣服的不同位置做出标记，以引起患者的注意。④对于意念性失用的患者，可采用故事图片排序。根据患者的进步可逐渐增加故事情节的复杂性。

（华玉平　冯重睿　曾昭龙）

第17章 无创脑刺激技术

无创脑刺激（non-invasive brain stimulation, NIBS）具有无痛、无创、安全性高、操作简便等优势，深受广大医学研究者的关注和喜爱。其中最常使用的两种技术是经颅磁刺激和经颅直流电刺激，它们在神经系统疾病的治疗中展现了极具潜力的应用价值。

一、经颅磁刺激

1. 定义　经颅磁刺激（transcranial magnetic stimulation, TMS）是一种非侵入性的神经刺激技术，它根据法拉第的电磁感应原理，利用刺激线圈内大功率瞬变的脉冲电流在表面形成脉冲磁场，穿透人体的高阻抗组织（如颅骨、头皮），刺激神经细胞的轴突，产生感应电流，改变细胞膜电位，引起一系列的生理生化反应。

2. 适应证

（1）神经系统疾病（如脑卒中、阿尔茨海默病、帕金森病、多发性硬化、癫痫、脊髓损伤、运动神经元疾病等）。

（2）慢性神经痛。

（3）尿失禁。

（4）精神疾病：如抑郁症、双相情感障碍、精神分裂症、睡眠障碍、成瘾性疾病等。

近年来，在儿童脑瘫、自闭症、注意力缺陷多动障碍等的应用也受到越来越多的临床工作者关注。

3. 分类

（1）单脉冲经颅磁刺激（single pulse TMS, spTMS），每次只输出一个刺激脉冲，在电流快速上升时引起刺激作用，主要应用

于电生理检查方面，测定运动阈值、运动诱发电位、中枢运动传导时间、大脑皮质功能区定位和外周神经传导速度等。

（2）成对脉冲经颅磁刺激（paired pulse TMS, ppTMS），在数十毫秒内先后输出两个脉冲到一个线圈刺激同一部位，或分别输出到两个线圈相继刺激两个部位。常用于皮质兴奋性评估方面的研究中。

（3）重复经颅磁刺激（repetitive transcranial magnetic stimulation, rTMS），按照固定频率连续输出多个脉冲，刺激频率≤1Hz 称为低频 rTMS，可以抑制神经兴奋性，刺激频率＞1Hz 称为高频 rTMS，可以提高神经兴奋性。常用于神经精神疾病的治疗中（图 17-1）。

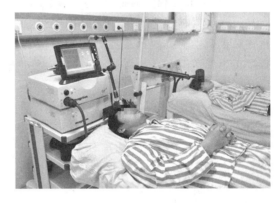

图 17-1　重复经颅磁刺激仪（rTMS）

（4）爆发模式脉冲刺激（theta burst stimulation, TBS），在 5Hz 脉冲中嵌入 3 个连续的 50Hz 脉冲，分为两种模式：连续性 TBS（cTBS）模式具有快速抑制神经功能的

作用,而间歇性 TBS(iTBS)模式可诱导神经系统长时程兴奋性增加。近年来,在神经系统疾病的治疗中越来越为临床工作者喜爱。

4. 作用机制 目前,关于 rTMS 对神经系统调控的作用机制仍在研究阶段,普遍认为这是多因素、多机制相互作用的结果。目前大家普遍认可的机制是 TMS 可诱导突触可塑性。赫布(Donald Hebb)可塑性理论认为,以突触相连的两个神经元之间通过被同时或快速的顺序激活,增强突触的连接,形成神经元之间的联合。有充分实验证据证明 TMS 刺激可诱导突触的 LTP 和 LTD,且具有频率依赖性,高频串刺激或间歇性 TBS 刺激突触前神经可诱导 LTP,而低频串刺激和连续性 TBS 诱导 LTD。TMS 引起神经兴奋性变化的其他细胞和分子学机制可能是其形成的颅内脉冲电流可直接引起细胞膜电位的去极化和超极化改变,调节突触后细胞内钙离子浓度,影响神经生长因子的基因表达,影响多种神经递质(多巴胺、去甲肾上腺素、血清素等)的分泌,以及 NMDA 和 AMPA 受体的合成。有研究证明,rTMS 可能通过影响中枢神经系统兴奋性变化,增加局部脑血流供应,调节突触后细胞内钙离子浓度,影响神经递质或神经生长因子的基因表达,促进突触重新生长和大脑皮质结构重塑,从而产生对患者运动、语言、吞咽、认知等康复的一系列宏观变化。

5. 安全性 从国内外的总体调查结果来看,spTMS 相对安全,只有 rTMS 有较多的副作用报道,主要表现在部分受试者身上引起了癫痫反应,但未见长期的副作用报道。部分受试者可能产生头皮刺痛的感觉,但在刺激结束后能较快恢复。在应用前,应该对受试者或患者做好宣教,减少因受试者或患者认知和情绪所产生的不良影响。关于孕妇,临床上也有关于抑郁症孕妇接受 TMS 治疗的有效案例,事实上磁场强度随着距离会迅速衰减,一般来说距离>70cm 不会对胎儿造成威胁,临床上使用禁止刺激孕妇腰骶部。关于儿童,儿童发育大脑发育的过程可能对接受 TMS 刺激的安全性造成影响,例如幼儿皮质兴奋性高,因此高频刺激可能引发癫痫,儿童囟门尚未完全闭合时,囟门附近需避免受到机械刺激,2 岁以内的小儿外耳道生长期间需对听力严格保护。因此临床上,一般不对 2 岁以内的儿童实施 TMS 刺激。另外,对患有严重癫痫、大面积脑梗死和脑出血急性期、颅内有磁敏感性金属物植入、佩戴起搏器者应禁用。

6. 在临床常见神经系统疾病治疗中的应用 rTMS 在神经系统疾病中的使用已有几十年历史,但对于每种疾病的具体治疗参数如何去设定依然不明确,治疗效果的影响因素有:选择的刺激位点、刺激的频率、刺激时间、刺激脉冲量、间隔时间,在实际临床应用中要求经过严格培训的医务工作者根据患者的具体病情去设定个性化的治疗方案。

(1)疼痛:在《2014 年欧洲 rTMS 应用指南》中,在神经病理性疼痛对侧大脑 M1 区实施高频 rTMS 刺激的镇痛效果显著(A 级推荐),频率多为 5Hz、10Hz、20Hz,以 10Hz 应用最多,总脉冲数大于 1500,强度包括 80% MT、90% MT、100% RMT。也有些研究指出,M1 区高频治疗对于一些慢性疼痛、卒中后疼痛也有镇痛效果,左 M1 区和左 DLPFC 的高频 rTMS 对纤维肌痛有效。但对于其他慢性疼痛、偏头痛等的研究较少,暂未能给出高价值的治疗方案建议。

(2)帕金森病:较多研究显示,双侧 M1 区的高频 rTMS 刺激可有效改善 PD 患者的运动迟缓、姿势步态异常相关症状;也有部分研究使用低频刺激 M1 区、高频刺激 SAM、DLPFC 区,但研究结果不一致。还有些学者报道,左 DLPFC 的高频刺激可改善 PD 伴发抑郁症患者的情绪问题。

(3)脑卒中:rTMS 在针对脑卒中后各种功能障碍的应用研究非常的多,具体的更优的治疗参数仍在不断研究之中。基于"半球间抑制"理论,有学者指出,健侧大脑的低频rTMS刺激,可提高亚急性期(1周～6个月)卒中患者的运动表现,并且在电生理检测上发现了患侧皮质兴奋性提高和检测皮质兴奋性降低。但关于健侧大脑低频刺激和患侧高频刺激的疗效对比研究结果不一致,有研究显示两者无明显差异,也有研究显示健侧刺激效果更好。

2019年的应用指南中,将健侧M1区的低频rTMS刺激作为卒中后亚急性期上肢运动功能障碍治疗的A类推荐。

对于卒中慢性期肢体运动功能的应用研究较少,研究结果也不一致,高频和iTBS刺激患侧皮质,或低频和cTBS刺激健侧皮质均有可能改善慢性期肢体障碍。关于卒中后吞咽障碍,有研究显示高频刺激代表吞咽肌群的运动皮质,对卒中后吞咽康复有积极结果,但刺激频率选择不一致,一般为3～10Hz。针对失语症,近年来研究也渐渐多了起来。研究显示,右额下回(即Broca的对位区)的低频刺激,可以提高慢性期卒中患者的言语流畅性和自发语言能力,并且效果能持续2个月,但对于流利性失语的研究较少难以给出建议。卒中后偏侧忽略多与右侧后顶叶皮质(PPC)受累相关,cTBS刺激左PPC可能改善忽略症状。现在,越来越多的学者推荐神经调控措施联合针对性的康复训练一起使用,也是近年来关于卒中康复的研究热点。

(4)癫痫:有研究显示,TMS可能引起癫痫的发生,多为高频率刺激($>15Hz$)的结果,所以早期把癫痫作为TMS的禁忌证,但随着TMS对于神经电生理的改变得到证实,特别是低频率对于兴奋性的抑制结果,近几年来,有部分学者提议把低频TMS作为癫痫的治疗手段并展开研究。有研究显示,使用$<1Hz$(多为0.5Hz)刺激,对于癫痫的发作频率可能有效,也有研究显示是没有效果的,但均没有不良影响,可能是rTMS参数设定、癫痫的类型和患者的药物介入差异对结果造成的干扰所致。

2019年的应用指南中,癫痫的低频rTMS刺激只作为C类推荐。针对局灶性的药物难治的顽固性癫痫,rTMS的介入也许是个新的机遇。

(5)意识障碍:意识障碍患者的促醒是世界性难题,目前关于非侵入性脑刺激的治疗效果仍有争议,与意识觉醒网络的复杂性和意识障碍评估的困难性有很大关系,因此现在和未来的研究方向更倾向于结合各种神经生理学技术手段,以获得更加客观的干预结果。在现有的研究结果中显示,高频率rTMS刺激双侧DLPFC(更多的是左DLPFC)和左M1区,均有部分最小意识状态(DOC)和无反应觉醒综合征(UWS)患者在CRS-R评分和脑电图评估取得积极效果,但这些研究的样本量均较小,不足以形成有价值的建议。

(6)阿尔茨海默病:目前,关于rTMS干预AD患者认知功能障碍的应用较少。有学者指出,左DLPFC的高频刺激可以改善AD患者的情景记忆能力和情感障碍,或选择多位点(Broca区、Wernicke区、左/右DLPFC、双侧顶叶感觉皮质区)的联合刺激可能改善AD患者的语言、淡漠、记忆等功能,特别是在早期轻度AD中干预效果更佳。

二、经颅直流电刺激

1. 定义 经颅直流电刺激(transcranial direct current stimulation, tDCS)是通过表面电极把微弱直流电(通常1～2mA)导入颅内,不引起动作电位的一种非侵入性脑刺激方法(图17-2)。它通过静态电场(直流电)影响电极片下的神经细胞膜电位,阳极刺激增强神经元兴奋性,阴极刺激则降低神经元兴奋性。

2. 适应证 同经颅磁刺激。近年来,在儿童脑瘫、自闭症、注意力缺陷多动障碍等的

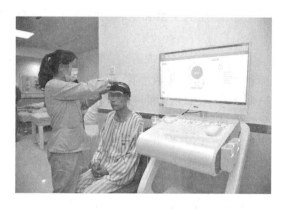

图 17-2　经颅直流电刺激(tDCS)

应用也受到越来越多的临床工作者关注。

3. 原理和作用机制　tDCS 是通过阈下刺激改变神经元细胞膜静息电位的,根据刺激的极性不同产生膜电位的去极化和超极化反应。因此,它的即刻效应是改变膜的极化,但是当达到足够长的刺激时间,可以让皮质兴奋性的改变在刺激结束后继续保持长达 1h。tDCS 的作用机制仍在研究阶段,目前业界比较认可的观点是认为 tDCS 对于静息膜电位的阈下调节,可以改变突触内 N-甲基-天冬氨酸(NMDA)受体或 γ-氨基丁酸能(GABA)、多巴胺能等蛋白受体的活性,让这些受体产生极性依赖,增加了突触的可塑性。tDCS 还可以影响脑内的血流灌注,有研究报道,阳极可以可逆性地增加电极下局部血流供应,而阴极作用相反,并且这种改变还可以在远离电极的区域发现。

4. 安全性　迄今为止,没有关于 tDCS 诱发癫痫的报道。也有 MRI 研究结果显示,在 tDCS 刺激后 30min 和 1h,大脑并没有出现组织水肿、血脑屏障失衡、脑组织结构改变等病变现象,因此,tDCS 是一种安全性较高的经颅刺激方式。tDCS 的电流强度很小,但是在经颅的过程中首先经过的是高阻抗的组织(颅骨和头皮),因此电流会逐渐衰减,大部分聚集在颅外,所以在刺激过程中 tDCS 的电流应该缓慢上升,结束后也要缓慢下降,以

避免引起受试者的不适感。对于颅内有金属植入者应禁止应用。大面积脑梗死和脑出血急性期患者禁用。电极放置区域应避免有损伤或炎症。

5. 在临床常见神经系统疾病治疗中的应用　tDCS 在临床疾病治疗中的应用研究相对于 TMS 较少,也没有 A 类证据支持的适应证,B 类证据的也较少。一般认为其治疗的刺激电流＜2mA,每次刺激 20min 为佳,根据患者的病情需要选择靶点进行个性化治疗。

(1)疼痛:tDCS 治疗疼痛的研究较少,尚不清楚其在不同类型疼痛中的镇痛效果。根据现有的研究显示,在偏头痛的治疗中,tDCS 选择的靶点一般为阳极置于左 M1 区、左 DLPFC 或初级视觉皮质,阴极则放置在疼痛对侧的与阳极相对应的区域或眶额叶。对神经病理性疼痛和纤维肌痛,将阳极放置在疼痛对侧可能也有效果。

(2)帕金森病:脑深部电刺激疗法(deep brain stmulation,DBS)的成功使我们认为逆转大脑的异常活动就可能让导致临床缺陷的生理学异常重新恢复至正常,基于这一原理,NIBS 这一无创、安全性更高的技术受到了 PD 研究者的关注。Benninger 等发现阳极刺激 DLPFC 可以使 PD 患者的步态和肌肉运动障碍得到改善,这可能与 DLPFC 对于 DA 和 NMDA 等受体的调控有关,而 tDCS 可能影响了额叶皮质的重塑。也有研究报道显示,阳极刺激 M1 区也可以使步态和运动学习能力提高,但阴极刺激没有效果。同时,Boggio 等研究发现刺激 DLPFC 也可以使 PD 患者非运动症状改善,例如工作记忆能力、语言流畅性、抑郁症状等。但是,tDCS 对于 PD 治疗效果的研究较少,且这些研究报道的临床效果在对患者的功能独立性和生活质量上的改善影响微弱,需要更大样本量和更长时间进一步的研究,结合其他综合康复干预措施治疗效果或许更显著。

（3）肌张力障碍：肌张力障碍可以理解为一种异质性障碍，特征是运动控制受损、抑制丧失、感觉功能障碍、突触可塑性改变导致感觉运动整合异常。临床证据支持 DBS 的有效性，而 NIBS 的有效性存在但是短暂。Rosset-Llobet 等用阴极刺激左侧 M1 区，结合康复干预（感觉运动调整治疗）2 周后肌张力障碍严重程度评分显著改善，但是单独使用 tDCS 效果不显著。

（4）脑卒中：tDCS 对脑卒中后运动障碍干预的研究较多，但很多单独干预的研究发现，效果并不理想，可能与剂量有关，在一定范围内，tDCS 的强度、介入时长与疗效呈现正相关。还有与脑卒中后损伤的皮质区与相关皮质脊髓束完整性有关，Lefebvre 等认为，当锥体束只是轻度到中度受损时，M1 区的阴极刺激（抑制对侧半球）可能在卒中后的康复中有益，但是如果神经元受到中度破坏后，再去抑制健侧皮质没有意义，还可能导致临床结果进一步恶化。因此，tDCS 的应用策略还需考虑多方因素，进一步优化。目前，随着临床上对 tDCS 的逐渐了解，逐渐证明它对于大脑神经电生理的影响，临床上对于 tDCS 干预康复还是有很大期待的。大脑功能复杂和神经重塑的时间较长，或与其他干预措施结合，例如 VR、CIMT、机器人辅助训练等，可使 NIBS 的临床意义更大。

（5）失语症：tDCS 在失语症中的积极效果已得到部分临床证实，受损的左半球和剩余右半球的语言区域间的半球间竞争，可能是 tDCS 介入的基本原则。tDCS 仪器小巧、方便携带，非常便于和其他言语干预措施一起使用，产生的效果更大。基于半球间竞争理论，很多学者关注到，使用阴极抑制右侧相对应的 Broca 或 Wernicke 同源区域，发现效果很可能比兴奋左侧更明显。或许，兴奋左侧和抑制右侧同时进行，效果也更好。

（6）癫痫：Fregni 进行的临床随机对照研究中，19 例因脑皮质畸形导致的难治性局灶性癫痫患者分为阴极 tDCS 刺激组（10 例）、伪刺激组（9 例），所有患者在继续服用抗癫痫药物的情况下，tDCS 刺激组，刺激电流为 1mA，部位为致痫灶，刺激时间 20min，分别于刺激前、刺激后即刻、15d、30d 后与伪刺激组比较两组脑电图上癫痫样放电的数目和临床观察癫痫发作的频率，结果治疗组癫痫样放电的数目和发作频率明显改善，且该效应持续至刺激后 1 个月。阴极 tDCS 刺激不会引起癫痫患者症状发作，并有可能起到抗癫痫的作用。说明 tDCS 在局灶性癫痫治疗中可能具备一定潜力，但其最佳刺激时长、刺激强度、刺激部位等都有待进一步研究。

（廖秋霞　冯重睿）

第18章 中药疗法

一、概述

中药疗法是以辨证康复观为指导，运用中药方剂以减轻和消除患者身体及精神情志的功能障碍，促进其身心康复的方法。本法根据中药的功能特性、性味归经以及方剂的配伍组成进行调治，从而可达到化痰祛瘀、补益虚损、协调脏腑经络功能，促进患者康复的目的。

中药疗法的治疗途径包括内治和外治两方面，各有优点和适应证，可根据疾病的部位、性质、药物作用趋向等方面的不同情况，分别采用内服、外用以及两者相结合的给药形式。但是无论内治，还是外治，均要遵循中医辨证论治的指导原则，做到辨证施药。

康复对象的病理特点多以虚证为主，常兼有痰瘀郁阻，因此药物内治应在补益法的前提下，适当配合疏通祛邪法。治疗时应结合患者精神神志的特点，注意形神兼顾。若患者病程较长，为了方便长期服用，可将煎剂制成丸、膏、散剂。

二、中药的基本知识

中药是在中国传统医药学理论指导下采集、炮制和应用的，主要来源于天然药物及其加工品，包括植物药、动物药、矿物药以及部分化学、生物制品类药物。

(一)中药的性能

药物的性能，就是指药物的性味和功能。药物所以能够治病，是因为各种药物都有它的特性和作用，即药物所含的各种成分所起的药理作用。前人称为"药物的偏性"，如清代唐容川说："设吾身之气，偏胜偏衰则生疾病。又借药物一气之偏，以调人身之盛衰，而使归于和平，则无病矣。"意思是说：以药物的偏性，纠正疾病所表现的阴阳偏盛或偏衰。用中医的基础理论来归纳，药物性能概括为：性、味、归经、升降、浮沉、补泻及有毒、无毒等。

1. 四气 即四性，是指寒、热、温、凉四种不同的药性。用阴阳学说来归纳，寒凉性药物属阴，温热性药物属阳。寒与凉、温与热，又有程度上的不同。温次于热，凉次于寒。所以有些药物常标有大热、热、温、微温等词，予以区别。药性的寒、热、温、凉是从药物作用于机体所发生的反应概括出来的，是同疾病的寒性、热性相对而言的。如中医临床实践，应用栀子、黄芩、石膏等寒凉性药物来治疗温热性的病症，用附子、干姜、良姜等温热性药物来治疗寒凉性病症。《神农本草经》中表述"疗寒以热药，疗热以寒药"，就是根据药性与病情归纳的治病基本原则，如违反这个原则，会导致相应的不同后果。

此外，还有平性药，平性是指药性不甚显著，作用比较和缓的药物。但其中也有微寒、微温的偏向，仍未越出"四气"的范围，所以习惯上仍称为"四气"。

2. 五味 五味是酸、苦、甘、辛、咸五种不同的药味。有些药物具有淡味或涩味，所以实际上不止"五味"。但由于历代应用习惯，仍称"五味"。不同的药味有不同的作用，同样用阴阳学说来归纳，则辛甘淡属阳，酸苦

咸属阴。综合历代的用药经验,其作用分别如下:

辛味:有发散和行气血的作用。如生姜、薄荷都能发散表邪,陈皮、砂仁都能行气止痛,当归、川芎都能活血化瘀。

酸味:有收敛固涩的作用。如诃子、乌梅涩肠止泻。

甘味:有补养及和缓的作用。如人参、黄芪能补气,熟地、麦冬能养阴,甘草调和药性、缓解毒性。

苦味:有燥湿和降泄的作用。如大黄能泻下通便,苍术能燥湿,杏仁能降气平喘等。

咸味:有软坚润下的作用。如牡蛎能软坚散结,芒硝能通便润燥。

淡味:有渗湿利湿的作用。如茯苓、通草能渗湿而利小便。

药物的气味,既有共性又有特性,既有气同味异的又有气异味同的,还有一气数味的。如大黄、黄连性味同是苦寒,都有清热泻火解毒作用,但大黄还有泻下通便,黄连又有燥湿止呕止痢的特性。气同味异的,如麻黄辛温,大枣甘温。气异味同的,如薄荷辛凉,附子辛热。一气数味的,如当归甘辛苦温,丹皮苦辛寒等。所以,只有掌握药物的同中有异,异中有同的全部性能,才能准确无误地、精准地使用药物。

3. 升降浮沉 由于各种疾病在病机和证候上常常表现出向上(如呕吐、咳喘)、向下(如泻痢、崩漏)、向外(如自汗、盗汗)、向内(如表邪不解、邪毒内攻)等病势趋向,选用适宜的药物进行治疗,可以消除或改善这些疾病状态。所以,就药物的作用同疾病表现的趋向相对来说,也具有作用的趋向。升和降,浮和沉也是相对的。升是上升,降是下降,浮是发散,沉是泄利的意思。凡是升浮药,都主上行而向外,有升阳、发表、散寒等作用,沉降药都主下行而向内,有潜阳、降逆、收敛、清热、燥湿、泻火等作用。

升降浮沉与性味也有着密切的关系。凡味属辛甘、性属温热的一类药物,大多能升浮,味属苦酸咸,性属寒凉的一类药物,大多是沉降。用阴阳属性来归纳,升浮属阳,沉降属阴。

药物质地的轻重,是归纳升降浮沉的另一依据。一般花叶及质轻的药物,大都能升浮,如菊花、辛夷、升麻等;籽实及质重的药物,大都能沉降,如苏子、枳实、磁石等。但物质应用规律并不是绝对的,例如"诸花皆升,旋复花独降";苏子性味辛温,应该属升,但由于质重功能降气,故属降。这说明在药物的共性中又有不同的个性。再则,升浮药在大队沉降药中也能随之下降,而沉降药在大队升浮药中也能随之上升。这也说明药性的升降浮沉,在一定条件下可以互相转化,不是一成不变的。据现代药理分析,药物气味的不同与它所含化学成分有关,不同成分常常表现出不同的药效。由于中药成分复杂,它的气味是多种成分综合形成的。

现在新医药书籍在药理和有效成分上已有论述,所以不能单纯停留在"四气""五味""升降浮沉""归经"的认识上。要继续开展生理、病理、药理学的研究,逐步打开人们尚未认识的领域,对中药实质做进一步探索。

4. 归经 归经是指中医通过长期临床实践,认识到某些药物对某脏腑经络的疾病具有特殊的选择性。如同属寒性药物,虽然都具有清热作用,但其作用范围或偏于清肺热,或偏于清肝热,各有所专。同属补药,也有补肺、补脾、补肾的不同。归经是以脏腑、经络理论为基础的。经络能沟通人体内外表里,在病变时,体表的疾病可以影响到内脏,内脏的病变也可以反映到体表。因此人体各部分发生病变时所出现的症候,可以通过经络而获得系统的认识。如同一头痛,痛在前额,属阳明胃经病变,宜用石膏、白芷之类的药物;痛在后脑连及颈项部,是太阳膀胱经病变,宜用藁本、防风之类药物;若痛在两侧或一侧,是少阳胆经病变,宜用川芎、柴胡之类药物。故同为头痛,因部位不同,选用药物也不同,所以不掌握分经用药势必影响治疗效果。另如肺经病变每见咳喘等症,经用桔梗、杏仁治愈,故将两药归纳入肺经。心经病变多见神昏心悸,经用朱砂治愈,则将朱砂纳入心经。诸如此类,说明归经用药理论是从疗效观察中总结出来的。

但归经理论并不是绝对的、机械不变的公式。同归一经的药物,其作用又有温、清、补、泻的不同。如黄芩、百合、葶苈子都能入肺经,可是在作用上,黄芩清肺热,百合补肺虚,而葶苈子泻肺实。再则脏腑经络的病变也是互相影响的,如肺病兼见脾虚者,必须肺脾兼治。因此,在用药时,既要熟悉药物归经,又要掌握脏腑经络之间的关系,做到辨证用药,方能收到预期的效果。

5. **毒性与不良反应**　所谓毒性,一般系指药物对机体所产生的不良影响及损害。包括有急性毒性、亚急性毒性、亚慢性毒性、慢性毒性和特殊毒性(如致癌、致突变、致畸胎、成瘾等)。中药也不例外,历代本草书籍中,常在药物的性味之下,标明其"有毒""无毒"。有毒、无毒也是药物性能的重要标志之一,它是掌握药性必须注意的问题。中药的副作用是指在常用剂量时出现与治疗需要无关的不适反应,一般比较轻微,对机体危害不大,停药后可自行消失。但在临床应用中也应尽量减少副作用的发生。

作为医师,除了从中药典籍中了解中药的毒性与不良反应之外,还应关注有关的临床报道,必须了解并正确对待中药的毒性,才能保证安全用药。

目前已知具有严重毒性的中药有砒霜、水银、生马钱子、生川乌、生草乌、生白附子、生附子、生半夏、生南星、细辛、生巴豆、生甘遂、蟾酥、全蝎、洋金花、朱砂、雄黄、关木通、槟榔、巴豆、牵牛子、苍耳子、苦楝、白果等。

(二)中药的用法

药物的用法包括配伍、禁忌、剂量和服法等几项主要内容。

1. **配伍**　前人把单味药的应用同药与药之间的配伍关系总结为七个方面,称为"七情",即单行、相须、相使、相畏、相杀、相恶、相反。分述如下:

(1)单行:是指用单味药治病。多用于病情比较单纯,选用一种针对性强的药物即可收效。如"独参汤",用一味人参大补气血。

(2)相须:即性能功效相类似的药物配合,能明显地增强疗效,如大黄配芒硝。

(3)相使:即功能不同的药物合用后,能互相促进,提高疗效,如黄芪配茯苓。

(4)相畏:即一种药的烈性或毒性反应,能被另一种药物抑制或减轻,如半夏的毒性能被生姜减轻。

(5)相杀:即一种药能减轻或消除另一种药物的毒性或副作用,如防风杀砒毒,绿豆杀巴豆毒。

(6)相恶:即两药合用,能相互牵制而使药物作用降低或失效,如生姜恶黄芩。

(7)相反:即两药合用,能产生毒性反应或副作用,如芫花反甘草,川乌反半夏。

方剂是配伍的发展,也是配伍应用的较高形式。组方是按药物治病的主、次配伍组合的。早在《内经》中已经提出"主病之谓君,佐君之谓臣,应臣之谓使。"因为疾病的病因病机是复杂多变的,有数病相兼,寒热错杂,虚实并见,只有把多种药物恰当地配伍组合,才能照顾全面。在方剂配伍上,分为主、辅、佐、使,也就是古称的"君、臣、佐、使"。

主药(君):即方剂中的主药,治疗主症的药物。

辅药(臣):即主药的辅助药。

佐药:有两种作用,一是指对主药起制约作用,二是指治疗兼症。

使药:是指调和药、引经药及次要的辅助药。

配伍组成:要有主、辅、佐、使原则,但随着疾病的发展和变化,加上患者的体质和年龄等不同,故在组成方剂时,既要按原则配伍,又要随证而灵活变化,也就是中医所说的辨证论治,以适应各种疾病的客观需要。如前人在配伍组成变化中,有以下几点:

①药味增减变化:如党参、白术、茯苓、甘草四味药组合名"四君子汤",主治气虚。但有的患者,虽气虚服后胸闷腹胀不受补,经加陈皮行气调胃名为"五味异功散";如患者痰湿较重,恶心呕逆,再加半夏为"六君子汤";如遇中焦气滞,胃满胃胀,可加木香、砂仁,名"香砂六君子汤"。

②药量轻重变化:如"枳术汤"组成:枳实八钱、白术四钱,主治脘腹积滞,腹满硬痛。"枳术丸"组成:枳实四钱、白术八钱,主治饮食停滞,腹胀痞满。两方由于药量不同,而主治作用也不同,方名也不同。

③功能配伍变化:如同一味黄连,配以吴茱萸名为"左金丸",主治胃失和降,呕吐胁痛;如去掉吴茱萸,加木香,名"香连丸",主治里急后重,赤白痢疾;若去掉木香,加肉桂,名"交泰丸",主治心火上亢,失眠心悸。同一味药,由于加减不同,而主治各异。

2. 禁忌　包括服药禁忌、配伍禁忌和妊娠禁忌。

(1)服药禁忌:是指服药时的饮食禁忌,也就是我们日常生活中所说的"忌口"。早在古代文献中就有常山忌葱、茯苓忌醋、乌梅忌猪肉的说法。另外,凡属生冷、黏腻等不易消化的食物,也应根据需要予以忌服。

(2)配伍禁忌:是指在复方配伍中,有些药物应避免合用的意思。对配伍禁忌,古人曾提"十八反""十九畏",并编成歌诀,列举如下:

十八反歌

本草明言十八反,半蒌贝蔹芨攻乌。
藻戟遂芫俱战草,诸参辛芍叛藜芦。

注释:乌头(川乌、草乌、附子、天雄)反贝母(川贝、浙贝、平贝)、瓜蒌(蒌仁、蒌皮、花粉)、半夏(姜半夏、法半夏)、白蔹、白及。甘草反海藻、大戟、甘遂、芫花。藜芦反人参、党参、沙参、丹参、玄参、太子参、党参、细辛、白芍、赤芍。

十九畏歌

硫黄原是火中精,朴硝一见便相争,
水银莫与砒霜见,狼毒最怕密陀僧,
巴豆性烈最为上,偏与牵牛不顺情,
丁香莫与郁金见,牙硝难合京三棱,
川乌草乌不顺犀,人参最怕五灵脂,
官桂善能调冷气,若逢石脂便相欺,
大凡修合看顺逆,炮爁炙煿莫相依。

注释:硫黄畏朴硝,水银畏砒霜,狼毒畏密陀僧,巴豆畏牵牛,丁香畏郁金,牙硝、芒硝畏京三棱,川乌、草乌畏犀角,人参畏五灵脂,官桂、肉桂畏赤白石脂。

"相反""相畏"药物在实际应用中,并非全部有反、畏作用。如金元时代李东垣论:"古方疗月闭,四物加人参、灵脂,是畏而不畏也?痰在胸膈,人参加藜芦,是反而不反也?"事实上,古方"大活络丹"就有草乌、附子与犀角组成。现代不少中医,临床治妇科病用人参、灵脂有效。但有的品种经药理实验,也会产生毒性作用或副作用,如甘遂与甘草同用,甘草用量大于甘遂时,则使豚鼠气胀而死。因此对相反、相畏药物,还应进一步作药理实验。目前,在没有实验证实之前,仍须遵守古人提出的"十八反""十九畏"的中药配伍禁忌。

(3)妊娠用药禁忌:具有损害胎元以致滑胎的药物,如使用不当,可造成流产的后果。由于对妊娠危害程度的不同,一般可分为禁用药与慎用药两类。

禁用药大多是毒性强或药性猛烈的,如巴豆、水蛭、大戟、芫花、斑蝥、三棱、麝香等。

慎用药中大多是有破气、破血或辛热、滑利作用的,如桃仁、红花、大黄、枳实、干姜、肉桂等。

凡属禁用药,绝对不能使用,慎用药则可

根据孕妇患病具体情况酌情、谨慎使用。如：吴又可治孕妇时疫，见阳明实证时，仍用"承气汤"攻下；《金匮要略》用干姜、半夏、人参治妊娠呕吐不止等，都是针对疾病而施，即《内经》所载"有故无殒，亦无殒也"的意思。但没有特殊必要时，应尽量避免使用，以防发生用药事故。

附：妊娠服药禁忌歌

蚖斑水蛭与虻虫，乌头附子配天雄。
野葛水银并巴豆，牛膝薏苡与蜈蚣。
三棱芫花代赭麝，大戟蛇蜕黄雌雄。
牙硝芒硝牡丹桂，槐花牵牛皂角同。
半夏南星与通草，瞿麦干姜桃仁通。
硇砂干漆蟹爪甲，地胆茅根都失中。

注释：蚖：蝮蛇属之蚖蛇。斑：斑蝥。野葛：漆树科植物钩吻之根，亦称水莽草，雷公藤。雌雄：雌黄、雄黄。桂：指桂枝、肉桂、官桂。通：木通。蟹爪：螯蟹的爪。甲：山甲。地胆：昆虫类芫青科地胆虫，亦称蚖青。

3. 用量、煎法和服法

（1）用量：药物用量的多少，应根据药性、剂型、病情及配伍关系等情况而决定。

用量，是指每一味药的成人一日量。其次是指方剂中药与药之间的比较分量。一般凡属有毒或药性猛烈的药物，用量宜小，芳香性药物也宜用轻量。厚味滋腻的药物用量可重些。非毒性药，单用时量可大些，而用于复方时量可小些。方中的主药量可大些，辅助药可低于主药。儿童与老年人的用药量应轻于壮年，妇女的用量一般应轻于男人。

（2）中药煎制：汤剂在煎煮过程中，应注意方法与火候。如方法不当，火候失度则能减低药效或完全失效。明代·李时珍认为："凡服汤药，虽品物专精，修治如法，而煎药者鲁莽造次，水火不良，火候失度，则药亦无功。"因此，汤剂的煎制是一个关键环节。

煎药最好用砂锅，另外用搪瓷锅也可以，不得用铜铁器皿。煎药用水量应视药量的多少而定。煎药均应用直火加热，并要随着药物性质的不同而调节火力。一般分以下三种：

①轻煎剂：常用解表药，用武火速煎。

②中煎剂：多为肠胃药和妇科药，先用武火煮沸后改用中火。

③重煎剂：多为滋补药，先用武火煮沸后改用文火慢煎。

煎出量：一般每剂头煎，约得药液 250ml 为宜，二煎或三煎，约得药液 200ml 为宜。头煎药液与二、三煎的药液混合后，分三次服用。

分煎的时间：先煎药应比一般药物先煎 20min，再下中煎药。后下药一般在其他药煮沸 10min 后再加入同煎（不包括先煎药的时间）。

为了充分发挥药效，取得治疗的最大效果，可对某些中药进行分包分煎。主要方式有：

①先煎：大多为矿物类和贝壳类药，这类药物质地坚硬，组织结构致密，有效成分一时不易煎出，故需捣碎先煎，使有效成分充分煎出，如生石膏、生龙骨、生牡蛎、生赭石等。

②后下：有些药物中含芳香挥发性成分，若煎煮时间过长，能使有效成分挥发而降低或丧失药效，如白芷、木香、薄荷、沉香等。

③包煎：为了防止煎后药液浑浊，黏附锅底不易滤出或对消化道有不良刺激，需用纱布包好再放入锅内煎煮，如车前子、葶苈子、旋覆花等。

④另煎：是单独煎煮的意思。需要"另煎"的药物大多是名贵药，使其不与其他药物混合而减少药效，如羚羊角丝、犀角丝等。

⑤溶解后冲服：胶质类、盐类药物不宜与群药同煎，应放入汤液中溶化直接服用，如阿胶、鹿胶、芒硝等。

⑥研细末冲服：某些贵重药物及不易溶解于水的药物，应研细末，按规定量用温水或药液冲服，如三七、朱砂、雷丸等。

（3）服法：中药的服法，包括不同剂型的服用方法和服用时间。如汤剂宜于温服，但因治疗上的需要，也有宜冷服的。中成药一定要按说明方法服用。在服药时间上，一般滋补药宜饭前服，健胃药和对胃肠有刺激性的宜饭后服，安眠类药应在睡前服，驱虫药和泻下药大多是在空腹时服，急性病则不拘于时间当迅速给服，疟疾则应在发病之前服，慢性病应定时服。

三、方剂学基础知识

《黄帝内经》非常重视生命质量，有大量养生康复的记载，尤以针灸、按摩、导引等外治法为多。汉代之后，则突出药物内服疗法，极大丰富了中医康复学的内容。实践证明，病伤残疾者，大多诸虚不足、气机郁滞，应用药物内服可固本复元、补养气血、调畅气机、平调阴阳，配合外治有良好的康复作用。

（一）中药内治疗法

中药内治疗法以中医理论为基础，以辨证论治为主导，运用理法方药的整体思维指导治疗与康复。理法方药中，理指中医理论，法指治疗法则，方指方剂组成，药指药物应用，这四者不可分割。针对病伤残疾者的病情应用中药进行内治时也应如此。

1. 中药内治的原则

（1）补虚疏郁，因证施宜：虚，指脏腑、气血、阴阳的不足。郁，指诸种原因引起的气机郁滞不畅。病伤残者多属疾病后期，常正气匮乏、气机郁滞，虚郁相兼为患，故补虚疏郁为基本法则。遣方用药要辨明主次，虚多则以补虚为主，郁多则以疏郁为先。或先补其虚而后疏其郁，或先疏其郁而后补其虚，或虚郁并重，合方调治，总在权衡轻重缓急而灵活遣方。若有郁而纯补，则愈补愈滞塞；有虚而纯开郁，则虚者愈虚，为康复治疗之大忌。对慢性病伤残疾者，往往易注意其虚，而忽略其郁。医家张子和治癫狂类病，每先用峻吐以导其痰热之郁滞，随之峻补以填补正气之虚，

每收卓效，堪为典范。

辨证论治，即辨别证候，遣方用药，是针对病机治疗，是中医学的理论基础，亦是指导康复临床的重要原则。因证施宜，对病无常法，对证有常方，方随证变，故一病有多方，多方治一病。临证当依据病情，以因证施宜为原则。

（2）形神并重，重视体质：病伤残疾者，伴随形体之伤，多有神情之损。形伤必及于神，神伤亦必累于形，此为形神一体之理。康复治疗，以形神并重为指导，可以治形为主，辅以调神；亦可以调神为主，辅以治形；治形以促进功能恢复，调神则有助于治形，两者不可偏废。如神情异常之证，既重精神调治，又须注意形脏虚实，虚者补之，实者泻之。如脑外伤患者，常以活血化瘀与养心安神同用，便是实例。

证候的多样化，反映了个体的差异性。中医康复应重视患者年龄、体质的差异。一般，小儿易虚易实，35岁以前实多虚少，40岁左右虚实相兼，55岁以上虚多实少。故小儿康复，不宜大温大补，要温而不燥热，补而不滞脾，凉而不过寒，行而不伤气，或甘温，或甘凉，或甘润，平补为上。开郁攻泄，切忌峻猛，以免挫伤幼稚之生气，只宜轻展气机，略施疏导。中年则应乘其元气旺盛，急攻其实，祛邪即是扶正。老年康复，应固护元气，遣方用药，补虚为常法，攻实为变法。就体质而言，阳虚者宜温补，忌苦寒。性燥温升之剂虽能温动、升发阳气，但有躁动浮阳之弊，用于治病求速效则可，用于改变体质、日久常服则不宜。阴虚者宜滋补，忌温燥。甘凉滋养之剂，虽能生津养液，但久服有伤胃之弊，用于速生津液则可，用之于久服亦不宜。故康复用药，阳虚体质应以甘温，阴虚体质应以甘平，恒用而无弊。

（3）守法守方，丸散尤宜：康复所治病证多为久治不愈的慢性疾病，病机变化趋于稳定，基本证候相对固定，只要辨证准确，遣方

用药得当,证不变,方亦不变,守法守方,静待成效,切勿随手更方。须知久病沉疴,或虚或郁,病皆深重,绝非一朝一夕能毕其功。实践证明,此类病症,缓图则效,欲速不达。最重要者,是重视整体病势趋向的治疗,不要满足于一时一症的缓解。病势趋向是本质,一时一症的缓解是现象。病势缓慢,方药也宜缓缓起效。故康复治疗多以丸、散、膏剂或酒剂为宜。汤药速效而不持久,许多煎剂如系久用者,皆可依法制备,改汤为丸、散、膏等与之服用。

2.中药与方剂的关系　　方剂是中医治疗疾病的理、法、方、药的一个重要环节,是在辨证立法的基础上,选择相应的中药配伍在一起组成方剂,是完成治疗目的的主要手段。

方剂是在使用单味药治病进而用多味药治病的基础上开始形成,又经历了长期临床实践的检验和修正而不断发展成熟起来的。药物的功用和性味各有所长,也各有所短。只有通过合理的配伍,才能相互增强功效,调其偏胜,制其毒性,或改变其原来的某些功用,消除或缓解其对人体的不利因素,使各具特性的多种药物结合成一个新的有机的整体,更加符合辨证论治的要求,适应对比较复杂病证的治疗需要。正如清代·徐大椿在《医学源流论·方药离合论》中所说:"方之与药,似合而实离也。得天地气,成一物之性,各有功能,可以变易气血,以除疾病,此药之力也。然草木之性,与人殊体,入人肠胃,何以能如之所欲,以致其效。圣人为之制方,以调剂之,或用以专攻,或用以兼治,或以相辅者,或以相反者,或以相用者,或以相制者。故方之既成,能使药各全其性,亦能使药各失其性。操纵之法,有大权焉,此方之妙也。"所以说,方剂是运用药物治病的进一步发展和提高。历代医家在长时期医疗实践中积累了丰富的经验,总结出一套遣药组方的理论,现将方剂组成的基本规律以及常用的中药剂型介绍于下。

(二)方剂组成的原则

每一首方剂的组成自然要根据辨证及立法的需要,但是在药物的配伍组成上还必须遵循一定的原则。关于中药的配伍组方原则,早在《黄帝内经》中就有所论述。《素问·至真要大论》说:"主病之谓君,佐君之谓臣,应臣之谓使"。元代医家李东垣说:"主病之谓君,兼见何病,则以佐使药分治之,此治方之要也""君药分量最多,臣药次之,佐使药又次之,不可令臣过于君。君臣有序,相与宣摄,则可以御邪治病也"。明代医家何柏斋说,"大抵药之治病,各有所主。主治者,君也;辅治者,臣也;与君药相反而相助者,佐也;引经及治病之药至病所者,使也"。综《内经》及历代医家所论,方剂组成原则的君、臣、佐、使概念大致如下:

君药:是针对主病或主证起主要治疗作用的药物,是方剂中不可缺少的主药。

臣药:包含两方面的意义。其一,为辅助君药加强治疗主病或主证的药物;其二,是针对兼病或兼证起主要治疗作用的药物。

佐药:具有三方面意义。其一,是配合君、臣药加强治疗作用,或直接治疗次要症状;其二,用于减弱或消除君药或臣药的毒副作用,或可以制约君药或臣药的峻猛药性;用于反佐的药物。也就是说,当病重邪盛之时,人体可能出现"拒药"现象,即服药后立即发生呕吐,这时适当配合与君药性味相反的药物可以减轻或消除"拒药"现象,在这种情况下所用的与君药性味相反的药被称为反佐药。

使药:具有两方面含义。其一,有引经药之义,即发挥引导方中诸药到达病所的作用;其二,具有调和方中诸药的作用。

以麻黄汤为例,该方出自张仲景的《伤寒论》,是治疗外感风寒表实证的代表方剂。方中有麻黄、桂枝、杏仁、炙甘草。其中麻黄辛温,有发汗解表散寒、宣肺平喘之效,为君药;桂枝甘温,解肌散寒、调和营卫,具有加强麻黄解表散寒功效的作用,为臣药;杏仁苦温,既可降肺气以助麻黄平喘,又可散风寒以助麻黄、桂枝发汗,为佐药;甘草甘温,调和诸药,为使药。

方剂在临床实际应用中,并不是每一个方剂都必须具备君、臣、佐、使,有时君药和臣药没有毒性,同时药性也不峻烈,可以不使用具有减低其毒性或减缓其药性的佐药。有时君药本身就具有引经的作用,则无需使药。有时一味药组成一个单方,只有君药,而无臣药和佐使药。有时十几味甚至几十味药物组成一个方剂,君药或臣药可能有两味或者更多味药。总之,要了解中医方剂学这一组方原则,在临床中要结合实际情况在配伍组方的指导原则下灵活加以运用。

(三)方剂组成的变化

整体观念和辨证论治是中医学的基本原则,在使用中药治疗的时候,必须要考虑到患者所处环境的气候、季节、患者的体质情况以及有无兼证等等,为此在辨证的基础上确立了治疗法则并选定了所用处方后,在具体使用时还必须进行适当的调整和变化。

首先是药物组成的变化。如果有一名外感风寒的表实证患者,本应服用麻黄汤,但其平素为气虚湿盛体质,在服用麻黄汤时要针对其体质的特点加一味健脾燥湿的白术,名为麻黄加术汤;如果其发热恶寒症状并不明显,而鼻塞、咳嗽、胸闷、喘促症状比较突出,则可以去掉解肌和营的桂枝,加入一味生姜,名为三拗汤;如果患者恶寒症状不明显,而发热、喘促明显,并有口渴汗出症状,则可去掉桂枝,加入清热泻火的生石膏,成为麻杏石甘汤。

另外根据不同情况调整每味药物的剂量更是司空见惯的事情。

(四)方剂的剂型

即使辨证、立法、选方、用药都没有问题,要想取得满意的临床疗效,往往还必须确定合适的剂型。中药的剂型有很多种,常用者

如下:

1. 汤剂 把药物用水或黄酒或水酒各半浸透后,煎煮一定时间,去渣取汁即为汤剂。汤剂以内服者为多,其特点是药物和剂量可以根据病情的变化而加减变化,灵活运用。另外汤剂口服后吸收比较快,能迅速发挥疗效,所谓"汤者荡也",就是说汤剂具有直达病所、荡涤病邪的作用。汤剂仍然是目前中医临床使用最广泛的一种剂型。

2. 散剂 是将药物研碎,成为均匀混合的干燥粉末,有内服与外用两种。散剂末细量少者,可直接冲服,如七厘散;亦有研成粗末,在用时加水煮沸取汁服用,如香苏散。外用散剂一般作为外用于局部或掺散疮面等,如双料喉风散、如意金黄散、生肌散等。散剂制作简便,节省药材,便于服用和携带,不易变质。但与汤剂比较,其加减变化的灵活性受到一定限制。

3. 丸剂 是将药物研成细末,以蜜、水或米糊、面糊、酒、醋、药汁等作为赋形剂制成的圆形固体剂型。丸剂吸收相对比较缓慢,但药力持久,比较适合于治疗慢性病,所谓"丸者缓也"即是此义,如归脾丸、人参养荣丸等。有些丸剂也用于急救,因方中含有芳香药物,不宜加热煎煮,所以制成丸剂,如安宫牛黄丸、苏合香丸等。另外有些峻猛药品,为了使其缓缓发挥药效,如舟车丸、抵当丸等。临床常用的丸剂有蜜丸、水丸、糊丸、浓缩丸等几种。

(1)蜜丸:是将药物加工成细粉用炼制过的蜂蜜作赋形剂制成圆形,一般根据其作用,每丸制成3g、6g或9g。蜜丸的性质柔润,作用和缓,并有补益和矫味的作用,多用于各种慢性疾病。如六味地黄丸、理中丸等。

(2)水丸:用冷开水或酒、醋,或其中部分药物煎汁等起粘合作用,使用专门的机械将药物细粉制成的小丸。水丸较蜜丸、糊丸易于崩解,吸收快,丸粒小,易于吞服,为一种比较常用的丸剂。临床上很多成药制成水丸服

用,如香砂养胃丸、保和丸等。

(3)糊丸:系将药物细粉用米糊、面糊等制成丸剂。糊丸黏性大,崩解时间比水丸、蜜丸缓慢,服后在体内徐徐吸收,既可延长药效,又能减少药物对胃肠的刺激,如犀黄丸。

(4)浓缩丸:将方中某些药物煎汁浓缩成膏,再与其他药物细粉混合干燥、粉碎,以水或酒,或方中部分药物煎出液制成丸剂。浓缩丸的优点是有效成分含量高,体积小,易于服用。目前临床常用的如六味地黄浓缩丸、牛黄解毒浓缩丸等。

4. 膏剂 膏剂是将药物用水或植物油煎熬浓缩而成的剂型。有内服和外用两种。内服膏剂有流浸膏、浸膏、煎膏三种;外用膏剂又分软膏剂和硬膏剂两种。

(1)流浸膏:是用适当溶媒浸出药材中的有效成分后,将浸出液中一部分溶媒用低温蒸发掉,并调整浓度及含醇量至规定的标准而成的液体浸出剂型。除特别规定者外,流浸膏1ml的有效成分相当于1g药材。流浸膏与酊剂中均含醇,但流浸膏的有效成分含量较酊剂高。常用的如甘草流浸膏、益母草流浸膏等。

(2)浸膏:是含有药材中可溶性有效成分的半固体或固体浸出剂型。用适当溶媒将药材中的有效成分浸出后,低温将溶媒全部蒸发除去,并调整规定标准,每1g浸膏相当于2～5g药材。浸膏不含溶媒,可分为两种,一种软浸膏为半固体,多供制片或制丸用;一种干浸膏为干燥粉末,可直接冲服或装入胶囊服用,如龙胆草浸膏。

(3)煎膏:又称膏滋,即将药材反复煎煮至一定程度后,去渣取汁,再浓缩,加入适量蜂蜜、冰糖或砂糖煎熬成膏。体积小,便于服用,又含有大量蜂蜜或糖,味甜而营养丰富,有滋补作用,适合久病体虚者服用。如参芪膏、枇杷膏等。

(4)软膏:又称药膏,系用适当的基质与药物均匀混合制成一种容易涂于皮肤、黏膜的半固体外用制剂。软膏基质在常温下是半固体的,具有一定的黏稠性,但涂于皮肤或黏膜能渐渐软化或溶化,有效成分可被缓慢吸收,持久发挥疗效。软膏作用是局部的,适用于外科疮疡肿疖等疾病,如三黄软膏、穿心莲软膏等。

(5)硬膏:又称膏药,系用油类将药物煎熬至一定程度,去渣后再加黄丹、白蜡等加工成膏。膏药,古代称为"薄贴"。常温时呈固体状态,36～37℃时则溶化,可以贴于局部,发挥治疗作用,同时亦起机械性保护作用。常用者如跌打止痛膏、狗皮膏等。

5. 丹剂 丹剂也分为内服和外用两种,没有固定剂型。有的将药物研成细末即成,有的再加糊或黏性药汁制成各种形状,有的丹剂也是丸剂的一种,因多用精炼药品或贵重药品制成,所以不称丸而称丹,如黑锡丹、至宝丹等。至于外用丹剂,如红升丹、白降丹等,是由矿物药经加工炼制而成,仅供外科使用。

6. 酒剂 俗称"药酒",是以酒为溶媒,一般以白酒或黄酒浸制药物,或加温同煮,去渣取液供内服或外用。常用的如十全大补酒、风湿药酒等。酒剂不宜用于阴虚火旺的患者。

7. 茶剂 是由药物粗粉与粘合剂混合制成的固体制剂。使用时置于有盖的适宜容器中,以沸水泡汁代茶服用,故称茶剂。茶剂外形并无一定,常制成小方块形或长方块形,亦有制成饼状或制成散剂定量装置纸袋中。因为茶剂制法简单,服用方便,群众比较乐于接受,常用的如午时茶等。

8. 药露 多用新鲜含有挥发性成分的药物,放在水中加热蒸馏,所收集的蒸馏液即为药露。药露气味清淡,便于口服。一般作为饮料夏天尤为常用,如金银花露、青蒿露等。

9. 冲服剂 是在糖浆剂和汤剂的基础上发展起来的一种新剂型。一般是将中药提炼成稠膏,加入适量糖粉及其他辅料(淀粉、山药粉、糊精等)充分拌匀,揉搓成团状,通过10~12目筛,制成颗粒,然后将颗粒进行干燥,干燥后过8~14目筛,使所制颗粒均匀一致。冲服剂较丸剂作用迅速,较汤剂、糖浆剂体积小、重量轻,易于运输携带,且服用简便。常用的冲剂有银黄冲剂、感冒清热冲剂等。

10. 针剂 针剂即注射剂,是将中药经过提取、精制、配制等步骤而制成的灭菌溶液,供皮下、肌内、静脉注射等使用的一种制剂。具有剂量准确、作用迅速、给药方便、药物不受消化液和食物的影响,能直接进入人体组织等优点,如柴胡注射液、复方丹参注射液等。

除上述剂型外,还有片剂、油剂、气雾剂、栓剂、霜剂、胶囊剂等多种剂型。

(五)中药内治的治法

所谓治法,是指治疗方法,是根据患者的临床表现,通过辨证求因、审因论治而拟订的,是运用成方或创制新方的依据。方剂则是在辨证立法的基础上,按照组方原则,将药物合理地组合配伍在一起,用于防治疾病的制剂,是体现和验证治法的主要手段之一。

中医内治法的内容极为丰富。《黄帝内经》就记载了有关的治法理论,并为其进一步发展奠定了基础。由于治病的宗旨在于纠正阴阳的盛衰,所以《黄帝内经》明确提出“阳病治阴,阴病治阳”的根本治则,同时针对病位、病性、病情论述了各种治法。如病变在表者,采用发汗的方法;病变在下者,采用疏引的方法。寒证者用温热的方法;热证者用寒凉的方法。身体虚弱者,用补益的方法;病邪外侵者,用祛邪的方法治疗等。唐代陈藏器发展为“十剂”(宣、通、补、泄、轻、重、涩、滑、燥、湿)。总之,继《黄帝内经》之后,历代医家在长期的医疗实践中制订了众多治法,逐渐形成体系,内容丰富多彩,有效地为临床各科服务。不过其中具有代表性、概括性、系统性的当推程国彭的“八法”,他在《医学心悟》中把内治法概括为“汗、吐、下、和、温、清、消、补”八法,尽管临床治疗方法实际已超出这一范畴,但八法仍不失为提纲挈领地掌握中药治疗原则的方法。

1. 汗法 又称解表法,由解表药为主组成,具有发汗解表作用,以祛在表之邪。该法的功用特点是,治疗的病症部位表浅,是根据“其在皮者,汗而发之”的原则立法。汗法的主要作用是通过发散,祛除外感六淫之邪,为祛除表邪、解除表热的最佳治疗方法和重要途径。汗法主要用于外邪入于肌表,如感冒初起症见发热、恶寒、头痛、身痛、脉浮以及麻疹、疮疡初起,水肿初期兼有表证或风湿在表者。邪在肌表可有风寒、风热之分,因而汗法也有辛温、辛凉不同。

2. 吐法 指运用以涌吐药为主组成、具有涌吐作用的方剂以涌吐痰涎、宿食、毒物的法。该法为古代常用的祛邪方法之一。吐法具有引导、促使呕吐之功,适用于停留于咽喉胸胁、胃脘的痰涎、宿食和毒物等有形实邪。此类疾患的特点是发病部位偏上,邪气多有上逆趋势,治疗宜顺应病势,故常选用呕吐之法,将其从体内排出,以达愈病目的。在这方面历代多有记载和论述。《金匮要略》记载有宿食积滞,可以用瓜蒂散催吐。吐法是一种救急之法,恰当应用,收效迅速;用之不当,易伤正气,用之宜慎。

3. 下法 又称泻下法,是以泻下药为主组成,具有通导大便、荡涤肠道积滞等作用,以治疗胃肠积滞、大便不通或腹水等症的方法。下法的主要功能为泻下通便。主治宿食、积滞壅结于肠胃,症见大便秘结、脘腹胀满硬痛等。由于积滞有寒、热之分,病情有缓、急之别,因此下法分为寒下、热下、润下、逐水和攻补兼施五类。

4. 和法 又称和解法,是具有疏泄调和作用,以疏泄气机、调和脏腑,用来治疗伤寒少阳病或肝脾、肠胃不和等病证的方法。该法特点为作用缓和,方性平和,通过和解与调和作用,祛除病邪,调整脏腑功能,应用广泛,适应证往往比较复杂。和解之法,具有缓和疏解之意。其代表方剂有小柴胡汤、逍遥散、痛泻要方和半夏泻心汤。

5. 温法　又称温里法,由辛热或甘温药物组成,具有温中祛寒、温经散寒、回阳救逆等作用,用以治疗脾胃虚寒、寒凝经脉及肾阳虚衰等里寒证的方法。温法可温散寒邪,扶助人体阳气,专治里寒证,临床主要表现为畏寒、肢冷、口不渴、面色苍白、舌淡苔白、脉沉迟或微弱等。根据里寒证的轻重缓急不同,本法有强弱缓峻之别,分为温中祛寒、温经散寒、回阳救逆三类。其中温中祛寒,用于脾胃虚寒证,症见吐泻腹痛、食欲不振、四肢不温,以理中丸/汤为代表方;温经散寒主治寒凝经脉证,症见四肢厥冷,脉微欲绝,或肢体疼痛麻木。上述两法作用比较缓和,其适应证多局限于某脏腑或经脉肢体,而回阳救逆则为温法中之峻烈者,临床多用于急救,挽回衰微欲绝之元气,适用于元气极度虚弱之危重症,其发病部位主要在肾(少阴),症见恶寒嗜卧,呕吐不渴,腹痛下利,冷汗不止,四肢厥冷,脉微细欲绝。因寒证有表里之分,故表寒证一般用汗法,而里寒证当用温法。

6. 清法　由寒凉药为主组成,具有清热泻火、凉血解毒、生津等作用,用以治疗温热热毒等里热证的方法。《素问·至真要大论》记载凡热证者用寒凉的药物治疗。里热证多为病邪长期集聚在体内化热或情绪过激化火所致。一般见有发热、口渴、心烦、苔黄、脉数等症。清法的应用范围十分广泛,里热证包括温热证、火毒证、湿热证、暑热证、虚热证等,针对此类疾患的发病阶段、病位及病性,清法相应地分为清热泻火、清气分热、清热凉血、清热解毒、清脏腑热、清虚热等多种具体治法。热毒刚侵犯体表还没有进入体内当用

汗法,热邪进入体内并形成积滞宜用下法,外邪进入体内引起发热但没有形成积滞时应使用清法。

7. 消法　由消导药、化积药为主组成,具有消食、导滞、化积作用的治疗方法。消法含有消导、消散、消磨、消除之义,适用于逐渐形成的有形积滞,包括食、气、血、痰、湿等而成的积滞痞块,分别称之为食积、气滞、血瘀、痰阻、湿聚。针对上述不同病证,该法分为消食、行气、活血、化痰、祛湿诸法。

消法和下法均有消除有形之邪的作用。但消法药力缓和,适用于逐渐形成的腹腔痞积;下法一般攻力峻猛,适用于肠实便秘及大积大聚,宜于急攻速下者。

8. 补法　又称补益法,由补养、强壮类药物为主组成,用于治疗各种虚证的方法。虚证为正气虚弱所致,具体包括脏腑气血阴阳的不足。补法通过补益气血阴阳,以增强机体的脏腑功能,改善机体虚弱状态,提高其抗病能力为目的。由于虚证有气、血、阴、阳的偏虚以及气血两虚、阴阳俱虚的不同,因此补法分为补气、补血、补阴、补阳以及气血双补、阴阳并补六类。前贤根据虚证的不同性质,在治法上有所区别。一般说来,补气、补阳药多偏温热辛燥,不宜用于阴虚火旺者;补血、补阴药多偏寒凉滋腻,对于阳虚阴盛者忌用。

四、康复科常用内治方药及适应证

针对康复患者损伤后期,久病体虚、久残多虚、大病初愈或年老患者气血不充、阴阳不足、脏腑亏损、功能失调等,可根据中药的性味、归经、升降、补泻理论和方剂配伍组成原则,辨证选用中成药,分别施治,以帮助正气复原,恢复生理功能。常用中成药按功用不同可归纳为补虚、调理、抗衰三类。

1. 补虚　针对康复科患者久病形神受损、正气不足,采用中成药内服手段,补养脏

腑、气血、阴阳,康复形神功能。

(1)温补肾阳:年老、残疾、久病伤及肾阳,命门火衰,而见神疲体弱、畏寒肢冷、腰膝酸软、步履艰难、夜尿增多,或尿后余沥不尽、性功能衰退等症。常用方剂:右归丸、金匮肾气丸。

(2)滋阴补肾:热病初愈,热邪虽衰,肝肾之阴亦大伤,或久病及肾,肾阴亏虚而出现形体消瘦、腰酸腿软、头晕目眩、遗精盗汗、耳鸣健忘、舌燥口渴等症。常用方剂:六味地黄丸、河车大造丸、石斛夜光丸。

(3)养心安神:年老气虚血少,久病体虚,或思虑劳伤,阴血暗耗,心神失养,出现心悸、失眠、多梦、健忘、口舌生疮、便干尿赤、舌红少苔、脉细数等。常用方剂:天王补心丹、柏子养心丸和酸枣仁丸。

2.调理 由于正气不足,机体抗病能力低下,往往导致虚实夹杂、寒热互结、内外合邪,而产生气郁、血瘀、食滞、痰阻,引起脏腑功能失调,经络气血不通,治宜调和脏腑功能,疏通经络气血,祛除致病邪气,此即调理法。具体可分为几下几种:

(1)疏肝理气,和胃止痛:肝气不舒,横逆犯胃,出现胸脘胀满不适,情志抑郁,嗳气吞酸。常用方剂:舒肝丸、木香顺气丸。

(2)疏肝解郁,行气止痛:胁肋疼痛,胸闷喜太息,情志抑郁易怒,或嗳气,脘腹胀满,脉弦。常用方剂:柴胡疏肝散加减。

(3)补气活血、疏通经络:半身不遂,口眼歪斜,语言謇涩,口角流涎,小便频数或尿遗不禁,舌黯淡,苔白,脉缓。常用方剂:补阳还五汤。

(4)舒筋活血、祛风通络:半身不遂、口眼歪斜、手足拘挛麻木、口齿不清、行走困难。常用方剂:大活络丹。

(5)镇肝息风,滋阴潜阳:肝肾阴虚,阳亢化风,而见头晕目眩、面赤耳鸣、心胸烦热、肢体不遂、口眼歪斜,甚或突然昏倒,不省人事,脉弦而有力。常用方剂:镇肝熄风汤。

(6)平肝潜阳,清热安神:肝肾阴虚,肝阳上亢,导致眩晕头痛、眼花耳鸣、心烦易怒、夜寐不安、肢体震颤,甚则半身不遂,舌红、脉弦数。常用方剂:天麻钩藤饮。

(7)涤痰开窍:中风、痰迷心窍,舌强不能言。常用方剂:涤痰汤。

(8)祛风除湿通痹,养肝益肾补虚:风寒湿邪侵袭,留滞日久,耗伤气血,损及肝肾,而见腰寒膝冷,关节疼痛,活动不利,肢体酸软无力或麻木不仁,畏寒喜暖。常用方剂:独活寄生汤。

(9)通经活络,祛风除湿:风寒湿邪侵袭,经络受阻,气血不通,症见关节肌肉疼痛剧烈,手足拘挛,肢体麻木,步履艰难等。常用方剂:小活络丹。

(10)祛风胜湿,强筋壮骨:痹证患者,因风寒湿邪留滞于经络,反复难愈而形成气血不足,阴阳俱虚,筋骨衰弱。常用方剂:壮骨伸筋胶囊。

(11)益气温经,和血通痹:肌肤麻木不仁,脉微紧。常用方剂:黄芪桂枝五物汤。

(12)温经散寒,养血通脉:手足厥冷,或局部青紫,口不渴,或腰腿足疼痛,或麻木,舌淡苔白,脉沉细或细而欲绝。常用方剂:当归四逆汤。

(13)祛风散寒,益气温阳:不省人事,口眼歪斜,半身不遂,语言謇涩;亦治风湿痹痛。常用方剂:小续命汤。

(14)清热燥湿:湿热走注之筋骨疼痛,或湿热下注,两足痿软无力,或足膝红肿热痛,或湿热带下;或下部湿疮,湿疹,小便短黄,舌苔黄腻。常用方剂:二妙散、三妙散、四妙散。

(15)祛风除湿,益气和营:身体烦痛,项背拘急,肩背肘痛,举动艰难及手足麻痹。常用方剂:蠲痹汤。

(16)祛风除湿,温经宣痹:肢体疼痛肿大,脚肿如脱,身体瘦弱,头眩短气,泛泛欲吐,或发热,舌淡苔白,脉沉细。常用方剂:桂枝芍药知母汤。

3. 延缓衰老 通过服用药物,调理脏腑,可以补益精气,延缓衰老,延年益寿。实践证明,许多延年益寿的中医古方,不但有延缓衰老作用,同时还具有康复治疗作用。常用方剂:延寿丹、八仙长寿丸、彭祖延年柏子仁丸、琼玉膏、健脾滋肾壮元方等。

(谢嫣柔 黄根胜 孙 冰)

第一节　针灸基础理论

一、针灸治疗作用

针灸疗法是中医学的重要组成部分。针灸治疗疾病，是根据脏腑、经络学说，运用四诊、八纲辨证，明确病变部位、疾病性质，进而配穴处方，通过针刺或艾灸腧穴，疏通经络气血、调节脏腑阴阳，以达到治疗全身疾病的目的。

(一)疏通经络

针灸的疏通经络作用，可使瘀阻的经络通畅而发挥其正常生理功能，是针灸最基本和最直接的治疗作用。经络"内属于脏腑，外络于肢节"，运行气血是其主要生理功能之一。经络功能正常时，气血运行通畅，脏腑器官、体表肌肤及四肢百骸得以濡养，均可发挥其正常的生理功能。若经络功能失常，气血运行受阻，则会影响人体正常的生理功能，出现病理变化而引起疾病。

经络不通，气血运行受阻，其临床症状常常表现为疼痛、麻木、肿胀、瘀斑等。针灸疏通经络主要是根据经络的循行，采用针法或灸术作用于相应的经络、腧穴，通过疏通经络、调理气血，从而排除致病因素，治愈疾病。

(二)扶正祛邪

针灸的扶正祛邪作用就是可扶助机体正气及祛除病邪，是针灸治病的根本法则和手段。《素问·刺法论》篇中指出："正气存内，邪不可干"。《素问·评热病论》说："邪之所凑，其气必虚"。疾病的发生、发展及其转归的过程，实质上是正邪相争的过程。疾病的发生，是由于正气相对不足，邪气相对强盛所致。正胜邪退则病缓解，正不胜邪则病情加重。因此，扶正祛邪既是疾病向良性方向转归的基本保证，又是针灸治疗疾病的作用过程。

在针灸治疗疾病时，扶正祛邪就是通过补虚泻实原则来实现的。针刺补法和艾灸的兴奋作用大于抑制作用，偏于扶正，多用于慢性久病或虚寒证；而针刺泻法和刺血的抑制作用大于兴奋作用，偏于祛邪，多用于新病、急症和实热证。补虚泻实，除了与针灸补泻方法相关外，还与腧穴的偏性有关。部分腧穴具有偏补或偏泻的性质，如气海、关元、命门、肾俞等穴偏补，水沟、十宣、井穴、委中等穴偏泻。特定穴中，郄穴、募穴、下合穴偏于祛邪，适用于急性痛症；背俞穴偏于扶正，适用于久病及虚证等。

(三)调和阴阳

针灸调和阴阳的作用就是可使机体从阴阳失衡的状态向平衡状态转化，是针灸治病的最终目的。阴阳学说是中医基本理论的重要内容，对认识疾病、辨证论治等均具有重要指导作用。疾病的发生机制是极其复杂的，但从总体上可归纳为阴阳失调。若因六淫、七情等因素导致人体阴阳的偏盛偏衰，"阴胜则阳病,阳胜则阴病。"阴阳失衡,就会使脏腑经络功能活动失常,从而引起疾病的发生。针对人体疾病的这一主要病理变化,运用针灸方法调节阴阳的偏盛偏衰,可以使机体转归为"阴平阳秘"的状态,从而达到治愈疾病的目的。

《灵枢》记载:"用针之要,在于知调阴阳,调阴与阳,精气乃充,合形与气,使神内藏。"阐述了针灸治病的关键在于调节阴阳的偏盛偏衰,使机体阴阳调和,精气充足,形气相合,神气内存。针灸调和阴阳的作用,主要是通过取穴配伍和针刺手法完成的。例如:胃火炽盛引起的牙痛,属阳热偏盛,治宜清泻胃火,取足阳明胃经内庭,针用泻法。寒邪伤胃引起的胃痛,属阴邪偏盛,治宜温中散寒,取足阳明胃经穴足三里和胃之募穴中脘,针用泻法,加灸,以温散寒邪。中风后出现的足内翻,从经络辨证上可确定为阳(经)缓而阴(经)急,治疗时采用补阳经而泻阴经的针刺方法,平衡阴阳;阳气盛则失眠,阴气盛则多寐,根据阳跷、阴跷主眼睑开合的作用,取与阴跷相通的照海和与阳跷相通的申脉进行治疗,失眠应补阴跷(照海)泻阳跷(申脉),多寐则应补阳跷(申脉)泻阴跷(照海),使阴阳平衡。

综上所述,针灸的治疗作用实质上就是对机体的一种良性调节作用,通过调节经络气血,调整脏腑阴阳,扶正祛邪,以达到治疗疾病的目的。

二、针灸治疗原则

针灸治疗的原则,是根据八纲理论,结合疾病的病位、病性,来确定的治疗法则。即用针法、灸法,或是针灸并用;用补法,还是用泻法,或补泻兼施。现将常用的治疗原则分述如下。

(一)清热温寒

《灵枢·经脉》篇中指出:"热则疾之,寒则留之。"即热性病证用"清"法,以寒治热;寒性病证用"温"法,以热治寒。

1. 热则疾之 热,指邪热亢盛,或为外感风热、风寒引起的表热证,或为脏腑阳郁的里热证,或为经络的局部气血壅滞的热证。诸热证,行以清泻法,毫针浅刺疾出,泻法或点刺出血。

《灵枢·经脉》篇说:"热则疾之。"《灵枢·九针十二原》篇进一步解释说:"刺诸热者,如以手探汤。""疾"同"急",有快速针刺之意;"以手探汤"形象地描述了针刺手法的轻巧快速。指出了热性病证的治则是浅刺疾出或点刺出血,手法轻快,可以不留针;且针用泻法,以清泻热毒。例如,风热感冒者,常取大椎、曲池、合谷、外关等穴浅刺疾出,即可达到清热解表的目的。若伴有咽喉肿痛者,可用三棱针在少商穴点刺出血,以加强泻热、消肿、止痛的作用。

2. 寒则(温之)留之 寒,指阴寒过胜,或为外感风寒引起的表寒证,或为寒湿闭阻经络的寒痹证,或为脏腑失衡、阳气不足的里寒证。若寒邪在表,留于经络者,艾灸施治最为相宜。若寒邪在里,凝滞脏腑,则针刺应深而久留,或加用灸法,以温针法最为适宜。

《灵枢·经脉》篇说:"寒则留之。"《灵枢·九针十二原》篇进一步解释说:"刺寒清者,如人不欲行。""留"即留针之意,"人不欲行"形象地描述了针刺手法应深而久留。指出了寒性病证的治则是深刺而久留针,以达温经散寒的目的。因阳虚寒盛,针刺不易得气,故应留针候气。加施灸法,更是助阳散寒的直接措施,使阳气得复,寒邪乃散。

3. 清温并用 临床上,疾病的寒热表现往往是错综复杂的,如表热里寒、表寒里热、上热下寒、上寒下热、真寒假热、真热假寒等寒热错杂之象,所以清热温寒的治疗原则要灵活应用,如见寒热相兼,则要清温并用。

(二)补虚泻实

补虚泻实即扶正祛邪。虚者宜补,实者宜泻。《灵枢·经脉》篇说:"盛则泻之,虚则补之……陷下则灸之,不盛不虚以经取之。"《灵枢·九针十二原》篇说:"虚则实之,满则泄之,宛陈则除之,邪盛则虚之。"都是针对虚证、实证制定的补虚泻实的治疗原则。

补虚泻实既是针灸治疗原则,又是针灸治病的重要方法。《灵枢·九针十二原》篇说:"无实(实),无虚(虚),损不足而益有余,是谓甚病,病益甚。"《类经》也说:"凡用针者,但可泻其多,不可泻其少,当详察血气,而为之补泻也。"都明确指出补泻不可误用,不可犯"虚虚实实"之戒。否则,就会造成"补泻反则病益笃"的不良后果。

1. 虚则补之 "虚则补之",是指虚证的治疗原则是用补法,适用于治疗各种慢性虚弱性病症。对于各种气血虚弱者,诸如精神疲乏、肢软无力、气短、泄泻、遗尿、乳少以及身体素虚、大病久病后气血亏损、肌肉萎缩、肢体瘫痪失用等,常取关元、气海、命门、膏肓、足三里和有关脏腑经脉的背俞穴、原穴,针灸并用,补法。达到振奋脏腑的功能,促进气血的化生、益气养血、强身健体的目的。

2. 陷下则灸之 "陷下则灸之",属于"虚则补之"的范畴。陷下,即气虚下陷,因脏腑、经络之气虚弱,中气不足,使气血、脏腑失去其固摄能力而出现的一系列气虚病证,如久泄、久痢、遗尿、崩漏、脱肛、子宫脱垂及其他内脏下垂等。其治疗原则是以灸治为主,常灸百会、神阙、气海、关元、中脘、脾俞、胃俞、肾俞、足三里等穴补中益气、升阳举陷。对于失血过多、大汗不止、四肢厥冷、阳气暴脱、血压下降、脉微欲绝的虚脱危象,更应重灸上述腧穴,以升阳固脱、回阳救逆。

3. 实则泻之 "盛则泻之""满则泄之""邪盛则虚之"都是泻损邪气的意思,可统称为"实则泻之"。实证治疗原则是用泻法,或点刺出血。例如,高热、中暑、昏迷、惊厥以及各种原因引起的剧痛等实热病证,在正气未衰的情况下,取大椎、合谷、太冲、委中、水沟、十宣、十二井穴等,针用泻法,或点刺出血,即

能达到清泻实热的目的。若病属本虚而标实,正气已衰退,则应泻实与补虚兼顾,或者先行补虚,而后泻实。

4. 宛陈则除之 《素问·针解篇》说:"宛陈则除之,是出恶血也。"王冰注云:"宛,积也;陈,久也;除,去也。""宛"同"瘀",有瘀结、瘀滞之义。"宛陈"泛指络脉瘀阻之证。"除"指清除瘀血的刺血疗法。是指因络脉瘀阻而引起的病证,应以三棱针点刺出血,属于"实者泻之"的范畴。例如,由于闪挫扭伤、毒虫咬伤、丹毒等引起的肌肤红肿热痛、青紫肿胀,即可取局部络脉或瘀血部位行三棱针点刺出血法,以活血化瘀、消肿止痛。另外如腱鞘囊肿、小儿疳积的点刺放血治疗也属此类。

5. 不盛不虚以经取之 "不盛不虚以经取之",指脏腑、经络的虚实表现不甚明显或虚实兼而有之。主要是由于病变脏腑、经脉本身一时性的气血紊乱,而不涉及其他脏腑、经脉,属本经自病。《难经·六十九难》中:"不虚不实,以经取之者,是正经自生病,不中他邪也。当自取其经,故言以经取之。"治疗应按本经循经取穴,以原穴和五输穴最为适宜。当针下得气后,再行均匀地提插捻转(即"平补平泻")手法,使本经气血调和,脏腑功能恢复正常。

(三)注重整体观念

人体是一个有机的整体,通过经络内联脏腑,外络肢节,将人之整体有机地联系起来。针灸治病,需要从整体观念出发,辨证施治,避免出现头痛仅医头、脚痛仅医脚的片面倾向。

在多数情况下,需要局部与整体同时调治。如脾虚泄泻,局部取大横、天枢理肠止泄,整体取脾俞、足三里以健运脾胃;风火牙痛,局部取颊车、下关以疏调经络之气,远端取合谷、内庭以清降胃肠之火。如此将局部与整体有机地结合起来,既着眼于症状治疗,又注重病因病机治疗,能够明显提高治疗效果。

(四)分清标本缓急

针灸治病要分标本主次、轻重缓急,要抓主要矛盾。标本是一个相对的概念,表示事物的现象与本质、原因与结果以及病变过程中正邪矛盾双方的主次关系。《素问·至真要大论篇》说:"病有盛衰,治有缓急。"对于任何一种病证,是先治标,还是先治本,还是标本同治,要根据病证的轻重缓急而定。一般情况下,本是主要矛盾,治病当先治本;若标急于本,当先治标。当标病与本病俱急或俱缓时,均宜标本同治。如能灵活运用标本的理论指导针灸临床,就不会贻误病情。

三、针灸配穴处方原则

针灸配穴处方是在分析病因病机、明确辨证立法的基础上,选取适当的腧穴和刺灸补泻方法组合而成,是针灸治病取得疗效的关键。须做到有法有方、配穴精练、酌情加减、灵活多变。

(一)选穴原则

针灸临床选穴,在循经选穴的基础上,常用的选穴方法有近部选穴、远部选穴、随症选穴。

1. 近部选穴　近部取穴,指选取病变所在的局部或邻近部位的腧穴,这一取穴原则是基于"腧穴所在,主治所及"的特点。多用于治疗病位较局限和体表部位反应较为明显的病症。例如,鼻病取迎香,口僻取颊车、地仓,眼病选睛明、瞳子髎;耳病选耳门、听宫,肩痛选肩髎、肩髃,胃病取中脘、梁门等。

2. 远部取穴　远部选穴,是指选取距离病痛较远处部位的腧穴,这一取穴原则是基于腧穴具有远治作用的特点。人体的许多腧穴,尤其是四肢肘、膝关节以下的经穴,不仅能治疗局部病症,而且还可以治疗本经循行所及的远隔部位的病症。具体取穴时既可取所病脏腑经脉的本经腧穴,也可取表里经或其他相关经脉上的腧穴,包括表里经选穴、同名经选穴、相关经选穴等。例如,咳嗽、咳血

属肺系病证,可选取手太阴肺经的尺泽、鱼际;胃痛取足三里,或取与胃相表里的脾经穴公孙,与胃有关经脉的腧穴如肝经太冲、心包经的内关等;再如胸胁疼痛选支沟、阳陵泉,属同名经选穴;肝肾亏虚选太冲、太溪,则属相关经选穴。

3. 随症选穴　随症选穴,是指针对某些全身症状或疾病的病因病机而选取腧穴的方法。这一选穴原则是根据中医理论和腧穴主治功能而提出来的,临床上有许多疾病往往难以明确其病变部位,如发热、失眠、多梦、自汗、盗汗、虚脱、抽风、昏迷等,对于这一类病证,可以按照随症选穴的原则选取适当腧穴。如发热选大椎、曲池、合谷;昏迷选水沟、十宣;虚脱选关元、神阙;自汗选足三里、关元;盗汗选阴郄、复溜等。有些腧穴对某一方面的病证有特殊的治疗效果,在治疗中经常选用,属经验取穴。如属气病的胸闷、气促等取膻中,属血病的血虚、慢性出血等取膈俞,属筋病的筋骨酸痛等取阳陵泉,这些也都属随症取穴的范畴。

上述取穴原则在临床上除可单独应用外,还常相互配合应用。例如,治疗哮喘实证,可选取膻中、中府、尺泽、列缺,取中府为近部取穴,取尺泽、列缺为远部取穴,取膻中为随症取穴。

(二)配穴方法

配穴是在选穴的基础上,根据不同病证治疗的需要,选择具有协同作用的腧穴进行组合配伍。配穴是否得当,直接影响治疗效果。配穴时要处理好主、次关系,坚持少而精的原则,突出主要腧穴的作用,适当配伍次要腧穴。临床常用的配穴方法,总的分为按部位配穴和按经脉配穴两大类。

1. 按经配穴

(1)本经配穴法:指某一脏腑、经脉发生病变时,遵循"不盛不虚,以经取之"的治疗原则,选用本经的腧穴配伍组成处方的方法。如肺病咳嗽可取中府、太渊;胆经郁热导致的

少阳头痛,可取率谷、风池、侠溪;胃火循经上扰的牙痛,可取颊车、内庭等。

(2)表里经配穴法:当某一脏腑、经脉发生病变时,取本经和其相表里经脉的腧穴配合组成处方。如风热袭肺导致的感冒咳嗽,可选肺经的尺泽配大肠经的曲池、合谷。特定穴中的原络配穴法,也是本法在临床上的具体运用。

(3)同名经配穴法:将手足同名经的腧穴相互配合组成处方的方法。本法是基于同名经"同气相通"的理论。如阳明头痛取手阳明经的合谷配足阳明经的内庭,失眠、多梦,取手少阴经的神门配足少阴经的太溪。

2. 按部配穴

(1)前后配穴法:前指胸腹,后指背腰。选取前后部位腧穴配合应用的方法称为前后配穴法,亦称腹背阴阳配穴法。《灵枢·官针》所指"偶刺"法和俞募配穴法,均属本法范畴。凡治脏腑疾患,均可采用此法。例如,胃痛前取中脘、梁门,后取胃俞、胃仓。心胸疾病前取巨阙,后取心俞等。

(2)左右配穴法:左右配穴法是根据经脉循行交叉的道理,左病可以右取,右病可以左取,还可以左右同时并取的方法。左右配穴法源于《内经》中的"巨刺""缪刺",多用于治疗头面、四肢、脏腑的病证。临床应用时,可左右穴同时取用,以加强协同作用,如心病取

双侧心俞、内关,胃病取双侧胃俞、足三里等;左侧面瘫,取左侧颊车、地仓,并配合右侧合谷等。

(3)上下配穴法:上下配穴法是指将腰部以上腧穴和腰部以下腧穴配合应用的方法。可治疗头面、四肢、躯干、脏腑病证。如头项强痛上取天柱,下取昆仑;胸胁痛上取支沟,下取阳陵泉;胃痛上取内关,下取足三里。《百症赋》载:"强间、丰隆之际,头痛难禁,……观其雀目肝气,睛明、行间而细推。"《天元太乙歌》:"心痛手颤少海间,欲要除根针阴市。"此外,特定穴中的八脉交会穴的配合应用,也属于本法的具体应用。

(4)远近配穴法:远近配穴法是以病变部位为依据,在病变的近部和远部同时选穴配伍成方的方法。此法临床应用较广,可治疗头面、四肢、躯干、脏腑病证。如鼻塞取迎香、合谷;腰痛取肾俞、大肠俞、委中等。

(三)特定穴的应用

1. 五腧穴 五腧穴是指十二经穴中井、荥、输、经、合五类腧穴,均分布在四肢肘、膝以下的部位(表19-1,表19-2)。是十二脉之气出入之所,具有治疗十二经脉、五脏六腑病变的作用。关于五腧穴的主治,在《难经·六十八难》中记载:"井主心下满,荥主身热,输主体重节痛,经主喘咳寒热,合主逆气而泄"。

表 19-1 六阴经五腧穴与五行配属表

经脉	井(木)	荥(火)	输(土)	经(金)	合(水)
手太阴肺经	少商	鱼际	太渊	经渠	尺泽
手厥阴心包经	中冲	劳宫	大陵	间使	曲泽
手少阴心经	少冲	少府	神门	灵道	少海
足太阴脾经	隐白	大都	太白	商丘	阴陵泉
足厥阴肝经	大敦	行间	太冲	中封	曲泉
足少阴肾经	涌泉	然谷	太溪	复溜	阴谷

表 19-2　六阳经五腧穴与五行配属表

经脉	井（金）	荥（水）	输（木）	经（火）	合（土）
手阳明大肠经	商阳	二间	三间	阳溪	曲池
手少阳三焦经	关冲	液门	中渚	支沟	天井
手太阳小肠经	少泽	前谷	后溪	阳谷	小海
足阳明胃经	厉兑	内庭	陷谷	解溪	足三里
足少阳胆经	足窍阴	侠溪	足临泣	阳辅	阳陵泉
足太阳膀胱经	至阴	足通谷	束骨	昆仑	委中

五腧穴的五行属性与脏腑的五行属性相合，五行之间存在"生我""我生"的母子关系。因而，《难经》提出了"虚者补其母，实者泻其子"的选取适当的五腧穴治疗疾病的方法。这一取穴法亦称为子母补泻取穴法，包括本经子母补泻和异经子母补泻两种取穴法。

本经子母补泻，如肺五行属金，太渊属土而为其母穴，尺泽属水而为其子。因此，肺的虚证宜补太渊，实证宜泻尺泽。异经子母补泻，分别在病变经脉的母经或子经选穴，如肺的虚证宜补足太阴经太白（母经本穴），实证应泻足少阴经阴谷（子经本穴）。

2. 原络配穴

（1）原穴是脏腑原气输注和留止的部位，分布于腕、踝部附近，主治脏腑疾病。原穴与三焦有密切关系，三焦为原气的别使，三焦之气导源于肾间动气，输布全身，调和内外，宣导上下，关系着脏腑气化功能，而原穴就是其留止之处，故无论虚实均可取之。因此，对于脏腑之疾，可取相应的原穴治疗。

（2）络穴是络脉由经脉别出部位的腧穴，也是表里经联络之处。十二经脉各有一个络穴，皆位于肘、膝关节以下，还有任、督两脉的络穴和脾之大络，合计为十五络穴。络穴主治表里两经病症。

原穴和络穴在临床上既可单独应用，也可相互配合应用（表 19-3）。本经原穴与其相表里经的络穴相互配合应用时，称为"原络配穴"。在临床应用时可以按表里经脉病变之先后定原络，即取先病经脉的原穴、后病经

脉的络穴；或以表里经脉病变的主次轻重定原络，即以主要病经的原穴配次要病经的络穴。

表 19-3　十二经原穴与络穴

经脉	原穴	络穴
手太阴肺经	太渊	列缺
手厥阴心包经	大陵	内关
手少阴心经	神门	通里
足太阴脾经	太白	公孙
足厥阴肝经	太冲	蠡沟
足少阴肾经	太溪	大钟
手阳明大肠经	合谷	偏历
手少阳三焦经	阳池	外关
手太阳小肠经	腕骨	支正
足阳明胃经	冲阳	丰隆
足少阳胆经	丘墟	光明
足太阳膀胱经	京骨	飞扬

3. 腧募配穴　腧穴是脏腑之气输注于背腰部的腧穴，又称"背腧穴"，五脏六腑各有一个背腧穴，位于足太阳膀胱经第一侧线上，其位置大体与相关脏腑所在部位的上下排列相接近。募穴是脏腑之气汇聚于胸腹部的腧穴，又称"腹募穴"。五脏六腑各有一个募穴，其位置与其相关脏腑所在部位相接近。

腧、募穴与脏腑的病变密切相关，脏腑发生病变时，可在腧、募穴上出现反应，表现压痛或过敏等病理性反应。因此，某一脏腑病变，

可以用其所属腧穴和募穴的特异变化帮助诊断，又可取相关腧募穴配合治疗（表19-4）。此外，腧穴和募穴主治作用各有一定特点。一般而言，脏病、虚证多取腧穴；腑病、实证多取募穴，五脏的背腧穴还可治疗相关的官窍病。

表 19-4　脏腑腧、募穴

脏腑	腧穴	募穴
肺	肺俞	中府
心包	心包俞	膻中
心	心俞	巨阙
脾	脾俞	章门
肝	肝俞	期门
肾	肾俞	京门
大肠	大肠俞	天枢
三焦	三焦俞	石门
小肠	小肠俞	关元
胃	胃俞	中脘
胆	胆俞	日月
膀胱	膀胱俞	中极

4. 郄穴　郄穴是指经脉之气深聚部位的腧穴。十二经脉及阴维脉、阳维脉、阴跷脉、阳跷脉各有一个郄穴，共计有 16 郄穴（表 19-5）。常用于治疗本经循行部位及其所属脏腑的急性病证。其中，阴经的郄穴具有治疗本经脏腑的出血性疾病。

表 19-5　十六郄穴

经脉	郄穴
手太阴肺经	孔最
手厥阴心包经	郄门
手少阴心经	阴郄
足太阴脾经	地机
足厥阴肝经	中都
足少阴肾经	水泉
阴维脉	筑宾

（续　表）

经脉	郄穴
阴跷脉	交信
手阳明大肠经	温溜
手少阳三焦经	会宗
手太阳小肠经	养老
足阳明胃经	梁丘
足少阳胆经	外丘
足太阳膀胱经	金门
阳维脉	阳交
阳跷脉	跗阳

5. 下合穴　下合穴是指六腑之气下合于下肢足三阳经的腧穴，故又称"六腑下合穴"。大肠下合于足阳明经之上巨虚，小肠下合于足阳明经之下巨虚，三焦下合于足太阳经之委阳，胃下合于本经的足三里，胆下合于本经的阳陵泉，膀胱下合于本经的委中。

"合治内腑"，故下合穴主用于治疗六腑病变。

6. 八会穴　八会穴是指人体脏、腑、气、血、筋、脉、骨、髓之精气所聚会的八个腧穴，分布于人体的躯干和四肢部。这些腧穴虽属不同经脉，但均对各自相应的脏腑、组织等病证具有特殊治疗作用，临床应用时常作为治疗这些病证的主穴。

7. 八脉交会穴　八脉交会穴指奇经八脉与十二经之气相交会的八个腧穴，均分布于腕、踝部上下。具有主治奇经病证的作用，临床应用时，可以单独治疗各自相通的奇经病证；也可按一定的原则，上下两穴配伍，治疗两脉相合部位病证（表19-6）。

8. 交会穴　交会穴是指两经或两条以上经脉相交会之腧穴。具有治疗本经和交会经病证的作用，临床上常选用交会穴治疗多经病证。如大椎为诸阳经之交会穴，能通一身之阳；三阴交是足三阴经交会穴，可调理肝、脾、肾三脏。

表 19-6 八脉交会穴配伍及主治

穴名	所属经脉	所通经脉	主治范围
列缺	手太阴肺经	任脉	肺系、咽喉、胸膈病症
照海	足少阴肾经	阴跷脉	
后溪	手太阳小肠经	督脉	耳、目内眦、头项、肩胛、腰背病症
申脉	足太阳膀胱经	阳跷脉	
公孙	足太阴脾经	冲脉	心、胸、胃病症
内关	手厥阴心包经	阴维脉	
足临泣	足少阳胆经	带脉	耳、目内眦、侧头、颈肩、胸胁病症
外关	手少阳三焦经	阳维脉	

(四)针灸处方的组成变化

针灸的配穴处方固然有一定的原则,但在临床应用时,虽用同一腧穴处方,但由于针灸补泻、施术的先后、针刺的深浅、腧穴的加减、留针的长短等不同作用,因而所产生的效果也就有所不同。在运用针灸处方时,不能固执成方,必须通过配穴处方的组成变化来适应病情的需要。大致有以下几个方面:

1. 针刺手法的变化 针刺的深浅与处方的作用有极为密切的关系,如临床上常用同一处方,由于针刺的深浅不同,所起的疗效会有显著的差别。《灵枢·官针》就明确指出"疾浅针深,内伤良肉,皮肤为痈;疾深针浅,病气不泻,支为大脓"。因此据方施治时,一方面要考虑不同腧穴部位针刺深浅不同,而另一方面还须因病、因时、因人的不同而灵活施术。其次,针刺的角度、方向,合谷刺、关刺等各种刺法的变化对处方作用的影响也值得重视。

针刺补泻,作用有别。补与泻是针灸施治的基本法则,其操作方法和它的作用彼此完全不同。《灵枢·终始》说:"凡刺之道,气调而止,补阴泻阳,音气益彰,耳目聪明。反此者,血气不行。"由于补泻操作不同,在同一个腧穴处方中,可以起完全相反的作用。如临床上补合谷,泻三阴交,有行气活血、通经

化瘀之效,用以治血滞经闭;反之若泻合谷,补三阴交,则有理气养血固经之效,治疗月经过多或崩漏之疾。所以《灵枢·邪气脏腑病形》说:"补泻反则病益笃"。

2. 施术先后的变化 针灸处方有主次之分,施术有先后之别。《灵枢·五色》曰:"病生于内者,先治其阴,后治其阳,反者益甚,其病生于阳者,先治其外,后治其内,反者益甚"。《灵枢·周痹》也说:"痛从上下者,先刺其下以遏之,后刺其上以脱之;痛从下上者,先刺其上以遏之,后刺其下以脱之"。临床施术时一般先上后下,先阳后阴,先背后腹,先头面躯干后四肢。但在特殊情况下,就应考虑施术的先后。

3. 腧穴加减的变化 一个处方中的腧穴增减不仅关系到治疗效果,而且会改变处方的主治作用。一般来说,处方中的主穴不变,随着病情的变化而加减腧穴。如临床上取合谷为主,配曲池为理上焦的要方,若与三阴交相配,则可行气活血,调理月经,若与复溜相配,则可发汗、止汗,若与太冲相配,则可镇静、镇痛,治疗痹证,中风口㖞。这种种不同作用则在于腧穴的加减变化。

4. 针灸方法的变化 针与灸虽然同属于外治法,但其作用并不尽同。在临床应用上也有所区别:"针所不为,灸之所宜"。临床

应用时应根据具体病情,酌情施术,考虑用针、用灸或针灸并用,或多灸少针,或多针少灸,或刺络拔罐,或点刺出血等,才能取得应有的效果。

5. 把握治疗时间　把握治疗时间,也是影响针灸处方疗效的重要因素。

(1)治疗时间:选择适宜的治疗时间对有些病症能够更好地发挥治疗作用。例如失眠症,以睡前1～2h为最佳治疗时间。有些周期性发作的疾病,如癫痫,一般在发作前5～7d开始针刺。

(2)留针时间:不同病症留针时间也不同,一般病症留针20～30min。对于不容易配合针刺的婴幼儿以及肢体痉挛的患者,不适合留针,可略施行针手法后即出针,防止弯针、滞针,甚至断针等针刺意外。对于一些急性痛症,可视病情适当久留针。

(3)疗程与间歇时间:多数疾病,如面瘫、风湿痹痛等,以针灸10次为1疗程。部分急性或病情简单的病症,如急性扭伤、牙痛、目赤肿痛等,以3～5次为1疗程;慢性病、疑难病和运动功能障碍性疾病,例如中风偏瘫、截瘫、颅脑损伤等,至少1个月为1个疗程。治疗间隔时间,对于一般慢性病可每日或隔日治疗1次,但对于一些需要尽早控制的疾病,可每日2次或每隔5～6h治疗1次。每个疗程间休息3～5d,可避免因连续刺激后机体产生的耐针性。

不同针灸治疗,间隔时间也不同,如埋线疗法和放血疗法,可1周左右治疗1次。督脉隔姜灸,因灸量大,易耗伤阴液,故每次治疗需间隔2～3d。

第二节　针刺疗法

一、毫针针刺

(一)针刺准备

1. 消毒　针刺治疗应严格遵守无菌观念,做好消毒工作,包括:针具器械、医者双手、患者施术部位、治疗室用具等。

2. 体位　针刺前,选择合适的体位,对于正确取穴、针刺施术、持久留针、针感传导和防止晕针、滞针、弯针等针刺意外具有重要意义。常用体位有以下几种:

仰卧位:适用于前身部的腧穴。

侧卧位:适用于侧身部的腧穴。

俯卧位:适用于后身部的腧穴。

仰靠坐位:适用于前额、颜面、颈前和上胸部的腧穴。

俯伏坐位:适用于头项、枕项、背部的腧穴。

侧伏坐位:适用于头颞、面颊、颈侧及耳周的腧穴。

需要注意的是,对于年老、病重、体弱或情绪紧张的初诊患者,应尽量采取卧位,以防患者晕针或其他不适。

(二)进针方法

进针法指将针具刺入皮肤的方法,需双手协同配合,持针之手称为"刺手",辅助针刺之手称为"押手"。刺手的作用是进针时掌握针具,运指力于针尖,使针刺入皮肤,而后进行捻转、提插等行针手法及出针操作等。押手的作用是固定腧穴的位置,夹持针身,协助刺手进针,以减少痛感和协助调节针感。

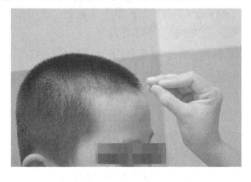

图 19-1　单手进针

进针方法主要包括单手进针（图19-1）、双手进针、管针进针等方法。单手进针适用于短针针具，多用于头面部、颈项部腧穴的操作。管针进针透皮快、痛感轻，适用于大部分腧穴。双手进针法主要包括以下几种：

1. 指切进针法　用拇指或示指端切按在腧穴旁，刺手持针，紧靠押手指甲面刺入。适用于短针的进针，如针刺部位附近有重要器官、血管也可用本法。

2. 夹持进针法　用押手拇、示二指持捏消毒干棉球，夹住针身下端，刺手捻动针柄，将针刺入腧穴。适用于长针的进针。

3. 舒张进针法　押手拇、示二指将腧穴部位的皮肤向两侧撑开，使皮肤绷紧，刺手持针，从押手拇、示二指中间刺入。适用于皮肤松弛部位的腧穴。

4. 提捏进针法　押手拇、示二指将腧穴部位的皮肤提起，刺手持针，从捏起的上端刺入。适用于皮肉浅薄部位的腧穴，如印堂穴。

（三）针刺的角度、深度

正确的针刺角度、深度，是提高得气感、增强针感和预防针刺意外的关键。腧穴的定位，不仅是体表的位置，还应了解深层解剖结构，进而指导针刺的角度、方向和深度。

1. 角度　针刺的角度是指针身与皮肤所成的夹角。一般分为直刺、斜刺和平刺三种：

直刺：针身与皮肤呈90°刺入，适用于人体大部分腧穴。

斜刺：针身与皮肤呈45°刺入，适用于肌肉浅薄处或内有重要脏器处。

平刺：针身与皮肤呈15°或沿皮以更小的角度刺入，也称横刺或沿皮刺，适用于皮薄肉少部位的腧穴。

2. 深度　针刺的深度主要取决于腧穴的部位特点、患者体质、时令和病情需要等。

根据腧穴的部位选择针刺深度，一般肌肉浅薄，内有脏器处宜浅刺；肌肉丰厚处宜深刺。患者的体质对于针刺深度也有一定的影

响，一般肥胖、强壮之人，宜深刺，消瘦、体弱之人宜浅刺。时令的不同，对于针刺也有一定的要求。一般"春夏宜浅刺，秋冬宜深刺"。《灵枢·终始》说："春气在毛，夏气在皮肤，秋气在分肉，冬气在筋骨，刺此病者，各以其时为齐。故刺肥人者以秋冬之齐，刺瘦人者以春夏之齐。"

《素问·刺要论》云："病有浮沉，刺有浅深，各至其理，无过其道。"说明针刺深度要因病而施，根据疾病证候的性质和病位来选择针刺深浅。一般热证、虚证宜浅刺，寒证、实证宜深刺；表证可浅刺以宣散，里证宜深刺以调气。还有，一般病在表、在肌肤宜浅刺，在里、在筋骨宜深刺。

（四）行针手法

毫针进针后，为使患者产生针刺感应，或进一步调整针感的强弱与传导而采取的针刺操作，称为"行针"或"运针"。行针手法包括基本手法与辅助手法两类。

1. 基本手法

（1）提插法：进针一定深度后，施以上提下插的操作手法。针由浅层向下刺入深层谓之插，由深层向上退至浅层谓之提，如此反复地上下呈纵向运动的行针手法，为提插法。操作时，指力要均匀，幅度不宜过大，一般以3～5分为宜，频率不宜过快，每分钟60次左右。一般认为提插的幅度大、频率快，刺激量大；反之，刺激量就小。

临床主要用于催气、行气。注意肌肉浅薄处，需谨慎用提插法，可用捻转法代替。

（2）捻转法：进针一定深度后，通过拇、示指来回旋转捻动，反复交替使针体转动。操作时，指力要均匀，角度适当，一般在180°～360°。一般认为，捻转角度大，频率快，刺激量大；反之，刺激量就小。

捻转法是临床常用的进针手法，行针时使用捻转法可以催气、行气，保留针感等。需要注意的是，捻转法操作时，切忌单向连续转动，否则针体容易缠绕肌纤维，造成滞针，使

患者感到疼痛。

2.辅助手法　行针的辅助手法可以促使得气,加强针感,扩大针感范围及传导。主要有以下几种:

(1)循法:循是循着经脉,以激发经气使气血往来的方法。操作为:进针前后,用手指沿着针刺腧穴所属经脉的循行路线,或腧穴上下左右,轻轻地循按或叩打,用力要适度,过重会造成经气阻滞,使肌肉紧张,产生疼痛。多用于催气、行气,还可以用于解除滞针,减轻患者紧张情绪等。

(2)弹法:以手指弹叩穴位或轻弹针尾、针柄,以促进经络气血充实的方法。弹不可过猛或过频,以免发生弯针或经气速去。用于催气、守气。

(3)刮法:以指甲刮动针柄的方法。多用于催气、守气,也有刮针补泻之说,认为刮针方向由上而下为补,由下而上为泻。

(4)摇法:手持针柄,将针轻轻摇动,以行经气。或出针时,以指捻针柄摇动针体,边摇边退针,使针孔扩大,而后疾出针以泻实。摇大针孔属"开阖补泻"中的"开"。也是复式补泻手法青龙摆尾、白虎摇头的组成部分,用于关节阻滞、气不续接部位的针刺。

(5)飞法:用拇、示二指在针柄呈交互状搓捻,一搓一放,如飞鸟展翅之状,使指感有如转针,但针体不能上提。操作时注意用力要均匀,以免滞针。飞法的作用是催气、行气,可加强针感,留而不去。

(6)震颤法:进针后用拇、示指持针柄,使针在穴内小幅度上下颤动的辅助手法。震颤的速度快、振幅小,力度轻柔。多用于催气和加强针感。

此外,针刺行针的辅助手法还有搜法、弩法、逼针摇摆法、滞针震颤法等。

(五)针刺得气

得气,又称气至,即毫针进针后施以一定的行针手法,使针刺腧穴部位产生针刺的感应,这种针刺的感应就是得气。

1.得气的指征　分为患者对针刺的主观感受,和医者刺手指下的感觉。患者对针刺的主观感受,主要有酸、麻、胀、重、凉、热、痛、触电感、蚁行感和不自主肢体活动等。而医者所感受到的,如得气后针下的感觉会慢慢变得沉紧,如鱼吞钩饵等手感。还可以观察到患者针刺局部或沿经脉循行路线上出现汗出、红晕、汗毛竖起等现象。

2.得气的意义　得气,是针刺产生治疗作用的关键,是判断患者经气盛衰、疾病预后、疗效的依据,也是进一步实施行针手法的基础。《灵枢·九针十二原》中"刺之要,气至而有效",说明得气在针刺治疗过程中有着重要的意义。

针刺得气是机体对于针刺时的反应。《针灸大成》云:"针若得气速,则病易痊而效亦速也;若气来迟,则病难愈而有不治之忧。"一般而言,针后得气迅速,多为正气充沛、经气旺盛之象,机体反应敏捷,取效快,疾病易愈。若针后经气迟迟不至者,多为正气虚损、经气衰弱,机体反应迟缓,收效缓慢,疾病缠绵难愈。若反复施以各种催气、行气手法后,仍不得气者,多属正气衰败,则预后不良。通过针刺治疗调整经气,可以使得气较迟转为得气较速,说明机体正气逐渐恢复,疾病向愈。

在针刺治疗过程中不得气时,可通过调整针刺的角度、深度或施手法以催气,从而达到提高针刺疗效的目的。

3.得气的方法　在临床上针刺不得气时,可以使用下列特定的方法促进针刺得气。

(1)催气法:通过施以手法催促经气速至的方法。如调整针刺角度、方向的搜气法,或在穴周循按、叩击的循摄法,以及刮弹针柄或穴周的弹震法等均属于催气的范畴。此外,如摇、搓、捻、飞等法,也可以起到催气的效果。

(2)守气法:是针下得气之后,使气留守勿去的方法。针家有"得气容易守气难"之说,得气后若随意改变针尖方向,或盲目提插捻转,很容易使针感消失。可以推弩针柄,不使针尖脱离得气处,以延长得气时间。也可用飞、弹、摇、刮、颤等法守气。

（3）行气法：又称"运气法",是针刺得气后,通过相应的手法,促使针感传导,乃至达到病所的方法。循、弹、刮、摇、飞法均有一定的行气作用。通过行气法使针感能够到达病所,往往收效更好。

（六）针刺补泻法

针刺补泻是以"补虚泻实"为目的的针刺手法,是决定针刺疗效的关键因素。历代医家在长期的医疗实践中不断创造、总结,使针刺补泻手法经历了由简单到复杂的发展过程。根据其繁、简,可分为平补平泻、单式补泻与复式补泻,下面具体来介绍。

1. 平补平泻 是指进针至穴位一定深度,得气后,施以缓慢均匀的提插捻转手法,用于虚实不甚明显或虚实相兼的病证。

2. 单式补泻

（1）捻转补泻：根据针体在穴内捻转的方向、用力轻重来区分补泻的手法。

补法：针刺得气后,在针下得气处小幅度捻转,拇指向前左转时用力重,指力沉重向下,拇指向后右转还原时用力轻,反复操作。

泻法：拇指向后右转用力重,指力浮起向上,拇指向前左转还原时用力轻,反复操作。

捻转补法用于虚证,捻转泻法用于实证。具有较好的催气、行气的作用。

（2）提插补泻：根据针体在穴内提、插手法轻重来区分补泻的手法。

补法：针刺得气后,在针下得气处小幅度上下提插,重插轻提（即慢提急按）。针下插时用力宜重,针上提时用力宜轻。

泻法：轻插重提（即急提慢按）。针下插时用力宜轻,针上提时用力宜重。

提插补泻是补虚泻实、调和阴阳之法。提插补法,导引阳气入内,阳气充实,故有温补作用,可治经气不足,表现为虚寒证候者。

提插泻法,引导阴气外出,邪气得泄,故有泄热作用,可治经气有余,表现为实热证候者。

（3）徐疾补泻：是指针体在穴位内,依据穴位的深浅进内与退外动作的快慢,和出针与按穴动作的快慢,以区分补泻。

补法：将针刺入皮肤后,先在浅层得气,随之将针徐徐地向内推进到一定的深度,疾速退针至皮下；出针时,快速出针并疾按其穴。重在徐入。

泻法：将针快速刺入皮下后,再疾速插入深层得气,随之徐徐地向外退针至皮下；出针时,缓缓出针并且不按其穴或缓按其穴。重在徐出。

徐疾补法可使针下产生热感,徐疾泻法可使针下产生凉感。此法作用在于调和阴阳,用治各种虚寒证或实热证。

（4）迎随补泻：迎随指逆顺,此处指针向迎随补泻法。《云岐子迎随补泻法》云："顺经而刺为之补,迎经而刺为之泻。"

补法：根据十二经气血流注顺逆与经脉起止方向不同,凡进针时针尖随着经脉循行去的方向刺入为补法。

泻法：凡进针时针尖迎着经脉循行来的方向刺入为泻法。

迎随补泻法,可调和营卫,泻其有余,补其不足,可治血气壅滞,经脉不通等。

（5）呼吸补泻：配合患者呼吸以区分补泻的方法。《针灸大成》中："欲补之时,气出针入,气入针出；欲泻之时,气入入针,气出出针。"

补法：患者呼气时将针刺入腧穴,得气后,患者呼气时行针,吸气时出针。

泻法：患者吸气时将针刺入腧穴,得气后,患者吸气时行针,呼气时出针。

常配合其他补泻手法同用,可起到调和阴阳、升清降浊,促使营卫气血运行通畅。

（6）开阖补泻：是出针时是否按闭针孔以区分补泻的方法。临床上很少单独使用,常配合其他补泻手法同用。

补法:缓慢出针,疾按针孔,用押手按揉针孔片刻。

泻法:疾速出针,出针时摇大针孔。出针后不按压针孔或缓按针孔。

3. 复式补泻 是将多种单式补泻手法配合应用的针刺补泻手法,如烧山火、透天凉以及飞经走气四法(青龙摆尾、白虎摇头、苍龟探穴、赤凤迎源),因操作较为繁复,此处不做具体论述。

(七)针刺异常情况及处理

1. 晕针 晕针是在针刺过程中患者发生的晕厥现象,这是可以避免的,医者应该注意防止。

(1)原因:患者体质虚弱,精神紧张,或疲劳、饥饿、大汗、大泻、大出血之后或体位不当,或医者在针刺时手法过重,而致针刺时或留针过程中发生此现象。

(2)现象:患者突然出现精神疲倦,头晕目眩,面色苍白,恶心欲吐,多汗,心慌,四肢发冷,血压下降,脉象沉细,或神志昏迷,仆倒在地,唇甲青紫,二便失禁,脉微细欲绝。

(3)处理:立即停止针刺,将针全部起出。使患者平卧,注意保暖,轻者仰卧片刻,给饮温开水或糖水后,即可恢复正常。重者在上述处理基础上,可刺水沟、素髎、内关、足三里,灸百会、关元、气海等穴,即可恢复。若仍不省人事,呼吸细微,脉细弱者,可考虑配合其他治疗或采用急救措施。

(4)预防:对于晕针应注重预防。如初次接受针刺治疗或精神过度紧张、身体虚弱者,应先做好解释工作,消除对针刺的顾虑,同时选择舒适持久的体位,最好采用卧位。选穴宜少,手法要轻。若饥饿、疲劳、大渴时,应令进食、休息、饮水后少时再予针刺。医者在针刺治疗过程中,要精神专一,随时注意观察患者的神色,询问患者的感觉。一旦有不适等晕针先兆,应及早采取处理措施,防患于未然。

2. 滞针 滞针是指在行针时或留针后医者感觉针下涩滞,捻转、提插、出针均感困难而患者则感觉剧痛的现象。

(1)原因:患者精神紧张,当针刺入腧穴后,患者局部肌肉强烈收缩;或行针手法不当,向单一方向捻针太过,以致肌肉组织缠绕针体而成滞针。若留针时间过长,有时也可出现滞针。

(2)现象:针在体内,捻转不动,提插、出针均感困难,若勉强捻转、提插时,则患者痛不可忍。

(3)处理:若患者精神紧张,局部肌肉过度收缩时,可稍延长留针时间,或于滞针腧穴附近进行循按或叩弹针柄,或在附近再刺一针,以宣散气血,而缓解肌肉的紧张。若行针不当,或单向捻针而致者,可向相反方向将针捻回,并用刮柄、弹柄法,使缠绕的肌纤维回释,即可消除滞针。

(4)预防:对精神紧张者,应先做好解释工作,消除患者的顾虑。注意行针的操作手法和避免单向捻转,若用搓法时,应注意与提插法的配合,则可避免肌纤维缠绕针身而防止滞针的发生。

3. 弯针 弯针是指进针时或将针刺入腧穴后,针身在体内形成弯曲。

(1)原因:医生与患者两方面的原因。医生进针手法不熟练,用力过猛、过速,以致针尖碰到坚硬的组织器官;或患者在针刺或留针时移动体位,或因针柄受到某种外力压迫、碰击等,均可造成弯针。

(2)现象:针柄改变了进针或刺入留针时的方向和角度,提插、捻转及出针均感困难,而患者感到疼痛。

(3)处理:出现弯针后,即不得再行提插、捻转等手法。如针柄轻微弯曲,应慢慢将针起出。若弯曲角度过大时,应顺着弯曲方向将针起出。若由患者移动体位所致,应使患者慢慢恢复原来体位,局部肌肉放松后,再将针缓缓起出。切忌强行拔针,以免将针体折断,留在体内。

（4）预防：医者进针手法要熟练，指力要均匀，并要避免进针过速、过猛。选择适当体位，在留针过程中，嘱患者不要随意改变体位。注意保护针刺部位，针柄不得受外物硬碰和压迫。

4. 断针　断针又称折针，是指针体折断在患者体内。若能术前做好针具的检修和施术时加以应有的注意，是可以避免的。

（1）原因：针具质量欠佳，针身或针根有损伤剥蚀，进针前失于检查；针刺时将针身全部刺入腧穴，行针时强力提插、捻转，肌肉猛烈收缩；留针时患者随意变更体位，或弯针、滞针未能进行及时正确处理等，均可造成断针。

（2）现象：行针时或出针后发现针身折断，其断端部分针身尚露于皮肤外，或断端全部没入皮肤之下。

（3）处理：医者态度必须从容镇静，嘱患者切勿变更原有体位，以防断针向肌肉深部陷入。若残端部分针身显露于体外时，可用手指或镊子将针起出。若断端与皮肤相平或稍凹陷于体内者，可用左手拇、示二指垂直向下挤压针孔两旁，使断针暴露体外，右手持镊子将针取出。若断针完全深入皮下或肌肉深层时，应在 X 线下定位。手术取出。

（4）预防：为了防止折针，应仔细地检查针具，对不符合质量要求的针具应剔出不用；避免过猛、过强地行针；在行针或留针时，应嘱患者不要随意更换体位。针刺时更不宜将针身全部刺入腧穴，应留部分针身在体外，以便于针根折断时取针。在进针、行针过程中，如发现弯针时，应立即出针，切不可强行刺入、行针。对于滞针等亦应及时正确地处理，不可强行硬拔。

5. 血肿　血肿是指针刺部位出现皮下出血而引起的肿痛。

（1）原因：针尖弯曲带钩，使皮肉受损，或刺伤血管所致。

（2）现象：出针后，针刺部位肿胀疼痛，继

则皮肤呈现青紫色。

（3）处理：若微量的皮下出血而局部小块青紫时，一般不必处理，可以自行消退。若局部肿胀疼痛较剧，青紫面积大而且影响活动功能时，可先做冷敷止血后，再做热敷或在局部轻轻揉按，以促使局部瘀血消散吸收。

（4）预防：仔细检查针具，熟悉人体解剖部位，避开血管针刺，出针时立即用消毒干棉球按压针孔。

（八）针刺注意事项

1. 特殊部位的针刺注意事项　针刺前，要明确腧穴定位及邻近的解剖结构，腧穴邻近重要的内脏、器官，或分布于大血管、神经附近等，若针刺不当极易发生意外，必须严格按照操作进行针刺。如针刺颈部天突时，应注意针刺角度、方向和深度，避免刺伤气管、主动脉弓；针刺眼区腧穴时，除注意针刺角度、方向、深度外，不宜使用提插、捻转等手法，出针后按压针孔以防出血；胸胁、腰背部腧穴，不宜直刺、深刺，以免伤及内脏等等。

2. 特殊人群、体质的针刺注意事项　孕妇，不宜针刺腰骶部、腹部腧穴，对于三阴交、昆仑、合谷、至阴等有活血通经作用的腧穴，也应禁刺。

过于饥饿、疲劳，精神过度紧张者不宜立即针刺。

年老体弱、针刺耐受差者，应卧位针刺，避免强刺激。

小儿囟门未闭合时，头顶部的腧穴不宜针刺。

有自发性出血倾向或凝血功能严重障碍者，不宜针刺。

针刺局部皮肤有感染、溃疡、瘢痕或肿瘤的部位，不宜针刺。

二、特定针刺法

（一）电针

电针法，是针刺得气后，在针具上通以接近人体生物电的微量电流，利用针和电两种

刺激相结合以防治疾病的方法。能较客观地控制针刺的刺激量。

1. 操作方法　电针选穴一般以1～3对穴位为宜,应避免电流回路通过心脏、延髓、脊髓。针刺得气后,将输出电位器调至"0"位,将两根导线连接在两个配对的针柄上,然后打开电源开关,选择波型,慢慢调高至适宜的输出强度。通电时间一般5～20min,当达到预定时间后,先将输出电位器调至"0"位,然后关闭电源开关,取下导线,最后出针。

2. 波型分类及适用范围　电针具有镇痛、镇静、促进气血循环、调整肌张力等作用。电针的适用范围基本和毫针刺法相同,其治疗范围较广。可用于治疗各种痛症、痹症、脏腑功能失调和肌肉关节损伤等,并可用于针刺麻醉。

一般电针仪输出的基本波型是交流脉冲,称之为双向尖脉冲。常见的调制脉冲波型为疏密波、断续波,不受调制的基本脉冲波型为连续波。

疏密波:是疏波、密波自动交替出现的一种波型,疏、密交替持续的时间各约1.5s,能克服单一波型易产生适应的缺点。兴奋效应占优势,能增强代谢,促进血液循环,改善组织营养,消除炎性水肿。常用于扭挫伤、关节周围炎、气血运行障碍、坐骨神经痛、面瘫、肌无力等。

断续波:是有节律地时断、时续交替出现的一种波型。断时,在1.5s内无脉冲电输出;续时,密波连续工作1.5s。此波型,机体不易产生适应,有提高肌肉组织兴奋性的作用,对横纹肌有良好的刺激收缩作用。常用于治疗痿证、瘫痪等。

连续波:是单个脉冲采用不同方式组合而成。频率快(50～100/min)的叫密波,频率慢(2～5/min)的叫疏波。密波易抑制感觉神经和运动神经,常用于镇痛、镇静、缓解肌肉和血管痉挛等;疏波可兴奋肌肉,常用于治疗痿证和各种肌肉关节的损伤及慢性疼痛。

3. 注意事项

(1)电针仪在使用前须检查仪器是否完好,电流输出是否正常,导线接触是否良好。

(2)电针刺激量较大,注意预防患者晕针,对于体质虚弱、精神过敏者,电流不宜过大。

(3)调节电流时,不可突然增强,以防引起肌肉强烈收缩,造成弯针或断针。

(4)毫针的针柄如经过艾条温针或火烧后,表面氧化不导电,不宜使用。

(5)心脏疾患者,应避免电流回路通过心脏,尤其是安装心脏起搏器者,应禁止使用电针。在接近延髓、脊髓部位使用电针时,电流量宜小,切勿通电太强,以免发生意外。孕妇亦当慎用电针。

(6)应用电针要注意"耐受现象",不要长期多次反复使用电针,使机体电针刺激产生耐受,使疗效降低。

(二)火针

火针,古称"燔针""焠刺",是一种特制的针具,将其烧红后点刺患处以治疗疾病。火针具有温经散寒、活血通络、祛腐生新的作用,临床上常用于治疗风寒湿痹、痈疽、瘰疬、痣疣等疾病。

1. 操作方法　火针的选穴宜少,多以局部取穴为主。烧针是火针针刺的关键步骤,火针烧灼的程度有白亮、通红、微红三种。若针刺较深,需烧至白亮,否则不易刺入与出针,而且痛感强。若针刺较浅,可烧至通红。若针刺表浅,烧至微红便可。进针时,尽量靠近施治部位,烧针后快速点刺,速进速退,用无菌棉球按压针孔,以减少疼痛和出血。

2. 适用范围　本法主要用于痹证、慢性结肠炎、阳痿、痛经、痈疽、瘰疬、网球肘、腱鞘囊肿、痣、疣等疾患。

3. 注意事项

(1)对于初次接受火针治疗的患者,应做好解释工作,以消除患者紧张、恐惧心理,以防晕针。

（2）有大血管、神经干的部位禁用火针，除治疗痣、疣外，面部禁用火针。

（3）有出血倾向的患者禁用火针。

（4）针刺后局部呈现红晕或红肿，应避免沾水，以防感染。

（三）三棱针

三棱针法，是用三棱针刺破人体的一定部位，放出少量血液，以达到治疗疾病目的的方法。其针具较特殊，针柄稍粗呈圆柱形，针身呈三棱状，尖端三面有刃，针尖锋利。

1. 操作方法　三棱针的针刺方法一般分为点刺、散刺、刺络、挑刺四种。

（1）点刺法：针刺前，在预针刺部位周围用拇、示指进行按揉，使血液积聚于针刺部位，消毒后，押手紧捏被刺部位，刺手拇、示指持针柄，中指指腹紧靠针身下端，针尖露出3～5mm，快速刺入3～5mm深，然后迅速出针，轻轻挤压，使出血少许，然后用消毒干棉球按压针孔。此法多用于指、趾末端的十宣、井穴和耳尖及头面部的攒竹、太阳、上星等穴（图19-2）。

（2）散刺法：又称豹纹刺，是对病变局部周围进行点刺的一种方法。根据病变部位大小，由外缘向中心点刺，以消瘀血或水肿达到

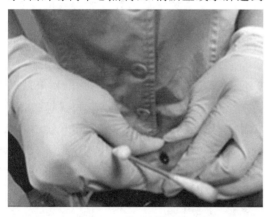

图 19-2　三棱针点刺放血

祛瘀生新、通经活络的目的。此法多用于局部瘀血、血肿或水肿、顽癣等。

（3）刺络法：先用橡皮管结扎在针刺部位上端（近心端），针刺时左手拇指压在被针刺部位下端，右手持针对准针刺部位的静脉，刺入脉中（2～3mm），后立即退针，使其少量出血，以助瘀血排出，最后用消毒干棉球按压针孔。此法多用于曲泽、委中等穴，治疗急性吐泻、疼痛、中暑、发热等。

（4）挑刺法：用左手按压施术部位两侧，或捏起皮肤，右手持针迅速刺入皮肤1～2mm，随即将针身倾斜挑破皮肤，使之少量出血或流出黏液。也有再刺入2～5mm深，将针身倾斜并使针尖轻轻挑起，挑断皮下部分纤维组织，然后出针，覆盖敷料。此法常用于头痛、肩周炎、胃痛、颈椎综合征、失眠以及小儿疳积等。

2. 适用范围　三棱针放血具有通经活络、开窍泻热、消肿止痛等作用。凡各种实证、热证、瘀血、疼痛均可使用。较常用于某些急症和慢性病，如昏厥、高热、中暑、中风闭证、咽喉肿痛、顽癣、目赤肿痛、疔痈初起、扭挫伤、疳证、痔疮、头痛、丹毒等。

3. 注意事项

（1）对患者做好解释工作，以消除患者顾虑及紧张情绪。

（2）严格消毒，防止感染。

（3）患者体位要卧位、舒适，谨防晕针。

（4）点刺时手法宜轻、快、稳、准，不可用力过猛、刺入过深，切勿伤及动脉。一般出血不宜过多，以数滴至3～5ml为宜。

（5）体质虚弱、孕妇、产后及有出血倾向者，不宜使用本法。

（四）皮肤针

皮肤针法，又称"梅花针""七星针"，用皮肤针叩刺皮部，以激发经气，调整脏腑气血的方法。皮肤针按叩刺部位，可分为循经叩刺、穴位叩刺和局部叩刺3种；按刺激强度又分为轻刺、中刺和重刺（图19-3）。

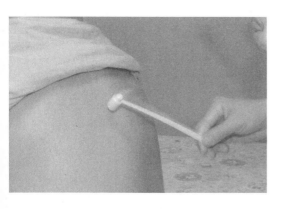

图 19-3 梅花针

1. 操作方法 针具与叩刺部位用 75% 酒精消毒后,以刺手拇指、中指、环指握住针柄,示指伸直按住针柄中段,针尖对准皮肤叩刺,运用腕部的弹力,使针尖叩刺皮肤后,迅速弹起,如此反复叩刺。叩击时针尖与皮肤垂直,用力宜均匀,根据具体病情选择刺激部位与强度。

轻刺:用力稍小。皮肤仅现潮红、充血为度。适用于头面部、体弱者,以及属虚证、久病患者。

中刺:介于轻刺与重刺之间,以局部有较明显潮红,但不出血为度。适用于一般部位。

重刺:用力较大,以皮肤有明显潮红,并有微出血为度。适用于压痛点、背部、臀部、年轻体壮者,以及属实证、新病者。

2. 适用范围 皮肤针适用范围较广,临床各种病证均可使用,如近视、视神经萎缩、感冒、胃肠病、头痛、失眠、腰腿痛、肢体麻木、面神经炎、皮神经炎、斑秃等。

3. 注意事项

(1)使用前须检查针具,注意针尖有无毛钩,针面是否平整。

(2)叩刺时动作要轻捷,正直无偏斜,以免造成患者疼痛。

(3)局部如有破损、溃疡者不宜使用,急性传染病也不宜使用。

(4)重手法叩刺而有出血时,操作结束后,应进行清洁和消毒,以防感染。

(五)皮内针

皮内针法,是以皮内针刺入并固定于腧穴部分的皮内做长时间留针,以刺激腧穴,调整脏腑功能的一种方法,又称"埋针法"。

皮内针针具有两种,一种呈麦粒型,一般长 10mm,针柄与针身成一直线;一种呈撳钉型,或称图钉型,长 0.2～0.3mm,针柄呈环形,针柄与针身垂直。

1. 操作方法 埋针部位以不妨碍正常活动处的腧穴为主,针具、镊子、埋针部位皮肤均须严格消毒。

用镊子夹持针柄,对准腧穴,若为麦粒型皮内针,则针沿皮下横向刺入,针柄留于皮外;若为撳钉型皮内针,则直接撳入,胶布固定。

留针时间视具体病情决定,一般 3～5d,若天气炎热,留针时间不宜过长,以 1d 为好,以防感染。

2. 适用范围 皮内针,临床多用于某些需要久留针的疼痛性疾病和久治不愈的慢性病证,如神经性头痛、面神经麻痹、痹证、神经衰弱、高血压、哮喘、痛经等,此外,还常用于戒烟、戒毒、减肥等。

3. 注意事项

(1)关节附近和胸腹部不宜埋针,以免影响肢体活动和呼吸。

(2)埋针期间,针处不要沾水,以防感染。

(3)若发现埋针局部红肿,应将针取出,并对症处理。

(4)溃疡、炎症、不明原因的肿块,禁埋针。

(六)头皮针

头皮针,又称头针,是在头部特定的穴线进行针刺防治疾病的一种方法。其理论依据为脏腑经络理论,以及大脑皮质功能定位在头皮的投影(图 19-4)。

1. 标准头穴线的定位、主治 标准头穴

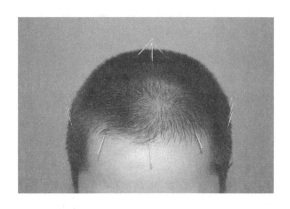

图 19-4 头皮针

线按颅骨的解剖名称分为额区、顶区、颞区、枕区 4 区线,14 条标准线,左、右、中央共计 25 条。

(1)额中线

部位:在头前部,从督脉神庭穴向前引一直线,长 1 寸。

主治:癫痫,精神失常,鼻病等。

(2)额旁 1 线

部位:在头前部,从膀胱经眉冲穴向前引一直线,长 1 寸。

主治:癫痫,精神失常,鼻病等。

(3)额旁 2 线

部位:在头前部,从胆经头临泣穴向前引一直线,长 1 寸。

主治:急慢性胃炎、胃和十二指肠溃疡、肝胆病变。

(4)额旁 3 线

部位:在头前部,从胃经头维穴内侧 0.75 寸起向下引一直线,长 1 寸。

主治:功能性子宫出血、遗精、阳痿、子宫脱垂、尿频、尿急等。

(5)顶中线

部位:在头顶部,从督脉百会穴至前顶穴。

主治:腰腿足病,如瘫痪、麻木、疼痛,以及皮质性多尿、脱肛、小儿夜尿、高血压、头顶痛等。

(6)顶颞前斜线

部位:在头顶部、头侧部,从头部经外奇穴前神聪至颞部胆经悬厘引斜线。

主治:全线分 5 等分,上 1/5 治疗对侧下肢和躯干瘫痪,中 2/5 治疗上肢瘫痪,下 2/5 治疗中枢性面瘫、运动性失语、流涎、脑动脉粥样硬化等。

(7)顶颞后斜线

部位:在头顶部、头侧部,顶颞前斜线之后 1 寸,与其平行的线。从督脉百会至颞部胆经曲鬓穴引一斜线。

主治:全线分 5 等分,上 1/5 治疗对侧下肢和躯干感觉异常,中 2/5 治疗上肢感觉异常,下 2/5 治疗头面部感觉异常。

(8)顶旁 1 线

部位:在头顶部,督脉旁 1.5 寸,从膀胱经通天穴向后引一直线,长 1.5 寸。

主治:腰腿病证,如瘫痪、麻木、疼痛等。

(9)顶旁 2 线

部位:在头顶部,督脉旁开 2.25 寸,从胆经正营穴向后引一直线,长 1.5 寸到承灵穴。

主治:肩、臂、手等病证,如瘫痪、麻木、疼痛等。

(10)颞前线

部位:在头的颞部,从胆经颔厌穴至悬厘穴连一直线。

主治:偏头痛、运动性失语、周围性面神经麻痹和口腔疾病。

(11)颞后线

部位:在头的颞部,从胆经率谷穴向下至曲鬓穴连一直线。

主治:偏头痛、耳鸣、耳聋、眩晕等。

(12)枕上正中线

部位:在后头部,即督脉强间穴至脑户穴一段,长 1.5 寸。

主治:眼病、足癣等。

(13)枕上旁线

部位:在后头部,由枕外粗隆督脉脑户穴旁开 0.5 寸起,向上引一直线,长 1.5 寸。

主治:皮质性视力障碍、白内障、近视等。

(14)枕下旁线

部位:在头后部,从膀胱经玉枕穴向下引一直线,长 2 寸。

主治:小脑疾病引起的平衡障碍、后头痛等。

2. 操作方法　根据病情选定头穴线,选用长 1~3 寸的毫针,与头皮呈 30°夹角快速刺入头皮下,当针尖达到帽状腱膜下层,指下阻力感减小时,将针与头皮平行,继续捻转进针,根据不同穴区可刺入相应深度。

进针后,快速捻转每分钟 200 次左右,然后留针 20~30min,根据病情需要可适当延长留针时间,也可嘱患者留针期间活动患侧肢体或被动活动。

3. 适用范围　主要用于脑源性疾病,如脑卒中、癫痫、脑瘫、精神疾病、眩晕、耳鸣、舞蹈病等。此外,也可治疗脱发、脊髓性截瘫、高血压病、眼病、鼻病、肩周炎、腰腿痛等常见病、多发病。

4. 注意事项

(1)头部有毛发,针刺前须严格消毒,以防感染。

(2)头针刺激较强,治疗过程中须密切观察患者表情,以防晕针。

(3)婴儿颅骨缝骨化不完全,不宜采用头针治疗。

(4)脑出血急性期、血压过高、高热、急性炎症或严重心衰等症时,暂不宜用头针治疗,需待病情稳定后再行头针治疗。

(5)由于头皮血管丰富,易出血,故出针时须用干棉球按压针孔 1~2min。

(6)头穴线除用毫针刺激外,还可配合电针、艾灸、皮肤针等法进行治疗。

(七)耳针

耳针,是在耳郭穴位上用针刺或其他方法刺激,从而防治疾病的一种方法。其治疗范围较广,操作简单,且对疾病的诊断也有一定的参考意义。

耳穴在耳郭的分布有一定的规律,与身体各部相应的耳穴在耳郭的分布像倒置的胎儿。一般头面相应的穴位在耳垂,上肢相应的穴位居耳舟,躯干、下肢相应的穴位在对耳轮体部和对耳轮上、下脚,内脏相应的穴位在耳甲,不同部位的耳穴可以治疗相对应身体部位及脏腑的病证。具体定位及分区见图19-5。

1. 操作方法　耳穴的选穴原则可以按病变部位、脏腑辨证、经络辨证及临床经验选穴。其刺激方法也是多样的,如毫针法、电针法、皮内针法、压丸法等。这里重点介绍压丸法,此法可持久刺激穴位,痛感轻,无副作用,广泛用于临床。

压丸所选材料,如王不留行籽、油菜籽、小米、绿豆、白芥子等。临床现多用王不留行籽,因其表面光滑、大小和硬度适宜。将王不留行籽贴附在 0.5cm×0.5cm 大小的胶布中央,用镊子夹住,贴敷在相应耳穴上,自行按压每天 3~5 次,3~7 天更换 1 次,双耳交替进行。按压强度以患者自身能耐受为度,切忌过力按压,以防耳部皮肤皮损,造成感染。

2. 适用范围

(1)疼痛性疾病:如各种扭挫伤、头痛和神经性疼痛等。

(2)炎性疾病及传染病:如急慢性结肠炎、牙周炎、咽喉炎、扁桃体炎、胆囊炎、流感、百日咳等。

(3)功能紊乱性疾病:如胃肠神经功能症、心脏神经官能症、高血压、多汗症、月经不调、遗尿、神经衰弱、癔病等。

(4)过敏及变态反应性疾病:如荨麻疹、哮喘、过敏性鼻炎、过敏性结肠炎、过敏性紫癜等。

(5)内分泌代谢紊乱性疾病:如甲状腺功能亢进或低下、糖尿病、肥胖症、围绝经期综合征等。

(6)其他:美容,戒烟,戒毒,延缓衰老、防病保健等。

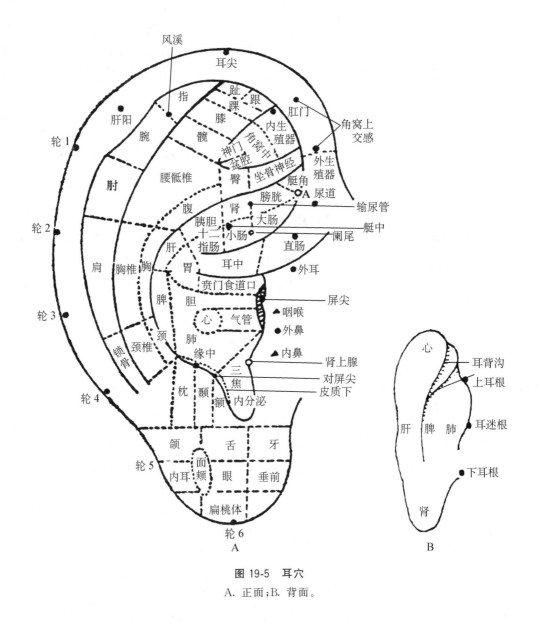

图 19-5 耳穴

A. 正面；B. 背面。

3. 注意事项

(1)因耳郭表面凹凸不平，且暴露在外，在耳穴操作，不管用何刺激方法，均须严格消毒，以防感染。

(2)对扭伤或运动障碍患者，进针后配合活动患部，以加强疗效。

(3)患有严重器质性病变和高度贫血者不宜针刺，对严重心脏病、高血压者不宜用强刺激。

(4)耳针治疗时也要注意防止发生晕针等，一旦发生应停止治疗并及时处理。

(八)穴位注射

穴位注射法，是将药液注入穴位以防治疾病的一种治疗方法，有针刺刺激和药物性能的双重作用。

1. 操作方法 选穴宜精，每次取 2～4 穴为宜。可结合经络穴位诊察，选阳性反应点。快速透皮后，缓慢进针，达一定深度后，回抽无血，便可将药液注入。如所用药液较多时，可由深至浅，边推药边退针，或调整针向,向多个方向注射药液。

注射剂量的选择,应严格遵守药物说明。做小剂量注射时,可用原药物剂量的 1/5～1/2。一般以穴位所在部位来分,耳穴可注射 0.1ml,头面部 0.3～0.5ml,四肢部 1～2ml,胸背部 0.5～1ml,腰臀部 2～5ml。

2. 适用范围　本法适用范围很广,凡针灸治疗的适应证大部分均可采用本法。

3. 注意事项

(1)注射后局部可有酸胀感或轻度不适,在治疗前要向患者充分解释。

(2)严格消毒,防止感染。若针后局部红肿、发热等要及时处理。

(3)注意药物的性能、药理作用、剂量、配伍禁忌、副作用和过敏反应等,凡能引起过敏反应的药物,在注射前须先做皮试,阳性反应者不可用。

(4)穴位注射禁止注入关节腔、脊髓腔和血管内,严格掌握穴位邻近解剖,否则会导致不良后果。

第三节　灸法治疗

一、灸法概述

灸法是利用艾绒及其他施灸材料在体表进行燃烧或温熨,从而达到预防或治疗疾病的一种疗法。它通过药物和光热作用刺激穴位,常用于阳气衰弱、沉寒痼冷等疾病的治疗。具有温经散寒、扶阳固脱、行气通络、拔毒泄热、防病保健的功效,故广泛应用于临床。

二、灸法的分类与应用

灸法的种类很多,常用的有以下几种。

(一)艾灸法

1. 艾条灸　指将艾条点燃后在人体特定部位进行施灸。分为悬起灸和实按灸两种方式。

(1)悬起灸:将点燃的艾条悬于施灸部位进行熏,艾条不接触皮肤,称为悬起灸。根据具体操作方法不同,可分为温和灸、回旋灸、雀啄灸。

①温和灸:将点燃的艾条对准穴位,距离皮肤 2～3cm 的距离进行施灸,以施灸部位出现红晕、局部有温感为度。每部位 10～15min。此法具有温通经脉、散寒祛邪的作用,多用于治疗慢性疾病。

②雀啄灸:操作时,艾条点燃的一端与患者皮肤的距离并不固定,施灸者手持艾条,如鸟雀啄食一样,一上一下施灸。一般每次 5min,多用于灸治急性病、昏厥急救及儿童疾患。此法施灸时温热感较强,应注意避免烫伤。

③回旋灸:施灸时,手持艾条向左右或反复旋转施灸,施灸 20～30min。适用于风湿痹证、神经性麻痹及广泛性皮肤病等。

(2)实按灸:将艾条点燃后,隔着棉纸或布按到穴位上,使热气渗透至人体皮肉深处,常用的实按灸法有太乙神针和雷火神针。常用于治疗风寒湿痹、顽麻、痿弱无力、半身不遂等。

(3)压灸:指艾炷或艾制物在直接灸的过程中采用反复压灭的方法来达到治病目的一种灸法。严格来说,也可归属于无瘢痕灸的范畴。常用的压灸疗法主要分为艾炷压灸和艾丸压灸。

①艾炷压灸:直接将用艾绒制作成的艾炷,置于被灸部位后点燃,待患者感觉温热感较强烈或有轻微灼痛感时,再用压舌板压灭艾炷。可用于内耳性眩晕、颈性眩晕及某些痛症等,疗效较好。

②艾丸压灸:以艾叶为主要成分制成丸状物,进行压灸的一种疗法。主要用于儿科的病证如昏厥、破伤风、小儿脑积水、疝气等

疾病,进一步扩大了压灸的应用范围。

(4)温针灸:温针灸是针刺与艾灸相结合的一种方法,又称针柄灸。针刺得气后,把一根长2~3cm的艾条插在针柄上后点燃,通过针体将热力传入穴位,待艾条燃尽后出针。此法具有针刺及艾灸的双重效应,有温通经脉、行气活血的作用。适用于寒盛湿重,经络壅滞之证,如关节痹痛,肌肤不仁等。

(5)温灸器灸:是指借助专门的施灸的器具进行施灸的治疗方法,如温灸盒、温灸筒。操作简便安全,对儿童及畏惧灸疗者尤其适宜。

2. 艾炷灸 将纯净的艾绒用手搓成大小均匀的圆锥形的艾炷,并置于施灸部位点燃用于治病的方法,称为艾炷灸。每燃烧一枚艾炷称为一壮。施灸所需的壮数以及所用艾炷的大小根据疾病的性质、病情的轻重以及患者体质的强弱而定。

根据艾炷是否直接接触皮肤,分为直接灸和间接灸。

(1)直接灸:将艾炷直接置于皮肤上施灸称为直接灸,又称着肤灸、着肉灸。直接灸又分为瘢痕灸和非瘢痕灸。若施灸时需将皮肤烧伤令其化脓,留下瘢痕者,则称为化脓灸,临床上常用以治疗哮喘、肺痨、瘰疬等顽固性疾病。若不令皮肤烧伤化脓留疤者,则称为非瘢痕灸,常用于治疗虚寒性疾病。

(2)间接灸:施灸时在艾炷与施灸部位之间用药物或其他材料隔开,再将艾炷点燃。施灸时既发挥了艾灸的功效,又具有药物本身的作用,根据中间所用药物的不同,可分为如下几种:

①隔盐灸:用干燥的食盐填敷在肚脐及脐周1~2cm处,将艾炷置于食盐上点燃施灸,又称为神阙灸。此法具有回阳救逆、固脱的功效,常用于治疗急性腹痛、呕吐、腹泻、痢疾、小便不利、中风脱证、四肢厥冷等。

②隔姜灸:把新鲜的生姜切成直径2~3cm,厚约0.3cm大小的姜片,中间用粗针穿

刺数孔,将艾炷置于生姜片上点燃施灸。此法具有温中止呕、散寒止痛的作用,常用于治疗寒性疾病,如寒性腹泻、呕吐,风寒痹痛等。

③隔蒜灸:用新鲜的大蒜切成厚约0.3cm的薄片,中间以粗针穿刺数孔(或将大蒜捣成泥)置于灸处,再将艾炷放在蒜片上点燃施灸。此法具有清热解毒、杀虫的功效,临床多用于治疗瘰疬、肺痨、初起的肿疡、疮、痈等。

④隔药饼灸:将中药研成粉末后,用酒或其他材料调成大小、厚度适中的药饼,再将艾炷置于其上进行施灸。其中最常用的是附子饼灸及豆豉饼灸。

附子饼灸具有温补肾阳的作用,可用于治疗命门火衰所致的阳痿、早泄或疮疡久溃不愈等。豆豉饼灸具有泄热散毒的作用,对痈疽发热、顽疮、恶疮肿硬不溃或溃后久不收敛、疮色暗者最为有效。

⑤隔核桃壳灸:将核桃壳用菊花水浸泡后扣置于双眼上,将艾炷置于壳上熏灸,使其产生水蒸气熏蒸眼区,能起到补肾养肝、清头明目的效果。本法主要对视神经萎缩、老年性白内障、近视眼、麦粒肿效果较好,对结膜炎、角膜炎也有一定疗效。

3. 热敏灸 热敏灸,全称"腧穴热敏化艾灸疗法",指采用点燃的艾材产生的艾热悬灸热敏态穴位,激发透热、扩热、传热、局部不(微)热远部热、表面不(微)热深部热、非热感觉等热敏灸感和经气传导,并施以个体化的饱和消敏灸量,从而提高艾灸疗效的一种新疗法。其临床适应证广,无论寒、热、虚、实,凡是出现热敏灸穴位的病证,均可使用,尤其是对骨性膝关节炎、腰椎间盘突出症、痛经、筋膜疼痛综合征、面瘫、慢性盆腔炎、过敏性鼻炎等疗效显著。

(二)非艾灸法

1. 灯火灸 临床上又称"灯草灸",即用灯心草醮上麻油后点燃,迅速对准穴位点灸,闻及"啪"的一声后立即把灯心草移离皮肤。

该法具有疏风解表,行气化痰,定惊止搐的作用,多用于治疗小儿惊风、疟腮、脐风以及胃痛等病证。

2. 天灸　又名"药物灸",是将对皮肤有刺激性的药物敷于穴位或患处,促使其发疱,从而产生治疗作用。所用的药物既有单味药,如白芥子灸、蒜泥灸、斑蝥灸,也有使用复方,如三伏灸、三九灸等。

3. 药线点灸　将用苎麻搓成并经过贵重药物溶液浸泡加工制成的药线点燃(以点燃端有火星为度,若有火焰则需灭掉重新点燃),再迅速点按患处,火灭即起的一种治疗手段。适用于症见畏寒、发热、肿块、疼痛、痿痹、麻木不仁、瘙痒等疾病。

4. 药捻灸　指用棉纸紧裹药末捻成细条状的药捻,剪成长 0.5～1cm 的小段,贴于穴位上施灸的一种治疗手段。适用于风痹、瘰疬水肿、脘腹胀满等。

5. 电热灸　指利用电能发热以代替艾炷施灸的一种方法。操作时,先取特制的电灸器一台,接通电源达到适当的温度后,即可在穴位上进行灸熨,每次可灸 10～15min。临床上可应用于治疗风寒湿痹、寒性腹泻、腹痛等。

三、灸感与灸量

灸法的疗效不仅与灸时的用材和施灸部位有关,而且与灸时的剂量(即灸量)密切相关。灸法和用药一样也必须达到一定的剂量方可见效,即有一定灸量。《医宗金鉴·刺灸心法要诀》云:"凡灸诸病,火足气到,始能求愈"。灸量,是施灸时艾在皮肤上燃烧所产生的刺激强度,刺激强度等于施灸的时间与施灸的强度的总和。达到一定的灸量就会产生一定的灸效。

古人运用灸法时,对灸治的量是非常重视的,对灸量的掌握,主要根据患者的体质、年龄、部位、病性等方面来决定。例如《外台秘要》曰:"凡灸有生熟,候人盛衰及老小也。

衰老者少灸,盛壮强实者多灸"。就是根据患者的体质、年龄进行施灸的。《扁鹊心书》云:"大病灸百壮,……小病不过三五七壮",这是根据疾病的程度进行施灸的记载。明代著名医家李梴编撰的《医学入门》曰:"针灸穴治大同,但头面诸阳之会,胸膈二火之地,不宜多灸,背腹阴虚有火者,亦不宜多灸,惟四肢穴最妙,凡上肢及当骨处,针入浅而灸宜少,下肢及肉厚处,针可入深,灸多无尽"。则是根据身体部位的差异提出不同的施灸灸量。

《备急灸法》载:"岐伯,孙真人,治风犬咬法,即令三姓三人于所咬伤处,各人灸一炷即愈"。《黄帝明堂灸经》记载灸也多为 3～5 壮。《千金翼方》卷二十六"疟灸上星及大椎至发时令满百壮。"总之,灸量有从数壮百壮,有一次灸量,也有累积灸量,不管怎样,要产生一定的灸效,首先要积累一定的灸量。但是灸量非越大越好,要依病依体依境而定。

中医认为"气至而有效""气速至而速效"。只有在一定灸量的基础上,才会产生"灸感",要达到灸感所需的治疗时间比针刺得气需要的时间长(半小时以上),一旦灸感出现,一般会直抵病所,症状也会随灸感的出现而明显缓解。且灸感在穴位停留的时间较长,给穴位以长时间的刺激,从而提高临床疗效。

灸感的性质多种多样,最多的是热流和气流样感觉,还有风吹样、蚁行感、灼痛感等。在治疗过程中还发现,第一次出现灸感需要的时间较长,随后有缩短的趋势,这可能是灸量的累积效应或病变经络逐渐疏通的结果。

灸疗要产生一定疗效,首先必须有一定灸量的积累,当灸量积累到一定程度时,易产生灸感。有灸效可能会出现灸感,获得一定的灸感必有灸效。所以,灸量是灸效获得的重要方面。

四、艾灸注意事项

1. 施灸前告知患者灸治的方法及疗程,

尤其是瘢痕灸,一定要取得患者的同意与合作。瘢痕灸后,局部要保持清洁,必要时贴敷料,每天换药1次,直至结痂为止。

2. 除瘢痕灸外,在灸治过程中,要注意防止艾火灼伤皮肤。如有起疱,可用酒精消毒后,用毫针挑破,再涂上龙胆紫即可。

3. 偶有灸后身体不适者,如身热感、头昏、烦躁等,可令患者适当活动,饮少量温开水,或针刺合谷、后溪等穴,可迅速缓解。

4. 施灸时注意安全使用火种,防止烧坏衣服、被褥等物。

5. 灸后注意保持局部皮肤适当温度,防止受凉,影响疗效。

(孙　冰　刘初容)

第一节　特色灸法

一、神阙穴隔药盐灸疗法

隔药盐灸法是欧阳群教授对传统灸法的研究和创新。欧阳群教授及其夫人李静敏老师携众弟子，历经数十年的临床实践，通过反复钻研与改良，不断总结与归纳，使得隔药盐灸法逐步发展成为具有一定规模和影响力的特色灸法，深受广大病患的欢迎。它以中医辨证论治为指导思想，选取相应的中药粉、药盐作隔衬物，填满整个脐部后，艾炷放置其上进行熏灸，以激发人体经气、调节气血阴阳及脏腑功能，融合经络腧穴、药物和热辐射于一身，具有回阳补虚、温肾健脾、宁心安神、防病保健等作用，广泛运用于临床各科疾病（图20-1）。

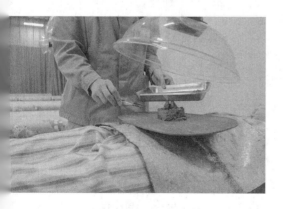

图 20-1　神阙穴隔药盐灸法

（一）作用机制

1. 神阙穴的调节作用　神阙穴在灸法中的运用历史悠久，早在晋代《肘后备急方》就有"以盐纳脐中，灸百壮，治霍乱卒死"的记载。脐中，位于腹中部，指的就是神阙穴。神阙位居任脉上，任脉为"阴脉之海"，有总任全身阴经脉气之作用，既有回阳救逆、培元固本、益气固脱之功，又有滋肾阴、调冲任、益精血之功。它既与十二经脉和督脉相连，也与五脏六腑和全身相通。通过局部刺激神阙穴可对全身起调节作用，以疏通经络，调和气血，平衡脏腑阴阳，达到治疗疾病的目的。

神阙穴局部皮肤的结构特点是隔药盐灸法发挥作用的基础，脐部是人体胚胎发育过程中腹壁的最后闭合处，其表皮薄弱，皮下无脂肪，传导性好、渗透性强，有利于热力及药物分子通过皮肤，迅速弥散入血液。

另一方面，神阙穴周围分布有大量的神经血管，现代研究证实，脐部深层含有大量的腹腔神经丛，局部的理化刺激会使皮肤神经末梢进入活跃状态，以激发人体神经、体液调节，提高免疫功能，从而有利于组织器官的功能改善。而脐下腹膜布有丰富的静脉网连于门静脉，脐部给药使药效直达肝脏，从而提高了药物利用度，使药物更好地发挥疗效。

2. 药物的调节作用　隔药盐灸法采用

23种药方为底物、23种药盐为隔物,通过脐部皮肤的渗透和吸收作用将药物分子弥散入血液,通达全身,利用药物本身的功效发挥相应的药理作用,从而起到防治疾病的目的。

3. 艾的作用 艾绒通过燃烧产生的热量一方面可以刺激神阙穴,起到温通经络的功效,另一方面热量传导可以增强药物的渗透,促进药物的吸收利用。而且现代研究认为,艾绒在燃烧过程中所产生的挥发物具有抑菌抗病毒等作用,对免疫力低下患者具有很好的调节作用,所以艾在隔药盐灸法中也有着不可替代的重要地位。

(二)底粉和药盐

神阙隔药盐灸疗法与普通脐灸最大的不同,就是有23种中药底粉及其对应的药盐。根据中医辨病辨证选择多味中药按一定的比例配伍,然后混匀研末而成。正是这些配方造就了神阙隔物灸法适应证广、针对性强等特点,使辨证论治在灸法中得到了充分灵活的运用(图20-2)。

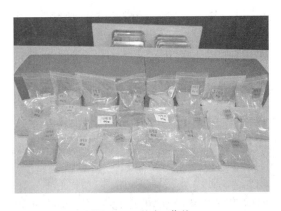

图 20-2 壮灸:药盐

治疗时先按辨证原则选择主证对应的底粉,同时根据兼证酌加1~2种其他药粉,再选择与主证配方一致的药盐,如此形成了隔药盐灸疗法独特的施药法则。现将23种隔药盐灸配方及其临床应用介绍如下:

1号醒脑开窍方

组成:藿香 25g,石菖蒲 15g,皂角刺(煨)6g,冰片 0.1g,麝香 0.1g。干姜 15g,肉桂 15g,丁香 10g,小茴香 15g,苏合香 15g,雄黄 3g,黄芪 10g。

功效:开窍醒神、回阳救逆。

主治:各种原因所致晕厥、昏迷或植物状态,也可用于精神分裂症、精神发育迟滞、老年性痴呆等。

按语:在治疗过程中常配合2号镇静安神方一起使用,以加强醒神、安神的作用。

2号镇静安神方

组成:郁金 10g,酸枣仁 15g,远志 8g,钩藤 10g,龙骨 30g,牡蛎 30g,夜交藤 10g,柴胡 5g。

功效:镇静、安神、定志。

主治:主要用于失眠健忘、烦躁不安、小儿多动症、注意力不集中、小儿惊厥等。

按语:治疗多动症,小儿惊厥,治疗失眠健忘则与9号失眠方同用。

3号补虚方

组成:黄芪 20g,党参 15g,黄精 10g,杜仲 10g,胡芦巴 10g,五灵脂 5g,补骨脂 10g,淫羊藿 10g,熟附片 10g,干姜 5g,肉桂 10g,当归 15g,红参 15g,木通 8g。

功效:益气壮阳,温肾补虚。

主治:用于神疲乏力、形寒肢冷、腰膝酸软、腹痛等肾阳虚证,以及体虚易感、五更泄泻、脑卒中软瘫期、植物人状态、痴呆等。

按语:此方应用较广,无论何种原因导致的气虚阳虚均可运用,尤对虚寒型泄泻效果奇佳。

禁忌:热证禁用,不宜久用。

4号脾胃方

组成:党参 10g,白术 15g,淮山 15g,吴茱萸 10g,肉桂 15g,炮姜 15g,香附子 10g,川椒 10g,延胡索 5g,赤石脂 8g。

功效:温中散寒,益气健脾。

主治:用于脾阳虚引起的胃痛、胃胀、泄

化不良、便溏及四肢不温等。

按语:作主方多用于脾阳虚型胃痛胃胀,作配方则广泛运用于各种原因引起的食欲不振、消化不良等。

5号免疫方

组成:黄芪30g,党参10g,白术15g,防风15g,淮山10g,当归头10g,黄精15g,蒲公英8g,黄芩10g,肉苁蓉15g,淫羊藿15g。

功效:益气固表、补肾健脾。

主治:各种原因导致的免疫力低下、体虚易感,肿瘤放化疗后白细胞下降等。

按语:此方多用于小儿体虚易感,或肿瘤放化疗引起的各种不良反应。

6号关节方

组成:当归15g,川芎15g,熟附子10g,羌活8g,独活8g,木香15g,肉苁蓉10g,桂枝20g,防风10g,苍术15g,秦艽10g,桑枝10g,杜仲15g,制川乌10g,细辛15g。

功效:行气活血,舒筋通络。

主治:各种骨关节炎,类风湿关节炎,关节退行性变;脑血管意外或脑外伤所致偏瘫、小儿脑瘫,尤其出现肢体关节屈伸不利者。

按语:隔药盐灸对关节炎疗效颇佳正是有赖此方的作用,在脑科疾病多用于偏瘫所致关节肿胀或屈伸不利。

7号头痛方

组成:柴胡15g,郁金15g,红花15g,赤芍10g,川芎15g,当归15g,白芷10g,生石膏15g,细辛15g,藁本15g。

功效:活血,祛风,止痛。

主治:各种原因引起的头痛,如脑外伤后遗症、偏头痛、紧张性头痛等。

按语:头痛是很多疾病的临床表现,治疗时根据辨证常配合13号活血化瘀方、10号头晕方等。

8号妇科炎症方

组成:黄柏15g,黄芩10g,蒲公英15g,山栀子10g,苦参10g,当归尾8g,细辛10g。

功效:清热解毒,祛风除湿。

主治:各种妇科炎症,如阴道炎、宫颈炎、子宫内膜炎等。

按语:主要用于妇科炎症的辅助治疗,可同时配合11号月经不调方、12号补血调经方等,以加强隔药盐灸的消炎消肿作用。

9号失眠方

组成:酸枣仁15g,茯神15g,远志10g,石菖蒲10g,丹参15g,桑椹10g,磁石2g,硫黄2g,大枣6g,甘草6g。

功效:交通心肾,安神定志。

主治:各种睡眠障碍。

按语:睡眠障碍是临床常见的伴随症状,本方主要治疗心肾不交及心脾两虚之失眠,治疗时可与2号镇静安神方配伍使用。

10号头晕方

组成:桃仁15g,当归15g,川芎15g,白芷15g,苍术15g,吴茱萸15g,天麻20g,白蒺藜15g,钩藤20g,石决明15g,菟丝子10g,山茱萸10g。

功效:活血化瘀,息风止眩。

主治:梅尼埃病及其他原因引起的头晕眼花、视物模糊、耳鸣耳聋等。

按语:治疗时以本方底粉及药盐为主,伴头痛者配7号头痛方,有睡眠障碍加2号镇静安神方。

11号月经不调方

组成:柴胡15g,白芍15g,川牛膝10g,杜仲10g,丹参15g,山楂10g,木香10g,当归15g,川芎15g,红花15g,乳香5g,没药5g。

功效:补益肝肾、活血调经。

主治:经期不调、经量不正常、闭经、痛经、崩漏等,以内分泌失调性月经病为主。

12号补血调经方

组成:当归30g,川芎20g,熟地30g,白芍20g,阿胶15g,桑寄生15g,白术15g,延胡索15g,益母草15g,艾叶15g,桃仁8g,炙甘草6g。

功效:补血活血、化瘀通经。

主治:体质虚弱、气血不足导致的月经延期、经少、经闭等。

13 号活血通络方

组成:川芎 25g,桃仁 20g,红花 20g,黄芪 20g,桑寄生 15g,鸡血藤 15g,地龙 3 条,生龙骨 10g,龟甲(醋制)10g。

功效:活血化瘀、通经活络。

主治:主要用于中风偏瘫、小儿脑瘫或颅脑外伤所致肢体屈伸不利、关节僵硬、肿胀等。

按语:本方多与其他配方协同使用,如半身不遂配 6 号关节方,关节僵硬配 17 号解痉方等。

14 号益气补血方

组成:首乌 10g,当归 10g,桑寄生 10g,枸杞子 10g,黄精 10g,黄芪 20g,党参 20g,升麻 10g,生晒参 10g,苏木 10g。

功效:益气养血,调补肝肾。

主治:各种大病久病、外伤术后导致的体虚,气短乏力,盗汗自汗等。

按语:本方多作于辅助用药,常与 3 号补虚方、5 号免疫方、敛汗方等配合使用。

15 号泻热通便方

组成:大黄 20g,厚朴 15g,芒硝 10g,白术 10g,生地 10g,玄参 10g,桃仁 15g,柏子仁 15g,肉苁蓉 15g,牛膝 15g,木香 10g,甘草 6g。

功效:泻热破结,峻下通便。

主治:热秘。

16 号止咳化痰方

组成:杏仁 10g,制半夏 15g,陈皮 10g,桔梗 15g,前胡 15g,云苓 10g,瓜蒌 15g,紫菀 10g,石斛 10g,黄芩 10g,山豆根 10g,天花粉 15g。

功效:宣肺止咳,化痰平喘。

主治:急慢性支气管炎、支气管扩张等所致咳嗽、咳痰、气喘。

按语:本方主治肺系疾病,包括气管切开后导致的肺部感染、咳嗽痰多;也可用于痰涎作祟的癫痫、抑郁症等,治疗时可配合 1 号醒脑开窍方、2 号镇静安神方等。

17 号解痉方

组成:天麻 20g,防风 15g,白芷 15g,芥穗 15g,羌活 15g,蜈蚣 3g,僵蚕 5 条,辛夷 15g,细辛 15g,肉豆蔻 10g。

功效:疏风通络,息风止痉。

主治:各种原因所致肢体抽搐、肌肉强直痉挛,小儿惊厥,面肌痉挛,特发性扭转痉挛等。

按语:笔者曾用此方治疗数例扭转痉挛,大多 5~10 次见效,个别可获得痊愈。治疗时常配合 6 号关节方、13 号活血通络方等一起使用。

18 号虚烦方

组成:生地 20g,玄参 15g,知母 20g,天花粉 15g,芍药 15g,厚朴 15g,酸枣仁 15g,首乌 10g,地骨皮 15g,牡丹皮 15g,黄连 10g,栀子 10g。

功效:滋阴降火,清心除烦。

主治:神经衰弱、更年期综合征、脑外伤或脑血管意外所致精神错乱等,属肝血不足,虚热内扰,心神不安者。

按语:属神经衰弱、更年期综合征配合 2 号镇静安神方、9 号失眠方一起使用,脑外伤或脑血管意外所致精神错乱则配 1 号醒脑开窍方。

19 号温补通便方

组成:肉苁蓉 20g,肉桂 15g,干姜 10g,大黄 9g,柏子仁 15g,火麻仁 15g,牛膝 10g,硫黄 3g。

功效:温补脾胃,润肠通便。

主治:冷秘。

按语:本方适用于老年顽固性便秘、久病卧床导致的便秘,治疗时可配合其他药粉,如 3 号补虚方或补肾方等。

20 号口眼方

组成:石膏 10g,人参 15g,附子 15g,细辛 20g,甘草 10g,山茱萸 30g,防风 20g,山药 20g。

功效:聪耳明目,通窍活络。

主治:主治头面五官疾患,如面瘫、面肌痉挛、眼睑下垂、耳鸣耳聋、视力下降、视物模糊、目赤流泪及口角流涎等。

按语:面瘫、面肌痉挛等证可合用17号解痉方,耳部疾患可酌情合用补肾方,久病体虚者可合用14号益气补血方等。

21号脑梗死方

组成:黄芪15g,山萸肉15g,当归10g,白芍5g,炙甘草10g,龙骨15g,牡蛎15g,赤芍10g,川芎6g,桂枝6g,桃仁5g,红花15g。

功效:活血化瘀,通经活络。

主治:缺血性脑病、脑梗死等。

按语:脑梗死患者若见意识障碍、精神烦躁等症,配2号镇静安神方;半身不遂配6号关节方,关节僵硬配17号解痉方等。

22号麻木方

组成:白芥子10g,半夏10g,胆南星6g,油肉桂(肉桂)5g,木香5g,桃仁6g,桂枝8g,赤芍10g,川芎15g。

功效:行气活血,祛风通络。

主治:一切肢体、面部麻木诸疾。

按语:主治一切四肢麻木、颜面麻木病证。

23号脑出血方

组成:代赭石10g,牛膝6g,石决明5g,白芍6g,牡蛎15g,半夏10g,黄芩10g,钩藤8g,车前子6g,玄参10g,胆南星10g,石菖蒲8g,郁金8g,磁石10g。

功效:涤痰辟秽,凉血止血。

主治:出血性脑血管疾病。

以上就是全部23种中药底粉的配方,我们按照药盐1:4的比例,选取1份中药粉与4份精细炒盐,趁热搅拌混匀,配制了23种不同的药盐,编号从1~23号不等。治疗时先按辨证原则选取主症对应的底粉,同时根据兼证酌加1~2种其他药粉,再选择与主证配方一致的药盐,如此形成了隔药盐灸疗法独特的施药法则。除23种中药底粉与药盐,还

有单独的专病方,单独列出。

补肾方

组成:熟附子15g,肉桂8g,山茱萸12g,杜仲10g,鹿角霜10g,丹皮15g,菟丝子15g,淫羊藿15g,泽泻10g,知母10g,黄柏10g,五味子8g,麦冬15g。

功效:滋阴补肾,温补元阳。

主治:各种急慢性肾炎、肾病综合征、老年骨质疏松、更年期综合征、甲状腺功能障碍等,属于肾亏证者;还用于脾肾阳虚型腹痛腹泻,肺肾气虚型咳嗽气喘等。

敛汗方

组成:黄芪15g,党参20g,麻黄根10g,浮小麦25g,白术10g,五味子15g,龙骨10g,牡蛎10g。

功效:益气固表,敛阴止汗。

主治:常用于久病、术后自汗、盗汗,属卫外不固,阴液外泄者。

按语:治疗时多与3号补虚方、14号益气补血方配合使用。

癃闭方

组成:大黄15g,归尾10g,穿山甲片4片,桃仁12g,虎杖10g,牛膝10g,车前草10g,泽泻10g,黄芪15g,甘草10g。

功效:行瘀散结,利尿通淋。

主治:各种原因引起的尿潴留、少尿和无尿症。

按语:本方功在行瘀散结,对插拔导尿管所致的尿路损伤性尿潴留,效果尤佳,可同时配合补肾方。

尿失禁方

组成:制附子10g,干姜10g,赤石脂15g,山茱萸20g,龙骨10g,小茴香10g,丁香10g,益智仁15g,五倍子10g。

功效:温补肾阳,缩尿止遗。

主治:神经源性膀胱、前列腺术后、盆骨骨折等各种原因引起的遗尿、尿失禁。

按语:治疗时根据证型分别配合补肾方、3号补虚方或13号活血通络方等一起使用。

(三)操作方法

1. 材料准备 所需药材、食用盐、硬纸板、中心孔洞与治疗圈相当的棉质孔巾及铝膜隔热布(长 47.5cm×宽 35cm)、医用镊子、不锈钢治疗盘、不锈钢小碗、粗艾绒、打火机、毛刷、医用透气胶带若干。

2. 材料制备

(1)制备药盐

①初筛药材:筛检所需药材,去除杂质,将块大、质坚的药材切细,并晾置干燥。

②分拣药材:将贵重、毒副作用较强、粉末状、易潮湿挥发的几类药材单独分装放置。

③烘烤药材:将药材经 80℃烘烤 12h,取出凉至室温。粉末状、易潮湿挥发的药材无需烘烤。

④研磨药材:将药材放入粉碎机研磨至粗粉末状,用 80 目筛网过筛,得到粗药粉。将粗药粉再次放入粉碎机研磨,制备成粗细为 100 目的细粉末,即为细药粉。贵重或毒副作用较强的药材需单独研磨。药方中若含有粉末状药物如冰片、芒硝等,则需先将其以 1:2 的比例混入已制成的细药粉,然后再放入粉碎机研磨,防止药物在研磨过程中因高温而潮湿、结块。

⑤混合药盐:以上所有制成的药粉混合均匀后,将食用精盐炒至干燥无水分,按照精盐与药粉 1:4 的体积比例趁热搅拌混匀,制成药盐。

(2)制备引经药粉:引经药粉筛选、分拣、研磨方式与药盐中的药粉一致,需注意的是引经药粉中粉末状、易潮湿挥发类药物占比较大,制备时应注意防止药物挥发、受潮、结块。

(3)制备艾炷:取 6～8g 纯艾绒置于手心,双手对搓成枣核状后。从正中一分为二,制成底面直径约 2cm,高约 3cm 的网锥形艾炷,依次盛装在治疗盘内,成人每次用量为 20 个艾炷(5 壮,4 个艾炷为 1 壮),儿童每次用量为 18 个艾炷。

(4)制备治疗圈、扫灰垫片:将硬纸板裁成条状(长 45cm×宽 4cm),由一端向内卷成空心的圆环(直径 6cm×高 4cm),用订书机或胶带固定后即制成治疗圈。另裁出长方形的硬纸板(长 20cm×宽 15cm),即制得扫灰垫片。

3. 治疗操作(图 20-3)

(1)患者取仰卧位,暴露腹部,将治疗圈中心对准神阙穴并紧贴脐周皮肤,用医用透气胶带将治疗圈外缘紧贴于皮肤上固定,然后将孔巾对准治疗圈铺上。

(2)取底粉 5g,均匀撒在脐窝。

(3)取药盐 80g,均匀倒入治疗圈内并抚平。

(4)用镊子取 1 壮艾炷放于圈内药盐上,点燃艾炷顶端燃熏;当艾炷燃至 2/3 时点燃另一壮艾炷,待圈内艾炷燃尽无烟后,将艾灰丢至盛水的钢碗内熄灭,再夹取事前点燃的艾炷放置入内;如此反复,直至 20 壮艾炷全部燃完。

(四)适应证及禁忌证

1. 适应证

(1)呼吸科疾患:感冒、哮喘、咳嗽、支气管炎等。

(2)骨伤、关节疾患:风湿及类风湿关节炎、强直性脊柱炎、颈椎病、肩周炎、肘关节炎、坐骨神经痛、各种腰腿痛和关节痛的治疗等。骨折复位后和急性扭伤及恢复期的治疗。

(3)神经、精神科疾患:脑血管疾病、头痛、眩晕、失眠、痴呆,以及妇女更年期综合征、焦虑症、抑郁症、儿童抽动症等。

(4)妇科疾患:妇女卵巢囊肿、输卵管炎症、宫冷、带下病、痛经、恶露不止、崩漏、子宫下垂、盆腔炎等。

(5)血液科疾患:贫血、白细胞减少等。

(6)肿瘤科疾患:对肿瘤患者有明显的止痛作用,并可增加食欲、提高免疫功能。

(7)其他:胃痛、胃下垂、肝炎、肾炎、各种肠炎等。

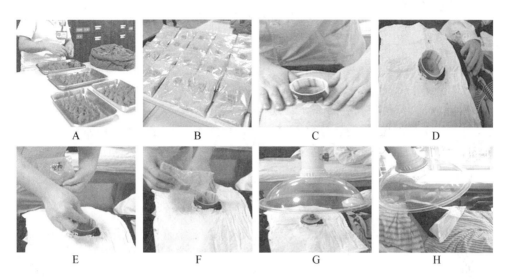

图 20-3　隔药盐灸操作步骤

A. 艾炷；B. 药盐；C. 贴治疗圈；D. 铺巾；E. 撒药粉；F. 加药盐；G. 点火施灸；H. 治疗完毕。

2. 禁忌证

（1）颜面不宜直接灸，以防形成瘢痕，影响美观。皮薄、肌少、筋肉结聚处，妊娠期妇女的腰骶部、下腹部，男女的乳头、阴部、睾丸等不宜施灸。关节部位不宜直接灸。

（2）过饥、过饱、过劳、酒醉、大渴、大惊、大恐、大怒、大汗、情绪不稳者，或妇女经期忌灸。

（3）某些传染病（猩红热、麻疹、丹毒、传染性皮肤病者），白喉、大叶性肺炎、肺结核晚期者，高热、昏迷、惊厥期间，或身体极度衰竭，形瘦骨立等忌灸。

（4）艾叶过敏者（闻到艾灸气味出现呕吐、憋气、头晕、连续打喷嚏、咳嗽等症状），以及皮肤过敏者，不宜施灸。

（5）凡属实热证或阴虚发热、邪热内炽等证，如高热、高血压危象、肺结核晚期、大量咯血、呕吐，以及心悸、心动过速、严重贫血、急性传染性疾病、皮肤痈疽疔疖并有发热者，均不宜施灸。

（6）无自制能力的人，如精神病患者等忌灸。

（五）注意事项

1. 治疗前积极宣教，做好必要的解释工作，消除顾虑，最大限度取得患者的配合。

2. 贴圈时应使脐窝位于治疗圈正中，若偏移过多患者易感灼烫。若患者腹部多汗或毛发旺盛，需以毛巾擦干汗液或修剃局部毛发。

3. 治疗中嘱患者自然放松，不要移动体位；神志不清者或小儿需有家属看管，必要时需使用约束带固定体位，以免身体移动撒落药盐及火星造成烫伤。

4. 施灸时要注意局部温度的调节，需不时与患者沟通温热程度，以达到温热舒适感为宜。对昏迷、感觉迟钝、不能言语及多动症儿童患者，需严密观察，用手指接触治疗圈外侧底部以监测温度；对于体寒、高龄、神经损伤，糖尿病等皮肤敏感度低的患者，不能一味追求热感而超剂量使用艾炷，应以灸至局部皮肤红润为度，否则极易造成烫伤。

5. 若患者觉温度过高，应先夹掉艾炷，用手轻轻挤捏治疗圈底部，松动药盐使热气透出，必要时添加新的药盐，待患者灼烫感缓解时再继续施灸。若患者灼烫感仍未缓解，应立即扫去药盐,结束治疗。

6. 若患者对胶带、药盐过敏而致皮肤红肿、瘙痒等情况,则应及早结束治疗。过敏程度轻者可自行缓解,严重者需至相关科室就医。

7. 治疗后局部出现微红灼热,属正常现象。若局部出现灸后红斑,可自行恢复,嘱患者衣着宽松,保持局部透气。如出现绿豆大小水疱,无需特殊处理,可自然吸收,嘱患者勿揉搓局部,避免水疱破裂;若水疱较大,可用无菌针刺破水疱边缘放出液体,再涂烫伤膏并用无菌纱布包覆,避免沾水。

二、铺灸

铺灸,源于隔物灸,因在施灸时沿脊柱铺敷药物、姜或蒜,形如长蛇,又名"长蛇灸"。

传统的铺灸将中药粉末及蒜泥或姜泥铺在背部督脉、华佗夹脊穴、膀胱经上,并施以艾灸,具有益肾壮督、温阳通脉、散寒止痛、调整虚实的作用。施灸面广,灸力强,适用于很多顽固性疑难病症,如强直性脊柱炎、风湿及类风湿关节炎、支气管哮喘、慢性胃病、慢性腹泻、妇女痛经及年老久病、虚损劳伤者,注重调理脏腑,改善体质,增强抗病能力。

我院在铺灸疗法临床应用中,不断发展与改良,形成药物铺灸疗法,根据患者具体病情,辨证论治,选取对症的中药底粉(同神阙穴隔药盐灸底粉),铺敷于施灸部位,并将姜泥铺置于底粉之上,再在其上铺设不同规格的艾绒,进行施灸,是铺灸与中药外用相结合的疗法。极大地提高了铺灸的临床疗效,针对性强,扩大了适用范围(图 20-4)。

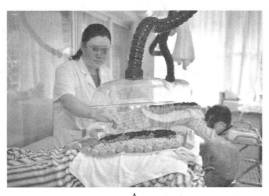

A　　　　　　　　　B

图 20-4　铺灸

(一)操作方法

1. 物品准备:中药粉、姜泥、艾绒、毛巾、95%酒精、棉球、铺灸网、打火机、镊子。

隔灸材料通用姜泥,一是为了取材方便,对皮肤刺激相对较小,更主要的是取姜之温性,有温阳驱寒、温通气血、畅通经络之功。

2. 根据患者病情,选取对症的中药粉,沿脊柱正中线均匀撒铺灸药粉覆盖局部皮肤,厚度约 0.1cm,宽约 5cm。

3. 放置铺灸网,将捣碎的姜泥铺在铺灸网上,厚约 2cm,宽约 5cm,从大椎至腰俞铺成带状。铺姜泥时不宜过薄也不宜过厚,过薄则灼热感太强,过厚则热力不够而渗透较差。在铺灸网下缘、药泥四周的低凹处用毛巾垫平,一可防止汁液外溢,另外毛巾可阻挡艾火掉落烫伤皮肤。轻轻按压药泥带的中间部位,使两边微高,中间凹陷。将搓捻成的三角状艾绒条,分段放在药泥带中央的凹陷槽内。

4. 点燃艾绒头、身、尾三点,让其自然燃烧。燃尽后可续艾绒施灸,一般以2～3次为宜。灸毕移去姜泥,用湿热毛巾轻轻擦干。

(二)适应证

铺灸疗法不仅对治疗慢性、虚寒性疾病有良好的疗效,而且也适用于表里虚实诸热病证。主张"热证可灸"理论依据源于《内经》,"以热制热""逆者正治""从者反治"的治则,认为热病可灸。《难经》云:"热证在内……以火引火而导之,此宜灸也。"说明热证可灸也是符合中医治病原则的。常用于治疗下列疾病:

1. 脊柱相关病 强直性脊柱炎、腰椎间盘突出症等。

2. 四肢筋骨病 类风湿关节炎、肩周炎等。

3. 内脏虚寒病 肺病喘咳、胃脘冷痛、虚寒性便秘等。

4. 妇女、小儿病 痛经、盆腔炎、小儿哮喘、小儿泄泻、遗尿等。

5. 其他 尿潴留、慢性前列腺炎等。

(三)注意事项

1. 生姜及艾绒、艾烟过敏者禁用此法。

2. 患者过饥过饱时不宜立即做铺灸治疗。

3. 哮喘、心脏病、驼背等不宜采取俯卧体位。

4. 治疗过程中,因需患者裸背,注意关窗避风,保持适宜的室温。

5. 因铺灸结束后,患者背部仍有温热感、全身毛孔张开,故此时一定嘱患者休息半小时以上,以免外出时感受风寒。嘱患者不用凉水洗澡,不要电扇、空调直吹。

6. 灸后忌食生冷、刺激、肥甘厚味之品,以免病邪留恋。

第二节 中医外治法

一、推拿疗法

推拿,又称按摩,是人类最古老的一种外治疗法。推拿疗法是在其理论指导下,结合现代医学理论,运用推拿手法作用于人体特定的部位和穴位,以达到防病治病目的的一种治疗方法(图20-5)。

(一)治疗作用

推拿具有舒筋通络、促进气血运行、调整脏腑功能、润滑关节、增强人体抗病能力等作用。正因为推拿具有这样的作用,在运动系统、神经系统常见疾病的治疗方面,效果很明显。

1. 舒筋通络、活血祛瘀止痛 损伤后,肌肉附着点和筋膜、韧带、关节囊等受损害的软组织,可发出疼痛信号,通过神经的反射作用,使有关组织处于警觉状态。肌肉的收缩、紧张,直至痉挛便是这一警觉状态的反应,其目的是减少肢体活动,避免损伤部位的牵拉

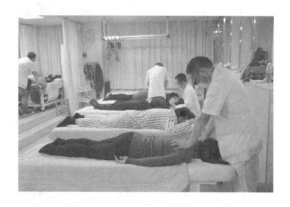

图 20-5 推拿

和刺激,从而减轻疼痛。这是人体自然的保护性反应。推拿可以舒筋通络,可使紧张痉挛的肌肉放松,气血得以畅通,因此可以说是松则通,通则不痛。

推拿消除肌肉紧张,增进损伤组织的血液循环,促进损伤组织修复。最敏感的压痛点往往在筋膜、肌肉的起止点,两肌交接或相

互交错的部位,筋膜处分布的神经末梢比较丰富。通过对压痛点的治疗,消除了肌肉紧张的病理基础,就为恢复肢体的正常功能创造了良好的条件。

2.理筋整复 纠正解剖位置,有关节错位、肌腱滑脱等,因有关组织解剖位置失常而致的疾病,均可通过理筋整复的外力直接作用加以纠正,可根据其不同的情况,采取相应的治疗方法。在软组织损伤部位,通过手下细心触摸,从摸得的形态、位置变化等,可以帮助我们了解损伤的性质。但必须清楚盲目推拿不但终无裨益,而且有加重断裂、错位等病变之弊。还需结合影像学检查以明确病位及病性。

3.改变有关的系统内能 通过对失调的系统内能进行适当的调整,使其恢复正常,便能起到积极的治疗作用。如滞血瘀者,通过手法使气血系统内能增大,加速气血循行,从而起行气活血的作用,解除因气滞血瘀引起的各种病症。

推拿手法对柔软体腔内的脏器也有直接促进和调整其功能活动的作用。

(二)常用推拿手法

推拿手法,是操作者用手或肢体其他部分刺激治疗部位和活动患者肢体的规范化技巧动作。由于刺激方式、强度、时间和活动肢体方式的不同,形成了许多动作和操作方法均不同的基本手法,并在此基础上由两个以上基本手法组合成复合手法(如按揉法、推摩法等),或由一连串动作组合而成、有其操作常规(或程序)的复式操作法等。

推拿治疗是以手法操作为主的一种特殊疗法,作为其特色标志之一的学术流派,更以其师承及临证体验的不同而造就各自手法上鲜明的个性。因此,推拿手法之多竟达百种以上。其中既不乏可单独应用而成为有其适应证治范围的单一推拿疗法,也有融合变通后形成一套常规操作程度的复式推拿疗法;有些手法经一定的训练后即可掌握,而有的

则需有相当程度的功法基础(如内功推拿等)和临证体验之后才能得心应手。

推拿的常用基本手法大致可分为按压类、摆动类、摩擦类、捏拿类、捶振类和活动关节类等六大类。下面介绍几种常用手法的操作:

1.推法 推,是以手向外或向前用力使物体移动之意。推法,即是用指或掌着力于人体一定位置或穴位上,向前、向外移动或弧形移动,可分平推、直推和分推等法。

2.拿法 用拇指和示指、中指相对,捏住某一部位或穴位,逐渐用力内收、并做持续揉捏动作。有疏通经络,解表发汗、镇静止痛、开窍提神作用。

要领:腕要灵活,用指面着力揉捏,动作要连续不断,用力由轻到重,再由重到轻。由于拿的部位的手法的差异,又可分三指拿、四指拿和五指拿三种。拿法的刺激较强,常配合其他手法,用于颈项、肩部和四肢部。

3.按法 按是压的意思,用手指或掌面着力在体表某一部位或穴位,逐渐用力下压,称为按法。

要领:按压方向要垂直,用力要由轻到重,稳定而持续,使刺激充分透达到肌体组织的深部。切忌用迅猛的暴发力,以免产生不良反应,对患者增加不必要的痛苦。临床用时常与揉法结合使用,组成按、揉复合手法,即在按压力量达到一定程度时,再做小幅度的缓缓揉动,此手法刚中兼柔。按法的具体动作很多,有大指面直接法或用大指背屈而按之,或两手对面合按之,胸腹则以掌心按之。

4.摩法 摩是抚摩之意,在推拿手法中主要分为指摩法和摩掌法。示、中、环指指面附着在体表的一定位置上,做环形有节奏的抚摩,称为摩法。

摩法是推拿手法中最轻柔的一种,动作要领应掌握肘关节微屈,腕部放松,指掌自然伸直轻放在体表的一定部位上。然后连动前

臂做缓和协调的环旋抚摸。顺时针或逆时针方向均可,每分钟频率约定 120 次。

5. 擦法 可用于头部、肩背、腰骶及四肢关节处,治疗头痛、偏瘫、关节酸痛等症。具体方法为:用小指、环指、中指的指关节突起部分,附在一定部位上,通过腕关节屈伸外旋连续往返活动,使产生的力轻重交替,持续不断地作用于治疗部位上。因刺激力量强,而且作用面积也较大,能够使其作用力深透到体表深层而直达病所,通过腧穴的"得气"感应而起到疏通经络、行气活血、濡润筋骨等作用,并能对肌肉痉挛、强直和粘连等病态直接发挥明显的改善作用。

常根据治疗的需要,配合各种被动运动以及按、拿、捻、搓等各种辅助手法,对某些神经系统、运动系统疾病有相当显著的疗效,尤其是关节扭挫伤,以及筋脉拘挛、关节强直、肢体瘫痪、疼痛麻木等症。

动作要领如下。

(1)肩臂不要过分紧张,肘关节屈曲 120°～140°。

(2)手腕要放松,擦动时掌背近侧部要紧贴体表,不可跳动或使手背拖来拖去按摩。手背擦动的幅度控制在 120°左右。

(3)压力要均匀,动作协调而有节律,不可忽快忽慢,时轻时重。一般每分钟擦动 140 次左右。

6. 揉法 用拇指指端、示指指端、中指指端或中、环指指端紧附于穴位上做缓和回转的按抚动作。除用指端外,还可用小鱼际部或掌根部做揉法。可分为指揉法、鱼际揉法、掌际揉法。揉法在施法时要带动皮下组织,不是在皮表抚摩。

7. 掐法 把拇指或示指的指甲竖立按压,给予强刺激的方法。逐渐加大用力,使力达深透为止,注意不要掐伤皮肤,有缓解疼痛的作用。

(三)适应证及禁忌证

1. 适应证 扭伤、挫伤、软组织劳损、落枕、肌肉萎缩、肩周炎、颈椎病、腰椎间盘脱出症、关节运动功能障碍、骨折愈后功能恢复期、腱鞘炎、腱鞘囊肿;胃下垂、胃肠功能紊乱;感冒、早期高血压、头痛、失眠、呃逆;面瘫、偏瘫、截瘫;脊髓灰质炎后遗症;乳腺炎、痛经等。

2. 禁忌证 急性传染病、恶性肿瘤、出血倾向、精神分裂症、结核病进展期、恶病质、急性化脓性炎症。局部有血栓性静脉炎、淋巴管炎、皮肤病者禁用。妇女孕期和经期腰骶、腹部及下肢不宜按摩。

(四)注意事项

1. 饭后 30min,空腹及劳累后,均不宜进行推拿。

2. 应取得患者合作,并经常注意患者反应及局部情况,根据病情变换手法,适当掌握强度,防止擦伤。被动时手法要轻缓。

3. 室内空气要流畅,温度要适宜,冬季注意保暖。

二、穴位贴敷

穴位贴敷疗法是传统针灸疗法和药物疗法的有机结合,将中药制成丸、散、糊、膏、饼等剂型,敷贴于皮肤、孔窍、腧穴及病变局部等部位的治病方法,属于中药外治法。

穴位贴敷多采用芳香刺激性的药物,将中药直接作用于体表,药物有效离子成分通过透皮吸收,经过腧穴聚集扩大,经络传导,以发挥药物的效应。其次,腧穴是经络通路的阀门,穴位贴敷借助药物贴于穴上,对穴位产生特定的刺激,以激发经气,通过经络传导,达到通经络、行气血、散瘀肿、调阴阳的作用。

(一)治疗原理

敷贴疗法以中医基本理论为指导,以经络学说为基础,其机制包括如下三方面。

1. 经络腧穴作用 敷贴多选择芳香刺激性的药物,结合局部热敷、冷凝、发疱、艾灸等方法,对机体均有不同程度的物理化学刺激,作用于体表腧穴相应的皮部,通过经络的传导和调整,改善经络气血的运行,对五脏六腑的生理功能和病理状态,产生良好的治疗和调整作用。

2. 药效作用　药物敷贴能产生渗透吸收作用。药物先穿透皮肤最外层的角质层,进入表皮和真皮。在细胞外间质,药物分子再通过皮下组织的毛细血管,从细胞外液弥散而进入血液循环。角质层角化细胞的特殊结构,可促成水溶性和脂溶性药物穿透角质层而被吸收。此外,毛细血管之间的微孔隙和皮脂腺、汗腺等也是药物透皮吸收的通道。

3. 综合作用　穴位敷贴既有药物对穴位的刺激作用,又有药物本身的作用,是几种治疗因素之间相互影响、相互作用和相互补充,共同发挥的整体叠加治疗作用。多用具有辛味的中药外敷于穴位,既利于激发经气,调整局部气血,又可产生温热刺激,易于吸收,增加药物的功效。

(二)穴贴组方及应用

我院切合临床实际,根据患者的临床症状和个体差异,制定了几组常用的穴贴方,包括呼吸方、强壮方、痛风方和关节方(图 20-6)。

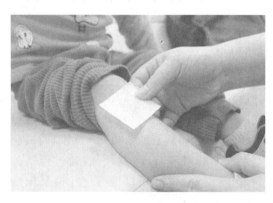

图 20-6　穴位贴敷

1. 呼吸方

药物组成:白芥子、细辛、前胡、生麻黄、甘遂、麝香、冰片等。

取穴:肺俞、中府、膻中、天突、大椎、风门、丰隆、定喘等。

适应证:感冒、咳嗽、哮喘、支气管炎,肺炎、慢性鼻炎等。

2. 强壮方

药物组成:黄芪、白术、防风、丁香、细辛、肉桂、川芎、白芥子、冰片等。

取穴:中脘、神阙、气海、关元、脾俞、胃俞、肾俞、足三里、大椎等。

适应证:中风脱证、免疫力低下、肿瘤放化疗后、亚健康人群等。

3. 痛风方

药物组成:川芎、乳香、没药、红花、丹皮、细辛、黄芩、大黄、蒲公英、木香、知母、丁香、薄荷、威灵仙、海桐皮、苍术、石膏等。

取穴:以阿是穴为主,可配合调补肝肾的腧穴。

适应证:痛风发作期,关节肿痛的患者。

4. 关节方

药物组成:乳香、没药、川芎、独活、土鳖虫、川牛膝、威灵仙、红花、细辛、大黄、当归、桂枝、苍术、防风等。

取穴:以局部阿是取穴为主。

适应证:各种骨关节炎,类风湿关节炎,关节退行性变;偏瘫、小儿脑瘫肢体关节屈伸不利者。

(三)操作方法

1. 首先了解患者基本情况(主要症状、既往史、药物及敷料过敏史等),查看患者贴敷部位的皮肤情况。

2. 根据贴敷穴位,协助患者取舒适体位,充分暴露穴位处皮肤,必要时屏风遮挡患者,用棉球清洁皮肤。

3. 将药物贴敷于穴位上,避免药物溢出污染衣物及床单,用胶布或绷带固定,松紧适宜。

4. 贴敷时间:初次贴敷者 40～50min 为宜,以便观察皮肤情况,之后可根据患者皮肤情况,贴敷 1h。儿童贴敷 30min 左右。

(四)适应证及禁忌证

1. 适应证

(1)呼吸系统疾病:肺炎、哮喘、喘息型支气管炎、慢性支气管炎、过敏性鼻炎等。

(2)消化系统疾病:便秘、腹痛、腹泻、呕吐、慢性胃肠炎、肠胃功能紊乱等。

(3)泌尿系统疾病:尿失禁、癃闭、老年人尿频尿急等。

(4)妇儿科系统疾病:儿童体弱多病者,女性月经不调、痛经、慢性盆腔炎等。

(5)其他疾病症:颈肩腰腿痛、头晕头痛、失眠、小儿脑瘫、卒中后遗症等。

2. 禁忌证

(1)孕妇慎用,多数外贴药物对孕期妇女可能不安全。

(2)对药物过敏者不宜贴敷。

(3)严重皮肤病,如皮肤长疱、疖以及皮肤有破损或有皮疹者。

(4)严重的荨麻疹患者。

(五)注意事项

1. 敷贴后避免过多出汗,如感到局部灼热痛痒难忍,应立即揭去贴片。如出现痒、热、微痛等感觉或皮肤有色素沉着,此为正常反应。

2. 贴敷期间,饮食要清淡,忌冷饮、烟酒、海鲜,少食辛辣刺激食品、豆类及豆制品、黏滞性食物及温热易发食物(如羊肉、牛肉等)。

3. 若贴药时间过长出现水疱,应保护创面,避免抓破感染,小水疱待其自行吸收,无需特殊处理。

4. 贴敷当天避免贪凉,避免空调冷风直吹贴敷部位,注意防暑及室内通风。

三、放血疗法

放血疗法,又称刺血疗法,是指用三棱针、梅花针、毫针或其他工具刺破人体某些腧穴、病灶处、病理反应点或浅表小静脉,放出适量血液,以疏通经脉,调气理血,促邪外出,

具有消肿止痛、祛风止痒、开窍泄热、镇吐止泻、通经活络之功效。具有操作简便、疗效确切、副作用少等特点。

(一)操作方法

1. 刺络法　临床上刺络放血的方法多种多样,如三棱针点刺出血,梅花针叩刺出血,毫针散刺出血,或刺络后配合拔罐,均是有效治疗手段。该法又分点刺、挑刺、丛刺三种刺法。

(1)点刺:先在针刺部位上下推按,使郁血积聚。右手拇、示两指持针柄,中指紧靠针身下端,留出 1～2 分针尖,对准已消毒的穴位迅速刺入 1～2 分,立即出针,轻轻挤压针孔周围,使出血数滴(对重症患者有时可出血十数滴,血由黑紫变红为止),然后用消毒棉球按压针孔。点刺有速刺、缓刺之分:①速刺:对准放血处,迅速刺入 1.5～3mm,然后迅速退出,放出少量血液或黏液。该法运用较多,大多数部位都宜采用。②缓刺:缓慢地刺入静脉 1～2mm,缓慢地退出,放出少量血液,适用于腘窝、肘窝、头面部放血。

(2)挑刺:是针刺入皮肤或静脉后,随即针身倾斜,挑破皮肤或静脉放出血液或黏液,适用于胸、背、耳背静脉等处的放血。

(3)丛刺:是用集束针在一定的部位做叩刺,刺数多,刺入浅,以有血珠渗出为度,适用于扭挫伤、脱发、皮肤病等。同时还经常配合拔罐疗法。

2. 散刺法　又称围刺法,是在病灶周围点刺出血,主要用于丹毒、痈疮。

3. 挑治法　以左手按压施术部位的两侧,使皮肤固定,右手持针,将腧穴或反应点的表皮挑破出血(如治疗红丝疔,应在红丝近心端尽头处以及红丝之上寸寸挑刺出血)。有时需挑破部分纤维组织,然后局部消毒,覆盖敷料。常用于目赤肿痛、痔疮等证的治疗。

放血疗法出血量的多少,根据患者的具体情况而定。一般而言新病、实证、热证、体质较强的患者,出血量较大,反之则较少。可

见运用刺络放血疗法治疗疾病并不受出血量多少的限制,同样,针刺放血的治疗时间,也应根据病情和患者的体质强弱酌定。

(二)适应证

本法具有行气活血、消肿止痛、泻热开窍等作用,临床主要用于气滞证、血瘀证、实热证所致,以疼痛、发热、肿胀等症状为主要表现的疾病,并常用于急症的治疗。采用三棱针法放出一定量的血液,有时对疑难杂症有特殊的疗效。

常用穴位及功效

太阳:主治头痛,眼红肿。

上星:主治头痛,目痛,鼻衄,热病。

水沟:主治癫痫,小儿惊风,中风昏迷,中暑,口眼歪斜,牙关紧闭,急性腰扭伤。

龈交:主治齿龈肿痛、痔疮。

地仓:主治面瘫。

金津、玉液:主治口疮,舌肿,呕吐,吞咽障碍。

十宣:主治昏迷,癫痫,癔病,乳蛾,小儿惊风,中暑。

八邪:主治烦热,目痛,毒蛇咬伤手指肿痛。

曲泽:主治烦热,胃痛,呕吐。

少商、耳尖:主治急性咽喉肿痛,急性扁桃体肿大,鼻衄等五官实热性疾病,发热,中暑,昏迷。

商阳:主治急性咽喉肿痛,齿痛,手指麻木,昏迷。

委中:主治腹痛,吐泻,腰痛(急性腰扭伤疗效好),丹毒。

八风:主治脚气,趾痛,毒蛇咬伤足跗肿痛。

(三)注意事项

1. 首先给患者做好解释工作,消除不必要的顾虑,充分得到患者的配合。如发生晕针、晕血等情况,应立即停止操作,并做相应的急救处理。

2. 患有血小板减少症、血友病等有出血倾向疾病的患者以及晕血者、血管瘤患者,一般禁止用本疗法。贫血、低血压、孕期和过饥过饱、醉酒、过度疲劳者,不宜使用本疗法。

3. 放血针具必须严格消毒,防止感染。

4. 放血时应注意进针不宜过深,创口不宜过大,以免损伤其他组织。

5. 一般放血量为 10 滴左右,宜 1 日或 2 日 1 次;放血量大者,1 周放血不超过 2 次。1～3 次为一疗程。如出血不易停止,要采取压迫止血。

6. 本疗法仅为对症急救应用,待病情缓解后,要全面检查,再进行治疗。切不可滥用放血疗法。

四、拔罐法

拔罐法,是以罐为工具,利用燃火、抽吸、挤压等方法排出罐内空气,造成负压,使罐吸附于体表腧穴或患处造成机械刺激和温热效应,具有通经活络、活血止痛、祛风除湿、解毒泄浊等功效。

(一)常用罐具

1. 竹罐 竹罐具有取材容易、制作简便、吸拔力强、耐高温、不易破碎的优点。缺点为易燥裂漏气,且不透明,难以观察罐内皮肤反应,不宜用作刺血拔罐。

2. 陶瓷罐 由陶土烧制而成,罐口平滑厚实,形如缸状,大小不一。陶瓷罐具有吸拔力强、易于高温消毒、适用于全身各部的优点,但因其较重,又易碎,且不透明,所以目前不常用。

3. 玻璃罐 用耐热透明玻璃制成,中央呈球形,罐口厚实平滑,口小瓶大底圆,内外光滑,有大小多种规格。玻璃罐虽具有传热较快、易破碎的缺点,但因其可直接观察罐内皮肤充血、瘀血等情况,便于掌握时间,且吸附力大,易于清洗消毒,适用于全身各部,可施多种罐法,是目前最常用的罐具之一。

4. 新型罐具

(1)挤压排气罐:此罐轻便,不易破碎,便于携带,无点火烫伤之虞,但无温热感,不能高温消毒,易老化。

(2)抽气罐:此罐具有吸附力可随意调节、不易破损、不会烫伤的优点,但没有温热刺激。

(二)拔罐方法

本操作除留罐外,还有闪罐、走罐、留针拔罐、刺血拔罐等不同方法。应根据不同的病症、不同的部位,采用不同的拔罐手法。

1. 留罐法 又名坐罐法,拔罐后将罐留5~15min,使浅层皮肤和肌肉吸入罐内,此法多用于深部组织损伤、颈肩腰腿痛、关节病变以及临床各科多种疾病(图20-7)。

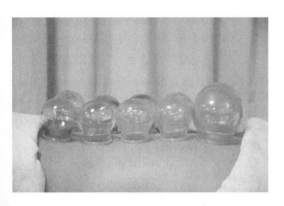

图20-7 留罐法

2. 闪罐法 用闪火法将玻璃罐吸拔于相应部位,随即取下,再吸拔,再取下,反复操作至皮肤潮红,或罐体底部发热为度。用治风湿痹痛、面瘫、卒中后遗症,以及肌肤麻木、肌肉痿弱的病症。

3. 走罐法 亦名推罐法,先于施罐部位涂上润滑剂,以凡士林为佳,亦可用水或药液。用闪火法吸拔后,以手握住罐底,稍倾斜后用力将罐沿着肌肉、经络循行路线推拉,反复运作至走罐区皮肤紫红为度。适用于病变范围较广,肌肉丰厚而平整部位行罐,如背部脊柱两旁、下肢股四头肌处、腰骶部、腹部及肩关节等。可用于治疗急性热病、瘫痪麻木、风湿痹证等病症。

4. 刺血拔罐法 即拔罐与刺血疗法配合应用的治法。于施术穴位或患处常规消毒后,用皮肤针或三棱针、粗毫针点刺皮肤渗血,或挑刺皮下血络或纤维数根,然后拔留罐,至拔出少量恶血为度。此法适用于热证、实证、实寒证、瘀血证及某些皮肤病等。如各种急慢性软组织损伤、坐骨神经痛、哮喘,以及神经性皮炎、皮肤瘙痒症等。

5. 留针拔罐 即在针刺留针时,将罐拔在以针为中心的部位上5~10min,待皮肤红润、充血或瘀血时,将罐起下,然后出针。

(三)适应证

1. 神经系统疾病功能障碍 脑血管疾病、小儿脑瘫及颅脑损伤等产生的运动功能和感觉障碍。

2. 心肺系统功能障碍 高血压病、动脉硬化、急慢性支气管炎、支气管哮喘等。

3. 消化系统功能障碍 呕吐、便秘、胃肠痉挛、慢性腹泻等。

4. 免疫系统功能障碍 风湿性关节炎、类风湿关节炎、红斑狼疮、干燥综合征等。

5. 痛症 腰背痛、头痛、三叉神经痛,以及退行性骨关节病、肩周炎、腱鞘炎、落枕、软组织损伤等产生的疼痛。

(四)注意事项

1. 对凝血机制障碍、有出血倾向的患者不宜拔罐。

2. 有严重心脏病、心功能不全者,高热抽搐者患者不宜拔罐。

3. 妇女经期下腹部不宜拔罐,孕妇的腹部、腰骶部禁用拔罐。

4. 有皮肤病或皮肤破溃不宜拔罐。

5. 醉酒、过饱、过饥、过劳者不宜拔罐。

6. 留罐时间不宜过长,以免造成皮肤起疱。

7. 拔罐治疗结束后,注意避风、保暖。

五、中药热敷

热敷疗法在我国有着悠久的历史。上古

时代先民们已经知道用火烤过的石块来熨治关节疼痛类病症。《史记·扁鹊仓公列传》有扁鹊"病情尚浅时,可用热敷疗法治之"的论述,并记载了用热敷疗法治疗虢太子昏迷的病案。中药热敷疗法,是以中药方剂组方原则为基础,中药组方后加热外敷于体表相应部位治疗疾病的一种方法。有活血通络、利水消肿、散瘀止痛的作用。

其作用机制,一是通过热敷局部,使毛细血管扩张,血液循环加速,局部肌肉松弛,起到抗炎、消肿、镇痛的作用;另外,药物热敷可使药物经皮渗透到机体深层组织,直达病灶,在病变部位迅速达到高药物浓度,促进微循环,增强组织的修复能力。

(一)药物组成

我院热敷治疗采用自制中药热敷包,药物组成:透骨草、红花、白芷、羌活、细辛、川牛膝、当归、木瓜、五加皮、桂枝、鸡血藤等(图20-8)。

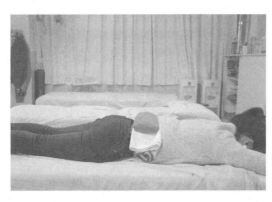

图20-8　热敷疗法

(二)操作方法

1. 将配好的中药材烘干打成粗粉,装入缝制好的中药袋中系好备用。

2. 使用前将药包袋口打开加入少量醋,重新系紧袋口,放入冷水中浸泡约30s后拿起,然后放入蒸锅中蒸煮,待水开后继续蒸煮约30min后拿出使用。

3. 隔毛巾敷于患处,每天1～2次。

4. 药包使用后,放于阴凉通风处(可收于冰箱冷藏)。视每日使用次数,可使用5～10d。

(三)适应证

1. 运动系统疾病　慢性软组织损伤、颈肩腰腿痛、卒中偏瘫肢体疼痛、关节炎、外伤肿痛、落枕等。

2. 消化系统疾病　胃肠道炎症、腹泻、便秘等。

3. 神经系统疾病　卒中后偏瘫肢体疼痛及麻木、口眼歪斜等。

4. 妇科疾病　乳腺增生、慢性盆腔炎、痛经、月经不调、宫寒不孕等。

5. 心理精神疾患　失眠、抑郁等。

(四)注意事项

1. 女性经期、妊娠期腰骶部及腹部,新伤24h内,开放性伤口等禁用。

2. 局部皮肤溃烂及感染、血栓性静脉炎、外周血管疾病、出血性疾病、严重皮肤病或中药过敏者禁用。

3. 高血压、热性病、感觉障碍或认知障碍者慎用。

4. 用来隔热的毛巾须叠平整,使热量均匀渗透。

5. 中药热敷的温度,以患者能耐受、防止烫伤为度。

六、中药熏洗

中药熏洗疗法是利用药物煎汤的热蒸汽熏蒸患处,待温度稍低后再以药液淋洗局部的一种治疗方法。常用于颈肩腰腿痛、卒中后遗症等。

熏洗疗法,借助药力和热力的作用发挥疗效,利用一定温度的药液在患处熏洗,通过皮肤黏膜的吸收,引起相应部位的血管扩张,促进局部和全身的血液、淋巴循环,改善局部组织营养。从而达到疏通腠理、调和脉络、行气活血以治疗疾病的目的。

（一）熏洗疗法的分类

1. 熏洗法 将药物煎煮后倒入容器中，将患处置药物蒸汽上熏蒸，为了保证疗效，往往在熏蒸部位之外加盖塑料薄膜或布单，以避免药物蒸汽走失和温度降低过快。药液温度降低后，将患部浸入药液中洗浴。熏蒸完毕后，干毛巾擦去药液或汗液。

2. 淋洗法 将药物放于容器内加水煎汤，过滤去渣，连续不断地淋洗患处。或用消毒纱布蘸药液连续淋洗患处，多用于疔、痈破溃流脓或创伤感染、皮肤溃疡等。淋洗完毕，常规换药。

3. 浸渍法 煎煮后的药液倒入盆中，于盆上放置带孔横木架，将患肢放在横木架上，外盖布单，进行熏蒸。待药液温度稍降，用消毒纱布蘸药汤热渍患处，稍凉时再换热汤，连续趁热浸渍患处，多用于四肢或头面部的疾患。

（二）自制中药熏洗方

我院有自制中药熏洗药粉，具有驱寒、活血祛瘀、疏通筋骨、利水消肿的作用。药物组成：鸡血藤、独活、丹参、牛膝、当归、川芎、黄芪、红花、木瓜等。

临床常取足部、小腿进行熏洗。足，被称为人的"第二心脏"，足底有丰富的反射区，足为三阴经之始，三阳经之终，用于治疗脏腑疾病，疗效显著；小腿皮肤角质层薄，血管、神经、肌肉丰富，利于药物吸收。

操作方法：选择合适的泡脚桶，将药粉用开水冲开，将双下肢置药物蒸汽上熏蒸，待药液温度降至40℃，将双下肢浸入药液中浸泡。每次20～40min，每日1次（图20-9）。

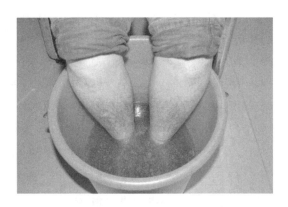

图20-9 中药熏洗

（三）适应证

1. 运动系统疾病 慢性软组织损伤、肢体关节疼痛、外伤肿痛等。

2. 神经系统疾病 中风偏瘫肢体疼痛、肢体肌张力高、肢体麻木或痿软等。

3. 妇科疾病 痛经、月经不调、不孕、盆腔炎症等。

4. 呼吸系统疾病 咳嗽、支气管炎、伤风感冒等。

5. 心理精神疾病 失眠、抑郁等。

（四）注意事项

1. 妊娠期妇女禁用，月经期慎用。

2. 各种严重出血性疾病或局部受伤24h内的患者禁用。

3. 恶性肿瘤、严重心脏疾患等危重病患者，以及急性传染病、外科急症或中毒的患者不宜使用。

4. 注意询问患者温度，不宜浸泡时间过长，以防烫伤。

第三节 特色针法

一、穴位埋线疗法

穴位埋线疗法，又叫"羊肠线埋植疗法"，是指采用特制针具将可吸收外科缝线（即医用羊肠线）埋植于人体腧穴，利用羊肠线在体内产生的持续性理化刺激来防治疾病的一种疗法。它是普通针刺疗法的延伸与发展，"以线代针"，具有刺激性强、疗效持久等特点，广泛运用于临床各科疾病的治疗。本疗法的整个过程，实际上包含了穴位封闭、针刺、刺血、机体组织损伤的后效应、留针与埋针以及组织疗法等多种刺激效应。因此,埋线疗法实际上是一种包含多种疗法、多种效应于一体的复合性治疗方法(图20-10)。

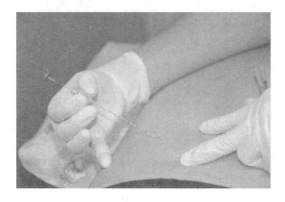

图 20-10 埋线

(一)操作方法

1. 埋线用具 皮肤消毒用品、洞巾、注射器、镊子、止血钳、埋线针或经改制的12号腰椎穿刺针(将针芯前端磨平)、8号注射针头、28号2寸毫针、0～3号铬制羊肠线、2%利多卡因、剪刀、消毒纱布及敷料等。埋线针是坚韧特制的金属钩针,长为12～15cm,针尖呈三角形,底部有一缺口。

2. 取穴方法 埋线疗法要求医者在辨证论治指导下,掌握主次兼证,分清标本缓急,选择有效的腧穴或部位进行治疗。临床上,由于埋线刺激量大,多选用肌肉比较丰厚的部位。取穴宜少而精,并根据病情不同加减,具体方法跟普通针刺大体一致,如辨证取穴、循经取穴、局部取穴、经验取穴、阳性反应点取穴、特定穴取穴以及按神经节段学说取穴等。

3. 常用埋线方法

(1)套管针埋线法:又叫"穿刺针埋线法""注线法"。常规消毒局部皮肤,剪取一段1～2cm长已消毒的羊肠线,放置在腰椎穿刺针针管的前端,后接针芯,左手拇、示指绷紧或捏起进针部位皮肤,右手持针,刺入到所需的深度;当出现针感后,边推针芯边退针管,将羊肠线埋植在穴位的皮下组织或肌层内,拔针止血。此法操作简单、刺激量少,为临床所常用。

(2)简易埋线法:其实也属于套管针埋线法的一种,只不过所用针具制作简单。即用8号注射针针头作套管,28号2寸长的毫针剪去针尖作针芯,将3-0号羊肠线1～1.5cm放入针头内埋入穴位,余操作同上。

(3)埋线针埋线法:又叫"植线法"。局部皮肤消毒后,以2%利多卡因作浸润麻醉,剪取羊肠线一段(一般约1cm长),套在特制埋线针尖缺口上,两端用止血钳夹住。右手持针,左手持钳,针尖缺口向下以15°～40°方向刺入;当针头缺口进入皮内后,左手即将血管钳松开,右手持续进针直至肠线头完全埋入皮下;再进针0.5cm,随后把针退出。用棉球或纱布压迫针孔片刻,再用无菌贴片覆盖保护创口,一般7～10d埋线一次。

上述操作除特殊说明外,一般7～10d埋线一次,3～5次为一疗程。

(二)适用范围

目前穴位埋线主要用于各种慢性病或顽固性疾病的治疗,如哮喘、支气管炎、胃及十二指肠溃疡、慢性胃炎、胃下垂、慢性肠炎、颈椎病、腰椎间盘突出、坐骨神经痛、荨麻疹、过敏性鼻炎、癫痫、精神分裂症、卒中偏瘫、小儿脑瘫、面瘫、遗尿、阳痿、痛经等;也常用于美容、减肥、保健及慢性疲劳综合征等。

(三)注意事项

1. 严格无菌操作,防止感染。

2. 埋线最好埋在皮下脂肪组织与肌肉之间,肌肉丰满的地方可埋入肌层,不宜埋于脂肪组织之中,以防脂肪液化,流出渗液。

3. 羊肠线不可暴露在皮肤外面,防止术后感染,若局部化脓流水或露出线头,可抽出肠线,放出脓液,外盖敷料并做抗感染处理。

4. 根据不同部位掌握埋线的深度和角度,不要伤及内脏、大血管和神经干,亦不要直接结扎神经和血管,以免造成功能障碍和疼痛。

5. 在一个穴位上做多次治疗时,应适当偏离前次治疗的部位。

6. 皮肤局部有感染或溃疡时不宜埋线;严重心脏病、糖尿病、肾功能不全、高热、骨结核、肺结核活动期等患者禁用;妊娠期腹部、腰骶部及合谷、三阴交等穴位不宜埋线;有出血倾向及过敏史的患者亦慎用埋线。

7. 埋线后注意休息,避免剧烈运动,局部24h内不要沾水,以防感染。

8. 注意埋线的术后反应,有异常现象应及时处理。

(四)术后反应

1. 正常反应 羊肠线是一种异体蛋白,由于针刺损伤及线体刺激,在1~5d内,局部可出现酸、胀、痛等无菌性炎症反应,属正常现象,嘱多喝水、多休息,一般无需处理。少数患者可有全身反应,即埋线后4~24h内体温上升,一般在38℃左右,局部无感染现象,持续2~4d后体温自行恢复正常。埋线后还可有白细胞总数及中性多形核细胞计数的增高现象,应注意观察。

2. 不良反应

(1)少数患者因治疗中操作消毒不严或伤口保护不好,造成感染。一般在治疗后3~4d出现局部红肿、疼痛,并伴有体温升高,应及时予抗感染处理。

(2)个别患者对羊肠线过敏,治疗后出现局部红肿、瘙痒、发热等反应,甚至切口处脂肪液化,羊肠线溢出,须适当做抗过敏处理。

(3)操作不当可能导致神经损伤,如感觉神经损伤会出现神经分布区皮肤感觉障碍,运动神经损伤出现所支配的肌肉群瘫痪等。一旦发生此种现象,应立即抽出羊肠线,并及时给予适当处理。

二、浮针疗法

浮针疗法,是用一次性浮针在非病痛区域的浅筋膜层(主要是皮下疏松结缔组织)进行扫散手法的针刺疗法。具有适应证广、疗效快捷确切、操作方便、经济安全、无副作用等优点,对临床各科,特别是疼痛的治疗有着较为广泛的作用。

(一)操作方法

1. 手消毒及针刺部位消毒。

2. 进针:进针时局部皮肤要松紧适度。进针发力时针尖搁置于皮肤上,不要离开皮肤。进针时针体与皮肤呈15°~25°角刺入,用力适中,透皮速度要快,不要刺入太深,略达肌层即可,然后松开左手,右手轻轻提拉,使针身离开肌层,退于皮下,再放倒针身,做好运针准备。

3. 运针:运针时单用右手,沿皮下向前推进。推进时稍稍提起,使针尖勿深入。运针时可见皮肤呈线状隆起。在整个运针过程中,右手感觉松软易进,患者没有酸胀麻等感觉,不然就是针刺太深或太浅。

4. 扫散:扫散动作,以进针点为支点,手握针座,使针尖做扇形运动。扫散动作是浮针疗法的核心,扫散时间一般为2min,次数为200次左右。

5. 扫散结束后抽出针芯弃至安全处,务必放于人不易触摸的地方,防止刺伤。然后把胶布贴覆于针座,以固定留于皮下的软套管。在进针点处,用一个小干棉球盖住针孔,再用胶布贴覆,以防感染。

(二)适用范围

缓解以下疾病带来的疼痛现象:慢性头痛、颈椎病、肩周炎、网球肘、腱鞘炎、腕管综合征、腰椎间盘突出症、腰肌劳损、膝关节炎、踝关节陈旧性损伤等软组织伤痛。另外,中医内科的杂病,浮针疗法常有很好的疗效,如胆囊炎、胆石症、慢性胃痛(慢性胃炎胃溃疡)、泌尿道结石、慢性附件炎、宫颈炎、顽固性面瘫、哮喘发作等。

(三)注意事项

1. 患者在过于饥饿、疲劳、精神紧张时,不宜立即针刺。

2.常有自发性出血或损伤后出血不止者,不宜针刺。

3.皮肤有感染、溃疡、瘢痕或肿瘤的部位,不宜针刺。

4.浮针疗法留针时间长,相对传统针刺疗法而言,较易感染。浮针器具只能一次性使用,同时要注意消毒。特别是对容易感染的患者,如糖尿病患者,当加倍小心,慎防感染。

5.留针期间,应注意针口密封和针体固定,嘱患者避免剧烈活动和洗澡,以免汗液和水进入机体引起感染。

6.当肢体水肿时,效果不佳,改用他法治疗。例如,系统性红斑狼疮、类风湿关节炎的治疗,大量的激素导致水肿,在这种情况下,浮针疗法镇痛效果差。

7.对软组织伤痛,如果浮针疗法治疗后只有近期效果,病情反复发作,要考虑免疫系统疾病所致。

8.没有明确痛点的位置性疼痛(只有关节处于某一位置时,疼痛才显现出来),效果往往不佳。

三、针刀疗法

针刀疗法是一种介于手术方法和非手术疗法之间的闭合性松解术,在切开性手术方法的基础上结合针刺形成的。在治疗部位刺入深部,在病变处进行切割,剥离有害的组织,以达到止痛祛病的目的。其适应证主要是软组织损伤性病变和骨关节病变。

针刀疗法的优点是治疗过程操作简单,治疗切口小,不用缝合,对人体组织的损伤也小,且不易引起感染,无不良反应,患者也无明显痛苦,治疗时间短,疗程短,患者易于接受。

(一)操作方法

1.进针方法

(1)定点:明确进针点,找到病变的体表

投影、痛性结节或条索,或感应很强的穴位。找痛点方法有:①敏感的压痛点;②牵拉该处肌肉而引起的明显痛点;③使该处肌肉完成某一动作而引起的痛点。定点后标记、消毒。

(2)定向:使刀口线与大血管、神经及肌纤维走向平行。

(3)加压分离:右手拇、示指捏住针柄,其余三指托住针体,稍加压力而不刺破皮肤,使进针点处形成一个长形凹陷,使刀口下的神经、血管分离到刀口两侧。

(4)刺入:继续加压,感到坚韧感时,说明刀口下组织已接近骨质,稍加压即可刺透皮肤,刺到需要的深度,进而施行手术方法进行治疗。

2.手术方法　根据不同病变和部位采用不同的手术方法。

(1)纵行疏通剥离法:针刀刀口线与重要神经血管走行一致,针刀体以皮肤为圆心,刀刃端在体内做纵向的弧形运动。进刀至剥离处组织,如果阻力过大,可沿着肌腱等病变组织的纤维走行方向再予切开,然后将可顺利进行纵行疏通。

(2)横行剥离法:在纵行疏通法的基础上进行,刀刃端在体内做横向的弧形运动。横行剥离是将粘连、瘢痕等组织在纵向松解的基础上进一步扩大松解度。纵行疏通法与横行剥离法是针刀手术中最基本和最常用的刀法,临床上常结合使用。

(3)提插切开剥离法:在刀刃到达病变部位后,切开了第一刀,然后当针刀提至病变组织外,再向下插入,切开第二刀,一般提插3~5刀为宜。适用于粘连面大、粘连重的病变。如切开棘间韧带,挛缩的肌腱、韧带、关节囊等。

(4)铲剥法:针刀到达骨面,刀刃沿骨面或骨嵴切开与骨面连接的软组织的方法称为铲剥法。适用于骨质表面或骨质边缘的软组织(肌肉起止点、韧带及筋膜的骨附着点)病变,如肩周炎喙突点、肱骨外上髁炎、第3腰椎横突综合征等。

(5)通透剥离法:范围较大的粘连,进针点选在肌间隙或其他软组织间隙,以扇形的轨迹予以剥离的方法。适用于腱鞘囊肿、肩峰下滑囊炎、滑囊积液、髌下脂肪垫损伤等。

(6)切割肌纤维法:部分肌纤维紧张或挛缩,引起疼痛,功能障碍时,将刀口线与肌纤维方向垂直刺入,切开少量紧张、痉挛的肌纤维,可使炎症立即解除,此法可广泛应用于四肢、腰背痛治疗。一般切断肌纤维的数量不超过其所在肌肉的1/3。

(7)椎间管松解法:椎间盘突出或神经根炎致神经根水肿、渗出,突出间盘或神经根炎治疗后可残留椎间孔处纤维结缔组织对神经根的牵拉、卡压,引起神经根的压迫症状,这时可采用椎间孔针刀松解,解除神经根的粘连、压迫。治疗风险较大,必须注意:①必须诊断明确,症状实是由神经根在椎间管处受压引起;②对椎间管的解剖要非常熟悉;③进针刀时和切割松解时,必须依托骨性结构,刀刃不能离开骨面。

(二)适应证及禁忌证

1. 适应证

(1)各种原因软组织粘连而引起的四肢、躯干各处的顽固性痛点,外力损伤、累积损伤、病理损伤(包括风湿、疽、痈、疖切开排脓,或其他切开手术愈合后)所引起的粘连后,可迅速缓解疼痛。粘连面积越小,效果越好。

(2)滑囊炎,各种腱鞘炎或韧带挛缩引起的疼痛。

(3)外伤性(非脑源性)肌痉挛、肌紧张。

(4)神经卡压综合征。

(5)骨化性肌炎初期(包括肌肉、韧带钙化)以及四肢关节的退行性损伤性病变。

(6)慢性肌肉韧带劳损引起的疼痛。

(7)骨刺,因肌肉、韧带紧张、挛缩而在附着点引起的骨刺。对腕、肘、肩、髋、膝、踝、跟骨处骨刺疗效明显。颈、胸、腰部骨刺不宜用针刀治疗。

(8)骨干骨折畸形愈合。

2. 禁忌证

(1)发热、感染患者。

(2)严重内脏病的发作期。

(3)施术部位感染或肌肉坏死者。

(4)施术部位有难以避开的重要血管、神经、内脏。

(5)患血友病等出血倾向及凝血功能障碍者。

(6)定性、定位诊断不明确者。

(7)体格虚弱、高血压、糖尿病、冠心病患者慎用。

(三)注意事项

1. 必须诊断明确,严格掌握适应证、禁忌证。

2. 防止晕针,尤其对精神紧张的体弱者。

3. 严格掌握解剖知识,熟悉欲刺激穴位深部的解剖结构,提高操作的准确性和疗效。严防血管、神经损伤。病变在较深部位,要以针感来判断刀刃所碰到的组织:若在组织间隙,常无任何感觉;若碰到血管,刺到正常肌肉,患者有异常痛感;碰到神经,患者会有麻木、触电感。出现神经、血管的感觉时,应轻提针刀并稍移1～2mm再进针,达病所后,出现酸胀感,方可继续。

4. 深部进行铲剥、横剥、纵剥等法剥离操作时,手法宜轻,以免加重疼痛,甚或损伤周围的组织。在关节处做纵向切剥时,注意不要损伤或切断韧带、肌腱等。

5. 严防内脏损伤,如胸膜、肺、肝、肾、延髓等。

6. 严格无菌操作,防止感染。特别是做深部治疗,重要关节如膝、髋、肘、颈等部位的关节深处切割时尤当注意。

(孙　冰　刘初容)

第21章 安全操作

一、中医治疗安全操作

（一）针刺安全操作

1. 患者过于饥饿、疲劳、精神过度紧张时，不宜立即进行针刺。对身体瘦弱，气虚血亏的患者，进行针刺时手法不宜过强，并应尽量选用卧位。

2. 妇女怀孕3个月者，不宜针刺小腹部的腧穴。若怀孕3个月以上者，腹部、腰骶部腧穴也不宜针刺。至于三阴交、合谷、昆仑、至阴等一些通经活血的腧穴，在怀孕期亦应予禁刺。如妇女行经时，若非为了调经，亦不应针刺。

3. 小儿囟门未合时，头顶部的腧穴不宜针刺。

4. 常有自发性出血或损伤后出血不止的患者，不宜针刺。

5. 皮肤有感染、溃疡、瘢痕或肿瘤的部位，不宜针刺。

6. 对胸、胁、腰、背脏腑所居之处的腧穴，不宜直刺、深刺。肝、脾肿大、肺气肿患者更应注意。如刺胸、背、腋、胁、缺盆等部位的腧穴，若直刺过深，都有伤及肺脏的可能，使空气进入胸腔，导致创伤性气胸，轻者出现胸痛、胸闷、心慌、呼吸不畅；甚则呼吸困难、唇甲发绀、出汗、血压下降等症。因此，医者在进行针刺过程中精神必须高度集中，令患者选择适当的体位，严格掌握进针的深度、角度，以防止事故的发生。

7. 针刺眼区和项部的风府、哑门等穴以及脊椎部的腧穴，要注意掌握一定的角度，更

不宜大幅度的提插、捻转和长时间的留针，以免伤及重要组织器官，产生严重的不良后果。

8. 对尿潴留等患者在针刺小腹部腧穴时，也应掌握适当的针刺方向、角度、深度等，以免误伤膀胱等器官出现意外的事故。

（二）推拿安全操作

1. 严格掌握推拿治疗的禁忌

（1）皮肤病的病变损害处、破损、烫伤处禁止手法治疗。

（2）酒醉、饥饿、剧烈运动后禁用手法治疗。

（3）某些肿瘤、结核、化脓性关节炎等禁用手法治疗。

（4）妇女妊娠期、经期、产后未恢复者，禁止在腰、臀、腹部行手法治疗。

（5）精神病患者发作期禁用手法治疗。

（6）严重心脏病、各种出血性疾病、结核病、肿瘤、脓毒血症、骨折早期（包括颈椎骨损伤）、截瘫初期禁止推拿治疗。

2. 手法的安全操作

（1）注意安排好患者体位，无论坐、俯卧、仰卧、侧卧、站立位均要嘱其放松，并按手法施用的位置安置好患者体位（如腰部斜扳法，除要求在侧卧位放松躺好，还需要求在上下肢处于屈髋、屈膝位）。

（2）术者自己要选择好合适的位置、步态、姿势，以有利于发力和持久操作，并避免自身劳损。在治疗前须修剪指甲，以免伤及患者皮肤。

（3）初诊及第二、三次治疗的患者，有可能出现皮肤疼痛及青紫现象。皮肤疼痛称为

表皮痛,大多为初次接触推拿,对手法不适应而发生,患者多说治疗局部皮肤痛,与衣服摩擦才出现。另外也可因手法粗暴用力过大而造成,只要适当减轻手法压力就可以解决。皮肤青紫是皮下瘀血的表现,出现皮肤青紫有三种可能:

①手法粗暴造成皮下出血,患者局部浅表痛甚,若手法粗暴亦可累及深层组织。

②患者本身血小板少,或功能低下,手法刺激后皮下出现瘀血(必要时应做血小板实验检查)。

③治疗后的必然反应,如肩关节周围炎的治疗过程就有可能出现。

出现此情况可休息 3~5d 再行治疗,但一定要分清原因,尤其注意手法操作得当与否。

(三)穴位注射安全操作

1. 治疗时应对患者说明治疗的特点和注射后的正常反应,如注射后局部可能有酸胀感,48h 内局部有轻度不适,有时持续时间较长,但一般不超过 1d。如因消毒不严格而引起局部红肿、发热等,应及时处理。

2. 严格无菌操作,防止感染。

3. 注意药物的性能、药理作用、剂量、配伍禁忌、副作用、过敏反应、药物的有效期、药物有无沉淀变质等情况。凡能引起过敏反应的药物,如青霉素、链霉素、普鲁卡因等,必须做皮试,阳性反应者不可应用此药。副作用较强的药物,使用亦当谨慎。

4. 一般药液不宜注入关节腔、脊髓腔和血管内,否则会导致不良后果。此外,应注意穴位注射法要避开神经干,以免损伤神经。

5. 孕妇的下腹部、腰骶部和三阴交、合谷等穴不宜用穴位注射,以免引起流产。年老、体弱者,选穴宜少,药液剂量应酌减。

(四)灸法的安全操作

1. 凡实证、热证、阴虚发热以及面部大血管附近,孕妇胸腹部和腰骶部,均不宜施灸。

2. 对于感觉减退的患者,施灸过程中要密切观察患者皮肤,医者可用手轻抚患者皮肤感受温度,以免造成烫伤。

3. 艾绒团必须捻紧,防止艾灰脱落烫伤皮肤或烧坏衣物。

4. 施灸过程中,需要有医生或护士看守,以防艾灰掉落造成烫伤或引起火灾。

5. 施灸后局部皮肤出现微红灼热,属于正常现象。如灸后出现小水疱,无需处理,可自行吸收。如水疱较大,可用无菌注射器抽去疱内液体,覆盖消毒纱布,保持干燥,防止感染。

6. 熄灭后的艾炷,应装入小口瓶内,以防复燃,发生火灾。

二、现代康复安全操作

康复治疗是康复医学的主要组成部分,以团队方式进行工作,涵盖物理治疗、作业治疗、言语治疗、心理治疗和辅助器具(也称为支具与矫形器)的应用等。贯彻早期介入、综合措施、循序渐进、主动参与的原则。

在做任何帮助患者康复的操作前,首先要评估,判断有无低血压休克危险、有无严重心脏病、心衰和血压不稳者,老年患者、意识障碍不配合者;传染病活动期、脊柱结核;严重心肺功能障碍;急性化脓性感染出血疾患、恶性肿瘤;带有心脏起搏器者等。有上述情况的,要充分确保患者生命体征平稳,不会因为康复治疗而引起生命危险,制定康复治疗的方案,做好风险评估与应急预案。

在康复过程中也要注意患者的病情变化,必要时停止康复。如:在进行运动功能或者单车训练时,必须要有人在旁边看护,发现意外发生,及时停止,实施应急救治。或者发生癫痫等突然情况时,应立即终止康复,按癫痫发作处理流程进行处理。

(一)物理治疗的安全操作

物理治疗应注意各项治疗技术的操作规范,严格掌握治疗禁忌及注意事项。

1. 软组织牵伸技术禁忌证　主要为关节内或关节周围组织炎症,如结核、感染,特别是在急性期;新发生的骨折、肌肉韧带损伤;组织内有血肿或有其他创伤。神经损伤或神经吻合术后 1 个月内,关节活动或肌肉被拉长时剧痛;严重骨质疏松症。

此外,当挛缩或缩短的组织具有维持关节的稳定性或使肌肉保持一定力量,增加功能活动的作用时,牵伸应慎重,特别是四肢瘫或肌肉严重无力的患者。

2. 肌力训练技术禁忌证

(1)全身有严重感染和高热的患者。

(2)严重的心脏疾病患者,如快速性心律失常、心力衰竭等情况。

(3)皮肌炎、肌炎及发作期患者,以及严重肌病患者不宜进行高强度训练或抗阻训练。

(4)局部有活动性出血,不宜进行局部肌肉训练,以免加重出血形成血肿。

(5)骨折后只行石膏外固定、骨折断端尚未形成牢固骨痂时,不宜进行肌肉长度有改变的训练。

3. 有氧运动的注意事项　用耐力性(有氧)运动进行康复和治疗的疾病多为心血管、呼吸、代谢、内分泌等系统的慢性疾病,在按运动处方进行锻炼时,要根据各类疾病的病理生理特点、每个参加锻炼者的具体身体状况,提出有针对性的注意事项,以确保运动处方的有效原则和安全原则。一般的注意事项应包括以下几个方面:

(1)运动的禁忌证(或不宜进行运动的指征):在耐力性(有氧)运动处方中,应有针对性地提出运动禁忌证。如病情不稳定的心力衰竭和严重的心功能障碍;急性心包炎、心肌炎、心内膜炎;严重的心律失常;不稳定型、剧增型心绞痛,心肌梗死后不稳定期;严重的高血压;不稳定的血管栓塞性疾病等。

(2)在运动中应停止运动的指征:在耐力性(有氧)运动处方中应指出须立即停止运动

的指征,如运动时上身不适,运动中无力、头晕、气短,运动中或运动后关节疼痛或背痛等。

(3)运动量的监控:在耐力性(有氧)运动处方中,须对运动量的监控提出具体的要求,以保证运动处方的有效和安全。

(4)要求做充分的准备活动。

(5)明确运动疗法与其他临床治疗的配合。如糖尿病患者的运动疗法须与药物治疗、饮食治疗相结合,以获得最佳的治疗效果。运动的时间应避开降糖药物血浓度达到高峰的时间,在运动前、中或后,可适当增加饮食,以避免出现低血糖等。

4. 力量练习的注意事项

(1)力量练习不应引起明显疼痛。

(2)力量练习前、后应做充分的准备活动及放松整理活动。

(3)运动时保持正确的身体姿势。

(4)必要时给予保护和帮助。

(5)注意肌肉等长收缩引起的血压升高反应,以及屏气用力时心血管的负荷增加。有轻度高血压、冠心病或其他心血管系统疾病的患者,应慎做力量练习;有较严重的心血管系统疾病的患者忌做力量练习。

(6)经常检修器械、设备,确保安全。

(二)物理因子治疗的安全操作

1. 理疗安全

(1)理疗治疗室应用木制地板。若无此条件,高频电疗机周围 1m 内应用橡胶地面,治疗床为木床,水管、暖气加木罩。

(2)全科设总闸,各治疗室有分闸,所有闸刀开关必须有绝缘盒保护。机器用电与照明用电电路分开。科内所有电源插座都带地线,机器电源线、输出线不能用裸线或绝缘皮损伤的线。

(3)治疗前检查机器工作是否正常,严格遵守操作规范。

(4)高、中频电疗仪应分设治疗室或分电路,大功率高频电疗机应设屏蔽,工作人员距发生器 3m 以外。

（5）微波治疗时工作人员不得停留在辐射区内。

2. 中频电疗仪的安全操作

（1）中频电疗仪的使用禁忌证：急性炎症，化脓性疾病，痉挛性麻痹，出血倾向，肿瘤，活动性肺结核，孕妇的下腹、心前区，严重心功能不全，置有心脏起搏器者，治疗部位有较大金属异物，新植皮部位。

（2）使用注意事项

①电极不能直接与皮肤接触，必须在电极之间垫上由多层绒布（2～6层）或海绵制成的衬垫方能进行治疗。当用绑带时要绑得均匀，最少要用两面条绑带，使电极与皮肤接触均匀，电流密度分布均匀，防止发生电流灼伤皮肤。

②电极放置于人体身上后，禁止开、关电源。

③仪器工作时必须远离强电器（如冰箱、洗衣机、微波炉及高频设备等），不要与其共用一个插座，以防干扰和出现电刺激过强。

④当启动大电压输出后，不可以使输出导线两端相碰短路。

⑤电极输出线应避免大角度弯曲及缠绕。

⑥因电极板衬垫浸有水或药酒，使用时不应放置在机器面板上，以免损坏机器面板。

⑦患者治疗部位的金属物品（如手表、发夹、首饰、别针等）应予除去，体内有金属异物（如骨科内固定物、气管插管、金属碎片、金属节育环等）的部位，应严格控制电流强度小于 $0.3mA/cm^2$，方可避免组织损伤。

3. 微波的安全操作　微波对以下患者或人体部位不宜照射：孕妇，危重及感知失控者；心血管功能代偿不全者；恶性肿瘤患者；置入心脏起搏器者；体内有金属物，如人工关节、钢钉等；有出血倾向者；人的大脑部位，眼睛、男性会阴部、睾丸，前列腺炎者不宜做。

4. 电磁波（TDP）治疗仪的安全操作

（1）治疗时，照射部位必须完全裸露，否则影响疗效。

（2）平时注意观察灯头线、电源有无绕圈现象，如有则应松开绕线。注意有无断线现象，防止漏电电伤患者。

（3）不要将手指插入防护网内，防止烫伤和触电，更不允许将防护网取下。

（4）注意观察支架各螺丝是否松脱，有无断裂现象。

（5）照射面部应对双目进行保护，以免眼球发生干涩现象。

（6）检查治疗部位知觉是否正常，有感觉缺失、神志不清、昏迷者一般不予治疗。

（7）新鲜瘢痕处不宜治疗，因易促进增殖，植皮术后因局部散热功能差，应慎用。

（8）出血倾向者忌用。因热作用可引起血管扩张，通透性增大，增加出血倾向。

（9）急性创伤后 24h 内忌用。因可加剧肿痛和渗出，24h 后可从小剂量开始照射。

（10）肿瘤部位不宜使用。因局部温度升高，改善肿瘤组织血循环，易促使其生长和转移。

（11）心血管功能不全者慎用，因长时间高热量照射，易诱发心绞痛。

5. 紫外线疗法的安全操作　掌握禁忌证，患者有心肝肾功能衰竭、出血倾向、急性湿疹、结核病活动期、红斑狼疮、日光性皮炎、光敏性疾病、应用光敏药物等忌用。

6. 超声波疗法的安全操作　掌握禁忌证，患有恶性肿瘤（超声波抗癌药物透入时例外）、急性炎症、出血倾向、孕妇腰腹部、小儿骨骺处、眼和睾丸部慎用超声波疗法。

7. 磁疗法的安全操作　有高热、出血倾向、孕妇、心力衰竭、极度虚弱、皮肤溃疡、恶性肿瘤晚期、置有心脏起搏器者禁用。

8. 冷疗法的安全操作　动脉硬化、血管栓塞、雷诺病、系统性红斑狼疮、高血压病、心肺肝肾功能不全、阵发性冷性血红蛋白尿、冷过敏、恶病质者，不宜使用冷疗法。

9. 肢体压力疗法的安全操作 急性软组织或骨关节感染、急性静脉炎、急性淋巴管炎、深静脉血栓形成急性期、严重动脉循环障碍、肺水肿、心力衰竭、恶性肿瘤、骨折未愈合、急性创伤者,禁使用本疗法。

(三)手法治疗的安全操作

手法治疗前,进行详细的评估,严格掌握手法治疗的禁忌,主要为关节过度活动、外伤或疾病引起的关节肿胀(渗出增加)、炎症,以及恶性疾病和未愈合的骨折。

(四)作业治疗的安全操作

1. 作业内容的选择:必须根据患者的特点,选择对躯体、心理和社会功能起到一定治疗作用的方法,必须具有鲜明的目的性。

2. 作业治疗是从临床康复治疗向职业劳动过渡。因此,所选择的各种作业活动应具有现实性,符合我国国情和社会背景,适应患者的文化教育背景和就业需要。

3. 尽量采取集体活动治疗的形式,以增强患者之间的交流,有助于加强患者的社会参与和交往能力。

4. 在一定范围内允许患者自己挑选某一作业治疗方法,以提高其兴趣性,促使更积极地自觉参加,但也不应该无原则迁就,随意更换作业治疗内容。

5. 作业治疗应遵守循序渐进的原则,根据患者个体情况,对时间、强度、间歇次数等进行适当调整,以不产生疲劳为度。

6. 必须做好详细的记录作业治疗的医嘱、处方、进度、反应、患者完成能力和阶段性的评估及治疗方案。

(五)吞咽障碍治疗的安全操作

在进行吞咽训练时,需要注意,有以下情况的患者暂时不宜经口进食:

1. 昏迷状态或意识尚未清醒。

2. 对外界刺激迟钝,认知严重障碍。

3. 吞咽反射、咳嗽反射消失或明显减弱。

4. 处理唾液的能力低,不断流口水,口部严重受损。

(冷情英 孙 冰 黄根胜)

第三篇

常见神经系统疾病的康复

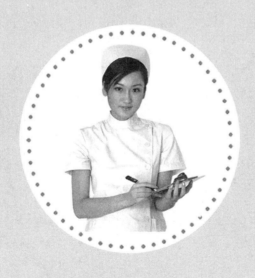

第22章 脑卒中康复

一、概述

脑卒中亦称"中风""脑血管意外",是由于脑血管突然破裂或阻塞而引起脑组织损伤的一组疾病,包括缺血性和出血性脑血管病。脑卒中具有发病率高、死亡率高和致残率高的特点。早期积极地进行康复治疗可以使肢体功能得到最大限度地恢复,预防并发症,提高生活质量,加速康复进程,尽早使患者回归家庭,融入社会。

二、临床表现

缺血性脑血管病:临床症状与脑损害的部位、血管大小、缺血的严重程度、发病前有无其他疾病以及有无合并其他重要脏器疾病等相关,轻者可能完全没有症状,即无症状性脑梗死;也可表现为反复发作的肢体瘫痪或眩晕,即短暂性脑缺血再发作;重者不仅可以有肢体瘫痪,甚至可以急性昏迷、死亡,如病变累及大脑皮质,在脑血管病急性期可表现为癫痫发作。

根据脑梗死面积大小,临床表现如下。

(1)腔隙性脑梗死:梗死面积小于 $5cm^2$,表现为亚急性起病、头昏、头晕、步态不稳、肢体无力,少数有饮水呛咳、吞咽困难;也可以有偏瘫、偏盲、偏身感觉障碍,部分患者无神经系统定位体征。

(2)中等面积脑梗死:梗死面积为 $5\sim15cm^2$,以基底节、侧脑室体旁、丘脑、双侧额叶、颞叶区发病多见。表现为偏瘫、偏身感觉障碍、偏盲、中枢性面舌瘫、假性球麻痹、失语等。

(3)大面积脑梗死:梗死面积大于 $15cm^2$,患者起病急骤,表现危重,可以有偏盲、偏瘫、偏身感觉障碍,甚至四肢瘫、脑疝、昏迷等。

出血性脑血管病:通常在活动和情绪激动时发病,半数患者表现为剧烈头痛、喷射样呕吐,出血后血压明显升高,临床症状常在数分钟至数小时达到高峰,临床症状因出血部位及出血量不同而异,基底节、丘脑与内囊出血常见的早期症状为偏瘫;少数病例出现癫痫发作,常为局灶性发作;重症者迅速转入意识模糊或昏迷。主要的临床表现如下。

(1)运动和语言障碍:运动障碍以偏瘫多见,言语障碍主要表现为失语和构音不清。

(2)呕吐:约一半的患者发生呕吐,可能与脑出血时颅内压增高、脑膜刺激有关。

(3)意识障碍:表现为嗜睡或昏迷,程度与脑出血的部位、出血量和速度有关。

(4)眼部症状:瞳孔不等大常发生于颅内压增高出现脑疝的患者,还可以有偏盲和眼球活动障碍。在急性期常常两眼凝视大脑的出血侧(凝视麻痹)。

(5)头痛头晕:头痛为脑出血的首发症状,头晕常与头痛伴发特别是在小脑和脑干出血时。

三、康复评定

脑卒中的康复评定是对卒中患者存留或丧失的功能进行识别和测定,以明确患者存在的功能障碍,判断其严重程度,有针对性地制订康复治疗计划;同时监测患者的功能变化,以判断康复疗效,评估预后,并指导后期治疗。

(一)脑损害严重程度评定

1. 格拉斯哥昏迷评分(Glasgow coma scale,GCS) 包括睁眼反应、语言反应和肢体运动三个方面,各项分数加总即为昏迷指数,得分越高,提示意识状态越好,可比较客观判断患者的意识情况。得分≤8分为重度脑损害,呈昏迷状态,9~12分为中度脑损害,13~15分为轻度脑损害。

2. 脑卒中患者临床神经功能缺损程度评分 是目前我国评定脑卒中临床神经功能缺损程度应用最广泛的量表之一。评分为0~45分,0~15分为轻度神经功能缺损,16~30分为中度神经功能缺损,31~45分为重度神经功能缺损(表22-1)。

表 22-1 脑卒中患者临床神经功能缺损程度评分

评分细则	分数	评分细则	分数
一、意识(最大刺激,最佳反应)		四、言语	
1. 两项提问:(1)年龄;(2)现在是几月		正常	0
(相差2岁或1个月均算正确)		交谈有一定困难,借助表情动作表达,或言语流利但不易听懂,错语较多	2
均正确	0	可简单对话,但复述困难,言语多迂回有命名障碍	5
一项正确	1	词不达意	6
都不正确,做以下检查		五、上肢肌力	
2. 两项指令(可以示范)		正常V级	0
(1)握拳、伸掌;(2)睁眼、闭眼		IV级(不能抵抗外力)	1
均完成	3	III级抬臂高于肩	2
完成一项	4	III级平肩或以下	3
都不能完成,做以下检查		II级上肢与躯干夹角>45°	4
3. 强烈局部刺激(健侧肢体)		I级上肢与躯干夹角≤45°	5
定向退让(躲避动作)	6	0	6
定向肢体回缩(对刺激的反射性动作)	7	六、手肌力	
肢体伸直	8	正常V级	0
无反应	9	IV级(不能紧握拳)	1
二、水平凝视功能		III级握空拳、能伸开	2
正常	0	III级能屈指、不能伸	3
侧凝视运动受限	2	II级屈指不能及掌	4
眼球侧凝视	4	I级指微动	5
三、面瘫		0	6
正常	0	七、下肢肌力	
轻瘫、可动	1		
全瘫	2		

（续 表）

评分细则	分数	评分细则	分数
正常Ⅴ级	0	正常行走	0
Ⅳ级（不能抵抗外力）	1	独立行走5m以上，跛行	1
Ⅲ级抬腿45°以上，踝或趾能动	2	独立行走，需扶杖	2
Ⅲ级抬腿45°左右，踝或趾不能动	3	有人扶持下可以行走	3
Ⅱ级抬腿离床不足45°	4	自己站立，不能走	4
Ⅰ级水平移动，不能抬高	5	坐不需要支持，但不能站立	5
0	6	卧床	6
八、步行能力			

3. 美国国立卫生研究院卒中量表（NIH stroke scale，NIHSS） 此表是国际上公认的，使用频率最高的脑卒中评定量表，有11项检测内容，得分越高说明神经功能损害程度越严重（表22-2）。

表22-2　美国国立卫生研究院卒中量表（NIHSS）

项目	评分标准
1a. 意识水平 即使不能全面评价（如气管插管、语言障碍、气管创伤及绷带包扎等），检查者也必须选择1个反应。只在患者对有害刺激无反应时（不是反射）才能记录3分	0 清醒 1 嗜睡 2 昏睡 3 昏迷
1b. 意识水平提问 月份、年龄。仅对初次回答评分。失语和昏迷者不能理解问题记2分，因气管插管、气管创伤、严重构音障碍、语言障碍或其他任何原因不能完成者（非失语所致）记1分。可书面回答	0 两项均正确 1 一项正确 2 两项均不正确
1c. 意识水平指令 睁闭眼；非瘫痪侧握拳松开。仅对最初反应评分，有明确努力但未完成的也给分。若对指令无反应，用动作示意，然后记录评分。对创伤、截肢或其他生理缺陷者，应予适当的指令	0 两项均正确 1 一项正确 2 两项均不正确
2. 凝视 只测试水平眼球运动。对随意或反射性眼球运动记分。若眼球偏斜能被随意或反射性活动纠正，记1分。若为孤立的周围性眼肌麻痹记1分。对失语者，凝视是可以测试的。对眼球创伤、绷带包扎、盲人或有其他视力、视野障碍者，由检查者选择一种反射性运动来测试，确定眼球的联系，然后从一侧向另一侧运动，偶尔能发现部分性凝视麻痹	0 正常 1 部分凝视麻痹（单眼或双眼凝视异常，但无强迫凝视或完全凝视麻痹） 2 强迫凝视或完全凝视麻痹（不能被头眼反射克服）

（续　表）

项目	评分标准
3. 视野 若能看到侧面的手指,记录正常,若单眼盲或眼球摘除,检查另一只眼。明确的非对称盲（包括象限盲）,记1分。若全盲（任何原因）记3分。若濒临死亡记1分,结果用于回答问题11	0　无视野缺损 1　部分偏盲 2　完全偏盲 3　双侧偏盲（包括皮质盲）
4. 面瘫	0　正常 1　轻微（微笑时鼻唇沟变平、不对称） 2　部分（下面部完全或几乎完全瘫痪） 3　完全（单或双侧瘫痪,上下面部缺乏运动）
5、6. 上下肢运动 置肢体于合适的位置:坐位时上肢平举90°,仰卧时上抬45°,掌心向下,下肢卧位抬高30°,若上肢在10s内,下肢在5s内下落,记1～4分。对失语者用语言或动作鼓励,不用有害刺激。依次检查每个肢体,从非瘫痪侧上肢开始	上肢: 0　无下落,置肢体于90°（或45°）坚持10s 1　能抬起但不能坚持10s,下落时不撞击床或其他支持物 2　试图抵抗重力,但不能维持坐位90°或仰位45° 3　不能抵抗重力,肢体快速下落 4　无运动 9　截肢或关节融合,解释: 　　5a左上肢;5b右上肢 下肢: 0　无下落,于要求位置坚持5秒 1　5s末不下落,不撞击床 2　5s内下落到床上,可部分抵抗重力 3　立即下落到床上,不能抵抗重力 4　无运动 9　截肢或关节融合,解释: 　　6a左下肢;6b右下肢
7. 肢体共济失调 目的是发现一侧小脑病变。检查时睁眼,若有视力障碍,应确保检查在无视野缺损中进行。进行双侧指鼻试验、跟膝胫试验,共济失调与无力明显不呈比例时记分。若患者不能理解或肢体瘫痪不记分。盲人用伸展的上肢摸鼻。若为截肢或关节融合记9分,并解释	0　无共济失调 1　一个肢体有 2　两个肢体有,共济失调在: 　　右上肢1=有,2=无 9　截肢或关节融合,解释: 　　左上肢1=有,2=无 9　截肢或关节融合,解释: 　　右上肢1=有,2=无 9　截肢或关节融合,解释: 　　左下肢1=有,2=无 9　截肢或关节融合,解释: 　　右下肢1=有,2=无

（续　表）

项目	评分标准
8. 感觉 检查对针刺的感觉和表情，或意识障碍及失语者对有害刺激的躲避。只对与脑卒中有关的感觉缺失评分。偏身感觉丧失者需要精确检查，应测试身体多处［上肢（不包括手）、下肢、躯干、面部］确定有无偏身感觉缺失。严重或完全的感觉缺失记 2 分。昏睡或失语者记 1 或 0 分。脑干卒中双侧感觉缺失记 2 分。无反应或四肢瘫痪者记 2 分。昏迷患者（1a＝3）记 2 分	0　正常 1　轻-中度感觉障碍（患者感觉针刺不尖锐或迟钝，或针刺感缺失但有触觉） 2　重度-完全感觉缺失（面、上肢、下肢无触觉）
9. 语言 命名、阅读测试。若视觉缺损干扰测试，可让患者识别放在手上的物品，重复和发音。气管插管者手写回答。昏迷者记 3 分。给恍惚或不合作者选择一个记分，但 3 分仅给不能说话且不能执行任何指令者	0　正常 1　轻-中度失语：流利程度和理解能力部分下降，但表达无明显受限 2　严重失语，交流是通过患者破碎的语言表达，听者须推理、询问、猜测，交流困难 3　不能说话或者完全失语，无言语或听力理解能力
10. 构音障碍 读或重复表上的单词。若有严重的失语，评估自发语言时发音的清晰度。若因气管插管或其他物理障碍不能讲话，记 9 分。同时注明原因。不要告诉患者为什么做测试	0　正常 1　轻-中度，至少有些发音不清，虽有困难但能被理解 2　言语不清，不能被理解，但无失语或与失语不成比例，或失音 9　气管插管或其他物理障碍，解释：＿＿＿＿
11. 忽视 若患者严重视觉缺失影响双侧视觉的同时检查，皮肤刺激正常，记为正常。若失语，但确实表现为对双侧的注意，记分正常。视空间忽视或疾病失认也可认为是异常的证据	0　正常 1　视、触、听、空间觉或个人的忽视；或对一种感觉的双侧同时刺激忽视 2　严重的偏侧忽视或一种以上的偏侧忽视；不认识自己的手；只能对一侧空间定位

（二）感觉功能评定

通过给予不同刺激来观察患者反应或询问患者，进而判断患者有无感觉缺损，具体包括：

1. 浅感觉检查　包括触觉、痛觉、温度觉、压觉检查。

2. 深感觉检查　包括运动觉、位置觉、振动觉检查。

3. 复合感觉检查　皮肤定位觉、两点辨别觉、实体觉、图形觉检查等。

（三）运动功能评定

1. 肌力、肌张力的评定　肌力评定主要使用 MRC 分级评定（表 22-3）。肌张力的评定主要使用改良 Ashworth 分级法，根据关节被动运动时所感受的阻力来分级，是临床评定痉挛的主要方法（表 22-4）。

2. Brunnstrom 运动功能评定法　将脑卒中偏瘫运动功能恢复分为 6 期，根据患者上肢和下肢肌张力与运动模式的变化来评定其运动功能恢复情况（表 22-5）。

表 22-3 MRC 分级评定标准

分级	表现
5	能对抗的阻力与正常相应肌肉的相同,且能做全范围的活动
5-	能对抗的阻力与 5 级相同,但活动范围<100%而大于 50%
4+	在活动的初、中期能对抗的阻力与 4 级相同,但在末期能对抗 5 级的阻力
4	能对抗阻力,但其大小达不到 5 级的水平
4-	能对抗的阻力与 4 级相同,但活动范围<100%而大于 50%
3+	能抗重力做全关节活动范围的活动,并能在运动末期对抗一定的阻力
3	能抗重力运动,且能完成 100%的范围,但不能对抗任何阻力
3-	能做抗重力运动,但活动范围<100%而大于 50%
2+	能抗重力运动,但活动范围<50%
2	不能抗重力,但在消除重力影响后能做全关节活动范围的活动
2-	即使在消除重力影响下能活动,但活动范围<100%而大于 50%
1	触诊能发现有肌肉收缩,但不能引起任何关节活动
0	无任何肌肉收缩迹象

表 22-4 改良 Ashworth 分级法

级别	评定标准
0 级	无肌张力的增加
1 级	肌张力轻微增加,受累部分被动屈伸时,在 ROM 之末时出现突然卡住然后呈现最小的阻力或释放
1+级	肌张力轻度增加,被动屈伸时,在 ROM 后 50%范围内出现突然卡住,然后均呈现最小的阻力
2 级	肌张力较明显的增加,被动活动患侧肢体在大部分 ROM 内肌张力均较明显的增加,但仍可较容易活动
3 级	肌张力严重增高,被动活动患侧肢体在整个 ROM 内均有阻力,活动比较困难
4 级	强直:受累部分被动屈伸时呈现强直状态,不能活动

表 22-5 Brunnstrom 六阶段分期评定

评级	阶段	上肢	手	下肢
I	弛缓	无任何运动	无任何运动	无任何运动
II	痉挛	仅出现协同运动模式,出现痉挛	仅有极细微屈伸	仅有极少的随意运动,出现痉挛
III	协同运动	可随意发起协同运动,痉挛加重	可做钩状抓握,但不能伸指	在坐和站位上,有髋、膝、踝协同性屈曲,痉挛加重
IV	部分分离运动	出现脱离协同运动的活动;手背可触及腰背部;肩 0°,肘关节屈曲 90°,前臂可旋前旋后;肘关节伸展,肩关节可屈曲 90°	能侧捏及松开拇指,手指有半随意的小范围伸展活动	坐位屈膝 90°以上,可使足后滑到椅子下方,在足跟不离地的情况下能使踝背屈

（续　表）

评级	阶段	上肢	手	下肢
Ⅴ	分离运动	出现相当独立的运动；肘关节伸展，肩关节外展90°；肘关节伸展，肩关节屈曲30°～90°时前臂旋前；肘伸直，前臂中立位，肘伸直，前臂中立位，上肢举过头	可做球状和圆木状抓握，手指同时伸展但不能单独伸展	健脚站，病腿可先屈膝后伸髋，在深吸下做踝背屈（重心落在健腿上）
Ⅵ	接近正常	运动的协同性和速度接近正常水平，但速度比健侧慢	所有抓握均能完成，但速度和准确性比健侧差	在站立位可使髋外展到超出抬起该侧骨盆所能达到的范围；坐位下伸直膝可内外旋下肢，能完成合并足的内外翻

3. Fugl-Meyer 评定法（FMA）　FMA主要包括肢体运动、平衡和感觉积分，以及关节被动活动度积分（包括运动和疼痛总积分），各项积分见表22-6。

表 22-6　Fugl-Meyer 评定积分总表

评定内容	最大积分
运动	
上肢	36
腕和手	30
上肢总积分	66
下肢总积分	34
总运动积分	100
平衡总积分	14
感觉总积分	24
被动关节活动度	
运动总积分	44
疼痛总积分	44
Fugl-Meyer 总积分	226

4. Rivermead 运动指数评定（Rivermead mobility index，RMI）　是一种快速评价运动障碍的量化方法，但其敏感度及对手功能评价上不及 FMA。本表包括 15 项内容，每项 2 个功能等级（0～1 分），0 分：不能完成；1 分：能完成（表 22-7）。

表 22-7　Rivermead 运动指数

项目	评分标准
1. 床上翻身	自己从仰卧位转成侧卧位
2. 卧位→坐位	自己从卧位坐起，并坐在床沿
3. 坐位平衡	自己坐在床沿 10s
4. 坐位→站位	在15s 内从椅子上站起来，并保持站立 15s（必要时可用手扶物体或用助具）
5. 独自站立	观察独自站立 10s 的情况
6. 体位转移	不用帮助，自己从床转移到椅子上，再回到床上
7. 室内借助助行器等行走	在室内行走 10m（可以借助助行器、室内家具，但不用他人帮助）
8. 上楼梯	自己上一层楼的楼梯
9. 室外平地行走	不用他人帮助，在人行道上行走
10. 室内独自行走	在屋内独自行走 10m（不用任何帮助，包括夹板、助行器、家具或他人的帮助）
11. 地上拾物	自己走 5m，拾起掉在地上的物体，再走回来
12. 室外不平地面行走	自己在不平整的地面上行走（如草地、沙石地、斜坡等）
13. 洗澡	自己进出浴室并自己洗澡
14. 上下四级楼梯	不用他人帮助，不抓扶手上下四级楼梯（必要时可用助行器）
15. 跑步	跑或快速走 10m 而没有跛行或出现跛行不倒 4s

5. Holden 步行功能分级 共分 6 级,级别越高功能越好。0 级为无步行功能,1 级需大量持续性帮助,2 级需少量帮助,3 级需监护或言语指导下步行,4 级在平地上可独立步行,5 级具备完全独立的步行能力(表 22-8)。

表 22-8 Holden 步行功能分级

级别	分级标准
0 级	患者不能行走或完全依靠轮椅或需 2 人以上帮助
1 级	患者需要使用双拐或 1 人持续有力的搀扶才能行走及保持平衡
2 级	患者持续或间断需要 1 人帮助平衡或协调或需使用膝-踝-足矫形器(KAFO)、踝-足矫形器(AFO)、单拐、手杖等以保持平衡和保证安全
3 级	患者能行走但不正常或不安全,需 1 人监护或言语指导,而无身体接触
4 级	患者在平面上可独立行走,但在上台阶、斜面或不平的表面时需要帮助或监护
5 级	患者可独立地去任何地方

(四)平衡功能评定

1. 三级平衡检测法 Ⅰ级平衡是指在静态不借助外力的条件下,患者可以保持坐位或站立位平衡;Ⅱ级平衡是指在支撑面不动(坐位或站立位)条件下,患者身体的某个或几个部位运动时可以保持平衡;Ⅲ级平衡是指患者在有外力作用或外来干扰的条件下,仍可以保持坐位或站立位平衡。

2. Berg 平衡量表 是脑卒中临床康复与研究中最常用的量表,它通过观察多种功能活动来评价患者重心主动转移的能力,对患者坐、站位下的动、静态平衡进行全面检查。一共 14 项检测内容,分数越高提示平衡功能越好。具体详表 5-2。

3. PASS 姿势控制评分 是专门为脑卒中患者所设计的平衡量表,可评定卧、坐、站 3 种姿势的平衡能力,共 12 个项目,分为姿势维持和姿势变换两部分。项目评分标准如下:0 分,不能完成;1 分,在较多帮助下能完成该项活动;2 分,在较少帮助下能完成该项活动;3 分,在没有帮助下能完成该项活动(表 22-9)。

表 22-9 PASS 姿势控制评分

姿势维持	姿势变换
5. 无支持下坐位保持	1. 从仰卧位翻身到瘫痪侧
8. 支持下站位保持	2. 从仰卧位翻身到非瘫痪侧
9. 无支持下站位保持	3. 从仰卧位到床边坐位
10. 非瘫痪侧下肢站立保持	4. 从床边坐位回到仰卧位
11. 瘫痪侧下肢站立保持	5. 从坐位站起
	7. 从站位回到坐位
	12. 站位从地板上拾起一支铅笔

(五)心肺功能评定

1. 心功能障碍评定

(1)NYHA 心功能分级:用于对心脏功能进行初步评定,由患者根据自身主观症状的轻重进行评定分级(表 22-10)。

表 22-10 NYHA 心功能分级

分级	症状
Ⅰ 级	体力活动不受限,一般体力活动不引起过度疲劳、心悸、气喘或心绞痛
Ⅱ 级	活动体力轻度受限制。休息时无自觉症状,一般体力活动引起过度疲劳、心悸、气喘或心绞痛
Ⅲ 级	体力活动明显受限制。休息时无症状,但小于一般体力活动即可引起过度疲劳、心悸、气喘或心绞痛
Ⅳ 级	不能从事任何体力活动,休息状态下也出现心衰症状,体力活动后加重

（2）6min 步行试验：用于判断心衰程度，通过测定亚极量的运动能力，评定患者的心脏储备功能。6min 步行距离＜150m 为重度心衰，150～450m 为中度心衰，＞450m 为轻度心衰。

（3）Borg 主观劳累程度分级：根据患者自我感觉劳累程度来衡量相对运动水平的半定量指标（表 22-11）。

表 22-11 Borg 指数

分数	症状
0 分	一点也不觉得呼吸困难或疲劳
0.5 分	非常非常轻微的呼吸困难或疲劳，几乎难以察觉
1 分	非常轻微的呼吸困难或疲劳
2 分	轻度的呼吸困难或疲劳
3 分	中度的呼吸困难或疲劳
4 分	略严重的呼吸困难或疲劳
5 分	严重的呼吸困难或疲劳
6～8 分	非常严重的呼吸困难或疲劳
9 分	非常非常严重的呼吸困难或疲劳
10 分	极度的呼吸困难或疲劳，达到极限

2. 肺功能障碍评定

（1）呼吸功能分级的徒手评定：让患者做一些简单的动作或短距离行走，根据患者出现气短的程度初步评定其呼吸功能，通常采用 6 级制表（南京医科大学）（表 22-12）。

表 22-12 主观呼吸功能障碍分级

分级	主观症状
0 级	虽存在不同程度的肺气肿，但活动如常人，对日常生活无影响，无气短
1 级	一般劳动时出现气短
2 级	平地行走无气短，速度较快或登楼、上坡时，同行的同龄健康人不觉气短而自觉气短
3 级	慢走不到百步即有气短
4 级	讲话或穿衣等轻微活动时亦有气短
5 级	安静时出现气短，无法平卧

（2）呼吸困难分度：根据美国医学会《永久病损评定指南》，将呼吸困难分为轻、中、重三度（表 22-13）。

表 22-13 呼吸困难分度

分度	特点
轻度	平地行走或上缓坡出现困难，在平地行走时，步行速度可与同年龄、同体格的健康人相同，但在上缓坡或上楼梯时则落后
中度	与同年龄、同体格的健康人一起在平地行走或爬一段楼梯时有呼吸困难
重度	在平地上按自己的速度走超过 5min 即有呼吸困难，患者稍用力即有气短，甚至在休息时也有气短

（3）肺功能测定：包括潮气量、补吸气量、补呼气量、残气量、深吸气量、肺活量、功能残气量、肺总量等肺容量相关参数以及每分钟通气量、肺泡通气量、最大通气量、用力肺活量等肺通气功能相关参数。

（六）吞咽障碍的评定

1. 洼田饮水试验　由日本学者洼田俊夫提出，分级明确清楚，操作简单。因该检查根据患者主观感觉，与临床和实验室检查结果不一致的很多，所以要求患者意识清楚并能够按照指令完成试验。患者端坐，喝下 30ml 温开水，观察所需时间及呛咳情况。

（1）评定分级

1 级（优）：能顺利地 1 次将水咽下。

2 级（良）：分 2 次以上，能不呛咳地咽下。

3 级（中）：能 1 次咽下，但有呛咳。

4 级（可）：分 2 次以上咽下，但有呛咳。

5 级（差）：频繁呛咳，不能全部咽下。

（2）诊断标准

正常：1 级，5s 之内。

可疑：1 级，5s 以上或 2 级。

异常：3～5 级。

（3）疗效判断标准

治愈:吞咽障碍消失,饮水试验评定为1级。

有效:吞咽障碍明显改善,饮水试验评定为2级。

无效:吞咽障碍改善不显著,饮水试验评定为3级以上。

2. 反复唾液吞咽试验(repetitive saliva swallowing test,RSST) 通过触诊喉结及舌骨上下运动水平,评估随意性吞咽反射引发功能的方法。操作时,检查者将手指置于被检者的喉结及舌骨处,嘱其尽量快速反复吞咽,随着吞咽运动,可触知喉结和舌骨越过手指、向前上方移位,然后复位。确认这种上下运动,下降时刻即为吞咽完成时刻。触诊30s,确认吞咽次数。高龄患者30s内完成吞咽动作应不少于3次。

3. 染料测试 对于气管切开患者,可以用染料测试筛查有无误吸。通过给患者进食一定量的蓝色染料混合物,吞咽后观察或用吸痰器在气管套中抽吸,确认是否有蓝色物。若咳出或吸出蓝色染料,应进一步做吞咽造影检查。

4. 口颜面功能评估 包括唇、下颌、软腭、舌等吞咽有关的肌肉运动及感觉检查。

5. 咽、喉功能评估 包括咽反射、呕吐反射、咳嗽反射、吞咽时喉上抬幅度等。

6. 摄食评估 先使用糊状食物,然后逐步使用流食、半流食,再过渡到半固体、固体。观察患者有无入口障碍(张口困难、闭唇困难)、送入咽部障碍(流涎、食物塞于面颊、舌搅拌减弱)、经咽至食管障碍(哽噎、呛咳)、呼吸状况,并记录进食所需时间、吞咽时间(表22-14)。

7. 吞咽困难程度评价 此评价标准来自日本康复学界,总计10分,分数越高表示吞咽困难的程度越低,10分表示吞咽正常。该量表包含康复训练方法的选择,以营养摄取为线索反映经口进食的能力,分级较细(表22-15)。

表 22-14 功能性经口摄食量表(functional oral intake scale,FOIS)

分级	症状
1	不能经口进食
2	依赖管饲进食,最小量的尝试进食食物或液体
3	依赖管饲进食,经口进食单一质地的食物或液体
4	完全经口进食单一质地的食物
5	完全经口进食多种质地的食物,但需要特殊的准备或代偿
6	完全经口进食不需要特殊的准备,但有特殊的食物限制
7	完全经口进食没有限制

表 22-15 吞咽困难程度评价

评价内容	评分
不适合任何吞咽训练,仍不能经口进食	1
仅适合基础吞咽训练,仍不能经口进食	2
可进行摄食训练,但仍不能经口进食	3
在安慰中可能少量进食,但需静脉营养	4
1~2 种食物经口进食,需部分静脉营养	5
3 种食物可经口进食,需部分静脉营养	6
3 种食物可经口进食,不需静脉营养	7
除特别难咽的食物外,均可经口进食	8
可经口进食,但需临床观察指导	9
正常摄食吞咽能力	10

疗效判定标准:大于等于 9 分,基本痊愈;6~8分,明显好转;3~5 分,好转;1~2 分,无效。

(七)日常生活活动能力评定

主要有 Barthel 指数、社会功能活动问卷(FAQ),具体量表详见第 9 章。

(八)生存质量评定

生存质量(QOL)评定分为主观取向、客观取向和疾病相关的 QOL 三种,常用量表有生活满意度量表、WHOQOL-100 量表和SF-36 量表等。

(九)心理障碍评定

抑郁症常用抑郁自评量表(SDS)、汉密尔顿抑郁量表(HAMD)等;焦虑症常用焦虑自评量表(SAS)、汉密尔顿焦虑量表(HA-MA)。

(十)其他功能障碍的评定

认知功能评定:如简易精神状态检查量表(MMSE)、认知能力检查量表(CCSE)等;失语症评定:如汉语标准失语症检查、汉语失语成套测验等;构音障碍评定:如改良 Frenchay 构音障碍评定法、言语清晰度检查、发声功能测定等。

(十一)仪器设备评定

如平衡系统评定、三维步态系统评定等。

四、康复流程(图 22-1)

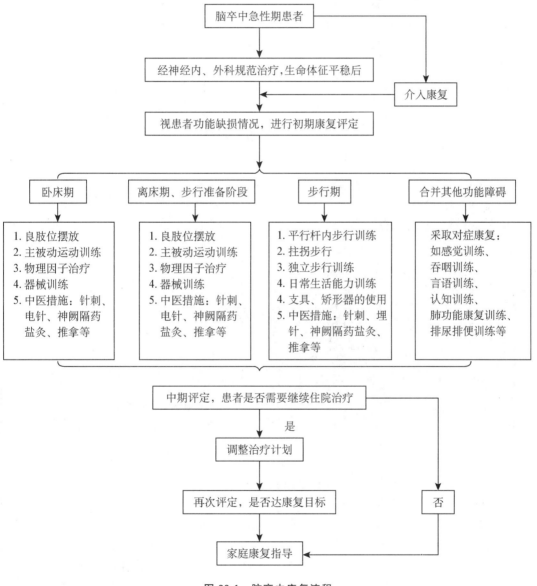

图 22-1　脑卒中康复流程

五、现代康复

对于脑卒中患者而言,康复治疗是一个长期的过程。在不同的时期采取不同的康复治疗措施,可有效改善受损的功能障碍,预防并发症,提高患者生存质量。

(一)卧床期的康复

在病情稳定的前提下,及时进行早期的康复治疗,可有效预防并发症和促进神经功能恢复。但临床上很多医生对此认识不足,错过了最佳康复时期,导致并发症的发生。如长期留置导尿管易发生泌尿系感染,临床通过大剂量抗生素控制,常常忽视了早期的膀胱训练。另外长期卧床的卒中患者,因瘫痪侧肢体功能障碍,尤其对于昏迷患者,疏于被动运动,造成关节粘连、肌肉萎缩、足下垂等,甚至下肢血栓的形成,给后续康复治疗带来极大困难。

1. 良肢位的摆放（如图 22-2 图中黑线代表偏瘫侧） 早期脑卒中患者大部分时间都是在床上度过的,因此采取正确的体位非常重要,是对卒中患者早期最基础的治疗,对抑制痉挛模式、预防肩关节半脱位、早期诱发分离运动等均能起到良好的作用。一般建议2h 变换一次体位,当患者能在床上翻身或主动移动时,可适当改变间隔时间。

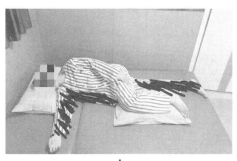

A

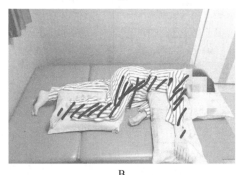

B

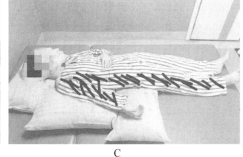

C

图 22-2 良肢位
A. 患侧卧位;B. 健侧卧位;C. 仰卧位。

（1）仰卧位:发病初期,不能耐受其他体位时多采取仰卧位。患者头部放在枕头上,面部转向患侧。枕头高度适当,过高或过低都会导致胸椎屈曲。患侧肩部垫枕头,防止肩胛骨后缩、上肢用枕头垫高,肘关节、腕关节、手指伸直。髋关节、大腿下、膝关节下垫枕头,防止髋外旋,膝过伸。因仰卧位受各种反射的影响出现姿势异常,且易出现压疮,因此要尽量减少仰卧的时间。

（2）患侧卧位:患者躯干稍后仰,其后方垫枕支撑。患侧肩胛带充分前伸,肩关节前屈 80°～100°。患侧肘关节自然伸展,前臂旋后,手呈背屈位。患侧髋关节自然伸展,膝关节可稍屈曲。健侧肢体自然放置,处于舒适的体位。这种体位可对患侧起到很好的感觉刺激,而且可以预防痉挛,促进早期出现正常分离运动,故推荐采用。但要避免姿势不对导致肩关节压迫。

(3)健侧卧位:保持头和躯干呈直线,躯干略微前倾。患侧肩关节向前平伸,患侧上肢置于枕头上,和躯干呈 100°角;下肢置于枕上,以保持髋、膝关节微屈,踝关节处于中间位。健侧上肢处于舒适体位,健侧下肢膝关节、臀部伸直。

2. 被动运动训练(图 22-3) 适用于昏迷患者,或虽意识清醒,但肢体主动运动完全或部分丧失的患者。被动运动可以改善关节活动度,防止关节粘连、肌腱挛缩,并促进患肢血液循环、预防深静脉血栓形成,增加感觉输入等。

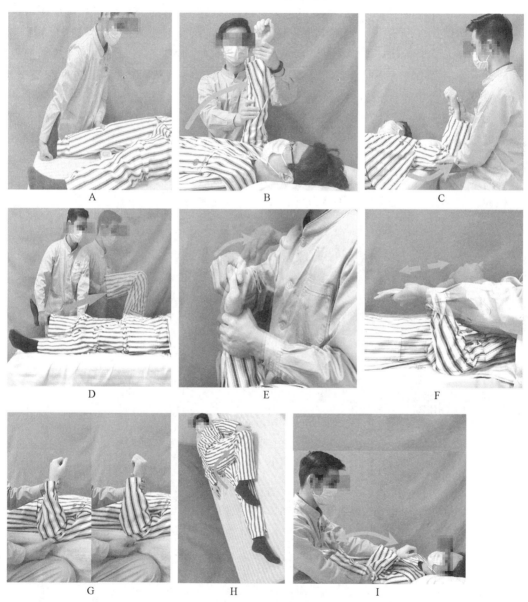

图 22-3 被动运动训练

A. 踝跖屈辅助牵拉;B. 肩关节被动屈曲;C. 肩关节被动外展;D. 髋和膝被动运动;E. 手指和手的被动运动;F. 腕关节被动屈曲和伸展;G. 腕关节被动旋前和旋后;H. 仰卧位牵拉躯干和脊柱;I. 肘关节被动运动。

被动关节活动一般按照从肢体近端到远端的顺序进行。先从健侧开始,然后参照健侧关节活动范围进行患侧的被动运动。分别进行肩关节外展、外旋、前伸、后伸及环转,肘关节伸展,腕关节和手指伸展,髋关节外展、屈曲和伸展,膝关节屈曲和伸展,足背屈和外翻运动。动作宜缓慢,必要时可进行充分的牵伸。视患者疼痛感觉控制力度,不可用蛮力。每个动作模式进行5~10次即可达到预防挛缩的效果。早期活动应控制在正常活动范围的50%。注意保护肩关节,以防出现肩关节半脱位。随着患者病情好转,鼓励患者进行自我主被动关节活动,利用健侧肢体带动患肢进行被动活动。

3. **主动运动训练** 适用于意识清醒、肢体功能并未完全丧失的患者。其目的在于激发中枢神经系统潜能,促进损伤区脑细胞恢复功能,诱发肌肉自主收缩和关节活动。

根据神经发育学和躯体运动功能恢复的顺序,按照由近端到远端的顺序进行。主要包括下列内容:

(1)床上翻身训练(图 22-4):是最基本的躯干训练内容之一。患者仰卧,健手将患手拿置于胸腹部,双手掌相对,十指交叉,患侧拇指在上,伸肘,双手上举,健侧下肢屈髋屈膝,足踩在治疗床上。双上肢上举后肩部充分前伸,肘腕关节保持伸展,双侧前臂同等程度旋后,健侧手带动患侧手左右摆动,两侧肩胛带交替离开床面。当要做患侧翻身动作时,头转向患侧,健手带动患手向患侧大力摆动,同时配合健侧下肢蹬床完成患侧翻身(利用上肢摆动的惯性、躯干的力量及下肢蹬床的力量使肩胛带、躯干、骨盆依次转向患侧)。

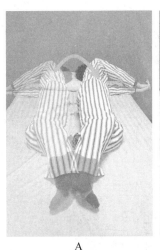 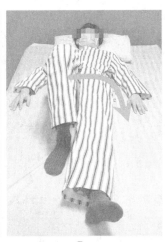 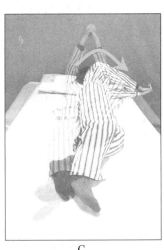

A B C

图 22-4　床上翻身训练
A. 从一侧翻滚到另一侧;B. 腿弯曲翻身;C. 原地翻身。

(2)Bobath 握手方式训练(图 22-5):患者仰卧位,利用健手将患手拿至胸前,双手交叉,患手手指置于健手手指之上,手掌相握,如此反复练习。然后利用健手带动患侧上肢上举,肘关节尽量伸直,停留片刻后缓慢下降上肢,至起始位,反复练习。

(3)双手交叉摆动训练(图 22-6):完成Bobath 握手动作的基础上,保持肘部伸直、肩关节前伸,将双手抬到胸前90°,然后利用健手帮助患手往头顶方向上下摆动,速度不宜过快,摆动幅度可逐渐增大。

(4)随意运动易化训练

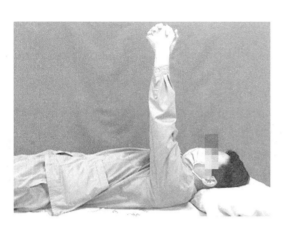

图 22-5　Bobath 握手方式训练

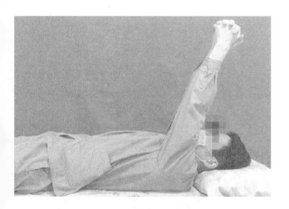

图 22-6　双手交叉摆动训练

1）上肢随意运动易化训练：患者仰卧位，治疗师一手控制远端控制点（手），另一手控制肘关节，在下达口令"请把你的胳膊擎住"后辅助患者进行上肢的随意运动，随着随意运动感觉的改善逐渐减少辅助量，当患者可以把胳膊擎住后，可以再给予"摸嘴""摸头""摸对侧肩"的训练。

2）下肢随意运动易化训练（图 22-7）：①屈曲下肢易化训练：患者仰卧位，治疗师一手控制远端控制点（足趾），一手控制膝关节，给予患者口令"把腿抬起来"，辅助患者进行屈髋屈膝、踝关节跖屈的运动。②伸展下肢易化训练：患者仰卧位，在下肢屈曲状态下完成下肢的伸展易化训练，治疗师一手控制远端控制点（足趾），一手控制膝关节，给予患者口令"把腿伸直"，注意动作要缓慢，动作模式要准确。

（5）桥式运动（图 22-8）：目的是训练伸髋，分为双桥和单桥运动形式。患者仰卧，双腿屈曲，然后伸髋、抬臀，维持 5～10s，则为双桥运动形式；若患者患腿屈曲，健腿伸直，然后伸髋、抬臀，维持 5～10s，则为单桥运动形式。训练时两腿之间可夹持枕头或其他物体。该运动可以抑制下肢伸肌痉挛模式，并有利于提高骨盆对下肢的控制和协调能力，是站立和步行训练的基础。

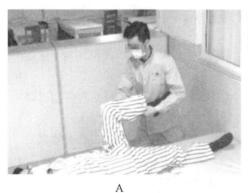

A

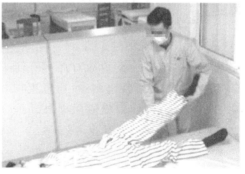

B

图 22-7　下肢随意运动易化训练

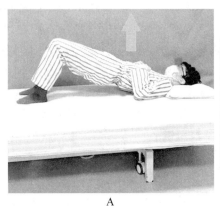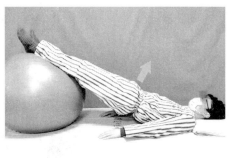

A 　　　　　　　　　　　　　　　　 B

图 22-8　桥式运动

A. 无器具桥式运动；B. 在大球上做桥式运动。

（6）床上移动训练（图 22-9）：患者仰卧，双手置于身体两侧，双膝弯曲，双脚踏于床上，双手、双脚用力支撑抬起臀部，连同躯干向同一方向移动。反复练习后患者可以较自如地在床上进行左右移动。

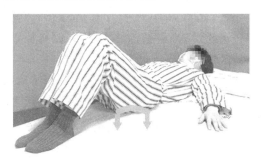

图 22-9　横移到床的另一边

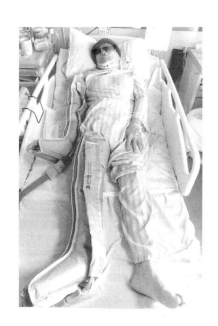

图 22-10　局部气压治疗

4. 物理因子治疗　常用的有局部气压治疗、中频电刺激、功能性电刺激、肌电生物反馈（图 22-10）等，可使偏瘫侧肌肉被动地引发收缩与放松，逐渐改善其张力。

5. 康复器械辅助训练

（1）MOTOMED（图 22-11）每次 20min，每天 1～2 次，用于锻炼肌力，预防肌肉萎缩，还可以刺激患肢的本体感觉。

（2）CPM 关节康复器可以设定关节活动

范围，主要提高患肢的关节活动度，持续的运动还能防止肌肉的萎缩。

（二）离床期、步行准备期的康复

此阶段重点在于训练患者的平衡能力和下肢的自我控制能力，为步行阶段打下基础。训练目标为诱发和提高立位平衡反应，提高骨盆控制能力，掌握立位的下肢分离运动，掌握双下肢站立相和迈步相的分解动作。

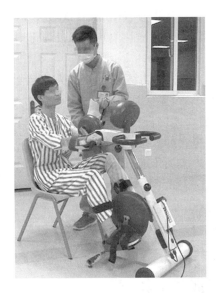

图 22-11　主动功率车

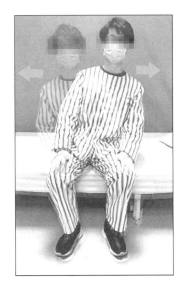

图 22-12　坐位平衡训练

1. 坐位平衡训练（图 22-12）　患者坐位,给予口令"抬头,挺胸,脸朝前看,腰挺直"。鼓励患者努力保持坐位平衡,待患者能够独立维持平衡后,治疗师坐于患者患侧保护,向前后左右推动患者,以打破患者的平衡,然后告诉患者"赶快回到原位"。

2. 从仰卧位到坐位的训练（图 22-13）

患者仰卧位双手交叉,健足置于患足下方,利用健侧下肢抬起患侧下肢,嘱患者伸展上肢,同时向健侧摆动,以完成向健侧的体位转换,使患者从仰卧变成侧卧位。然后嘱患者健侧上肢肘关节杵床,并伸展上肢,最后完成从侧卧位向坐位的转换。此过程中,治疗师需进行必要的辅助,防止患者重心不稳出现跌倒。

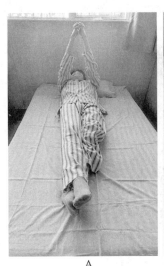
A

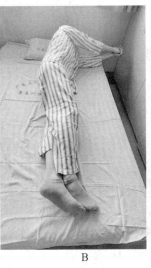
B

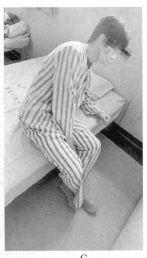
C

图 22-13　从卧位到坐位的训练

A. 双手交叉,健足在下;B. 向健侧转体;C. 利用健侧上肢完成坐起。

3. 从坐位到立位的训练（图 22-14）　患者坐位，治疗师位于患者的患侧，嘱患者双手交叉，肘关节伸展，双脚立于双膝之后，患者完成此体位后，治疗师一手握于患者的双手，一手扶于患者的腰带，给予患者口令"手往前伸展，腰往前弯"，治疗师协助患者往前用力以便把重心转移到双脚上，患者完成此体位后，治疗师给予患者口令"把腰挺起来，赶快站起来"，患者即可完成站立动作。待患者可以独自完成上述动作后，可令患者练习扶支撑物站起、从矮凳站起、半跪位站起等以强化训练。

4. 站立活动

（1）站立床训练（图 22-15）：患者经过长时间卧床后，无法适应从卧、坐位突然变成站立位，需要循序渐进，逐步增加倾斜角度。严密观察患者的反应，当患者感觉不适应时，应立即停止增加角度，逐渐下降至患者无任何不适感。

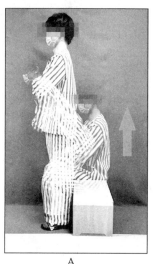 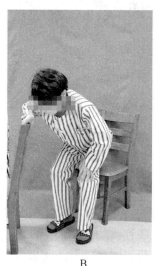

A   B

图 22-14　从坐位到立位的训练

A. 从矮凳站起坐下；B. 站起坐下，附近放供手支持的物件。

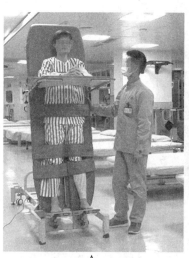 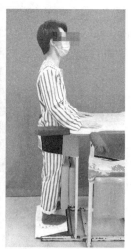

A   B

图 22-15　站立床训练

A. 用起立床站立，牵拉下肢；B. 用站立架站立，牵拉下肢。

（2）立位平衡训练：患者立于平行杠内，双下肢支撑体重，双膝关节轻度屈曲约15°，治疗师用双膝控制患者下肢使其呈外展外旋位；同时，治疗师一手置于患者臀部，一手置于患者胸部，协助患者完成骨盆的前后倾运动，随着骨盆前后倾运动幅度加大，使患者的重心逐渐向患侧下肢转移。也可嘱患者靠墙站立，做髋关节伸展活动；或双足并拢站立后，做转身、前后倾、向上下看等动作（图22-16）。

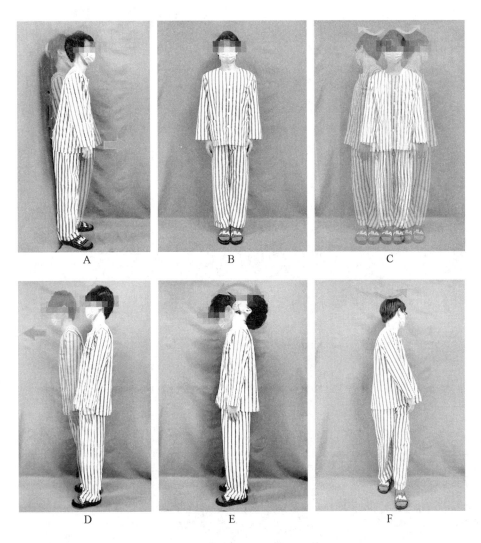

图22-16 立位平衡训练

A. 靠墙站立，做髋部伸展活动；B. 双脚并拢站立；C. 站立，双脚并拢，转身；D. 站立，向前、后倾斜；E. 站立，向上、下看；F. 站立，一腿在前，转身。

（3）重心转移训练：患者站立位，双足分开与肩同宽，辅助者坐于患侧，双膝于患膝前后防止膝过伸，令患者身体（肩关节、骨盆同步）向患侧、健侧交替转移。

（4）单腿负重训练：患者靠墙站立，辅助者坐于患侧，双膝固定患者患膝，双手扶持患者髋部，提醒患者重心往患侧转移，当大部分重心能转移到患侧上时，抬离健侧下肢至台阶上,患膝维持在0°位,避免过伸。

(5)负重屈膝训练:增强屈膝能力,患者站立,踝部绑沙袋,提示患者屈曲膝关节,保持髋关节伸直。

(6)前后迈步训练(图22-17):患者健侧腿站立,患腿向前迈步,然后屈膝再向后迈步。逐步加大步幅,此过程治疗师应该保证

患者的安全,同时鼓励患者努力脊柱伸展。双眼注视矫形镜,以矫正自己的站立姿势。可同时配合矫阶梯进行训练。

5. 髋关节控制模式的诱发训练 治疗师与患者同时站在平衡板上,治疗师双手置于患者两侧,维持患者身体站立平衡,然后双足缓慢地左右摇动平衡板,破坏身体的平衡,

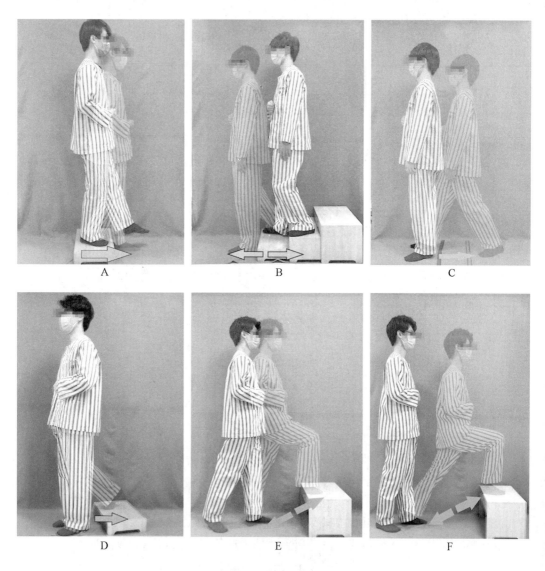

图 22-17 前后迈步训练

A. 保持单腿站立,另一脚从方块上下来;B. 保持单腿站立,另一腿迈步;C. 保持单腿站立,另一腿向后迈步;D. 将脚后移到方块上;E. 将脚快速摆向目标;F. 向前倾。

诱发患者头部及躯干向中线的调整反应。将平衡板旋转90°,治疗师协助控制患者骨盆,然后缓慢前后摇动平衡板,诱发髋关节的控制模式。

6. 立位下肢分离运动易化训练

(1)伸髋、屈膝易化训练:患者立于平行杆内,双手扶杆,治疗师一手置于患侧膝关节上方控制髋关节保持伸展位,另一手置于踝关节上方辅助患者进行屈膝运动,如此反复练习。

(2)伸髋、屈膝、踝背屈训练:患者立于平行杆内,健手扶杆,双脚前后分开,患肢在后方。为了防止患肢向前摆动时骨盆上抬和下肢"划圈"步态,必须练习髋关节伸展状态下膝关节在尽量靠近健侧膝关节的同时屈曲放松,骨盆向下,踝关节背屈,前脚掌着地。在抬腿过程中,治疗师始终协助踝关节防止出现跖屈内翻。

(3)屈髋、伸膝、踝背屈训练:治疗师将手置于患足踇趾趾腹,将足前部上抬,使踝关节背屈足跟着地,维持前足部不出现跖屈动作。嘱患者重心前移,使髋关节充分伸展,膝关节不得过伸。

7. 平衡仪训练(图 22-18):分静态平

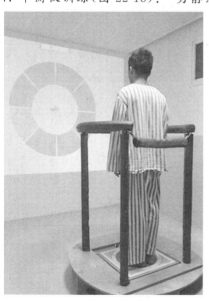

图 22-18　平衡仪训练

衡训练和动态平衡训练,主要训练患者的平衡能力,还可增强躯干的协调能力。

8. 物理因子治疗　常用方法同前,但此时期,重点是针对偏瘫侧上肢伸肌、下肢屈肌,改善患者伸肘、伸腕、伸指、屈膝、踝背伸等功能。

9. 作业治疗(图 22-19)　根据患者的功能情况选择个体化的作业活动,如书写练习、画图、下棋、织毛线衣、系鞋带、穿脱衣裤和鞋袜、家务活动、使用交通通信工具等,提高患者日常生活活动能力和适应社会生活能力。

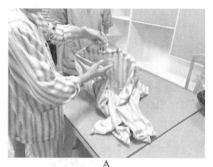

A

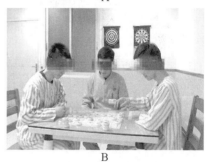

B

图 22-19　作业治疗
A. 叠衣服;B. 下象棋。

(三)步行期康复

此阶段的临床特点为患者平衡杠内重心转移良好,可维持单腿站立,具有骨盆控制能力,立位下肢分离运动充分。此阶段康复目标为最大限度地帮助患者重获步行能力。

1. 平衡杠内步行训练(图 22-20)　此时重点不是步行,而是规范动作,首先将平衡杠

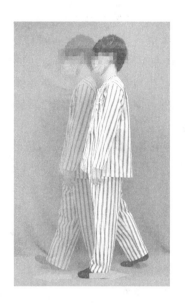

图 22-20　独立迈步

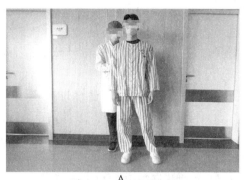

A

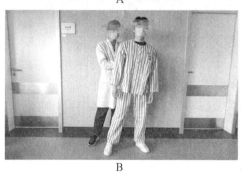

B

图 22-21　横向迈步

A. 向患侧横向迈步；B. 向健侧横向迈步。

高度调节到与患者股骨大转子相同的位置。步行模式一般采用两点支撑模式步行，患者立于平行杠内，伸出健手握住平行杠，向前迈出患足，利用健手、患足两点支撑迈出健足，即健手—患足—健足，按三个动作的程序练习，同时注意握杠的手从握杠变成扶杠再变成手指伸展用手掌按压平行杠。之后，逐步脱离平行杆，让患者独立步行，但治疗师要在旁进行保护。

2. 拄拐步行训练　平衡功能良好，步行稳定的患者可以转换为拄拐步行训练，常采用的方式有：手杖和患足同时伸出并支撑体重，再迈出健足。手杖与患足为一点，健侧足为一点，交替支撑体重。

3. 横向迈步训练（图 22-21）

（1）患侧横向迈步训练：治疗师位于患侧，一手置于患侧腋窝，使患侧躯干伸展，另一手置于健侧骨盆，使患者重心移向患肢，然后嘱患者患侧下肢从患肢前方横向迈出。患侧下肢从健侧后方，向患侧方迈出。

（2）健侧横向迈步训练：治疗师一手置于患侧骨盆，一手放在患者肩部，令患侧下肢在健侧下肢前方横向迈步，迈出的患足与健足平行。再将健侧下肢向健侧方向迈出。

4. 上下阶梯训练（图 22-22）

（1）上阶梯训练的要领是：①健手握扶手；②健足上台阶；③利用健手与患足将身体重心引向上一层台阶；④患侧下肢尽量以内收内旋的状态上抬，与健足站到同一层台阶上；⑤治疗师在患者身后予以保护。

（2）下阶梯训练的要领是：①健手握住向前下方的扶手；②利用健侧手足支撑身体，患足先下一层台阶；③再将健足下到与患足同一层台阶上；④治疗师在患者前方予以保护。

5. 日常生活活动能力训练　加强修饰、如厕、洗澡、上下楼梯等日常生活自理能力的训练，增加必要的家务和户外活动训练等。

6. 支具和矫形器的使用（图 22-23）　根据患者功能情况，使用肩托、手部支具、足踝矫形器和助行器等，有助于提高患者的肢体功能，预防关节变形及纠正异常运动。

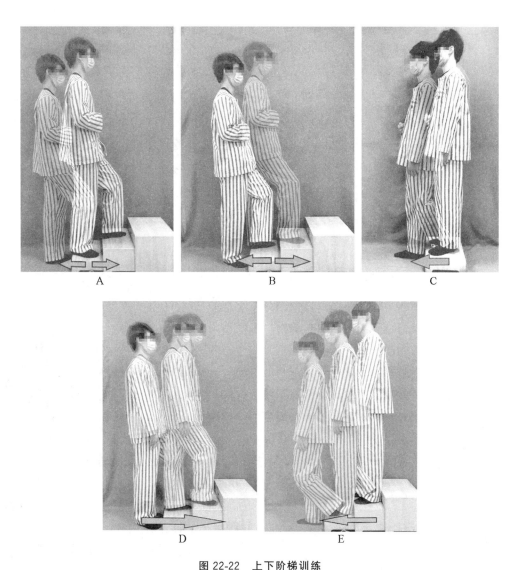

图 22-22 上下阶梯训练

A. 保持单腿支撑,走上和走下楼梯;B. 移动腿,向前、向后上下台阶;C. 移动腿,向前、向后走下方块;D. 走上楼梯;E. 走下楼梯。

(四)常见并发症的康复治疗

1. 感觉障碍 约75%的脑卒中患者存在不同程度的感觉障碍,主要表现为感觉缺失、减退、过敏、倒错、过度、异常、错位及疼痛等。主要康复方法包括感觉再教育技术、脱敏疗法以及代偿疗法。

(1)感觉再教育:适用于感觉不完全缺失的患者,通过让患者反复多次感受正确的刺激输入,帮助患者重新理解传达到皮质的感觉信号。根据深、浅感觉以及复合感觉的特点,分别给予冷热交替、轻微疼痛刺激、结合 Rood 技术快速摩擦患侧皮肤、各方向挤压关节,适当负重及实物触摸训练,增加患者的感觉输入。强化的作业活动可以增加相关的体感和视空间感觉,扩大感知范围。

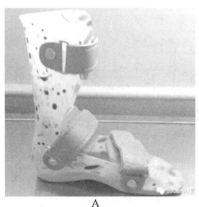
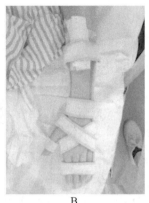

图 22-23　支具和矫形器的使用

A. 支具；B. 矫形器。

（2）脱敏疗法：适用于感觉过敏患者，对患肢进行不断的刺激，从而提高痛阈，使患者逐渐适应不同强度的刺激。

（3）代偿疗法：当患者感觉完全丧失或严重受损时，因为没有保护性感觉反馈，很容易发生烫伤、压伤或切割伤。此时，应教会患者如何代偿保护性感觉丧失的各种方法，主要目的就是避免损伤。如睡气垫床、定时翻身可避免压疮；清楚生活环境中的冷热源，远离危险因素等。

2. 肌痉挛与关节挛缩　脑卒中患者在康复过程中常会出现不同程度的肌张力增高，受累关节活动受限，导致关节内组织粘连，从而表现为关节挛缩，影响康复治疗进度。

（1）A 型肉毒毒素局部注射（图 22-24）：超声引导下针对痉挛肌靶向注射 A 型肉毒毒素，可有效降低肌张力，缓解肌肉痉挛。

（2）维持关节活动度：通过被动、主动关节活动训练，以维持关节活动度，防止挛缩形成。被动活动时以不明显增加患者疼痛为度，缓慢而轻柔地使关节活动范围尽可能达到最大状态，避免引起新的损伤。

（3）牵伸练习（图 22-25）：及时进行牵伸

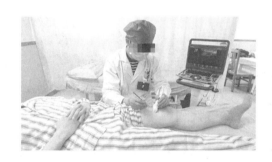

图 22-24　肉毒素注射

练习可改善关节周围软组织紧张。选择徒手牵伸或使用夹板矫正器、牵引器械重力牵引等，牵引力柔和而稳定，以不引起关节剧烈疼痛为度。

（4）抗痉挛治疗：常用神经促通技术如 Bobath、PNF 法等。

（5）物理因子治疗：主要目的在于缓解痉挛引起的疼痛，降低肌张力。常用痉挛肌群和其拮抗肌群的交替电刺激、功能性电刺激、生物反馈治疗、温度刺激疗法、超声波疗法等。

（6）矫形器治疗：通过牵拉肌肉、固定骨骼及关节位置，可一定程度上缓解肌痉挛及疼痛。

3. 肩部问题　脑卒中患者中约 70% 伴

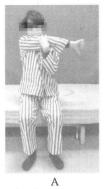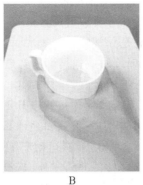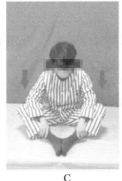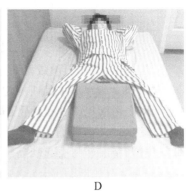

图 22-25　牵伸练习

A. 肩后部牵拉；B. 牵拉手蹼；C. 无支撑坐位下，牵拉髋内收肌；D. 仰卧，用楔形垫牵拉髋内收肌。

有肩痛及其相关功能障碍，限制肩关节活动，影响上肢功能的改善，常见的有肩手综合征、肩关节半脱位和肩部软组织损伤等。

（1）肩手综合征：患侧上肢适当抬高、腕关节背屈，同时鼓励患者主动活动，活动受限或无主动活动时加用被动活动。向心性加压治疗、手部冷热交替治疗可改善肩手综合征引起的上肢肿胀。

（2）肩关节半脱位：对于无疼痛的无须特殊处理，仅需积极锻炼肩部肌肉，提高肌力，使脱位自行恢复。常用的治疗方法包括佩戴Bobath肩托、肩关节无痛范围内的被动运动，以及手法复位。同时鼓励患者利用健手带动患肩做主动活动。

（3）肩部软组织损伤：应在肱骨外旋位做肩部活动。物理因子治疗包括照射红外线灯、经皮神经电刺激或神经肌肉电刺激等。

4. 下肢深静脉血栓　早期预防可以避免下肢深静脉血栓形成，常用的方法有：下肢主动和被动运动、抬高下肢、局部气压治疗、功能性电刺激等。已形成的血栓除抗凝、溶栓治疗外，还可采用间歇性充气加压、分级压力袜，通过外部加压，增加血流速度，促进血液回流。

5. 吞咽障碍　脑卒中患者颅脑损害严重或有脑干病变常出现吞咽障碍，主要在吞咽的口腔期和咽期。常用的治疗方法如下。

（1）唇、舌、颜面肌和颈部屈肌的主动运动和肌力训练（图 22-26），软腭冰刺激有助于咽反射的恢复。

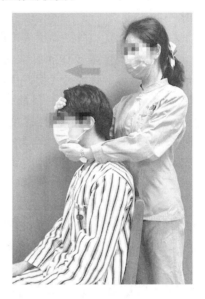

图 22-26　坐位，颈部前伸肌力量训练

（2）舌制动吞咽法：通过对舌的制动，使咽后壁向前突运动与舌根部相贴近，增加咽的压力，使食团推进加快。

（3）等张吞咽训练：有助于增强上食管括约肌（UES）开放的肌肉力量，减少下咽腔食团内的压力，使食团通过 UES 入口时阻力较小,减少食物残留和误吸。

(4)呼吸训练:通过提高呼吸控制能力来控制吞咽时的呼吸,强化腹肌,咽下食物时练习呼气或咳嗽有助于预防误咽。

(5)摄食训练:直接训练患者的吞咽功能,一般先用糊状或胶状食物进行训练,少量多次,逐步过渡到普通食物。进食时多主张取坐位,颈稍前屈易引起咽反射。

(6)感觉促进综合训练:在患者吞咽之前给予各种感觉刺激,来触发吞咽启动的训练方法。

(7)物理因子治疗:如神经肌肉电刺激、咽部电刺激、肌电生物反馈、经颅直流电刺激和经颅磁刺激治疗等。

6. 言语障碍 常见的交流障碍包括失语症、构音障碍和言语失用,应尽早进行言语功能训练,提高患者的交流能力,有助于其整体功能水平的改善。

(1)失语症的康复:对轻、中度失语患者,通过语言训练,达到恢复工作和日常交流需要;对重度失语患者主要训练代偿方法,保证基本交流需要,减轻家庭帮助。目前常用刺激疗法,利用强的听觉刺激,分为直接、间接训练2种。直接训练针对损害的言语,根据失语症评定的主要障碍(如表达、流利性、复述、理解、执行指令、命名、阅读、书写等)针对性进行治疗,在发音练习中针对各项发音缺陷进行练习。间接训练针对训练内容进行相应的调整。若上述方法无效时,可选择使用交流能力训练,即通过非言语交流方式(如书写、手势、身体语言等)提高患者的实际交流能力。

(2)构音障碍的康复:构音障碍可与失语症、言语失用症并存,言语理解能力正常。训练要点为:①延长呼气功能训练;②口面部发音器官运动训练;③发音训练;④鼻音控制训练。可采用生物反馈和扩音器作为辅助;严重者可使用交流板进行沟通,若软腭麻痹而出现鼻音过重,可通过软腭修复手术治疗。

轻、中度构音障碍时,有时听不懂或很难听懂和分辨患者的言语表达。治疗时往往针对的是异常的言语表现而不是构音障碍的类型,训练时应遵循由易到难的原则。

①构音改善的训练:a. 本体感觉刺激训练:用长冰棉棒按唇→牙龈→上齿龈背侧→硬腭、软腭→舌→口底→颊黏膜顺序进行环形刺激。b. 舌唇运动训练:唇的张开、闭合、前突、缩回;舌的前伸、后缩、上举、向两侧运动等。可用压舌板增加阻力进行力量训练。c. 发音训练:顺序是先训练发元音,然后发辅音,再将元音与辅音相结合,按单音节→双音节→单词→句子的顺序进行。可以通过画图让患者了解发音的部位,主要问题所在,并告诉准确的发音部位。当患者发单音困难时,治疗师首先应明确患者是否已进行足够的发音器官训练和交替运动训练,只有当舌、唇、颌以及软腭的运动范围、运动力量、运动速度、协调性和准确性的训练已完成,才能进行发音训练。d. 减慢言语速度训练:要求患者在朗读和对话时减慢说话速度,使他们有足够时间完成每个音的发音动作。治疗师用节拍器或轻拍桌子,由慢到快,患者随节拍发音可明显增加可理解度。e. 辨音训练:通过口述或放录音,分辨出错音,进行纠正。

②鼻音控制训练:鼻音过重是由于软腭、腭咽肌无力或不协调,将鼻音以外的音发成鼻音。治疗方法包括:a. "推撑"疗法:患者两只手放在桌面上向下推或两手掌相对推,同时发短元音[a],也可训练发舌后部音[ka]等。b. 引导气流法:吹吸管、气球、蜡烛、纸张等,可以引导气流通过口腔,减少鼻漏气。

③克服费力音的训练:此音是由于声带过分内收所致。治疗方法包括:a. 让患者处在一种很轻的打呵欠状态时发声。b. 颈部肌肉放松法:低头、头后仰、向左右侧屈以及旋转。c. 咀嚼练习。

④克服气息音的训练:此音的产生是由于声门闭合不充分引起的。通常方法有"推

撑"法、咳嗽法。如单侧声带麻痹的患者可用注射硬化剂(硅)来增加声带的体积,也可采用手法辅助发音(如辅助甲状软骨的运动等)。

⑤语调训练:语调不仅是声带振动的神经生理变化,而且是说话者表达情绪的方式。多数患者表现为音调低或单一音调,训练时可采用可视音调训练器来帮助训练。

⑥音量控制训练:呼吸是发音的动力,自主的呼吸控制对音量的控制和调节也极为重要。训练时指导患者持续发声,并由小到大,使呼气时间延长。如音量小时,可让患者与治疗师间的距离拉大,鼓励患者增大音量。

⑦呼吸训练:治疗师站在患者身后或一侧,双手置于患者第11、12肋部,令自然呼吸,在呼气终了时治疗师予以适当挤压,将残留气体挤压出。进行吸气-屏气-呼气训练,并使用吸管在水杯中吹泡,吹气球、蜡烛、纸张等,尽量延长呼气时间。双上肢伸展吸气,放松呼气,可改善呼吸协调动作。双上肢上举、摇摆,可改善呼吸功能。

重度构音障碍的治疗,重度构音障碍是由于严重的肌肉麻痹及运动功能严重障碍以致难以发声和发音。这些患者即使经过言语治疗,其言语交流也难以进行。对急性期患者训练使用替代言语交流的方法,同时利用手法辅助进行呼吸、舌唇运动训练等,并进行本体感觉刺激训练;对病程长且已形成后遗症或病情逐渐加重的退行性患者进行适当的替代言语交流的方法训练,以保证基本的交流需要。

(3)言语失用的康复:言语失用是指没有与发音器官有关的肌肉麻痹、肌张力降低、失调、不随意运动等症状,有时无意识说话反而正确,有意识说话反而会出现错误。通过暗示、提醒、放松等心理治疗,使用旋律性语言让患者开口,逐渐过渡到诗词和普通语言。

7. 肺功能障碍

(1)呼吸训练:建立膈肌呼吸,改善呼吸肌的肌力、耐力及协调性。保持胸廓活动度,建立有效的呼吸方式。

①膈肌呼吸(腹式呼吸):患者处于斜躺位,尽量放松。治疗师将手放置于前肋骨下方的腹直肌上,让患者用鼻缓慢深吸气,肩部及胸廓保持平静,仅腹部鼓起;然后用口呼气,将空气缓慢地排出体外。重复上述动作3～4次后休息,不要换气过度。当患者学会膈肌呼吸后,改用鼻吸气、口呼气的方式,进而在各种体位及活动下练习膈肌呼吸。

②横膈肌阻力训练:患者仰卧位,头稍抬高。首先让患者掌握横膈吸气,在上腹部放置1～2kg的沙袋。让患者深呼吸同时保持上胸廓平静,沙袋重量必须不妨碍膈肌活动及上腹部鼓起为宜。逐渐延长患者阻力呼吸时长,至保持横膈肌呼吸模式且吸气不会使用到辅助肌约15min时,则可增加沙袋重量。

③吸气阻力训练:使用手握式阻力训练器进行吸气训练,其管径愈窄则阻力愈大。每次训练时间逐渐增加,至20～30min,以增加吸气肌耐力。视患者的吸气肌耐力改善程度逐渐减小训练器的管径。

(2)胸腔松动训练:是躯干或肢体结合深呼吸的主动运动,维持和改善胸廓活动度,增加吸气深度,改善呼气控制。

①松动一侧的胸腔:患者坐位,朝紧绷侧侧屈并呼气,将握拳的手,推紧绷侧胸壁。接着上举胸腔紧绷侧的上肢过肩,并朝另一侧弯曲,使紧绷侧组织做额外的牵张。

②松动上胸部及牵张胸肌(图22-27):患者坐位,两手在头后方交叉握住,深吸气时挺胸做手臂水平外展的动作;呼气时将手、肘靠在一起,低头缩胸,身体前弓。

③松动上胸部及肩关节:患者坐位,吸气时两上肢伸直,掌心朝前举高过头。然后,呼气时弯腰屈髋,双手尽量触地。

(3)咳嗽训练:有效的咳嗽训练是为了排出呼吸道阻塞物,保持肺部清洁。具体方法

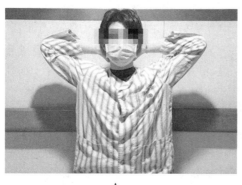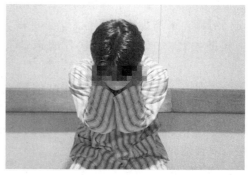

A   B

图 22-27　胸腔松动训练
A. 吸气挺胸,手臂外展;B. 呼气前弓,手肘内收。

为:患者处于放松舒适姿势,坐位或身体前倾,颈部稍屈曲。患者掌握膈肌呼吸,强调深呼吸。治疗师示范咳嗽及腹肌收缩。患者双手置于腹部且在呼气时做 3 次哈气以感觉腹肌的收缩。患者练习发"k"的声音以感觉声带绷紧、声门关闭及腹肌收缩。当患者将这些动作结合时,指导患者做深但放松的吸气,接着做急剧的双重咳嗽。单独呼气时的第 2 个咳嗽比较有效。

(4)体外膈肌起搏器:可辅助排痰,减少肺部感染,辅助脱氧、拔管,缓解呼吸困难,提高运动耐量。

8. 排尿、排便障碍

(1)排尿障碍:排尿障碍的康复治疗原则,是通过训练恢复尿道外括约肌的自主收缩功能,促进逼尿肌和括约肌的协同活动,使膀胱容量维持在 300～500ml,以避免尿失禁、尿潴留及泌尿系统感染等。

1)盆底肌训练:指导患者在不收缩下肢、腹部和臀部肌肉的情况下,自主收缩会阴及肛门括约肌,每次持续 10s,重复每组 10～20 次,每日 3 组。

2)定时排尿:建立定时排尿的习惯,如晨起、睡前或餐前 30min 按时排尿,或每 2～3h 排尿 1 次,视患者具体情况调整排尿时间与间隔。

3)代偿性排尿训练:此法会增加膀胱内压力,不适用于膀胱逼尿肌反射亢进、逼尿括约肌失调、膀胱出口梗阻、膀胱-输尿管反流、尿道异常患者,以及颅内高压、心功能不全不适合做屏气动作的患者。

①Crede 按压法:用拳头于脐下 3cm 深按压,并向耻骨方向滚动,动作缓慢柔和,同时嘱患者增加腹压帮助排尿。

②Valsalva 屏气法:患者取坐位,身体前倾,屏住呼吸持续 10s,增加腹压,向下用力做排便动作帮助排尿。

4)反射性排尿训练:在排尿前半小时,通过寻找刺激点,如轻叩耻骨上区或大腿上 1/3 内侧,牵拉阴毛或挤压阴茎头或用手刺激肛门诱发膀胱反射性收缩,产生排尿反应。

5)物理因子治疗:盆底肌电刺激、超短波、肌电生物反馈,均可改善膀胱和盆底肌肉的功能。

(2)排便障碍:排便障碍的康复治疗原则,是通过训练恢复肛门外括约肌的收缩功能,以及恢复、帮助患者建立正常的排便周期,避免大便失禁、便秘以及并发症的发生。

1)腹肌训练:通过腹肌训练,如仰卧起坐、仰卧位直腿抬高(图 22-28)增加腹肌收缩,提高排便时的腹内压,有助于粪便的排出。同时配合腹部按摩,以促进肠蠕动。

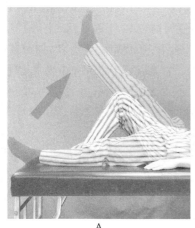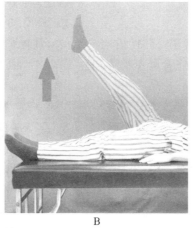

A　　　　　　　　B

图 22-28　腹肌训练

A. 直腿抬高，另一腿膝盖弯曲；B. 直腿抬高。

2）盆底肌训练：患者屈膝仰卧位，轻抬臀部，自主收缩肛门维持 5～10s，连续 10 次，每天练习 3～5 次。

3）肛门牵张：戴上手套，在一根或两根手指上涂润滑剂，缓慢插入肛门，以画圈式向各个方向牵拉肛门，可缓解肛门外括约肌痉挛，同时扩大直肠腔以诱发肠道反射。

4）改进排便方式：尽量采用坐位排便，病重者可采用靠坐位，利用重力作用排便。建立正常的排便周期，逐渐养成晨起排便的习惯。

5）物理因子治疗：中频电刺激可增加肠道平滑肌兴奋性，促进肠蠕动。肌电生物反馈治疗，可改善直肠和盆底肌肉功能，放松痉挛肌肉，提高无力肌收缩；磁刺激，利用时变磁场在组织内产生感应电流，调控骶神经及盆底神经，改善盆底肌功能，促进直肠功能的恢复。

9. 认知障碍　认知障碍主要表现为结构和视空间能力、记忆力、执行力、定向力、注意力障碍等，其康复治疗主要包括运动疗法、作业疗法、神经心理学疗法及物理因子治疗等。

（1）以 Bobath 为主的运动治疗配合其他训练方法，可以加速脑侧支循环的建立，促进病灶周围组织或健侧脑细胞的重构与代偿，极大发挥脑的可塑性。

（2）作业疗法，如注意力障碍训练的猜测作业、删除作业、时间感作业和顺序作业等；思维障碍训练的提取信息、排列顺序、物品分类等。

（3）认知神经心理学康复，侧重于患者具体的认知功能障碍，更具针对性。如针对卒中后记忆障碍，训练有外在辅助与内在辅助两方面，外在辅助包括环境提示、笔记本、录音机、日历等辅助工具；内在辅助包括复述、视意象、语义细加工、首词记忆术、PQRST 练习法、建立活动常规等。

（4）物理因子治疗，如高压氧治疗、经颅直流电刺激、重复经颅磁刺激等。

10. 情绪障碍　脑卒中后情绪障碍发生率较高，主要是焦虑、抑郁或两者参见。此时，需要对患者进行及时的心理干预治疗，包括支持性心理治疗、行为疗法、认知疗法、社会技能训练及生物反馈疗法等。

六、中医康复

中医称脑卒中为中风病，是以猝然昏仆，不省人事，半身不遂，口眼㖞斜，语言不利为主症的病证。分为中经络和中脏腑，前者无神志改变而病轻，后者常有神志不清而病重。本病多是在内伤积损的基础上，复因劳逸失度、情志不遂、饮酒饱食或外邪侵袭等触发。病位在心、脑，与肝、肾密切相关，其主要病机为阴阳失调，气血逆乱。病性属于本虚标实，以肝肾阴虚为本，可归纳为虚（阴虚、气虚）、火（肝火、心火）、风（肝风、外风）、痰（风痰、湿痰)、气(气逆)、血(血瘀)六端。

(一)中药辨证论治

1. 中经络　凡以半身不遂、舌强语謇、口角㖞斜而无意识障碍为主症者属中经络。

(1)肝阳暴亢证

证候:兼见面红目赤,眩晕头痛,心烦易怒,口苦咽干,尿黄便秘,舌红或绛、苔黄或燥,脉弦有力。

治法:平肝息风,清热活血,补益肝肾。

方药:天麻钩藤饮加减。伴头晕、头痛加菊花、桑叶,疏风清热;心烦易怒加丹皮、郁金,凉血开郁;便秘加生大黄。

(2)风痰阻络证

证候:兼见肢体麻木或手足拘急,头晕目眩,苔白腻或黄腻,脉弦滑。

治法:活血化瘀,化痰通络。

方药:桃红四物汤合涤痰汤加减。方中桃红四物汤活血化瘀通络;涤痰汤涤痰开窍。瘀血症状突出,可加重桃仁、红花等药物剂量,以增强活血化瘀之力。舌苔黄腻,烦躁不安等有热象者,加黄芩、山栀以清热泻火。

(3)痰热腑实证

证候:兼见口黏痰多,腹胀便秘,舌红、苔黄腻或灰黑,脉弦滑大。

治法:通腑化痰。

方药:大承气汤加味。若大便多日未解,痰热积滞较甚而出现躁扰不宁,时清时寐,谵妄者,此为浊气不降,携气血上逆,犯于脑窍而为中脏腑证,按中脏腑的痰热内闭清窍论治。

(4)气虚血瘀证

证候:兼见肢体软弱,偏身麻木,手足肿胀,面色淡白,气短乏力,心悸自汗,舌黯、苔白腻,脉细涩。

治法:益气活血,扶正祛邪。

方药:补阳还五汤加减。中风病恢复期和后遗症期多以气虚血瘀为基本病机,故此方亦常用于恢复期和后遗症期的治疗。气虚明显者,加党参、太子参以益气通络;言语不利,加远志、石菖蒲、郁金以祛痰利窍;心悸、

喘息,加桂枝、炙甘草以温经通阳;肢体麻木加木瓜、伸筋草、防己以舒筋活络;上肢偏废者,加桂枝以通络;下肢瘫软无力者,加川断、桑寄生、杜仲、牛膝以强壮筋骨;小便失禁加桑螵蛸、益智仁以温肾固涩;血瘀重者,加莪术、水蛭、鸡血藤等破血通络之品。

(5)阴虚风动证

证候:兼见肢体麻木,心烦失眠,眩晕耳鸣,手足拘挛或蠕动,舌红,苔少,脉细数。

治法:滋养肝肾,潜阳息风。

方药:镇肝熄风汤加减。

2. 中脏腑　凡以神志恍惚、迷蒙、嗜睡或昏睡,甚者昏迷、半身不遂为主症者属中脏腑。

(1)阳闭

证候:起病骤急,神昏或昏聩,半身不遂,鼻鼾痰鸣,肢体强痉拘急,项背身热,躁扰不宁,甚则手足厥冷,频繁抽搐,偶见呕血,舌质红绛,舌苔黄腻或干腻,脉弦滑数。

治法:清热化痰,醒神开窍。

方药:羚角钩藤汤配合灌服或鼻饲安宫牛黄丸。

(2)阴闭

证候:素体阳虚,突发神昏,半身不遂,肢体松解,瘫软不温,甚则四肢逆冷,面白唇暗,痰涎壅盛,舌质暗淡,舌苔白腻,脉沉滑或沉缓。

治法:温阳化痰,醒神开窍。

方药:涤痰汤配合灌服或鼻饲苏合香丸。

(3)脱证

证候:突然神昏或昏聩,肢体瘫软,手撒肢冷汗多,重则周身湿冷,二便失禁,舌痿,舌质紫暗,苔白腻,脉沉缓、沉微。

治法:益气回阳固脱。

方药:参附汤加减。

(二)针灸治疗

1. 醒脑开窍针刺法

(1)大醒脑

①主穴:双侧内关、水沟、三阴交;副穴:患肢极泉、尺泽、委中。

②操作:先刺双侧内关,直刺 0.5~1.0

寸,采用提插捻转结合的泻法,施手法 1min;继刺水沟,向鼻中隔方向斜刺 0.3～0.5 寸,采用雀啄手法(泻法),以流泪或眼球湿润为度。再刺三阴交,沿胫骨内侧缘与皮肤呈 45°斜刺,进针 1～1.5 寸,采用提插补法;以患肢抽动 3 次为度。极泉:原穴沿经下移 1寸,避开腋毛,直刺 1～1.5 寸,用提插泻法,以患侧上肢抽动 3 次为度。尺泽:屈肘成 120°角,直刺 1 寸,用提插泻法,使患者前臂、手指抽动 3 次为度。委中:仰卧直腿抬高取穴,直刺 0.5～1 寸,施提插泻法,使患侧下肢抽动 3 次为度。

③加减:肝阳暴亢加太冲、太溪;风痰瘀阻加丰隆、风池;痰热腑实加曲池、内庭;气虚血瘀加足三里、气海;阴虚风动加太溪、风池;吞咽障碍加风池、翳风、完骨;手指握固加合谷;语言不利加上廉泉,金津、玉液放血;足内翻加丘墟透照海;口角歪斜加颊车、地仓;复视加风池、天柱、睛明、球后;便秘加天枢、丰隆、支沟;尿失禁、尿潴留加中极、曲骨、关元。

(2)小醒脑

①主穴:上星、百会、印堂、双侧内关、三阴交。

②操作:先刺印堂,刺入皮下后使针直立,采用轻雀啄手法(泻法),以流泪或眼球湿润为度。继之,选 3 寸毫针由上星刺入,沿皮刺入百会穴后,针柄旋转 90°,转速每分钟 120～160 次,行手法 1 分钟。

③副穴及配穴同主穴。

(3)中风分期论治:在中风急性期,患者可用一般要求严格按照"大醒脑"法操作,病情轻浅者,亦可用"小醒脑"针刺法操作。对于恢复期和后遗症期,按照"小醒脑"针刺法操作,但病情严重者可使用"大醒脑"针刺法,亦可交替使用。后遗症期长期应用针灸治疗,故在应用醒脑开窍法时为避免患者出现疲劳感或穴位疲劳,对醒脑开窍法务必要慎用或减小刺激量。

2. 电针　在患侧上、下肢体各选 2 个穴位,针刺得气后接通电针仪,硬瘫期宜用连续波;软瘫期选用断续波或疏密波中度刺激,以肌肉出现规律性收缩为佳。

3. 头针　选顶颞前斜线、顶旁 1 线及顶旁 2 线,毫针平刺入头皮下,快速捻转 2～3min,每次留针 30min,留针期间反复捻转 2～3 次,行针后鼓励患者活动肢体。

4. 触发点针刺　根据患者的痉挛部位、疼痛特征选择肌筋膜疼痛触发点穴位,充分暴露施术部位,毫针透皮后向触发点穴位斜刺,快速进针后行平补平泻手法,每日 1 次,每次留针 30min。

5. 针刺舌根部穴　伴有吞咽障碍者,可针刺舌根部穴。隔日 1 次,5 次为一疗程。

(1)穴位选取:舌系带两旁 0.2～0.3cm 处,舌下阜上。

(2)操作:患者仰卧,呈张口状(不配合可采用开口器),用压舌板将舌前部往上拨,暴露舌系带;取 0.45mm×75mm 毫针,对准穴位,快速直刺进针 1～2cm,再施以顺时针捻转 3 下,出现舌根部麻木感为主,然后迅速出针,有出血用干棉球按压。

6. 张力平衡针法　是湖南中医药大学第一附属医院针灸科特色治疗技术,以脑卒中痉挛瘫痪为重点,分别于上、下肢伸肌、屈肌处取穴,根据两侧痉挛、弛缓的不同,施以不同针刺手法,以协调肌群间肌张力的平衡为重点,促使肌力恢复的同时,抑制异常的运动模式及异常增高的肌张力,纠正异常的共同运动。具体操作如下:

第 1 组穴:上肢屈肌侧极泉、尺泽、大陵;下肢伸肌侧血海、梁丘、照海,采用 0.25mm×40mm 毫针,快速进针,行柔和均匀的捻转手法,以不出现肌肉抽动为度,出针轻慢。第 2 组穴:上肢伸肌侧肩髃、天井、阳池;下肢屈肌侧髀关、曲泉、解溪、申脉,快速进针,行较强的提插捻转手法,以出现较强针感为度,出针较快。每日治疗 1 次,每次留针 30min,10d 为一疗程,疗程之间间隔 2d,连续治疗 3 个疗程。

7. 埋线疗法 使用医用羊肠线或其他可吸收线体埋入相应穴位区域,通过针具和药线在穴位内产生的生物物理作用和生物化学变化,持久、柔和地刺激穴位,达到疏通经络气血以治疗疾病的一种方法。以患侧手足阳明经腧穴及俞募配穴为主,根据患者对线体的吸收情况,7~10d 埋线 1 次。

8. 浮针 用于脑卒中后肩手综合征及痉挛性瘫痪效果较好。在距离肌筋膜触发点 5~10cm 处确定进针点,于皮下进行运针、扫散,持续 2 分钟。

9. 针刀 对于缓解中风痉挛状态疗效显著。在保留适当肌张力的前提下,对挛缩肌腱进行有选择的网状切割松解,在达到肌腱相对延长的同时,增加关节的活动范围;针刀离断部分肌纤维,减少了力学单元数量,在降低主动肌肌张力的同时,建立了痉挛肌和拮抗肌新的力学平衡。

10. 隔药盐灸法 此法是在传统灸法基础上发展起来的一种灸疗方法,选取相应的中药底粉、药盐作隔衬物,填满整个脐部后,艾炷放置其上进行熏灸。它融合经络腧穴、药物和热辐射于一身,具有回阳补虚、温肾健脾、宁心安神、防病保健等作用。

我科在临床治疗脑卒中方面,应用神阙穴施隔药盐灸疗法疗效显著。脑卒中轻症可选择脑梗死方或脑出血方为主方,神志不清者可选择醒脑开窍方为主方,根据患者具体情况酌情合方。每日一次,每次 50min 左右,15 次为一疗程。

(三)推拿

对于增加关节活动度、缓解疼痛、抑制痉挛等都可起到很好的治疗作用。施术时应注意避免对痉挛肌群的强刺激。常用揉、捏法,亦可配合其他手法。

(四)其他

1. 穴位注射 一般选择患侧肌肉丰满的穴位进行穴位注射,每次取 1~2 穴为宜,

交替选穴,每日或隔日 1 次,10 次为 1 疗程。可选择维生素 B_1 或 B_{12} 注射液、鼠神经生长因子、丹参注射液、当归注射液等。

2. 穴位贴敷 多以俞募配穴为主,随证加减,每次取 10 穴左右,一般贴敷 1h 后取下,具体视患者皮肤情况而定。

3. 放血疗法 对于脑卒中伴意识障碍者,可选择刺十二井穴、十宣放血。偏瘫侧水肿、功能障碍,可刺十宣;治疗肢体麻木可配合背部华佗夹脊穴刺络拔罐,治疗瘙痒症宜配合局部梅花针叩刺。中风后肩手综合征配合局部散刺效果更佳。曲泽、尺泽、曲池、外关、委中、阳陵泉、委阳、八风放血主治肢体痉挛,手指屈肌痉挛可刺四缝。耳尖穴放血主治认知障碍、意识障碍、面瘫。金津、玉液放血主治失语、构音障碍、吞咽障碍,如疗效欠佳,可加软腭点刺放血。以上穴位均可应用于脑卒中全程。

4. 中药熏洗 具有疏通经络、调和气血的功效,用于脑卒中后肢体麻木、乏力、活动障碍,收效明显。我科自制中药熏洗药粉,先用开水冲开,再用冷水勾兑至适宜温度,以没过小腿为宜,于每晚睡前泡脚,每次 15~30min。具体组成如下:鸡血藤、伸筋草、桂枝、独活、延胡索、细辛、当归、丹参、川芎、茯苓、牛膝、大黄、川木瓜、黄芪、红花。

七、研究进展

虽然脑卒中有多种康复治疗措施,且有着不错的临床康复效果,但脑卒中患者却很难达到完全康复。目前,迫切需要探索新的治疗方法进一步改善脑卒中患者的功能障碍。神经调控技术是一种利用植入性或非植入性技术可逆性调控中枢神经、外周神经或自主神经系统活性,从而改善患者的症状、提高其生活质量的生物医学工程技术。非侵入性脑刺激技术,如经颅直流电刺激(tDCS)和重复经颅磁刺激(rTMS)在脑卒中患者的康复研究中显示出不错的治疗潜力。此外,其他一些神经调控技术,如脑深部电刺激(DBS)、

迷走神经电刺激（VNS）等也正逐渐用于脑卒中患者康复治疗中，显示出了一定的效果（图22-29）。

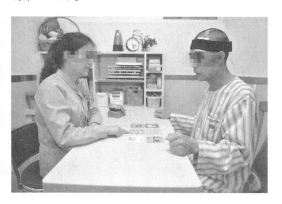

图22-29　tDCS＋语言训练

脑卒中吞咽障碍发生率为51%～73%，治疗方法包括运动治疗和代偿技术（含神经发育疗法）、神经肌肉电刺激、表面肌电生物反馈、非侵入性脑刺激、球囊导管扩张术、针灸、药物和手术治疗。我科通过分析脑磁图检测数据资料，提示针刺舌根部穴可反复激活假性延髓麻痹吞咽障碍患者脑区，包括岛叶、中央前后回（M1）、扣带回等，可能形成以M1区为核心的脑内吞咽皮质环路损伤修复机制，进而治疗卒中后吞咽障碍。脑磁神经重塑一直是神经康复的研究基础。功能的可塑源于结构的重组，脑卒中后功能的修复涉及不同的脑区、不同层次的可塑性改变，如相关脑区或核团的网状结构、细胞内结构和突触水平的改变，其中突触的可塑性很大程度上反映并决定脑的可塑性。

脑卒中后痉挛是脑卒中的常见并发症，也是引起其高致残率的重要原因。严重影响患者的功能活动、平衡能力及日常生活质量，延缓康复进程。西医治疗方法包括外科手术、注射治疗、物理治疗、药物治疗等。目前，A型肉毒毒素注射疗法已被广泛应用于脑卒中后痉挛的临床治疗。2016年美国心脏办会/美国卒中协会发布的《成人脑卒中康复治疗指南》指出，对脑卒中后痉挛患者进行A型肉毒毒素局部肌肉靶向注射有益于痉挛的治疗，并获得A级证据的推荐。

针灸对于缓解痉挛效果显著，包括经筋刺法、电针、刺络拔罐、灸法、针刀和穴位注射法等，均能够显著降低临床痉挛指数、促进神经功能恢复及提高运动功能，是一种相对安全的治疗方法，而外科手术及肉毒毒素注射的费用高、风险大，针灸疗法更易被患者接受。

八、注意事项

1. 重视早期康复，通常主张在生命体征稳定后、原发病无加重或有改善的情况下，开始进行康复治疗，并注意刺激量不宜过强，密切观察患者反应及病情变化。

2. 对伴有严重合并症或并发症者，如血压过高、严重精神障碍、重度感染、急性心肌梗死或心功能不全、严重肝肾功能损害或糖尿病酮症酸中毒等，应在治疗原发病的同时，积极治疗合并症或并发症，待患者病情稳定后方可逐步进行康复治疗。

3. 康复治疗计划应建立在功能评定的基础上，视患者病情变化及恢复情况，酌情加以调整。

4. 康复治疗应贯穿于脑卒中治疗的全过程，做到循序渐进。

5. 综合康复治疗要与日常生活活动和健康教育相结合，并有患者的主动参与及其家属的配合。

九、临床康复病例分析

案例　黄某，男，56岁，因"突发左侧肢体无力1h"于2019年8月29日入院。

病史　患者1h前无诱因下突然出现左侧肢体无力，持物不稳，行走困难，言语欠清，无头痛、呕吐，无发热，无视物重影、吞咽困难、饮水呛咳，无肢体抽搐、意识不清，患者自服一粒安宫牛黄丸，症状无改善，为进一步诊治到我院，拟"脑梗死"收入院。现症见：患者左侧肢体无力，精神欠佳，饮食、睡眠可，小便正常，大便未解。

查体：神志清，精神疲倦，血压 221/118 mmHg，心肺听诊未见异常。双侧瞳孔等大等圆，对光反射灵敏，双眼向右侧凝视，左侧鼻唇沟变浅，伸舌左偏，构音不清，四肢肌张力正常，左上肢肌力Ⅳ级，左下肢肌力Ⅲ级，右侧肢体肌力Ⅴ级，双侧指鼻试验稳准，感觉检查未见异常，四肢腱反射正常，双侧病理征（－）。颈软，无抵抗。舌暗红，苔薄白，脉小滑。

辅助检查　急诊阅片 DWI＋MRA：右侧额颞枕顶叶、右侧基底节及放射冠区急性脑梗死；右侧大脑中动脉闭塞。

西医诊断　1. 急性脑梗死；2. 右侧大脑中动脉闭塞；3. 高血压病 3 级（极高危组）。

中医诊断　中风病——中经络（风痰瘀阻证）。

诊疗经过　入院后完善相关检查，予急诊 rt-PA 静脉溶栓桥接支架取栓，治疗后造影大脑中动脉上、下干显影通畅，狭窄改善。术后病情平稳，于 2019 年 8 月 30 日经康复评定后，制定个体化康复治疗方案。

存在问题

1. 功能障碍：左侧肢体运动障碍、肌张力增高、姿势控制障碍、平衡障碍。

2. 能力障碍：生活完全需要帮助。

3. 参与障碍：卧床，社会活动受限。

4. 其他问题：左侧中枢性面瘫。

治疗计划

1. 运动训练：左侧肩胛带肌群、伸肘肌群、腕背伸肌群、下肢屈髋肌群、伸膝肌群、踝背伸肌群肌力训练（图 22-30）、抗痉挛牵拉治

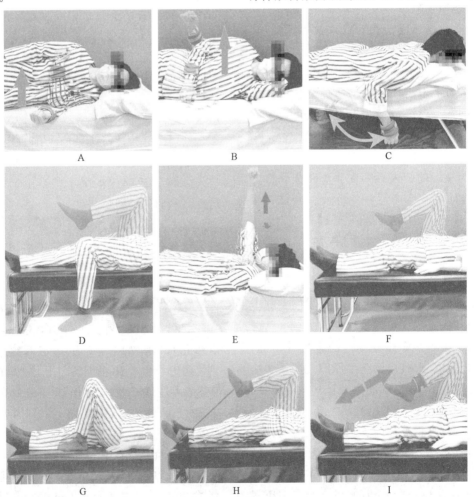

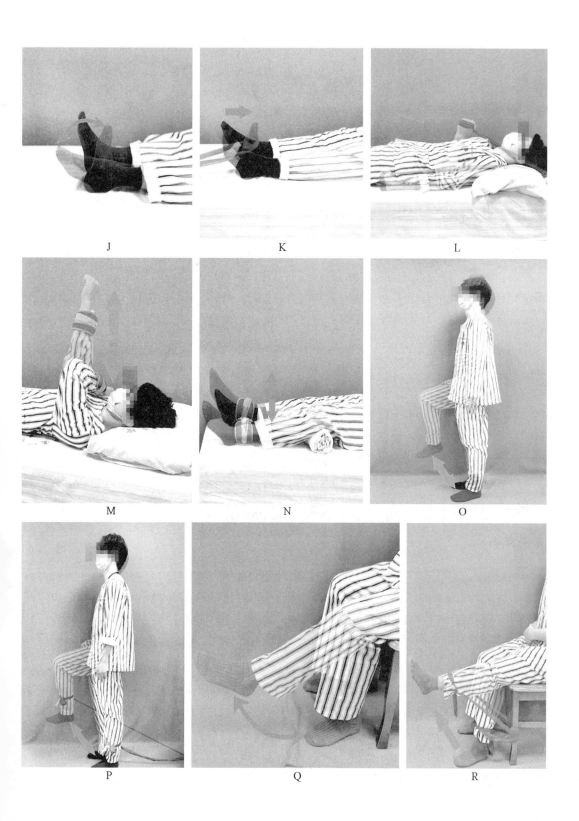

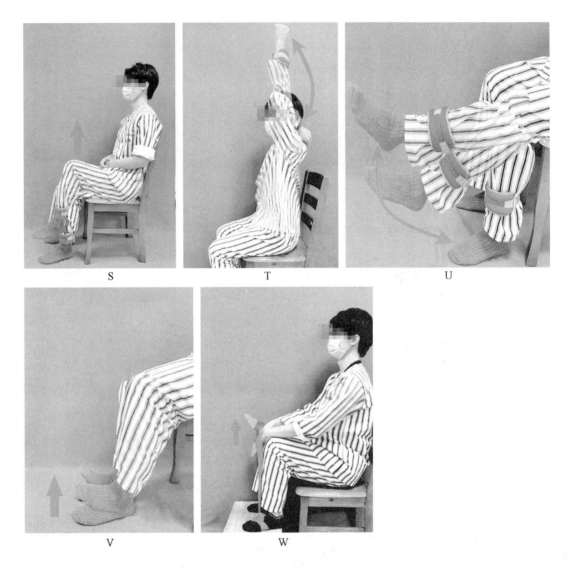

图 22-30　运动训练

A. 侧卧位,用沙袋做肩内旋肌力量训练;B. 侧卧位,用沙袋做肩外旋肌力量训练;C. 俯卧位,用沙袋做伸肘肌力量训练;D. 髋屈肌力量训练:屈膝抬脚;E. 卧位,不抗阻做伸肘肌力量训练①;F. 仰卧,髋屈肌力量训练②;G. 仰卧,髋屈肌力量训练;H. 仰卧,用弹力治疗带做髋屈肌力量训练;I. 仰卧,用沙袋做髋屈肌力量训练;J. 仰卧位,不抗阻做踝背屈、跖屈肌力量训练;K. 仰卧位,用弹力治疗带做踝背屈肌力量训练;L. 仰卧位,用弹力治疗带做伸肘肌力量训练;M. 仰卧位,用沙袋做伸肘肌力量训练;N. 仰卧位,用沙袋做膝伸肌力量训练;O. 站立,不抗阻做髋屈肌力量训练;P. 站立,用弹力治疗带做髋屈肌力量训练;Q. 坐位,不抗阻做膝伸肌力量训练;R. 坐位,用弹力治疗带做膝伸肌力量训练;S. 坐位,用沙袋做髋屈肌力量训练;T. 坐位,用沙袋做伸肘肌力量训练;U. 坐位,用沙袋做膝伸肌力量训练;V. 坐位下,不抗阻做踝背屈肌力量训练;W. 坐位下用弹力治疗带进行伸腕肌力量训练。

疗、关节松动训练、坐位平衡训练、辅助站立训练、平行杠内步行训练、辅助步行训练,每日2次,每次40min。

2. 日常生活自理能力训练:床-轮椅转移训练、进食训练、洗漱动作训练、洗澡、穿脱衣物训练。

3. 物理因子治疗:功能性电刺激,选取左侧肩胛提肌、三角肌外侧、肱三头肌、桡侧腕伸肌、股四头肌、胫前肌,每日2次,每次20分钟。

4. 中医康复治疗

(1)以醒脑开窍针刺法为主,主穴:内关、水沟、三阴交、地仓、颊车、下关、廉泉、极泉、尺泽、委中。

(2)隔药盐灸治疗:以21号脑梗死方为主。

(3)穴位注射治疗:选择患侧肌肉丰满的穴位进行维生素 B_{12} 穴位注射,如:臂臑、曲池、血海、足三里、丰隆等,每次取1~2穴为宜,每穴1ml。

5. 左踝关节跖屈肌群肌张力升高,制作踝足支具,预防肌肉萎缩、关节挛缩。

阶段总结

经过一段时间(2019年8月30日—2019年9月11日)的康复治疗,患者的功能障碍较前有明显的改善,现阶段患者能独立保持坐位平衡和站立平衡,监护下步行,日常生活基本自理,接下来需要进一步促进左侧肢体的分离运动,促进其生活完全自理(表23-16)。对患者进行家庭康复指导,制订运动计划如下。

表23-16 治疗前后康复评定对比

项目	初评结果(2019-08-30)	中期1结果(2019-09-11)
Brunnstrom 运动分期	左上肢Ⅱ期、手Ⅱ期、下肢Ⅲ期	左上肢Ⅳ期、手Ⅳ期、下肢Ⅵ期
Fugl-Meyer 运动评分	左侧总分30/100分(上肢10/36分、腕手1/30分、下肢19/34分)	左侧总分81/100分(上肢28/36分、腕手21/30分、下肢32/34分)
偏瘫手功能评分	失用手	辅助手C
改良 Ashworth 分级	右侧肩周肌群1级、踝跖屈肌群1级	未见明显异常
被动关节活动度	未见明显异常	未见明显异常
PASS 姿势评分	不能配合	33/36分:其中健侧下肢负重站立、患侧下肢负重站立姿势控制障碍
平衡功能分级	不能配合	坐位3级、站立2级
Berg 平衡量表评分	不能配合	47/56分:其中转身一周、双足交替踏台阶、双足前后站立、单腿站立平衡障碍
Holden 步行功能	0/Ⅴ级,无步行功能	Ⅲ/Ⅴ级,需监护或言语指导下步行
感觉检查	不能配合	未见明显异常
改良 Barthel 指数	日常生活自理能力:改良 Barthel 指数:12/100分:极严重功能缺陷,日常生活完全需要帮助(完全依赖:进食;洗澡;修饰;小便控制;如厕;床椅转移;平地步行;上下楼梯;使用轮椅)(最大帮助:穿衣)(完全独立:大便控制)	日常生活自理能力:改良 Barthel 指数:87/100分:日常生活基本可以自理(最大帮助:上下楼梯)(中等帮助:洗澡)(最小帮助:修饰;穿衣)(完全独立:进食;大便控制;小便控制;如厕;床椅转移;平地步行)

（续　表）

项目	初评结果（2019-08-30）	中期 1 结果（2019-09-11）
MMSE 精神状态检查	20/30 分，时间、地点定向力障碍；延迟记忆力障碍；注意与计算、复述、书写、视空间觉等功能障碍	22/30 分，时间、地点定向力障碍；延迟记忆力障碍；注意与计算等功能障碍
其他	左侧中枢性面瘫，饮水偶有呛咳	
	治疗目标： 1. 诱发左侧肢体主动运动 2. 提高床边转移能力 3. 提高日常生活自理能力	目前情况 1. 左侧肢体有明显的分离运动 2. 转移能力良好 3. 日常生活活动基本自理 4. 左侧面瘫基本恢复正常

1．上肢运动训练

（1）仰卧位

患侧上肢上举：患侧上肢置于体侧，掌心朝向身体，上肢维持 2～5s 不动。

肘屈伸活动：患侧上肢置于体侧，掌心朝向身体，上臂不动，做肘屈伸动作。

悬空保持与放置：将上肢摆放到某个位置，悬空保持在这个位置（保持训练）。肘要伸直，手指尽量张开（图 22-31）。

（2）坐位训练肩前屈 90°：主要训练肩关节在 90°左右的控制能力。

练习伸肘位前臂旋前、旋后：可先在屈肘位练习再过渡到伸肘位（图 22-32）。

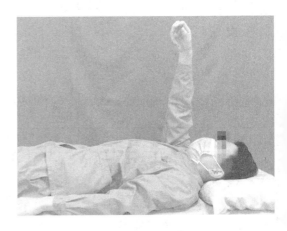

图 22-31　卧位上肢训练

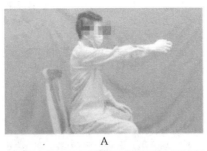

A

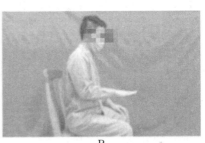

B

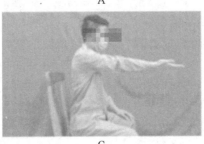

C

图 22-32　坐位训练

（3）站立位：摸墙运动，一般以5cm为高度，慢慢进行摸高训练（图22-33）。

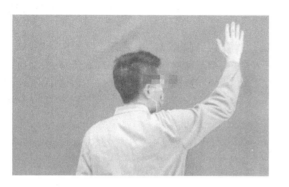

图22-33 站立位训练

2．下肢运动训练

（1）压线走训练（图22-34）：改善平衡能力，患者两脚跨线站立，练习沿线向前走，保持脚的内侧边触线。

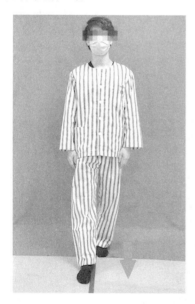

图22-34 压线走

（2）沿直线跟尖行走（图22-35）：改善平衡能力，患者站在一条线上，双脚一前一后，脚跟碰脚尖；练习将一脚正放到另一脚前方，沿着线朝前走；确定双脚不要离开线。

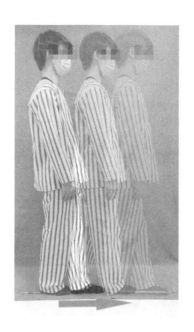

图22-35 沿直线跟尖行走

（3）踢球训练（图22-36）：改善下肢控制能力，患者立位，患侧下肢向各个方向踢球训练。

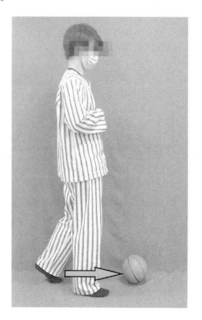

图22-36 立位踢球

（孙　冰　杨　慧　刘初容）

参 考 文 献

［1］　中华中药学会.临床诊疗指南·神经病学分册
　　　［M］.北京:人民卫生出版社,2009:6-16.

［2］　邓维维,侯景明,刘宏亮.神经调控技术在脑卒
　　　中康复中的应用［J］.现代医药卫生,2019,35
（10）:1445-1447.

［3］　刘维红,刘涛.脑卒中后痉挛性瘫痪康复治疗
　　　进展［J］.神经病学与神经康复学杂志,2019,
　　　15(01):61-66.

第**23**章　颅脑损伤康复

一、概述

颅脑损伤是一种常见的外伤,据流行学资料统计,其发生率为 3‰,次于四肢骨折,占全身各部位损伤的 15%～20%。

按损伤的解剖部位,可分为头皮损伤、颅骨损伤与脑损伤,三者可单独发生,也可合并存在。按损伤发生的时间和类型又可分为原发性颅脑损伤和继发性颅脑损伤。按颅腔内容物是否与外界交通分为闭合性颅脑损伤和开放性颅脑损伤。根据伤情程度又可分为轻、中、重、特重四型,可以出现不同程度神经功能障碍,同时伴有各种认知、行为和心理方面的障碍以及大脑综合能力障碍等。这些功能障碍常给患者、家庭及社会造成较大的经济负担和社会负担。因此,积极开展颅脑损伤后的早期康复,预防颅脑损伤的并发症,减少后遗症是非常必要的。

二、临床表现

1. **头皮损伤**　头皮血肿多因钝器伤所致,按血肿出现的具体层次分为皮下血肿、帽状腱膜下血肿、骨膜下血肿(表 23-1)。

2. **颅骨损伤**　颅骨骨折是指颅内受到暴力作用所致颅骨结构改变。按部位分为颅盖骨骨折与颅底骨骨折(表 23-2);按形态分为线形骨折和凹陷性骨折;按骨折与外界是否相通分为开放性骨折与闭合性骨折。

表 23-1　头皮血肿的临床表现特点

血肿类型	临床特点
皮下血肿	血肿体积小,位于头皮损伤中央,中心硬,周围软,无波动感
帽状腱膜下血肿	血肿范围广,可蔓延全头,张力低,波动感明显
骨膜下血肿	血肿范围不超过颅缝,张力高,大者可有波动感,常伴有颅骨骨折

表 23-2　颅骨损伤临床表现特点

颅骨骨折类型	临床特点
颅盖骨骨折	1. 线形骨折一般不需特殊处理,但警惕合并颅内出血及脑损伤
	2. 粉碎性凹陷骨折多发于成年人,颅骨全层深入或内板深入颅腔,甚至刺破脑膜、脑组织
	3. 乒乓球样骨折一般发生在小儿,凹陷之颅骨一般不刺破硬膜
颅底骨骨折	1. 脑脊液漏
	2. 迟发性的局部淤血
	3. 相应脑神经损伤症状

3. 脑损伤　脑损伤分为两种类型：①物体与头部直接碰撞，由于冲击、凹陷性骨折或颅骨的急速内凹和回弹，导致局部脑损伤；②来源于头部瞬间减速或加速运动，使脑在颅内急速移位，与颅相撞，与颅底摩擦以及受大脑镰、小脑幕牵扯，而导致多处或弥漫性脑损伤（表 23-3）。

表 23-3　脑损伤临床表现特点

脑损伤类型	临床特点
脑震荡	1. 短暂的一时障碍（<30min）
	2. 逆行健忘
	3. 神经系统无阳性体征，CT 检查颅内未见异常
脑挫裂伤	1. 意识障碍：伤后立即出现，意识障碍的程度与时间、损伤程度和范围直接相关，一般以＞30min 为参考时限
	2. 局灶性症状与体征：根据损伤部位和程度而定
	3. 头痛、呕吐：与颅内高压、蛛网膜下腔出血有关
	4. 生命体征改变
	5. 颅内高压引起脑疝
	6. 脑膜刺激征
	7. CT 可显示脑挫伤的部位、范围、脑水肿程度、脑受压程度、是否中线偏移等
硬膜外血肿	1. 外伤史
	2. 意识障碍：典型意识障碍：中间清醒期
	3. 瞳孔改变
	4. 锥体束征
	5. 颅内压增高
	6. 生命体征改变
硬膜下血肿	1. 意识障碍进行性加深
	2. 颅内压增高
	3. 局灶性体征
	4. CT 示颅骨内板与脑表面之间高等密度或混合密度新月形、半月形影
脑内血肿	多伴有脑挫裂伤，临床表现以进行性意识障碍加重为主，CT 示脑挫裂伤附近或脑深部圆形或不规则的高密度影

三、康复评定

颅脑损伤是目前致残率、致死率最高的一类创伤性疾病。如何在创伤早期进行评估，将对病情的转归、治疗方案的制定、同患者及家属的沟通产生积极影响。

（一）颅脑损伤严重程度评定

临床上常用意识障碍的程度评判脑损伤的严重程度，主要指标有昏迷的程度、持续时间等。目前临床上最为常用的评分系统是基于伤后临床症状表现而评定的格拉斯哥昏迷评分（GCS）及伤后恢复期多应用的格拉斯哥预后评分（GOS）。

1. 格拉斯哥昏迷评分（GCS）　GCS 评分通过对患者的运动、语言、睁眼反应去评价患者脑损伤的程度，最高 15 分，最低 3 分，分数越低则意识障碍越重，预后越差。成人 GCS 量表详见表 8-1，幼儿的 GCS 评分，因语言发育尚未成熟，故有所区别，详见表 23-4。

表 23-4　儿童(＜4 岁)格拉斯哥昏迷评分(GCS)

运动	语言	睁眼
6-按吩咐动作	5-微笑,声音定位,注视物体,互动	4-自发睁眼
5-对疼痛刺激定位反应	4-哭闹,但可安慰;不正确的互动	3-语言吩咐睁眼
4-对疼痛刺激屈曲反应	3-对安慰异常反应,呻吟	2-疼痛刺激睁眼
3-异常屈曲(去皮质状态)	2-无法安慰	1-无睁眼
2-异常伸展(去脑状态)	1-无语言反应	
1-无反应		

尽管 GCS 评分在临床应用十分广泛且重要,但仍然存在一些局限性,例如,患者在酒精中毒、气管插管和镇静状态下应用 GCS 评分是不准确的。

2. 格拉斯哥预后评分(GOS)　GOS 评分可以提供一个初步的伤后恢复期的预后判断,但仍存在缺陷,因为评分准则不够详细,不同时间评价的结果不尽相同。GCS 评分与 GOS 评分在临床中的意义重大,但是它们不能反映任何颅内的客观情况,更多时候,是医务人员由主观判定临床表现得出的评分,虽然可以作为一个关注者病情严重程度的临时判定指标,但在临床工作中需要更多的客观证据去判定病情严重程度及其临床预后(表 23-5)。

表 23-5　格拉斯哥预后评分(GOS)

评分	等级	描述
5	恢复良好	恢复正常生活,尽管有轻度缺陷
4	轻度残疾	残疾但可独立生活;能在保护下工作
3	重度残疾	清醒、残疾,日常生活需要照料
2	植物生存	仅有最小反应(如随着睡眠/清醒周期,眼睛能睁开)
1	死亡	死亡

3. PVS 疗效临床评分　在重度颅脑损伤中,持续性植物状态占 10%,是大脑广泛性缺血性损害而脑干功能仍然保留的结果。

植物状态(VS)的诊断标准:①认知功能丧失,无意识活动,不能执行指令;①能自动睁眼或刺激下睁眼;③有睡眠-觉醒周期;④可有无目性的眼球跟踪运动;⑤不能理解和表达语言;⑥保持自主呼吸和血压;⑦丘脑下部及脑干功能基本保持。植物状态持续 1 个月以上称为持续性植物状态(PVS)。

PVS 疗效临床评分包括两方面:临床评分与客观检查评分,详见表 23-6。

表 23-6　PVS 疗效临床评分

内容	标准	初期	中期	末期
肢体运动	0-无			
	1-刺激有屈伸反应			
	2-刺激可定位躲避☆			
	3-可简单摆弄物体			
	4-有随意运动,能完成较复杂的自主运动			

（续　表）

内容	标准	初期	中期	末期
眼球运动	0-无			
	1-眼前飞物,有警觉或追踪			
	2-眼球持续追踪☆			
	3-固定注视物体或伸手欲拿			
	4-列举物体能够辨认			
听觉功能	0-无			
	1-声音刺激能睁眼			
	2-对声音刺激能定位,偶尔能执行简单指令☆			
	3-可重复执行简单指令			
	4-可完成较复杂指令			
进食	0-无			
	1-能吞咽			
	2-能咀嚼,可执行简单指令☆			
	3-能进普食			
	4-自动进食			
情感	0-无			
	1-有时有兴奋表现(呼吸、心率增快)			
	2-对情感语言出现流泪、兴奋、痛苦等表现☆			
	3-对情感语言有较复杂的反应			
	4-正常性的情感反应			
	总分	/20	/20	/20

☆:即 MCS——最小意识状态。

（1）总疗效评分

Ⅰ-植物状态:疗效:无效,提高 0-2 分;好转,提高≥3 分;显效,提高≥5 分;MCS,提高＞6 分。

Ⅱ-初步脱离植物状态

Ⅲ-脱离植物状态

（2）客观检查:神经电生理:EEG(0-平直波;1-δ 或 θ 节律;2-α 或 β 节律)、SEP(0-N20 消失;1-N20 潜伏期延长;2-N20 潜伏期正常);特殊检测技术:MRI、PET/CT、脑磁图等。

4. 昏迷恢复量表(coma recovery scale,CRS)　最早由 Giacino 等发表于 1991 年,用于区分神经行为功能方面的细微差别,并监测意识的恢复情况。于 2004 年修订后称为修订的昏迷恢复量表(coma recovery scale-revised,CRS-R)。CRS-R 由 6 个子量表构成,涉及听觉、语言、视觉、交流、运动和觉醒水平,包括 23 项分层有序的评分标准。CRS-R 量表具有良好的效度、信度和诊断实用性,是严重脑损伤后意识评定的有效方法(表 23-7)。

表 23-7 意识恢复量表修改版(CRS-R)

项目	检查内容	评分
听觉	对指令有稳定的反应★	4
	可重复执行指令★	3
	声音定位:转头/注视	2
	对声音有眨眼反应(惊吓反应)	1
	无	0
视觉	识别物体★	5
	物体定位:伸手寻物★	4
	眼球追踪★	3
	视觉对象定位:注视(＞2s)★	2
	对威胁有眨眼反应(惊吓反应)	1
	无	0
运动	功能性物体运用●	6
	自主性运动反应★	5
	能摆弄物体★	4
	疼痛定位★	3
	疼痛致肢体回缩	2
	疼痛致异常姿势(过屈/过伸)	1
	疼痛刺激无反应	0
言语	可理解的言语表达★	3
	发声/发声动作	2
	反射性发声运动	1
	无	0
交流	交流完全准确 ●	2
	交流不完全准确 ★	1
	无	0
唤醒度	能注意	3
	能睁眼	2
	刺激下睁眼	1
	无	0
合计		

★最小意识状态 MCS;● 脱离最小意识状态 MCS。

5. CT 评分量表 相对于医务人员主观的评分来说,CT 影像表现对评估外伤性颅脑损伤(traumatic brain injury,TBI)程度更客观、更准确。

(1)Marshall CT 评分:根据损伤初颅脑 CT 显示结果而定义的 Marshall CT 分级评分,是目前常应用于颅脑损伤临床预后研究的量表。主要用于预测患者的预后和重型 TBI 患者颅内压升高的风险。根据基底池受压程度、中线结构的偏移程度以及颅内血肿的体积将 CT 结果分为 6 个等级,分级越高,预后越差(表 23-8)。

表 23-8 Marshall CT 评分系统

Marshall CT 分级	定义
弥漫损伤Ⅰ级(正常)	颅脑 CT 上未见任何异常
弥漫损伤Ⅱ	颅脑 CT 上见基底池及脑实质密度基本正常,中线结构偏移在 0～5mm 以内,和(或)混杂及高密度影体积不超过 25cm³,可能会有骨碎片或异物
弥漫损伤Ⅲ(肿胀)	颅脑 CT 上见基底池受压,但中线结构偏移在 0～5mm 以内,混杂及高密度影体积不超过 25cm³
弥漫损伤Ⅳ(中线)	中线结构偏移在超过 5mm,混杂及高密度影体积不超过 25cm³
局灶损伤Ⅴ	无须外科手术处理的病灶
局灶损伤Ⅵ	混杂及高密度病变体积大于 25cm³,需要手术治疗

尽管 Marshall CT 分级用途和适用性很好,但其评分准则不够详细,不能评估硬膜外血肿及颅内血肿;而且对于脑室出血和蛛网膜下腔出血患者未纳入分级,不能全面评估 TBI。

（2）Helsinki CT 评分：Helsinki CT 评分，总分−3～14分，得分越高，预后越差；并且给出了伤后6个月预后风险的计算公式，能具体地计算出病死率或者不良预后的百分比（表23-9）。

表 23-9　Helsinki CT 评分

颅脑 CT 表现	计分
病灶类型	
硬膜下血肿	2
脑内血肿	2
硬膜外血肿	−3
病灶体积>25cm³	2
脑室内出血	3
鞍上池	1
正常	0
受压	1
消失	5
总分	−3～14

伤后 6 个月预后风险 $=1/(1+e^{-LP})$

LP（死亡）$=-2.666+0.287\times$ Helsinli CT 总分

LP（不良预后）$=-1.636+0.319\times$ Helsinli CT 总分。

（二）认知功能障碍评定

认知功能障碍包括意识改变、记忆障碍、听力理解异常、空间辨别障碍、失认症、失用症、忽略症、体像障碍、皮质盲、智能障碍等，其表现由损伤部位与程度的不同有所差异。认知障碍往往会影响患者其他功能的康复效果，故此方面的评定与治疗有特别重要的意义。

1. 认知功能障碍筛查

（1）蒙特利尔认知评估量表（Montreal cognitive assessment，MoCA）：用于轻度认知障碍的初筛，包括视空间与执行、命名、记忆、注意、语言、抽象、延迟回忆与定向力。

（2）简易精神状态检查量表（MMSE）：

颅脑损伤后严重认知障碍即外伤性痴呆，可用 MMSE 量表筛查，包括定向、注意、记忆、语言和计算力等方面，具有简单、易行、效度较理想等优点。

2. 记忆功能评定　颅脑损伤患者常出现记忆障碍。记忆功能是人脑的基本认知功能之一，是对获取的信息的感知及思考存储和提取的过程，可分为长时记忆、短时记忆和瞬时记忆三种。

（1）韦氏记忆量表（Wechsler memory scale，WMS）：该量表共分10项分测验，分别测试长时、短时、瞬时记忆。对各个方面的记忆功能都能予以评价，其结果有助于鉴别器质性和功能性的记忆障碍，是临床应用较广的成套记忆测验。

（2）Rivermead 行为记忆测试（Rivermead behavioral memory test，RBMT）：是针对日常记忆能力的测试，包含 11 个项目，用于检测患者对具体行为的记忆能力。可帮助医生了解患者因记忆障碍对日常生活所带来的影响。

3. 注意的评定　注意是心理活动对事物的一种选择性反应，使人们清晰地认知周围现实中某一特定的对象，避开不相关的事物。如听觉注意、视觉注意等，评估的方法如下：

（1）视跟踪和辨认测试

①视跟踪：要求患者目光跟随光源做上、下、左、右移动。每一方向记 1 分，正常为 4 分。

②形态辨认：要求患者临摹画出垂线、圆形、正方形和 A 字各一。每项记 1 分，正常为 4 分。

③划消字母测试：要求患者用铅笔以最快速度划去随机排列的一行或多行字母中的某一或两个字母，100s 内划错多于 1 个为注意有缺陷。

（2）数或词的辨别注意测试

①听认字母测试：在 60s 内以每秒 1 个

的速度念无规则排列的字母给患者听,其中有 10 个为指定的同一字母,要求患者听到此字母时举手,举手 10 次为正常。

②背诵数字:以每秒 1 个的速度念一列数字给患者听,要求患者立即背诵。从两位数开始至不能背诵为止。背诵少于 5 位数为不正常。

③词辨认:向患者播放一段短文录音,其中有 10 个词为指定的同一词,要求患者听到此词时举手,举手 10 次为正常。

(3)声辨认:向患者播放一段有嗡嗡声、电话铃声、钟表声和号角声的录音,要求患者听到号角声时举手。号角声出现 5 次,举手少于 5 次为不正常。

(三)感知障碍评定

感知,是指大脑将各种感觉信息综合为有含义的认识的能力,其形成的是人脑对直接作用于感官的客观事物各部分或各属性的整体反应,即知觉。知觉以感觉为基础,是对各种感觉刺激分析与综合的结果。感知障碍是在感觉输入系统完整的情况下,大脑皮质特定区域对感觉刺激的认知和整合障碍,属于认知障碍,临床主要表现为失认症、失用症等。

1. **失认症的评定**　失认症,是指患者不能认识经由某一感觉(如视觉、听觉或触觉)辨查的事物,如不认识眼前的水杯,不知道听到的是汽车喇叭声,不知道手中触摸的是钥匙。失认症的发生主要与颞叶、顶叶和枕叶交界区皮质受损有关,是感觉皮质整合功能发生了障碍,使患者对经由听觉、视觉和触觉的途径获得的信息丧失了正确的分析和识别能力。

(1)单侧忽略:指患者对大脑损伤对侧一半视野内的物体的位置关系不能辨认,病变部位常在右侧顶叶、丘脑。常用评定方法如下。

①Diller 测验:在纸上排列 6 行字母或数字,每行大约 60 个,字母随机出现,让患者删掉指定的字母或数字。

②高声朗读测验:高声朗读一段文字,可以发现空间阅读障碍,表现在阅读时另起一行困难,常漏掉左半边的字母和音节。

③平分直线测验:在纸上有长短不一、位置偏左、偏右或居中的水平线 20 条,让患者在每根线的中点做等分记号,如单侧漏切 2 根,或中点偏移距离超过全线长度的 10% 均为阳性。

(2)视觉失认:指患者对所见的物体、颜色、图画不能辨别其名称和作用,但通过触摸或听声音、嗅气味等方式,常能说出。病变部位一般位于优势半球的枕叶。

(3)Gerstmann 综合征:包括左右失定向、手指失认、失写和失算四种症状。病变多在左侧顶叶后部和颞叶交界处。评定方法如下。

①左右失定向:检查者叫出左侧或右侧身体某一部位的名称,嘱患者按要求举起相应部位。所举部位错误则为阳性。

②手指失认:检查者首先让患者清楚各手指的名称,然后说出左侧或右侧手指的名称,令患者举起相应的手指。

③失写:让患者写下检查者口述的短句,不能书写者即为失写阳性。

④失算:轻症者不能完成两位数字的加、减,重症者不能完成一位数字的加、减、乘。

2. **失用症的评定**　失用症是指患者不能随意进行其原先能够进行的活动,包括运行性失用、意念性失用、结构性失用以及穿衣失用、步行失用等。

(1)运动性失用:患者不能按命令执行上肢的动作,如洗脸、刷牙、梳头等,但可自动地完成这些动作,其病灶常在非优势半球顶、枕叶交界处。常用 Goodglass 失用试验评定。分别检查下列动作:①吹火柴或用吸管饮水;②刷牙;③踢球;④做拳击姿势或正步走。上述动作分别检查面颊、上肢、下肢和全身,其评分标准为:正常,不用实物也能按命令完成;轻度损伤,在给予实物的情况下才能完成大多数动作;严重损伤,给予实物也不能按命令完成指定的动作。

(2)结构性失用:患者不能画出或拼搭简单的图形,测验方法可让患者按模型搭积木、画图或用火柴棒拼图等。病灶常在非优势半球顶、枕叶交界处。

(3)穿衣失用:是视觉空间失认的一种失用症,表现为对衣服各部位辨认不清,因而不能穿衣。其病灶部位常在右顶叶。评定方法为让患者自己穿衣,如出现正反、左右不分,穿衣、系鞋带困难,或不能在合理时间内完成均为阳性。

(4)意念性失用:正常的有目的的运动需要经历认识-意念-运动过程。意念中枢在左顶叶下回、缘上回,其产生冲动,经弓状纤维到运动前区皮质及运动皮质,产生运动的意念,控制肌肉、肌张力、感觉,完成有目的的运动。意念性失用,即意念中枢受损,不能产生运动意念,对复杂精细动作失去应有的正确观念,以致完成动作的逻辑顺序混乱。患者能完成一套动作中的一些分解动作,但不能连贯完成一整套动作。病灶部位常在左侧顶叶后部或缘上回及胼胝体。

评定可进行活动逻辑试验:如给患者茶叶、茶壶、暖水瓶和茶杯,让患者完成泡茶动作,若患者活动的逻辑顺序混乱,则为阳性。

(四)运动功能障碍评定

颅脑损伤可导致偏瘫、痉挛、共济失调、手足徐动等运动障碍,其评定方法与脑卒中所致运动障碍的评定相似,可参照相关章节。

(五)情绪障碍评定

颅脑损伤患者常见的情绪障碍有:淡漠无感情、易冲动、攻击性、情绪不稳定、焦虑、抑郁、呆傻等。其中以焦虑、抑郁多见,可分别用汉密尔顿焦虑量表(HAMA)、汉密尔顿抑郁量表(HAMD)进行评定。

(六)行为障碍评定

颅脑损伤患者常见的器质性行为障碍如表 23-10 所示,评定方法主要依据患者的临床症状。

表 23-10　颅脑损伤患者常见的器质性行为障碍

性质	表现
Ⅰ 正性	A 攻击
	B 冲动
	C 脱抑制
	D 幼稚
	E 反社会性
	F 持续动作
Ⅱ 负性	A 丧失自制力
	B 无积极性
	C 自动性
	D 迟缓
Ⅲ 症状性	A 抑郁
	B 类妄想狂
	C 强迫观念
	D 循环性情感(躁狂-抑郁气质)
	E 情绪不稳定
	F 癔病

(七)言语障碍评定

颅脑损伤患者常见的言语障碍有言语错乱、构音障碍、失语、命名障碍、言语失用、阅读困难、书写困难等。失语症评定:如汉语标准失语症检查、汉语失语成套测验等;构音障碍评定:如改良 Frenchay 构音障碍评定法、言语清晰度检查、发声功能测定等。

(八)日常生活活动能力评定

颅脑损伤患者由于存在运动、认知等功能障碍,可导致日常生活活动能力下降。此方面的评定可用 Barthel 指数(BI)或改良Barthel 指数(MBI),更推荐使用功能独立性评定(FIM),FIM 不仅评估躯体功能,同时对言语、认知及社会能力进行评定,更客观、更全面。

(九)其他功能障碍评定

部分颅脑损伤患者还存在吞咽障碍、脑神经损伤(如面神经、动眼神经、滑车神经、展神经、视神经等)、感觉障碍等,也需要进行相应的评定。

四、康复流程(图 23-1)

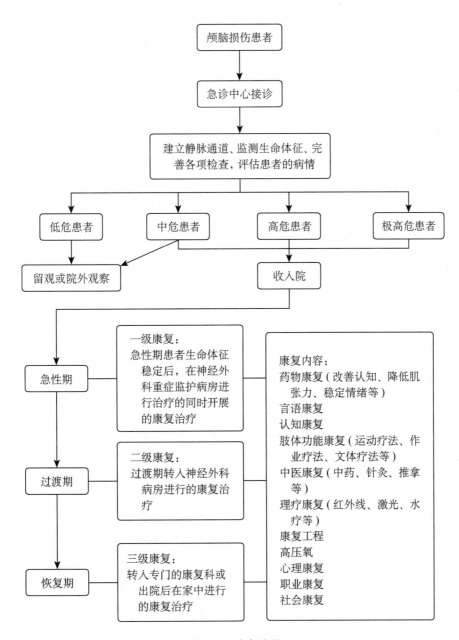

图 23-1　康复流程

五、现代康复

很多康复医生认为颅脑外伤患者和脑血管意外患者康复目标及训练方案是一样的，但脑外伤的病因主要为直接的意外，如交通意外、高处坠下、头部受重物撞击等。患者有一定的表症及特点与一般脑血管意外不同，因而康复治疗应依据脑外伤的特点为患者制订康复计划。

(一)颅脑损伤康复治疗目标

颅脑损伤的康复介入应及时，病情稳定的前提下即可开始康复治疗，避免并发症的发生。颅脑损伤的个体差异很大，功能的恢复取决于以下条件。

1. 患者昏迷或不清醒的时间越长，损伤越严重。

2. 严重的外伤会引起永久性损伤及功能障碍，恢复的时间也会相对更长。

3. 受伤程度相似，恢复时间亦可有差别。

4. 若患者只有运动功能障碍，会比伴有认知、情绪及行为障碍恢复得好。

颅脑损伤患者的康复目标是多方面的，但总的来说是要使其运动功能、感觉功能、日常生活自理能力、认知功能、言语交流功能和社会生活技能恢复到可能达到的最大限度。

(二)颅脑损伤康复治疗

1. 运动功能康复　颅脑损伤后的运动障碍多种多样，但一旦生命体征稳定、神志清醒，应尽早帮助患者进行深呼吸、肢体主动运动、床上活动和坐位、站位练习，循序渐进。现分述如下。

(1)偏瘫:治疗方法和注意事项与脑卒中引起的偏瘫相同，请参阅本书第22章。

(2)异常姿势:常是一些原始反射释放的结果，影响活动和护理，因此需要用神经生理学疗法中的反射抑制性运动模式进行处理(表23-11)。

表 23-11　异常反射的表现和纠正

表现	反射	处理
足严重跖屈、爪状趾、踝内翻	正支持反应:伸肌占优势	背屈趾，将足底的承重点转移回踝部，放入足托板，使足和趾保持背屈
头转向左或右	非对称性紧张性颈反射:颏朝向侧伸肌张力增加;颈向侧屈肌张力增加	使头和颈保持于中线
上肢屈肌严重痉挛，下肢伸肌严重痉挛	对称性紧张性颈反射:屈头时增加上肢屈肌张力和增加下肢伸肌张力;伸头时结果相反	使头后伸加以克服
仰卧时严重的伸肌痉挛和下肢内收	紧张性迷路反射;仰卧时伸肌占优势	尽量侧卧或仰卧时外展髋和屈膝
健侧用力时，病侧出现痉挛	联合反应:一侧用力时诱发另一侧痉挛加重	避免健侧过于用力和做抗阻活动

除上述外还可出现去皮质强直，表现为上肢屈曲、内收内旋，腕指屈曲，下肢伸直、内收内旋，足内翻;去大脑强直，表现为上肢伸直、内收内旋，腕指屈曲，下肢同去皮质强直。

(3)痉挛:痉挛的治疗首先要考虑其是否明显影响了患者的功能(如步行、日常生活能力)、是否导致肌肉畸形、是否导致护理困难以及其他不适等，如果没有就不需特殊处理。痉挛的治疗除全身的抗痉挛药物、局部的肉毒毒素注射外，还可根据情况考虑以下方法:

①去除加重痉挛的诱因:尿道感染、压疮、静脉血栓、各种疼痛、膀胱过度充盈、饥

饿、骨折、异位骨化、精神紧张（焦虑、抑郁、恐惧）、疲劳等各种不适因素，均可导致痉挛加重，应首先去除。

②良肢位摆放：抗痉挛体位，可以预防痉挛的加重。

③物理治疗：应用冰袋冷敷或将患肢放于冰水中25～30min，可减缓痉挛，持续最长达3～4h，此外热疗、超声治疗、水疗、振动治疗及冲击波治疗等均可降低痉挛（图23-2）。

④牵张训练：任何使痉挛肌受到持续牵张的活动或姿势均可使相应肌肉的肌张力降低，不过其效果短暂，有无累积效果尚难肯定。如坐位上肢采取Bobath伸展支撑姿势，可降低上肢屈肌肌张力，牵张跟腱可降低腓肠肌肌张力。牵拉可采取主动运动、被动运动、特定姿势及器具（图23-3）。

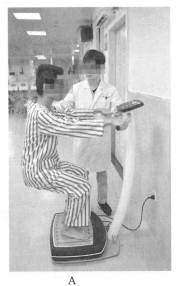
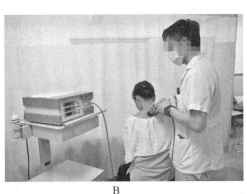

图23-2　物理治疗
A. Galileo交替振动训练仪；B. 德国STORZ冲击波治疗仪。

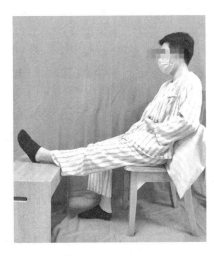

图23-3　坐位，牵拉腘绳肌

⑤主动运动：做痉挛肌的拮抗肌的主动运动，对痉挛肌有交替性抑制作用。

⑥痉挛肌电刺激：肌电生物反馈可减少痉挛肌的联合反应，训练抑制被动牵张时不需要的拮抗肌活动，改善步态及减少运动错误；经皮电刺激可减低肌痉挛，有报道显示对腓总神经的经皮电刺激可减轻小腿肌紧张，一次经皮电刺激的效果能维持数十分钟，甚至24h。也有报道显示功能性电刺激可降低偏瘫患者的肌痉挛程度，改善运动控制。

⑦中枢性电、磁刺激：脊髓电刺激可改变突触前抑制、牵张反射与抑制痉挛状态和改变H反射。重复经颅磁刺激（rTMS）低频刺激大脑初级运动皮质（M1）区也可降低痉挛。

⑧还可采用静态或动态夹板、连续石膏管型、支具和矫形器治疗。

（4）自发运动和控制运动困难：对于此类患者或上述症状经治疗后仍有运动控制困难的患者，可选用下列训练方法。

①俯卧位

目的：减弱仰卧位时出现的伸肌张力增高；促进肩屈和外展；促进对颈的控制；牵张髋屈肌并降低其张力；使患者能自发地屈伸膝关节。

活动：将体重从一肘向另一肘转移，以抑制肩伸和内收姿势以促进肩胛带肌，准备做俯到仰的翻身。治疗师对颈伸肌施加震颤或轻拍，或让患者注视放于不同位置和高度的物体，以增强对颈的控制。

②爬位

位置：患者爬在塑料圆筒上，如不用圆筒也能维持爬位，则不用圆筒。

目的：减轻上肢肩伸、内收、内旋，肘、腕屈曲的姿势；促进肩屈、外展，肘、腕伸展；促进肩胛带和骨盆带的稳定；促进保护和平衡反应。

活动：将体重从一侧上肢向另一侧上肢、从一侧下肢向另一侧下肢、从双上肢向双下肢和一侧上下肢向另一侧上下肢转移，以降低肘、腕屈肌张力，促进肘、腕伸肌和肩胛带、骨盆带的稳定；在滚筒上向前、向后滚动以促进自发的负重、促进保护和平衡反应；利用在俯卧位时，促进对颈的控制。

③跪位

位置：患者靠着一个塑料滚筒跪着，如不用滚筒也能维持跪位，则不用滚筒。

目的：促进头和躯干控制；抑制下肢整个屈、伸肌模式；促进在屈膝情况下的伸髋；在应激的情况下促进肩屈和外旋；促进保护和平衡反应。

活动：将体重从一侧髋向另一侧转移，以促进髋稳定和平衡反应；用轻拍方法促进背、髋伸肌和髋外展肌；上肢抓起放在滚筒上方

的物体并活动，以鼓励应用上肢时的身体平衡。

④坐位

位置：患者坐在治疗床边，双足放在地板上，如足达不到地板可垫木块。当坐稳且姿势良好后，改坐在气垫上。

目的：促进头和躯干稳定；抑制下肢总的屈、伸肌模式；促进保护和平衡反应；通过支撑促进上肢伸展。

活动：轻拍患者背和躯干侧面的伸肌以促进头直立和垂直以及对躯干的控制；先在辅助下让患者将躯干向前后、左右运动和旋转以改善保护和平衡反应以及从侧卧到坐起的能力，上肢支撑在床上负重，以促进上肢的伸肌；交替地提腿、伸膝和拍踏两足，以促进往复运动和肢体活动的节拍，以准备坐轮椅或步行。

⑤站位

位置：患者借助支持物（站立台）站着，如能站则不用支持物。

目的：促进保护和平衡反应；促进头、躯干和下肢的控制以备行走。

活动：站在站立台上以促进躯干的控制和促进下肢负重；当一下肢有骨折或严重缩短时特别需要这种活动；将体重从一侧下肢向另一下肢转移、向前和后转移；或用关节压缩法，通过骨盆向下压缩以促进关节稳定；在体重转移时给予反馈以鼓励松弛或激活所需的肌肉；体重转移时使骨盆前挺和后退，以促进步态所需的骨盆旋转；在不移动下肢的情况下旋转躯干，以促进以后自发的旋转，辅助直立位时的功能活动，同时减轻由于缺乏躯干旋转而出现的机器人样活动；在平衡摇板上从一侧向另一侧摇动，或一足在前一足在后地摇动，以促进快速的屈、伸膝和步行所需的平衡反应。

2. 认知功能康复　外伤后颅脑损伤，其性质是由弥漫性和多病灶性损害形成的，故患者的认知损害类型有很大的变异性，取决

于局灶白质和灰质的损害严重性、类型、部位等。认知功能严重影响患者运动功能及日常生活能力的恢复,限制患者的社会交流,因此要重视认知功能损害的早期康复治疗。

依据障碍程度的不同而采用不同的治疗原则。

早期:对患者进行躯体感觉方面的刺激,提高其觉醒能力,使能认出环境中的人和物。

中期:集中在减少患者的失定向和言语错乱,进行记忆、注意、思维的训练,训练组织(分类、排列顺序、补缺填空)和学习能力。

后期:增强患者在各种环境中的独立和适应,提高在中期训练中各种功能的技巧,并推广到日常生活中去。

(1)失认症的康复训练

1)单侧忽略

①环境改变:治疗师及家属在与患者交谈及做治疗时,尽可能站在患者忽略侧,将患者急需要的物体故意放在其忽略侧,促使他注意。

②阅读训练:阅读时为避免读漏,可在忽略侧的极端放上颜色鲜艳的规尺,或让患者用手摸着书的边缘,用手指沿行间移动,以利于引起患者的注意及使视线随手指移动。

③加强患侧感觉输入:治疗师及患者利用口语、视觉(忽略侧用鲜艳的物体)、冷热刺激、拍打、按摩等感觉输入,使患者注意到患侧的存在。

④躯干旋转及双手十字交叉活动(图23-4):利用躯干向忽略侧旋转,向健侧翻身,鼓励患者用患侧上肢或下肢向前探,让患者做十字交叉活动及双手对称活动,以提醒患者意识到忽略侧的存在。

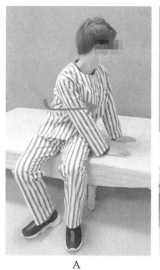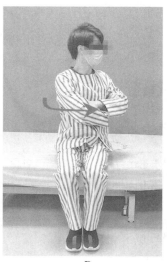

A   B

图 23-4 躯干旋转及双手十字交叉

A. 坐位下脊柱旋转牵拉;B. 坐位下手臂交叉做脊柱旋转牵拉。

2)疾病失认(anosognosia):治疗很困难,重要的是要经常提醒患者及做好监护工作,一般于病后3~6个月可自愈。

3)Gerstmann综合征

①左右失认:治疗时经常提供左右方向的暗示,以帮助患者辨认在他左或右方的物体。

②手指失认:予患者手指以触觉刺激,同时呼出该手指的名称。

③失读:让患者看图识字、读短句、短文,给予暗示或提醒;玩扑克、掷骰子可以训练患者数目知觉,有利于治疗数目失读。

④失写:帮助患者书写字、词及短句,并解释其意义。

(2)失用症的康复训练

1)结构性失用:让患者临摹平面图或用积木排列立体构造的图,由易到难,可以给予暗示和提醒。

2)穿衣失用:治疗师一步一步用言语指示,并给患者示范,然后在衣服的不同位置做出标记,以引起患者的注意。

(3)注意及记忆障碍的康复训练

1)删除作业:在白纸写排列数字、拼音或图形,让患者用笔删去指定的汉字、拼音或图形,反复训练无误差,可通过增加行数或词组进行训练。

2)运用环境能影响行为的概念

①日复一日地保持恒定重复的常规和环境。

②提供适量的外界信息,每次提供少的信息比多的效果好,重复次数多好,多个信息之间的间隔长些好。

3)内和外的记忆辅助方法,如语言记忆差就改用视意向方法记忆、首词记忆法、编故事法。

(4)思维障碍的康复训练

1)分类训练:给患者一张上面有30项物品名称的单子,分成3类物品——食品、家具、衣服,让其进行分类,然后可对各类物品进一步分类。

2)问题状况的处理:如丢钱包怎么办?在新城市中迷了路怎么办?如何刷牙?

3)指出报纸中的消息,提问报纸中各类信息,让患者回答。

4)作预算,让患者假设每月开支账目(6个月或1年),找出某月基本项开支最大及计算各项开支每年的总消耗数等。

3. 行为障碍 社会心理问题是颅脑外伤患者长期残疾的最主要原因,而且也是家庭压力、关系失败和职业残障的最主要原因。颅脑外伤患者的行为障碍是多种多样的,在患者清醒并进入正式康复阶段,患者可能出现的行为障碍见表23-12。

表 23-12 颅脑外伤患者可能出现的行为障碍

分类	正性	负性	症状性
表现	攻击	丧失自知力	抑郁
	冲动	无积极性	类妄想狂
	脱抑制	无自主性	强迫观念
	幼稚	迟缓	循环性情感(躁动-抑郁气质)
	反社会性	情绪不稳定	
	持续动作	癔病	

对这些行为异常的治疗,目的是设法消除他们的不正常的、不为社会所接受的行为,促进他们的亲社会行为。行为治疗具体到清除颅脑外伤患者的不正常行为时,建议遵从下列的步骤:①对所有恰当的行为进行奖励;②拒绝奖励目前仍在继续的不恰当行为;③在每次不恰当行为发生后的一个短时间内,杜绝一切奖励性刺激;④在不恰当行为发生后应用预先声明的惩罚;⑤在极严重或顽固的不良行为发生之后,给患者以他厌恶的刺激。

4. 昏迷、最小意识状态、植物状态的康复 由于缺乏改变植物状态预后的明确治疗方法,昏迷与无意识患者的主要康复目标是充分稳定病情,通过监测客观地明确患者当前的感觉和认知能力。保持呼吸道通畅以及皮肤完整;防止感染;肌张力过高和挛缩的预防和治疗;预防和控制高热、癫痫发作等;保证充足的营养;防治并发症。通过预防严重畸形发展,使恢复的患者能节约大量时间和金钱。

(1)良肢位摆放,保持良好的抗痉挛体位。①让患者处于感觉舒适、对抗痉挛模式、防止挛缩的体位。患侧上肢保持肩胛骨向前、肩前伸、肘伸展,下肢保持髋、膝微屈、踝中立位。②头的位置不宜过低,以利于颅内静脉回流。③要定时翻身、变化体位,预防压疮、肿胀和挛缩。④可使用气垫床、充气垫圈。预防压疮的发生。每日至少一次全身热水擦身,大小便后用热毛巾擦洗干净。

(2)关节被动活动:被动关节活动范围练习,对易于缩短的肌群和软组织进行伸展练习,保持关节、软组织和肌肉的柔韧性,维持关节活动范围,可预防或松弛关节痉挛。

(3)感觉刺激:目的在促进觉醒和诱发运动。治疗的刺激应是有控制的、形式多样的,刺激和静止是平衡的。感觉刺激主要有以下几方面效应:①在神经学上有恢复感觉剥夺效应;②在行为及神经系统结构与功能上有丰富环境效应;③神经可塑性;④在神经发育感觉周期间有环境输出效应。上述效应,在理论上支持感觉刺激有刺激网状结构活动系统的作用,从而促进觉醒。目前常用的感觉刺激有以下几种方法。

1)音乐刺激:选择患者比较熟悉、喜爱的音乐,调节适当的音量,让患者听音乐,并通过患者的面部表情或脉搏、呼吸、睁眼等变化观察其对音乐的反应。

2)语言刺激:患者亲近的人通过呼唤、讲话及护理同时配合语言命令。

3)视觉刺激:用家属或朋友的照片给患者看,要在全部视野范围内进行系统刺激,产生视野不同部位的不同反应。

4)光电刺激:通过不断变幻的彩光刺激视网膜、大脑皮质,每日2次,每次1h。

5)味觉刺激:用棉签蘸上调味汁涂搽患者的唇、舌,或者用带有调味的冰块、棒冰放在患者口腔内。注意有吞咽障碍的患者不宜应用。

6)嗅觉刺激:把对患者无害、有刺激性气味的物品(如患者平时喜欢的香水或咖啡,也可以用芥末等)放在患者鼻子前随呼吸吸入,每次10~15s。

7)触觉刺激:通过给患者翻身、洗澡、穿衣服等,也可用按摩法接触患者身体各个部位,甚至用患者自己的手触及身体。如把毛巾放在患者手上,指导或帮助患者洗脸。

8)电磁刺激:包括脊髓电刺激、深部脑电刺激、经颅磁刺激、经颅电刺激、周围神经刺激(包括正中神经电刺激、迷走神经电刺激)等。

尽管目前国内外对长期昏迷的治疗方法较多,但目前还没有发现可明显加速患者恢复感知能力的特异性治疗方案。所以,对长期昏迷患者单纯依靠一种治疗是不够的,应尽早积极实施综合治疗方能收到满意的效果。

六、中医康复

颅脑损伤,归属于中医的"头痛""头部内伤""骨折"等范畴。病位在脑,与心、肺、肝、脾、肾关系密切。病理因素以血瘀贯穿始终,兼见气机紊乱、津液代谢障碍等,经云"若有所堕坠,恶血留内"是也。

病由跌仆损伤,其脉络破裂,血液流出脉外,留于局部,形成瘀血;脉络瘀阻,气血运行不畅,则髓海失养。脑为髓海,但与心、肝、脾、胃等脏腑有密切关系。头部外伤后,髓海脉络受损而瘀血内生,以致闭塞清窍,影响脾胃气机升降。如日久不愈,不仅瘀血阻络,而且易致痰浊内生、痰瘀互结,使得病邪更痼,导致血脉不畅,失于营血荣养而呈现正虚之象。因此,在辨证时应根据患者的具体病情,分清标实、本虚的侧重。

（一）中药辨证论治

1. 瘀阻脑络证

证候：伤后头痛，痛处固定，痛如锥刺，或神识不清，伴头部青紫、瘀肿，心烦不寐。舌质紫暗有瘀点，脉弦涩。

治法：祛瘀生新，通窍活络。

方药：通窍活血汤加减。赤芍、川芎、桃仁、红花、当归、丹参、牛膝、玄参等。

2. 痰浊上蒙证

证候：头痛头晕，头重如裹，呆钝健忘，胸脘痞闷，或神识不清，或时作癫痫。舌胖，苔白腻或黄腻，脉濡滑。

治法：健脾燥湿，化痰降逆。

方药：半夏白术天麻汤加减。半夏、天麻、白术、茯苓、橘红、甘草、生姜、大枣等。

3. 肝阳上扰证

证候：眩晕头痛，耳鸣耳聋，每因烦躁、恼怒而加重，面色潮红，少寐多梦，泛泛欲吐，口干苦，小便黄赤。苔黄，脉弦数。

治法：镇肝息风，滋阴潜阳。

方药：天麻钩藤饮加减。天麻、钩藤、生石决明、川牛膝、黄芩、山栀子、夏枯草等。

4. 心脾两虚证

证候：伤后眩晕，神疲倦怠，怔忡惊悸，心神不安，或昏聩，面色萎黄，唇甲无华。舌淡，脉细弱。

治法：健脾养心，调畅气机。

方药：归脾汤加减。白术、茯神、黄芪、龙眼肉、酸枣仁、人参、木香、炙甘草等。

5. 肾精不足证

证候：眩晕健忘，耳聋耳鸣，视物模糊，神疲乏力，腰膝酸软，或昏迷不醒，或发脱齿摇，或失语，或肢体痿软不用。舌淡或红，脉沉细。

治法：补益肾精，充养脑髓。

方药：大补阴丸加减。熟地黄、龟板、猪脊髓、黄柏、知母等。

6. 痰热内阻证

证候：头痛，肢体拘挛，甚至神昏，发热咳嗽，胸膈满闷，咯黄稠痰或痰中带血，甚则呼吸迫促，胸胁作痛。舌红，苔黄腻，脉滑数等。

治法：清热化痰，通络止痛。

方药：黄连温胆汤加减。川连、竹茹、枳实、法夏、橘红、甘草、生姜、茯苓等。

（二）针灸治疗

根据临床实际情况可选用以下一种或多种治疗方法。

1. 体针针刺

主穴：水沟、内关、三阴交、百会、厉兑。

配穴：曲池、外关、环跳、阳陵泉、足三里、涌泉、解溪。

随症加减：意识障碍实证者加十二井穴（点刺出血），虚证者加关元、气海、神阙；呛咳、吞咽障碍者加风池、翳风、完骨；语言不利者加上廉泉、金津、玉液；手指握固者加合谷；足内翻者加丘墟透照海；尿失禁、尿潴留者加关元、中极、曲骨；睡眠倒错者加上星、四神聪、三阴交、神门。

操作方法：水沟穴向鼻中隔方向斜刺入0.5寸，强刺激手法，以眼球湿润为度；内关直刺1～1.5寸；三阴交穴向胫骨后缘斜刺入1～1.5寸；百会穴向前沿头皮刺0.5～1寸；厉兑穴直刺0.5寸。

2. 醒脑开窍针刺法 醒脑开窍针刺法行针施术以"泻"为主，选穴以阴经和督脉穴为主，主穴取内关、水沟、三阴交，辅穴：极泉、委中、尺泽，配穴：吞咽困难加风池、翳风、完骨，手指握固加合谷，语言不利加廉泉、金津、玉液放血等，应用于颅脑损伤意识障碍和后遗症期，均取得良好的效果。

3. 针刺促醒 昏迷是重型颅脑损伤的主要临床表现，通过治疗，少部分患者可在1个月内逐渐恢复苏醒，一般大多数在1～3个月内苏醒，但仍少部分患者处于长期昏迷甚至植物生存状态。因此，促醒治疗也是重型颅脑损伤治疗的重要组成部分。

取穴以醒脑开窍法取穴为主穴，配合常规针刺取穴为辅穴。将攒竹、内关、合谷、涌泉穴分别连接 G-6805 电针仪,频率 8～13Hz,疏密波,调整刺激强度,由小变大,瞬间到达最大,停顿 1～3s,然后将强度变小,重复 5～10 次后,将刺激强度调整为"以局部可见肌肉随脉冲频率跳动"为度,再刺激 30min。

可同时配合感官输入性刺激治疗:如①视觉刺激:在其视野范围内给患者强弱交替,色彩变化,位置变化的视觉刺激。②听觉刺激:与患者进行情感沟通,如呼唤名字或多进行鼓励;播放患者平时最喜爱的音乐、电视或轻松的广播节目等。

4. 头皮针

选穴:额中线、顶中线、顶颞前斜线、顶颞后斜线。

操作方法:暴露头皮后,针尖刺入至头皮下或帽状腱膜下层。可依病情需要进行快速捻转手法或提插手法。注意头部有外伤者暂不选用该疗法或避开局部伤口进行。

5. 耳针

选穴:心、脑干、神门、皮质下、交感、耳尖。

随症加减穴:手足麻痹、强直者,加用中枢、脾;左侧手足不便者,加肺、大肠;右侧手足不便者,加脾;痰多者,加气管、内分泌、耳背脾;头晕头痛者,加晕点、垂前。

操作方法:毫针针刺,或用耳穴压籽法,并嘱患者或家属按压,每日按压 3～4 次,每次 15min 左右,至耳郭有胀痛感为度。

6. 梅花针叩刺

(1)头部

取穴:顶颞前斜线、顶颞后斜线、顶中线。

操作方法:先用 2% 碘伏棉球消毒穴位的头皮,1min 后再用 75% 乙醇棉球脱碘,在顶颞前斜线、顶中线、顶颞后斜线、曲鬓穴和悬厘穴连线,四线围定区域内叩刺,频率一般每分钟 70～100 次,轻叩 2～3 遍。根据患者体质、年龄选择叩刺强度,以微微出血为宜。

注意事项:头部有外伤者暂不选用该疗法或避开局部伤口进行。

(2)督脉及膀胱经

取穴:项背腰骶部督脉、夹脊穴、双侧膀胱经。

操作方法:常规消毒后使用梅花针沿项背腰骶部督脉、夹脊穴、双侧膀胱经依次由上到下叩刺,要求用腕力,落针要稳准,针尖与皮肤呈垂直接触,提针要快,发出短促清脆的"哒"声,频率一般每分钟 70～100 次。夹脊穴、督脉穴及膀胱经每穴叩刺 2～3 下,连续叩击 3～5 遍,以隐隐出血为度,再用消毒干棉球擦干血液。

7. 埋线疗法 使用医用羊肠线或其他可吸收线体埋入相应穴位区域,通过针具和药线在穴位内产生的生物物理作用和生物化学变化,持久、柔和地刺激穴位,达到疏通经络气血以治疗疾病的一种方法。以俞募配穴为主,根据患者具体情况,酌情加减,视患者对线体的吸收情况,7～10d 埋线 1 次。

8. 隔药盐灸法 颅脑损伤初期神志不清者可选择 1 号醒脑开窍方为主方,后根据患者病情变化酌情调整。

(三)推拿

推拿治疗具有疏通经脉、调和气血、促进功能恢复的作用,操作时注意避免对痉挛肌肉群的强刺激。主要应用擦、点、按、揉、拿、捏、摇、运等方法活动每个关节。

1. 头部操作 取穴及部位:印堂、神庭、百会、四神聪、运动区。主要手法:推法、按法、拿法、擦法。

2. 四肢部 上肢从大椎穴至手指方向,揉、擦、捏、拿主要伸肌和屈肌及重要穴位,重点刺激极泉、曲池、手三里、外关、合谷等;下肢从腰部至足趾采用按、点、揉重要穴位,如冲门、血海、足三里、三阴交、太冲、解溪等。

3. 项背部 患者俯卧,沿脊柱两侧,用掌根揉法、擦法由上至下,重点在厥阴俞、膏肓、心俞、肝俞、肾俞等穴。其后用大鱼际揉法沿督脉从大椎揉至尾骨末端,偏阴虚者自上至下,偏阳虚者自下而上。

(四)其他

1. **穴位注射** 一般选择患侧肌肉丰满的部位进行穴位注射,每次取 1～2 穴为宜,交替选穴,每日或隔日 1 次,10 次为 1 疗程。用药可据窍闭神昏、气虚、血虚分别选用麝香注射液、黄芪注射液、当归注射液。

2. **穴位贴敷** 多以俞募配穴为主,可随证加减,每次取 10 穴左右。A、B 两组穴交替使用,A:肝俞、肾俞、期门、章门、天枢、大横、太溪;B:心俞、中脘、下脘、气海、关元、内关、涌泉。一般贴敷 1h 后取下,若患者皮肤敏感,适当缩短贴敷时间。

3. **放血疗法** 对于颅脑损伤伴意识障碍者,可选择刺十二井穴、十宣放血。肢体功能障碍,可刺十宣;肢体感觉障碍可配合梅花针循经叩刺。认知障碍可配合耳尖放血。金津、玉液放血主治失语、构音障碍、吞咽障碍,如疗效欠佳,可加软腭点刺放血。

4. **中药熏洗** 针对恢复期病情稳定伴肢体关节疼痛、麻痹、痿软无力、挛缩、活动不利者,以威灵仙、宽筋藤、乳香、没药、细辛、桂枝等为基本方,进行随证加减。

5. **中药热熨** 针对肢体关节筋肉的疼痛、肿胀、麻木、瘫痪、挛缩和僵硬等病变,选用羌活、宽筋藤、透骨草、姜黄、秦艽、桂枝、川椒、艾叶、麻黄、川芎等药,将药物碾成粗末搅拌加粗盐,置入锅内翻炒。将药熨袋放在患处或相应的穴位上用力来回推熨。

七、研究进展

近年来,神经外科领域发展迅猛,大大提高了颅脑损伤患者的术后存活率,患者及家属对于伤后远期的功能恢复需求也随之增加。但对于颅脑损伤患者而言,康复治疗是一个漫长的过程,需要长期坚持,树立信心。

现代康复理念认为,颅脑损伤的康复治疗应分为两个阶段。第一阶段为早期预防性的康复治疗,这一过程贯穿始终,包括有效的现场救治、手术治疗、合理用药,以及综合康复治疗以防治各种并发症,最大限度地减轻脑的继发性损害。第二阶段的康复治疗主要是针对后期的各种并发症与后遗症,包括物理因子治疗、高压氧疗、针灸、中药治疗、功能训练、言语障碍训练、心理疗法等,同时可应用各种促神经细胞功能恢复药物。

高压氧在颅脑损伤的救治和防治后遗症方面有显著的疗效,可以有效减轻脑水肿、防治继发性脑损害和促进神经组织修复。其治疗机制主要是通过提高患者的血氧张力,增加血液中氧的含量,提高血氧弥散及增加有效弥散距离,从而明显改善脑缺血缺氧,促进毛细血管再生和侧支循环的形成,加速病灶清除和组织修复,起到减轻脑水肿,促进苏醒和脑神经功能恢复的作用。

多数学者认为早期行高压氧治疗对颅脑损伤的恢复有明显效果,在伤后 2～3d 内开始高压氧治疗较为合适。但临床上,大多数颅脑损伤患者病情较重,在高压氧舱内完成治疗存在较大风险,所以建议在病情稳定后再行高压氧治疗。

目前,伤后早期即开始进行康复治疗已成为颅脑损伤治疗体系的重要组成部分。伤后生命体征平稳,颅内压持续 24h 维持在 2.7kPa 以内即可行综合康复治疗。对具体患者应当制定个体化康复治疗方案。降低并发症发生率,减轻患者运动功能障碍,提高生存质量,使之回归家庭,重返社会。

八、注意事项

1. 颅脑损伤的康复,强调早期介入。在生命体征稳定的情况下,开始进行康复治疗,并注意刺激量不宜过强,密切观察患者反应及病情变化。

2. 以下情况需要首先进行临床处理(包括手术治疗),属于颅脑损伤康复治疗禁忌证:开放性颅脑损伤、意识障碍加重、生命体征不稳定、神经系统症状体征进展,颅内血肿进行性扩大、弥漫性脑肿胀、颅内压明显升高、脑疝、高热、癫痫发作等。

3. 康复治疗应贯穿于颅脑损伤患者治疗的全过程,做到全面康复、循序渐进。

九、临床康复病例分析

案例　叶某,男,29 岁,因"重型颅脑损伤术后 4 天"于 2020 年 1 月 8 日入院。

病史　患者家属诉患者 4d 前不慎从 2m 左右高处坠落并致伤头部,当即出现神志昏迷,急诊送至当地医院,行头颅 CT 见:①右侧颞部硬膜外血肿;左侧颞叶脑挫伤;蛛网膜下腔出血;②右侧颞骨、蝶骨、颧弓骨折;③右侧颞顶部头皮血肿。急诊行右侧颞部硬膜外血肿清除术＋去骨瓣减压术,为进一步治疗就诊我院,门诊以"重型颅脑损伤术后"收入。

查体　神志昏迷,气管切开,不能睁眼,生命体征相对平稳,被动体位,体查不能合作,GCS 评分 4T 分,右侧瞳孔直径 5.0mm,对光反射迟钝;左侧瞳孔直径约 2.5mm,对光反射灵敏,双侧鼻唇沟对称,颈稍硬,右侧肢体刺痛定位,左侧肢体刺痛轻微肢曲,感觉不可测,肌张力基本正常,生理反射存在,左侧巴宾斯基征(＋),脑膜刺激征(＋)。舌质紫暗有瘀点,脉弦涩。

辅助检查　外院头颅 CT:①右侧颞部硬膜外血肿;左侧颞叶脑挫伤;蛛网膜下腔出血;②右侧颞骨、蝶骨、颧弓骨折;③右侧颞顶部头皮血肿。

西医诊断

1. 重型颅脑损伤术后:①右侧颞部硬膜外血肿清除术后;②右侧额颞顶部去骨瓣减压术后;③双侧额颞叶、右侧顶枕叶、基底节区、小脑半球、胼胝体及中脑多发脑挫裂伤及轴索损伤;④蛛网膜下腔出血;⑤右侧蝶骨及颧弓骨折;⑥右侧颞顶部头皮血肿。

2. 气管造口状态并肺部感染。

3. 全身多处擦伤。

中医诊断　头部内伤(瘀阻脑络证)。

诊疗经过　患者入我院神经外科后,经主任医师查房,确定患者重型颅脑损伤术后第五天,目前颅内病情稍平稳,复查 CT 显示脑水肿仍相对明显,右侧骨窗压力仍偏高,嘱继续监测生命体征、加大脑水肿脱水治疗、及时补液、改善循环及床旁重症早期康复治疗。

首次康复评估(2020 年 1 月 9 日)

1. 意识及运动功能评估

(1)格拉斯哥昏迷量表评分(GCS):E4VTM4(左眼能自动睁眼、刺痛能收缩肢体)。

(2)持续性植物状态量表评分(PVS):4/20 分(最小意识状态);刺激可定位躲避(右侧肢体刺痛定位,左侧肢体刺痛微屈)、眼前飞物,有警觉或追踪、声音刺激能睁眼、无吞咽功能、无情感反应。

(3)意识恢复量表评分(CRS-R):5/23 分;无听觉反应、对威胁有眨眼反应、疼痛致肢体回缩、无言语反应、无交流、呼唤能睁眼。

(4)改良 Ashworth 肌张力分级:双侧肢体肌张力增高,1⁺级。

(5)被动关节活动度:未见明显异常。

(6)其他:留置气管套管、胃管、尿管,便秘,痰多,有时可自主咳出,痰中带血。右手可拔管,左侧肢体未见明显自主运动。

2. 吞咽功能评估结果

(1)口腔器官功能检查:下颌关节被动张开幅度微小,持续张口 0.3cm,咀嚼肌功能、颊肌功能未能检测,口腔大量唾液,WHO 黏膜反应 0 级,TDS 流涎 3 级;舌体肥大,舌肌肌力无法检测,舌运动无法评估;软腭上抬未能检测,未见鼻腔逆流。

(2)反射:双侧咽反射消失;呕吐反射缺失;吞咽反射减弱,咳嗽反射减弱,咳嗽反应时间推迟;清嗓动作缺失;吞咽启动延迟大于 3s。

(3)吞咽功能评估

①反复唾液吞咽试验(RSST):3 次/30s。

②喉上抬 0.5cm。

③饮水试验:未能检测。

④染料试验:阳性。

（4）颈部听诊：咽部湿啰音，呼吸喘鸣音及液体振动音。

（5）摄食-吞咽过程：未能检测。

（6）量表评估

①吞咽困难简易筛查表：12A4B1C，结果有 12 个选项为 A，4 个 B，提示有误吸风险，建议进一步仪器检查。

②标准吞咽功能评定量表（SSA）：44分，吞咽功能差。

③GUSS 误吸风险评估：2 分，严重吞咽困难，有较高吸入性肺炎的风险。

（7）功能分级

①摄食-吞咽功能等级：1 级，重度误咽严重，吞咽困难或无法进行，只适合基础性吞咽训练。

②吞咽困难程度评级：1 级（唾液误咽），包括唾液的所有食物、水误咽，呼吸状态欠佳或无吞咽反射。

③吞咽功能性交流测试评分（FCM）：1级，所有的营养品和水不能经口摄入。

④功能性经口摄食分级（FOIS）：1 级，不能经口进食。

3. 呼吸功能评估结果

（1）基本情况：意识障碍，气管切开，气囊充实，留置鼻饲，口腔轻微臭味，近期反复发热，有吸烟史。

（2）呼吸情况：呼吸频率 23/min，血氧饱和度 92%，腹式呼吸，呼吸稍急促，胸廓活动不足，辅助呼吸肌紧张；痰液分度 2 度，痰液大量，咳嗽能力＋级，咳嗽反射减弱，能经气管套管咳出少量分泌物。肺部感染，CT 示双肺下叶坠积性炎症；手指试堵试验失败；气囊放气不耐受。

存在问题

1. 患者处于最小意识状态，四肢运动障碍、肌张力升高。

2. 张口吞咽模式，存在唾液误吸，吞咽功能较差，暂不宜经口进食饮水。

3. 呼吸肌力量不足，气道廓清障碍，试封管试验失败。

近期治疗目标

1. 改善意识，维持四肢各关节被动活动度，预防并发症。

2. 提高吞咽肌群力量，改善吞咽功能，提高喉上抬的幅度。

3. 提高气道清洁能力，控制肺部感染，提升呼吸功能，拔除气切套管。

康复治疗方案

（一）第一阶段：早期介入与预防

1. 康复宣教

（1）体位管理。指导家属：①逐渐摇高床头坐起进行体位适应性训练；②每 2 小时翻身一遍；③摇高床头 30°喂食。

（2）良肢位摆放：指导家属进行仰卧位、左右侧卧位、坐位时的良肢位摆放。

（3）口腔管理：负压冲洗式刷牙，每天≥2次；一旦发现口腔内有唾液残留或流涎，立即清除口腔内分泌物；保持头向左/右侧卧位，使过多的唾液流出；禁止经口进食。

（4）气道管理：保持气囊充实，固定好气管套管；每天清洗消毒气道口周围皮肤≥2次；湿化 2h 1 次，佩戴人工鼻并消毒清洗每日 2 次；机械辅助排痰，频率 6Hz，每次 20min，每天 2 次；餐前、睡觉前、发现有痰液潴留，立即负压吸引排出痰液。

2. 四肢及躯干关节被动运动

（1）上肢关节被动运动。

（2）下肢关节被动运动。

（3）颈部、躯干关节活动（图 23-5）。

3. 吞咽治疗

（1）VitalStim 吞咽电刺激。部位：甲状软骨上切迹上方，刺激下颌舌骨肌、二腹肌、甲状舌骨肌；每次 30min，每日 1 次，8mA。

（2）口腔感觉训练：冰勺刺激唇颊区、舌根部、软腭等；味觉刺激舌味蕾区域；口面部振动刺激：改良的振动棒刷擦口腔内壁、舌部以及面颊部。

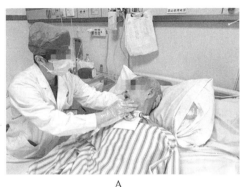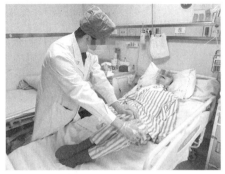

A　　　　　　　　　　　　　B

图 23-5　四肢及躯干关节被动运动

A. 颈部关节被动活动；B. 下肢关节被动运动。

（3）K 点刺激促进张口和诱发吞咽反射。

（4）喉部被动上抬运动训练：诱发吞咽反射后，使用被动 Mendelsohn 吞咽法辅助患者增加喉上抬幅度。

（5）舌肌康复训练器（吸舌器）牵拉放松舌肌。

4. 呼吸康复治疗

（1）呼吸训练。

（2）呼吸控制训练。

（3）气道廓清技术：体位引流、胸壁震荡排痰等。

（4）神经生理异化技术。

（5）膈肌起搏电刺激。

（6）试封管训练。

5. 物理因子治疗　功能性电刺激，选取左侧肩胛提肌、三角肌外侧、肱三头肌、桡侧腕伸肌、股四头肌、胫前肌，每日 2 次，每次 20min。

6. 中医康复治疗

（1）针灸治疗：以醒脑开窍针刺法为主，取：内关、水沟、三阴交、极泉、委中、尺泽、风池、翳风、完骨。

（2）穴位贴敷：以俞募配穴为主，取：肺俞、心俞、肝俞、肾俞、气海、关元、劳宫、涌泉。每日 1 次，每次贴敷 1h。

第一阶段总结

经 10d 短期综合治疗，患者病情平稳，对早期康复治疗耐受情况良好，意识改善、肌张力缓解、吞咽及呼吸功能均有不同程度的改善（具体情况见下"治疗前后康复评定对比"）。家属也学会了正确的早期护理方法，患者近期无关节活动受限、发热、压疮等并发症发生。下一步继续目前治疗方案，同时加大治疗强度。

（二）第二阶段：植物状态促醒康复

1. 四肢关节被动运动，关节感觉刺激、疼痛刺激。

2. 电动起立训练。

3. 吞咽治疗：①VitalStim 吞咽电刺激；②口颜面被动按摩；③下颌关节被动运动训练；④喉部辅助上抬运动训练；⑤舌肌被动前伸运动；⑥咳嗽咳痰训练。

4. 呼吸康复治疗：呼吸训练、辅助咳嗽技术、运动训练、试封管训练。

5. 物理因子治疗：功能性电刺激同前。

6. 神经调控治疗：左背外侧前额叶经颅磁刺激，参数：5Hz、100% RMT、1500 脉冲。

7. 情景促醒治疗：通过患者本人和亲属的声音、图片、视频，以及自然环境的影音资料、灯光、音乐等形式，开展丰富环境的情景刺激。

8. 中医康复治疗

(1)针灸促醒:取水沟、风池、极泉、尺泽、内关、合谷、三阴交、涌泉等穴。将水沟-风池、内关-合谷、三阴交-涌泉穴分别连接 G-6805 电针仪,针灸双侧取穴,电针取一侧穴位,交替进行,频率 8～13Hz,疏密波,调整刺激强度,由小变大,瞬间到达最大,停顿 1～3s,然后将强度变小,重复 5～10 次后,将刺激强度调整为"以局部可见肌肉随脉冲频率跳动"为度,再刺激 30min。可同时配合情景促醒治疗。

(2)穴位贴敷:同上。

(3)埋线治疗:取肺俞、心俞、肝俞、肾俞、环跳、曲池、手三里、关元、风市、血海、足三里、条口、悬钟等穴,使用可吸收线体埋入上述穴位,视患者吸收情况,7～10d 行一次埋线治疗。

(4)放血治疗:取十宣和金津、玉液行放血治疗,每周 1 次。

治疗前后康复评定对比

1. 意识及运动功能评估对比　见表 23-13。

2. 吞咽功能评估对比　见表 23-14。

3. 呼吸功能评估对比

(2020-01-19)金属气切套管,呼吸频率 15/min,血氧饱和度 97％,胸腹式呼吸,呼吸平顺,胸廓活动增强;痰液分度 1 度,痰液少量,咳嗽能力＋＋级,能经口咳出部分分泌物。肺部感染,CT 示双肺下叶坠积性炎症较前吸收。

表 23-13　意识及运动功能评估对比

项目	初期评估(2020-01-09)	中期评估(2020-01-17)	末期评估(2020-02-24)
格拉斯哥昏迷量表评分(GCS)	E4VTM4;(左眼能自动睁眼、刺痛能收缩肢体)	E4VTM5;(左眼能自动睁眼、刺痛能定位)	E4VTM6;(左眼能自动睁眼、执行指令)
持续性植物状态量表评分(PVS)	4/20 分;刺激可收缩、偶有眼球运动,不能执行指令、无言语反应、无情感反应	3/20 分(最小意识状态);可简单摆弄物体;偶可注视;不能执行指令;无言语反应、无情感反应	19/20(脱离植物状态)能完成复杂运动、辨识物体、能进普食、正常情感反应
意识恢复量表评分(CRS-R)	5/23 分;无听觉反应、对威胁有眨眼反应、疼痛致肢体回缩、无言语反应、无交流、呼唤能睁眼	8/23 分(最小意识状态);无听觉反应、对威胁有眨眼反应、自主性运动反应、无言语反应、无交流、呼唤能睁眼	21/23(脱离植物状态)能执行指令、识别物体和使用物体、可发声但不能完全理解,能主动注视
改良 Ashworth 肌张力分级	双侧肢体肌张力增高,1＋级	左侧肢体 2 级,右侧肢体 1 级	左侧肢体 1 级,右侧正常
被动关节活动度	未见明显异常	未见明显异常	未见明显异常
其他	留置气管套管、胃管、尿管,便秘,痰多,有时可自主咳出,痰中带血。右手可拔管,左侧肢体未见明显自主运动	留置气管套管、胃管、右手可抬至头面部、右下肢可抬离床面,左侧肢体未见明显自主活动;刺痛右侧肢体可定位,左侧肢体屈曲	右侧肢体可自主活动,左侧可小范围活动

表 23-14 吞咽功能评估对比

项目	初期结果(2020-01-09)	中期结果(2020-01-19)	末期结果(2020-02-24)	参考值
吞咽启动	延迟(>3s)	延迟(>10s)	3s	2~3s
咳嗽反射、咽反射	咳嗽反射差,双侧咽反射消失	咳嗽反射差,双侧咽反射减弱	咳嗽反射正常,双侧咽反射减退	存在
喉上抬幅度	0.5cm	1.0cm	2.0cm	2cm(正常)
反复唾液吞咽测试	3次有效吞咽/30s	2次有效吞咽/30s	6次有效吞咽/30s	5~8次/30s
改良饮水试验	未能检测	Ⅱ级(3ml)	Ⅱ级(5ml)	Ⅰ级(30ml正常)
染料试验	阳性	阳性	液体和糊状均为阴性	阴性
吞咽困难简易筛查表	12A4B1C	10A5B2C	8A3B6C	17C1B16C
SSA	44分	40分	19分	18分(正常)
GUSS	2分	2分	17分	20分(正常)
摄食-吞咽功能等级	Ⅰ级重度(2)	Ⅰ级重度(2)	Ⅰ级重度(2)	Ⅳ级(正常)
吞咽困难程度评价	1级	1级	3级	7级(正常)
FCM	1级	1级	3级	7级(正常)
FOIS	1级	1级	3级	7级(正常)

(2020-02-24)拔除气切套管,伤口愈合良好,呼吸频率 16/min,血氧饱和度 98%,胸腹式呼吸,呼吸平顺,胸廓活动增强;痰液分度 1 度,痰液少量,咳嗽能力＋＋＋级,能经口咳出分泌物。肺部感染已好转。

第二阶段总结

经过本阶段的综合情景促醒治疗,患者意识明显改善,现已完全清醒,拔除尿管、气管套管,四肢可自主活动,其中右侧活动较好,左侧偏瘫、肌张力增高、姿势控制障碍、站立平衡障碍、偏瘫步态和轻度吞咽功能障碍,日常生活能力轻度受限及社会参与活动受限。

针对目前患者左侧肢体运动功能障碍,进行针对性运动功能评估(2020-04-10),具体如下:

1. Brunnstrom 运动分期:左上肢Ⅳ期、手Ⅳ期、下肢Ⅳ期。

2. Fugl-Meyer 运动功能评分:左侧总分 66/100 分(上肢 29/36 分、腕手 16/30 分、下肢 21/34 分)。

3. 偏瘫手功能评估:辅助手 C。

4. 改良 Ashworth 肌张力分级:左侧肩周肌群 1 级、前臂旋前肌群 1 级、屈腕肌群 1＋级、屈指肌群 1＋级、伸髋肌群 1＋级、髋内收肌群 1＋级、踝跖屈肌群 2 级。

5. PASS 姿势评分:31/36 分:其中健侧下肢负重站立、患侧下肢负重站立姿势控制障碍。

6. 平衡功能:平衡分级坐位 3 级、站立 2 级。

7. Berg 平衡量表评分:35/56 分:可独立站、坐、由站到坐;监护下由坐到站、床-椅转移、闭眼站、双足并拢站、站立上肢前伸、站立从地上拾物、转身向后看、双足前后站;帮助下转身一周、双足交替踏台阶。

8. 步行功能:左足下垂、内翻、偏瘫步态。Holden 分级:Ⅲ/Ⅴ级,需监护或言语指导下步行。

9. 计时起立-步行测验(TUGT):15s,存在跌倒风险。

10. 感觉检查:未见明显异常。

11. 日常生活自理能力：改良 Barthel 指数：65/100 分，日常生活基本可以自理。

12. 简易精神状态检查量表（MMSE）：24/30 分，未见明显认知障碍。

13. 其他：伸舌左偏，偶有饮水呛咳。

结合患者情况，制订家庭康复训练计划（同脑卒中篇，此处不再赘述），带治疗方案回家继续康复，并定期半个月门诊复诊和康复指导。

（陈汉波　孙　冰　庄思典　杨　慧　曾昭龙）

参 考 文 献

[1] 高晨,荔志云.颅脑损伤的综合康复治疗进展[J].河北医药,2013(03):435-437.

[2] 韦英光,谭毅.重型颅脑损伤治疗的研究进展[J].中国临床新医学,2013(06):604-608.

第24章 脊髓损伤康复

一、概述

脊髓损伤(spinal cord injury,SCI)是由于各种致病因素引起脊髓结构和功能的损害,造成损伤水平以下脊髓功能的障碍,包括运动、感觉、反射等障碍。它是一种严重的致残性损伤,往往造成不同程度的截瘫或四肢瘫,目前,全球范围内SCI的发病率为10.4/100万～83/100万,而且呈逐年上升趋势,每年大约有50万新增患者。它不但给患者生理、心理上带来痛苦,还使患者及其家庭背负沉重的经济负担。

脊髓损伤按其病因可分为外伤性和非外伤性两类。

1.外伤性SCI SCI的患者中大约70%为外伤,以发病率的多少为序分别为:交通事故、坠落、跌倒、砸伤、体育事故、自杀企图等。脊柱最易受损伤的部位是下段颈椎$C_{5\sim7}$,中段胸椎$T_{4\sim7}$,胸腰段$T_{10\sim12}$。

2.非外伤性SCI SCI的20%～30%为非外伤性原因,其中主要是后天性的原因。具体可分为:

(1)先天性原因:脊椎畸形。

(2)后天性原因。

①炎症:脊髓炎、髓膜炎、化脓性脊椎炎、慢性风湿。

②血管、血行异常:动静脉畸形、脊髓出血、前脊髓动脉综合征。

③肿瘤:脊髓肿瘤、脊椎肿瘤、脊椎转移癌。

④脊髓变性疾病:脊髓小脑变性症、脊髓空洞症、多发性硬化症、肌萎缩性侧索硬化症。

⑤脊柱变形性疾病:后纵韧带骨化症、椎间盘突出症。

二、临床表现

1.临床特征 SCI的主要临床特征是脊髓休克、运动和感觉障碍、体温控制障碍、痉挛、排便功能障碍、性功能障碍等。不完全性SCI具有特殊的表现如下。

(1)中央束综合征:常见于颈脊髓血管损伤。血管损伤时,脊髓中央先开始发生损害,再向外周扩散。上肢的运动神经偏于脊髓的中央,而下肢的运动神经偏于脊髓的外周,造成上肢神经受累重于下肢,因此上肢功能障碍比下肢明显。患者有可能可以步行,但上肢部分或完全麻痹。

(2)半切综合征:常见于刀伤或枪伤。只损伤脊髓半侧,由于温痛觉神经在脊髓发生交叉因而造成损伤同侧肢体本体感觉和运动丧失,对侧痛温觉丧失。

(3)前束综合征:脊髓前部损伤,造成损伤平面以下的运动和痛温觉丧失,而本体感觉存在。

(4)后束综合征:脊髓后部损伤,造成损伤平面以下的本体感觉丧失,而运动和痛温觉存在。

(5)脊髓圆锥综合征:主要为脊髓骶段圆锥损伤,可引起膀胱肠道和下肢反射消失,偶尔可以保留骶段反射。

(6)马尾综合征:椎管内腰骶神经根损

伤,可引起膀胱、肠道及下肢反射消失。马尾的性质实际上是外周神经,因此有可能出现神经再生而导致神经功能逐步恢复。马尾损伤后神经功能的恢复有可能需要 2 年左右的时间。

(7)脊髓震荡:指暂时性和可逆性的脊髓或马尾神经生理功能丧失,可见于只有单纯性压缩性骨折,甚至 X 线检查阴性的患者。脊髓并未受到机械性压迫,也没有解剖结构上的损害。另种假设认为,脊髓功能丧失是由于短时间压力波所致,缓慢的恢复过程提示反应性脊髓水肿的消退。此型患者可见反射亢进,但没有肌肉痉挛。

2. SCI 的分类

(1)按 SCI 的平面分类

①四肢瘫:指由椎管内颈段脊髓损伤而导致的四肢和躯干的完全或不完全性瘫痪。

②截瘫:指由椎管内胸段、腰段或骶段脊髓(包括马尾和圆锥)损伤导致的下肢及躯干的完全或不完全性瘫痪。

(2)按 SCI 的程度分类

①脊髓震荡:脊髓实质无明显改变,24h 以内开始恢复,3~6 周恢复正常。

②不完全性损伤:感觉平面以下包括最低骶段($S_{4\sim5}$)保留部分感觉或运动功能。

③完全性损伤:最低骶段($S_{4\sim5}$)的感觉和运动功能完全丧失。

三、康复评定

对急性期 SCI 的患者进行详细的检查和评价,可以先从医生、护士书写的病历或记录中获得资料,了解患者的呼吸功能、关节活动度、残存的肌力、有无痉挛、感觉、反射等情况,判断损伤的性质和程度。待病情稳定后再作详细检查和评价。

(一)关于损伤的评定

1. 神经平面的评定　神经平面是指身体双侧有正常的运动和感觉功能的最低脊髓节段,该平面以上感觉和运动功能完全正常。

例如 C_6 损伤,意味着 $C_1\sim C_6$ 节段仍然完好,而 $C_7\sim S_5$ 节段有损伤。确定损伤平面时应注意:

(1)SCI 神经平面主要以运动损伤平面为依据,但 $T_2\sim L_1$ 节段的运动损伤平面难以确定,故主要以感觉损伤平面来确定。

(2)运动损伤平面和感觉损伤平面是通过检查关键肌的徒手肌力及关键感觉点的痛觉(针刺)和轻触觉来确定的。美国脊椎损伤协会(American Spinal Injury Association, ASIA)和国际脊髓学会(International Spinal Cord Society, ISCoS)根据神经支配的特点,选出一些关键肌和关键感觉点,通过对这些肌肉和感觉点的检查,可迅速地确定损伤平面。根据 2011 版《脊髓损伤神经学分类国际标准》规定,在检查时患者应取仰卧位(肛诊可取侧卧位)。

(3)确定损伤平面时,该平面关键肌的肌力必须≥Ⅲ级,该平面以上关键肌的肌力必须正常,如脊髓 C_7 节段发出的神经纤维(根)主要支配肱三头肌,在检查 SCI 患者时,若肱三头肌肌力≥Ⅲ级,C_6 节段支配的伸腕肌肌力Ⅴ级,则可判断损伤平面为 C_7。

(4)损伤平面的记录:由于身体两侧的损伤水平可能不一致,评定时需同时检查身体两侧的运动损伤平面和感觉损伤平面,并分别记录(如右-运动,左-运动;右-感觉,左-感觉)。

2. 患者无法进行检查时神经平面的评定　当关键点或关键肌因某种原因无法检查时(如石膏固定、烧伤截肢或患者无法感知面部感觉),检查将记录"NT"(无法检查)来代替评分。这种情况下将无法评估治疗过程中该点的感觉运动评分以及受累侧的感觉运动总分。另外,伴有脑外伤、臂丛神经损伤、四肢骨折等相关损伤时,会影响神经系统的检查,但仍应尽可能准确地评定神经损伤平面,且感觉/运动评分和分级应根据延后的检查来进行。

3. 损伤程度评定

(1)ASA 残损分级（AIS）（表 24-1）:用于对残损程度进行分级评定,损伤一般根据鞍区功能的保留程度分为神经学"完全损伤"和"不完全损伤"。鞍区保留,指查体发现最低段鞍区存在感觉或运动功能（即 S_{4-5} 存在轻触觉或针刺觉,或存在肛门深部压觉或肛门括约肌自主收缩）。完全损伤,指鞍区保留（即最低骶段 S_{4-5} 感觉和运动功能）不存在;不完全损伤,指鞍区保留[即最低骶段 $S_{4\sim5}$ 感觉和（或）运动功能]存在。

表 24-1 ASA 残损分级

级别	程度	临床表现
A	完全损伤	鞍区 $S_{4\sim5}$ 无任何感觉和运动功能保留
B	不完全感觉损伤	神经平面以下包括鞍区 $S_{4\sim5}$ 无运动但有感觉功能保留,且身体任何侧运动平面以下无 3 个节段以上的运动功能保留
C	不完全运动损伤	神经平面* 以下有运动功能保留,且单个神经损伤平面以下超过一半的关键肌肌力小于Ⅲ级（0～Ⅱ级）
D	不完全运动损伤	神经平面* 以下有运动功能保留,且单个神经损伤平面以下至少有一半以上（一半或更多）的关键肌肌力大于或等于Ⅲ级
E	正常	检查所有节段的感觉和运动功能均正常,且患者既往有神经功能障碍,则分级为 E。既往无 SCI 者不能评为 E 级

如患者需要评为 C 级或 D 级,即不完全运动损伤,则需要满足下列条件之一:①肛门括约肌自主收缩;②鞍区感觉保留,同时身体一侧运动平面以下有 3 个节段以上的运动功能保留。允许根据运动平面以下非关键肌是否保留运动功能来确定运动损伤完全与否（确定 AIS 为 B 级还是 C 级）。当根据平面以下运动功能保留的程度来区分 AIS 为 B 级或 C 级的时候,需要使用的平面为身体一侧的运动平面;而区分 C 级和 D 级的时候（根据肌力为Ⅲ级或以上的关键肌数量）,使用的平面为单个神经平面。

(2)部分保留带（zone of partial preservation,ZPP）:ZPP 仅用于完全损伤（AIS 为 A 级）,指感觉和运动平面以下保留部分神经支配的皮节和肌节,保留部分感觉或运动功能的节段即为相应的感觉或运动 ZPP,且应按右侧和左侧以及感觉和运动分别记录。例如,右侧感觉平面为 C_5,从 C_6 至 C_8 有感觉保留,则检查表中右侧感觉 ZPP 应记录为"C_8"。如果运动或感觉平面以下无部分支配的节段,则应将运动和感觉平面记录在检查表中 ZPP 部分。

注意记录 ZPP 时,运动功能与感觉功能不一定一致,且运动平面以下记录为 ZPP 的肌肉运动应为主动收缩。例如,某病例根据运动和感觉平面,得出神经损伤平面（NLI）为 T_4,左侧感觉保留至 T_6 皮节,则左侧感觉 ZPP 应记录为 T_6,但运动 ZPP 仍为 T_4。ZPP 中不包括非关键肌 ZPP 不适用于不完全损伤,因此在不完全损伤者的检查表中应记录"N/A"。

(二)感觉功能的评定

采用 ASIA 和 ISCoS 的感觉评分（sensory scores,SS）来评定感觉功能。

1. 关键感觉点 感觉检查的必查部分是检查身体左右侧各 28 个皮节的关键点（$C_2\sim S_{4-5}$）（表 24-2）。关键点应为容易定位的骨性解剖标志点,每点要检查 2 种感觉:轻触觉和针刺觉（锐/钝区分）。感觉正常得 2 分,异常（减退或过敏）得 1 分,消失为 0 分。

表 24-2 28 个关键感觉点

皮节	关节感觉点的部位
C_2	枕骨粗隆外侧至少 1cm（或耳后 3cm）
C_3	锁骨上窝（锁骨后方）且在锁骨中线上
C_4	肩锁关节的顶部
C_5	肘前窝的外侧（桡侧），肘横纹近端
C_6	拇指近节背侧皮肤
C_7	中指近节背侧皮肤
C_8	小指近节背侧皮肤
T_1	肘前窝的内侧（尺侧），肱骨内上髁近端
T_2	肘窝的顶部
T_3	锁骨中线和第 3 肋间（IS），后者的判定方法是胸前触诊，确定第 3 肋骨其下即为相应的 IS*
T_4	锁骨中线第 4 肋间（乳线）
T_5	锁骨中线第 5 肋间（$T_4 \sim T_6$ 的中点）
T_6	锁骨中线第 6 肋间（剑突水平）
T_7	锁骨中线第 7 肋间（$T_6 \sim T_8$ 的中点）
T_8	锁骨中线第 8 肋间（$T_6 \sim T_{10}$ 的中点）
T_9	锁骨中线第 9 肋间（$T_8 \sim T_{10}$ 的中点）
T_{10}	锁骨中线第 10 肋间（脐水平）
T_{11}	锁骨中线第 11 肋间（$T_{10} \sim T_{12}$ 的中点）
T_{12}	锁骨中线腹股沟韧带中点
L_1	T_{12} 与 L_2 连线中点
L_2	大腿前内侧，腹股沟韧带中点（T_{12}）和股骨内侧髁连线中点处
L_3	膝上股骨内髁处
L_4	内踝
L_5	足背第 3 跖趾关节
S_1	足跟外侧
S_2	腘窝中点
S_3	坐骨结节或臀皱襞
S_{4-5}	肛周 1cm 范围内，皮肤黏膜交界处外侧（作为 1 个平面）

轻触觉检查需要在患者闭眼或视觉遮挡的情况下，使用棉棒末端的细丝触碰皮肤，接触范围不超过 1cm。针刺觉（锐/钝区分）常用打开的一次性安全大头针的两端进行检查，尖端检查锐觉，圆端检查钝觉。

2. 肛门深部压觉（deep anal pressure，DAP） DAP 检查方法是检查者用示指插入患者肛门后对肛门直肠壁（阴部神经 $S_{4 \sim 5}$）轻轻施压。该部分检查如发现肛门处任何可以重复感知的压觉即意味着患者为感觉不完全损伤。

3. 感觉平面检查 感觉平面为针刺觉和轻触觉两者的最低正常皮节。皮节从 C_2 开始，向下至第一个轻触觉或针刺觉小于 2 分的节段。感觉平面由一个 2 分的皮节确定，在轻触觉或针刺觉受损或缺失的第一个皮节平面之上的正常皮节即为感觉平面。

（三）运动功能的评定

1. 运动的一般检查

（1）运动评分：ASIA 的运动检查项目为 10 个脊髓节段神经的运动神经轴突所支配的关键肌（表 24-3）。根据徒手肌力检查法进行评分，即肌力级别为相应得分，完全瘫痪为 0 分，肌力正常为 5 分。身体左、右侧分别进行评分，每一侧满分为 50 分。总运动评分为两侧相加，满分为 100 分。

表 24-3 人体 10 组关键肌

平面	关键肌
C_5	屈肘肌（肱二头肌、肱肌）
C_6	伸腕肌（桡侧伸腕长、短肌）
C_7	伸肘肌（肱三头肌）
C_8	中指屈指肌（指深屈肌）
T_1	小指外展肌
L_2	屈髋肌（髂腰肌）
L_3	伸膝肌（股四头肌）
L_4	踝背伸肌（胫前肌）
L_5	蹞长伸趾肌（蹞长伸肌）
S_1	踝跖屈肌（腓肠肌、比目鱼肌）

（2）确定运动平面：运动平面根据肌力至少为Ⅲ级的关键肌来确定。关键肌肌力为Ⅲ级，而其以上节段支配的关键肌肌力为Ⅴ级时，Ⅲ级肌力的关键肌平面可确定为运动平

面。例如，左侧 L_4 支配的关键肌无收缩活动，L_3 支配的肌肉肌力为Ⅲ级，若 L_2 支配的肌肉肌力为Ⅴ级，则该侧运动平面在 L_4，即 L_3 为未受累的最低脊髓节段和运动功能存在的最低平面，脊髓从 L_4 开始受损，L_4 及其以下功能丧失。

（3）注意事项：SCI 患者的残存肌力是决定康复效果的重要因素之一。将肌力量化，随时掌握各肌肉力量的大小是制订增强肌力训练方案和决定是否使用矫形器、自助具以及特殊辅助装置的根据。评价中要注意以下几点：

①当患者处于卧床期或颈椎牵引时，要在医生的指示下进行。

②对于脊柱不稳的患者，进行徒手肌力检查时要小心。在医生未下处方之前不得进行脊柱的旋转、屈曲、伸展等运动检查。

③患者在中后期至少每月进行一次肌力评价。

2. 肛门自主收缩（voluntary anal contraction，VAC）　肛门外括约肌检查应在检查者手指能重复感受到自主收缩的基础上，将结果分为存在和缺失。给患者的指令为"像阻止排便运动一样挤压我的手指"。若 VAC 存在，则为运动不完全损伤。要注意将 VAC 与反射性肛门收缩鉴别。

3. 痉挛评定　临床上多采用改良的 Ashworth 痉挛评定量表。评定时检查者徒手牵伸痉挛肌进行全关节活动范围内的被动运动，通过感觉到的阻力及其变化情况将痉挛分为 0～4 级。

（四）脊髓休克的评定

当脊髓与高位中枢离断时，脊髓暂时丧失反射活动能力而进入无反应状态的现象称为脊髓休克。此时，横断面以下节段脊髓支配的骨骼肌紧张性降低或消失，外周血管扩张，血压下降，发汗反射消失，膀胱充盈，直肠内粪便积聚，表明躯体及内脏反射减退或消失。脊髓休克为一种暂时现象，临床上常常用球海绵体反射是否出现，来判断脊髓休克

是否结束，此反射的再出现表示脊髓休克结束。但需注意的是极少数正常人不出现该反射，圆锥损伤时也不出现该反射。

具体检查方法：用戴手套的示指插入肛门，另一手刺激龟头（女性刺激阴蒂，阳性时手指可以明显感觉到肛门外括约肌的收缩）。脊髓休克结束的另一指征是损伤平面以下出现感觉、运动或肌肉张力升高与痉挛。

（五）ADL 能力评价

ADL 评价是作业疗法中最重要的部分，对于进食、排泄、整容、更衣、入浴、交流、与生活有关的机器的使用等活动能否自理，是 SCI 患者适应障碍、重新适应生活的重要内容。对于颈髓损伤患者来说，日常生活活动的自理具有特殊的难度。一般动作可以按从易到难排成如下顺序：

1. 交流（按铃呼叫护士、写字、打电话）。

2. 进食（摄取固体食物、喝饮料、改变器皿位置、利用自助工具独立进食）。

3. 整容（刷牙、刮胡子、梳头、剪指甲）。

4. 更衣（上衣、裤子、袜子、鞋子）。

5. 移动（坐起，将腿抬到桌面高度）。

6. 排泄（脱穿集尿器、自己导尿、插入开塞露、上下便器全过程自理）。

7. 入浴（洗头、洗澡、出入浴盆）。

ADL 达到的目标大致可以预测。如起居，移动动作可以达到的程度或 ADL 是否可以自理，可从以下两个动作完成情况予以判断：①仰卧位→坐位。②轮椅→床的转移（前后移动）。如果可以完成以上两个动作，又没有关节活动受限、疼痛、压疮和高龄等影响因素，一般可以达到 ADL 自理水平。

（六）其他功能的评定

对于 SCI 的患者，还需进行神经源性膀胱、神经源性肠道的评定、性功能障碍的评定、心肺功能及心理障碍的评定等。

四、康复流程

康复流程如图 24-1 所示。

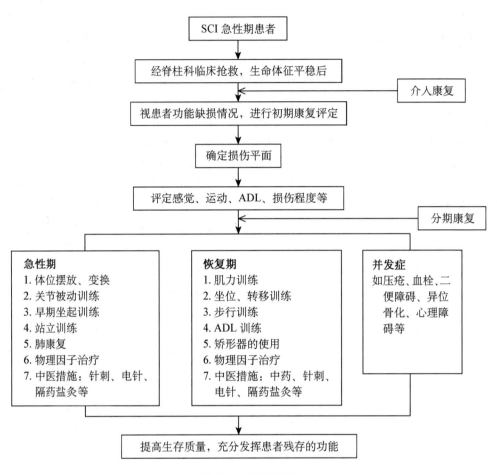

图 24-1　康复流程

五、现代康复

　　SCI 的康复治疗包括急性期的康复治疗和恢复期的康复治疗,采用物理治疗、作业治疗、辅具、心理治疗等综合康复措施,同时需要注意并处理并发症。

　　根据康复时间,脊髓损伤的康复目标分为近期目标和远期目标。近期目标:保持呼吸道清洁及畅通、维持关节活动度和瘫痪肌肉长度及紧张度、加强失神经瘫痪肌及膈肌的力量、预防并发症。远期目标:进一步增强肌力及关节活动度、提高功能性活动、提高ADL 能力。

(一)急性期的康复治疗

　　急性期一般指患者伤后在脊柱外科或骨科住院时,当临床抢救告一段落,患者生命体征和病情平稳、脊柱稳定后即可开始康复训练。急性期主要采取床边训练的方法,主要目的是及时处理并发症,防止失用综合征,为之后的康复治疗创造有利条件。

　　1. **体位摆放**　患者在床上的良肢体位摆放,不仅对保持骨折部位的正常排列,而且对预防压疮、关节挛缩及痉挛均非常重要,应在发病后立即按照正确体位摆放患者,并定时翻身,预防压疮形成。

　　(1)仰卧位

①四肢瘫患者上肢肢位:肩下垫枕,确保两肩不致后缩。双上肢放在身体两侧的枕头上,使肘关节呈伸展位,腕关节背伸约45°以保持功能位。手指自然屈曲,颈髓损伤者可以握毛巾卷,以防止形成功能丧失的"猿手"。

②下肢肢位:髋关节伸展,在两腿之间放1~2个枕头以保持髋关节轻度外展。膝关节伸展,但要防止过伸展。双足底抵住足板使踝关节背屈,足跟放一垫圈以防压疮,足趾朝上。

(2)侧卧位:双肩均向前伸,呈屈曲位,一侧肩胛骨着床。肘关节屈曲。前臂旋后,上方的前臂放在胸前的枕头上。腕关节自然伸展,手指自然屈曲。躯干后部放一枕头给予支持。位于下方的髋、膝关节伸展,上方髋、膝关节屈曲放在枕头上。踝关节自然背屈,上方踝关节下垫一枕头防止踝关节跖屈内翻。

2. 被动运动 对瘫痪肢体进行被动活动有利于促进血液循环,维持关节最大的活动范围,从而防止关节挛缩的发生。

进行肢体被动活动时,动作轻柔、缓慢而有节奏。被动活动要限制在无痛范围内,从近端到远端,活动全身诸关节。除脊柱和对脊柱有影响的肩关节屈曲外展限制在90°、直腿抬高不超过45°外,每个关节均应做全运动方向、全活动范围的运动。此外,急性期患者因脊髓休克瘫痪处于弛缓状态,各种反射可以随时被诱发出来,如训练方法不当,不仅容易造成骨与关节损伤,而且会在无意之中强化原始反射、痉挛和异常运动模式。因此,被动运动时应注意以下几方面。

(1)髋关节屈曲时要同时外展,外展不得超过45°;膝关节伸展要缓慢,不得出现过伸展(图24-2)。

(2)髋关节内旋、外旋要在髋关节屈曲90°、膝关节屈曲90°状态下进行(图24-3)。

(3)当患者下段胸椎或腰椎有骨折时,屈膝、屈髋时要格外小心,勿使腰椎活动。

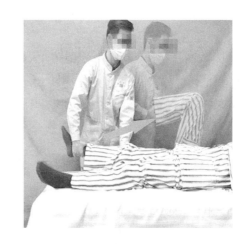

图24-2 髋和膝被动运动

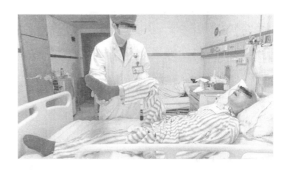

图24-3 屈髋屈膝90°,内旋髋关节

(4)患者仰卧位时被动屈曲膝关节,需同时外旋髋关节(图24-4)。

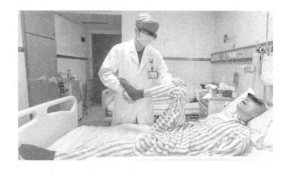

图24-4 被动屈膝,外旋髋关节

(5)在对颈髓损伤患者进行腕关节和手指被动运动时,禁止同时屈曲腕关节和手指,以免造成伸肌肌腱的损伤而导致其活动能力和功能丧失。

（6）不得出现异常的运动模式。

3. 坐起训练　对 SCI 已行内固定手术、脊柱稳定性良好者应早期开始坐位训练，每日 2 次，每次 30min 左右。开始时将床头摇起 30°，如无不良反应，则每天将床头升高 15°，逐渐增加至 90°。

4. 呼吸训练　呼吸肌由膈肌（C_4）、肋间肌（$T_1 \sim T_7$）和腹肌（$T_6 \sim T_{12}$）三组肌肉组成。膈肌、肋间肌为吸气肌，肋间肌连接肋骨形成胸廓；腹肌是主要的呼气肌，并在咳嗽、呕吐及排便动作中发挥重要作用。脊髓损伤后，其损伤平面以下的呼吸肌瘫痪，胸廓的活动度降低，肺活量下降，尤其是急性期患者，呼吸道分泌物增多、易潴留，进而发展为肺部感染与肺不张。为增加肺活量，清除呼吸道分泌物以保证呼吸道通畅，应每天进行两次以上的呼吸训练。具体方法如下。

（1）吸气训练：T_1 以上损伤时，膈肌功能减退，肺活量下降，呼吸变浅。为鼓励患者充分利用膈肌吸气，治疗师可用手掌轻压患者胸骨下方，以帮助患者激活膈肌进行吸气动作。

（2）呼气训练：腹肌部分或完全麻痹的患者不能进行有效呼气，治疗师用单手或双手在上腹部施加压力，在呼气末突然松手以代替腹肌的功能，辅助患者完成有效的呼气。

（3）上肢上举呼吸训练：治疗师把一只手和前臂放在肋弓上方，用力下压固定胸廓，注意不要压肋弓缘。让患者把双上肢举过头顶，同时进行深吸气；双上肢向下移动时呼气。不能进行上肢主动运动的患者，可进行被动上举上肢的呼吸训练。训练中，要防止下端肋骨向上移动。

（4）排痰训练：当患者因腹肌麻痹而不能完成咳嗽动作时，可使用体位持续排痰。患者取痰液潴留部位的支气管末梢在上方的体位，靠重力作用使分泌物流向粗大的气管，然后排出。具体方法有叩击法和振动法，亦可使用机器排痰辅助排痰。

①叩击排痰法：治疗师双手五指并拢并稍屈呈杯状，叩击胸部、背部，使痰液松动并排出体外。

②振动法：治疗师双手置于患者的肋缘，在患者进行深呼气时双手振动，使粘在气管壁上的痰液松动并排出体外。

③实施体位排痰法应注意的问题：体位排痰之前要了解疼痛和关节活动受限的部位；排痰前要针对肺内感染的位置确定相应的引流体位；饭后 30～60min 内不能进行体位排痰；防止粗暴手法引起肋骨骨折；四肢瘫患者每天至少做一次预防性体位引流。

（二）恢复期的康复治疗

恢复期的康复治疗指患者进入康复医学科住院或门诊后，依患者病情进行的训练。待骨折部位稳定、神经损伤或压迫症状稳定、呼吸平稳后即可进入恢复期的康复治疗。

1. 体位适应性训练　长期卧床会引起体位性低血压、压疮、骨质疏松、关节挛缩、血液循环不良以及泌尿系感染等并发症。因此，应尽早进行起立床的站立训练和坐位保持训练。训练的时机要根据患者的具体情况而定，重点考虑的问题是骨折部位的稳定性。

训练时将患者置于起立床上，最初可先从 30° 开始，每日 2 次，每次 15min。当患者无不良反应时，逐渐提高角度和延长时间，直到能直立为止。起立床站立训练适于 $C_5 \sim T_{12}$ 损伤的患者。同时可以为患者设计适合其兴趣爱好的作业活动如计算机游戏、接抛球活动（图 24-5）等，以进一步改善和增强平衡能力、协调能力和上肢肌力。

2. 肌力增强训练　增强肌力是指增强残存的肌力，主要指背阔肌、肩部肌、上肢肌、腹肌肌力的增强。一般常用抗阻力训练，根据不同的情况和条件可选用徒手或哑铃、拉力计以及重物滑轮系统等简单器械进行抵抗运动。训练可在床上、垫上及轮椅上进行。

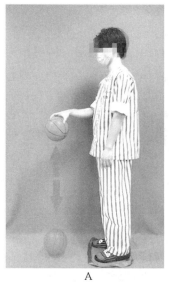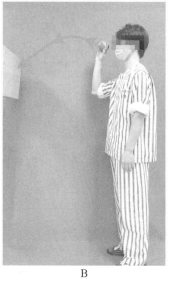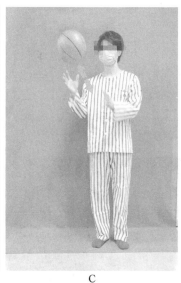

A　　　　　　　　　　　B　　　　　　　　　　　C

图24-5　抛接球活动

A. 单手拍球;B. 单手抛球;C. 用双手抛接大球。

（1）背阔肌的训练:背阔肌在撑起动作中起到固定肩胛骨的作用,C_7-T_{12} SCI 患者均应进行训练。可让患者利用重物滑轮系统进行增强背阔肌肌力的训练。患者坐在轮椅上,手与肩同高,肘伸直,向下拉动把手。训练中应注意,肘关节不得出现屈曲,否则其效果是增强肱二头肌肌力,而不是增强背阔肌肌力。

（2）上肢肌的训练:治疗师将手置于患者前臂远端,向肘关节伸展方向施加力量,嘱患者屈肘进行抵抗以增强肱二头肌肌力。可用拉力器或哑铃进行上肢肌力训练,如手指抓握能力差,可将沙袋绑在腕或前臂的远端进行肱二头肌、肱三头肌及前臂肌的训练（图24-6）。

（3）躯干肌的训练:增强腹肌肌力时,患者取仰卧位。治疗师一手固定右侧骨盆,使患者向左侧旋转,然后方向相反进行,双侧交替。增强腰背肌肌力时,患者取俯卧位,治疗师双手放在患者肩部,抵抗患者伸展躯干的运动。体位变换、坐起和躺下、坐位支撑、坐位支撑移动、坐位平衡等动作,是床上翻身、各种转移和穿脱衣服等日常生活动作的基础。患者应在治疗师辅助和指导下掌握这些基本动作。

3. 功能性动作训练

（1）翻身训练

①颈损患者的翻身训练（右侧翻身训练）

A. C_6 损伤患者从仰卧位到俯卧位的翻身动作:C_6 损伤患者缺乏伸肘、屈腕能力,手功能丧失,躯干和下肢完全麻痹。患者只能利用上肢甩动引起的惯性,将头颈、肩胛带的旋转力通过躯干、骨盆传到下肢完成翻身动作。方法如下:

a. 头、肩向左前屈,双上肢伸展向左侧甩动。

b. 双下肢交叉,左下肢置于右下肢的上方;头、肩向前屈,双上肢迅速从左侧甩向右侧,呈右侧卧位。

c. 进一步使右肩向后移动,借助于上肢的惯性使躯干和下肢翻成俯卧位。

d. 右肩后拉,两侧前臂同等负重,按相反顺序完成仰卧位。

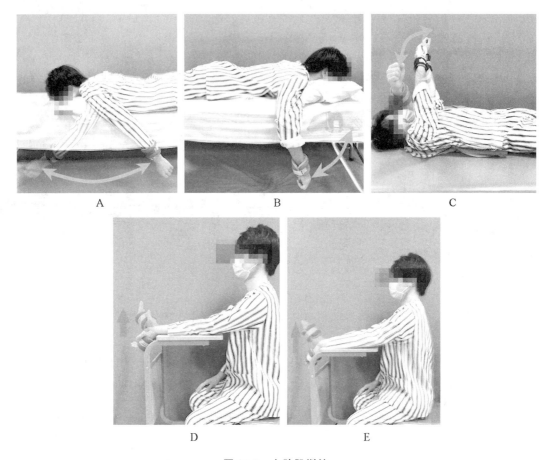

图 24-6　上肢肌训练

A. 俯卧位，用沙袋做肩伸、屈肌力量训练；B. 俯卧位，用沙袋做肩外旋肌力量训练；C. 手腕处绑沙袋翻身；D. 坐位下用沙袋进行屈腕肌力量训练；E. 坐位下用沙袋进行伸腕肌力量训练。

B. C_7 损伤患者向右侧的翻身：C_7 以下完全性损伤，利用腕关节残存肌力翻身。方法为：

a. 将左前臂套进固定在床尾的吊带里，右肘屈曲，右手腕伸展抵住床垫边缘；

b. 左臂拉吊带，使体重转移到支撑的右臂上；

c. 松开吊带，左臂伸展置于身后支撑体重；

d. 伸展右臂，与左臂共同支撑，并将双手向前移动，直到将重心移至腿上；

e. 靠右臂伸直支撑使身体右倾；

f. 用背伸的右腕勾在右膝下面使右腿屈曲；

g. 面向右侧，靠右侧肘部支撑，使身体右倾，同时拉动左腿，使之进一步屈曲，并将左腿交叉放在右腿上；

h. 左前臂撑于床垫上支持体重，躯干放低呈右侧卧位。

②胸、腰段损伤患者的翻身训练

a. 方法一：同 C_6 损伤患者的翻身训练。

b. 方法二：直接利用肘部和手的支撑向一侧翻身。

（2）坐起训练

①C_6 以下完全损伤患者坐起的方法：患者先向左侧翻身；利用左肘支撑，然后变

成双肘支撑;再将身体转向左肘支撑,顺势右肘伸展变为手支撑;身体向右上肢转移,左上肢肘伸展为手支撑,完成坐起动作(图24-7)。

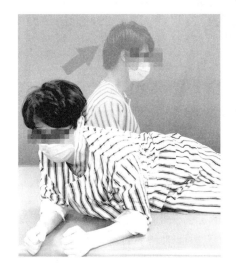

图24-7 经过侧卧位坐起

②T₁₀以下损伤患者坐起的方法:T$_{10}$以下损伤患者上肢完全正常,躯干部分麻痹,下肢完全麻痹,坐起动作的完成要比颈髓损伤患者容易。患者利用向两侧翻身,完成双肘支撑,再将身体重心左右交替变换,同时变成手支撑,完成坐起动作(图24-8)。

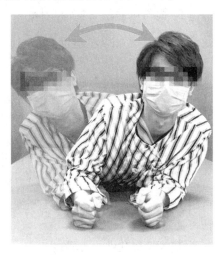

图24-8 俯卧位两肘之间重心转移

(3)坐位训练

①长坐位平衡训练:患者保持长坐位。所谓长坐位是指髋关节屈曲90°,膝关节完全伸展的坐位。一手支撑,另一手抬起保持平衡,然后双手抬起保持平衡。治疗师在后方保护。稳定性增加后,患者在垫上保持长坐位,治疗师与患者做接、投球练习,提高患者长坐位下的动态平衡。

②长坐位支撑训练:三角肌、背阔肌、胸大肌肌力接近正常,肩关节、肘关节和髋关节的活动范围正常是完成支撑动作的必要条件。患者双肘关节伸展,双手支撑床面。肱三头肌麻痹的患者双上肢呈外旋位可增加肘关节的稳定性。双肩下降,臀部抬起,治疗师在后方支持(图24-9)。

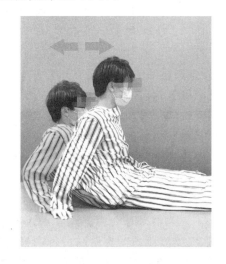

图24-9 长坐位支撑训练

(4)长坐位移动训练(图24-10)

①支撑向前方移动:患者双下肢外旋,膝关节放松,双手靠近身体,在髋关节稍前一点的位置支撑,肘关节伸展,前臂旋后。提起臀部,同时头、躯干向前屈曲,使臀部向前移动。

②支撑向侧方移动(向左移动):右手紧靠臀部,左手放在与右手同一水平而离臀部约30cm的地方,肘伸展,前臂施后或中立位;躯干前屈,提起臀部,同时头和肩向左侧移动。

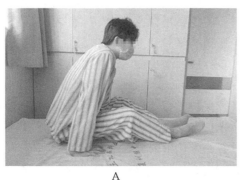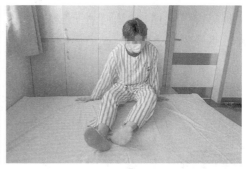

A　　　　　　　　　　　　　　　　　　B

图 24-10　长坐位移动训练

A. 支撑前移；B. 支撑侧移。

　　(5)床边椅坐位平衡训练：患者开始训练时双上肢置于身后稍外侧，前臂旋后且以手掌支撑床面。保持平衡后，可改为单手支撑，

　　在此体位上可增加训练难度，即双上肢抬起进行坐位平衡训练。首先保持上肢的屈曲位，逐渐过渡到向侧方、前方和上方抬起双上肢。双侧上肢前伸时，患者必须把头和身体向后倾，以防止重心移动到髋关节的前面而破坏平衡。如患者坐在轮椅上，治疗师可以向患者投气球，令其用头接气球，或从各个方向投球，让患者接球，增强患者在轮椅中坐位的动态平衡。

　　4. 转移动作训练　根据患者 SCI 平面、残存肌力、关节活动度等情况进行选择转移动作方法。复杂的转移动作除需具备平衡能力，还需要有很强的上肢肌力，如肱三头肌及腕伸肌等。做转移动作时，头、双肩和躯干都要保持前屈，使头部前伸超过膝关节。四肢瘫患者只能完成相同高度之间的转移动作，大多数截瘫患者则经过训练后能够转移到任一高度的平面上。转移训练应包括床与轮椅之间、轮椅与坐便器之间的转移等，视患者是否需要帮助分为帮助转移和独立转移，帮助转移可以单人或多人协助，也可以借助辅助器具(图 24-11)。

　　5. 步行训练　在条件允许时，要鼓励患

未支撑的上肢先向侧面抬起，然后向前，最后向上抬起。头和躯干可轻度偏向支撑的一侧，以代偿活动侧手的重量。

者站立、步行。其原因在于：①防止体位性低血压，改善血管运动功能以促进血液循环；②防止下肢发生关节挛缩；③使骨质疏松减少到最低限度，减少发生骨折的危险；④缓解痉挛；⑤防止泌尿系感染，保护肾功能。

　　不同损伤水平的患者，其活动能力大致如下：

　　$C_2 \sim C_4$ 损伤——起立床站立。

　　$C_5 \sim C_7$ 损伤——平行杠内站立。

　　$C_8 \sim T_2$ 损伤——平行杠内步行。

　　$T_3 \sim T_{12}$ 损伤——治疗性步行。

　　L_1 及以下损伤——具有功能性步行能力。

　　(1)平行杠内站立训练：由于损伤平面以下丧失了姿势感觉和平衡反应能力，患者需重建站立位的姿势感觉。可放置矫形镜，帮助患者用视觉代偿丧失的姿势感觉。患者的抬腿动作要借助于背阔肌、斜方肌和肩胛肌的协同作用来完成。新的姿势感觉需要通过这些肌肉重建。

　　①四肢瘫患者的站立训练

　　a. 患者在轮椅上支撑前移，直到足跟接触地面。治疗师面对患者站立，两脚分开跨

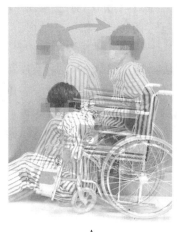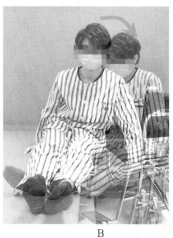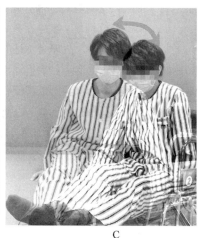

图 24-11　借助辅助器具转移

A. 用后退法从地上转移到轮椅上；B. 长坐位从床上转移到轮椅；C. 长坐位从轮椅转移到床上。

过患者的双下肢，双手放在患者的腰带上或臀部。患者头转向一侧，双臂抱住治疗师的颈部。

b. 治疗师双膝抵住患者双下肢，并以下肢为支点，将患者向前拉起成站立位，使其身体垂直，双脚完全负重。

c. 治疗师再将患者臀部向前拉，以使患者伸展头、双肩和躯干。身体平衡后，将手扶在平行杠上。

d. 治疗师转到患者后方，一手抵住臀部使髋关节维持伸展，另一手辅助躯干上部伸展。

治疗师帮助患者找到平衡点，鼓励患者在不依靠他人的情况下保持平衡。患者能够做到后，就可进行抗阻性训练，以改善身体的平衡和协调性。

②截瘫患者的站立训练：治疗师面对患者站立，患者坐在轮椅上，身体前倾，双手握住平行杠，肘抬高至与腕垂直做支撑动作。双手向下支撑，防止身体前倾；双脚负重后，髋关节过伸，同时头与双肩后伸，双手沿平行杠稍向前移动，保持站立。在此基础上练习单手握杠进行平衡训练、重心转移训练等。

（2）平行杠内基本动作训练：患者能够独立完成平行杠内站立时，治疗师将双手扶在患者的两侧髂嵴上面支持骨盆。协助患者在步行训练之前，首先掌握借助于背阔肌控制骨盆的基本动作。

①骨盆向一侧倾斜训练（以抬左腿为例）：患者左手在左侧髋关节稍前处握住平行杠，右手在距离左手前方大约 15cm 处握住平行杠。左手用力向下支撑，同时保持肘关节伸直。左肩下降，将下肢向上提起，达到左脚离开地面的程度。以相同方法双侧交替练习。

②双脚同时离地的骨盆控制训练：双手在髋关节稍前处握住平行杠，做支撑动作，肘关节伸直，双肩下降。患者完全或部分地将身体支撑起来，双脚同时或交替抬离地面，做旋转躯干和倾斜骨盆的动作，以锻炼骨盆的控制能力。

③躯干抗阻性训练：为了提高平衡能力、肌力和控制能力，应进行站立位和支撑动作时，克服治疗师对躯干施加外力或对骨盆来自从上向下施加阻力时上提下肢的抗阻力训练。

（3）平行杠内步行训练：SCI 患者可以应用三种步态行走，即摆至步、摆过步和四点步。患者首先要掌握平行杠内的步行技巧，这是将来借助于拐杖行走的基础。

（4）拐杖步行训练：各种拐杖的步行方法与平行杠内步行的方法基本相同，但需要更加熟练的技巧。患者只有掌握了在平行杠内步行的动作要领，才能开始进行拐杖步行训练。在拐杖步行训练之前，先进行拐杖平衡训练，方法同平行杠内平衡训练，然后进行摆至步和四点步练习，最后练习摆过步。

（5）安全卧倒和重新爬起训练

①安全卧倒：面向垫子站立。双拐轮流向前移动，直到髋关节和躯干充分屈曲，伸手即可触及地面为止。用右手的拐杖保持平衡，左手放开拐杖，支撑在地面上。再用左手

支撑保持平衡，右手放开拐杖，撑在地面上。两手交替向前移动，直到身体俯卧于地面。

②重新站立：与卧倒方法相同，方向相反。

6. 作业疗法 SCI 患者的作业治疗目标包括：①强化上肢（肩、肘、腕）肌力；②维持、扩大关节活动度，预防关节挛缩；③提高身体耐力；④训练使用外力驱动型矫形器、腕关节驱动式抓握矫形器，自助具等特殊器具；⑤达到最大限度的日常生活活动的自理；⑥协助解决因身体障碍而产生的心理、社会的适应问题；⑦有意义地回归家庭、社区以及社会，重新就业等。不同损伤水平患者的训练目标与训练计划归纳见表 24-4。

表 24-4 不同脊髓损伤水平患者的训练目标与训练计划

损伤水平	训练目标	训练计划
C_5 损伤	1. 利用辅助具进食 2. 使用手控电动轮椅 3. 在他人帮助下完成从床到轮椅的转移	1. 肌力训练（三角肌、肱二头肌） 2. 制作和训练使用进食自助具 3. 长坐位及平衡训练 4. 关节活动度维持训练
C_6 损伤	1. 徒手翻身、坐起 2. 自己穿简单的衣服 3. 利用头上方三脚架或横木做转移动作 4. 用抓捏支具抓捏物品	1. 徒手翻身训练 2. 坐起训练 3. 肌力训练（伸腕肌） 4. 驱动轮椅训练 5. 转移训练
C_7 损伤	1. 生活基本自理 2. 独立完成坐位时的减压 3. 用滑板做各种转移动作	1. 动作训练 2. 各种转移训练 3. 肌力训练（三角肌、胸大肌、肱三头肌、背阔肌）
$C_8 \sim T_2$ 损伤	1. 独立床上活动 2. 独立轮椅活动 3. 独立处理大小便 4. 独立穿衣、写字、使用通讯工具	1. 加强上肢强度和耐力训练 2. 坐位减压训练 3. 练习轮椅后轮平衡和上下马路沿，技巧性轮椅操作技术训练
$T_3 \sim T_{12}$ 损伤	1. 生活自理 2. 轮椅上独立 3. 治疗性步行	1. 站立平衡训练 2. 平行杠内迈步训练 3. 摆至步和摆过步训练
$L_1 \sim L_2$ 损伤	1. 能进行 $T_3 \sim T_{12}$ 损伤患者的一切活动 2. 利用膝、踝关节矫形器和肘拐，手杖进行功能性步行	1. 步行训练 2. 上下楼梯训练 3. 上下坡训练 4. 跌倒爬起训练
$L_3 \sim L_5$ 损伤	1. 能进行 $L_1 \sim L_2$ 损伤患者的一切活动 2. 社区功能性步行	1. 佩戴踝关节矫形器、四点步，摆至步，摆过步训练 2. 其他训练计划同 $L_1 \sim L_2$

7. 矫形器的使用　配用适当的下肢步行矫形器为很多截瘫患者站立步行所必需。通常 L_3 平面以下损伤的患者建议选用踝足步行器，$L_{1\sim3}$ 平面损伤的患者建议选用膝踝足步行器等。不仅是矫形器，随着辅具技术的快速发展，步行机器人也逐步应用到 SCI 患者的步行康复训练。

8. ADL 能力的训练　SCI 患者特别是四肢瘫患者，训练日常生活活动能力尤为重要。自理活动，如吃饭、梳洗、上肢穿衣等，床上可进行时，就应过渡到轮椅上进行。洗澡可在床上或洗澡椅上给予帮助完成，借助一些自助器具有利于动作的完成。

9. 物理因子治疗　如功能性电刺激（FES）诱发肢体产生活动，预防深静脉血栓（图 24-12）。超短波、紫外线等物理因子治疗可减轻损伤部位的炎症反应，改善神经功能。

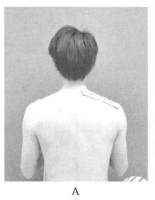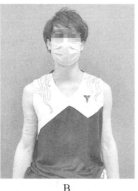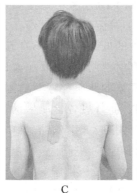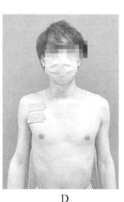

A　　　　　　B　　　　　　C　　　　　　D

图 24-12　电刺激诱发肢体活动
A. 刺激冈上肌；B. 刺激肱二头肌；C. 刺激菱形肌；D. 刺激胸肌。

10. 心理治疗　康复绝不仅限于功能训练，还要强调患者心理社会方面的适应，提供必需的社会支持和帮助，重塑自身形象，形成新的生活方式和对世界的认识，重新设计未来的计划，帮助患者在社会中找到自己的位置。

（三）并发症的处理

SCI 两种最严重的并发症为压疮并发败血症、尿路感染并发肾功能不全；最危急的情况是自主神经反射亢进。肺部感染、深静脉血栓形成、痉挛、关节挛缩、异位骨化也不少见，因此对并发症的处理很重要。

1. 压疮　又叫褥疮，是局部组织过度受压致血液循环障碍而造成的组织坏死，是 SCI 的两大并发症之一。压疮的好发部位主要是卧位或坐位时持续受压的骨突部位，如枕部、肘部、肩胛骨部、骶尾部、坐骨结节、胫骨粗隆、腓骨小头、外踝及足跟等，尤以骶尾部、坐骨结节和胫骨粗隆部发生率最高。预防及处理措如下。

（1）解除压迫：卧床患者应每 2 小时进行一次翻身，坐轮椅患者每 30 分钟做一次支撑减压，每次持续 $1\sim2$min。翻身时要防止皮肤和床面摩擦，动作轻柔。完成翻身后要在合适的位置放置软垫以分散压力，避开骨突处或受压部位。翻身前后应观察皮肤的卫生情况及保持床面平整。

（2）选择良好的坐垫和床垫：良好的坐垫和床垫标准是承重面积大，散热、透气性好，厚度约为 10cm。

（3）加强营养：改善全身营养状况，纠正贫血，治疗原发病。

（4）保持清洁卫生：尤其要注意皮肤、内衣和床垫的清洁卫生。已形成创面的，定期清洁创面，防止感染。

（5）坚持训练：适当的康复运动训练可增加患者的活动能力，改善血液循环状况，增强体质。

（6）保护肢体：SCI患者因损伤水平以下感觉丧失或减退，故要加强对肢体的保护，避免过冷、过热、摩擦与碰撞。

2. 排尿障碍　排尿障碍是SCI患者的主要合并症。在损伤初期（脊髓休克期），因膀胱逼尿肌无收缩力而导致尿潴留。经过几天或几周，损伤平面以下的脊髓功能逐渐恢复，逼尿肌随之出现反射活动。①损伤在脊髓圆锥以上者，脊髓中的低级排尿中枢存在，反射弧完整，易形成反射性膀胱，少量尿液即能触发不同程度的、频繁的膀胱逼尿肌收缩，患者呈反射性尿失禁。部分患者常能借助刺激一些"触发点"，如会阴部、外生殖器、肛门、耻骨上或大腿内侧而稍能控制排尿。②损伤在圆锥及马尾的患者，由于低级排尿中枢的反射弧中断，患者呈用力性尿失禁，必须用力屏气或在下腹部加压才能排尿，放松后即停止。

上述的排尿障碍如不能合理解决，不但困扰患者一生，而且会随时造成泌尿系统感染甚至危及生命。

康复中常采取的治疗方法有膀胱引流和排尿训练。

（1）膀胱引流：可分为经尿道非手术性引流和手术引流两大类，后者一般不宜采用。前者包括留置导尿管和间歇导尿两种方法。

①间歇导尿：是目前最佳的导尿方式，因其可以使膀胱周期性扩张与排空，维持近似正常的生理状态，从而促进膀胱功能的恢复。开始每4～6小时排尿一次（排尿时间为6：00，12：00，18：00，24：00）逐渐延长至8h，以减少导尿管对尿道的刺激。间歇导尿时，应限制患者的液体摄入量，一般24h 2000ml左右，以免膀胱过度膨胀导致膀胱弹力纤维受损影响收缩。

②留置导尿：长期留置导尿管容易引起泌尿系统感染。SCI早期，因治疗需要输液量较大，或已患泌尿系感染需大量饮水而液体摄入量难以控制的患者可采用留置导尿。同时采取口服抗生素、大量饮水、定时开放导尿管排尿等措施以防止感染。留置导尿极易导致感染和结石，所以必须设法尽早拔除。

（2）排尿训练

①定时排尿：通过定时刺激"触发点"或导尿刺激膀胱收缩，逐渐形成排尿反射。

②排尿意识训练：每次排尿时应进行排尿意识训练，让患者做正常排尿动作，使协同肌配合以利排尿反射的形成。排尿的体位应尽可能采取立位或坐位，此体位易于膀胱内沉淀物的排出，使残留尿液相对减少，有利于膀胱感染的引流。长期卧姿排尿者，膀胱内沉淀物较多，应进行膀胱冲洗。

③应用腹压：正常人排尿均需适当加大腹压，脊髓损伤后，因尿道括约肌的紧张常需加大腹压或用手在下腹部予以压迫，将尿排出。但此方法在膀胱内压力增高又未排出尿液时应慎用，否则会引起尿液反流，甚至会形成肾盂积水、逆行感染等严重后果。

④集尿器的使用：集尿器品种较多，较为常用的是阴茎套式集尿器，其一端通过塑料管接到尿袋上，尿液充满后可拆下倒掉，再重复使用。女性集尿器也有生产，但由于固定困难，都不理想，现在有生产一次性集尿短裤者，该短裤吸水能力强，用后更换。

患者通过康复训练利用定时排尿、叩击、刺激"触发点"，挤压下腹等措施，大部分患者可完成在便器上的排尿。现将不同损伤平面的患者所采用的排尿方法归纳见表24-5。

表24-5　SCI患者的排尿法

损伤平面	排尿方法
C_5 水平以上	叩打，反射性排尿（括约肌切开），膀胱造瘘，辅助排尿，留置尿管
C_6 水平	叩打、膀胱造瘘
C_7 水平以下	自己间歇导尿、叩打、手压、腹压

3. 痉挛 高位 SCI(包括颈髓损伤和上胸段损伤)者在受伤后不久即可出现痉挛,肌肉痉挛可发生在肢体,亦可出现在胸、背、腹部,表现为肢体僵硬,关节活动受限。治疗手段有以下几方面。

(1)药物治疗:力奥来素(巴氯芬)肌肉松弛药。口服由半片开始,日服 3 次,以后每隔 1 周,每日增加半片,直到痉挛得到控制但总量不得超过 80～100mg/d。

(2)局部注射:用 5％酚溶液或肉毒素局部注射亦可使局部痉挛得到缓解,但对全身痉挛者不适用。

(3)亦可采用中医治疗方法如针刺、推拿等以缓解痉挛。

4. 自主神经反射亢进

(1)症状:发作性高血压、出汗、头痛、面色潮红、心动过缓、胸闷、恶心呕吐、立毛肌收缩现象等。

(2)原因:骨盆内脏器(膀胱、直肠)的扩张为主要原因。另外留置导尿管对膀胱壁的刺激以及对瘫痪肢体的刺激均可诱发。

(3)处理:导尿、灌肠、更换导尿管、祛除外界对患者的刺激。当发现患者出现上述症状时,应立即处理:①取端坐位以降低心输出量,并通知临床医生;②降血压;③尽快找出并消除诱因:检查膀胱是否过度充盈,导尿管是否通畅,是否便秘,有无压疮、痉挛,衣着、鞋袜、矫形器有无压迫和不适等。

5. 深静脉血栓 SCI 患者中深静脉血栓的发生率较高。如一侧肢体突然发生肿胀,伴有胀痛、体温升高、肢体局部温度升高,都应考虑下肢深静脉血栓形成。未发现和未处理的深静脉血栓可导致肺栓塞和突然死亡。预防和治疗措施包括卧床休息,抬高患肢。病情允许时,应穿着医用弹力袜或缠弹力绷带。应用合适的药物,如阿司匹林、丹参、低分子肝素、香豆素衍化物等。

6. 异位骨化 异位骨化通常指在软组织中形成骨组织。在 SCI 后的发生率为 16％～58％,发病机制不明。SCI 后的运动治疗与此病的发生关系不大,因此休息不动并不能减少异位骨化的发生。此症好发于髋关节,其次为膝、肩、肘关节及脊柱,多发生于伤后 1～4 个月,通常发生在损伤水平以下,局部多有炎症反应,伴全身低热,任何 SCI 患者如有不明原因的低热均应考虑此症。治疗措施有应用消炎止痛药和其他药物、冷敷,若骨化限制关节活动则需手术摘除。

六、中医康复

根据 SCI 的急慢性分期,可将其归属为"体堕"和"痿症"进行辨证论治。《灵枢·寒热病》篇有云:"身有所伤,血出多,及中风寒,若有所堕坠,四支懈惰不收,名曰体惰……"。描述了躯体由于外伤、中风寒或从高处坠落等原因导致的四肢无力不能活动,这里"体堕"的症状与现代医学中的急性 SCI 引起的瘫痪、肢体失用等症状较为接近。"痿证"是指肢体筋脉弛缓,软弱无力,不能随意运动,或伴有肌肉萎缩的一种病证,表现为"四末之疾……弱而不用为痿……"。与慢性 SCI 或急性 SCI 后期导致的肌肉萎缩相似。

究其病因,不外乎内外两类。因外伤者,或为外力撞击,或高处坠落,或刀枪等锐器直接损伤,导致经络血脉离断。内伤起病,或多因气血亏虚,或因经脉受阻,导致气血津液输布失司,四肢百骸不得濡养。

SCI 患者,伤其脊骨是现象,损其督脉是实质。督脉为"阳脉之海",主一身之阳气,具有调节阳经经气作用。当外力损伤督脉,瘀血停滞,使气血阻滞不能交会条达于四肢而成,故出现损伤平面以下运动、感觉、反射等不同程度的功能损伤。督脉损伤则致肾阳不足,肾开窍于二阴而司二便,脊髓损伤致肾阳不足气化失司,则二便潴留或失禁。肾主生殖,肾阳不足则致性功能障碍。中后期,督脉阻滞日久,耗伤脾肾之阳,肢体失其温煦所致肢体发凉;正气亏虚,脉络痹阻,筋脉肌肉失养致肢体痿废。所以脊髓损伤总的病机为督脉枢机统率失职。

(一)中药辨证论治

脊髓损伤治法多从气血辨证入手。早期以活血化瘀、通络复髓为要点,同时强调手法复位和外固定,使脊髓早期彻底减压,恢复脊柱连续性及稳定性;中后期以活血化瘀同时温通经络、补养气血,益肾填精。故活血化瘀,通络复髓,补益气血,益肾填精是治疗脊髓损伤的基本原则。具体辨证分型论治如下。

1. 瘀血阻络证

证候:肢体痿软、肢体麻木、大便不调(秘结或失禁),小便不调(癃闭或失禁),局部肿胀,痛有定处,或有皮下瘀斑,腹胀,舌质紫暗,苔薄白,脉细涩。

治法:活血化瘀,理气通络。

方药:桃红四物汤加减。桃仁、红花、当归、赤芍、川芎、生地等。

2. 气虚血瘀证

证候:肢体痿软、肢体麻木、大便不调(秘结或失禁),小便不调(癃闭或失禁),伤处肿痛,肌肉萎缩,面色淡白,腹胀,气短乏力,心悸自汗,舌质暗淡,苔薄白或白腻,脉细缓或细涩。

治法:健脾益气,活血通络。

方药:补阳还五汤加减。黄芪、当归尾、赤芍、地龙(去土)、川芎、红花、桃仁等。

3. 脾胃虚弱证

证候:肢体痿软、肢体麻木、大便不调(秘结或失禁),小便不调(癃闭或失禁),肌肉萎缩,神倦,气短自汗,食少腹胀,面色少华,舌淡,苔白,脉细缓。

治法:健脾益气,升阳举陷。

方药:参苓白术散加减。人参、白术、山药、扁豆、茯苓、薏苡仁、陈皮、砂仁、熟地、山药、山茱萸、丹皮、泽泻、茯苓、肉桂、附子等。

4. 肝肾亏虚证

证候:肢体痿软、肢体麻木、大便不调(秘结或失禁),小便不调(癃闭或失禁),肌肉消

减,形瘦骨立,腰膝酸软,头晕耳鸣,舌红绛,少苔,脉细数。

治法:滋养肝肾,养阴填精。

方药:补肾健髓汤加减。熟地、山药、山茱萸、丹皮、泽泻、茯苓、枸杞子、菟丝子、牛膝、杜仲等。

5. 气血两虚证

证候:肢体痿软、肢体麻木、大便不调(秘结或失禁),小便不调(癃闭或失禁),面色苍白或萎黄,头晕目眩,气短懒言,心悸怔忡,饮食减少,舌淡苔薄白,脉细弱或虚大无力。

治法:健脾益胃,益气养血。

方药:八珍汤加减。当归、熟地、川芎、山萸肉、人参、茯苓、炒白术、炙甘草、防风、浮小麦等。

(二)针灸治疗

1. 毫针针刺

主穴:取损伤平面上下各1～2个棘突旁的夹脊穴2～4对。头针取顶颞前斜线,顶旁1线,顶旁2线。

配穴:上肢取曲池、外关、合谷;下肢取环跳、委中、承山、绝骨、昆仑、太冲、次髎、三阴交、阳陵泉。

操作方法:诸穴常规操作。头针采用长时间留针间断行针法,用直径0.30mm×40mm毫针,常规消毒后,按上述穴区向前或后透刺,常规进针法刺至帽状腱膜下。针后捻转,每分钟200次,每根针捻转1min,头针可久留针3～4h。留针期间,开始每隔30min捻转1次,重复两次,然后隔两小时捻转1次,直至出针。

2. 芒针透刺

取双侧"秩边-水道"穴进行透刺。研究发现,芒针可以通过细胞外和细胞内凋亡信号转导途径,发挥保护受损脊髓组织的作用,同时透刺秩边-水道穴可以改善SCI后尿潴留,纠正逼尿肌-括约肌功能紊乱,调节膀胱周围神经。

3. 电针

(1)取次髎、肾俞、膀胱俞三穴,采用疏密

波,以患者出现明显的会阴及肛门部肌肉节律性收缩为度,每次 20min,每日 1 次,4 周为 1 个疗程,可以改善患者的膀胱功能。

(2)电针俞募穴,穴选八髎、命门、腰阳关、水道、膀胱俞、肾俞、关元、中极,电针采用断续波,每次 30 min,每日 1 次,每周 6 次,4 周为 1 个疗程。

(3)齐刺电针法配合局部取穴,分别在脊髓损伤节段的 2～3 个节段平面及上一个节段平面取穴,每个平面均取正中督脉穴及两旁夹脊穴,电针采用密波,局部取双侧次髎、中髎,电针采用连续疏波,均以患者能耐受为度,每日 2 次,每次 30 min。

4. 隔药盐灸法　脊髓损伤合并神经源性膀胱的患者,选用尿失禁方合补肾方进行治疗,往往可以改善患者膀胱功能。

5. 热敏灸疗法　取大椎、命门、膀胱俞、关元、中极等腧穴部位采用热敏灸治疗,每日 1 次,10 次为 1 个疗程,至少治疗 2 个疗程。

(三)推拿

1. 取穴　大椎、命门、肺俞、肝俞、胆俞、脾俞、肾俞、环跳、承扶、委中、足三里、解溪、绝骨。

2. 操作方法

(1)脊背部手法治疗:首先从上至下揉按患者脊背部,采用平补平泻法;其后沿督脉和两条足太阳膀胱经推拿脊背部;然后再点揉督脉和足太阳膀胱经在背部的穴位大椎、命门、肺俞、肾俞等;最后采用擦法,以补法为主,从下至上以掌根按摩脊背部。

(2)四肢手法治疗:硬瘫时采用提捏、点按、摇法等手法按摩手、足三阳经;软瘫时采用指针点按手、足三阳经,配合四肢关节摇法。

上述操作 6 次为一疗程,每日一次,每次约 30min,休息 1d,进行下一疗程治疗。

(四)其他疗法

1. 穴位注射　取损伤节段的夹脊穴,以及三阴交、足三里。用鼠神经生长因子进行

穴注治疗,10 次为 1 个疗程,疗程之间间隔1 周。

2. 传统功法　视患者恢复情况,可以通过八段锦、轮椅太极等进行锻炼。

七、研究进展

近年来,随着对脊髓损伤病理机制研究的不断深入,急性脊髓损伤的治疗取得了一定的进展。手术治疗能够重建脊柱稳定性、解除脊髓压迫,从而促进神经功能恢复,但对于手术时机的选择应个体化。药物治疗主要通过减轻继发性损伤和促进神经再生来发挥神经保护作用。细胞治疗作为目前脊髓损伤最有应用前景的治疗方式,在一项研究神经干细胞移植治疗脊髓损伤的试验中发现,外源性神经干细胞与宿主神经元之间能够形成功能性突触。但外源性神经干细胞植入后会导致移植排斥反应,因此神经干细胞移植仍然面临许多挑战。

中医药治疗脊髓损伤,无论是在临床上还是动物实验上都取得了一定的成绩,尤其在抑制炎症反应、减少细胞凋亡、促进轴突再生领域等已经取得一定的进展。中医药治疗脊髓损伤的作用机制研究也越来越深入,其发挥疗效的主要途径如下。

1. 抑制炎症反应　研究发现,枸杞多糖、川芎嗪、当归等中药成分的提取物,作用于脊髓损伤的大鼠,可以减轻炎症和氧化应激水平,促进脊髓损伤后的功能康复。也有研究提示川芎嗪可通过抑制信号传导与转录激活因子 3(STAT3)活性、降低白介素-17(IL-17)水平,进而对受损脊髓起到保护作用。

2. 减少细胞凋亡,促进轴突再生　通过向脊髓损伤大鼠模型腹腔内注射姜黄素,大鼠后肢功能得到改善,其机制与激活 Wnt/β-catenin 信号通路,诱导脊髓损伤后被激活的内源性神经干细胞,更多地分化为神经元,减轻胶质瘢痕有关。脊髓损伤大鼠在接受督

脉、夹脊电针治疗后，通过增加损伤局部脊髓的神经营养因子（BDNF）、神经营养因子 3（NT-3）的表达，促进神经修复和功能康复。

3. 对抗兴奋性氨基酸毒性，防止离子失衡　三七总皂苷促进大鼠脊髓损伤后运动功能的恢复，可能与其促进谷氨酰胺合成酶表达，从而改善脊髓再生的微环境有关。脊髓损伤后局部内环境破坏，引起离子失衡，诱发脊髓的继发性损害。研究表明，电针大椎、命门两穴能减轻血清中钙离子含量，促进离子浓度恢复平衡，阻止钙离子内聚所引起的一系列病理生理损害，从而对髓损伤产生保护作用。

4. 减少脂质过氧化反应及自由基形成　脊髓损伤后，脊髓缺氧缺血导致神经元细胞产生并释放出大量的氧自由基，导致脂质过氧化反应增强，破坏生物膜的通透性及完整性，对脊髓细胞膜结构造成损伤，影响神经细胞的功能。动物实验发现，银杏叶提取物可降低脊髓损伤大鼠体内的氧化应激水平，促进脊髓损伤大鼠运动功能的恢复。β-七叶皂苷可以减轻脊髓损伤后自由基的氧化损伤作用，减小空洞面积，减少炎症细胞的活化和浸润，促进脊髓损伤后的修复。黄芪可以促进脊髓修复，其机制与抑制脊髓损伤后的脂质过氧化反应，改善微循环，减轻脊髓继发性损害有关。

中医药对于脊髓损伤的治疗有其自身的特点，临床的治疗效果表明中医治疗方法可改善脊髓损伤患者神经功能，减少并发症，提高患者生活质量；大量的实验研究也证实中医药可通过减轻受损脊髓出血、水肿，抗炎抗氧化应激，抗细胞凋亡，改善损伤区域微环境等多种途径促进脊髓损伤的恢复，但脊髓损伤仍然是医学界的一个难题，我们还需要进行更加深入的研究。

八、注意事项

1. 对脊柱受伤的患者，如怀疑 SCI 时应立即制动稳定，制动体位有两种：①保持受伤时的姿势制动、搬运；②使伤员保持平卧位制动、搬运，前者可防止因体位变动而导致脊髓二次损伤。制动固定后立即转运至医院尽早开始救治工作。

2. 尽早手术治疗，对脊柱骨折脱位进行复位固定，可解除脊髓压迫，重建脊柱的稳定性。

3. 对于 SCI 患者的运动治疗，下肢急性深静脉血栓、开放性骨折、感染等为绝对禁忌证，异位骨化、骨质疏松等为相对禁忌证。

4. 在脊髓损伤后超早期即可启动心理康复工作，心理科专业人员参与制定整体康复方案，并根据患者病情选择恰当的心理康复措施；建议心理康复干预贯穿整个康复过程。

九、临床康复病例分析

案例　患者欧某某，男，40 岁，因"双下肢瘫痪无力 23 天"于 2018 年 11 月 20 日由门诊以"脊髓损伤"平车入院。

病史　患者 23 天前因重物砸伤致双下肢感觉运动障碍，遂紧急送往当地医院，相关检查提示：X 线检查：①右侧第 10 肋边缘不规则改变，考虑骨折。②L_2 椎体压缩粉碎骨折。③L_1 椎体间右侧滑脱。④$L_{3,4}$ 左侧横突骨折。⑤右侧耻骨下段及右侧坐骨骨折。CT 检查：①L_1 椎体向前滑脱（重度），L_2 椎体粉碎性骨折，右侧椎板骨折，$L_{1/2}$ 平面椎管继发狭窄。②L_{2-4} 左侧横突骨折。上腹 CT：未见明显异常。于 2018 年 10 月 31 日在全麻下行"腰椎后路切开复位内固定术＋腰椎后路椎体间盘切除术"，术后予对症支持治疗，复查 CT 显示：L_2 椎体及附件粉碎性骨折术后改变；椎管狭窄较前明显纠正，现仍可见小骨片位于椎管内，于 2018 年 11 月 13 日行"腰椎椎管扩大减压神经根管减压术"，去除脱入椎管内骨块。术后行相关对症支持治疗。今为进一步康复治疗来我院就诊，门诊以"脊髓损伤术后"收入院。现症见：患者双下肢瘫痪无力，肌肉稍萎缩，偶感麻木、疼痛，精神状态一般，饮食正常，夜寐安，二便失禁。

查体 生命体征平稳，被动体位，查体合作，对答切题。心肺腹（一）。脊柱曲度变直，上肢活动可，下肢瘫痪。无畸形、下肢静脉曲张、杵状指（趾），关节未见异常，双下肢无浮肿。双下肢肌力、肌张力消失；深、浅感觉迟钝；腹壁反射存在，提睾反射消失。舌暗红，苔薄白，脉弦。

辅助检查 （2018年11月5日外院）胸腰段正侧位片：T_2-L_4椎体见金属内固定影，呈术后改变，未见松脱或移位征象。胸腰椎生理曲度变直，各椎体缘均见不同程度骨质增生影，L_1椎体仍稍呈压缩状；L_2椎体内可见负线影，断端对位对线良好，$L_{1/2}$椎间隙内见高密度影，呈术后改变。

西医诊断

1. 脊髓损伤。
2. 创伤性截瘫。
3. 腰椎骨折。
4. 多发性损伤。
5. 肋骨骨折（第10肋）。
6. 肺挫伤。
7. 耻骨骨折。
8. 坐骨骨折。

中医诊断 痿病（瘀血阻络证）。

诊疗经过 治疗上予以完善辅助检查，营养神经、改善循环、强化骨质及对症支持治疗，积极防治并发症。进行康复评定，确定患者脊髓损伤水平为T_{12}，ASIA分级B级，不完全感觉损伤，神经平面以下无运动功能，双下肢肌力、肌张力消失。介入综合康复治疗。

存在问题

1. 运动功能障碍：下肢运动功能障碍、肌张力消失，双足下垂。
2. 感觉障碍：双下肢感觉减退，伴感觉异常，如麻木、疼痛感。
3. 排尿、排便障碍。
4. 能力障碍：生活大部分需要。

治疗计划

1. 运动疗法：关节松动训练，等速肌力训练，电动起立床训练，截瘫肢体综合训练。
2. 物理因子治疗：低频脉冲电治疗，功能性电刺激，局部气压。
3. 膀胱训练：保留导尿，排尿意识训练。
4. 佩戴足踝矫形器，矫正足下垂。
5. 中医康复治疗

（1）中药：早期以活血化瘀，理气通络为主，方用桃红四物汤加减。后期注重滋养肝肾，养阴填精，方用补肾健髓汤加减。

（2）针刺

治法：活血化瘀，通督启废。

取穴：以督脉和阳经腧穴为主：曲池、外关、合谷、环跳、委中、承山、绝骨、昆仑、太冲、次髎、三阴交、阳陵泉。

操作：以上每穴中等强度刺激，每次留针30min，同时配合电针、温针等。

（3）穴位注射：取背俞穴，下肢血海、丰隆、足三里等穴，每次2～3穴，鼠神经生长因子进行穴注治疗。10次为一疗程，疗程间休息2～3d。

（4）雷火灸：取大椎、背俞穴、胸腰段夹脊穴、风市、血海、三阴交行雷火灸治疗。将雷火灸点然后，隔4～6层纱布，以实按灸的方式进行压灸，每穴停留2～3s，注意感受患者的皮温变化，因本例脊髓损伤患者合并感觉障碍，故在灸法类治疗时，应密切观察，严防烫伤。

（5）梅花针叩刺：对瘫痪的下肢行梅花针叩刺，可按经脉循经叩刺。

（6）放血治疗：足趾尖或井穴放血治疗，每穴放血5～10滴，每周1～2次，促进下肢血液循环。

治疗前后康复评定对比 见表24-6。

表 24-6　治疗前后康复评定对比

评定项目	治疗前	治疗后
下肢肌力	0 级	Ⅲ 级
ASIA 残损分级	B 级	C 级
改良 Barthel 指数	10 分,完全依赖	35 分,重度依赖

阶段总结

患者反复多次住院治疗(2018 年 11 月 20 日至 2020 年 8 月 20 日)。出院时情况:患者双下肢可抬离,可在床面做髋关节内收外旋动作,双下肢感觉功能减退,伴麻木感,假性导尿。查体:脊柱曲度变直,上肢活动正常,下肢肌力Ⅲ级,肌张力低;腹股沟以下平面深、浅感觉基本消失,双下肢肌肉萎缩;腹壁反射存在,提睾反射消失。建议患者继续综合康复治疗。

(孙　冰　刘初容)

参 考 文 献

[1] 潘世林,陈中宝,史勇军,等.脊髓损伤的细胞治疗进展[J].黔南民族医专学报,2020,33(1):16-20.

[2] Zhang YK,Wang J,Liu L,et al. The Effect of lycium barbarum on spinal cord injury,particularly its relationship with M1 and M2 macrophage in rats [J]. BMC Complement Altern Med,2013,22(13):67-70.

[3] 张男,赵茗,孙亚澎.川芎嗪对大鼠脊髓损伤后运动功能恢复的影响及机制[J].中国医科大学学报,2015,44(1):60-63.

[4] 向鑫,袁继超,陈飞,等.姜黄素诱导内源性神经干细胞促进大鼠脊髓损伤后功能修复[J].第三军医大学学报,2014,36(9):883-887.

[5] 蒋松鹤,林海燕,何蓉,等.督脉、夹脊电针对脊髓损伤大鼠功能康复的影响[J].中华针灸电子杂志,2015,4(1):7-12.

[6] 李花,陈安,李亮,等.三七总皂苷对大鼠脊髓损伤后 GS 的表达及运动功能恢复的影响[J].湖南中医药大学学报,2012,32(1):23-26.

[7] 李志刚,刘如春,耿直,等.电针对急性脊髓损伤大鼠差异表达基因及钙离子作用的实验研究[J].北京中医药大学学报,2008,31(7):486-489.

[8] 陈建敏,谢少华,杨拯,等.银杏叶提取物抗氧化作用对大鼠脊髓损伤后运动功能恢复的影响[J].中国康复理论与实践,2013,19(12):1124-1127.

[9] 程鹏,冯斌,鞠躬.β-七叶皂苷早期应用对大鼠脊髓损伤的保护作用[J].神经解剖学杂志,2011,27(2):119-123.

[10] 任宪盛,冷向阳,杨有庚.黄芪对大鼠实验性脊髓损伤的神经保护作用[J].中国临床康复,2006,10(7):31-33.

[11] 贺丰,穆晓红,付玲玲,等.脊髓损伤的中医研究现状[J].世界中西医结合杂志,2017(03):150-154.

第25章 精神发育迟缓康复

一、概述

精神发育迟缓（mental retardation，MR）是指由于各种原因引起精神发育的持久性延迟或停缓，并因此出现智力低下，表现出处理自己周围事物能力和适应社会生活能力低下的一种疾病状态。

美国精神缺陷学会（American Association on Mental Deficiency，AAMD）对精神发育迟缓的定义是：发育中期出现的智力水平显著低于平均水平，同时伴有社会适应行为障碍的状态。所谓社会适应行为或适应能力，是指一个人处理日常生活及其在社会环境中求生存的能力，如传达意图、管理自己、家庭生活、社会的/对人功能、利用地域资源、自律性、学习能力、工作、闲暇、健康、安全等方面的能力。

MR的病因复杂，可分为生物医学因素（90%）和社会心理文化因素（10%）。MR的患病率约为1%，是一种常见的儿童精神残疾，可合并各种类型的精神与情感障碍，发生率高达30%～70%。目前尚无治疗MR的有效药物，其治疗应以训练和教育为主要原则，早期介入康复治疗。

诊断要点如下：

1. 智能水平低于平均智商的2个标准差以上，或智商（IQ）在70以下。

2. 与患儿生活年龄相应的适应行为发育不全。

3. 在发育期的18岁之前发病。

二、临床表现

MR的临床表现主要包括智力低下和社会适应困难两大方面。可伴有躯体发育及功能异常、各种精神障碍。根据临床表现分为轻度、中度、重度、极重度及临界状态：

1. **轻度精神发育迟缓（占75%～80%）**

（1）语言能力方面：一般语言能力的反应尚可。通过学校学习抽象记忆的知识，如阅读、背诵文章等方面无太大困难，可以应付日常生活中的一般交谈。所以此型患儿在学龄前期或短期接触时不易被发现。

（2）学习方面：可以接受小学4～5年级的教育。有学习困难，在入学后会发现患儿的理解力低下，缺乏对事物之间异同点的辨别能力和分析与概括能力，缺乏想象和推理能力，理解抽象的概念困难，对其只能从具体的角度去考虑和认识。

（3）生活能力方面：有一定的交往能力，日常生活可以自理，对环境变化的适应能力差。训练后可利用交通工具。

（4）工作能力方面：经过特殊训练至成人后可以在保护下或他人的照顾下从事具有一定技能的工作。

2. **中度精神发育迟缓（约占12%）**

（1）语言、运动发育方面：从幼儿时即可发现语言与运动发育缓慢，运动发育迟缓可随着小儿生长发育逐渐地向接近正常方向发育。在语言方面词汇贫乏，其中一部分患儿发音不清，不能确切地表达自己的意思和思想。

（2）学习能力方面：阅读和理解能力有限，

数学概念模糊,甚至不能学会简单的计算和数数。只能达到小学 1～2 年级的读、写水平。

(3)社会性及生活能力方面:可以学会简单的生活和工作技能。经过耐心训练可以从事简单、重复的劳动,可以在社区生活,可与亲人和常接触的人建立比较稳定的关系。不能真正意义上的就业,在特殊设施中经过训练后可做有限的工作。

3. 重度精神发育迟缓(占 7%～8%)

(1)精神与运动方面:发育明显落后,精神与运动发育落后在早期出现,几乎不能接受教育。

(2)语言能力方面:语言发育水平很低,仅能学会简单的语句,自我表达能力差或者几乎不说话,语言理解困难。

(3)社会性和生活能力方面:缺乏社会行为能力,在监护下可能从事无危险的、极简单的体力劳动。利用交通工具非常有限或几乎不能利用。

(4)特异症状:反复地重复单调、无目的的动作和行为,如点头、奔跑、自残等。

4. 极重度精神发育迟缓(约占 2%)

(1)语言能力方面:无语言能力,也不能理解他人说话的意思,仅有以哭闹等原始的情绪方式的表现能力。

(2)社会性和生活自理能力方面:不能认识周围环境和亲人,完全无安全意识,不会躲避危险。可能不能步行,需要特殊的交通工具。不可能就业,生活能力极低,生活几乎完全需要他人照顾。

(3)特异症状:常有攻击行为和破坏行为。

三、康复评定

小龄儿童的认知,尚未发展到真正的逻辑思维及推理的高级认知阶段,而是侧重表现在运动、语言、生活适应、社交等方面或能区的发育。所以,小龄 MR 的患儿认知发育的评估,一般不单纯评估认知功能,而主要是对运动、认知或解决问题、语言及个人-社会四个方面或能区的综合评估。对于年龄稍大的 MR 儿童可采用智力评估,根据评估目的,认知发育评估量表分为筛查或监测量表和诊断量表两大类。

1. Gesell 发育诊断量表(GDDS)　Gesell 发育诊断量表(Gesell development diagnosis scales,GDDS)是国际上公认的经典治疗发育诊断量表,在国际上应用普遍,在我国用于诊断发育水平、评定智力残疾。由 Knobloch 和 Pasamanick 于 1974 年发行英文版,由北京智能发育协作组于 20 世纪 80 年代对 3 岁部分进行了翻译修订。为扩大年龄范围,1990－1992 年由北京市儿童保健所等共同对 3.5－6.0 岁部分进行了修订。1985 和 1992 年北京儿童保健所等单位完成了对 Gesell 发育诊断量表的修订和中国标准化工作,即 0－6 岁儿童发育检查手册。该量表是儿童智力监测,制定干预方案及评价干预效果的理想量表。

(1)量表内容:该量表适用于 0－6 岁儿童,包括适应性行为能区、大运动行为能区、精细动作行为能区、语言行为能区及个人-社交行为能区五大方面。施测时间 40～120min,时间的长短与儿童的年龄、测试状态、发育水平有关,每名儿童均需测查完成 5 个能区(表 25-1)。

表 25-1　GDDS 测试的 5 个能区

适应性行为	最重要的能区,是未来"智力"的先驱,体现孩子的组织能力、相互关系的知觉、分解与组合、手眼协调、解决问题的能力
大运动	主要测试姿势反应、头的稳定、坐、爬、站、走能力
精细动作	主要测试手和手指的抓握、握紧和操纵物体能力
语言	包含语言的理解与表达
个人-社交	主要反映对所居住的社会文化的个人反应

（2）发育评价：Gesell 的评价方法有两种，估计法和计算法，计算法更简便、易学、实用，计算每个能区的发育年龄（DA）、发育商（DQ），具体计算如下：

$$DA = \sum (W \times n)/\sum n, \quad DQ = DA/CA \times 100\%$$

为了恰当地鉴别诊断和判断预后，对每个方面的行为模式都要分别分析和研究，五个能区的结果体现儿童行为发育的各个不同维度水平，以适应性行为能区为儿童发展水平总代表，不能计算行为的总和或平均值。

（3）诊断标准

①轻度：DQ 在 55～75，适应性行为轻度缺陷；

②中度：DQ 在 40～54，适应性行为中度缺陷；

③重度：DQ 在 25～39，适应性行为重度缺陷；

④极重度：DQ＜25，适应性行为极重度缺陷。

2. Bayley 婴幼儿发展量表（BSID）Bayley 婴幼儿发育量表（The Bayley scales of in-fant and toddler development，BSID）系由美国心理学家 Nancy Bayley 所研制的一套评定婴幼儿行为发育的工具，是具有完整的信度和效度的检验资料，是国际上应用较广泛的发育诊断量表之一。2005 年美国在 BSID-Ⅱ 的基础上进行创新，修订了 BSID-Ⅲ 量表。我国学者对此量表的 3 个版本都进行过区域性常模及心理测量学特性研究，并较广泛地应用于国内及国际合作研究中。

（1）量表的内容及结构：Bayley 婴幼儿发展量表第三版（BSID-Ⅲ）是对从出生到 42 月龄婴幼儿的各项能力发展进行全面评估的量表。其对于婴幼儿的评估分为五大领域：认知、语言、运动、社会-情绪、适应行为。其中前三者由专业人员对婴幼儿进行评估，后两者则由家长填写，施测所需时间在 50～90min。12 月龄及其以下年龄段的测查时间

大约 50min，13 月龄及其以上年龄段需 90min。

①认知量表（cognitive scale）：包括 91 个条目，主要包含 10 个维度，感知觉发展、探索与操作、客体关联性、概念建立、记忆力、习惯、视力、视觉偏好、客体永久性，以及认知加工的其他方面。

②语言量表（language scale）：分为语言表达与语言理解两个分测验。语言表达分测验共 48 个条目，语言理解 49 个条目。通过语言表达的评估，我们可以清楚地了解幼儿在交流过程中对于语音语调、手势、词汇等掌握和运用的情况。语言理解则是评估幼儿对语音的识别能力，以及在多大程度上能够理解相应的词汇与指令。

③运动量表（motor scale）：分为粗大动作与精细动作两个分测验。粗大动作分测验包括 72 个条目，评估幼儿对自身身体的控制能力，包括静态定位（头部控制、坐、站）；动态运动，包括运动（爬行、走、跑、跳、上下楼梯），运动质量（站立、走、踢等时的身体协调），平衡以及运动规划。精细动作分测验包含 66 个条目，评估幼儿控制小肌肉的能力，包括手指捏小物体、知觉动作整合、运动规划和速度、视觉跟踪、伸手够、物体抓握和操作、手眼协调能力等精细动作的发育水平。

④社会-情绪量表（social-emotional scale）：有 35 个条目，由儿童的主要照顾者来完成。主要评估 4 个方面：早期社会-情绪发展能力、社会性与情绪健康、早期人际交往模式、检测社会-情绪能力发展的缺陷。

⑤适应行为量表（adaptive behavior scale）：增加了适应性行为评定体系第二版（adaptive behavior assessment system-second edition，ABAS-Ⅱ），主要包含 10 个维度：人际交流、社区应用、生活技能、居家能力、健康安全、休闲娱乐、自理能力、自我管理、社会交往、身体功能。

（2）评分及结果：BSID-Ⅲ 的认知量表、

语言量表及运动量表测查得分为 0 或 1 分，社会-情绪量表采用六级评分法：0（看不出来）、1（没有）、2（一些时间）、3（一半时间）、4（大部分时间）、5（所有时间）。适应行为量表采用 4 级评分法：0（不能）、1（在需要的时候从未出现）、2（有时在需要的时候出现）、3（总是在需要时出现），各量表所得出的分数为粗分，通过计算得出相应的合成分、相应年龄窗口的百分位和可信区间。

3. Griffiths 智力发展量表（GMDS）Griffiths 智力发展量表（Griffiths mental development scales，GMDS）是一种广泛应用于许多国家的诊断性量表。于 1970 年发行英文版，后来经过了数次修订，其中文版（the Griffiths mental development scales-Chinese，GMDS-C）于 2013 年在我国修订完成，可用于全面评估 0—8 岁儿童的智能发育，信度和效度高。临床结果证实 GMDS-C可以有效地评估中国儿童的运动功能、学习困难程度、先天精神发育状况和发育障碍综合征、视力缺陷、孤独症、早产程度和社交情感发育能力，特别适用于有听力语言发育障碍的婴幼儿。并根据儿童 0—8 岁大脑发育各个阶段的对应标准进行可靠对比，可得到GMDS-C 的明确评估结果。

GMDS-C 量表分为 0—2 岁和 0—8 岁两部分。0—2 岁部分由运动、个人-社会、语言、手眼协调、表现五个领域组成。0—8 岁部分在此基础上增加了实际推理领域。

（1）运动领域：评估孩子粗大运动的能力，包括抬头、翻身、坐、爬、站走、跑跳等功能。

（2）个人-社会领域：评估孩子日常生活的熟练程度、独立程度和与其他孩子的交往能力，测试项目包括与孩子年龄相对应的活动，如穿脱衣服、使用餐具、运用知识信息的能力等，例如是否知道生日或住址等。

（3）语言领域：评估孩子接受和表达语言的能力，测试项目包括与孩子年龄相对应的活动，如说出物体的颜色和名称、重复话语及

描述一幅图画并回答一系列关于内容相同点/不同点的问题等。

（4）手眼协调领域：评估孩子精细运动的技巧，手部灵巧性和视觉追踪能力，测试的项目包括与孩子年龄相对应的活动，如串珠子、用剪刀剪、复制图形、写字母和数字等。

（5）表现领域：评估孩子视觉空间能力，包括工作的速度及准确性，测试的项目包括与孩子年龄相对应的活动，如搭建桥或楼梯、完成拼图和模型制作等。

（6）实际推理领域：评估孩子实际解决问题的能力，对数字基本概念及顺序问题的理解，测试的项目包括与孩子年龄相对应的活动，如数数、比较大小、形状、高矮等，这个领域也测试了孩子对日期的理解，视觉排序能力及对"错与对"的认识与理解。

4. 韦氏智力测验 韦氏儿童智力量表第 4 版中文版［Wechsler intelligence scale for children fourth edition-Chinese，WISC-Ⅳ（CN）］是 WISC-Ⅳ 的中文修订版本。《WISC-Ⅳ中文版》保持了原版中 14 个分测验的结构，并且以言语理解指数（verbal comprehension index，VCI）、知觉推理指数（perceptual reasoning index，PRI）、工作记忆指数（working memory index，WMI）和加工速度指数（processing speed index，PSI）4个指数分别解释 6—16 岁儿童认知活动不同方面能力的表现。

WISC-Ⅳ中文版分为两个年龄阶段（2岁 6 个月—3 岁 11 个月和 4 岁—6 岁 11 个月），主要分析儿童言语理解、视觉空间、工作记忆、加工速度、流体推理指数能力。由于该量表可以提供丰富的临床信息而被越来越多测验使用者选择。

5. 适应行为评定量表第二版中文修订版（ABAS-Ⅱ） ABAS-Ⅱ 是基于当前对适应行为的定义而设计的、从多角度评估适应行为的工具，评定结果提供一般适应总分、主要领域分数，以及具体适应技能量表分数等

三个层次的分数。适用于对 6—18 岁儿童适应行为的评估。

6. 儿童神经心理行为检查量表 2016 版（CNBS-R 2016） CNBS-R2016 是我国唯一自主研发的认知发育诊断量表，是原"儿心量表"的修订版，其常模于 2009—2016 年建立。具有评估发育水平、早期甄别发育偏离、延迟以及发育不均衡的功能。

7. 婴儿-初中生社会生活能力量检查表（S-M） 婴儿-初中生社会生活能力检查表由日本三木安正于 1980 年修订，1987 年北京医科大学等单位完成了国内标准化工作。适用于 6 个月—15 岁儿童，全量表共有 132 个项目，包括 6 个行为领域，分属于独立生活、运动、作业操作、交往、参加集体活动和自我管理 6 个方面，每通过 1 项得 1 分，测出总粗分，根据年龄可换算为标准分，根据标准分评定的多少评定儿童适应行为，简单易行。

8. 丹佛发育筛查测验（DDST） 丹佛发育筛查测验（Denver developmental screening test,DDST）适用于 0—6 岁儿童，是我国最早引进和使用的发育筛查量表。但 DDST 是筛查性测验，只能删选出可能的智力落后者。

9. 0—6 岁儿童智能发育筛查测试（DST） 0—6 岁儿童智能发育筛查测试（developmental screening test for child under six,DST）是我国首个唯一自主研发，适用于 0—6 岁儿童的发育筛查量表。由郑慕时等，于 1990 年编制并建立常模，国内部分单位有所应用。

10. 新生儿 20 项神经行为评分法（NBNA） 新生儿 20 项神经行为评分法（neonatal behavioral neurological assessment,NBNA）对新生儿（早产儿矫正到 40 周）行为能力进行筛查性评估，在新生儿行为能力评估方面使用较广。

11. 儿童心理行为发育预警征象筛查表 儿童心理行为发育预警征象，由王惠珊等于 2011—2013 年联合研发，适用于 0—3 岁儿童。是提供给基层儿童保健人员在体检时简便、快捷了解儿童心理行为发育状况的工具。

12. 年龄与发育进程问卷（第 3 版）（ASQ-3） 年龄与发育进程问卷（第 3 版）（ages & stages questionnaires, third edition,ASQ-3）适用于 1—66 个月儿童，是为家长施测而设计。ASQ-3 除具有时效性（10～15 年以内的量表及其常模）、常模具有人口统计学代表性（在性别、城乡、地域构成等主要人口特征方面基本符合 2010 年全国人口普查资料）、具有良好的心理测量学特性外，量表的"由家长参与评估""以家庭为中心"的先进理念使筛查快速、简便。ASQ 已成为国际上最广泛研究及应用的儿童认知发育筛查或监测量表。

四、康复流程（图 25-1）

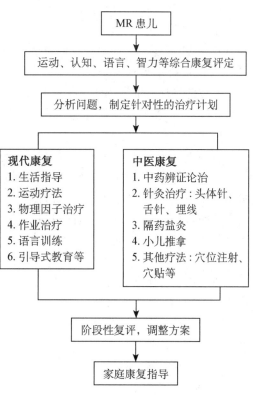

图 25-1 康复流程

五、现代康复

不同程度的 MR 患儿在智能水平、生活能力、社会适应能力等方面落后程度不一样，所以要有针对性予以相应的治疗。

MR 患儿的临床表现因其基础疾病的不同而各具不同的特点，虽然各病例之间会有共同点，但是各个病例间仍然有很大的差异性，所以不能对此类患儿一概而论，在进行治疗时要针对不同病例的不同特点，采取相应的治疗措施。

下面介绍目前常用的康复治疗方法：

(一)生活指导

因 MR 患儿在社会行为能力及生活自理能力方面比较缺乏，所以在日常生活中应该注重给予患儿适当的生活指导。

1. 充足的睡眠　MR 患儿非常容易受周围环境的影响，所以为了确立患儿睡眠-觉醒的节律，要充分考虑到周围各类环境的状况，根据不同的环境采取相应的调整。

2. 合理的饮食　给予患儿合理、充足、规则的饮食，并要培养规则的排便习惯。

3. 提供相应的场所和玩具　给予患儿设定相应的场所和适当的玩具，目的在于使患儿活泼地游戏与运动，促进患儿意识水平的提高。

4. 促进日常生活动作的发育　诱导患儿并协助他做自己身边的事物，尽可能地让患儿自立地、在可能的范围内自己料理日常生活中的各种事情，如更衣、进食、排泄、沐浴等日常生活动作，也可以让他协助做一些家务。

通过以上的生活指导可以使患儿掌握规律的、正确的生活习惯，诱发自发性的产生，促进运动行动的发育。生活指导要根据患儿的年龄循序渐进地进行。

(二)物理疗法

1. 物理因子疗法

(1)生物反馈疗法：将人们正常意识不到的肌电、皮温、心率、血压等体内功能变化，借助电子仪器，转变为可以意识到的视听信号，并通过指导和自我训练让患儿根据这些信号，学会控制自身不随意性的功能。该疗法可增强肌力，降低肌张力，增加肌肉的协调性，加强感觉反馈，促进脑功能重组，辅助肢体功能恢复。

(2)经颅磁刺激：经颅磁刺激是一种无创治疗，可透过颅骨使磁信号无衰减刺激大脑神经，通过调节不同频率使局部大脑皮质抑制或兴奋，从而平衡大脑皮质以达到治疗效果，安全可靠，效果稳定，可避免因用药而导致的潜在危险。通过使用经颅磁治疗仪，使患儿脑部皮质逐步达到平衡状态，增加损伤细胞的可塑性，加快细胞新陈代谢，改善脑内血液循环，从而促进脑部神经发育，脑功能恢复。

(3)听觉统合训练(图 25-2)：通过聆听各种不同频率的音乐，使耳朵达到对各种频率的适应，在这个过程中，双耳的整个通道会被打开，大脑随之接受良性刺激，促使患儿智力发育；帮助使用者协调耳前庭的功能、减少声音的骨质传导，学会用耳朵吸收声音，按照正确的路径进入到大脑，使患儿更加有效地学习和提高注意力。

听觉统合训练通过特制的频率训练患儿变右耳为主听耳，由于人的右耳联结着左脑，而左脑又是语言学习的中枢，因而起到促进

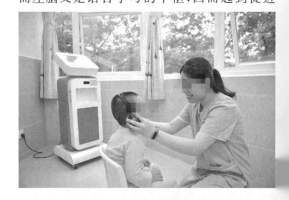

图 25-2　听觉统合训练

语言发育的作用。同时,听觉统合训练可强化中耳的肌肉,协调鼓膜张肌和镫骨肌共同工作,完成听觉反射,使声音有效地传导,从而达到矫正听觉系统对声音处理的失调现象,提高患儿听力质量,使其能够更好地学习声音与行为、物体、行动及事件之间的关系,达到治疗的目的。听觉统合训练刺激了患儿的脑部活动,改善了患儿对生活的适应能力,促使患儿能够完成更多的动作,提高了语言表达能力和对人的应对能力。陈芳等研究表明,听觉统合训练配合康复干预能够改善精神发育迟缓儿童的行为问题,提高其智力水平。

(4)音乐治疗:王芮丽等研究发现音乐治疗对MR患儿的康复治疗效果明显。由于音乐能广泛地作用于人的生理、心理,从而改善身心功能。采用音乐治疗,可以令患儿从中掌握一定的社会技能、运动技能和学习技能,为患儿自我表达、自我尊重、自我控制提供了机会,使他们在感觉和认知领域得到同样的发展。此外,音乐治疗长期进行,有助于培养患儿良好的品格和素质,如自尊心、自信心、自律性(情绪和心态的自我控制),以及养成注重礼貌、行为举止的良好习惯。音乐治疗这一辅助技术的配合,使患儿在生理和心理上得到全面康复。

(5)其他:如功能性电刺激、水疗、经颅超声治疗仪(图25-3)等治疗技术。

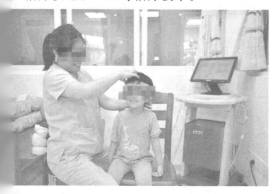

图25-3　经颅超声

2. 运动疗法(图25-4)

(1)Bobath技术:儿童粗大运动功能发育指抬头、翻身、坐、爬、站、走、跳等运动发育,是人类最基本的姿势和移动能力的发育。治疗者可根据患儿的情况采用不同的抑制及促通手段,纠正患儿的异常姿势,促通正确的运动模式,激发患儿的潜在能力,使其在无意识的动作中体验作为正常活动基础的运动模式,从而在不断重复的训练中使粗大运动功能朝正常方向发育。

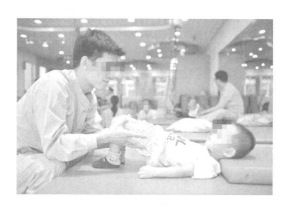

图25-4　运动疗法

(2)Vojta疗法:对2岁前的小龄MR儿童疗效显著,尤其是1岁以内的且尚未实现翻身和俯爬功能的患儿。婴幼儿时期的脑生长发育快、代偿性和可塑性强,这一时期异常姿势和落后的运动发育尚未固定,MR运动落后患儿若能得到外界给予的刺激性治疗及功能训练,可使其学习建立正常的运动模式和功能。所以,早期应用Vojta治疗技术是运动发育落后儿童康复治疗的有效手段之一。

(3)Rood治疗技术:主要侧重于促进正确感觉输入和改善运动控制。人体各种基本运动模式是在原始反射的基础上形成的。生长发育过程中,人体不断接受外界的刺激,原始反射被不断修正,通过大脑皮质获得高级控制,产生对运动的记忆。Rood疗法强调有控制的感觉刺激,按照个体的发育顺序,通过应用某些动作的作用引出有目的的反应。Rood 治疗技术可促进正确感觉输入和改善运动控制。

(4)其他:如肌力训练、平衡训练、核心稳定训练等。

(三)作业治疗

儿童在解剖、生理、心理、社会功能等方面尚未发育成熟,随着年龄的变化而不断变化,这是生长发育时期儿童有别于成人的特点。因此儿童的作业治疗,既应包括促进运动功能发育的相关内容,也应包括生活自理能力、认知、学习和社会体验等方面的内容。作业治疗中应针对不同时期儿童生长发育的特点和需求,以感觉、运动、认知和心理技巧为基础,针对儿童在自理、游戏、上学三个方面的功能表现进行训练,以解决生活、学习及社交中所遇到的困难,取得一定程度的独立性和适应性,注重治疗-游戏-教育的结合以及社区及生活学习环境的改善,充分发挥儿童父母及家庭成员的作用。

根据 MR 患儿的特点,应该有针对性地对感觉统合、生活自理能力、感知与认知能力及学习能力进行干预。

1. 感觉统合训练　感觉统合是大脑将从身体各种感觉器官传来的感觉信息,进行多次组织分析、综合处理,做出正确决策,使整个机体和谐、有效地运作。感觉统合是儿童发育的最重要基础,对其身心发展起着不可替代的作用。

感觉统合失调主要体现在患儿应用能力失调和调节障碍两方面。是大脑不能有效整合感觉信息,从而导致儿童产生一系列的行为问题,表现为学习、专注力、姿势控制、小肌肉协调、情绪、生活功能等多方面的功能障碍。

应用各种器械及训练方法,通过提供本体觉等各种感觉刺激信息,提高儿童中枢神经系统功能和调节感觉信息能力,克服感觉信息接收和处理存在的问题,最终改善平衡功能和运动稳定性。有助于对感觉刺激做出适应性反应,提高儿童组织能力、学习能力、动作计划能力、集中注意的能力等。

2. 日常生活活动能力训练　日常生活活动能力(ADL)是指人们为了维持生存及适应生存环境而每天必须反复进行的、最基本的、最具有共性的活动。包括衣、食、住、行、个人卫生等动作和技巧。

家庭与社会对重度及以上的 MR 患儿康复最基本的要求是,患儿能够基本独立完成日常生活活动,融入社会,然而重度以上儿童在日常生活活动方面常需要很多的照顾。因此,在治疗过程中,应采取一切可行的方法来提高该方面的技巧与能力,儿童通过在他人指导下的反复练习、模仿和逐步学习,最终实现日常生活中最大限度的功能独立。根据作业治疗的特点,对儿童的作业治疗着重训练儿童随意地、有目的地,最大限度地提高其生活自理能力,改善其感知、认知能力,培养其学习与社会交往能力。重点针对儿童进食、更衣、如厕、沐浴等的基本日常生活活动能力训练。

3. 认知训练　认知是认识和知晓事物过程的总称,包括感知、识别、记忆、概念形成、思维、推理及表象过程。认知障碍是影响 MR 儿童生活质量的重要因素之一。

(1)感觉刺激

①视觉刺激:可用玩具诱导儿童用双眼注视并追踪。

②听觉刺激:听各种声响,让儿童寻找发声的方向,以提高儿童对声响的敏感性以及寻找声源的反应速度。

③触觉刺激:治疗师轻拍或摩擦儿童皮肤,或者用儿童手摸自己的脸等;也可以用不同质地的物品,如毛巾、触觉球、积木等让儿童去触摸;使用冰袋、水浴等让儿童分辨冷热。

(2)认识身体部位训练:将身体部位名称感官化,反复训练儿童辨认身体各部分,叫出身体某部位名称时,让儿童用手摩擦该部位。

(3)空间知觉训练:以儿童身体为准进行辨别前、后、上、下、左、右等方位训练;以及辨别任意物体间前、后、上、下、左、右的方位训练及东西南北方向的训练。

(4)时间知觉训练:通过有规律的生活帮助训练时间觉,帮助理解早晨、中午、晚上、今天、明天、昨天、后天、去年、今年、明年等;知道自己生日,特殊节日如儿童节,国庆节在哪天等。

(5)形状训练:结合实物,训练认识圆形、方形、三角形、长方形、正方形等形状,日常生活中结合实物辨别形状和形状的命名训练。

(6)注意力、记忆力训练:先从注意开始训练,如视觉注视和视觉跟踪,听觉捕捉和分辨各种声音,逐渐扩大注意的范围和时间。通过视觉、听觉反复练习,形成暂时联系,从而提高记忆速度。训练短时记忆能力,要求儿童根据训练者的口头指令立即执行;训练长时记忆能力,多采用反复再认和回忆的方式,让儿童牢记。

(7)学习能力训练:智能发育正常的儿童,到了某一年龄就会表现出对阅读、书写文字和计算等学习方面的兴趣,并且有学习和获得这些技能的愿望。但是 MR 儿童会出现不同程度的学习困难,表现为不能掌握这些技能或不能应用这些技能,其原因既不是因为他脱离了社会,也不是因为贫困等而没有得到学习的机会,而且这种学习方面的困难会长期持续。在国际疾病分类 ICD-10 中将这些在学习阅读、书写文字和计算等方面的技能产生困难的现象称为学习能力的特异发育障碍。在精神神经病诊断统计分册第4版(DSM-Ⅳ)中将其称为学习障碍(学习能力障碍)。

对 MR 伴有学习障碍的儿童治疗的重点在于早期发现和早期干预,一旦发现儿童有学习问题时及时就诊,及时进行心理发育的评定。目前认为的治疗方法是应进行综合干预,一方面对患儿进行有针对性的教育训练,另一方面对整个家庭及相关养育者进行心理咨询与指导。一般原则是以接纳、理解、支持和鼓励为主,实施时注意个体化的原则,忌高起点、超负荷的训练。训练不仅要针对提升有困难的能力,更要着眼于如何利用已有的正常能力,以达到影响学业成就程度的最小化。

(四)语言治疗

轻度、中度 MR 患儿常常以语言发育迟缓为初发症状,由于父母首先发现了语言方面的问题而就诊。MR 患儿的语言发育迟缓多数与行为发育水平一致。在适应行为的发育水平方面,治疗前后的变化有显著差异。同样,在与人交流活动中的语言理解和表达方面治疗前后的变化有显著差异。具体方法有如下几点:

1. 在患儿的发育早期,应该进行强化摄食功能、语言功能、呼吸功能、用口做游戏、语言能力方面的生活指导等。

2. 当小儿发育至学习语言阶段时,应再加上听觉刺激训练。

3. 让患儿通过生活中的各种体验来促进患儿学习视觉、触觉、深部感觉、嗅觉、味觉等感觉刺激。也可以让患儿阅读各种绘画的书籍作为日常课程,语言治疗师要在自己的专业范围内根据患儿的实际情况设定有针对性的训练方法。

(五)社会康复

MR 患儿治疗的目标是使患儿取得社会的自立,促进患儿整体人格的发育。因此进行社会康复训练会有相当大的作用。其具体方法如下:

1. 社会康复与医学康复同时进行。从幼儿期开始,与医学康复同时进行以培养患儿行为能力为目的的社会康复,以达到使患儿获得社会性的效果,治疗目标是使 MR 患儿尽可能地正常化,可以通过让患儿体验各种行动来培养其行为能力。

2. MR 患儿的社会康复应与家庭生活相融合,应该将社会康复放在他的家庭生活之中。

(1)建立适合患儿的生活节律,为患儿设定一个适合接受各种刺激的、有利的环境。

(2)承认患儿的人格,尊重患儿的自主性,不要因过度限制和帮助而影响患儿的社会性发育。

(3)培养患儿正确、规律的社会生活习惯,让患儿成为做家务的帮手。这样会有利于患儿的精神功能和适应行为的发育。

(4)通过各种功能的训练,使患儿体验丰富的生活内容,有助于社会性功能的发育和提高。

3. 日常生活中要将他们融入正常小儿之中,即正常儿与 MR 患儿一体的原则。只有这样才能使患儿接受感觉、运动的刺激,接受正常的行为、社会能力的刺激。同时也使正常小儿理解 MR 患儿,为 MR 患儿的社会化、家庭化建立基础。

(六)引导式教育(图 25-5)

引导式教育是通过集体(小组)的组织形式,由引导式教育中的引导员通过一定手段对功能障碍儿童进行引导与诱导,引导其学习各种功能动作场面,使其逐步地学习到各种技能,并达到设定的预想的目标。

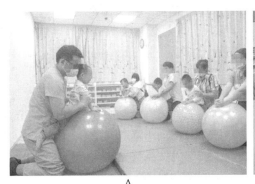
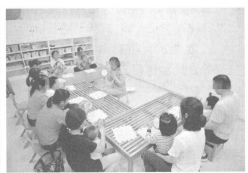
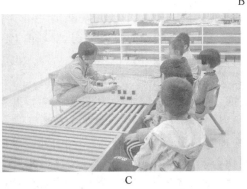

图 25-5　引导式教育

A. 粗大运动功能小组课;B. 精细运动功能小组课;C. 蒙氏教育。

1. 引导式教育的理论基础

(1)脑的可塑性理论:Peto 教授基于功能障碍儿童的脑虽然受损,但是仍然具有潜在能力的观点,同时,他以大脑的可塑性为理论基础,创造性地设计了能发展儿童人格的方法和促进他们获得适应环境能力的方法。

引导员将欲达成的目的以课程的形式传达给儿童,使其通过传入神经系统传达到脑并在脑中形成意图化,使其知道自己将要做什么,然后经传出神经系统传达到执行指令器官,最终完成。

(2)学习理论:引导式教育体系认为,功能障碍儿童和正常儿童一样,都是通过同样方法去学习功能,但因障碍使其学习过程受阻,需要他人给予适当指导和引导,通过教育的方式给予适当指导和引导达到康复的目的。

2. 节律性意向在引导式教育中的作用节律性意向是由意向和节律两者结合而成,是在引导式教育体系中促进课题完成的一种重要的方式。包括两种因素:其一是把某种行为按着自己的意识给予命名即意向性,然后将其告知给小组中的儿童;其二是用一定的方法使实施课题的过程形成一定节律性,两者结合即节律性意向。

节律性意向的作用在于:①感受到自我的存在;②知道自己将要做的事情是什么;③能有意识地去提前准备;④可以调节行为的速度;⑤可以使儿童的注意力集中于活动中;⑥将节律性意向变成自己的工具;⑦是引导员与儿童联系的一种有效的方法;⑧不同类型的节律具有不同的作用;⑨制造氛围;⑩指导家长。

(七)其他

如游戏、娱乐疗法、多感官刺激训练、马术治疗等。

六、中医康复

中医学中并没有"精神发育迟缓"这一病名,可参照"五迟五软"的范畴。五迟是指立迟、行迟、语迟、发迟、齿迟;五软是指头项软、口软、手软、足软、肌肉软,均属于小儿生长发育障碍病证。五迟以发育迟缓为特征,五软以痿软无力为主症,两者既可单独出现,也常互为并见。古代医籍有关五迟、五软的记载颇多,早在《诸病源候论·小儿杂病诸候》中就记载有"齿不生候""数岁不能行候""头发不生候""四五岁不能语候"。记载了五迟的某些典型症状。《张氏医通·婴儿门》指出其

病因是"皆胎弱也,良由父母精血不足,肾气虚弱,不能荣养而然"。《保婴撮要·五软》指出:"五软者,头项、手、足、肉、口是也。……皆因禀五脏之气虚弱,不能滋养充达。"有关其预后,《活幼心书·五软》明确指出:"苟或有生,譬诸阴地浅土之草,虽有发生而畅茂者少。又如培植树木,动摇其根而成者鲜矣。由是论之,婴孩怯弱不耐寒暑,纵使成人,亦多有疾。"

究其病因主要有先天禀赋不足,亦有属后天失于调养者。先天因素:父精不足,母血气虚,禀赋不足;或母孕时患病、药物受害等不利因素遗患胎儿,以致早产、难产,生子多弱,先天精气未充,髓脑未满,脏气虚弱,筋骨肌肉失养而成。后天因素:小儿生后,护理不当,或平素乳食不足,哺养失调,或体弱多病,或大病之后失于调养,以致脾胃亏损,气血虚弱,筋骨肌肉失于滋养所致。病机总为五脏不足,气血虚弱,精髓不充,导致生长发育障碍。

(一)中药辨证论治

1. 脾肾两虚证

证候:智力迟钝,四肢软弱或下肢痿弱,面色㿠白,手足不温,甚或五更泄泻,完谷不化,小便清长,舌淡胖、苔白滑,脉沉弱,指纹沉。

治法:健脾益气、补肾益精。

方药:保元汤加减。

常用药:人参、白术、熟地黄、黄芪、茯苓、山茱萸、肉桂、山药、炙甘草、牛膝。

加减:呕吐者,加姜半夏、陈皮;泄泻者,加苍术、肉豆蔻;腹胀者,加木香、枳实;喉中痰多者,加法半夏、浙贝母;气息微弱者,加紫河车、蛤蚧。

2. 心脾两虚证

证候:神情呆缓,语言发育延迟,言语不清,口角流涎,吸吮咀嚼无力,弄舌,全身软弱无力,多梦易惊,面色萎黄,纳食欠佳,唇甲淡白,毛发稀疏萎黄,舌淡、苔薄,脉细缓,指纹

色淡。

治法:养心健脾、益气养血。

方药:调元散加减。

常用药:人参、茯神、白术、山药、黄芪、当归、石菖蒲、酸枣仁、远志、益智仁。

加减:发迟难长者,加桑葚、肉苁蓉;纳食不佳者,加砂仁、鸡内金;四肢痿软者,加桂枝、杜仲、桑寄生;气虚阳衰者,加肉桂、附子(先煎);脉弱无力者,加五味子、麦冬。

3. 肝肾不足证

证候:目无神采,发育迟缓,身材矮小,囟门宽大,运动延迟,筋骨痿软,肢体拘紧或瘫痪,易惊,夜卧不安,面色青白,舌质淡或红、苔少,脉沉细,指纹淡。

治法:补肝益肾、强筋壮骨。

方药:加味六味地黄丸加减。

常用药:熟地黄、山茱萸、龟甲(先煎)、五加皮、山药、茯苓、泽泻、牡丹皮。

加减:语迟失聪者,加远志、郁金;口角流涎者,加益智、乌药;齿迟者,加紫河车(研末水调服)、龙骨(先煎)、牡蛎(先煎);立迟、行迟者,加牛膝、牡蛎(先煎)、桑寄生;易惊、夜卧不安者,加首乌藤、酸枣仁。

4. 阴精亏虚证

证候:神智异常,智能迟缓重症,难以接受教育,容貌痴愚,动作无主,摇头吐舌,言语无序,囟门迟闭,形瘦骨立,身材矮小,大便干结,舌质淡、苔少,脉沉迟,指纹沉。

治法:滋阴补肾、填精益髓。

方药:龟鹿二仙丹加减。

常用药:鹿角胶(烊化兑服)、熟地黄、龟甲(先煎)、人参、枸杞、山药、山茱萸、菟丝子、茯苓、牛膝、石菖蒲。

加减:口角流涎者,加益智仁、乌药;纳食不佳者,加炒谷芽;气息微弱者,加紫河车、蛤蚧。

5. 痰瘀阻缓证

证候:智力低下,反应迟钝,或有失聪失语,言语延迟或不流利,吞咽困难,口角流涎,喉间痰鸣,动作不自主,关节僵硬,肌肉软弱,或有癫痫发作,多有脑炎、颅脑产伤及外伤史,舌质暗有瘀点瘀斑,苔腻,脉沉涩或滑,指纹暗缓。

治法:化瘀通络、豁痰开窍。

方药:通窍活血汤合二陈汤加减。

常用药:桃仁、红花、川芎、赤芍、陈皮、法半夏、茯苓、胆南星、细辛。

加减:心肝火旺,惊叫、抽搐者,加黄连、合欢花、羚羊角粉(水调服);躁动者,加龟甲(先煎)、天麻、牡蛎(先煎);语迟者,加远志、郁金。

(二)针灸疗法

1. 头皮针

主穴:四神针、智三针、颞三针、脑三针、言语一区、言语二区、言语三区。

配穴:伴听力障碍者,加晕听区、耳前三区、颞后线等;伴视觉障碍者,加视区等;伴精神行为障碍者,加情感区、心肝区等;伴精细动作差者,加运动区等;伴癫痫者,加制痫区、舞蹈震颤控制区、天柱透玉枕等。

操作方法:患儿取坐位或卧位,依据患者情况选穴,定好穴位后进行局部常规消毒。进针选用规格为 0.25mm×25mm 的不锈钢毫针,与头皮呈 15°～30°快速将针刺入头皮下,当针到达帽状腱膜下层后缓慢将针沿头皮针穴线推进 0.8～1 寸。运针以拇指掌侧面和示指桡侧面夹持针柄,以食(示)指的掌指关节快速连续屈伸,使针身左右旋转,每分钟要求转 200 次左右。每次持续捻转 2～3min。头皮针留针 30min,每间隔 10min 运针 1 次。进针后亦可用电针仪在主要穴区通电以代替手法捻转,波型可选择连续波,刺激强度以患者可耐受度而定。

2. 体针

主穴:内关、通里、三阴交、太冲。

配穴:伴纳差、神情疲惫者,加足三里;伴心惊胆怯者,加阳陵泉、悬钟;伴言语不利者,加舌三针;伴上肢肢体功能障碍者,加手三针;伴下肢体功能障碍者,加足三针;伴精细动作落后者,加八邪、后溪;伴颈软无力者,加风池、风府;伴腰背无力者,加肝俞、脾俞、肾俞、华佗夹脊穴;伴流涎者,配地仓透颊车。

操作方法:选用规格为 0.25mm×25mm 的不锈钢毫针,如肌肉丰厚之处,可选用长为 40mm 毫针,进针时宜快速进针以减轻患者疼痛感。一般留针约 30min,具体情况视患者年龄大小、病程长短、配合程度而定。每 10min 行针一次,每天 1 次。

3. 穴位埋线

主穴:风池、哑门、大椎、心俞、厥阴俞、肝俞、肾俞、鸠尾、内关、三阴交。

配穴:参照本章节体针配穴。

操作方法:用记号笔进行穴位定位后,涂上适量的利多卡因软膏进行表皮麻醉以减轻患儿疼痛,用胶布贴敷约 1h 后再进行埋线操作。埋线时,先进行局部皮肤消毒,然后右手持埋线针,左手固定穴位,根据穴位特性常规进针,持续进针直至羊肠线头完全埋入皮下,再进针 0.5cm,随后把针退出,羊肠线留于穴位内,用干棉球压迫针孔片刻,再用透气胶布贴敷以保护创口。

4. 穴位注射

临床用药:穴位注射常选取营养神经肌肉类药物,如维生素 B_1、B_{12} 注射液,鼠神经生长因子等;醒脑开窍、活血化瘀类药物,如丹参注射液、当归注射液等。

取穴:风池、心俞、厥阴俞、肝俞、肾俞、足三里、三阴交等。每次注射 2 个穴位,每天 1 次。

操作方法:选用直径为 0.5mm 的注射针头,固定患儿体位,取穴定位后进行常规消毒,押手固定穴位,刺手垂直快速进针,进针至肌肉层后回抽,回抽无血后缓慢推入药液,出针后用棉签按压针口片刻。

5. 舌针　伴有吞咽障碍、言语障碍和流涎者,可针刺舌根部穴位。

穴位选取:舌系带两旁 0.2～0.3cm 处,

舌下阜上。

操作方法:患者仰卧,呈张口状(不配合可采用开口器),用压舌板将舌前部往上拨,暴露舌系带,取 0.3mm×75mm 毫针,对准穴位,快速直刺进针 1～2cm,再施以顺时针捻转 3 下,出现舌根部麻木感为主,然后迅速出针,用干棉球按压片刻,隔日 1 次。

6. 神阙穴隔药盐灸法

(1)辨证用方

①脾肾两虚证:取 4 号脾胃方,配补肾方。

②心脾两虚证:取 2 号镇静安神方,配 4 号脾胃方。

③肝肾不足证:取补肾方,配 17 号解痉方。

④阴精亏虚证:取 3 号补虚方,配 5 号免疫方。

⑤痰瘀阻缓证:取 4 号脾胃方,配 13 号活血化瘀方。

(2)注意事项:为防止患儿隔药盐灸施灸过程中躁动,可予以粗布绳固定四肢,以防艾灰掉落烫伤皮肤。

(三)小儿推拿

1. 基础方

(1)囟门推拿法(分别摩、揉、推、振囟门,6～8min);

(2)调五脏(左右手各 5～10 遍);

(3)运土入水与运水入土(各 1～3min);

(4)推上三关与下六腑(按比例,共 3～5min);

(5)腹部操作(分别推、下抹、摩、揉、振、按等,5～8min);

(6)脊背操作(分别捋、揉、点按、振、捏、啄、纵擦等,5～10min);

(7)按揉足三里与阳陵泉(各 2～3min);

(8)疏理上下肢(分别对上下肢进行探、揉、拿、按、推及运动,5～10min)。

2. 方解　囟门推拿法健脑益智;调五脏,十指连心,协调五脏;运土入水与运水入土,调节先天与后天;上三关配合下六腑,攻补兼施,益气泄浊;腹为阴,背为阳,前腹后背同时操作,调阴阳,强体质;足三里和阳陵泉强筋壮骨。疏理上下肢有助于经络畅通,全方融汇古今,结合康复,调脏腑、和气血、活络肢体。

(四)其他疗法

1. 耳穴压籽

主穴:神门、皮质下、交感、脑点、枕、心、肝、脾、肾。

配穴:伴言语障碍者,加口、舌;伴纳差者,加胃、大肠;伴心虚胆怯者,加胆。

操作方法:用耳穴探测针探取穴位的压痛点,用酒精棉球消毒耳郭皮肤,左手固定耳郭,右手用镊子夹取粘有王不留行籽的小块胶布,对准压痕贴好,然后柔和地按压穴位,刺激强度以患者耐受为宜,以发热胀痛为度。每天按压3~5次,每次2~4min,隔天1次。

2. 穴位贴敷

主穴:印堂、内关、神门、通里、合谷、足三里、三阴交、太冲。

配穴:脾肾两虚证,加脾俞、肾俞;心脾两虚证,加心俞、脾俞、足三里;肝肾不足证,加太溪、肾俞、悬钟;阴精亏虚证,加太溪、照海、肾俞;痰瘀阻窍证,加中脘、膈俞、足三里、丰隆。

伴外感风寒型感冒咳嗽者,加大椎、风池、天突、风门、肺俞、膏肓、列缺等;伴便秘者,加神阙、中脘、天枢、关元、气海、大肠俞、支沟、照海等;伴厌食者,加神阙、脾俞、上脘、中脘、下脘、足三里等;伴泄泻者,加大肠俞、天枢、上巨虚、三阴交、神阙等;伴失眠者,加安眠、神门、内关、三阴交、涌泉、心俞等。

操作方法:把准备好鲜榨的姜汁和药粉混合调成泥状,然后涂抹在大小为5cm×5cm的脱敏胶布中心,药泥直径大小为1cm。根据患儿情况确定好穴位后将胶布贴敷于穴位上,贴敷时间约为30mim。

七、研究进展

小儿 MR 是世界性医学难题,迄今尚无治愈的方法。据相关统计数据显示,我国城市小儿 MR 的患病率约为 0.7%,而农村小儿 MR 的患病率约为 1.4%。患儿一经确诊,应对其采取必要的治疗措施,以提高其生活质量,最大程度减轻家庭和社会的负担。

目前在对 MR 进行早期的干预和治疗时,往往首推的还是以康复治疗理念为核心的教育和训练。常用的治疗指导方案还是以综合治疗为主,根据患儿的发育评估水平来选择个体化的方案。现阶段常用的治疗方法包括病因治疗(如先天性代谢病早期采用饮食疗法和甲状腺素类药物,可以预防 MR 的发生)、对症治疗(如对合并癫痫者要用抗癫痫治疗)、认知行为疗法、系统脱敏法、代币法、特殊教育(图 25-6)、神经调控疗法、针灸和水疗等。但由于治疗 MR 尚无单一特效疗法,这些儿童往往早期无法得到有效的干预治疗,很大一部分患者发展成终身残疾,存在个体功能障碍和社会功能残障,不仅日常生活受到严重影响,而且给家庭带来沉重负担,给社会带来巨大损失。实践证明,早期介入康复治疗,坚持长期地进行家庭教育,许多患儿的个人自理和社会适应功能会有一定的改善,但仍无法确定是某单一的康复治疗方法起效。

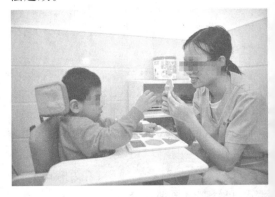

图 25-6 特殊教育

MR 的治疗目前尚无特效方法，但近些年对一些新兴治疗手段的探索越来越多。在头穴留针结合认知知觉障碍训练研究中，发现联合两种治疗方法训练组在提高 MR 患儿操作智商和全智商方面疗效优于针刺后行认知知觉障碍训练组。研究证明通过聆听音乐可以为患儿治疗提供一个温馨和愉快的治疗环境，提高患儿参与治疗的积极性及依从性，延长其在规定训练时间内的注意力集中时间，从而为加快他们融入集体性活动、习得技能奠定基础。近些年发展起来的 VR 技术、rTMS 治疗，是一种非侵入性、无痛且相对安全的治疗技术，治疗 MR 患儿具有协同作用，能进一步改善患儿的认知功能，为 MR 的治疗提供了一种新的技术手段。这些新技术研究的推进，为 MR 的治疗带来了新的希望，但这些研究普遍存在样本数量相对较少且缺乏长期随访观察的不足，仍需待今后进一步的大样本、长时间深入研究加以佐证。

八、注意事项

1. 本病的预防，应大力宣传优生优育知识，避免近亲结婚，婚前进行健康检查，以杜绝先天性遗传疾病的发生。

2. 提倡母乳喂养，保证营养均衡，并适当进行体育锻炼。

3. 早发现，早干预，早治疗。

4. 通过积极的康复训练和教育，使患儿更好地融入社会，适应生活。

九、临床康复病例分析

病史　患儿徐某，1 岁左右由家人发现智力低下，吐词欠清，语言功能发育滞后于正常同龄儿，一直未系统治疗。5 岁时，粗测智力水平欠佳，能认人，家人角色定位准确，只会简单语言，语言逻辑性差，吐词欠清，语言连贯性欠佳，双手能抓握，指间协调性差，精细动作完成差，能独自下地站立行走，行走姿势

欠佳，平衡性欠佳，行走时跨越障碍物时易跌倒，对外界反应可，多动，注意力欠集中，情感交流可。入院时，患儿神情呆缓，面色萎黄，唇甲淡白，全身软弱乏力，多梦易惊，纳食欠佳，喜欢咬手指，舌淡、苔薄，脉细缓，指纹色淡。

既往史　2020-07-14 在我院行"双侧颈动脉外膜剥脱术＋迷走神经隔离术"。

入院查体　粗测智力水平一般，能认人，家人角色定位准确，会叫人，会说"要，不要"等简单语言，不能说完整句子，吐词欠清，双手能抓握，指间协调性差，精细动作完成差，能独自下地站立行走，行走姿势好，对外界反应可，多动，注意力欠集中，情感交流可。感觉系统检查未见明显异常，四肢肌力、肌张力无明显异常，生理反射正常引出，双侧 Babinski 征阴性。

西医诊断　1. 精神发育迟缓；2. 言语障碍。

中医诊断　五迟（心脾两虚证）。

存在问题

1. 粗大运动　可独行，跑欠协调，独立上下楼梯欠稳定；未能双足起跳及单脚站立。

2. 精细功能　双手桡指抓物、钳式捏小丸，双手可搭塔 7 层、串珠，未能使用剪刀。

3. 认知言语　可使用少数单字表达，懂得部分物品名称，可指认动词卡片，未能使用短语表达。

4. 异常姿势　站立时双膝过伸、双足扁平外翻姿势。

治疗计划

1. 言语训练

（1）口颜面按摩放松，3～5min。

（2）唇力量训练：圆展交替训练：发"u"，"i"（发音越长越好）；发"u-i-u"，"i-u-i"（越快越好）。

（3）下颌运动训练：咬棒训练法（10 个一组，左右各 5 组每次）。

2. 手功能训练

（1）儿童玩耍时，双上肢绑缚合适重量沙

袋(250g 左右)进行。

(2)站立于不稳定平面或跪立位:抛接球游戏(图 25-7)、投掷目标物类游戏。

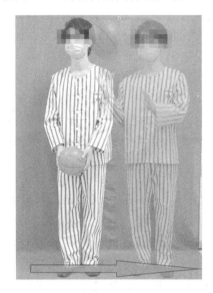

图 25-7　侧向迈步,同时抛接球

(3)儿童三点跪位:交替左右手进行玩具操作。

(4)儿童进行锻炼双手指力类活动:如拧螺丝、拧瓶盖、捏橡皮泥、拼插类乐高积木等(图 25-8)。

3. 物理因子治疗　选择调制中频电治疗,改善双下肢本体感觉。

治疗部位:双下肢伸肌(股四头肌、胫前肌)。

治疗时间:每次 20min;15～20 次为 1 个疗程。

治疗强度:以患儿耐受为准。

4. 中医康复治疗

(1)头皮针、体针配合治疗

头皮针取穴:智三针、四神针、颞三针、言语一区、言语二区、言语三区、运动区、足运感区。

体针取穴:内关、神门、合谷、太冲、三阴交、印堂、劳宫、定神针。

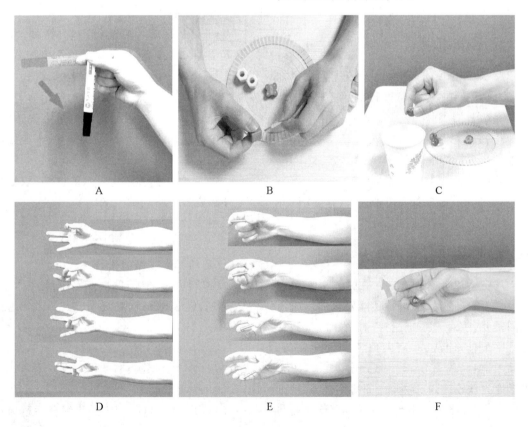

A　　　　　　　　　　B　　　　　　　　　　C

D　　　　　　　　　　E　　　　　　　　　　F

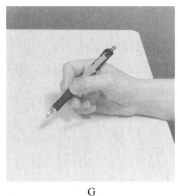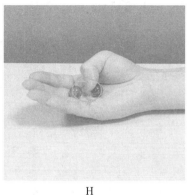

G　　　　　　　　　　　　　　　　　H

图 25-8　指力锻炼

A. 把插棍由横向改为垂直放下,控制手指屈曲力量;B. 穿空心圈;C. 捡起弹珠币,放进罐中;D. 拇指与每个指尖相碰;E. 用拇指和各指尖捡起物件;F. 在拇指和其他指尖之间滚球;G. 在手内上下移动笔(蠕虫式移动);H. 在手内用拇指滚动二个球。

常规操作,每次留针 30min,每天 1 次。

(2)神阙穴隔药盐灸法:取 2 号镇静安神方,配 4 号脾胃方。

①患儿取仰卧位,暴露腹部,将治疗圈中心对准神阙穴并紧贴脐周皮肤,用医用透气胶带将治疗圈外缘紧贴于皮肤上固定,然后将孔巾对准治疗圈铺上。

②取底粉 5g,均匀撒在脐窝。

③取药盐 80g,均匀倒入治疗圈内并抚平。

④用镊子取 1 壮艾炷(4 个艾炷为 1 壮)放于圈内药盐上,点燃艾炷顶端燃熏;当艾炷燃至 2/3 时点燃另一壮艾炷,待圈内艾炷燃尽无烟后,将艾灰丢至盛水的钢碗内熄灭,再夹取事前点燃的艾炷放置入内。如此反复,直至 18 个艾炷全部燃完。

(3)穴位注射

取穴:风池、心俞、脾俞、肾俞、内关、阳陵泉、足三里、三阴交、悬钟、大椎、命门。

穴位注射选用维生素 B_{12} 注射液。每次注射 2 个穴位,每天 1 次。

阶段总结

通过 2 个疗程,20 余次运动治疗及其他综合康复治疗,患者功能提高较明显,表现为:Gesell 各个分区均有改善,运动及语言能区改善明显(表 25-2)。治疗后功能情况如下:

表 25-2　治疗前后康复评定对比

评估报告结果(Gesell 评分)	初评(2020-07)	复评(2020-10)
适应性	28M	28.6M
大运动	22M	29.9M
精细运动	24.6M	34.4M
语言	19.7M	28.4M
个人-社交	31.5M	35.4M
平衡功能分级	坐位平衡 3 级,站立平衡 2 级	坐位平衡 3 级,站立平衡 2 级

1. 粗大运动　可平地独行,双足起跳欠协调,独立下楼梯欠稳,未能稳定单脚站立。

2. 精细功能　双手可完成搭塔、模仿画线,未能完成串珠及剪纸,双手协调性欠佳。

3. 认知言语　可命名多数图片名称、配对几何图形、辨识颜色,未能区别大小、多少,未能理解图中物体用途及反义词。

4. 异常姿势　双足扁平外翻并左侧足趾外翻姿势。

（关梓辉　刘群英　陈小芳　侯伟丽　陈　奇　卢乐仪）

参 考 文 献

[1] 叶侃,罗晓明,金华,等.BSID-Ⅲ认知量表在中国应用初探[J].中国儿童保健杂志,2015(10):40-42.

[2] 顾宇杭,张海清,贺文香,等.Griffiths量表对孤独症谱系障碍儿童发育评估的意义[J].中国妇幼健康研究,2020(1):6-10.

[3] 卞晓燕.6岁内儿童认知发育量表的临床应用[J].中国实用儿科杂志,2017(04):285-289.

[4] 陈秀洁.儿童运动障碍和精神障碍的诊断与治疗[M].北京:人民卫生出版社,2009.

[5] 陈芳,刘振玲.数码听觉统合训练在小儿康复治疗中的应用研究[J].广西医科大学学报2016,33(1):160-161.

[6] 王芮丽,李倩,等.经颅磁刺激联合可视化音乐治疗对精神发育迟滞患儿认知功能及运动发育的影响[J].中国中西医结合儿科学,2020,12(3):264-266.

[7] 林琬翎.靳三针治疗小儿精神发育迟缓的临床研究[J].广州中医药大学学报,2010,10(2):154-156.

[8] 廖品东.小儿推拿学[M].北京:人民卫生出版社,2018.

[9] 黄秀容,袁青,罗秋燕,等.靳三针头穴留针结合认知知觉障碍训练治疗小儿精神发育迟缓临床疗效观察[J].中国针灸,2015,35(07):651-656.

[10] 张芹,汤海蓉,蒯成伟,等.音乐疗法在精神发育迟缓患儿精细运动发育中的疗效观察[J].医学理论与实践,2017,30(17):2504-2506.

[11] 周海荣,姜灿,何强勇,等.重复经颅磁刺激结合虚拟现实训练对精神发育迟缓儿童认知功能的疗效观察[J].中国生育健康杂志,2019,30(4):363-366,370.

第26章 儿童孤独症谱系障碍康复

一、概述

儿童孤独症由美国儿童精神病学家 Leo Kanner 1943 年首先描述，Kanner 注意到有一批被诊断为儿童精神病的儿童，从婴儿时期开始，"天生的不能与周围的人们建立正常的情感联系"，似乎与环境是隔离的，语言异常或者根本就没有语言，不寻求拥抱、待人如同待物、很少目光接触、行为刻板等。他将这种状况称为"孤独性情感交往紊乱"，即儿童孤独症，也叫自闭症。孤独症，是一类以社会交往障碍为核心缺陷的神经发育障碍性疾病，表现为社会交流交往障碍、重复刻板行为及兴趣范围狭窄，难以适应变化，常伴有感觉异常。常伴有一种或多种共患病，如智力发育障碍、注意缺陷多动障碍、焦虑障碍、攻击行为、胃肠道问题、睡眠障碍等，严重影响生活的各个领域。

儿童孤独症及其相关障碍是一组对儿童精神健康有严重影响的发育行为疾病。有关孤独症及其相关障碍的诊断标准一直存在许多争议。美国精神病学会正式发布精神疾病诊断统计手册第 5 版（DSM-5），正式提出孤独症谱系障碍（autistic spectrum disorders，ASD）的概念，对原有孤独症及其相关障碍诊断标准做出了较大修订。

ASD 的基本特征是交互性社会交流和社交互动的持续损害和受限的、重复的行为、兴趣或活动模式。这些症状从儿童早期出现，并限制或损害了日常功能。该障碍的表现依据孤独症状态的严重程度、发育水平和生理年龄也会差别很大，因而使用"谱系"术语。ASD 包括早期婴儿孤独症、儿童孤独症、Kanner 孤独症、高功能孤独症、非典型孤独症、未特定的广泛发育障碍、儿童期瓦解障碍和 Asperger 综合征。

根据我国各地局域性的调查显示，ASD 发病率高达 1% 左右，并有逐年上升趋势。我国 12 岁以下的孤独症患儿约有 200 万例，孤独症总患者数约 400 万人。而且每年还在快速递增。男性明显多于女性，通常为（4～5）:1。通过定量分析结果表明，ASD 的遗传度为 90%，提示遗传因素起着明显作用。其中儿童孤独症导致的精神残疾患儿占到残疾人总数的 36.9%。这些患儿在生命早期若得不到有效的干预治疗，便将成为终身残疾人，给家庭和社会带来巨大的负担与损失。

二、临床表现

交流障碍、语言障碍和刻板行为是孤独症的三个主要症状，又称 Kanner 三联症，同时在智力、感知觉和情绪等方面也有相应的特征。一般从 1 岁半左右，家长逐渐发现儿童与其他儿童存在不同。

1. 语言障碍　这是大多数孤独症儿童就诊的主要原因，语言障碍可以表现为多种形式。多数患儿语言发育落后，通常在两岁和三岁时仍然不会说话，或者在正常语言发育后出现语言倒退。部分患儿具备语言能力甚至语言过多，但是语言缺乏交流性质，表现为无意义语言、重复刻板语言，或是自言自语，语言内容单调，有些语言内容奇怪难以理解,模仿语言和"鹦鹉语言"很常见,不能正确运用"你我他"等人称代词。

2. 社会交流障碍 交流障碍是孤独症的核心症状,儿童喜欢独自玩耍,对父母的多数指令常常充耳不闻,但是父母亲通常清楚地知道孩子的听力是正常的,因为孩子会愉快地执行某些他所感兴趣的指令,例如上街、丢垃圾、吃饼干等。儿童缺乏与他人的交流或交流技巧,缺乏与亲人的目光对视,喜欢独自玩而不愿意或不懂得如何与小朋友一起玩,不能参加合作性游戏,通常不怕陌生人,与父母亲之间似乎缺乏安全依恋关系或是表现为延迟的依恋,在多数时间对亲人的离去和归来缺乏应有的悲伤与喜悦。有需要时通常拉着父母亲的手到某一地方,但是并不能用手指指物,在运用躯体语言方面也同样落后,较少运用点头或摇头表示同意或拒绝。很少主动寻求父母的关爱或安慰。

3. 狭隘的兴趣和重复刻板行为 孤独症儿童可能对多数儿童喜爱的活动和东西不感兴趣,但是却会对某些特别的物件或活动表现出超乎寻常的兴趣,并因此表现出这样或那样的重复刻板行为或刻板动作,例如转圈、嗅味、玩弄开关、来回奔走、排列玩具、双手舞动,特别依恋某一种东西如车轮、风扇或其他圆形物体,反复观看电视广告或天气预报,爱听某一首或几首特别的音乐,但对动画片通常不感兴趣。往往在某一段时间有某几种特殊兴趣和刻板行为,并非一成不变。

4. 智力异常 过去认为70%左右的孤独症儿童智力落后,20%智力在正常范围,约10%智力超常。智力正常和超常的孤独症称为高功能孤独症。目前随着诊断标准的放松,智力在正常或超常的孤独症儿童可能明显增加,这些患儿往往较晚被发现。多数孤独症儿童可以在某些方面显得有较强能力,主要在音乐能力和记忆力方面,尤其是在机械记忆数字、路线、车牌、年代等方面。

5. 感觉异常 大多数孤独症儿童存在这样或那样的感觉异常,有些儿童对某些声音特别恐惧或喜好;有些表现为对某些视觉图像的恐惧,或是喜欢用特殊方式注视某些物品;很多患儿不喜欢被人拥抱;常见痛觉迟钝现象;本体感觉方面也显得特别,例如喜欢长时间坐车或摇晃,特别惧怕乘坐电梯等。

6. 其他 多动和注意力分散行为在大多数孤独症儿童中较为明显,常常成为被家长和医生关注的主要问题,也因此常常被误诊为儿童多动症。此外发脾气、攻击、自伤等行为在孤独症儿童中均较常见,这类行为可能与父母教育中较多运用打骂或惩罚有一定关系。

三、康复评定

近年来针对 ASD 的研究空前活跃。ASD 评估工具在 ASD 临床和基础研究中扮演重要角色。根据研究对象、研究目的选择恰当的 ASD 评估工具是决定研究结果是否可信的关键。表 26-1 对现在常用的量表进行了整理。

表 26-1　10 种主要中文版儿童 ASD 评估工具

工具名称	作者	年份	适用年龄	中文版研究者	日期	灵敏度%	特异度%
ASD 行为量表(ABC)	Krug	1978	3—35 岁	杨晓玲	1993	100.0	100.0
社交沟通问卷(SCQ)	Rutter 和 Lord	1999	≥4 岁	徐秀	2011	74.0	93.0
幼儿 ASD 筛查量表(CHAT)	Baron Cohen 等	1992	18 个月—4 岁	徐秀	2009	94.1	88.4

（续　表）

工具名称	作者	年份	适用年龄	中文版研究者	日期	灵敏度%	特异度%
儿童 ASD 测试量表（CAST）	Williams	2005	4－11 岁	孙翔	2014	89.0	80.0
社交反应问卷（SRS）	Constantin	2005	4－18 岁	邹小兵	2017	95.9	98.5
ASD 评定量表（ASRS）	Goldstein 和 Naglier	2009	2－18 岁	王艺	2015	94.2	82.0
克氏 ASD 行为量表（CABS）	Clancy	1968	2－15 岁	柯晓燕	2002	/	/
儿童 ASD 评定量表（CARS）	Schopler	1980	＞2 岁	李建华	2005	100.0	100.0
ASD 诊断观察量表（ADOS）	Catherine Lord	1989	智龄＞16 月	徐秀	2014	96.5	61.5
ASD 访谈量表（ADI-R）	Michael Rutter	1989	＞2 岁	郭延庆	2002	/	/

（一）心理教育量表 PEP-3

源于 20 世纪 70 年代美国政府自主的北卡罗来纳州大学医学院的 TEACCH 计划，是协助设计自闭症弱能儿童教学训练配套的评估工具。中国香港协康会将其翻译成中文版并经过研究改良，使其更符合我国患儿的特点和需要。主要用于 2－7.5 岁 ASD 及相关发育障碍儿童，为功能性评估量表，可评测出此类患儿目前能力发育水平，指出患儿偏离正常发展的特征和程度。

（二）筛查类评估量表

1. ASD 行为量表（autism behavior checklist，ABC）　20 世纪 80 年代由 Krug 等编制，该量表共 57 个项目，包含了 5 个维度：①感觉；②行为；③语言；④运动；⑤交往。每个项目 4 级评分，全量表最高分为 158 分，适用于 3－35 岁的人群进行 ASD 筛查。量表填写者至少与调查对象共同生活 1 个月左右，填表人可为父母、主要抚养者或教师。ABC 从研发至今未进行过修订。

2. 社交沟通问卷（social communication questionnaire，SCQ）　1999 年由 Rutter 和 Lord 两位专家共同编制，该问卷基于 ASD 诊断金标准工具——ASD 诊断访谈量表（autism diagnostic interview-revised，ADI-R）编制的问卷，该问卷由 40 个条目，3 个维度组成：社交沟通领域，沟通领域，以及重复刻板行为领域。总分≥15 分，提示初筛阳性，适用于智力年龄＞2 岁的儿童进行 ASD 的筛查。

3. 幼儿筛查量表（checklist for autism in toddlers，CHAT）　由英国学者 Baron Cohen 等于 1992 年研制，适用于 18 月龄以上婴幼儿孤独症的筛查。该量表由 9 项父母填写项目（Section A）和 5 项专业人员观察项目（Section B）组成，填写人为幼儿的主要照看者。问卷的判断标准为"总 23 项中至少有 3 项阳性"或"至少有 2 条核心条目阳性"，则定义为初筛阳性，适用于 16－30 个月儿童 ASD 的筛查。

4. 儿童 ASD 测试量表（childhood autism spectrum test，CAST）　由英国学者 Williams 等编制，该量表由 37 条目组成，该量表为二分类条目，总分≥16 分，初筛阳性，适合于 4－11 岁儿童 ASD 的筛查，该量表在英国使用广泛，但在其他国家使用较少。

5. ASD 评定量表（autism spectrum rating scales，ASRS） 2009 年由 Goldstein 和 Naglier 编制，ASRS 有完整和精简版，适合于 2—5 岁，6—18 岁人群进行 ASD 筛查。2—5 岁完整版由 7 条条目，6—18 岁由 71 条条目组成，精简版由 15 条条目组成，精简版的条目均来源于完整版，该问卷可由家长/教师进行填写，采用 5 级评分。

根据不同的研究目的，问卷分为 3 个量表：

（1）筛查量表（ASRS scale）包含 3 个亚量表，共有 60 条条目，社交沟通（social/communication，SC）包含 19 条条目；异常行为（unusual behaviors，UB）包含 24 条条目；自我管理（self-regulation，SR）包含 17 条条目。SC、UB、SR 3 个亚量表计分经 T 标准分转化后相加的总分，再经过 T 标准分转化的分数为 T 总分，英文版为 T 总分≥60 分。

（2）诊断量表（diagnostic and statistical manual of mental disorders-Ⅳ-text revision，DSMⅣ-TR 维度）可作为辅助 ASD 临床诊断，由 34 条条目组成。

（3）治疗量表由 8 个亚量表组成。与同伴交往能力（peers socialization，PS）、与成人交往能力（adult socialization，AS）、社交/情感互动（social/emotional reciprocity，SER）、非典型语言（atypical language，AL）、刻板动作（stereotypy，ST）、重复行为（behavioral rigidity，BR）、感觉过敏（sensory sensitivity，SS）、注意力（attention，AT）。

6. 克氏 ASD 行为量表（Clancy autism behavior scale，CABS）

由 Clancy 1968 年编制，至今未进行过任何修订，CABS 共 14 个项目，总分≥7 分，提示存在可疑 ASD 问题。填表人为其父母，该量表针对 2—15 岁的人群，适用于儿保门诊、幼儿园、学校等场所对儿童进行快速 ASD 筛查。柯晓燕等于 2002 年对该量表进行信效度研究，提示 CABS 具有较好的信度和效度。目前国内使用的为该版本，在流行病学调查、ASD 的评估方面应用广泛。虽然在不同的国家该版本应用广泛，但鉴于该版本从编制后未进行更新。如果要继续使用该量表，应根据 ASD 诊断新标准对其改良。

（三）诊断类评估量表

1. 儿童 ASD 评定量表（childhood autism rating scale，CARS） 由 Schopler 等 1980 年编制，是目前常用的诊断工具。CARS 共包含 15 个项目，每个条目为 4 级评分，总分＜30 分为非 ASD，总分 30～36 分为轻至中度 ASD，总分≥36 分为重度 ASD，该量表适用于 2 岁以上的人群。

2. ASD 诊断观察量表（autism diagnostic observation scale，ADOS） ASD 诊断观察量表是一种半定量的 ASD 诊断工具，该工具主要对疑似 ASD 的患儿进行社交沟通、人际交往、游戏能力、想象能力的评估。根据评估的对象年龄不同共分为 4 个模块，评估对象的智龄应＞16 个月。

3. ASD 诊断访谈量表修订版（autism diagnostic interview-revised，ADI-R） ASD 诊断访谈量表修订版是 20 世纪 80 年代编制的一种半定量的 ASD 访谈工具，经过多次修订后目前已广泛应用于临床，在西方国家被认为是 ASD 诊断的金标准。访谈对象的年龄应＞2 岁，访谈时，由经过 ADI-R 正规培训并获得国际认证资质的医务人员主导，要求患儿父母（或者主要抚养者）对每一个条目都要向医师提供患儿的具体行为细节，而不是针对每个反映的问题的笼统判断。评分的关键取决于信息提供的准确与否。

四、康复流程(图 26-1)

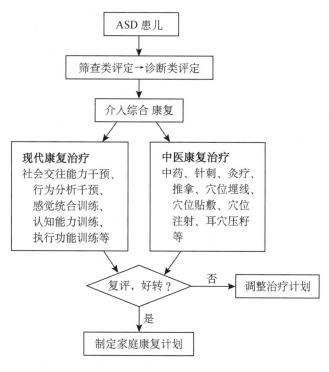

图 26-1　康复流程

五、现代康复

对于儿童孤独症谱系障碍(ASD)的治疗干预,首推的手段仍然是教育和训练。

(一)儿童 ASD 教育康复干预的目标

人类大脑的研究提醒我们,在训练教育过程中应尽可能地保证脑功能的内在统一。脑高级功能的研究发现,应根据 ASD 患儿的自身条件和教育环境,为患儿训练教育确立一个清晰的目标。按照社会适应能力可分为两个基本层次。

1. 社会生活自理　社会生活自理是指 ASD 患儿在成年以后应该做到:在他人的简单辅助下实现社会生活的自我服务,能够自己居家,能参加适当的娱乐活动,外出能够乘车、购物、看病,能够寻求最基本的社会援助,具有维持日常生活的简单交往能力。

2. 社会生活自立　社会生活自立是指患儿成年以后能够和他人配合做事,有照顾别人的能力,有参加力所能及的社会工作的能力,有尽到角色责任的能力,能自觉通过自己的劳动获得报酬,能够独立交友,有被社会认可的基本的价值观念,有追求情感生活的需要,能够基本适应独立的家庭生活,这就是教育康复的意义所在。

当前的康复训练,都应该是根据每一位 ASD 患儿的自身条件和教育环境,制订个体化的训练目标,以提高个体的社会适应能力和社会交往能力,减少异常行为为目的。

(二)儿童 ASD 教育康复干预的方法

当前,在国际上已经使用的方法多达几十种,各种干预方法侧重不同,互有优势,而且不断地有新的训练方法出现。孤独症的早期干预方法可以分为以下三类:

第一种为教学取向,以行为理论为基础,使用操作性制约、塑造、尝试错误、提示和锁链这些行为技术,成人主导和控制互动的所有层面。

第二种为自然情境取向,将行为学家的原则应用在更自然的社交互动情境中,并以结果强化取代实际物品或食物强化。

第三种为发展或实用取向,强调功能性的沟通,认为孤独症患儿也遵循普通儿童的发展轨迹注重多元的沟通层面,教师跟随患儿的发展与进程努力创造有效的沟通环境,借由奖赏性的活动回应患儿的交流来促进沟通。

本文将在国内应用较成熟的部分干预方法,按照各种方法的干预侧重点进行以下几个方面归类介绍:

1. 侧重干预孤独症儿童社会交往能力的干预方法 社会交往能力异常是 ASD 患儿的核心障碍,是患儿很多后续问题的根源,因此很多研究者将干预的核心放在改善 ASD 患儿的"社会交往"能力方面。应用广泛的方法有以下几种:

(1)人际关系发展干预(relationship development intervention,RDI):美国临床心理学 Gustein 博士根据自己多年来对孤独症儿童的研究心得和治疗经验,于 1996 年提出了"人际关系发展干预法"。该方法着眼于孤独症儿童人际交往和适应能力的发展,强调父母的"引导式参与",在评估儿童当前发展水平的基础上,采用系统的方法循序渐进地触发孤独症儿童产生运用社会性技能的动机,进而使其习得的技能在不同的情境中迁移,最终让患儿发展出与他人分享经验、享受交往乐趣及建立长久友谊关系的能力。

Gustein 博士提出了孤独症症候群患者在人际关系发展上的六项共同缺陷:情感参照能力、社会性调适能力、陈述性语言、灵活的思维方式、社交信息处理、前瞻和回顾能力。在此基础上,针对孤独症患者的这些核心缺陷及参考正常儿童人际关系技能的发展模式,历经二十多年的探索,发展出了系统的人际关系发展训练课程——RDI。据此为自闭症儿童设计了一套由数百个活动组成的训练项目,活动由父母或训练老师主导,在自然的生活环境或特定的学校环境中进行训练,属于发展、社交实用取向的策略。

RDI 是由认证过的顾问指导家长的干预方法,相对于直接干预患儿需要家长付出更多的心力,父母本身心态的调整是重要的环节。其最终目标是使父母和患儿建立引导式参与关系,给家长一些方法使他们能够提供给患儿面对复杂、无法预料、充满压力世界所需的知识、心智能力、习惯和价值观,使他们能做到在生活中细致地引导患儿的心智成长。

RDI 的干预步骤:仔细评估,列出儿童适宜的发展目标,教育家长与儿童周围的其他成人,准备训练环境,规划充分的治疗时间,将经验分享的障碍减到最少,建构简单适宜的活动,逐渐将治疗指导权由治疗师转向家长,逐渐把控制互动的责任由成人转向与儿童互动的同伴,帮儿童选择适当的同伴,逐渐在活动中加入更多的元素,使其更加符合自然生活环境。治疗过程中需要注意以下几点:

①RDI 强调的是透过日常惯例性活动来引导患儿,而不只是游戏活动。认为 RDI 只是通过游戏的方法来干预是对 RDI 片面的理解。

②RDI 的媒介就是生活,生活中一切物品都是 RDI 的器材,可以是居家活动、手工制作、唱歌跳舞、游戏娱乐、看书阅读讲故事、看电视和看视频录像等。

③活动对 RDI 只是一个载体,只要用心规划,都可以正面引导。

④RDI 是一套家长培训课程体系,不是治疗师直接训练患儿的方法。

⑤治疗的目标是看重孤独症核心障碍的

改变与成年后的生活品质提升,不是注重目前具体的、单一可量化的行为。

⑥进行 RDI 干预需要家庭成员一定程度的投入,包括时间的投入与必要的学习。

⑦在干预中做什么活动都可以,渗透到日常生活中点点滴滴的训练就是最好的训练。

⑧家长心态的调整是训练的开始与前提,最好是全家有一致认知的改变与调整。

(2)关键反应训练法(pivotal response treatment,PRT):关键反应训练法是一种基于应用行为分析(applied behaviour analysis,ABA)原理研发,同时又汲取了发展心理学、认知心理学和情景教育方法的有关内容的自然教学方法。即在家长最大范围和力度的积极参与下,用关键性技能的程序和策略在自然环境里教导学生的关键性技能,由此促进患儿社交技能、语言、认知和情感表达等多方面的发展。

PRT 是为了解决 DTT(回合教学法)在干预上的局限性,比如泛化差、机械化等问题,是一种源自 DTT 但又不同于 DTT 的干预方法。

PRT 训练内容为:强调在自然环境里,应用自然强化物,让 ASD 患儿自己主导和选择,并与他们轮流分享活动的掌控权,教学的目标穿插在患儿已掌握的任务中,强化患儿的努力和尝试,教导患儿的关键性技能,并主张家长最大范围和力度积极参与干预训练等。通过充分利用 ASD 患儿和成人的互动动机,创造大量学习机会,强化 ASD 患儿的动机、自发性和社交主动性,促进语言能力发展,提高技能的习得、维持和泛化,减少不良行为。

(3)图片交换沟通法(picture exchange communication system,PECS):图片交换沟通法是基于斯金纳的操作条件反射理论发展起来的,它是教导患儿快速掌握自发沟通能力的一种培训体系,是让言语能力缺乏或不足的孩子通过使用图片进行沟通的一种学习系统。在改善患儿的沟通意向、引发沟通上效果显著,但是存在不便携带、不能发声、图片制作烦琐等缺点。随着电子设备的广泛使用,将 PECS 系统应用在 APP 上面,同样能改善孤独症患儿的交流能力,相较于传统的训练方式,新型的训练方式更为简便,患儿的接受度更高。

PECS 训练方式是为了患儿能获得自发性沟通能力。首先让患儿掌握的第一个能力——为获得需要的东西而靠近沟通对象,当其获得这个能力后,就需提高患儿的词汇量、句子结构及更深入的沟通技能。具体步骤如下:

①自发性交换:主要过程概括为拾取、传递、放下和收回图片。

主要程序:治疗师运用患儿感兴趣的物件进行引导,并等待患儿拿起桌上的图片传递到治疗师面前并放在治疗师手上。经过几次训练后,治疗师可以根据患儿的表现逐步减少辅助步骤,最终使患儿能够独立通过图片交换来得到自己想要的物件。

②持续性和距离:持之以恒在最初的无反应沟通阶段是很重要的,在这一步中患儿被教导在沟通中即使遇到很多障碍仍然要坚持下去,逐渐减少显性及隐性提示使患儿获得系统的沟通能力。

在这一步中所说的距离包括两个方面:第一是指治疗者和患儿的距离;第二个距离是指患儿和图片的距离。要让患儿明白当他们需要运用图片进行交换时,图片并不一定每次都在他们面前随手拿到,并且沟通对象也并不一定时刻关注着他。在这一步训练中要逐步拉大这两个距离,使患儿能够在不同的环境或者和不同人仍能够坚持他们的沟通行为,学会当治疗师没有关注他或者背对着他时使用图片来换得自己的所需。

③分辨图片:一旦患儿为了满足自己的不同需求而能够坚持与不同人进行沟通时,

就要教导患儿区分不同的图片。这一步的主要目的是当治疗师拿出物件的时候,患儿能从几幅图片中找出与对象对应的图片,并将其交给治疗师,即患儿能够进行物品与物品、物品与图像、图像与物品之间的配对。

对于很多患儿来说这一步缺乏吸引力,因此,我们需要使用强化物来改变这种状态使患儿能够积极参加训练。

④使用图片句子:在这一步中,我们要训练患儿使用句子来表达自己的所需。患儿能在要求对象时走到沟通簿前,从板面中选出适合的图片,拼成句子条"我要+(物件)",并将句子条撕下,走到治疗师面前,将句子条交给他,得到自己想要的对象。治疗师在接过句子条后,将图片逐一指出,并说:"你说,我要××。"当患儿掌握句子条后,可逐渐将多张图片放在沟通簿上,让患儿可选择不同的对象进行交换。这种新的技能通常是通过重复来获得的。

⑤回答问题:可以对"你要什么?"做出回应;这一阶段开始由两位治疗师共同指导,其中一位治疗师主要是辅助患儿完成回应,然后慢慢过渡到一位治疗师来操作。

⑥响应和主动表达意见:继续针对阶段⑤的问题拓展,如"你看到什么?""你有什么?"等问题;还可以就"它是干什么用的""它是什么形状?"等问题进行描述性回答。

⑦额外的词汇训练:在患儿进行阶段⑤、⑥时,可以逐渐增加颜色、形状、方位等词汇的学习。

(4)心灵解读:心灵解读也称心智解读,指人们理解自己和他人的愿望、意图和信念等心理状态,并依次对行为做出解释和预测的能力。社会交往困难是儿童孤独症的核心临床症状之一。Williams认为即使通过长期的社交技能训练,大多数被试者仍然难以推测别人的心理状态。但如果不进行心灵解读训练,随着年龄的增长,心灵解读将仍然有缺陷,同时也不能从根本上改变孤独症患儿

社交能力缺陷的问题。因此,越来越多的研究对孤独症患儿的心灵解读能力进行干预训练,以此来提升和恢复他们的社会交往能力。

较多新近研究显示孤独症患儿心灵解读的发展会因其临床症状的程度,呈现出发展缺失或滞后两种特点,因此在设置干预课程前需要考虑患儿的智力发展情况和临床症状特点,以选择适合他们的干预课程。

训练内容:

目前,针对孤独症患儿的心灵解读干预训练内容大致包括以下几项:对错误信念理解的干预训练;以正常儿童心灵解读发展顺序为参照的多心灵解读成分训练;将心灵解读能力与社会交往能力相结合的干预训练。

1)对理解错误信念的干预训练:理解错误信念是个体心灵解读发展中的重要里程碑。因此很多孤独症患儿心灵解读干预方法训练研究都会以错误信念训练为重点和突破口。包括"头脑相机"策略、"思想泡泡"策略、动作和情绪线索干预方式、多媒体介入的方式等。

2)以正常儿童心灵解读发展顺序为参照的多心灵解读成分训练。

3)将心灵解读能力与社会交往能力相结合的干预训练。

干预方案包括向被试解释心灵解读任务(包括愿望理解、信念理解、情绪理解和一、二级错误信念理解),同伴间的角色扮演和社交互动(包括情绪行为管理和表达自己的需求)。

对孤独症患儿而言,心灵解读技能干预面对的首要问题为泛化和迁移,即能将在干预课程中所习得的技能迁移到新的日常环境中。而孤独症患儿行为刻板的这一行为特征给心灵解读技能干预的有效泛化和迁移造成了困难。因此,这就要求我们在实施心灵解读技能干预的过程中要做到两点:

①在干预中更多地采用自然情境教学法:为孤独症患儿提供丰富多样且贴近实际

生活的样例来学习心灵解读技能。

②采用小步化的教学模式：即每一次新技能的学习都是在已获得技能的基础之上展开，且新技能的学习环境、模式和内容要与以往干预课程之间的差异尽可能小，使已获得技能尽可能发挥脚手架的作用，促进他们对新技能的理解和应用。

其次，在设置和实施心灵解读技能干预方案时，要做到针对不同层次的孤独症患儿设置差异化的干预方案和实施个别化教学。

(5)团体治疗模式：团体治疗又称小组治疗，是指同时对两个或者更多的治疗者同时实施的治疗，来改善患儿的认知模式，同时通过团体成员之间的互动，改善患儿的人际交往能力、改善人际沟通、增强凝聚力，而且患儿之间的接纳还可以改善孤独感。

传统的个训模式中，患儿的社交对象比较狭窄，学习到的社交技巧较单一，团体治疗可以关注到个训之外ASD患儿在集体环境中的适应性问题，把这些患儿的特点和当时世界对ASD治疗的主流方法结合起来，形成综合的以团体训练或小组训练的康复训练方式，也叫多元化康复治疗。提前给患儿提供"社会雏形"，找出不足、解决问题，从而为ASD患儿的长远康复目标"回归正常幼儿园、小学等"做准备。

训练内容主要包括行为矫正、提升注意力、游戏、精细功能、生活自理、模仿、轮流等待等方面的课题。

团体教学法主张团体主题式授课形式。每次团体课由2名治疗师主持，每周5次课，每两周1个主题，围绕同一主题进行训练，分别为常识课、律动课、游戏课、手工课等。每次30min，每节课前，治疗师按照顺序向患儿打招呼、点名、握手或拥抱。

ASD患儿团体治疗的优势

①团体治疗有利于因材施教：根据ASD患儿的不同能力水平，分成几个能力相当的小组，为不同的组制定不同的康复目标和计划，采用不同的康复方法进行训练，比如对于语言能力高的ASD患儿，我们可多用故事的形式；语言能力低的ASD患儿，我们需要用实物教学，给患儿多感官的参与和重复学习，以便能适应不同ASD患儿的能力和要求，照顾到他们的差异。

②团体治疗有利于ASD患儿接受系统的、多元化的康复训练：治疗师按照ASD患儿的不同能力，通过适合他们的训练方法，让他们系统地了解和熟悉身边的人、事、物，不单纯重视语言和智能的发展，更注重体能、生活自理、情绪处理、审美能力、社交沟通等多方面的综合能力，让患儿对生活有更丰富的体验，也让他们更真切地感觉到自己与社会是有关联的。

2. 侧重改善问题行为的相关干预方法

以社会交往障碍为主要特征的孤独症患儿，在社会生活活动中(如学习活动中)，首先遇到的困难就是无法做出正确(所期望)的行为反应，更多的是出现与所期望的反应相反的举动，如发脾气(自伤、攻击性、破坏性)，过于刻板、没有好奇心以及缺乏应有的注意力等，无法进行正常的学习和社会交往活动。因此，要促进孤独症患儿的发展，就必须减少和消除他们的问题行为。主要有以下两种：

(1)行为分析干预：行为分析干预是指介入并人为中断某行为发生、发展的自然过程，力图消除或改变该行为的干预方式。即通过对环境条件、个人历史及其自身状况等方面的考察，而达到对问题行为的原因和功能的理解，进而为解决或改善问题行为提供有效的途径。

训练方法：运用"原因-行为-后果"的行为分析模式，采用适应性行为与减少/消除问题行为并举，而且以行为塑造为主。即教育者、训练者不是只将注意力放在纠正孤独症患儿的问题行为上(即不要做什么)，更重要的是要帮助他们建立起正确行为的能力和愿望。

1)清晰的教学目标:确保孤独症患儿具备进行一个项目的要求。大部分孤独症患儿在上课时出现问题行为都是因为项目比较难。好的教学是循序渐进,由浅入深,而不是拔苗助长式的。开始的时候,训练师要知道患儿的能力情况,同时也要做好随时把难度降低的准备。

2)无错误教学:孤独症患儿对各方面能力的学习应该建立在适当的辅助及正确的教学引导下,所以在教学过程中,首先要让患儿学正确的东西,教学过程要一步一步地进行,尽量避免他们出现错误,因为每一次错误对于他们来说都是一个学习记忆,有时他们记住的是错误的答案,而不是正确的。

3)消除竞争:同孤独症儿童上课前,治疗师一定要尽量找出能使孤独症患儿分散注意力的物品或事情,确保患儿课堂上尽量集中注意力。

4)明确行为发生的原因:与孤独症患儿接触的过程中,经常要面对的问题就是不同目的的不恰当的行为。作为治疗师,要知道不恰当行为在什么时候、什么条件下发生,通常问题行为发生的原因有:

①减少疾病痛苦:例如有些孤独症儿童因为身体局部不适或疼痛,因表达能力的滞后,出现自伤的行为。

②追求感觉刺激:例如某些孤独症儿童重复性晃动手指,可能是想得到特殊的视觉信息,这是一种由自我刺激所驱动的行为。

③对他人关注的追求:有些孤独症儿童根据自己的已有经验得出,只要出现问题行为,就能得到周围人的关注或得到某些东西,因此他们常常会表现出一些问题行为。

④以逃避为目的的行为:有关研究表明,孤独症儿童会用自伤性行为和攻击性行为来逃避他人的要求。

5)对孤独症患儿学会聆听:斯金纳说过,"患儿永远是对的"。孤独症患儿的行为都是有原因的,而且很大程度上是受外在环境的影响。作为训练师本身就占据了很大的一部分环境因素,所以要不断回顾和调整教学方法,使之符合孤独症患儿的要求和能力。

6)保持冷静,投入教学:如果孤独症患儿已经感到不适或者开始有焦躁的反应,训练师的负面情绪有可能会令情况更差。训练师的态度、声音、面部表情如果是冷静的、平稳的,那么情况可能就会有好转。训练师友好自信的态度会让患儿觉得你是一个可以信赖的人,从而使他们愿意听话和合作。

(2)感觉统合训练(sensory integration training,SIT)(图 26-2):感觉统合训练(SIT)是根据个体发育过程中神经系统的可塑性,通过对听觉、视觉、基础感觉、平衡、空间知觉等方面的训练,刺激大脑功能,促进脑神经细胞发育,使受试者能够有效地整合各种感觉,从而做出正确反应的一种训练方法。

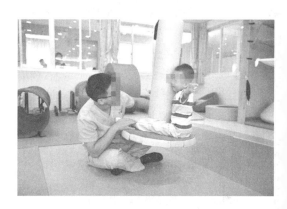

图 26-2 感觉统合治疗

孤独症儿童在感觉处理方面的不足:感觉输入似乎无法印记脑中,因此常对周围事情漠然视之,而在另一些时候又反应过度。感觉和触觉虽有作用,调节上则相当不良,大多有重力不安和触觉防御过当现象。对新的或不同的事物,大脑的掌控特别困难,对有目的或积极处理的事情不感兴趣,经由感觉统合的矫正,孤独症儿童在某些方面有改善,特别是触觉防御、身体协调等方面进步较大。

1)训练过程中应遵循以下原则

①要让孤独症患儿感觉自由、放松、快乐,避免压力,在游戏中改善症状而不是作为课业强迫完成。

②训练中患儿是主角,根据患儿不同刺激的需要进行选择;每次课程安排多个训练项目供患儿自由选择。

③要让患儿自发地寻求感觉刺激,给予引导而不是简单地教患儿怎样去做。

④训练过程中,多鼓励患儿,给予肯定和积极的反馈,帮助家长认识患儿的进步和成功。

2)训练方式分集体训练和个人训练

①团体训练:在每次课程开始时由老师带领所有患儿进行集体训练(即大运动)。在音乐背景下设计一组舞蹈,主要是手脚协调能力的锻炼。动作由慢变快,由简单到复杂,可以起到放松、缓解紧张的作用。

②个人训练:针对每个患儿感觉统合失调的类型和轻重程度设计不同的训练项目,并且采取多种训练项目交替进行,以免造成游戏过程太过单一影响患儿的耐性。在训练进行过程中观察患儿对每种训练的熟练掌握程度,再调整训练项目,并且在训练中逐渐增加难度。

3. 侧重孤独症儿童认知能力改善的干预方法　ASD患儿认知能力通常存在不同程度的障碍,与成年期的预后关系甚大。通过对孤独症患儿认知能力进行训练和培养,逐步提高孤独症患儿的认知能力,可以增强其在语言、游戏、社交等多方面的能力,更好地改善其功能。现阶段应用的干预方法有以下几种:

(1)回合教学法(discrete trial teaching, DTT):回合教学法(DTT),又被称为强化疗法或离散单元教学法。是针对孤独症患儿的一种具体教学和训练技术,也是儿童孤独症常用的训练方法之一。

DTT则是在ABA的基础上发展起来的具体训练技术,DTT的操作过程是将目标任务按照一定的方式和程序分解成一系列的小步骤,然后采用适当的干预策略完成一个个小目标,直到干预对象能掌握所有步骤并能独立完成任务。

具体目标是提高孤独症患儿的知觉、记忆、想象、思维等各方面能力,达到泛化认知进步的目标。在训练过程中,需要借助图形、数字、符号及文字等训练材料,结合行为训练的方法进行。其内容包括图形认知、颜色认知、数字认知、同类匹配、观察能力、抽象思维能力、记忆能力等。

训练方法:包含五元素,指令、反应、辅助、结果(强化)、停顿,具体内容如下:

①实施者的操作指令:指令包括言语指令和非言语指令,指令的内容要遵循统一性、简明扼要、可实现性原则。

②干预对象的相应反应:干预反应的界定(界定出正确结果或者治疗师期望达到的结果),整体目标分解训练,在训练的同时关注患儿的反应。

③适当的辅助是必不可少的关键要素:注意辅助时机的把握,辅助应由多到少,奖励应有差异。

④有效的强化反馈:及时、具体的反馈,以及反馈的一致性。

⑤适当的停顿:上一回合的结束到下一回合的开始之间要有停顿。

DTT可以使ASD患儿干预在基础认知上取得突飞猛进的进步,在ASD干预领域有突出的贡献。随着此法的广泛应用和时间的推移,其训练的弊端也慢慢显现,由于DTT需要在高度结构化的教学环境中进行,其泛化并不能真正达到让儿童在自然情景中用到所学技能的效果,近年来也在进行改良,更加强调行为的泛化和社交的促进。

(2)执行功能训练:执行功能是指个体独立地、有目的地、成功地实施自己行为的能力。它包括高级的认知过程,如制定计划、给出判断、做出决定、预料或推理、注意的控制和任务完成等。经典的执行功能成分：抑制控制能力、工作记忆、灵活性、计划性与问题解决。

ASD患儿的执行功能缺陷包括：反应抑制能力缺陷、工作记忆能力缺陷、认知灵活性的缺陷。执行功能训练是针对执行功能组成成分进行训练的方式。目前，该类训练大多数集中在注意缺陷与多动障碍（attention deficit and hyperactivity disorder，ADHD）、学习障碍和ASD等存在发育性缺陷的患儿身上。

训练方法：

①认知训练法：这一类训练往往适用于ADHD患儿。做法是先让患儿观察父母或老师等权威角色大声自言自语地作业，然后当患儿做作业时，成年人在旁边通过言语指导患儿作业，最后，让他学会自己边说指导语，边做作业。可以改善ADHD患儿的冲动、多动症状。

②抑制控制能力和工作记忆训练：所谓的工作记忆训练，是针对个体的记忆加工缺陷而设计的，采用人机互动的训练方式以后，被试者可以通过电脑接受各种工作记忆的任务，其中涉及工作记忆广度任务、刷新任务以及各种复杂工作记忆任务。这种训练在操作上采用阶梯化设计的方式，达到训练被试者工作记忆能力的效果。

③体育运动锻炼：体育运动是常用的执行功能训练项目，既往认为体育锻炼可用于改善平衡等运动功能相关的小脑功能。但是，近20年的研究确立了小脑与认知功能的复杂相关性，因此从运动的角度训练认知能力、执行功能有其理论依据。

研究发现，对ASD患儿进行体育运动干预，不仅可以改善患儿体质和社会性发展，还可以改善他们与工作记忆有关的认知功能。在体育项目的选择上，所有运动项目当中，复杂的体育运动可以改善工作记忆，而一定程度的有氧运动也对工作记忆有积极影响。其中球类的复杂运动由于需要与他人相配合行动，相比较于其他不需要配合的体育运动，例如游泳，对个体的注意集中改善更为有效。这种复杂的配合协调性运动更多地要求额叶皮质进行独立的认知处理，前额叶神经功能被更多地调动起来。此外，有氧运动也被认为对提高个体的执行功能有效。

④其他训练方法：还有一些方法可以用于训练执行功能，例如珠心算、正念训练。珠心算是具有中国特色的执行功能训练方法，珠算是以算盘为工具，进行加、减、乘、除、开方等运算的方式。而珠心算实际上是"心中的算盘"，将算盘的运算过程转移到自己的脑内进行，不需要真实存在的算盘。这样一来，就需要对视觉空间工作记忆进行训练，要求被试者集中注意力、存储、扩展注意广度，训练思维能力。研究发现该方法可以提高儿童认知能力，但也有研究者提出珠心算的训练可能具有领域独特性，不能提高其他未被训练的能力。

4. 改善ASD儿童多方面能力的综合性干预方法

（1）早期介入丹佛干预模式（early start Denver model，ESDM）：ESDM的理论框架是应用行为科学和发育科学的有机融合，主要由丹佛干预模式、人机发展模式、社交动机障碍模式和关键性技能训练法这4种不同但互补的方法组合在一起构成的。

ESDM是一套为12－48月龄的孤独症患儿编制的综合性强化干预方案，作为一门独特的发展性课程，明确阐述在任何时间段、任何场景下可教授的技能，旨在促进孤独症患儿所有发育领域发展的独特教育课程体系，属于发育行为自然干预模式的一种。

ESDM干预目标通常囊括整个发育领域，包括认知、社会、语言、游戏和运动系统等。ESDM课程中有五个核心发育领域，包括模仿能力、非口语沟通、口语沟通、社交发育和游戏技能，这五个领域在儿童技能发展和学习过程中有着举足轻重的作用。下面简要介绍各种教学技巧。

①模仿教学:人类能下意识地自发仿照他人的技能,这个过程称为模仿。模仿是人一生中重要的学习形式,是文化和语言学习的基础,具备模仿能力,也使得人与人之间更容易传达情感和技能。模仿行为涉及多种不同类型的行为,包括面部模仿、声音模仿、手势模仿、物品操作行为模仿等,通常这些模仿行为促进儿童情绪的协调、语言和沟通能力发展、思考能力的拓展。

②非口语沟通:非口语沟通(共同注意)包括非语言沟通和口语交流,患儿在学会开口说话之前就已经是个高超的沟通者,他们不仅利用眼神接触、面部表情、手势、身体姿势、发声和周围人积极交流,去获得需要的信息和资源,同时也能观察肢体语言了解交往同伴要表达的内心想法和意图。

交流沟通教学不仅仅是教授交流形式,如眼神、姿势和声音或三者结合,更要教学交流的语言功能。

③口语沟通:口语沟通的主要目标是教会患儿通过说话来传递一系列语用功能,包括评论、共同注意、确认、抗议和否认、问候、获得别人的注意,以及行为调节;同时理解他人所说的话。进行口语教学时,需注意到患儿应具备的几种基础技能:理解口语沟通的语用功能或社会效果;有意控制言语生成系统基本发育成熟;有能力模仿他人言语;能用手势进行沟通和在物品和人之间来回转移注意力;了解词语所表达的意思。

表达性语言能力的教学,通常采用以下5个步骤:a. 建立患儿的声音库;b. 用患儿的声音形成发声游戏;c. 增加患儿倾听和回应他人发出声音的机会;d. 用促进语言发展的方式跟患儿说话;e. 在示意动作中加入声音。

④社交发育:社交发育是 ESDM 教学课程中,对教学患儿学习如何与他人合作、分享

兴趣等社交发育给予极大的关注。在教学过程中,应用各种技巧创造出丰富的与患儿互相分享注意的机会,通过不断地示范教学,引导患儿做出相应的回应,逐渐让患儿识别和感受他人的社交意图和情绪,并学会如何来分享自己对周围事物的喜恶、愿望、兴趣、想法、要求和感受。

⑤游戏技能:游戏技能的教学实际上是物品模仿的延伸,根据游戏性质和能力水平可分为感觉运动游戏、功能性游戏、象征性游戏、角色扮演游戏。

注意事项:

a. ESDM 课程设置对象的发育年龄范围为 7-9 月龄至 48 月龄,适用于 1-3 岁的孤独症患儿,并可继续治疗至 4-5 岁,但不适合实际年龄>60 月龄的患儿,即使他们的发展年龄在 12-60 月龄。也不适合发育年龄<7 月龄的患儿,同时,还需要被干预者需要具备最基本的物品使用能力,以保证他们对 ESDM 中很多教学技术和物品有良好的反应。

b. ESDM 的课程内容和教学程序均来源于西方文化,它的内容和实践方式反映的是西方文化和社会背景。因此在我国使用 ESDM 时,需要结合当地的文化背景对内容和教学方式做适当的修改。

(2)结构化教学(treatment and education of autistic,TEACCH):结构化教学也称系统教学法(structured teaching),是 1970 年由 Eric Schopler 提出,是现代欧美国家中获得最高评价的 ASD 患儿训练课程之一,为治疗和训练 ASD 患儿提供了一套全面的教学方案。根据患儿的学习特点,有组织、系统地安排学习环境、学习材料及学习程序,让患儿按照设计好的结构,从中学会学习、改善情绪和行为、建立良好的日程常规的一种教学方法。它的基本思想是把教学空间、教学设备、时间安排、交往方式、教学手段等方面作系统安排,形成一种模式,使教学的各种因素

有机地形成一体,全方位地帮助 ASD 患儿进行学习。

TEACCH 训练强调家庭家具或训练场地的特别布置,玩具及其有关物品的特别摆放;注重训练程序的安排和视觉提示;在教学方法上充分运用语言、身体姿势、提示、标签、图表、文字等各种方法增进患儿对训练内容的理解和掌握;同时运用行为强化原理和其他行为矫正技术帮助患儿克服异常行为,增加良好行为。

按照 TEACCH 训练的患儿,可使他们养成有序工作的良好习惯,能较好地完成学习任务。但另一方面,如果操作不当,易使 ASD 患儿产生新的刻板行为,因此在使用时要尽可能注意泛化和适应性训练。

TEACCH 有五个重要组成部分:

①视觉结构:视觉结构就是把学习环境、学习材料及工作程序作适当的安排,使儿童无需用语言,只用视觉的辨别便能明白和理解学习要求。具体包括:视觉清晰显示、视觉组织、视觉指示。

②环境结构:用清晰的界限为儿童划定不同的活动和学习空间,以便儿童了解活动、学习与环境的关系,掌握环境对他们的要求。安排环境结构时要尽量减少视觉和听觉的干扰,用清晰的界限为儿童建立不同的活动空间,如教学区、游戏区、生活区,宜用文字标出。

③常规:在开始实施时需要通过环境结构和每日程序表,使儿童对周围环境有一定理解后,建立学习常规,提高安全感和自信心,减少焦虑不安的行为。帮助孤独症儿童建立起有意义及有次序的行为习惯。一个有秩序及安排得当的学习环境,儿童就会按老师的要求做事。

常规的建立主要从以下几个方面着手进行:建立做事先后顺序常规;建立完成工作的常规;建立从左到右、由上到下的工作步骤常规;学会看个人时间表;根据个人工作系统中的安排去工作。

④程序时间表:常见的程序时间表有两种:一种是全日流程时间表,即每项活动的时间表;一种是个人工作时使用的工作程序表,这是针对孤独症儿童的特殊需要,按照个别教育计划制定的程序表。形式可以用图片、相片、物件和文字表述,长短规格、步骤的详略依儿童的能力而定。

⑤个人工作系统:为满足儿童的需要而建立的一个独立的工作系统,包括结构化教学法的各要素:视觉结构、环境结构、常规及程序时间表,再加上特定的教学材料安排。孤独症儿童的教育具有独特性,集体环境的教育训练必不可少,而个别化的教育训练更需要。

设计个人学习(工作)系统是决定目标导向的结构化教学能否奏效的重要环节,又是技术性很强的工作。设计个人工作系统的要求与技巧主要有:

a. 以任务单的形式呈现,但设计形式多样化。

b. 开始、结束、明细的任务和反馈等都要标示清楚。

c. 了解、熟悉和使用任务单需专门的学习过程,对不认字的学生开始可采用集体认读或同伴协助等方式使之熟悉这种教学方式。

(3)音乐治疗:音乐治疗是一个系统、科学的治疗过程,是根据一定的理论和实践经验,综合利用多种不同的音乐工具和方法来实施的,而不是一般人理解的简单聆听音乐而已,需要采用一切和音乐有关的方式,具体内容包括舞蹈、吟唱、演奏、编曲、创作歌词等各种艺术形式。音乐治疗将丰富多彩的音乐形式,作为实施治疗的手段和工具,从而实现帮助患儿减轻痛苦和恢复健康的目的。

①音乐治疗的作用:音乐治疗时,治疗师使用声音、节奏、旋律及和声,与其个案或团体,在一个合乎肢体、心智、社会和认知需求

情况下,通过设计的音乐活动来促进其沟通、人际关系、表达、学习、情绪调节等能力的发展。

在针对孤独症患儿进行音乐治疗时,主要目标在于提高其社会交往能力、情绪与行为的调控能力、认知、语言能力、感官知觉等,对其整体发展起积极的促进作用,从而提高患儿的生活质量。

②注意事项:适度听音乐,婴儿不能每天过长时间地听音乐,否则会丧失学习语言的环境,久之就会失去学习语言及说话的兴趣,反而养成沉默、孤僻的个性。

不要给幼儿听立体声音乐,9岁以下儿童的听觉器官正处在快速发育阶段,鼓膜、中耳听骨及内耳听觉细胞较为脆弱,听觉器官容易受到严重的损害。儿童对声波的敏感度很强,而对声音的辨别力较弱,很容易发生听觉疲劳,声压传递到很薄的鼓膜上,可直接刺激听觉器官,引起听神经异常兴奋,时间一久,儿童的听力就会受到影响,产生疲劳现象。另外,音量较大的立体声音乐也是一种噪声,儿童长时间接触这种有害的声音,容易对身体造成伤害,加上内耳耳蜗听神经末梢细胞在长期的高音刺激下会发生萎缩,也会因此而逐渐导致听力减弱。

(4)马术辅助干预:马术辅助干预是以马匹作为一种治疗工具使用,在专业治疗师指导下的一种康复治疗手段。

此治疗侧重于姿势、平衡感和移动性的训练,重点改善躯体、社会性、学习性、感觉和心理方面的功能,通过教授骑乘技术进一步增强患儿的注意力、感觉管理及交流能力。训练时,患儿需要手握缰绳,通过语音命令控制马匹,还会用到其他马术技巧。马术辅助干预能够促进许多身心疾病及神经发育障碍患者的康复,改善患者神经运动平衡、认知、感觉统合、情绪与行为、社交沟通等功能。

马术辅助治疗是在马术辅助活动的基础上,引入相应专业的治疗师,如物理治疗师

(physio therapist,PT)、作业治疗师(occupational therapist,OT)、语言治疗师(speech therapist,ST)、心理治疗师(psycho therapist)等,运用马匹所特有的自然运动节律,以及本能的基础交流能力等内在特性,根据神经发育障碍及身心疾病等患儿的不同需求,设定可行的预期目标并制订有效的治疗方案。

训练要点包括:

①人与动物间亲密关系的建立,包括感觉马匹、抚摸马匹、信任马匹、饲养马。

②骑乘过程融合感知觉、平衡功能、对马匹节律性运动的适应及调节能力、言语理解及沟通能力训练。

③训练内容从易到难,循序渐进。

④训练过程强调团队参与,即家长、患儿、驯马员、马术治疗师及马匹密切配合,立体互动。

马术辅助干预技术属于动物辅助治疗的一种,由于该项干预方法需要专业的马匹、马术教练、治疗师等专业团队,治疗费用较高,推广使用仍处于初始阶段。

六、中医康复

古代中医文献中缺乏有关孤独症谱系障碍的论述。结合对有关疾病的认识,当属"语迟""胎弱"等范畴。中医病机为先天肾精不足,肾精亏虚,心窍不通,脑髓不充,心神失养,肝失条达,升发不利所致。其病位在脑,同心、肝、肾三脏有密切关系。古人早已经认识到脑与精神活动的密切关系,脑主宰生命活动,人的视、听、言及思维、感觉记忆等均与脑的功能有关。人体脏腑及五官肢体的一切行为都由脑支配,正如《素问·脉要精微论篇》所说:"头者,精明之府。"脑为元神之府,由髓汇集而成,《素问·五脏生成篇》曰:"诸髓者,皆属于脑。"

本病的治疗以调补心肝脾肾、醒脑开窍为基本原则,若偏于心肝火旺者,治宜清心平

肝;偏于痰蒙心窍者,治宜豁痰开窍;偏于心脾两虚者,治宜健脾养心;偏于肾精不足者,治宜滋补肝肾。辨证口服中药、中成药,施以针灸、推拿等治疗,坚持长期治疗。

(一)中药辨证论治

1. 肾精亏虚证

证候:语言发育迟缓,少语,行为孤僻,反应迟钝,刻板动作,伴有运动发育迟缓,身材矮小,筋骨痿软,动作笨拙,舌淡红,脉细弱,指纹沉而色淡。

治法:补肾填精,养肝强筋。

方药:地黄丸合菖蒲丸加减。或中成药六味地黄丸、左归丸。

常用药:山药、熟地黄、牡丹皮、茯苓、泽泻、山茱萸、龟甲(先煎)、鳖甲(先煎)、益智仁、石菖蒲等。

加减:形寒肢冷者,加附子(先煎久煎)、肉桂;身材矮小者,加骨碎补、杜仲;智力明显落后者,加远志、茯神;四肢痿软无力者,加杜仲、当归;发迟难长者,加何首乌、肉苁蓉等。

2. 心脾两虚证

证候:少语或不语,语言重复,行为孤僻,刻板动作,伴神疲乏力,少气懒言,胆怯易惊,夜寐易醒,肢冷或有自汗,面色少华,纳差,舌淡,苔薄白,脉细弱,指纹色淡。

治法:健脾益气,养心安神。

方药:归脾汤合养心汤加减。或中成药归脾丸。

常用药:龙眼肉、人参、白术、山药、酸枣仁、黄芪、茯神、远志、当归、五味子等。

加减:闷闷不乐、沉默少语者,加川楝子、柴胡;食少、纳呆者,加茯苓、生麦芽、厚朴;泄泻者,加炮姜、葛根;四肢不温者,加肉桂(后下)、附子(先煎久煎)、炮姜;久病气血亏虚者,加熟地黄。

3. 痰蒙心窍证

证候:喃喃自语,语义不清,行为孤僻,刻板动作,目不视人,口角流涎,伴有表情淡漠,神情呆滞,对指令视而不见、充耳不闻,舌质淡,舌体胖大,苔腻,脉滑,指纹淡紫。

治法:豁痰宁心,醒脑开窍。

方药:涤痰汤加减。或中成药苏合香丸。

常用药:半夏、陈皮、茯苓、竹茹、胆南星、石菖蒲、白术、远志、青礞石(布包先煎)、瓜蒌等。

加减:有抽搐者,加全蝎、僵蚕;纳呆、便秘者,加枳实、连翘;精神抑郁者,加柴胡、郁金、合欢皮。

4. 心肝火旺证

证候:不语或少语,时有尖叫,声音高亢,刻板动作,或行为孤僻,目光回避,伴有急躁易怒、多动、注意力不集中,情绪不宁,跑跳无常,不易管教,少寐,或夜寐不安,时有便秘溲黄,舌质红或舌边尖红,苔薄黄,脉弦或数,指纹紫滞。

治法:清心平肝,安神定志。

方药:龙胆泻肝汤合安神定志丸。或中成药龙胆泻肝丸。

常用药:龙胆、栀子、当归、地黄、黄连、柴胡、石菖蒲、珍珠母(先煎)、龙骨(先煎)、远志、茯苓等。

加减:不易入睡、夜寐不安者,加酸枣仁、首乌藤、五味子;便秘者,加大黄(后下)、枳实;伴癫痫发作者,加钩藤(后下)、全蝎、羚羊角粉(冲服)。

(二)针灸治疗

1. 头皮针

取穴:百会、脑户、语言一区、语言二区、语言三区、情感障碍区。

配穴:伴听力障碍者,加晕听区、耳前三区、颞后线等;伴语言障碍者,加言语一、二、三区,颞前线等;伴视觉障碍、对视困难者,加视区等;伴精细动作差者,加运用区等;伴癫痫者,加制痫区、舞蹈震颤控制区、天柱透玉枕等。

操作方法:患者取坐位或卧位,依据患者情况选穴,定好穴位后进行局部常规消毒。进针选用规格为 0.25mm×25mm 的不锈钢毫针,与头皮呈 15°～30°快速将针刺入头皮下,当针到达帽状腱膜下层后缓慢将针沿头皮针穴线推进 0.8～1 寸。运针以拇指掌侧面和示指桡侧面夹持针柄,以示指的掌指关节快速连续屈伸,使针身左右旋转,每分钟要求转 200 次左右。每次持续捻转 2～3min。头皮针留针 30min,每间隔 10min 运针 1 次。进针后亦可用电针仪在主要穴区通电以代替手法捻转,波型可选择连续波,刺激强度以患者可耐受度而定,电针时间为 30min。

其他头针,例如:

①林氏头针:神庭、前顶透百会、双感觉区上 1/5 区、额五针、左颞 1 针、Broca 区、语言二区。

②醒脑开窍针法:智九针(额五针＋四神聪)、情感区、心肝区。

2. 体针

主穴:内关、神门、劳宫、涌泉、悬钟。

辨证取穴:心肝火旺证加心俞、肝俞、太冲、少府、行间;痰蒙心窍证加足三里、丰隆、内关、大陵;心脾两虚证加心俞、脾俞、三阴交、足三里;肾精亏虚证加肝俞、肾俞、太溪、三阴交。

对症取穴:伴对视困难者,加太阳、印堂、阳白;伴言语艰涩者,加舌针、通里、照海、廉泉。

操作方法:选用规格为 0.25mm × 25mm 的不锈钢毫针,舌针毫针点刺不留针。如肌肉丰厚之处,可选用长为 40mm 毫针,进针时宜快速进针以减轻患者疼痛感。一般留针约 30min,具体情况视患者年龄大小、病程长短、配合程度而定。每 10 分钟行针一次,每天 1 次,每周 5 次,3 个月为 1 个疗程。

3. 靳三针　四神针(百会前后左右各 1.5 寸,针尖向外刺)、定神针(印堂、阳白穴上各 5 分,向下刺)、颞三针(耳尖至上 2 寸,其前后各 1 寸,向下刺)、颞上三针(耳尖直上 3 寸,前后各 1 寸,向下刺)、智三针(神庭、双本神,常规手法)、脑三针(脑户、双脑空,向下

刺)、舌三针(上廉泉及左右各旁开 0.8 寸,用手法刺激不留针)、醒神针(水沟、少商、隐白,常规操作)、手智针(内关、神门、劳宫,常规操作)、足智针(涌泉、泉中、泉中外,常规操作)。

4. 腹针　将孤独症分型论治,分为:

(1)小儿忧郁倾向型:大横(双)、右上风湿点、气海、关元。选用母子同调解郁法治疗。

(2)情感发育障碍型:关元、气穴(双)、大横(双)、右上风湿点。选用三体合一启情法(调脏以舒情,感化以动情,明理以合情)治疗。

(3)大脑发育不良型:中脘、阴都(双)、关元。选用促脑发育康复法(病位靶点针灸法结合醒脑促进康复法)治疗。

5. 穴位埋线法

取穴:印堂、风池、哑门、大椎、心俞、胆俞、肾俞、膻中、鸠尾、神门、三阴交、涌泉。

操作方法:用记号笔进行穴位定位后,涂上适量的利多卡因软膏进行表皮麻醉以减轻患儿疼痛,用胶布贴敷约 1h 后再进行埋线操作。埋线时,先进行局部皮肤消毒,然后右手持埋线针,左手固定穴位,根据穴位特性常规进针,持续进针直至羊肠线头完全埋入皮下,再进针 0.5cm,随后把针退出,羊肠线留于穴位内,用干棉球压迫针孔片刻,再用透气胶布贴敷以保护创口。

6. 神阙穴隔药盐灸法　在治疗时注意辨证用方,根据患儿证型的不同,选择不同的中药底粉和药盐。常用 1 号醒脑开窍方、2 号镇静安神、4 号脾胃方、补肾方等,视患者具体酌情合方。

(三)小儿推拿(图 26-3)

1. 头面部　按揉头部的运动区、语言区及百会穴、四神聪穴、神庭穴各 100 次。

2. 胸腹部　揉阑门、建里、巨阙、关元、章门穴各 50～100 次。平掌式振法作用于下丹田 5min。

3. 背部　按揉长强、腰阳关、命门、至

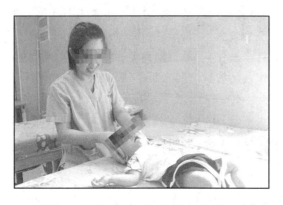

图 26-3　小儿推拿

阳、灵台、神道、大椎、哑门、心俞、肝俞、脾俞、肾俞穴各 50～100 次，重点按揉至阳、灵台、神道穴。

4. 四肢部　补脾经，补肾经，推心经，清肝经，揉内关、神门、足三里、三阴交、太冲、太溪穴各 50～100 次，重点按揉照海、申脉穴各 200 次。

（四）其他疗法

1. 穴位注射

临床用药：穴位注射常选取营养神经、肌肉类药物，如维生素 B_1、B_{12} 注射液，鼠神经生长因子等。醒脑开窍、活血化瘀类药物，如丹参注射液、当归注射液等。

取穴：风池、心俞、肝俞、胆俞、肾俞、足三里、三阴交等。每次注射 2 个穴位，每天 1 次。

操作方法：选用直径为 0.5mm 的注射针头，固定患儿体位，取穴定位后进行常规消毒，押手固定穴位，刺手垂直快速进针，进针至肌肉层后回抽，回抽无血后缓慢推入药液，出针后用棉签按压针口片刻。

2. 鬼穴放血

孙思邈在《千金要方》中提出的十三鬼穴，是古人用来治疗神志病的十三个经验效穴。鬼穴多为交会穴，能起到交通全身经络、平衡阴阳的作用，也有部分鬼穴为井穴，井穴为经络根结所在，阴阳衔接之处，能醒脑开窍。而放血疗法能泄热开窍，增强鬼穴的效果。

穴位：鬼宫（水沟）、鬼信（少商）、鬼垒（隐白）、鬼心（大陵）、鬼路（申脉）、鬼枕（风府）、鬼床（颊车）、鬼市（承浆）、鬼窟（劳宫）、鬼堂（上星）、鬼藏（男即会阴，女即玉门头）、鬼臣（曲池）、鬼封（舌下中缝）十三主穴，另加间使、后溪二配穴。

操作方法：消毒穴区，手持三棱针快进快出，挤出 10 滴血，棉签按压止血，每天放 1 穴位。13 穴位按顺序放完后为 1 疗程。

注意事项：癫痫发作期，出血倾向，气血亏虚者禁用放血；放血后 3h 内放血部位不可碰水，防止感染；放血后局部可能出现皮肤瘀青，注意与家属宣教，避免恐慌。

3. 耳穴压籽

主穴：耳穴肝、肾、心、脾、脑。

配穴：伴语言障碍者，加口、舌；伴刻板行为者，加内分泌、交感、神门；伴社交障碍者，加脑干；伴纳差者，加脾、胃、大肠。

具体操作：用耳穴探测针探取穴位的压痛点，用酒精棉球消毒耳郭皮肤，左手固定耳郭，右手用镊子夹取粘有王不留行籽的小块胶布，对准压痕贴好，然后柔和地按压穴位，刺激强度以患者耐受为宜，以发热胀痛为度。每天按压 3～5 次，每次 2～4min，隔天 1 次。

4. 穴位贴敷

主穴：哑门、内关、通里、合谷、劳宫、绝骨、太溪、太冲。

配穴：肾精亏虚证，加肾俞、太溪；心脾两虚证，加心俞、脾俞、三阴交、神门；痰蒙心窍证，加中脘、足三里、丰隆；心肝火旺证，加行间、少府、涌泉；伴外感风寒型感冒咳嗽者，加大椎、风池、天突、风门、肺俞、膏肓、列缺；伴便秘者，加神阙、中脘、天枢、大肠俞、支沟、照海等；伴厌食者，加神阙、脾俞、上脘、中脘、下脘、足三里等；伴泄泻者，加大肠俞、天枢、上巨虚、三阴交、神阙等；伴失眠者，加安眠、神门、内关、三阴交、涌泉、心俞等。

操作方法:把准备好鲜榨的姜汁和药粉混合调成泥状,然后涂抹在 5cm×5cm 的脱敏胶布中心,药泥直径大小为 1cm。根据患儿情况确定好穴位后将胶布贴敷于穴位上,贴敷时间约为 30mim。

七、研究进展

由于 ASD 临床表现为复杂多样,而且多数有一种或多种共患病,包括行为障碍、情绪障碍、躯体的共患病,尽管干预训练方法很多,但没有一种方法或药物能够既解决其所有核心症状,又能治疗共患病。因此,既要找到适合患儿的主要训练方法,又不失灵活综合运用,以便更好地消除患儿的症状。

目前对 ASD 的治疗仍缺乏有力证据支持单一治疗完全有效,进行早期的干预和治疗时,往往首推的还是以康复治疗的理念为核心的教育和训练。常用的治疗指导方案还是以收集多种治疗的方法,根据患儿的发育评估水平来选择个体化的方案。该病如果不能及早发现早期干预治疗,将成为精神残疾中预后最差的疾病。目前仍需探索新的治疗方法进一步改善患者的日常生活活动,减轻家庭和社会的负担。

现阶段治疗儿童孤独症的常用方法包括行为与发展干预训练疗法、药物治疗、高压氧治疗、传统治疗如针灸、推拿和神经调控技术如非侵入性脑刺激重复性经颅磁刺激(rT-MS)和经颅直流电刺激(tDCS)等。由于治疗儿童孤独症尚无单一特效疗法,这些患病儿童往往早期无法得到有效的干预治疗,很大一部分儿童孤独症患者成为终身残疾人,存在个体功能障碍和社会功能残障,不仅日常生活受到严重影响,而且给家庭带来沉重负担和给社会带来巨大损失。

我院现阶段针对 ASD 的治疗所采取的训练方法,绝大多数是参考国外的有效治疗方法,经过长期以来的成功经验和失败的教训,结合自身多样康复治疗项目。实践证明,

早期介入康复治疗训练,长期坚持地进行家庭教育,许多 ASD 患儿的 ADL 功能会有一定的改善,但仍无法确定是单一的康复教育训练起效。

ASD 的治疗目前尚无特效药物,对 ASD 的伴发症状,如易激惹、自伤行为、注意缺陷多动障碍(ADHD)、睡眠问题等,一些药物的合理应用,可以改善 ASD 患儿的行为及教育干预效果,因此药物的辅助治疗有其必要性。研究显示,利培酮可缓解 ASD 患儿的易怒、攻击性行为、重复刻板行为,改善其睡眠障碍,且能提升患儿的认知、语言能力。现有研究表明,补充维生素 D 有望改善 ASD 核心症状。亦有研究报道选用一些替代药物和补充剂(如褪黑激素、催产素、维生素、无麸质无酪蛋白饮食等),但尚需进一步研究验证有效性。Rossignol 等研究表明,通过高压氧治疗(HBOT)治疗 ASD 后,患儿的动机、语言表达和社交、认知意识可有改善,且治疗耐受性良好,没有明显副作用。

目前,经颅直流电刺激在对 ASD 患者的情绪控制问题治疗初显成效,但其治疗的具体机制仍未探明,还需借助神经影像技术或脑电技术等进行下一步研究。像一些新兴的虚拟现实技术、人工智能技术等,均有一定的个案研究,还需要大量证据完善治疗标准。完善 ASD 的治疗标准和体系,需要社会、政府和家庭等各方共同努力。一些新技术如功能影像学技术的发展,对未来治疗 ASD 的机制探明和方案制定提供新的方向。

八、注意事项

1. ASD 的康复治疗是一个较为漫长的过程,家属要有足够的耐心与毅力坚持长期训练。

2. 家庭任务干预可以有效减少 ASD 患儿父母心理不良情绪,以此促进其积极遵医行为和自尊水平,并在一定程度上提高了家庭功能及自我效能感。

3. 目前各种方法亦有相互融合的趋势，实施多种方法的综合运用，从某种程度上会使 ASD 儿童的进步更加明显。

九、临床康复病例分析

病史 患儿郑某，男，3 岁 1 个月，于 2 岁时由家属发现患儿与他人交流障碍，呼名偶有反应，好动，不能安静，喜欢自己玩耍，不能与同龄小朋友建立伙伴关系。粗测患儿智力欠佳，学习能力差，交流障碍，能让陌生人接触，但对陌生环境易哭闹抵触，偶尔听指令，对日常生活用品认识欠佳，无主动语言。抓握能力可，连贯性差，对外界反应好。入院时，患儿体型瘦小，面色稍红，性格急躁易怒，纳眠差，大便干，小便黄，舌尖红，苔薄黄，脉弦数，指纹色淡紫。

入院查体 粗测智力水平欠佳，呼名反应欠佳，好动，很难安坐在座位上，模仿动作困难，对治疗室的东西到处乱摸，会拉着家人的手拿东西，不会使用肢体语言，得不到满足，易发脾气，哭闹、滚地板。

西医诊断 1. 儿童孤独症；2. 精神发育迟缓。

中医诊断 五迟（心肝火旺证）。

辅助检查

1. 儿童孤独症评定量表评估（CARS）34 分。

2. Gesell 量表评估

（1）适应性：发育月龄 15.4M；发育商 47；中度落后。

（2）大运动：发育月龄 17.3M；发育商 53；中度落后。

（3）精细运动：发育月龄 17.7M；发育商 54；中度落后。

（4）语言：发育月龄 6.5M；发育商 20；极重度落后。

（5）个人-社交：发育月龄 18.8M；发育商 58；轻度落后。

3. 语言发育迟缓（S-S）评估 交流态度不良；不能完成搭积木隧道；语言理解处于 2-1 功能性操作阶段；哭闹表达需求，无主动表达。

存在问题

1. 核心障碍 社交能力障碍。具体表现为眼神对视差，对人不感兴趣，视而不见听而不闻，情感较淡漠，对父母缺乏应有的依恋情绪。

2. 情绪焦虑 哭闹、呼名无反应，环境适应能力较差。

3. 刻板行为 按照规定的路线回家、时间点上课，若违背则哭闹不止，难以安抚。

4. 语言表达障碍 无有意义语言出现，有需求时哭闹或拉别人手，时有自言自语。

5. 认知理解障碍 可进行简单配对，可执行简单指令，但听指令较差，模仿能力差，不能指物。

治疗目标

1. 改善社交障碍：无交往——被动交往。

2. 整体提高认知能力：模仿大动作，执行简单指令。

治疗计划

1. 个训 采用回合式教学法（DTT）实施干预措施，每天 1 次，每次 30min，具体训练内容如下：

（1）稳定情绪，培养安坐，前期以感兴趣的玩游戏为主，培养对人的兴趣。

（2）提高配对能力：镶嵌板、雪花片配对等。

（3）卡片指认，建立指物意识。

（4）听指令＋大肢体模仿训练：如拍拍手、摸摸头等。

（5）手势语的表达："我要"。

2. 团体训练 家长陪同一起训练逐渐过渡到孩子独立上课；每天 1 次，每次 30min；具体训练内容如下：

（1）肢体动作模仿：跟随音乐律动模仿动作"摸摸头、拍拍肩、擦擦腰"等。

(2)社会交往训练:握手、拥抱、等待、排队等。

(3)独立自理能力训练:搬椅子、主动选择取教具、收拾教具、收椅子等。

3. 神经调控　重复性经颅磁刺激改善患儿的大脑功能和社会行为症状(图 26-4)。

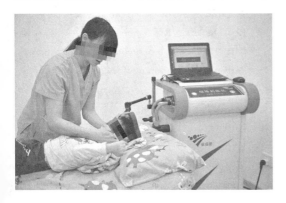

图 26-4　重复经颅磁刺激

处方:双侧前额叶背外侧。皮质(DLPFC),5Hz,20 列,50 个脉冲,间隔 20s、左右两边各 1000 个脉冲,共 2000 个脉冲。每天 1 次,共接受 15 次治疗。

4. 中医康复治疗

(1)头皮针

主穴:四神聪、颞三针、智三针、脑三针、定神针、情感区、视区、心肝区、言语区。留针 30min,每 10 分钟运针 1 次。

(2)神阙穴隔药盐灸法

以镇静安神方为主方,配以补肾方和醒脑开窍方。治疗过程中密切观察,严防烫伤,必要时可用束缚带约束患儿,以防患儿躁动致艾灰跌落造成烫伤。若患儿哭闹、躁动无法配合治疗,建议暂停灸法治疗。

(3)穴位注射

取穴:风池、心俞、肝俞、胆俞、肾俞、足三里、阳陵泉。选用维生素 B_{12} 注射液,每次取 2 穴,每天一次。

(4)穴位贴敷:取内关、神门、通里、劳宫、合谷、阳陵泉、太冲、肝俞、胆俞、厥阴俞等。

贴敷时间约为 30mim,具体视患儿皮肤情况调整贴敷时间。

治疗前后对比:治疗 3 个月后,Gesell 评分(表 26-2):

①适应性:发育月龄 25.5M;发育商 78;可疑。

②大运动:发育月龄 23.2M;发育商 71;轻度落后。

③精细运动:发育月龄 25.0M;发育商 77;可疑。

④语言:发育月龄 8.7M;发育商 27;重度落后。

⑤个人-社交:发育月龄 21.8M;发育商 67;轻度落后。

表 26-2　治疗前后 Gesell 评分对比

Gesell 评分	2019 年 3 月	2019 年 7 月
适应性	15.4M(中度落后)	25.5M(可疑)
大运动	17.3M(中度落后)	23.2M(轻度落后)
精细运动	17.7M(中度落后)	25.0M(可疑)
语言	6.5M(极重度落后)	8.7M(重度落后)
个人-社交	18.8M(轻度落后)	21.8M(轻度落后)

通过上述综合治疗的方法治疗 3 个月,患儿的 Gesell 评估各方面都有不同程度的改善。

目前情况

1. 有意义社交行为出现　眼神对视、主动要求社交游戏、对人关注等。

2. 认知提高　大肢体模仿出现,听指令及执行指令提高,可用手势语表达需求。

3. 情绪改善,刻板行为改善　可以等待 3～5min。

(刘牡凤　曾圆霞　李丽谦　陈小芳)

参 考 文 献

[1] 杨玉凤,杜亚松,等.儿童孤独症谱系障碍康复训练指导[M].北京:人民卫生出版社,2020.

[2] 周浩,王艺,ZHOU,等.中文版儿童孤独症谱系障碍评估工具的现况分析[J].临床儿科杂志,2017,12(v.35):74-78.

[3] 杨玉凤.儿童孤独症谱系障碍康复训练指导[J].中国临床医生杂志,2020,48(11):1390.

[4] 王梅,张俊芝.孤独症儿童的教育与康复训练[M].北京:华夏出版社,2007.

[5] 樊越波,黄丹,伍小云.孤独症谱系障碍儿童的综合干预模式[J].中国康复,2014,29(04):338-341.

[6] 薄智云.腹针疗法分型治疗自闭症体会[J].山西中医,2014:15-16.

[7] 陶文剑,李进英.十三鬼穴放血治疗抑郁症的思路研究[J].黑龙江中医,2009,038(006):45-45.

[8] 李洪华,单玲,杜琳,等.儿童孤独症谱系障碍的治疗研究进展[J].中国当代儿科杂志,2015,000(008):886-892.

[9] 韦斌垣,黄飞,覃小田.利培酮在治疗孤独症儿童行为问题中的作用[J].中国当代儿科杂志,2011,13(3):216-218.

[10] 单玲,胡晓兰,王冰,等.维生素 D 在孤独症谱系障碍中的作用研究进展[J].中国当代儿科杂志,2016,18(02):183-188.

[11] Rossignol DA,Rossignol LW,James SJ,et al. The effects of yperbaric oxygen therapy on oxidative stress, inflammation, and symptoms in children with autism:an open-label pilot study [J].BMC Pediatr,2007,7(1): 36.

[12] Rossignol DA,Rossignol LW,Smith S,et al. Hyperbaric treatment for children with autism:a multicenter, randomized, double-blind, controlled trial [J]. BMC Pediatr, 2009, 9 (1):21.

[13] 张珂嘉,王志丹,魏予昕.虚拟现实技术在孤独症患儿中的应用进展[J].护理研究,2020(6):1026-1029.

[14] 闫婷婷,郑蔚.人工智能技术在孤独症谱系障碍儿童认知及社会功能康复中的应用进展[J].中国康复医学杂志,2019,34(08):118-122.

第27章 脑性瘫痪康复

一、概述

脑性瘫痪（cerebral palsy，CP），是一组持续存在的中枢性运动和姿势发育障碍、活动受限症候群，这种症候群是由于发育中胎儿或婴幼儿脑部非进行性损伤所致。由发育不成熟的大脑（产前、产时或产后）先天性发育缺陷（畸形、宫内感染）或获得性（早产、低出生体重、窒息、缺氧缺血性脑病、核黄疸、外伤、感染）等非进行性脑损伤所致，患病率为每1000活产儿中有2.0～3.5个。主要表现为运动障碍，伴有感觉、知觉、认知、交流和行为障碍，以及癫痫及继发性肌肉骨骼问题。

脑瘫的脑部病理改变主要是脑白质损伤、脑部发育异常、颅内出血、脑部缺氧引起的脑损伤等。是目前主要致儿童因运动障碍而残疾的疾病，在小儿神经系统疾病中，脑瘫及精神发育迟缓的发生率未必高于癫痫，但因其严重影响患儿运动、语言、智能等多方面功能而不容忽视，是当前儿童康复医学的主要对象之一。

二、临床表现

（一）临床分类

根据临床特点，可分为几下集中类型：

1. 痉挛型四肢瘫（spastic quadriplegia）。
2. 痉挛型双瘫（spastic diplegia）。
3. 痉挛型偏瘫（spastic hemiplegia）。
4. 不随意运动型（dyskinetic）。
5. 共济失调型（ataxia）。

6. 混合型（mixed types），具有两型以上的特点。

（二）各类型脑瘫的临床表现

1. **痉挛型脑瘫的特点及临床表现** 以锥体系受损为主，包括皮质运动区损伤。牵张反射亢进是本型的特征：四肢肌张力增高，上肢背伸、内收、内旋，拇指内收，躯干前屈，下肢内收、内旋、交叉、膝关节屈曲、剪刀步、尖足、足内外翻，拱背坐，腱反射亢进、踝阵挛、折刀征和锥体束征等。

肌张力增高，关节活动范围变小，运动障碍及姿势障碍。由于屈肌肌张力高，多表现为各大关节的屈曲、内旋内收模式。上肢表现为手指关节掌屈，手握拳，拇指内收，腕关节屈曲，前臂旋前，肘关节屈曲，肩关节内收。过多使用上肢，易出现联合反应导致上肢发育受到影响。下肢表现为尖足，足内、外翻，膝关节屈曲或过伸，髋关节屈曲、内收、内旋，大腿内收，行走时尖足着地，呈剪刀步态。下肢分离运动受限，足底接触地面时下肢支持体重困难。多见躯干、上肢伸肌、下肢部分屈肌及部分伸肌肌力降低。动作幅度小、方向固定、运动速度慢。痉挛型双瘫下肢重于上肢，上肢屈曲模式和下肢伸展模式。痉挛型四肢瘫一般重于痉挛型双瘫，全身肌张力过高，上下肢损害程度相似，或上肢重于下肢。由于一侧重于另一侧，因此具有明显的姿势运动不对称。痉挛型偏瘫患儿临床症状较轻，具有明显的不对称性。

2. **不随意运动型脑瘫特点及临床表现** 以锥体外系受损为主，主要包括舞蹈性手足徐动和肌张力障碍。该型最明显特征是非对称性姿势，头部和四肢出现不随意运动，即进行某种动作时常夹杂多余动作，四肢、头部不停地晃动，难以自我控制。该型肌张力可高可低，可随年龄改变。腱反射正常、锥体外系征 TLR（＋）、ATNR（＋）。静止时肌张力低下，随意运动时增强，对刺激敏感，表情奇特，挤眉弄眼，颈部不稳定，构音与发音障碍，流涎、摄食困难，婴儿期多表现为肌张力低下。

此类患儿难以控制全身性不自主运动，颜面肌肉、发音和构音器官受累，常伴有流涎、咀嚼吞咽困难，语言障碍。当有目的运动时不自主、不协调和无效的运动增多，多余的运动扩延至全身，安静时不随意运动消失。头部控制差、分离动作困难，难以维持正中位姿势运动模式。肌肉收缩的顺序、方向、力的大小不能协调，肌张力强度和性质不断发生变化，出现主动运动或姿势变化时肌张力突然增高，安静时变化不明显。原始反射持续存在并通常反应强烈，尤以非对称性紧张性颈反射姿势为显著特征，呈现非对称性、头及躯干背屈姿势。由于上肢的动摇不定，可使躯干和下肢失去平衡，容易摔倒。亦可见皱眉、眨眼、张口、颈部肌肉收缩脸歪向一侧，独特的面部表情等。

3. 共济失调型脑瘫的特点及临床表现以小脑受损为主，以及锥体系、锥体外系损伤。主要特点是由于运动感觉和平衡感觉障碍造成不协调运动。为获得平衡，两脚左右分离较远，步态蹒跚，方向性差。运动笨拙、不协调，可有意向性震颤及眼球震颤，平衡障碍、站立时重心在足跟部、基底宽、醉汉步态、身体僵硬。肌张力可偏低、运动速度慢、头部活动少、分离动作差。闭目难立征（＋）、指鼻试验（＋）、腱反射正常。语言缺少抑扬声调，而且徐缓。

4. 混合型脑瘫的特点及临床表现 脑瘫两种类型或两种以上类型的症状同时

存在。

三、康复评定（图 27-1）

脑性瘫痪的康复评定是收集评定对象的病史和相关资料，并借此制定出合适的康复治疗方案、评估治疗效果和预测预后功能等，掌握患儿功能障碍特点、发育水平、预后、家长的愿望及需求，对患儿功能分析和量化，分析功能障碍程度与正常程度的差别，为判断康复疗效和判定残疾等提供依据。

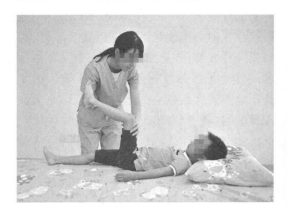

图 27-1 康复评定

（一）粗大运动功能分级系统（gross motor function classification system，GMFCS）

脑性瘫痪粗大运动功能分级系统是 Palisan 于 1997 年在长期临床实践的基础上，根据脑性瘫痪患儿运动功能随年龄变化规律设计提出的分级系统，GMFCS 是在《国际功能、残疾和健康分类》（international classification of functioning，disability and health，ICF）理念下诞生的分级方法，主要通过评价患儿在日常环境（家庭、学校、社区）中的能力来确定不同的级别，描述不同 GMFCS 级别脑瘫患儿在不同年龄阶段的能力，使用什么辅具，实际状况如何，更多地关注患儿的功能（即能够做什么，而不是不能做什么）。

GMFCS 将脑性瘫痪患儿分为 4 个年龄组，分别是：0—2 岁、2—4 岁、4—6 岁、6—12 岁，每个年龄组又根据患儿运动功能的表现分为5个级别，Ⅰ级：不受限制步行；Ⅱ级：受限制步行；Ⅲ级：使用手持移动器材步行；Ⅳ级：受限制自主移动，能采用电动式移动；Ⅴ级：通过徒手轮椅被转运。

评价方法：根据脑瘫儿童年龄，基于儿童自发运动，注重评价其坐姿、姿势转换以及移动的能力，区别点是基于功能受限的程度、是否需要手持移动辅助器具或者轮式移动设备，以及程度较轻者的运动质量。

通过GMFCS分级可以简明清晰地向家长告知孩子目前的障碍程度，GMFCS评级在各个年龄阶段的稳定性对于研究结果的可靠性起着重要的影响作用，同时具有预测脑瘫患儿粗大运动功能结局的作用。国内外学者对GMFCS进行了大量的信度和效度研究，说明GMFCS具有良好的评分者间信度，目前已得到公认，广泛用于临床实践和研究。

(二)脑瘫粗大运动功能测试量表(gross motor function measure，GMFM)

脑瘫粗大运动功能测试量表是Russell等于1989年设计的测量脑瘫儿童粗大运动功能改变的测量工具，属于标准对照发展性量表，能有效反映脑瘫儿童运动功能的改变，现已成为国际上公认的脑瘫粗大运动功能测试工具。GMFM主要用于评估脑瘫儿童粗大运动功能，适用于运动能力相当于正常5岁儿童运动能力以内的儿童，除运用脑瘫儿童之外，也适用于其他神经损伤引起的运动功能障碍，还可运用于唐氏综合征患儿。研究表明，中文版GMFM量表已被证实具有很好的信度和效度。目前，GMFM量表有两个版本：GMFM-88此两量表包括88个项目，每项满分3分，分为5个能区，分别为A(卧位与翻身)17项、B(坐位)20项、C(爬与跪)14项、D(站立)13项、E(走、跑、跳)24项。GMFM-66量表的项目由GMFM-88经过Rasch分析后，筛选出具有线性特征的项目组成，此版本为软件版，并经过分析后得到

GMFM-66的分值，分值越高说明被测试者能力越好。此量表能客观、合理地反映脑瘫患儿粗大运动发育变化，但是无法提供各个能区的分值。

(1)评分标准：GMFM采用0、1、2、3分四级评分法，具体如下：

0分：完全不能进行要求的动作，无动作出现的迹象。

1分：开始出现动作，完成整个动作的10%以下。

2分：部分完成动作，可完成整个动作的10%～90%。

3分：整个动作可全部完成。

(2)测试要求与过程

①测试者：儿童治疗师或者医生必须对测试项目、指导语、评分表非常熟悉，确保测试的稳定性和准确性。

②测试时间：大概完成时间45～60min，如果一次性完成测试比较困难，可以分成多个部分进行，全部测试必须在1周内完成。

③测试环境及设备：测试房间应该足够大，保持温暖，所有需要用到的设施都应该提前准备好，对设施进行的任何改动都应该做记录，保持前后一致，躺和翻身、坐、腹爬和四点爬的项目应该在垫子上完成，站立和走、跑、跳的项目应该在地板上完成(部分可以在垫子上)，儿童应该穿尽量少的衣服，不可以穿鞋。

④测试要求：应该按照项目顺序进行测试，即使下一个项目完成，也不能就此认为上一个项目就能够完成，某个能区最后的项目会比下一个能区开始的项目要难。每个项目最多可以做三次尝试，儿童自发表现出的动作也计为一次。对任何项目都可以进行语言指导和示范，必要时可以先帮助孩子完成一次然后测试，孩子的依从性和情绪会影响测试结果。对于儿童能通过而拒绝做的动作可以留到测试最后完成，孩子没有尝试去完成的动作均计为0分，多做前期观察，确保测试

结果尽可能反映儿童的真正水平,任何跳过的项目均计为 0 分。

⑤特殊儿童的测试:第一次测试应该去掉鞋、辅助设备和矫形鞋等。如果平时儿童一直用矫形鞋和辅助设备,可以穿上后再测一次,不需要重复所有的测试。用矫形鞋和辅助设备后改变的分数应做标记,记下使用的矫形鞋和辅助设备等。

(3)量表的临床应用:GMFM 量表目前已广泛地应用在脑瘫儿童的粗大运动功能评估和疗效评价等临床实践中,主要用途有:

①跟踪观察脑瘫儿童的粗大运动功能的发育状况,分析和预测不同类型、不同分级脑瘫儿童粗大运动发育轨迹和结局。

②指导治疗师和家长制订运动干预计划。

③判断各种干预和治疗方法对脑瘫儿童粗大运动的影响,以及各种方法之间的疗效对比。

④GMFM 量表和其他评价指标相结合,可以全面地分析影响运动功能的因素。

(三)脑瘫儿童手功能的分级系统(manual ability classification system,MACS)

脑瘫儿童手功能的分级系统是瑞典学者 Eliasson 等于 2006 年编制并发表的。脑瘫患儿中有很大一部分存在着手功能障碍,手功能受损会在不同程度上影响其他功能的发育,如感觉(特别是触觉)、精细运动能力、粗大运动能力、认知能力和日常生活能力等,所以加强对脑瘫儿童手功能障碍的管理具有重要的意义。

MACS 是针对 4-18 岁脑瘫患儿在日常生活中操作物品的能力进行分级的系统,旨在描述哪一个级别能够很好反映儿童在家庭、学校和社区中的日常表现,评定日常活动中双手参与能力,并非单独评定某一只手。

(1)分级标准:MACS 参照脑瘫患儿 GMFCS 分级方法,同样有 5 个级别。

Ⅰ级:能成功地操作物品。最多只在手的操作速度和准确性(操作轻易性)上表现出能力受限,然而这些受限不会影响日常活动的独立性。

Ⅱ级:能操作大多数物品,但在完成质量和(或)速度方面受到一定影响。在避免某些活动或完成某些活动时可能有一定难度;会采用另外的操作方式,但手部能力通常不会限制日常生活的独立性。

Ⅲ级:操作物品困难,需要帮助准备和(或)调整活动。操作速度慢,在质量或数量上只能有限地成功完成;如果对活动进行准备或调整,仍能进行独立操作。

Ⅳ级:在调整的情况下,可以操作有限的简单物品。通过努力可以完成部分活动,但是完成的成功度有限,部分活动需要持续的支持、帮助和(或)调整设备。

Ⅴ级:不能操作物品,进行简单活动的能力严重受限,完全需要辅助。

(2)评价方法:由于 MACS 是通过日常生活中脑瘫患儿的手功能的表现来进行评价的,为了便于专业人员在诊疗环境中进行评价,研究者设定了 8 个与日常生活相关的实物操作场景,包括:用杯子喝水、使用匙子、开关小瓶盖、擦脸、拧毛巾、翻书、写字、解纽扣等,由 2 名作业治疗师通过患儿的现场操作来进行评价。

(3)量表的临床应用:该分级可以明确脑瘫儿童手功能发育障碍程度,在一定程度上预测脑瘫儿童手功能发育结局,评价脑瘫群体手功能障碍状况。

(四)脑瘫儿童精细运动功能测试量表(fine motor function measure,FMFM)

该量表是由复旦大学附属儿科医院史惟等于 2007 年针对脑瘫儿童精细运动能力的测试编制的评估量表。FMFM 量表采用 Rasch 分析法建立,条目设置合理,等级评分点多,且属于等距量表。该量表可跟踪观察脑瘫儿童精细运动功能的发育状况,分析和预测不同类型、不同分级脑瘫儿童精细运动发育轨迹和结局,判断各种干预和治疗方法对脑瘫儿童精细运动的影响,以及各种方法之间的疗效对比,和其他评价指标相结合能全面地分析影响运动功能的因素,有效地促进脑瘫儿童运动发育和运动控制研究。

(1)量表的结构:FMFM 量表分为五个区,共计 61 项,包括 A 区视觉追踪(5 项)、B 区上肢关节活动能力(9 项)、C 区抓握能力(10 项)、D 区操作能力(13 项)、E 区手眼协调能力(24 项)。

(2)评分标准:FMFM 采用 0、1、2、3 四级评分法,原始分满分为 183 分,通过查表可以得出具有等距特性的精细运动能力分值,得分范围在 0~92.95 分。

0 分:没有表现出对完成项目的动机和努力,或没有任何迹象表明相应技能正在发展。

1 分:表现出完成项目动机或者完成半数以下的标准动作。

2 分:完成一半及一半以上的标准动作,但未完全达到标准。

3 分:完成项目,已经达到掌握动作的标准。

(3)测试要求与过程

①测试者:儿童作业治疗师或医生在经过适当的前期培训后方可进行测试,测试者必须对测试项目的指导语和评分表非常熟悉,确保测试的准确性和稳定性。

②环境:设定为安静、独立、采光较好的房间,一张治疗床、高度适宜的桌椅,室温控制在 20~30℃,患儿衣服为 1~2 层。

③测试时间:完成评估大约 30min,如果一次性完成测试比较困难,可分成多个部分进行,在上个部分中完成的动作在个部分中不应重复。如果由于儿童难以配合完成本测试可以在训练一周后进行评估,但尽量不要超过 10d。

④测试要求:测试者必须严格按照量表项目测试的要求实施,指导手册对每个项目有详细的描述和评分标准。项目测试要求在不同项目中是不同的,有的是要说指导语,有的则是要做示范。在测试过程中,如果需要的话,这些要求必须被重复三次又称"尝试",给被测儿童充分的尝试机会,从而在该项目中获得最高分数。如果被测儿童在首次尝试时就达到了"3 分"的标准,测试者在没有疑问的情况下就可在测试记录册中给该项目记为"3 分",如果测试者有疑问,就必须让被测儿童再多尝试至少一次来达到评分标准,如果被测儿童在第三次尝试时对这项测试活动失去了兴趣,测试者就必须先测试其他项目,然后再进行该项测试。总之每个项目都必须进行测试,直到被测儿童得到"3 分"或完成了三次尝试。

⑤评分结果:测试过程中,测试者应该随时在测试用纸上记录相关信息以及评分结果,在完成全部 61 项测试后,将五个能区的原始分(被测儿童在每个项目中得到 3、2、1 或 0 分的总和)相加得出原始总分,通过量表提供的分值转换表把原始总分转换为精细运动能力分值。虽然五个能区的原始分可以推断或假设被测儿童的精细运动功能在不同方面的表现,但是这些分值目前尚不被推荐用来进行疗效评估。

(五)运动发育评估常见量表

目前临床上常用的评估量表有 PDMS-2、贝利婴幼儿发展量表(Bayley scales of infant development,BSID)、丹佛发育筛查测验(Denver development screen test,DDST)、Alberta 婴儿运动量表(Alberta infant motor scale,AIMS)、全身性自发运动评价法(general movements,GMs)等,这些量表在评估中各有侧重、优势和缺陷(表 27-1)。在临床中,可同时选择多种评估量表,来满足评估的需要。

表 27-1　运动发育评估常见量表

量表/引用	主要作用	次要作用	年龄段	测试领域	优点	缺陷
PDMS-2	筛查、预测、评价		0—5岁	粗大运动、精细运动	可定性、定量评估测试者粗大、精细运动功能；量表设计有原始分、相当年龄、百分率、标准分、发育商，可根据需要进行选择，衡量测试者运动功能水平	量表常模根据正常儿童建立，用于评估运动的功能有障碍的儿童其适应性会有不同程度的降低，在解释儿童发育情况尤其用于疗效评估时需谨慎。此外，研究表明该量表评估脑瘫儿童粗大运动时敏感性不如GMFM
BSID	筛查	预测评价	2—30月龄	智力、运动、行为	量表具有良好的信效度，能准确评估婴幼儿的智能和大运动发育水平，被广泛用于婴幼儿发育水平的评估	测试时间长，量表缺乏长期的预测效度；不能对粗大运动和精细运动分别评估，仅用一个精神运动发育指数表示
DDST	筛查		0—6岁	粗大运动、精细运动、社交、语言、行为	评估过程简单、快速、可在较短的时间内筛查出在生长发育和智力方面有问题的儿童	敏感性差，漏诊率高
AIMS	筛查	预测评价	0—18月龄	粗大运动	对运动质量和干预效果进行评估；对运动技能进行连续监测，临床应用简便	量表中9月龄以上的儿童评估项目偏少，并且项目之间存在跳跃，使得9月龄以上儿童评估结果精确性有所下降
GMs	预测	预测	早产、出生到4月龄	粗大运动	对预测儿童运动发育异常有较高的敏感性和特异性，可作为超早期（3个月内）预测婴幼儿脑瘫的评估工具	对评估者要求高，评估者需经过标准化的课程培训才能正确使用，而且由于对评测条件和技术含量要求较高，不易在临床推广使用

（续　表）

量表/引用	主要作用	次要作用	年龄段	测试领域	优点	缺陷
GMFM	评估			粗大运动	专门针对脑瘫患儿制定的一个衡量患儿粗大运动能力的量表；可测量脑瘫患儿粗大运动功能随时间或干预出现变化的一个有效、可靠的测量工具	仅测量粗大运动功能的改变，不能反映粗大运动功能质量的改变；注重衡量粗大运动能力，没有考虑环境对儿童在日常活动中功能的影响

PDMS-2. Peabody 运动发育评估量表；BSID. 贝利婴幼儿发展量表；DDST. 丹佛发育筛查测验；AIMS. Alberta 婴儿运动量表；GMs. 全身性自发运动评价法；GMFM. 粗大运动功能测量。

四、康复流程（图 27-2）

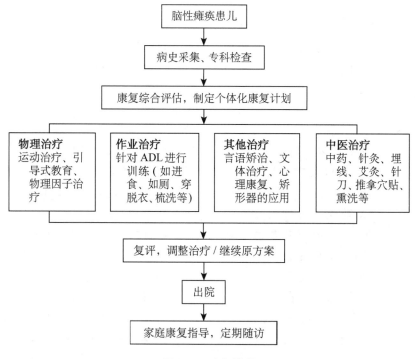

图 27-2　康复流程

五、现代康复

脑瘫是发育障碍疾病，是缓慢发展的疾病。从出生至症状出现，粗大运动、精细运动和认知功能等各项功能不断地、缓慢地向前发展，各项功能不断进步。但是，各项功能的发育肯定达不到正常发育水平，而且到了一定年龄进入平台期，或者在一定年龄因某种原因移动运动功能出现退行。当然,轻症的患儿可能在某一领域达到正常发育水平。治疗时应该充分考虑到疾病的自然经过,遵循其过程制订科学的治疗方案。

通过正确的诊断与评定掌握不同类型患儿功能障碍的特征,并根据患儿的运动发育预测运动的自然经过,最后设定治疗目标与策略。

(一)康复治疗原则

1. 早期发现异常表现,早期干预　0—1岁是大脑发育最迅速和代偿能力较强的时期,目前公认对脑损伤的治疗和干预越早越好。早期发现异常表现,早期干预是取得最佳康复效果的关键。早期康复训练确能使大部分脑损伤康复,也可减轻脑瘫儿童伤残程度。早期干预对降低早产儿脑瘫的发生可能有作用,对智力及运动发育有明显的提升作用。对高危新生儿进行早期干预和治疗是保证患儿潜在能力最大程度发挥的途径。

2. 综合性康复　综合性康复是以患儿为中心,组织各科专家、治疗师、护士、教师等共同制订全面系统的康复训练计划,进行相互配合的综合性康复,以促进患儿的身心康复。小儿脑瘫康复治疗复杂、见效慢、时间长,需要综合、协调地应用各种治疗方法和技术,才能使患儿运动、语言和智力等功能达到最佳功能状态。早期综合康复治疗能全面促进神经精神发育,减轻残疾。综合康复治疗不仅能改善脑瘫患儿的姿势异常和粗大运动功能,而且对精细运动、适应性、语言、个人-社会智能能区及总发育商均有提高作用。

3. 与日常生活相结合　脑瘫患儿的病程长,多伴有不同程度的ADL障碍,其异常运动和姿势模式体现在ADL中,因此康复必须与日常生活活动紧密结合,对家长进行健康教育有利于提高脑瘫儿童的ADL。

4. 康复训练与游戏相结合　脑瘫儿童同样具有儿童的天性,需要趣味、游戏、轻松愉快的氛围,需要引导、诱发,不断感知、感受、反复学习和实践,从而建立正常模式,促进身心发育。患儿按照自己的节奏和喜好自由地动手动脑、玩耍表达,在游戏中释放压力,促进情绪和脑的发展。游戏是患儿学习的最好途径,在康复训练中贯穿游戏,使治疗活动更有趣味,增加脑瘫儿童康复训练的兴趣和主动性。

5. 集中式康复与社区康复相结合　社区康复可以为脑瘫患儿在自己熟悉的环境中提供有效的、快捷的康复治疗。由专业者指导,家长积极参与,共同努力提高康复疗效。

(二)痉挛型四肢瘫的康复

1. 治疗目标

(1)抑制全身屈曲模式:促进躯干的抗重力伸展和可动性及体轴内的回旋,增大患儿本身自发运动的量。

(2)抑制肩胛带外展的异常模式:促进两上肢内收、外旋运动。促进肩胛带周围和胸廓的运动功能,改善呼吸能力,调节生活节律。

(3)抑制髋关节内收、内旋和踝关节跖屈模式:促进髋关节的正常屈曲、伸展与外旋运动、两下肢伸展位上负荷体重、两足底负荷体重等能力的发育。

(4)改善运动的内容与质量,从而提高患儿对姿势与运动变化的适应性。

(5)提高日常生活动作能力。

(6)预防挛缩和变形。

(7)注意提高视知觉和听知觉功能障碍。

2. 常用的运动治疗技术

(1)Bobath技术:Bobath治疗技术通过对关键点的控制达到抑制异常姿势和运动模式促通正确的运动感觉和运动模式的目的。Bobath治疗技术还通过对运动模式协调性的促进,抑制原始反射持续存在对脑瘫患儿正常运动发育的影响,从而实现正常运动模式的整合,防止异常模式的形成和固定。

（2）PNF治疗技术：PNF治疗技术又称本体感觉神经促进疗法，是以人体发育学和神经生理学原理为基础，根据人类正常状态下日常生活活动中常见的动作模式而创立，PNF治疗技术可以应用于能够理解和配合指令的脑瘫患儿。治疗的原则是按照正常的运动发育顺序，运用适当的感觉信息刺激本体感受器，使某些特定的运动模式中的肌群发生收缩，促进功能性运动。

（3）Vojta治疗技术：脑瘫患儿由于缺少对反射性姿势和运动模式的抑制而导致异常，而Vojta治疗技术的基本原理就是让患儿取一定的出发姿势，通过对身体特定部位（诱发带）的压迫刺激，诱发患儿产生全身性、协调化的反射性翻身和腹爬移动运动，促进与改善患儿的运动功能。

（4）Rood治疗技术：Rood治疗技术主要侧重于促进正确感觉输入和改善运动控制。Rood疗法强调有控制的感觉刺激，按照个体的发育顺序，通过应用某些动作的作用引出有目的的反应。

除以上技术外，在康复训练过程注意关节活动度的维持与改善。改进患儿的肌痉挛，维持关节活动度，防止关节挛缩。关节松动术用于治疗关节周围肌群痉挛导致的关节活动受限，可改善和缓解痉挛所致肌肉疼痛。平衡功能训练可以改善大脑的平衡调节能力，降低大脑皮质脂质过氧化水平。进行平衡功能训练对改善患者平衡功能和步行能力及ADL能力有积极意义。

由于痉挛型四肢瘫患儿的姿势运动发育明显延迟，其早期症状是从仰卧位向坐位拉起时可见缺乏头部的控制，很少见到在仰卧体位下，双下肢的交互性踢蹬运动。扶持坐位，脊柱弯曲呈圆背，躯干呈非对称姿势。肩胛带内收，两手不能至口，结果导致躯干对称性发育正常节段的缺如。由于屈肌痉挛，阻碍保护性伸展反应，也阻碍了上肢向前方及上方的伸展能力。常应用全身性屈曲模式翻身，

缺少脊柱的回旋和髋关节的伸展。俯卧位时由于过度努力，使躯干与四肢屈曲模式加重，肌肉痉挛也逐渐加重，结果会导致髋关节、膝关节屈曲挛缩与变形。重度痉挛型四肢瘫早期会出现角弓反张，下肢内收肌痉挛过伸，后期甚至出现髋关节半脱位、挛缩与变形等。

3. 针对性运动训练方法

（1）抑制全身的屈曲模式，促进躯干的抗重力伸展活动：治疗的重点是控制头，使头保持在正常的伸展位置。另外，刺激脊柱两侧的伸肌，使躯干充分伸展。然后，令患儿俯卧位，诱发正常的抗重力伸展。如①患儿仰卧位，治疗师位于患儿头的上方，双手握住患儿上肢并使其伸展，然后旋转患儿的躯干，促通全身的伸展及体轴回旋。②患儿俯卧于三角垫上，诱发患儿颈部伸展、抬头。③患儿坐位，诱发竖头。

（2）抑制伸展模式，缓解全身的伸肌紧张：此类患儿活动量相对较少，治疗的重点应为抑制，尽量少使用诱发手法。如①患儿仰卧位，操作者面对患儿控制其肩胛带和骨盆处，将患儿呈全身屈曲模式，呈现抱球姿势。利用躯干及下肢屈曲，使颈部屈曲。②患儿坐于滚筒上，诱发患儿骨盆前倾、后倾运动及重心转移。③诱导患儿的翻身运动，引起体轴的回旋，促躯干的立直反应的出现。

（3）提高躯干的控制能力及改善手的活动：当患儿未获得充分的控制能力及有异常的姿势紧张时，则会影响躯干控制能力的发育。如患儿俯球上，一侧上肢向对侧前上方取玩具，促通全身抗重力伸展、体干回旋及上肢负荷体重。

（4）坐位重心转移：如在球上缓慢前后左右摇晃，诱发坐位倾斜反应、各个方向的保护性伸展反应等。

（5）站立及步行训练：在站立训练时注意单侧支撑、重心转移、下肢肌群肌力的练习，为步行做准备。在步行训练时，操作者在患儿后方，对其出现髋关节、膝关节屈曲时给予抑制。

（6）增强肌力训练：对于重症痉挛型四肢瘫，重点在于尽可能独自完成床上体位转移，能够在轮椅上坐稳，并自主控制轮椅等。

（7）视患儿情况适配下肢矫形器：足矫形器（foot orthosis，FO）、踝足矫形器（ankle foot orthosis，AFO）、膝踝足矫形器（knee ankle foot orthosis，KAFO）、髋内收外展控制矫形器、下肢旋转矫形器和膝矫形器（knee orthosis，KO）。

4. 作业治疗（图 27-3）

（1）姿势控制：良好的姿势保持，是从事日常生活活动等所必需的一项基本内容。姿势控制障碍是影响脑瘫儿童运动功能的关键问题，所有脑瘫儿童均表现出姿势调控的动作策略障碍。而维持坐位对于脑瘫儿童执行手部前伸动作而言是不可或缺的辅助因素。身体躯干的姿势控制会影响脑瘫患儿手的精细灵巧度能力。

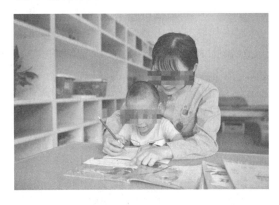

图 27-3　作业疗法

（2）手功能训练（图 27-4）：手功能训练对改善脑瘫儿童精细运动功能障碍有明显效果。由于痉挛型四肢瘫患儿具有更严重的上肢功能障碍，因此抓握与释放是这些患儿的主要训练项目。

首先为患儿提供适当的坐椅，使患儿在训练时能充分解放双手。

其次，选择物件的大小、质地、重量与形状等促进感知觉发育；促进手臂与肩胛带的

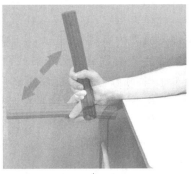

A

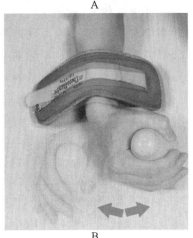

B

图 27-4　手功能训练

A. 拿着木棒，屈曲手腕；B. 向目标物屈曲和伸直手腕。

分离：患儿俯卧位下，做双臂伸直、外展、后伸的动作，手指爬阶梯、高处套圈等；增加肩胛带的自主控制及提高上肢稳定性：俯卧在滚筒上双手交替支撑，做向前、向后的爬行动作；用食物诱发患儿伸手够物后放到嘴的动作；坐在磨砂板前，诱发肩胛带前伸、伸肘够物；双手居中操控简单玩具。

最后是手的精细动作的训练，用沙子、毛巾、或触觉刷等刷拭手臂、手和手指来增强手和手指良好控制的感觉；挤压、拉抻橡皮泥、黏土提高感觉性活动。

促进手抓放物件及手眼协调：①如果患儿手紧握，张开困难，可在其小指背侧向腕关节方向推挤用力，诱发手掌打开。②将其拇

指桡侧外展,然后将腕关节背屈并施加一定的压力,保持数秒钟也可以诱发手掌张开。③如果患儿将手掌打开,但抓取物件困难,可以将一根稍长的圆柱形物件放其手掌内,帮助弯曲手指,使其能抓住物件,并保持拇指处于对掌位。④当患儿能握持住手中的物件时,就应鼓励其伸手抓握物件。⑤手眼协调的训练可以让患儿抓取滚动的小球、搭积木、串珠、切水果、涂色等(图 27-5)。

(3)促进 ADL 发育、促进认知功能发育、参与社会活动、感觉统合训练、辅助器械及环境改造(图 27-6)。

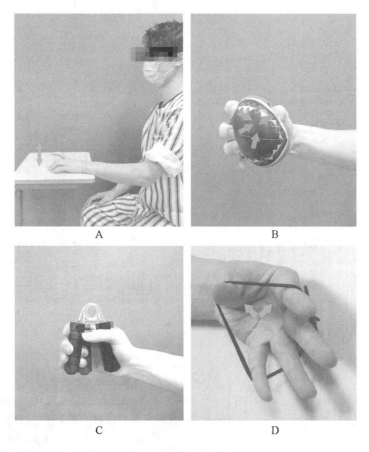

图 27-5　抓握能力
A. 手指节律性敲击;B. 做指屈肌和拇屈肌力量训练;C. 用握力
肌和拇屈肌力量训练;D. 用橡皮筋,做指伸肌和拇伸肌力量训练。

对于大龄痉挛型四肢瘫有改善,根据坐姿头控和躯干控制能力,应开始轮椅的操作和穿脱衣服的动作、饮食动作、桌子上的作业等动作的练习,使患儿掌握实用的功能,修正在日常生活中与异常发育相结合的代偿动作。同时要设计与治疗目的及患儿身材相应的桌、椅等器材,使患儿达到全面的康复。

5. 物理因子治疗　功能性电刺激、脑电生物反馈(脑循环)、石蜡疗法、热袋温敷法、蒸汽疗法、水疗、重复经颅磁刺激、光疗等。

6. 其他　合并吞咽、言语障碍的脑瘫患者,增加相应的吞咽、言语功能训练。

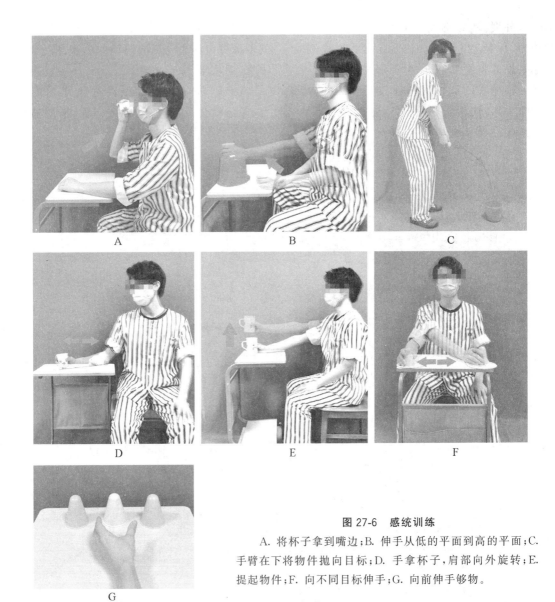

图 27-6　感统训练

A. 将杯子拿到嘴边；B. 伸手从低的平面到高的平面；C. 手臂在下将物件抛向目标；D. 手拿杯子，肩部向外旋转；E. 提起物件；F. 向不同目标伸手；G. 向前伸手够物。

（三）痉挛型双瘫的康复

1. 治疗目标

（1）缓解髋关节周围和下肢的肌肉痉挛，抑制髋关节的过度屈曲，促进两下肢的抗重力伸展和体重在两下肢的移动。

（2）促进腰腹部肌肉的发育，增加其紧张度，防止以后步行时躯干向侧方倾斜和摇晃以及支撑期的平衡能力低下。

（3）中度的痉挛型双瘫在进行某种活动时会产生病理性紧张性反射即联合反应，如

在努力地进行抓物站起时、肘爬时，会增强两下肢痉挛和异常模式，治疗时应避免发生联合反应。

（4）预防变形和挛缩，尤其是髋关节和下肢。

2. 运动疗法　常用 Bobath、PNF、Brunnstrom、Rood 等治疗技术。痉挛型双瘫患儿的上半身障碍比下半身轻，故颈、坐、翻身等运动可以得到发育。躯干、下半身的障碍较重，表现出髋关节内收、内旋和踝关节跖屈

等伸肌痉挛占优势的临床表现。同时,也存在着屈肌的痉挛,并因此妨碍站立和步行时双下肢的抗重力伸展活动。由于这种病态的伸肌与屈肌竞争的痉挛状态,会妨碍患儿获得双下肢的分离运动以及步行中摆动相中各个关节的分离运动。

痉挛型双瘫的治疗可参考四肢瘫的治疗,但是因双瘫患儿多数可获得步行的能力,所以应掌握步行训练和为其做准备的训练方法。

(1)仰卧位下进行:①抑制髋关节周围肌群的痉挛,诱发髋关节的伸展、外旋、外展运动,获得骨盆的运动性和对称性。②促进髋关节伸展和腰、腹部肌肉同时收缩,如桥式运动。③立位时必需的双下肢伸展、外展、外旋的准备动作。④为步行时下肢支持性做准备,如仰卧位下诱发患儿进行双下肢的交替屈、伸运动,在屈膝时使足底着床,减少足底着床时的敏感性。

(2)坐位下进行:①跨滚筒上交替抬脚诱发患儿正确进行步行时支撑期躯干的体重转移;②体轴回旋。

(3)站立和步行的训练。

(4)适配下肢矫形器。

3. 作业治疗 痉挛型双瘫患儿头部、手臂和双手受累较轻,双手可在正中位合在一起,手可以到口或坐位时会出现困难,因为需要用双手和手臂支撑以保持身体平衡。儿童多采用一只手支撑身体,另一只手玩耍。同时抬头和向上伸手较为困难,更不能上举双侧上肢和伸手够玩具,否则身体失去平衡而向后方或侧方倾倒。对学龄前期和学龄期儿童来说,作业治疗的重点是培养与年龄相符的自助技巧。对于痉挛型双瘫患儿的某种失用症和非协调性运动问题以及知觉,听视触觉刺激问题,通过多次重复完成困难任务或培养儿童的补偿技能,一般可使其得到纠正。针对脑瘫患儿在自理、游戏、上学等方面进行训练,解决生活、学习及社交中遇到的困难。

(1)矫正肩部异常姿势。

(2)增加手眼协调性训练:痉挛型双瘫患儿上肢功能障碍比较轻,因此可以适当加大难度。培养训练脑瘫儿童的手眼协调能力,可有效发展精细运动功能和认知能力。电脑游戏的介入能更大程度地改善患儿的手眼协调能力。

(3)日常生活活动能力训练:了解痉挛型双瘫儿童的能力,开始训练前对痉挛型双瘫患儿进行全面的评定。根据评定结果制订个体化训练计划,并及时调整日常治疗方案,制定个体化的日常生活能力训练目标,避免训练目标过高或过低,影响痉挛型双瘫儿童对日常生活能力治疗的兴趣。训练应由易到难,逐渐增加难度。

此型患儿基本可达到独立完成基本日常生活活动,可以把动作分解成几个小部分,针对不好的环节在游戏中训练。例如:儿童不能抓住一侧袖口脱衣,可让儿童取坐位,将一粗皮套带到儿童手腕上,嘱儿童用另一手拇指、示指捏皮套,顺其将皮套摘下,模仿抓袖口动作。也可以给儿童橡皮泥和塑料刀,用刀切橡皮泥模拟做饭。

(4)书写能力训练:书写的训练应注意训练患儿的定向力、注意力、判断力、解决问题的能力和社会生活适应能力。应针对不同类型脑瘫的书写障碍,进行针对性的书写的训练。

(5)更衣、沐浴、如厕等训练。

4. 物理因子治疗 功能性电刺激、脑电生物反馈、石蜡疗法、热袋温敷法、蒸汽疗法、水疗、重复经颅磁刺激、光疗等。

(四)痉挛型偏瘫的康复

1. 治疗目标

(1)促进两侧协调性活动,防止联合反应和患侧忽视。

(2)促进患侧躯干部和患侧上、下肢的支持功能、步行能力及患侧手的抓握能力等。

(3)需要抑制与促进的模式

①抑制患侧肩胛带和骨盆带向后方的回

旋,促进其向前方突出。

②抑制患侧躯干部的短缩,促进患侧躯干的可动性和支持能力。

③抑制患侧上肢的屈曲和内收、肘关节的屈曲、拇指内收和所有手指的屈曲。促进患侧上肢向前方、侧方、后方的伸展,促进两手的正中位指向活动的发育及手掌对触觉刺激的敏感性。

④抑制髋关节的屈曲、膝关节的过度伸展、尖足、足趾的屈曲。促进下肢的可动性和抗重力伸展活动及足底对触觉刺激的敏感性。

⑤抑制健侧的过剩活动和代偿活动,促进患侧的活动性。

2. 运动治疗　常用 Bobath、PNF、Brunnstrom、Rood 等治疗技术。Brunnstrom 治疗技术适合于脑瘫患儿的康复治疗。应用 Brunnstrom 治疗技术,早期通过健侧抗阻随意运动而使兴奋扩散,以引出患侧联合反应,使较弱肌肉发生收缩,以产生半随意运动。将这种技术应用于功能性活动中,以便反复练习,使控制能力得到增强,动作渐趋完善。为引出运动反应,对于肢体的控制多采用紧张性反射和协同运动,对于躯干的控制多采用矫正反射和平衡反应。为增强治疗作用,还要利用各种感觉刺激。痉挛型偏瘫患儿主要问题在于:①姿势与运动的不对称;②患侧感觉异常和运动发育迟缓;③健侧过度活动或代偿导致患侧的联合反应。根据以上主要问题,PT 治疗常用:

(1)促通对称性,提高患侧躯干部的支持性。

①可让患儿坐在操作者的膝上,操作者控制患儿双手,使患儿保持头正中位、姿势对称等。

②仰卧位保持肩胛带向前突,诱导患儿进行双下肢对称踢蹬等。

③俯卧位,诱导双肘关节的分离运动。

④坐位下促通躯干对称及诱发双侧性的正中位指向。

(2)促进患侧躯干充分伸展:如跨坐滚筒上诱发坐位立直反应,注意患侧负重时间相对延长。

(3)刺激本体感受器,增强患儿的运动感觉,通过学习正常的肌肉收缩,提高患儿的姿势转换能力。

(4)维持患侧上下肢的体重负荷能力:如四点跪位,健侧下肢抬起,患侧下肢保持屈髋屈膝 90°,在此肢位上进行患侧下肢负重、重心前后移动,同时促进骨盆的分离。

(5)步行准备训练:立位双下肢负重、患侧负重健侧活动、双下肢交替踢球。

(6)步行训练:在诱导患儿步行时,应避免因步行时在上肢产生的联合反应而引起的屈曲模式,以及由于骨盆后退而引起的髋关节过伸展、尖足等异常姿势,促进对称的步行能力。在训练步行时,可以在台阶上进行上、下台阶练习,增加患侧下肢肌力,改善下肢平衡与协调性。

(7)缓解患侧肌张力:对于痉挛型偏瘫患儿存在患侧肌张力高以及肌力差的患儿,应进行缓解上下肢的肌肉痉挛,扩大关节活动范围和增强肌力训练。

3. 作业治疗　痉挛型偏瘫儿童拥有较强的粗大运动能力,所以他们的手部精细运动能力可能会被更多地关注,尤其是双手的协调能力。训练重点为患侧上肢,特别是手功能、双侧协调以及功能独立。痉挛型偏瘫儿童很多动作可用单手完成,通常会用健手代偿,导致健手更加灵活,患手萎缩明显,所以治疗师设计动作时尽量要以用双手完成为主。常用以下方法:

(1)强制性诱导疗法:提高偏瘫型脑瘫患儿上肢作业治疗的康复疗效,提高患儿的日常生活活动能力,强制性诱导疗法可提高偏瘫型脑瘫患儿的上肢功能。

(2)镜像视觉反馈疗法:镜像视觉反馈疗法能提高患者的上肢运动功能和减少上肢疼

痛,能提高偏瘫型脑瘫患儿的上肢运动功能,增大其握力、前臂旋后角度及肌肉厚度,但对患儿肢体痉挛程度改善无明显影响。

(3)任务导向性训练:任务导向性训练可有效改善痉挛型脑瘫患儿肌力、肌肉耐力、步行的步态,有效提高粗大运动功能以及改善患儿的平衡功能,并且该训练方法可以提高偏瘫型脑瘫患儿的手功能。

4. 其他 因为痉挛型偏瘫患儿双侧感觉存在差异,应提高偏瘫侧肢体的本体感觉以及双侧统合能力训练。合并吞咽及言语问题的可进行缓解口腔周围肌群肌张力,改善呼吸和发音功能训练。

(五)不随意运动型脑瘫的康复

1. 治疗目标

(1)从抑制伸肌或屈肌痉挛入手,缩小肌张力动摇的幅度。

(2)促进获得头部、躯干、肩胛带的对称性和维持稳定地抗重力姿势能力。

(3)促进身体中枢部位的肌肉的同时收缩和对称性的发育。

(4)促进头部的控制能力和两手进行操作的能力发育。

(5)促进构音功能的发育。

(6)增强了躯干部和四肢近端的同时收缩活动,学习控制上肢的能力,以保证入学时的移动和交流手段。应用运动治疗援助患儿在学校和社区的日常生活动作。

(7)对不断变化的临床症状进行阶段性的评定,并确定相应的治疗目标和具体治疗手段。

2. 运动治疗 不随意运动型脑瘫的主要问题在于肌张力的动摇性、原始反射残存、全身稳定性差、协调欠佳及伴有视觉、口腔能力障碍。所以获得稳定性、居中、对称性非常重要。对于婴幼儿期、幼儿期不随意运动型患儿治疗上,首先要按照正常的运动发育促进,使其获得正常的姿势和运动。应保持正常姿势对称,减少刺激,固定中枢部,获得稳定

性,同时对自律反应进行促通。姿势的控制至关重要,应保持稳定的支撑,在治疗过程中、日常生活中、各种体位时,都要避免异常姿势的产生。只有控制了异常姿势,才能产生正常的自主运动。

(1)头部的控制:①应注意使头部在正中位置上进行头的屈曲和伸展训练,获得肩胛带和躯干的稳定性,抑制肩胛内收、内旋及非对称性。②坐位上头控训练。

(2)躯干控制:在头控制能力发育较成熟后,进行躯干的控制训练。①俯卧位躯干控制,促进躯干、肩胛带和上臂分离动作的发育,促进主动抬头和双上肢保护性反应。②坐位躯干控制:在小儿生长发育过程中,从俯卧位转换为坐位的过程需要较好的上肢及肩胛带负重的控制,为获得良好坐位作准备。如可让患儿坐于大球上,操作者位于患儿前方或后方。控制患儿的双肩(骨盆、膝、足),左右、前后移动,促通坐位的矫正反应及坐位躯干的控制的发育;亦可让患儿伸腿坐于球上,操作者跪在患儿的前方,双手扶持患儿下肢,向患儿前方拉球,诱导患儿出现重心前移,躯干后倾,患儿继而出现躯干的伸展,可促通躯干的充分伸展,抑制躯干的过度前倾。

(3)上肢和手的保护性伸展反应:上肢的保护性伸展反应终身存在。并不只是以支持和支撑体重为目的,而是作为重要的保护反应之一,在头部、四肢失去平衡的时候,调整自律反应。具体训练方式为:①俯卧于球上促通上肢前方保护性伸展反应,提高抗重力伸展活动的控制能力,增加肩胛带的稳定性、上肢的运动性及充分的支持性。②坐软垫上促通上肢伸展及上肢侧方保护性伸展反应。③患儿侧坐位,促通后方保护性伸展反应等。

(4)下肢的支持性:不随意运动型脑瘫患儿在兴奋时会因为产生不随意运动而导致身体扭转,难以维持姿势。促进站立位姿势发育并诱发平衡反应并为负重做准备。如让患儿双手扶物,操作者控制患儿双膝关节,令患

儿慢慢做蹲起立动作,增加膝关节的控制。

(5)身体正中位指向运动。

(6)促进肩胛带、躯干、骨盆带间屈肌、伸肌的协同收缩,抑制肌张力的不均衡。对于年长的不随意运动型四肢瘫患儿,可采取体重负荷和叩击等方法促进患儿获得头部、躯干、肩胛带的对称性和维持稳定的抗重力姿势的能力。

(7)立位及步行训练:可在平行杆内练习站立时保持平衡和重心转移,借助助行器训练步行等。

(8)抑制原始反射残存:如抱球姿势。

(9)由于不随意运动型脑瘫患儿姿势不稳定,踝关节不稳定,常适配矫形器后再进行站立或步行训练。

3. 作业治疗 此类患儿以提高近端、远端稳定性,中线活动及双手功能训练为主体。提高远端的稳定性,如鼓励儿童双手握磨砂板、前后推动磨砂板,关节加压等。在保持身体稳定的基础上可进行双手功能训练。

(1)上肢伸向前方训练。

(2)提高头部和肩胛带的稳定性及手眼协调,如套圈训练。

此类患儿认知功能较好,在训练过程注意促进认知功能发育、参与社会活动。感觉统合训练,改善感觉输入调节,尤其是触觉输入调节。

4. 其他 由于不随意运动型患儿大部分存在构音障碍,需加入语言训练,着重训练控制口腔运动的能力促进构音器官的发育。

(六)共济失调型脑瘫的康复

1. 治疗目标

(1)提高姿势肌紧张。

(2)促进平衡反应的发育。

(3)增加核心肌群肌力及下肢控制能力。

(4)提高认知能力和智力功能。

(5)改善言语功能。

2. 运动治疗 此类患儿主要问题在于肌张力低、肌力弱,姿势保持稳定性差,平衡

及协调能力欠佳;核心肌群肌力及下肢控制能力差。针对以上问题及目标,运动侧重于利用本体感觉及触觉刺激诱发出所需的动作,提高感受器的感受能力。

(1)提高姿势肌紧张:①应用叩击、压迫、负荷体重等操作方法。②让患儿持续地保持一定姿势,使之获得肌肉的持续性收缩,尤其要在高重心体位边提高姿势肌紧张边培养患儿注意力。

(2)促进平衡反应的发育:①在坐位、四点支持位、膝立位、立位及步行等抗重力活动中促进平衡反应,注意促进伴有体轴回旋动作的平衡反应。②在步行的过程中,要注意促进在狭窄支持面上的平衡反应。

3. 作业治疗 共济失调型脑瘫患儿的作业治疗,以建立肩、躯干和头的稳定性及双手的稳定性为重点。可以进行以下训练:坐位下指鼻训练,两示指对指训练,用手指耳朵,让患儿指运动中球上的动物图案等。

4. 物理因子治疗

(1)电疗:加强核心肌群及下肢肌力。

(2)水疗:通过水的温度刺激、机械刺激和化学刺激,改善循环,调节呼吸频率,增强肌力,改善协调性,提高平衡能力,纠正步态等。

(3)生物反馈疗法:该疗法可增强肌力、增加肌肉的协调性,加强感觉反馈,促进脑功能重组,辅助肢体功能恢复,生物反馈疗法适用于各种类型的脑瘫患儿。

5. 其他 加强感觉统合训练、认知训练、语言训练等。

(七)混合型脑瘫的康复

1. 治疗目标

(1)促进功能发育:通过康复治疗最大限度地发挥患者的潜在能力,将功能低下降到最低限度。

(2)改善运动功能:要清楚这是需要时间的,过程缓慢。

(3)强化较好方面的功能,提高患者的实

用技能。

（4）预防继发障碍的发生：因肌肉痉挛，随着年龄增长会出现关节挛缩、髋关节脱臼等继发障碍。所以，在早期康复治疗中应注意进行干预。

（5）维持已经获得的功能，将康复成果应用于日常生活、学习和工作中。

（6）预防可能出现的功能退行。

（7）治疗合并障碍：脑瘫等神经系统疾病不是只有四肢、躯干的运动障碍症状，多合并智能障碍、癫痫、学习障碍等。应将改善合并障碍的症状作为治疗的优先目标，并通过此而得到治疗效果。

康复治疗的目的是患者生活充实，通过各种康复手段，尽可能地提高生活质量（QOL），使患者主观上获得满足感和幸福感。

2. 康复治疗对策

（1）改善功能障碍中不佳的方面：根据评定结果了解患儿在哪一领域功能最差。

（2）随着患儿不断生长发育，要求其完成的课题也不同。治疗要根据不同课题制定治疗策略。

（3）采用个体化治疗程序：针对具体患儿的评定，制定个性化的治疗方针。

（4）强化、扩大功能较好的方面。

六、中医康复

脑性瘫痪属于中医"五迟""五硬""五软"等范畴。临床以立迟、行迟、语迟、发迟、齿迟、手硬、足硬、肌肉硬、头颈硬、关节硬，或颈软、手软、脚软、口软、肌肉软为主要特征。多由于先天胎禀不足，精亏气虚，髓海失养，或久病肝肾亏损，阳气不足，气血亏虚，精乏髓枯，心窍蒙蔽，筋脉失养。

（一）中药辨证论治

1. 肝肾亏损证

证候：发育迟缓，翻身、坐起、爬行、站立、行走、生齿均落后于正常同龄小儿，伴反应迟钝，肢体僵硬筋脉拘挛，屈伸不利，或伴筋骨痿弱，头项痿软，头颅方大，囟门迟闭，目无神采，或伴易惊，夜卧不安，盗汗，舌质淡，舌苔少，脉沉细无力，指纹淡红。

治法：补肾填髓，养肝强筋。

方药：六味地黄丸合虎潜丸加减。熟地黄、山茱萸、山药、茯苓、泽泻、黄柏、龟甲、知母、陈皮、白芍、干姜。

中成药：六味地黄丸、龙牡壮骨冲剂等。

2. 心脾两虚证

证候：发育迟缓，四肢痿软，肌肉松弛，咀嚼无力，语言迟滞，智力低下，发稀萎黄，或伴精神呆滞，吐舌，口角流涎，或伴神疲体倦，面色不华，食少纳差，大便秘结，舌淡胖，苔少，脉细缓或细弱，指纹淡红。

治法：健脾养心，补益气血。

方药：归脾汤加减。白术、当归、人参、茯苓、黄芪、远志、龙眼肉、酸枣仁、木香、炙甘草。

中成药：归脾丸等。

3. 痰瘀阻滞证

证候：发育迟缓，肢体不遂，筋脉拘挛，屈伸不利，言语不利，耳窍不聪，反应迟钝，或伴吞咽困难，喉间痰鸣，口角流涎，或伴癫痫发作，舌胖有瘀斑、瘀点，苔厚腻，脉沉涩或沉滑，指纹暗滞。

治法：化痰开窍，活血通络。

方药：通窍活血汤合二陈汤加减。赤芍、川芎、桃仁、红花、半夏、陈皮、茯苓、炙甘草、大枣。

4. 脾虚肝亢证

证候：发育迟缓，伴手足震颤，肢体扭转，表情怪异，或四肢抽动，时作时止，或伴吞咽困难，言语不利，口角流涎，或伴面色萎黄，神疲乏力，不思饮食，大便稀溏，舌淡，苔白，脉沉弱或弦细，指纹淡红。

治法：健脾益气，柔肝息风。

方药：六君子汤合舒筋汤加减。人参、白术、茯苓、陈皮、半夏、香附、乌药、羌活、当归、灸甘草。

中成药:加味逍遥口服液等。

5. 脾肾虚弱证

证候:发育迟缓,运动落后,出牙延迟,囟门迟闭,肢体痿软,肌肉松弛,头项低垂,头颅方大,甚者鸡胸龟背,肋骨串珠,多卧少动,言语低微,神疲倦怠,面色不华,纳呆食少,便溏,小便清长,舌淡红,苔薄白,脉沉细无力,指纹色淡。

治法:健脾益气,补肾填精。

方药:补中益气汤合补肾地黄丸加减。黄芪、人参、白术、山药、熟地黄、当归、陈皮、生姜、甘草、大枣。

中成药:补中益气丸、龙牡壮骨冲剂等。

(二)针灸治疗

1. 头针　根据患儿瘫痪肢体受累部位,采用焦氏头针分区定位,选取脑瘫患儿头针穴区。

主穴:上肢的运动姿势异常取运动区的中 2/5;下肢的运动异常取运动区的上 1/5;平衡性差采用平衡区、足运感区。

配穴:智力低下加智三针、四神聪、百会;语言障碍加言语区、说话点;听力障碍加晕听区;舞蹈样动作、震颤明显者加舞蹈震颤控制区;表情淡漠、注意力不集中者加额五针;伴精神行为障碍者,加情感区、心肝区等;伴癫痫者,加制痫区、舞蹈震颤控制区、天柱透玉枕等。

操作:头针选用 1～1.5 寸毫针,针体与头皮成 15°～30°角快速进针,刺入帽状腱膜下,留针 15～30min,每日 1 次。进针后亦可用电针仪在主要穴区通电以代替手法捻转,波型可选择连续波,刺激强度以患儿可耐受度而定。

注意事项:

(1)癫痫发作期暂停针刺治疗;

(2)注意患儿囟门是否闭合,针刺时注意避开;

(3)儿童针刺时易哭闹,头部血管多,进针时注意避开血管,以减少血肿发生的情况。

2. 体针

主穴:印堂、大椎、身柱、筋缩、命门、腰阳关、内关、合谷、三阴交、太溪、太冲。

随症配穴:

(1)伴上肢瘫痪者,可加肩三针、曲池、尺泽、手三里、外关、合谷、后溪、八邪、阳池等;伴下肢瘫痪者,加环跳、秩边、承扶、居髎、殷门、委中、承山、伏兔、解剪、血海、阳陵泉、足三里、三阴交等。

(2)伴下肢内收肌痉挛者,加痉挛三针(后血海、血海上、解剪)、血海、风市、阳陵泉、绝骨等。

(3)伴足内翻者,加纠内翻、丘墟透照海、太白透束骨、交信透跗阳、申脉透照海、昆仑透太溪、三阴交透悬钟、阳陵泉透阴陵泉、申脉、仆参、跗阳等;伴足外翻者,加照海、太溪、纠外翻等。

(4)伴吞咽无力、口角流涎者,加颊车、地仓透颊车、下关、舌三针等。

(5)伴言语障碍者,加哑门、风池、翳风、完骨、舌三针、通里、照海等。

(6)伴握拳不展、手指屈曲者,加八邪、后溪、阳溪等;伴拇指内收者,加阳溪、合谷透后溪、五虎穴、鱼际等。

(7)伴足趾拘挛者,加太冲、八风等。

(8)伴腕下垂者,加阳池、阳溪、阳谷、外关、后溪等。

(9)合并癫痫者,加风池、百会、鸠尾、内关、足三里、丰隆等。

(10)注意力不集中、多动者,加印堂、定神针等。

操作:小儿针刺不可过深,难以合作的患儿不留针,能合作者可留针 15～30min。体针选用 1～2 寸毫针,每日 1 次,每周治疗 6 次。

3. 穴位埋线法

取穴:风池、哑门、大椎、心俞、筋缩、肾俞、腰阳关、膻中、鸠尾、曲池、髀关、阳陵泉悬钟。10 天 1 次。具体配穴可参照体针配穴。

操作方法:用记号笔进行穴位定位后,涂上适量的利多卡因软膏进行表皮麻醉以减轻患儿疼痛,用胶布贴敷约 1h 后再进行埋线操作。埋线时,先进行局部皮肤消毒,然后右手持埋线针,左手固定穴位,根据穴位特性常规进针,持续进针直至羊肠线头完全埋入皮下,再进针 0.5cm,随后把针退出,羊肠线留于穴位内,用干棉球压迫针孔片刻,再用透气胶布贴敷以保护创口。

4. 舌针　伴有吞咽障碍、言语障碍、流涎者,可配合针刺舌根部穴。

穴位选取:舌系带两旁 0.2～0.3cm 处,舌下阜上。

操作:患者仰卧,呈张口状(不配合可采用开口器),用压舌板将舌前部往上拨,暴露舌系带。取 0.3mm×75mm 毫针,对准穴位,快速直刺进针 1～2cm,再施以顺时针捻转 3 下,出现舌根部麻木感为主,然后迅速出针,用干棉球按压片刻,隔日 1 次。

5. 皮肤针叩刺疗法　针对痉挛型脑瘫患儿可采用皮肤针叩刺疗法以降低肌张力。叩刺部位按解剖学肌肉分布与走行选取,上肢痉挛者取肱三头肌,下肢痉挛者取腓肠肌和胫骨前肌进行叩刺。

操作:对叩刺部位进行常规消毒,然后用一次性梅花针针头对准皮肤,运用腕部的弹力,使针尖叩刺皮肤后立即弹起,如此反复叩击。叩击时针尖与皮肤必须垂直,弹刺强度要均匀。采用轻刺激手法,以局部皮肤红润为度,每个部位每次 5min,每天 1 次。

6. 小针刀

针刀定位:主要是循经取穴、分部取穴、病变累及部位取穴相结合,每次取穴 5～7个。上臂肌肉痉挛取穴:肩髃、肩髎、肩贞、手三里、曲池;手掌手指屈伸不利取穴:大鱼际、小鱼际、后溪、太渊、合谷;下肢痉挛取穴:环跳、承扶、委中、足三里、阳陵泉;足跖屈取穴:

跗阳、解溪等。

操作方法:患儿取俯卧位,一名助手控制其异常姿势,标记操作点,进行外科无菌消毒,戴一次性无菌手套,取汉章牌针刀,规格为 0.6mm×50mm。术者以右手拇指和示指持针柄,左手在治疗部位皮肤加压使血管神经分离在治疗部位两侧,针刀与皮肤成 90°垂直进入,刀口线与身体纵轴线平行,然后沿肌纤维,或肌腱分布方向做铲剥,切 3～5 刀,使粘连的组织纤维松解,各种剥离动作不可幅度过大,避免切伤重要组织。切割完成后退出针刀,无菌干棉球按压止血,碘伏棉球处理刀口,以无菌创可贴封闭。

7. 艾灸　艾灸适用于肌力低下及颈、腰背肌无力的脑瘫患儿,通过艾灸的温热刺激作用,以达到温经通络、强筋壮骨的作用,增强脑瘫患儿全身肌肉的力量。

艾灸常规操作在针刺之后,多采用回旋灸。腰背肌无力取肾俞(双)、命门、腰骶华佗夹脊穴;上肢无力取肩髃、曲池、手三里穴;下肢无力取足三里、悬钟穴。每穴 2～3min,穴位潮红为度。

8. 神阙穴隔药盐灸法　根据患儿证型辨证选方,治疗过程中注意防止烫伤。

(1)肝肾亏损证:取 17 号解痉方合补肾方。

(2)心脾两虚证:取 2 号镇静安神方合 4号脾胃方。

(3)痰瘀阻滞证:取 4 号脾胃方合 13 号活血通络方。

(4)脾虚肝亢证:取 4 号脾胃方合 3 号补虚方、17 号解痉方。

(5)脾肾虚弱证:取 4 号脾胃方合补肾方。

(三)推拿治疗

1. 小儿脑瘫常规推拿法　将循经推按与辨证施穴相结合,以掌不离皮肉、指不离经穴、轻重有度、先后有序为推拿手法原则,以柔克刚、以刚制柔为手法准则。

在推拿过程中遵循经络循行部位(肌群),首先运用掌根按揉、捏拿等复合手法,然后穿插拇指点按、按揉等复合手法循经点穴。根据患儿障碍情况,放松性手法和刺激性手法配合应用,突出主次。

(1)痉挛为主者,以推、按、揉、捏拿等放松性手法为主,配合关节摇法、拔伸法、扳法等刺激性重手法。

(2)肌张力低下为主者,以点、按、搓等刺激性手法为主,配合应用推、捏、擦、搓法等。

(3)通过对经络和腧穴的点按揉等刺激以达到激发人体正气,调节脏腑功能,疏通经络,改善气血运行,其目的在于提高肌力,降低肌张力,纠正异常姿势,促进运动发育。

每日1次,每次25~30min。

2. 捏脊及脊背六法 在传统的小儿捏脊疗法基础上,将其手法进一步系统化、规范化,并加入了具有针对性的点、按、扣、拍等刺激性与放松性手法。操作中以患儿背部督脉、膀胱经第一、第二侧线及华佗夹脊穴(颈、腰、骶)为中心,在脊背部采用推脊法、捏脊法、点脊法、叩脊法、拍脊法和收脊法,六种手法顺次施术,由龟尾穴沿脊柱至大椎,亦可直至后发际。该疗法针对脑瘫患儿的颈、腰、背肌无力、躯干支撑无力、拱背坐、角弓反张、营养状态差、免疫力低下等表现。该疗法具有刺激经络腧穴、激发经气、调整机体脏腑功能的作用。每日1次,每次3~5min。

3.“疏通矫正手法”推拿 采用疏通矫正手法进行按摩,包括循经推按、穴位点压、异常部位肌肉按摩、姿势矫正。

(1)循经推按:在经络循行部位或肌肉走行方向,使用推法和按法的复合手法,以推为主,根据部位不同可选指推法、掌推法。可以疏通全身的经络,加速全身的血液循环,从而改善皮肤、肌肉的营养,能防止肌肉萎缩,促进运动,强筋壮骨,缓解肌肉痉挛,促进肢体活动。

(2)穴位点压:对全身各处重要穴位,使用点揉、按压复合手法,对腧穴有较强的刺激,具有开通闭塞、活血止痛、调整脏腑功能的作用。

(3)异常部位肌肉按摩:对患儿异常部位肌肉采用揉、按、搓等手法,对肌张力高的部位,用柔缓手法,可缓解痉挛,降低肌张力;对肌力低下部位,用重着手法,以提高肌力。

(4)姿势矫正:采用扳法、摇法、拔伸法等手法,促进脑瘫患儿肢体、关节活动,对异常的姿势进行矫正,具有滑利关节、增强关节活动、舒筋通络等作用。

每日1~2次,每次15~45min。时间长短根据年龄、体质情况而定。

4. 伴随症推拿

(1)伴语迟、语言蹇涩者,推拿点揉通里、哑门、廉泉、语言区。

(2)伴流涎者,推拿点揉地仓、颊车。

(3)伴视力障碍者,推拿加揉睛明、鱼腰、太阳、四白。

(4)伴听力障碍者,推拿加点揉耳门、听宫、听会、翳风。

(5)伴体弱、厌食及营养不良者,推拿加补脾经、补肺经、揉肾顶、揉板门、推四横纹、运内八卦、捏脊、揉脐、摩腹、揉足三里。

(6)伴癫痫者,推拿加揉风池、揉百会、清肝经、运太阳、揉丰隆。

每穴1~2min,每日1次。

(四)其他疗法

1. 中药熏洗 中药熏洗是按照中医辨证施治的原则,根据脑瘫患儿的不同证型,采用不同的复方制剂,熏蒸或洗浴身体的异常部位,因皮肤具有吸收、渗透、排泻的特性,通过中药煎煮产生的蒸汽熏蒸患儿肌肤表面,利用洗浴时的温热和药物双重效应,从而达到舒经通络、活血柔筋,扩大关节活动度,改善肌张力,提高肌力的作用,促进脑瘫患儿运动发育,提高患儿整体康复疗效。

我科自制中药熏洗药粉,先用开水冲开,再用冷水勾兑至适宜温度,以没过小腿为宜,于每晚睡前泡脚,每次 15～30min。具体组成如下:鸡血藤、伸筋草、桂枝、独活、延胡索、细辛、当归、丹参、川芎、茯苓、牛膝、大黄、川木瓜、黄芪、红花等。熏洗时室温保持在 22～25℃温度区间内,湿度保持在 50％～70％区间内。

2. 穴位贴敷

主穴:印堂、大椎、身柱、筋缩、命门、腰阳关、内关、合谷、三阴交、太溪、太冲。

配穴:肝肾亏损证,加肝俞、肾俞、太溪;心脾两虚证,加心俞、脾俞、足三里;痰瘀阻滞证,加中脘、膈俞、足三里、丰隆;脾虚肝亢证,加脾俞、涌泉、太冲、期门;脾肾虚弱证,加脾俞、肾俞、关元。

操作方法:把准备好鲜榨的姜汁和药粉混合调成泥状,然后涂抹在 5cm×5cm 的脱敏胶布中心,药泥直径大小为 1cm。根据患儿情况确定好穴位后将胶布贴敷于穴位上,贴敷时间约为 30mim。

3. 穴位注射

选取营养神经、肌肉类药物,如维生素 B_1、B_{12} 注射液,鼠神经生长因子等;醒脑开窍、活血化瘀类药物,如丹参注射液、当归注射液等。

取穴:风池、肩髃、曲池、手三里、足三里、三阴交、肾俞、大肠俞等。轮流交替使用。每次选取 2 个穴位,每天一次。一般以穴位来分,四肢可注射 1～2ml,臀部可注射 2ml,小儿用量减半。

4. 耳穴压籽

主穴:皮质下、交感、神门、脑干、肾上腺、心、肝、脾、肾。

配穴:伴颈软者,加颈椎、胸椎、肩等;伴腰背软者,加胸椎、腰骶椎、腹等;伴下肢瘫痪者,加髋、膝、踝、趾、跟、下耳根、坐骨神经等;伴上肢瘫痪者,加肩、肘、腕、指等。

具体操作:用耳穴探测针探取穴位的压痛点,用酒精棉球消毒耳郭皮肤,左手固定耳郭,右手用镊子夹取粘有王不留行籽的小块胶布,对准压痕贴好,然后柔和地按压穴位,刺激强度以患者耐受为宜,以发热胀痛为度。每天按压 3～5 次。

七、研究进展

近年来,脑瘫康复治疗技术迅速发展,新技术不断涌现,虽然其疗效、安全性等方面仍有待深入研究,但新技术的出现无疑拓宽了我们的视野,为脑瘫患儿带来了康复希望。

康复机器人(rehabilitative robot)是近年来发展较快的新型康复治疗技术,用于帮助功能障碍儿童解决生活中活动困难、完成康复训练、改善生活质量、提高运动功能。该康复技术的最大优势是可以通过机器带动肢体进行大量、可重复的康复训练,精确、客观地制定训练与运动参数,提供实时的视、听、触觉等感觉反馈,刺激并重建肢体运动的神经控制,从而促进脑功能重组。同时康复机器人在控制、检测和分析方面有较大优势,可以积累大量数据,有利于治疗师分析训练数据与疗效之间的关系,从而更好地指导临床实践,帮助存在功能障碍的儿童达到改善肢体功能的目的。

近年来的研究提示,密集训练是改善脑瘫患儿运动功能的必要条件。因为基于运动学习理论、重复、目标导向性,以及必要时提供协助的运动都与感觉反馈密切关联。同时,丰富的环境刺激有利于脑损伤后神经元网络的重组和运动单位的发育。机器人辅助训练(robot-assisted therapy,RAT)是促进脑瘫患儿进行针对性的肢体活动,诱导患儿在有限的时间内完成大量的任务;通过趣味性极高的人机互动提高患儿的主观能动性,促使患儿积极主动地参与训练。在训练过程中提供各种视觉、听觉、触觉等感觉反馈;适时协助,简单化任务,使患儿尽可能主动地参与并完成任务;最终达到脑功能重组的目的。康复训练机器人主要是利用机器带动肢体协助完成各种特定康复训练,此技术重点是诱导患儿参与，进行结构化功能训练，促使训练内容向日常生活能力、具体功能转化。

近年来有研究显示机器人辅助步态训练疗法（robot-assisted gait training，RAGT）可以有效改善脑瘫患儿的平衡能力，缓解肌肉痉挛，提高患儿的步行能力，如步行速度、步行时间、步行功能及步行运动指数。下肢康复机器人在康复领域的应用有其明显的优势，RAGT训练可以让患者不间断重复步行周期的完整复合动作学习步行，通过稳定躯干、有效地重心转移、抗重力肌收缩完成正确而完整的步态，更适合下肢运动能力的恢复，提高步行能力。训练中，会出现腿部肌肉痉挛，此时，智能防痉挛模式就可以及时发挥作用，当痉挛缓解后，系统会自动把原来设定的训练速度降低，以适应患者当前的身体状况，达到减少肌张力痉挛的效果，这是RAGT训练在安全性、合理性方面的表现。但目前仍缺乏探讨儿童康复机器人临床疗效的高质量的随机对照研究，具体的治疗方案、训练参数、适用人群还需要更多的研究证据支持（图27-7）。

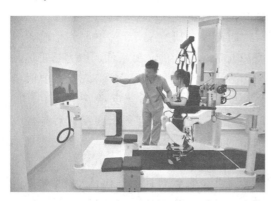

图27-7 下肢康复机器人

经颅磁刺激技术（transcranial magnetic stimulation，TMS）作为一种无痛、无创的电生理技术，对脑梗死偏瘫肢体的运动功能有很好的疗效，同时也为脑瘫的治疗提供了一种新的途径，在临床精神病、神经疾病及康复领域获得越来越多的认可。磁信号可以无衰减地透过颅骨而刺激到大脑神经，使细胞带电量增加，血液循环加快，携氧能力增强，改善脑细胞的代谢环境，增加代谢酶活性，增加损伤细胞修复能力；激活部分休眠状态的脑细胞，延缓细胞的死亡周期；促进神经再生与功能重建，包括促进脑源性神经营养因子的表达。动物实验研究表明，TMS还可促进突触超微结构的重建，改善脑缺血大鼠的神经功能，促进健侧脑的代偿作用。

有研究表明，脑瘫患儿普遍存在 α 和 γ 神经元活动降低，其运动皮质活性明显增强，TMS等非侵入性脑部刺激主要通过局部调节运动皮质，从而改善脑部神经元活性。近年来，大量学者均开展了关于TMS治疗脑瘫患儿的研究。有研究表明，"8"字绝缘线圈可促使神经元去极化，引起抑制或兴奋作用；5Hz以上刺激可提高神经元兴奋性，1Hz以下的刺激则会增高运动阈值。

另有研究表明经颅磁刺激脑瘫患儿认知功能和运动功能改善更明显，可能与以下作用机制有关：①脑瘫患儿脑内 γ-氨基丁酸及谷氨酸等神经递质功能紊乱，而经颅磁刺激能够使神经递质达到平衡，改善脑内兴奋-抑制平衡状况，从而使脊髓前角运动神经元支配的相应肌肉的运动功能改善。②经颅磁刺激具有促进脑源性神经生长因子表达的作用，在促进神经元突起生长方面具有一定的效果，从而促进神经干细胞分化，保护及改善脑功能，改善患儿认知功能。③经颅磁刺激产生的感应电场能够改善脑组织微循环，提高脑细胞的携氧能力，并且能够促进脑细胞的自我修复能力，在改善患儿认知功能及运动功能方面均具有促进作用。

八、注意事项

1. 不同年龄段脑瘫儿童处于生长发育的不同阶段，其运动功能、障碍程度及环境状况亦不尽相同。因此，不同年龄段脑瘫儿童康复治疗目标的制定及康复策略的选择有所不同。

2. 早期发现异常表现、早期干预是取得最佳康复效果的关键。

3. 脑瘫康复应遵循综合康复治疗原则。

4. 将专业康复治疗融入脑瘫患儿日常生活活动中。加强安全防范,防止患儿在治疗、训练中发生意外伤。

5. 脑瘫儿童同样具有儿童的天性,需要趣味、游戏、轻松愉快的氛围,需要引导、诱发,不断感知、感受、反复学习和实践,从而建立正常模式,促进身心发育。游戏是患儿学习的最好途径,在康复训练中贯穿游戏,使治疗活动更有趣味,增强脑瘫儿童康复训练的兴趣和主动性。

6. 小儿脑瘫康复治疗提倡遵循循证医学的原则,防止盲目地强调某种方法的奇妙性、滥用药物,盲目地应用某些仪器设备或临床治疗方法。

7. 社区康复是脑瘫儿童康复治疗的重要途径,为脑瘫患儿在自己熟悉的环境中提供有效的、快捷的康复治疗,社区康复有专业康复工作者的指导,把专业治疗融于患儿的社区环境和日常生活中,家长积极参与康复训练,可以提高脑瘫儿童全面康复效果。

8. 加强健康教育:做好卫生宣教及出院指导,将医院康复与家庭康复、社区康复相结合。向家长宣传本病发生发展的特点、治疗方法及预后,指导家长学会家庭训练的手法,配合日常治疗及训练,并定期召开家长座谈会,征求意见,反馈信息,改进工作,使家长树立起患儿治病的信心,减少或消除焦虑情绪,积极配合治疗。

九、临床康复病例分析

案例1 痉挛型双瘫——患儿李某,男,3岁2个月

病史 患儿系 G2P2,孕 29 周早产剖腹产出生,前置胎盘,体重 1.35kg,保温 45 天,之后患儿运动等发育落后,曾在当地医院及残联行康复综合治疗,治疗效果不明显。患儿不能跪坐,四肢不能四点爬行,双下肢僵硬,双足下垂,双大腿内收紧张,不能站立、行走,右手抓握不灵活,智力、语言正常。入院时患儿精神欠佳,神疲倦怠,言语低微,面色不华,纳呆食少,大便可,小便清长。舌淡红,苔薄白,脉沉细无力,指纹色淡。诊断为痉挛型脑性瘫痪,今来我院行康复治疗。

入院查体 双侧瞳孔等大等圆,直径 2mm,对光反射灵敏,其余脑神经检查无异常,智力可,可与他人简单语言交流,佩戴矫形鞋能独自站立、行走,走路稳定性及肢体动作协调性较差,扶持站立时双足跟不能完全放平着地,双侧腓肠肌痉挛,双下肢外旋外展,双膝关节能伸直,双上肢粗大运动好,右手抓握、对指等精细动作欠灵活,四肢肌张力Ⅰ级,肌力Ⅳ＋级,生理反应活跃,双侧巴氏征阳性,踝阵挛阴性。

西医诊断 脑性瘫痪(痉挛型双瘫)。

中医诊断 五迟五软(脾肾虚弱证)。

存在问题

1. 粗大运动　可独坐,四点爬,扶行,可独站 15～20s,未能稳定独站及独行。

2. 精细功能　左手较右手灵活,右手可钳式捏小丸,逐页翻书,搭 7 层积木,搭桥,搭火车,串珠,未能临摹简单图形及使用剪刀剪纸。

3. 异常姿势　独站时双足扁平外翻姿势,扶行时双膝过伸,双足跖屈姿势。

治疗计划

1. 运动训练

(1)核心肌群力量训练

①悬吊疗法(SET)训练,俯卧位,双手支撑,悬吊点位于双侧膝盖上方,每次 5 组,每组间休息 10～30s(随着功能的进步可改变悬吊点,或者在双上肢加气垫等方式(图 27-8)。

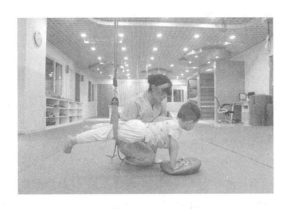

图 27-8 儿童悬吊训练

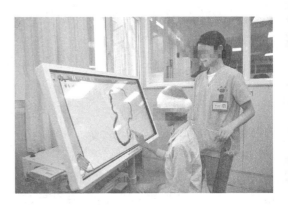

图 27-9 数字 OT

②球上坐位平衡训练,促通躯干前、后、左、右的保护伸展反应。

③坐位下下肢交替屈伸模式训练。

(2)姿势转换,增加体轴回旋活动,加强肢体灵活性。

①从仰卧位坐起到侧坐位,换对侧手支撑到另一边侧坐位,左右两边交替进行。

②骑跨滚筒端坐位下,躯干回旋利用对侧手拾物。

③扶固定物体从端坐位到站立位(佩戴矫形鞋下进行),可提供适当的辅助。

2. 手功能训练

(1)上肢痉挛肌群自我牵伸:站立位下,双上肢支撑于桌面保持;坐位下,双手后伸支撑保持;左手辅助右手前臂旋后保持。

(2)上肢力量训练:负重沙包下,双手持棍前屈保持,以适度疲劳感为准;右手绑沙包下玩游戏;与人互动抛接球游戏;数字 OT 训练(图 27-9);捏橡皮泥、弹力球等。

(3)右手灵活性训练:手指操游戏训练;玩组装类游戏。

(4)右手操作性训练:剪刀剪纸游戏;握粗画笔涂鸦游戏;数字 OT 绘画类游戏。

3. 物理因子治疗 选用低频调制中频电治疗,选取双侧肩胛提肌、三角肌外侧、桡侧腕伸肌、臀中肌、股四头肌、胫前肌。每日1次,每次 20min。

4. 中医康复治疗

(1)头皮针:取穴,智三针、四神针、颞三针、足运感区、运动区、感觉区运用区。

(2)体针:A、B 两组穴隔天交替使用,每次留针 30min。

A 组:大椎、至阳、筋缩、命门、腰阳关、脾俞、肾俞、气海俞、大肠俞、秩边、环跳、殷门、委中、承山。

B 组:肩髃、曲池、外关、合谷透后溪、髀关、血海、阳陵泉、悬钟、太冲。

配穴:伴足跟不能完全着地,加脑清、解溪、跟平。

(3)穴位注射

取穴:风池、脾俞、肾俞、大肠俞、秩边、肩髃、曲池、髀关、足三里、跟平。用维生素 B$_{12}$注射液,每次注射 2 个穴位,每天一次。

5. 下肢机器人辅助步行训练 采用 Lokomat Pro 儿童版下肢康复机器人训练系统(瑞士 Hocoma 医疗器械公司与瑞士苏黎世 Balgrist 医学院合作推出主要由外骨骼式矫正器、减重支持系统和运动跑台组成。治疗师按操作步骤将患者固定于外骨骼矫正器内,根据患者的个体差异性设置参数,患者站在下肢机器人运动跑台上进行减重步行训练,训练时根据患儿具体情况进行调节训练参数,减重范围在 20%~50%,机械腿的引导力在 30%~90%,步行速度在

1.0～1.5 km/h。步行持续时间每次
30min,每日 1 次,每周 5d。此治疗由通过
Lokomat 下肢康复机器人培训认证的物理
治疗师协助完成。患儿进行为期 10 周(2
个疗程)的训练,运动治疗每周 5 次,每天 1
节,每节 40min,下肢机器人辅助步行训练
每周 5 次,共治疗 50 次。通过对训练前后
步行功能的比较,发现个案步行功能有明显
改善(图 27-10)。

康复评定前后对比(表 27-2～表 27-4)

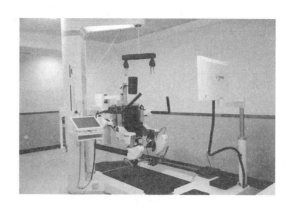

图 27-10 Lokomat Pro 下肢康复机器人

表 27-2 前后评估对比

评估报告结果	初评(2019-02-19)	复评(2020-12-02)
GMFCS 分级	Ⅲ级	Ⅱ级
MACS 分级	Ⅱ级	Ⅰ级
S-M	粗分为 44 分,标准分为 7 分,提示处于中度水平	粗分为 75 分,标准分为 9 分,提示处于边缘水平
GMFM-88	A 区 96%,B 区 97%,C 区 86%,D 区 54%,E 区 21%,总百分比:68%	A 区 96%,B 区 97%,C 区 93%,D 区 69%,E 区 46%,总百分比:78%
FMFM-61	A 区 15 分,B 区 29 分,C 区 29 分,D 区 29 分,E 区 40 分,原始得分:122/183 分,精细运动能力总分:67.21	A 区 15 分,B 区 27 分,C 区 30 分,D 区 35 分,E 区 71 分,原始得分:178/183 分,精细运动能力总分:83.18
痉挛评定	痉挛指数:左侧肢体,12 分,重度痉挛;右侧肢体,12 分,中度痉挛	痉挛指数:左侧肢体,11 分,重度痉挛;右侧肢体,11 分,中度痉挛
改良 Ashworth 分级	左侧肢体:髋内收肌Ⅰ＋级;屈膝肌群Ⅱ级;踝跖屈Ⅱ级;右侧肢体:髋内收肌Ⅰ级;屈膝肌群Ⅰ＋级;踝跖屈Ⅱ级	左侧肢体:髋内收肌Ⅰ级;屈膝肌群Ⅰ级;踝跖屈Ⅱ级;右侧肢体:髋内收肌Ⅰ级;屈膝肌群Ⅰ级;踝跖屈Ⅱ级
ROM	左侧肢体:髋外展 0°～50°;腘窝角 0°～40°;踝背屈 0°～20°;右侧肢体:髋外展 0°～50°;腘窝角 0°～35°;踝背屈 0°～20°	未见明显异常
反射异常	踝阵挛阳性	踝阵挛阳性
平衡分级	坐位平衡:3 级,站立平衡:0 级	坐位平衡:3 级,站立平衡:2 级

表 27-3　训练前后三维步态分析的时空参数比较

		站立时长 (s)	站立相 (%)	双腿支撑相 (%)	跨步长 (m)	平均速度 (m/s)	步长 (m)
前测	左	0.74±0.07	82.73±1.18	43.17±4.24	0.26±0.02	0.4	0.2±0.01
	右	0.74±0.06	90.73±1.27	30.15±2.44	0.28±0.01		0.16±0.02
后测	左	0.51±0.02	85.08±1.04	22.07±2.45	0.35±0.01	0.9	0.22±0.02
	右	0.50±0.02	75.27±0.26	32.49±0.84	0.42±0.02		0.17±0.03
正常值		0.54±0.05	57.97±1.93	12.4±2.21	1.13±0.1	1.2±0.2	0.58

表 27-4　2020 年 12 月 4 日韦氏智力评定结果(图 27-11)

	百分等级	合成分数	等级分类
言语理解指数	45	98	中等
知觉推理指数	5	76	临界
工作记忆指数	8	79	临界
加工速度指数	4	74	临界
总智商	7	78	临界

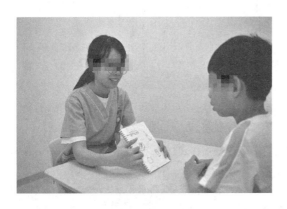

图 27-11　智力评定

治疗后功能情况

1. 粗大运动　可平地独行(欠稳),停止及转身较困难,可扶行上下楼梯,立位下蹲需辅助,未能跑跳及单脚站立。

2. 精细功能　左利手,双手可完成解纽扣、折纸、剪几何图形,右手操作时灵活性及完成质量欠佳。

3. 异常姿势　双手持物操作时右手存在震颤现象,步行时屈髋右侧屈膝、双足扁平外翻姿势,右侧支撑期存在代偿性膝过伸姿势。

阶段总结　经几个疗程综合康复治疗,从评定量表中可以看到功能有以下进步:

1. GMFCS 从Ⅲ级进步到Ⅱ级。

2. GMFM 量表中 CDE 各功能区均有明显的进步。

3. FMFM-61 项 CDE 各功能区均有进步。

4. 站立位平衡从 0 级进步到 2 级。

5. MACS 从Ⅱ级进步到Ⅰ级。

6. S-M 从中度落后进步到轻度落后。

7. 从姿势方面有如下改变:

(1)可独立地完成卧位到站立位姿势转换,平地步行稳定性提高。

(2)代偿运动减少,核心肌群肌力较前增强。

(3)骨盆主动控制能力提高,步行时左右摇摆幅度减小。

肌肉痉挛是脑性瘫痪儿童最典型的临床表现之一,小腿三头肌痉挛引起的尖足步态是痉挛型脑瘫最常见的异常步态。脑瘫患儿与同龄儿童相比,跨步小,步长缩短,从三维步态分析的时空参数中表现出站立相、双腿支撑相增加,站立时间延长,平均步行速度减小,导致脑瘫患儿的日常活动能力和社会参与能力受到限制。

传统的步行训练常常需要多人辅助下完成,治疗师间治疗方法不尽相同,缺少客观的评价标准,患儿常常由于肌力差、肌肉痉挛、异常姿势明显、害怕跌倒等原因而无法按正常步行模式行走。下肢康复机器人辅助步行训练作为新型的康复训练方法,具有定时定量的、可重复的、渐进性的优势,提高步行训练的安全性,减少儿童步行训练中的心理负担,有效地提高效率,缩短治疗周期。下肢康复机器人提供的引导力、减重系数、步行速度是由治疗师根据患儿具体情况进行调节的,使训练方案更具个性化和针对性。步行训练在下肢机器人的辅助下通过模拟正常的步行生理周期,强化外周深浅感觉输入,能让患儿切实感受到正常的步行模式。

下肢康复机器人辅助步行训练结合综合康复治疗能够纠正患儿的尖足步态,充分地训练患儿下肢负重能力及髋膝踝的伸展能力,改善下肢关节的活动范围,增加步长,缩短步行中双脚站立的时间,提高步速,从而更好地帮助患儿提高步行能力。

家庭康复指导

1. 痉挛肌群牵伸:牵伸小腿三头肌。
2. 双下肢肌力训练。
3. 四点支撑位-单膝跪位训练。
4. 头部前屈、核心肌群肌力训练:仰卧位屈膝90°。

案例2 痉挛型双瘫——患儿黄某,男,7岁2个月

病史 患儿系G1P1,早产低体重1.45kg,有缺氧史,无黄疸。抬头、翻身、坐立较早产同龄人晚,智力、语言尚可,不能独立站立及行走,曾在外院行康复治疗,疗效不佳。于2017年在我院行"双侧内收肌松解,双侧胫神经、双侧腓肠肌肌腱腹部松解术",症状稍有改善,此后在我院间断行康复训练。现患儿双下肢肌张力增高,活动不便,于2020年4月在我院行"腰段SPR术"、8月行"双下肢矫形术"。目前患儿为术后回院行康复治疗。

入院查体 脑神经检查无异常,智力可,可与他人正常语言交流,不能独自站立、行走,稳定性及肢体动作协调性差,扶持站立时双足跟不能完全放平着地,双侧腓肠肌痉挛,双下肢外旋外展,双膝关节能伸直,双上肢粗大运动好,双手抓握、对指等精细动作欠灵活,四肢肌张力Ⅰ级,肌力Ⅳ级,生理反应活跃,双侧巴氏征阳性,踝阵挛阴性。

西医诊断 脑性瘫痪(痉挛型双瘫)。

中医诊断 五迟五软(脾肾虚弱证)。

患儿及家属康复诉求

1. 康复治疗长期目标:原计划2020年9月入读正常小学一年级,但学校接收儿童的前提条件是:①儿童具有日常生活自理能力;②儿童能够独立行走。

2. 此次作业治疗主诉:"希望能生活自理,减少吃饭狼藉的情况;穿脱衣服也要家长帮忙"。

3. 日常生活完成情况:基本依赖母亲。

4. 母亲对待患儿态度:宠溺儿童,认为儿童能力不足,需要被照顾。

5. 儿童既往康复配合度:主动性不强,易偷懒放弃。

康复评定结果

1. GMFM-88评分 A区96%,B区83%,C区62%,D区21%,E区1%,总百分比:51%。

2. FMFM-61评分 A区15分,B区27分,C区30分,D区35分,E区59分,原始得分:166/183分,精细运动能力总分:77.35。

3. MACS分级 Ⅱ级。

4. 肌张力评定 左侧肢体:屈肘肌群Ⅰ级,旋前肌群Ⅰ+级,髋内收肌Ⅰ+级,屈膝肌群Ⅰ+级,踝跖屈肌群Ⅰ+级;右侧肢体:屈肘肌群Ⅰ级,旋前肌群Ⅰ级,髋内收肌Ⅰ级,曲膝肌群Ⅰ级,踝跖屈肌群Ⅰ级。

5. 平衡分级 端坐位平衡1级;垫上坐位平衡3级。

主要问题

1. 粗大运动 能独立翻身及垫上独坐，端坐位平衡1级；可四点爬行，能独立扶站，扶行不稳，站立行走功能未建立。

2. 精细运动 右利手，双手均可完成桡指抓物，钳式捏小丸、逐页翻书、叠高积木、拧瓶盖、穿线活动；在完成折纸、剪纸等精细协调活动时活动受限。

3. 认知言语 未见明显异常。

4. ADL及学习能力 ADL活动基本依赖家长；目前右手可桡指握笔书写简单汉字，速度较慢，字体较大。

康复目标:(与家长会谈讨论后达成如下意见)

1. 短期目标 端坐位，20min内使用轻质铝勺独立完成进食活动。

2. 长期目标 一年后，能够进入正常小学一年级就读。

进食活动障碍分析(表27-5)

表 27-5 进食活动障碍分析

活动步骤	活动所需功能	存在问题
1. 环境准备	安静的就餐环境、合适高度的桌椅、方便操作的餐具	1. 就餐环境嘈杂，易分散儿童注意力 2. 桌面较矮且倾斜 3. 勺子底部弧度过于圆滑且较重，阻碍舀取饭菜及肩关节充分上抬
2. 端坐于餐桌前	端坐位姿势控制(端坐位平衡2级、良好的坐位对位对线)	1. 坐位时躯干向右侧倾斜，右侧肘关节支持体重 2. 骨盆后倾，弓背坐姿
3. 利手拿勺、辅手扶碗	利手(右):侧捏、抓握、手指屈曲；辅手(左):成球状抓握(扶碗)	左手屈指肌张力稍高，未出现扶碗动作
4. 使用勺子舀饭、菜	前臂:旋后	无
5. 将食物准确送入口中，合上嘴，咀嚼、吞咽	肩:稍外展、前屈；肘:屈伸；前臂:旋前 手-口-眼协调能力(持续的注意力)下颌骨控制、口肌运动	食物不能准确到口，易洒落： 1. 肩胛带稳定性欠佳致使盂肱关节过度外展 2. 盂肱关节无前屈上抬动作 3. 手-口-眼协调欠佳，注意力不集中
6. 重复3-4步骤至吃完碗中食物	同上	进食未完毕，碗中靠近右侧边缘饭菜无法吃完；右侧肘关节支持于桌面，肩关节无法上抬右手将勺子置于碗的右侧
7. 放下餐具，感到满足	感受到进食的愉悦与满足	感到费力、疲惫，不愿自己进食

治疗方案

1. 就餐环境改造

(1)就餐环境宜安静适宜。

①家长同儿童一起进餐，营造良好进餐环境。

②在儿童就餐时请勿播放电视剧。

(2)提供儿童合适高度的桌椅:桌椅高度适当一般是指儿童取坐位时，肩关节自然下垂，肘关节屈曲90°，前臂前伸在桌面下方距离桌面垂直距离5cm左右，髋膝踝关节均可保持90°。

(3)提供儿童轻薄的铝质勺子。

2. 进食时端坐位坐姿保持训练

(1)纠正弓背坐姿

①将坐位平面后方垫高,使其前倾 15°:促进骨盆前倾,改善骨盆后倾所致弓背坐姿。

②端坐位,弯腰取物、放置物品活动:弯腰过程激活腹肌,腹肌向心收缩,腰背肌离心收缩;放置物品过程腰背肌向心收缩,腹肌离心收缩从而提高腰腹部肌肉力量,提高坐位时躯干姿势控制能力。

(2)纠正右侧倾斜坐姿,促进坐位中心向左侧转移

①骑跨滚筒端坐位,向左侧拿放物品活动:促进躯干向左侧回旋。

②扶持桌边站立,向左侧扶持行走活动:中心在左侧,促进左侧躯干及上肢负重。

③病房中,脱袜训练,并要求家长每日拍摄视频给予治疗师进行"打卡"完成"课后作业"。

3. 减少进食过程中食物洒落现象

(1)促进右侧肩胛带稳定性训练:①巴氏球上俯卧位保持;②三点跪位,左侧上肢操作玩具活动;③坐-站转移活动:坐位双上肢支撑桌面站起活动。

(2)改善肩前屈活动:①仰卧位,双肩向上击球活动;②端坐位抛接球游戏;③右上臂负重上抬活动。

(3)注意力训练,增强手-口-眼协调能力:①穿线板活动:促进手眼协调;②数字OT注意力训练。

4. 促进左手扶碗动作出现

(1)左上肢桌面/地面支撑负重活动:利用儿童自身体重牵伸左手屈指肌群,缓解肌张力,在方案中可同时进行。

(2)左手球状抓握训练:在方案中可同时进行双手抓握橡胶圈套取木棍活动。

5. 进食活动训练

(1)模拟进食训练活动:治疗室中,治疗师语言提示儿童模拟右手持勺进食活动训练;给予儿童标准进食活动的正常感觉输入。

(2)实际场景进食活动:病房中,家长语言提示下儿童完成自我喂食活动,并要求家长每日拍摄视频给治疗师进行"打卡"完成"课后作业"。

治疗结果:3 周后,出院时家中进食活动表现见表 27-6。

表 27-6　出院时家中进食活动表现

活动步骤	存在问题	目前情况
1. 环境	1. 就餐环境嘈杂,易分散儿童注意力	1. 就餐环境较安静
	2. 桌面较矮且倾斜	2. 桌椅高度合适
	3. 勺子底部弧度过于圆滑且较重,阻碍舀取饭菜及肩关节充分上抬	3. 给予轻薄铝制勺子
2. 端坐于餐桌前	1. 坐位时躯干向右侧倾斜,右侧肘关节支持体重	进食坐姿端正
	2. 骨盆后倾,弓背坐姿	
3. 利手拿勺、辅手扶碗	右手屈指肌张力稍高,不出现扶碗动作	有扶碗动作,并可短时间端碗
	辅手(左):成球状抓握(扶碗)	
4. 使用勺子舀饭、菜	无	无
5. 将食物准确送入口,合上嘴,咀嚼、吞咽	食物不能准确到口,易洒落:	送食物入口过程中出现肩前屈上抬动作,
	1. 肩胛带稳定性欠佳致使盂肱关节过度外展	注意力较集中,食物少量洒落
	2. 盂肱关节无前屈上抬动作	
	3. 手-口-眼协调欠佳,注意力不集中	

（续 表）

活动步骤	存在问题	目前情况
6. 重复 3-4 步骤至吃完碗中食物	进食未完毕,碗中靠近右侧边缘饭菜无法吃完;右侧肘关节支持于桌面,肩关节无法上抬右手将勺子置于碗的右侧	整碗饭均可吃完,用时 15min 左右
7. 放下餐具,感到满足	感到费力、疲惫,不愿自己进食	愿意独立进食,并且感到有成就感

疗效分析

1. 加入了会谈的评估方式:通过与其母亲的会谈——收集了儿童更全面的康复信息;了解患者的康复需求以及此疗程想要优先达成的目标;对其母亲进行宣教过度照顾儿童日常生活自理的害处,并将病房中的每日 ADL 训练视频"打卡"达成共识。

2. 采取了任务导向性训练方法。根据运动学习和神经可塑性的理念,使用结构化的任务作为训练内容,并根据患儿自身的能力,制定提高训练目标,结合环境因素,通过设计并实施具体的任务或活动以达到提高患儿运动技能的目的。已有大量文献证实其可提高痉挛型脑瘫儿童的精细运动功能。

案例 3 痉挛型偏瘫——患儿李某,女,1 岁 2 个月

病史 患儿系 G1P1,足月顺产,出生时无明显高危因素,逐渐家属发现患者运动功能、认知发育明显落后于同龄人,现患者 1 岁,仍不能独立行走,左侧肢体发硬明显,左足下垂,左跟腱紧张,2020 年 8 月门诊以"痉挛型偏侧脑瘫"收住我科综合康复治疗。入院时患儿肢体僵硬,筋脉拘挛,屈伸不利,半夜易惊醒,盗汗,舌淡少苔,脉沉细无力,指纹淡红。

入院查体 粗测智力水平一般,能认人,对外界反应可,多动,注意力欠集中,与外界情感交流少。家人角色定位准确,能偶尔发"baba、mama"音,吐词欠清,右手能抓握,左手抓握能力较差,指间协调性差,精细动作完成差,难以独自下地站立行走。左足下垂,左跟腱紧张,手法不能矫正,感觉系统检查未见明显异常,左侧生理反射亢进,左侧 Babinski 征阳性。右侧肢体肌力肌张力正常,生理反射正常引出,Babinski 征阴性。

辅助检查 外院 MRI 显示双侧脑室多发脑白质变性,考虑神经元移行障碍。

西医诊断 脑性瘫痪(痉挛型偏瘫)。

中医诊断 五迟五软(肝肾亏损证)。

存在问题

1. **粗大运动** 能独立翻身及独坐、腹爬,未见四点爬行,不能扶站扶行;

2. **精细功能** 右手较左手灵活,左手能试图抓物,不能抓握物品;

3. **异常姿势** 左上肢半屈曲模式、左手拇指内收姿势,扶站左踝跖屈并左足外翻姿势明显。

治疗计划

1. 运动训练

(1)Bobath 球上侧身坐起,先训练非患侧,提高其正常感知觉输入,再至患侧,交替进行,提高腹内侧肌群力量及侧方仰卧位至坐位体位转换,以诱导手法为主。

(2)Bobath 球上手支撑训练,交替向前伸手,提高双上肢支撑、患侧上肢主动伸展、重心转移能力(图 27-12)。

(3)俯卧位至坐位体位转换能力,提高双手支撑,躯干回旋及体位转换能力。

(4)四点支撑位训练,提高四肢支撑、骨盆控制、重心转移,为四点爬行作准备。

(5)爬障碍物训练,提高双下肢分离运动、双手力量、左右侧协调功能、骨盆控制能

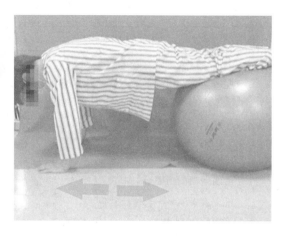

图27-12　俯卧在球上,用手向前、向后行走

力,输入正常运动模式。

2. 手功能训练

(1)患侧上肢感觉输入训练:用触觉球、海绵刷刺激患侧上肢、手部,沿同一方向缓慢刺激;患侧手支撑负重。

(2)双手协调训练:双手抱球上举抛球训练,双手合作钓鱼训练,双手持玩具于身体中线处合握训练等(图27-13)。

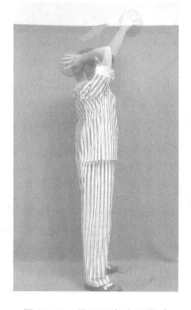

图27-13　用双手在头顶抛球

(3)患手抓握训练:选择不同质地的玩具,如仿真水果、积木、小球等。

3. 物理因子治疗　选用低频调制中频电治疗,选取左侧肩胛提肌、三角肌外侧、桡侧腕伸肌、臀中肌、股四头肌、胫前肌。每日1次,每次20min。治疗强度以患儿耐受为准。

4. 中医康复治疗

(1)头皮针

取穴:智三针、四神针(针尖朝向患侧)、颞三针(右侧)、足运感区(左侧)、运动区(左侧)、感觉区(左侧)、运用区、心肝区。

(2)体针:A、B两组隔天交替使用。

A组:肝俞、肾俞、气海俞、大肠俞、秩边(左侧)、环跳(左侧)、承扶(左侧)、殷门(左侧)、委中(左侧)、承山(左侧)。

B组:肩髃(左侧)、肩贞(左侧)、臂臑(左侧)、曲池(左侧)、外关(左侧)、合谷透后溪(左侧)、髀关(左侧)、伏兔(左侧)、血海(左侧)、阳陵泉(左侧)、条口(左侧)、悬钟(左侧)、太冲(左侧)。

配穴:伴左侧拇指内收,加阳溪、五虎穴;伴左足外翻,加照海、太溪、纠外翻。

操作方法:选用直径为0.25mm,长25mm的不锈钢毫针,如肌肉丰厚之处,可选用长为40mm毫针,常规进针,得气后行平补平泻手法,留针约30min。每10min行针一次,每天1次。

(3)穴位注射:穴位注射选用维生素B$_{12}$注射液。每次注射2个穴位,每天1次。

取穴:风池、肝俞、肾俞、大肠俞、秩边(左侧)、环跳(左侧)、承扶(左侧)、肩髃(左侧)、曲池(左侧)、手三里(左侧)、髀关(左侧)、伏兔(左侧)、血海(左侧)、足三里(左侧)、条口(左侧)、三阴交(左侧)。

(4)神阙穴隔药盐灸法:选择6号关节方或17号解痉方为主方,配以补肾方。

康复评估前后对比(表27-7)

表 27-7　康复评估前后对比

评估报告结果	初评(2020-08-25)	复评(2020-11-08)
GMFCS	Ⅲ级	Ⅰ级
GMFM-88	A区78%,B区60%,C区7%,总百分比:30%	A区96%,B区67%,C区55%,D区10%,E区11%,总百分比:47%
FMFM-61	A区15分,B区8分,C区2分,D区2分,E区4分	A区15分,B区12分,C区3分,D区1分,E区5分
	原始得分:31/183分	原始得分:36/183分
	精细运动能力总分:31.38	精细运动能力总分:33.78
S-M	正常水平	正常水平
改良 Ashworth 分级(左侧)	左侧肢体:肩周肌群Ⅰ+级;屈肘肌群Ⅰ+级;旋前肌群Ⅰ+级;髋内收肌Ⅰ级;屈膝肌群Ⅰ级;踝跖屈2级	左侧肢体:肩周肌群Ⅰ级;旋前肌群Ⅰ+级;屈膝肌群Ⅰ级;踝跖屈Ⅰ+级
ROM	髋外展0°～45°,腘窝角0°～35°,踝背屈:0°～20°	未见明显异常
平衡功能分级	坐位平衡3级,站立平衡0级	坐位平衡3级,站立平衡0级

治疗后功能情况

1. 粗大运动　能独立翻身及独坐、四点爬,能扶站,可短距离扶行(不稳),未能独站及行走。

2. 精细功能　右手较左手灵活,诱导下左手可试图抓握物品,但未能抓起物品。

3. 异常姿势　左上肢前臂旋前、左手拇指内收姿势,扶站扶行时左足廓清障碍、双足外翻姿势,左前足外展姿势。

阶段总结　通过2个疗程,20次运动治疗及其他综合康复治疗,功能提高较明显,表现为:

1. GMFCS分级从Ⅲ级提高到Ⅰ级。

2. GMFM量表中A、B、C、D、E功能区均有进步。

3. 髋内收肌、踝跖屈肌张力均下降一个级别,屈膝肌群下降半个级别。

家庭康复指导

1. 利用孩子喜欢的玩具让其完成从坐位至站立位体位转换训练(需佩戴矫形鞋)。

2. 小朋友在家看动画片时可以采取盘腿双手支撑位,或者四点支撑跪位,促进上肢支撑。

3. 在家陪小朋友玩玩具时,需辅助其左手参与到游戏中去,或者用袜子把右手固定住,带领小朋友用左手去玩,让左手有更多的活动量。

4. 目前小朋友的左手无主动抓握物品能力,家长在家可以给予左手掌一些触觉刺激,例如可以去触碰不同温度的水,用各种质地不同的物品去带领小朋友抓握,刷子去刷擦手掌心。

按语　早期介入康复治疗对提高婴幼儿的运动功能水平起着至关重要的作用,原因一是婴幼儿大脑发育尚未成熟,可以帮助其更好的发育成熟;二是在早期给予正常的运动模式的输入,可以提高运动功能及改善异常姿势的作用。在脑瘫偏瘫患者的治疗中需遵循双侧加强,提高双侧平衡、协调,预防患侧躯干假性短缩,减轻患侧忽略、偏瘫步态等。

案例4　不随意运动型偏瘫——患儿黄某,男,1岁9个月

病史　患儿黄某,足月顺产第二胎,体重

3.1kg,溶血性黄疸曾行换血治疗,随后发觉患儿语言及运动发育落后,间断在汕头市第二附属医院儿科治疗(包括康复治疗)。目前患儿可辨认亲疏角色,会说"要吃、爸爸、妈妈"(汕尾话),抬头动作好,可独坐、翻身、四点爬行,扶站不稳,未见扶行,扶站时双膝过伸明显。入院时患儿精神欠佳、倦怠乏力、扶站不稳、表情怪异、面色萎黄、消瘦、纳差、大便稀溏,舌淡苔白,脉弦细,指纹淡红。

既往史　2019 年 6 月 26 日行双侧颈动脉外膜剥脱术。

入院查体　神志清醒,语言欠清晰,查体不合作。头颅无畸形。双侧瞳孔等大等圆,直径约 3mm,对光反射灵敏,智力及视野不能配合检查。听力受损。四肢肌张力偏低下,双手抓握动作及协同性一般。双侧下肢内收角可达 180°,腘窝角正常,踝关节活动过度跖屈,膝腱反射存在无亢进,巴宾斯基征阴性。

辅助检查　外院头部 CT 提示:可见有脑萎缩、脑软化、脑室扩大。

西医诊断　①脑性瘫痪(不随意运动型);②精神发育迟缓。

中医诊断　五迟五软(脾虚肝亢证)。

存在问题

1. 粗大运动　可独坐、四点爬行、扶站扶行,独站独行功能未建立。

2. 精细功能　双手钳式捏小丸,能搭 6 层塔,不能完成串珠及模仿画垂线。

3. 认知语言　落后于同龄儿,存在流涎。

4. 异常姿势　扶站双下肢膝过伸、双足扁平外翻。

治疗计划

1. 运动训练

(1)关节稳定性差:肌肉关节叩击挤压训练;对称性支撑训练,以强化关节的稳定性。

(2)核心肌群训练:悬吊系统上手支撑训练;平衡板上直跪位维持;屈髋力量强化;Bobath 球上晃动,以稳定躯干。

(3)各种体位下的姿势转换:仰-坐;坐-四点爬;四点爬-侧坐;矮凳上坐位-站立位。

(4)站立的促通:踝关节控制训练(图 27-14);小腿三头肌力量强化。

2. 手功能训练

(1)坐位姿势调整:坐位活动时提供前高后低平面座椅,例如将合适高度木箱凳前方垫高等用以纠正骨盆前倾躯干后伸坐姿。

(2)双肩关节稳定性训练:三点跪位,双上肢交替操作玩具;双上肢上臂绑缚合适重量沙袋(200～250g)进行抛接球游戏。

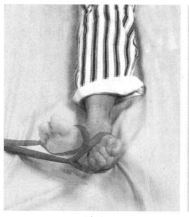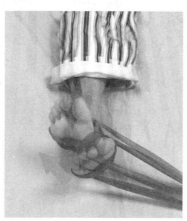

A　　　　　　　　　　B

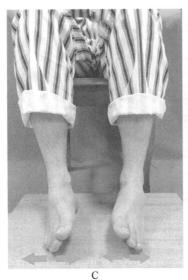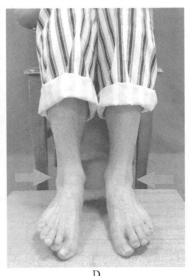

图 27-14　踝关节控制训练

A. 仰卧位,用弹力治疗带做踝内翻力量训练;B. 仰卧位,用弹力治疗带做踝外翻力量训练;C. 坐位下,不抗阻做踝内、外翻力量训练;D. 坐位下,不抗阻做踝外翻力量训练。

（3）双手精细协调运动训练:坐位姿势下,治疗师辅助儿童右手进行串珠游戏;左手握瓶,右手旋转瓶盖活动;左手拿纸,治疗师辅助右手持剪刀剪纸活动。

（4）促进书写活动训练:辅助儿童左手固定书本,右手临摹简单线条及图形活动。

3. 物理因子治疗　选择调制中频,增强股四头肌和小腿三头肌的肌耐力,每次20min,治疗强度以患儿耐受为准。15～20次为1个疗程。

4. 中医康复治疗

（1）头皮针

取穴:智三针、四神针、颞三针、脑三针、足运感区、运动区、感觉区,加言语一、二、三区及运用区。

（2）体针:A、B 两组隔天交替使用。

A 组:至阳、筋缩、命门、腰阳关、肝俞、脾俞、肾俞、大肠俞、秩边、环跳、殷门、委中、承山。

B 组:天枢、带脉、中脘、气海、肩髃、曲池、外关、合谷、髀关、血海、阳陵泉、悬钟、太冲。

配穴:伴口角流涎,加颊车、地仓透颊车、下关、舌三针;伴足外翻,加照海、太溪、纠外翻。

（3）穴位注射

取穴:风池、肝俞、脾俞、肾俞、秩边、肩髃、曲池、髀关、血海、阳陵泉。

穴位注射选用维生素 B_{12} 注射液,每次选 2 穴位,每天一次。

（4）神阙穴隔药盐灸法

此脾虚肝亢型不随意运动型脑瘫患儿选择以 4 号脾胃方为主方,配 3 号补虚方和 17 号解痉方。

康复评定前后对比(表 27-8)

表 27-8　康复评定前后对比

评估报告结果	初评(2019-07)	复评(2020-07)
GMFCS	Ⅲ级	Ⅰ级
GMFM-88	A 区 96％,B 区 83％,C 区 83％,D 区 26％,E 区 14％,总百分比:58％	A 区 96％,B 区 97％,C 区 90％,D 区 85％,E 区 50％,总百分比:81％
FMFM-61	A 区 15 分,B 区 26 分,C 区 23 分,D 区 26 分,E 区 31 分,原始得分:121/183 分,精细运动能力总分:29.21	A 区 15 分,B 区 27 分,C 区 30 分,D 区 30 分,E 区 45 分,原始得分:147/183 分,精细运动能力总分:70.09
改良 Ashworth 分级	左侧肢体:左侧踝跖屈Ⅰ级;右侧踝跖屈Ⅰ级	未见明显异常
ROM	未见明显异常	未见明显异常
平衡功能分级	坐位平衡 3 级,站立平衡 0 级	坐位平衡 3 级,站立平衡 2 级

治疗后功能情况

1. 粗大运动　可独行,扶栏杆上下楼梯,可独立完成立位-蹲位姿势转换,未能稳定单脚站立,跑跳功能未建立。

2. 精细功能　双手桡指抓物、钳式捏小丸、双手可完成搭塔、串珠,未能模仿画十字及使用剪刀。

3. 认知语言　可进行语言交流,存在构音障碍。

4. 异常姿势　存在不随意运动模式,站立时双膝过伸严重并双膝外翻(右侧明显)、双足扁平外翻姿势。

阶段总结　此时间段由于要照顾年幼的妹妹及疫情的原因,治疗频次少。但是可以从评估量表看出患儿进步明显。其中:

1. GMFCS 从Ⅲ级进步到Ⅰ级。

2. GMFM 量表中 B、C、D、E 各功能区均有明显的进步。

3. 站立位平衡从 0 级进步到 2 级。

4. 可较稳定进行室内步行。

不随意运动型脑瘫患儿一般认知较好,可结合游戏对患儿进行训练;针对不随意运动型脑瘫的表现及治疗原则,以强化屈肌为主,提高肩胛稳定性、增加核心稳定训练、过中线活动、本体感觉输入。

家庭康复指导

1. 注意矫形鞋的穿戴时间。

2. 多进行姿势转换,提高肌肉的协调性。

3. 踩三轮车,强化双下肢耐力。

4. 提踵,强化小腿三头肌力量,脚趾抓地的能力,促进立位平衡。

案例 5　共济失调型脑瘫——患儿黎某,女,3 岁

病史　患儿系 G1P1,因出现胎动不安剖腹助产,出生后无缺氧、核黄疸等产伤,未到当地医院进一步处理,自幼家人发现患儿运动、情感反应等功能发育较正常同年龄婴幼儿迟缓,曾在当地医院诊疗,未行系统检查及相关治疗。现患儿能坐稳,能滚翻,能爬行,独立站立、行走等动作,步态摇摆、不稳,双足轻度外翻,以左侧为著,双手会主动抓握,四肢及头颈部偶有震颤,四肢协调性及身体平衡性欠佳,再次入院。入院时患儿精神一般,发稀色黄,面色不华,食少纳差,口角流涎,注意力不集中,舌质胖,苔少,脉细缓,指纹淡红。

专科检查　能讲“爸爸”“拜拜”“妈妈”等简单词语,语速较慢,表达欠流利,粗测智力功能稍落后于同年龄婴幼儿,有情感变化,会认人,能分清家人的角色,对外界反应稍迟钝,能理解家人的讲话,能通过语言与家人部分沟通,感觉系统检查不合作,双侧肱二头肌

腱反射、肱三头肌腱反射、桡反射、膝腱反射、跟腱反射对称存在，未见髌阵挛和踝阵挛，双侧 Babinski 征阳性。

辅助检查　头部 MRI 提示：①小脑（含小脑蚓部、桥臂）发育不良；②大枕大池。

西医诊断　①脑性瘫痪（共济失调型）；②小脑萎缩；③精神发育迟缓。

中医诊断　五迟五软（心脾两虚证）。

存在问题

1. 粗大运动　站立行走功能建立，单脚站立不稳，可双足起跳，未能交替双足下楼梯。

2. 精细功能　能桡指抓物，不能照样画直线及几何图形，可使用剪刀剪纸。

3. 认知言语　落后于同龄儿，能模仿积木叠高及搭火车，不能辨认颜色、多少；能说出部分物品名称及人物动作，可理解部分动词及物品用途，理解部分反义词较困难，不能辨别异同。

4. 异常姿势　全身存在共济失调姿势，行走时宽基底步态，双足扁平外翻姿势。

治疗计划

1. 运动训练

（1）目标分解

①核心稳定性差影响步行时躯干及下肢的稳定性，共济失调患儿稳定性至关重要。

②躯干伸肌占优势使得步行时重心向后，治疗时注重躯干屈肌肌群的强化，步行时需要下肢屈肌与伸肌的协同运动，故可以降低体位下训练下肢屈肌与伸肌的肌力。

③臀部肌群控制差：前后、左右重心转移不充分，躯干骨盆回旋减少，使得步行稳定性降低进而出现躯干代偿引起的左右摇摆步态。

④下肢踝控制差，步行时踝策略参与减少，身体力线偏移，使得步行时躯干稳定性变差。

（2）治疗计划

①患儿俯卧位，利用 SET 悬吊装置悬吊于患儿双膝处，让患儿撑手，保持耳-肩-骨盆-膝同一水平，15s 为 1 组，做 5 组，每组休息

20s，共做 3 次。

②仰卧位下，双膝屈曲，全身姿势对位对线，嘱患儿左手摸右膝，右手摸左膝，身体呈螺旋交叉，触摸过程头前屈。

③静态下重心转移训练——动态下重心转移训练：镜下训练步行稳定性，让患儿自己调整姿势及稳定性；平衡板或软垫下踝关节控制训练；治疗过程注重本体觉输入，如步行时加入感觉输入，如前臂套沙袋（图 27-15，图 27-16）。

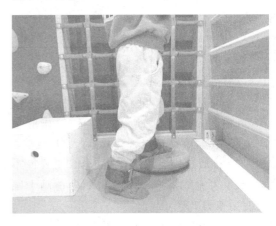

图 27-15　重心转移训练

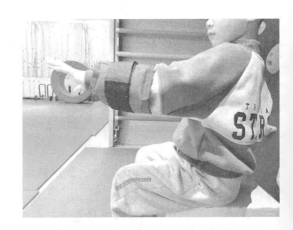

图 27-16　前臂套沙袋增加感觉输入

以上治疗主要运用 Bobath 治疗技术、运动控制等技术。

2. 手功能训练

（1）问题分析

①坐位时存在骨盆前倾,躯干后伸,双侧肩胛回缩的异常坐位姿势。

②双上肢在完成穿线、解系纽扣等精细协调运动时存在意向性震颤现象。

③双上肢肌张力偏低,肌耐力较弱,难以较长时间维持正确握笔书写姿势。

(2)治疗计划

①坐位姿势调整:坐位活动时提供前高后低平面座椅,例如将合适高度木箱凳前方垫高等用以纠正骨盆前倾躯干后伸坐姿。

②双上肢稳定性训练:三点跪位,双上肢交替操作玩具;双上肢上臂绑缚合适重量沙袋(200~250g)进行抛接球游戏。

③右手抓握力量训练:儿童右手捏镊子夹取小豆入瓶活动;左手握瓶,右手旋转瓶盖活动;儿童左手拿纸,右手持剪刀剪图形活动。

④促进书写活动训练:辅助儿童左手固定书本,右手临摹简单线条及图形活动。

3. 物理因子治疗 选用低频调制中频,选取左侧肩胛提肌、三角肌外侧、桡侧腕伸肌、臀中肌、股四头肌、胫前肌。每次20min,15~20次为1个疗程,治疗强度以患儿耐受为准。

4. 中医康复治疗

(1)头皮针

取穴:智三针、四神针、颞三针、足运感区、运动区、感觉区、平衡区、舞蹈震颤控制区、视区及言语一、二、三区。

(2)体针:A、B两组隔天交替使用

A组:大椎、至阳、筋缩、命门、腰阳关、肩宗、心俞、脾俞、大肠俞、秩边、居髎、殷门、委中、承山。

B组:中脘、带脉、肩髃、曲池、外关、髀关、风市、血海、阳陵泉、足三里、三阴交、太冲。

配穴:伴言语不清,加舌三针;伴双手精细动作欠灵活,加八邪、后溪;足外翻,加照海、太溪、纠外翻;伴注意力不集中,加印堂、定神针。

(3)穴位注射

取穴:风池、心俞、脾俞、肾俞、秩边、肩宗、曲池、风市、足三里、三阴交。用维生素B_{12}注射液,每次注射2个穴位,每天1次。

(4)神阙穴隔药盐灸法:此心脾两虚型共济失调型脑瘫患儿,选择2号镇静安神方为主方,配以4号脾胃方和补肾方。

康复评定前后对比(表27-9)

表27-9 康复评定前后对比

评估报告结果	初评(2020-08-05)	复评(2020-12-28)
适应性	发育月龄30.1M	发育月龄38.8M
大运动	发育月龄24.0M	发育月龄29.9M
精细运动	发育月龄27.7M	发育月龄36.7M
语言	发育月龄38.7M	发育月龄42.2M
个人-社交	发育月龄38.4M	发育月龄52.0M
平衡功能分级	坐位平衡3级,站立平衡1级	坐位平衡3级,站立平衡2级

治疗后功能情况

1. 粗大运动 可独行、跳,跑欠协调,可独立上楼梯(未能稳定交替出脚),扶行下楼梯,未能单脚站立。

2. 精细功能 双手拇、示指捏小丸,可完成搭积木、串珠、照样画简单几何图形(线条控制欠佳),未能完成快速放小丸。

3. 认知言语 可理解动词及部分反义

词、说出残缺物像,未能辨识颜色及准确区辨异同。

4. 异常姿势 全身存在共济失调姿势,双足扁平外翻姿势。

阶段总结 通过2个疗程,20余次运动治疗及其他综合康复治疗,功能提高较明显,具体表现为:Gesell各个分区均有明显改善;平衡功能分级中站立平衡1级到站立平衡2级。

家庭康复指导

1. **核心肌群训练** 仰卧位屈膝位,全身姿势对位对线下嘱患儿左手摸右膝,右手摸左膝,身体呈螺旋交叉,触摸过程头前屈。

2. **臀部肌群肌力训练** 四点支撑位,核心肌群收缩下嘱患儿伸直一侧下肢并保持5~10s。

3. **踝关节及全身协调性训练** 公园攀爬网状格或者高爬楼梯训练。

4. **侧走训练重心转移**

总结

1. 患儿积极配合治疗及认知功能无明显缺陷。

2. 家庭康复的坚持。

3. 患儿主要问题剖析较清晰,目标确定,方案及时跟进。

4. 患儿有运动欲望,自尊心很强。

(曹丽芬 陈小芳 陈月华 阳承根 李志刚 唐晓梅)

参 考 文 献

[1] 吕楠,尚清,马彩云,等.康复机器人对痉挛型脑性瘫痪患儿的康复效果[J].中国实用神经疾病杂志,2017,20(7):45-47.

[2] 郭素梅,李建民,吴庆文,等.机器人步态训练对不完全性脊髓损伤患者肌肉及步行功能的影响[J].中国康复医学杂志,2012(4):360-363.

[3] 王娟.下肢康复机器人在小儿脑性瘫痪康复中的应用进展[J].国际儿科学杂志,2017,44(1):52-54.

[4] 唐久来,秦炯,邹丽萍,等.中国脑性瘫痪康复指南(2015)[J].中国康复医学杂志,2015(7):747-754.

第**28**章　帕金森病康复

一、概述

帕金森病（Parkison disease，PD），又名震颤麻痹，是一种老年人常见的原因不明的神经系统变性病。主要以选择性中脑黑质多巴胺神经元缺失、纹状体多巴胺含量显著减少而产生的一系列的临床表现：静止性震颤、肌强直、运动迟缓和姿势异常为主要临床特征症状群的神经系统疾病。其病理上的主要变化是：在黑质纹状体变性的残留神经元胞质内出现特征性的嗜酸性包涵体，即 Lewy 小体。

二、临床表现

包括特征性的运动症状及非运动症状。

1. 运动症状

（1）运动迟缓：表现为随意运动减少，主要是动作速度缓慢和幅度减小。手指精细动作障碍，书写字迹弯弯曲曲，越写越小呈"写字过小征"；系鞋带、解纽扣、持筷夹物等精细动作不能顺利进行；面肌强直、运动减少致表情缺乏，眼球凝视，眼球运动不协调，眨眼少，呈"面具脸"。由于口、舌、腭及咽部肌肉运动障碍，自动的吞咽唾液动作消失，使唾液难以咽下，可致大量流涎，而患者的唾液分泌并无增加。病情严重时可有吞咽困难、饮水呛咳，构音含糊不清、音量降低、语言单调、平坦而无韵律，有时有加速倾向，呈暴发性语言。

（2）静止性震颤：早期表现为静止性震颤，多从一侧上肢的远端（手指）开始，常为规律性的手指屈曲和拇指对掌动作，呈"搓丸样

动作"，逐渐发展到同侧下肢与对侧上、下肢体，呈 N 字形进展。震颤频率为 4～6Hz，随意运动时减弱或消失，疲劳、紧张及情绪激动时震颤加剧，睡眠时停止。努力控制可暂时抑制震颤，但持续时间较短，过后震颤反而加重。到晚期随意运动时震颤也不减弱或消失，而演变为经常性震颤，影响日常生活。少数患者可不出现震颤，部分患者可合并轻度姿势性震颤。

（3）肌强直：由于协同肌与拮抗肌的肌张力均增高，出现伸、屈肌张力都增高，受累肢体运动缓慢，在关节做被动运动时，有均匀的阻力，呈"铅管样强直"。若合并有震颤时，被动伸屈关节时在均匀阻力上出现断续停顿的"齿轮样强直"。面部、颈部、躯干及四肢肌肉均可受累。肌强直严重者可引起肢体的疼痛，称为痛性痉挛。

（4）姿势平衡障碍：帕金森病患者常出现特殊姿势：全身呈前倾屈曲体态，头颈部前倾，躯干俯屈、肘关节屈曲前臂内收，髋膝关节略为弯曲。行走时缺乏上肢前后摆动等联合动作及姿势反射减少直至丧失，容易跌倒。步态障碍早期表现为下肢拖曳，逐渐发展为起步困难，想迈步但迈不开，双足似黏在地面上一般，一旦迈开后即可行走，停步会再次出现起步困难，称为"冻结步态"。或迈开步后，即以极小步伐（小碎步）向前冲去，越走越快，不能及时转弯或停步，称为"慌张步态"。

2. 非运动症状

（1）自主神经功能障碍：包括顽固性便秘，可能与肠系膜神经丛的神经元变性导致

胆碱能功能降低,胃肠道蠕动减弱有关;尿频、排尿不畅、尿失禁,阳痿;交感神经功能障碍导致体位性低血压;汗液分泌增多或减少;头面部皮脂分泌增多呈"油脂面容",伴有脂溢性皮炎倾向。

(2)精神障碍:多数表现出无欲和迟钝的精神状态,近半数患者抑郁,常伴有焦虑、淡漠、疲劳。有 15%～30% 的患者逐渐发生认知障碍乃至痴呆,以及幻觉、妄想及冲动控制障碍。

(3)睡眠障碍:可有失眠、快速眼动期睡眠行为障碍(RBD)、白天过度嗜睡(EDS)等;有些患者夜间睡眠可伴有不宁腿综合征(RLS)、睡眠呼吸暂停。

(4)感觉障碍:80%～90%的帕金森病患者出现嗅觉减退,常会有肢体麻木、疼痛等。

三、康复评定

(一)疾病严重程度的评定

1. Hoehn-Yahr 分期　根据疾病严重程度,可分为Ⅰ～Ⅴ期,其中Ⅰ～Ⅱ期为疾病早期,Ⅲ～Ⅳ期为中期,Ⅴ期则为晚期(具体评分见表 28-1)。

2. MDS 统一帕金森病评定量表(MDS unified Parkinson disease rating scale,MDS-UPDRS)　可对疾病严重程度进行全面和详细的评定,内容包括日常生活非运动症状、日常生活运动症状、运动功能检查和运动并发症四大部分(表 28-2)。

表 28-1　Hoehn-Yahr 分期

Ⅰ期	单侧身体受影响,单侧手抖、脚抖或有僵硬感,走路不如平时利索,拿东西不稳
Ⅱ期	双侧轻度病变。由单侧病变发展到双侧,双手抖,甚至全身震颤,僵硬加重,扣纽扣、拿筷子等日常活动变得困难,行走吃力,平衡变差
Ⅲ期	双侧病变伴早期平衡障碍。抬腿困难,腿上像绑着沉重沙袋,小碎步,拖步、身体前倾,易跌倒,夜里翻身、洗澡等日常活动需要他人帮助
Ⅳ期	严重病变需要大量帮助,但仍能站立和行走。流涎、吞咽困难,进食缓慢,言语不清,音量较低,需要细听才能听清,表情呆板,面具脸,眼球运动减少,日常生活需要他人帮助
Ⅴ期	局限于床上或轮椅中,生活无法自理

表 28-2　统一帕金森病评定量表(UPDRS)

Ⅰ.精神、行为和情绪	1.智力损害	0=无
		1=轻微智力损害,持续健忘,能部分回忆过去的事件,无其他困难
		2=中等记忆损害,有定向障碍,解决复杂问题有中等程度的困难,在家中生活功能有轻度但肯定的损害,有时需鼓励
		3=严重记忆损害伴时间及(经常有)地点定向障碍,解决问题有严重困难
		4=严重记忆损害,仅保留人物定向,不能做出判断或解决问题,生活需要更多的他人帮助

（续　表）

Ⅰ. 精神、行为和情绪	2. 思维障碍（痴呆或药物中毒）	0＝无
		1＝生动的梦境
		2＝"良性"幻觉，自知力良好
		3＝偶然或经常的幻觉或妄想，无自知力，可能影响日常活动
		4＝持续的幻觉、妄想或富于色彩的精神病，不能自我照料
	3. 抑郁	0＝无
		1＝悲观和内疚时间比正常多，持续时间不超过1周
		2＝持续抑郁（1周或以上）
		3＝持续抑郁伴自主神经症状（失眠、食欲减退、体重下降、兴趣降低）
		4＝持续抑郁伴自主神经症状和自杀念头或意愿
	4. 动力或始动力	0＝正常
		1＝比通常缺少决断力（assertive），较被动
		2＝对选择性（非常规）活动无兴趣或动力
		3＝对每天的（常规）活动无兴趣或动力
		4＝退缩，完全无动力
Ⅱ. 日常生活活动（"关"和"开"期）	5. 言语（接受）	0＝正常
		1＝轻微受影响，无听懂困难
		2＝中度受影响，有时要求重复才听懂
		3＝严重受影响，经常要求重复才听懂
		4＝经常不能理解
	6. 唾液分泌	0＝正常
		1＝口腔内唾液分泌轻微但肯定增多，可能有夜间流涎
		2＝中等程度的唾液分泌过多，可能有轻微流涎
		3＝明显过多的唾液伴流涎
		4＝明显流涎，需持续用纸巾或手帕擦拭
	7. 吞咽	0＝正常
		1＝极少呛咳
		2＝偶然呛咳
		3＝需进软食
		4＝需要鼻饲或胃造瘘进食

（续 表）

Ⅱ. 日常生活活动（"关"和"开"期）	8. 书写	0＝正常
		1＝轻微缓慢或字变小
		2＝中度缓慢或字变小，所有字迹均清楚
		3＝严重受影响，不是所有字迹均清楚
		4＝大多数字迹不清楚
	9. 切割食物和使用餐具	0＝正常
		1＝稍慢和笨拙，但不需要帮助
		2＝尽管慢和笨拙，但能切割多数食物，需要某种程度的帮助
		3＝需要他人帮助切割食物，但能自己缓慢进食
		4＝需要喂食
	10. 穿衣	0＝正常
		1＝略慢，不需帮助
		2＝偶尔需要帮助扣扣及将手臂放进袖里
		3＝需要相当多的帮助，但还能独立做某些事情
		4＝完全需要帮助
	11. 个人卫生	0＝正常
		1＝稍慢，但不需要帮助
		2＝需要帮助淋浴或盆浴，或做个人卫生很慢
		3＝洗脸、刷牙、梳头及洗澡均需帮助
		4＝保留导尿或其他机械帮助
	12. 床上翻身和盖被褥	0＝正常
		1＝稍慢且笨拙，但无需帮助
		2＝能独立翻身或整理床单，但很困难
		3＝能起始，但不能完成翻身或整理床单
		4＝完全需要帮助
	13. 跌倒（与僵住无关）	0＝无
		1＝偶有
		2＝有时有，少于每天1次
		3＝平均每天1次
		4＝多于每天1次

（续　表）

Ⅱ．日常生活活动（"关"和"开"期）	14. 行走中被僵住	0＝无
		1＝少见,可有启动困难
		2＝有时有冻结
		3＝经常有,偶有因冻结跌跤
		4＝经常因冻结跌跤
	15. 步行	0＝正常
		1＝轻微困难,可能上肢不摆动或倾向于拖步
		2＝中度困难,但稍需或不需帮助
		3＝严重行走困难,需要帮助
		4＝即使给予帮助也不能行走
	16. 震颤（身体任何部位的震颤）	0＝无
		1＝轻微,不常有
		2＝中度,感觉烦恼
		3＝严重,许多活动受影响
		4＝明显,大多数活动受影响
	17. 与帕金森病有关的感觉主诉	0＝无
		1＝偶然有麻木、麻刺感或轻微疼痛
		2＝经常有麻木、麻刺感或轻微疼痛,不痛苦
		3＝经常的痛苦感
		4＝极度的痛苦感
Ⅲ．运动检查	18. 言语（表达）	0＝正常
		1＝表达、理解和(或)音量轻度下降
		2＝单音调,含糊但可听懂,中度受损
		3＝明显损害,难以听懂
		4＝无法听懂
	19. 面部表情	0＝正常
		1＝略呆板,可能是正常的"面无表情"
		2＝轻度但肯定是面部表情差
		3＝中度表情呆板,有时张口
		4＝面具脸,几乎完全没有表情,口张开在 1/4 英寸(0.6cm) 或以上

（续 表）

Ⅲ. 运动检查	20. 静止性震颤	0＝无
		1＝轻度,有时出现
		2＝幅度小而持续,或中等幅度间断出现
		3＝幅度中等,多数时间出现
		4＝幅度大,多数时间出现
	21. 手部动作性或姿势性震颤	0＝无
		1＝轻度,活动时出现
		2＝幅度中等,活动时出现
		3＝幅度中等,持物或活动时出现
		4＝幅度大,影响进食
	22. 强直	0＝无
		1＝轻度,或仅在镜像运动及加强试验时可查出
		2＝轻到中度
		3＝明显,但活动范围不受限
		4＝严重,活动范围受限
	23. 手指拍打试验	0＝正常(≥15 次/5s)
		1＝轻度减慢和(或)幅度减小(11～14 次/5s)
		2＝中等障碍,有肯定的早期疲劳现象,运动中可以有偶尔的停顿(7～10 次/s)
		3＝严重障碍,动作起始困难或运动中有停顿(3～6 次/5s)
		4＝几乎不能执行动作(0～2 次/5s)
	24. 手运动	0＝正常
		1＝轻度减慢或幅度减小
		2＝中度障碍,有肯定的早期疲劳现象,运动中可以有偶尔的停顿
		3＝严重障碍,动作起始时经常犹豫或运动中有停顿
		4＝几乎不能执行动作
	25. 轮替动作	0＝正常
		1＝轻度减慢或幅度减小
		2＝中度障碍,有肯定的早期疲劳现象,偶在运动中出现停顿
		3＝严重障碍,动作起始时经常犹豫或运动中有停顿
		4＝几乎不能执行动作

（续　表）

Ⅲ．运动检查	26. 腿部灵活性	0＝正常
		1＝轻度减慢或幅度减小
		2＝中度障碍,有肯定的早期疲劳现象,偶在运动中出现停顿
		3＝严重障碍,动作起始时经常犹豫或运动中有停顿
		4＝几乎不能执行动作
	27. 坐椅起立	0＝正常
		1＝缓慢,或可能需要试1次以上
		2＝需扶扶手站起
		3＝向后倒的倾向,必须试几次才能站起,但不需帮助
		4＝没有帮助不能站起
	28. 姿势	0＝正常直立
		1＝不很直,轻度前倾,可能是正常老年人的姿势
		2＝中度前倾,肯定是不正常,可能有轻度的向一侧倾斜
		3＝严重前倾伴脊柱后突,可能有中度的向一侧倾斜
		4＝显著屈曲,姿势极度异常
	29. 步态	0＝正常
		1＝行走缓慢,可有曳步,步距小,但无慌张步态或前冲步态
		2＝行走困难,但还不需要帮助,可有某种程度的慌张步态、小步或前冲
		3＝严重异常步态,行走需帮助
		4＝即使给予帮助也不能行走
	30. 姿势平衡	0＝正常
		1＝后倾,无需帮助可自行恢复
		2＝无姿势反应,如果不扶可能摔倒
		3＝非常不稳,有自发的失去平衡现象
		4＝不借助外界帮助不能站立
	31. 躯体少动	0＝无
		1＝略慢,似乎是故意的,在某些人可能是正常的,幅度可能减小
		2＝运动呈轻度缓慢和减少,肯定不正常,或幅度减小
		3＝中度缓慢,运动缺乏或幅度小
		4＝明显缓慢,运动缺乏或幅度小

（续　表）

Ⅳ．治疗的并发症（记录过去1周情况）	A．异动症		
	32．持续时间：（异动症存在时间所占 1d 觉醒状态时间的比例——病史信息）		0＝无
			1＝1％～25％
			2＝26％～50％
			3＝51％～75％
			4＝76％～100％
	33．残疾：（异动症所致残疾的程度——病史信息，可经诊室检查修正）		0＝无残疾
			1＝轻度残疾
			2＝中度残疾
			3＝严重残疾
			4＝完全残疾
	34．痛性异动症所致疼痛的程度		0＝无痛性异动症
			1＝轻微
			2＝中度
			3＝严重
			4＝极度
	35．清晨肌张力障碍		0＝无　1＝有
	B．临床波动		
	36．"关"是否能根据服药时间预测		0＝不能　1＝能
	37．"关"是否不能根据服药时间预测		0＝不是　1＝是
	38．"关"是否会突然出现（几秒钟内）		0＝不会　1＝会
	39．"关"平均所占每天觉醒状态时间的比例		0＝无
			1＝1％～25％
			2＝26％～50％
			3＝51％～75％
			4＝76％～100％
	C．其他并发症		
	40．患者有无食欲减退、恶心或呕吐		0＝无　1＝有
	41．患者是否有睡眠障碍（如失眠或睡眠过多）		0＝无　1＝有
	42．站立时是否有低血压或感觉头晕？		0＝无　1＝有

（续　表）

Ⅴ. 修订 Hoehn 和 Yahr 分期	0 期＝无症状
	1 期＝单侧疾病
	1.5 期＝单侧＋躯干受累
	2 期＝双侧疾病，无平衡障碍
	2.5 期＝轻微双侧疾病，后拉试验可恢复
	3 期＝轻至中度双侧疾病，某种姿势不稳，独立生活
	4 期＝严重残疾，仍可独自行走或站立
	5 期＝无帮助时只能坐轮椅或卧床
Ⅵ. Schwab 和英格兰日常生活活动量表	100％＝完全独立，能毫无困难地做各种家务，速度不慢，基本上是正常的，没有意识到有什么困难
	90％＝完全独立，能做各种家务，速度稍慢或感觉稍有困难及有障碍，可能需要双倍时间，开始意识到有困难
	80％＝能独立完成大部分家务，但需双倍时间，意识到有困难及速度缓慢
	70％＝不能完全独立，做某些家务较困难，需 3～4 倍的时间，做家务需用 1 天的大部分时间
	60％＝某种程度独立，能做大部分家务，但极为缓慢和费力，出错误，某种家务不能做
	50％＝更多地依赖他人，半数需要帮助，更慢，任何事情均感困难
	40％＝极需依赖他人，在帮助下做各种家务，但很少独立完成
	30％＝费力，有时独立做一些家务或开始时独立做，需要更多的帮助
	20％＝不能独立做家务，在少量帮助下做某些家务也困难，严重残疾
	10％＝完全依赖他人，不能自理，完全残疾
	0％＝植物功能障碍如吞咽困难，大小便失禁，卧床

每一项目的记分值可以是 0、0.5、1.0、1.5、2.0、2.5、3.0、3.5、4.0。

（二）运动功能障碍的评定

1. 冻结步态评估量表（freezing of gait questionnaire，FOG-Q）　评估患者是否存在冻结步态的可能性，以及冻结步态的严重程度，得分越高，冻结步态越明显（表 28-3）。

2. 三维步态分析检查　以意大利 BTS 公司的 SMART-D400 红外运动捕捉系统为例：患者先在实验室随意行走 5min，以适应环境，首先录入患者的一般情况资料，如体重、身高、骨盆宽度、双下肢长度等基本资料，随后根据 Davis heel 模块在患者双侧肩峰、第 7 颈椎棘突、双侧髂前上棘、髂后上棘连线中点、双侧大转子、股骨外侧髁、腓骨小头、外踝、足跟、第 5 跖骨外侧缘相应体表位置粘贴

表 28-3　冻结步态评估量表(FOG-Q)

1. 在你状态最差的时候走路	0分：正常
	1分：基本正常
	2分：缓慢但是完全独立
	3分：需要帮助或者助行器
	4分：不能行走
2. 你的步态困难影响你的日常生活和独立做事吗？	0分：完全不
	1分：有点儿
	2分：中等的
	3分：严重的
	4分：不能行走
3. 你在行走时、转身或启动行走时有没有双脚粘住地面的感觉(冻结)？	0分：从来没有
	1分：极少(约1次/月)
	2分：较少(约1次/周)
	3分：经常(约1次/天)
	4分：行走时总发生
4. 你最长的一次冻结步态是多长时间？	0分：从未发生
	1分：1～2s
	2分：3～10s
	3分：11～30s
	4分：超过30s不能行走
5. 你发生一次典型的启动犹豫是多长时间(开始第一步时冻结)？	0分：无
	1分：超过1s启动行走
	2分：超过3s启动行走
	3分：超过10s启动行走
	4分：超过30s启动行走
6. 你发生一次典型的转身犹豫是多长时间(转身冻结)？	0分：无
	1分：1～2s完成转身
	2分：3～4s完成转身
	3分：1～30s完成转身
	4分：超过30s无法转身

marker 点(荧光球)，在双侧大转子与股骨外侧髁中点、腓骨小头与外踝连线中点绑上带有 marker 点的小棍，共 22 个标记点。粘贴标记物后让被测试者裸足站在测力平台中央 5～7s，得到其静止站立时各标记关节的角度。随后让被测试者在步行道上以自然步态往返 6 次，提取其中稳定的 4 个步态周期数据，运用系统自带软件 Smart Analyzer 软件进行各参数分析，取平均值。可以得到患者时空、动力学、运动学参数、表面肌电图数据，综合以上数据对患者步态进行相关分析。虽然由运动捕捉系统设备检查获得的数据较为

精准可靠,信度较高,但由于步态分析设备价格较为昂贵,且需要一定的专业技术进行操作,限制了其广泛使用。

除了三维步态分析检查,目前用于研究帕金森步态障碍的方法可以选择 10m 步行试验（10-metre walking test,10MWT）、6min 步行试验（6-minite walking test,6MWT）等进行评定,但上述评定应在"开"期和"关"期分别进行。

3. 平衡功能评定　量表评定可选择 Berg 平衡量表（Berg balance scale,BBS）、简易平衡评定系统测试（mini-balance evalua-tion systems test,mini-BES Test）、功能性前伸试验（functional reach test,FRT）、5 次坐立试验（five times sit to stand perform-ance,FTSTS）、起立-行走计时试验（Timed Up & Go,TUG）进行评定,也可用动静态平衡测试系统等进行检测,有条件的话也可选择专业设备,如 Neurocom® 平衡设备进行评估。

4. 九孔柱测试　是手指灵活性评测工具,通常用于 Frenchay 上肢活动检查获得较高分或者满分的患者,它能评估康复训练效果,特别是当其他的测试工具处于平台期的时候,用它来提高精细动作的协调程度,观察患者产生上肢动作的速度和质量。

评估工具:九孔柱测试评估箱（一块九孔插板、九根榫钉）。

评测方法:要求被测试者尽可能快地从桌子上捡起榫钉放置到插孔内,每次一根,先利手后患手,时间限定在 50s 内,用时越少,表明手的灵巧性越好。

另外也可选择简易上肢功能检查（sim-ple test for evaluating hand function,STEF）对手指功能进行评估。

5. 继发性功能障碍检查　在 PD 疾病后期,失用性肌萎缩较为常见,可选择徒手肌力检查法（manual muscle test,MMT）进行肌力评定,如果条件允许,则可用等速和等长肌力测试仪进行定量评定;在关节活动度（range of motion,ROM）方面,可选择量角器测定;体力下降可选择 6MWT、Borg 主观体力感觉等级量表（Borg scale 6-20）等评定。

(三)语言吞咽障碍功能评定

1. 言语障碍的评定　PD 患者言语障碍通常表现为运动过弱型构音障碍,因此常选择改良 Frenchay 构音障碍评定法进行评定。

2. 吞咽障碍的评定　PD 患者吞咽障碍通常为口腔期和咽期受累,表现为咀嚼和吞咽启动困难,可选择饮水试验或反复唾液吞咽测试进行快速筛查。对于筛查阳性者,可进一步选择纤维光学内镜吞咽功能检查或 X 线透视吞咽功能造影检查进行确认。

3. 流涎的评定　流涎是一个复杂的临床问题,目前用于评估流涎严重程度的方法主要分为主观评定和客观评定两类,客观评定又称为称重法,主要对唾液分泌量及流量进行称重,包括 Saxon 测试、棉拭子法等。而主观评定则主要有流涎严重及分级评定法。根据流涎严重程度分为 5 级,根据流涎频率分为 4 级,等级越高,流涎越严重（表28-4,表28-5）。

表 28-4　流涎严重性评分

评级	内容
1	干燥,从不流涎
2	轻度,只有嘴唇湿润
3	中度,嘴唇及下巴湿润
4	严重,衣物湿润
5	持续性流涎,衣物、手及周围物体湿润

表 28-5　流涎频率评分

评级	内容
1	从不流涎
2	偶尔流涎,不是每天
3	频繁流涎,每天都有部分时间
4	不断流涎

(四)非运动功能障碍评定

1. PD 非运动症状综合量表　PD 非运动症状表现非常广泛,包括认知损害、睡眠障碍、神经精神异常以及自主神经功能障碍等一系列临床症状。PD 非运动症状综合量表包括认知、情感、精神、睡眠、感觉、自主神经、疲劳、复视等 30 项常见非运动症状,可用来快速筛查可疑的非运动症状,其缺点为它不是一个评分量表,不能评价症状的严重程度

以及治疗效果。为了提供一种可以量化的工具,研究者对每一种非运动症状的严重程度及发作频率做了优化,发明了非运动症状评价量表(non-motor symptom scale,NMSS),该量表包含 9 个方面:心血管、睡眠/疲劳、情绪/认知、感知障碍、注意力/记忆、胃肠道症状、泌尿系统症状、性功能及混合症状,可以为临床评价非运动症状的严重程度及其对治疗的反应提供帮助(表 28-6)。

表 28-6　帕金森病非运动症状评价量表(NMSS)

项目	否	是						
		程度			频率			
		轻度	中度	重度	极少	经常	频繁	非常频繁
1. 从躺着或坐着到站着时,觉得轻度头痛、头晕或乏力		1	2	3	1	2	3	4
2. 因为头晕或失去知觉而摔倒		1	2	3	1	2	3	4
3. 白天常在一些场合打盹,如聊天、吃饭、看电视或阅读时		1	2	3	1	2	3	4
4. 疲劳或者无力影响白天的活动		1	2	3	1	2	3	4
5. 夜间入睡困难或容易醒		1	2	3	1	2	3	4
6. 坐着或躺着休息时双下肢感觉不适,需不断活动才能缓解		1	2	3	1	2	3	4
7. 对周围发生的事情失去兴趣		1	2	3	1	2	3	4
8. 活动的主动性降低,不愿尝试新鲜事物		1	2	3	1	2	3	4
9. 看上去或者自我感觉悲哀、情绪低落		1	2	3	1	2	3	4
10. 感觉到焦虑、紧张或者恐慌不安		1	2	3	1	2	3	4
11. 情绪没有起伏,缺乏正常情绪体验		1	2	3	1	2	3	4
12. 日常生活中缺乏愉快的生活体验		1	2	3	1	2	3	4
13. 看到或听到不存在的东西		1	2	3	1	2	3	4
14. 妄想,如有人要害自己、遭抢劫或别人对自己不忠		1	2	3	1	2	3	4
15. 看东西重影,一个看出两个		1	2	3	1	2	3	4
16. 做事难以集中注意力,如阅读或交谈时		1	2	3	1	2	3	4

（续　表）

项目	否	是						
		程度			频率			
		轻度	中度	重度	极少	经常	频繁	非常频繁
17. 对近期发生的事情记忆有困难		1	2	3	1	2	3	4
18. 忘记做一些事情,如吃药		1	2	3	1	2	3	4
19. 白天流口水		1	2	3	1	2	3	4
20. 吞咽困难或呛咳		1	2	3	1	2	3	4
21. 便秘(一周少于3次大便)		1	2	3	1	2	3	4
22. 尿急		1	2	3	1	2	3	4
23. 尿频(两次小便间隔少于2h)		1	2	3	1	2	3	4
24. 夜间规律的起床排尿增多		1	2	3	1	2	3	4
25. 性欲改变,增强或减退		1	2	3	1	2	3	4
26. 性生活困难		1	2	3	1	2	3	4
27. 不能解释的疼痛(是否与药物有关或抗PD药物能否缓解)		1	2	3	1	2	3	4
28. 味觉或嗅觉功能减退		1	2	3	1	2	3	4
29. 不能解释的体重改变(排除饮食的影响)		1	2	3	1	2	3	4
30. 出汗增多(排除炎热天气的影响)		1	2	3	1	2	3	4

1＝轻度,出现症状但只会给患者带来轻微的不适和痛苦;2＝中度,症状给患者带来一定痛苦;3＝重度,症状给患者带来极大的痛苦;频率:1＝极少(少于一周一次);2＝经常(一周一次);3＝频繁(一周数次);4＝非常频繁(每天都有或持续存在)。

2. 认知功能评估　PD患者的认知功能障碍主要临床表现为注意、执行、记忆和视空间等方面功能障碍。伴发认知障碍的PD患者,其疾病进程将大大加快,加重了照护者家庭及精神负担。因此,早期识别PD患者认知功能障碍的症状,使用合适的神经心理量表客观评价PD患者的认知障碍受损范围和程度,对于帮助临床医师判断患者预后,指导照料者护理等,具有举足轻重的临床意义。

目前临床上常使用简易精神状态检查(mini-mental state examination,MMSE)和蒙特利尔认知测试(Montreal cognitive assessment,MoCA)对PD患者认知障碍进行简单快速的筛查,当需要进行进一步详细的检查时,也可选择PD认知评定量表(Parkin-son's disease cognitive rating scale,PD-CRS)、PD认知功能预后评定量表(scales for outcomes in Parkinson's disease-cognition,SCOPA-COG)和Mattis痴呆量表(dementia rating scale,DRS)。但由于文化背景不同,除MoCA外,这些量表是否适用于汉语人群还有待研究。

3. 情绪障碍评估 20%～50%的PD患者存在抑郁、焦虑等情绪障碍,目前用于评估情绪障碍的量表主要有贝克抑郁量表、汉密尔顿抑郁量表、医院焦虑和抑郁量表等,对患者情绪障碍严重程度进行评定。

4. 睡眠障碍 60%～98%的PD患者存在睡眠障碍,包括睡眠周期性腿动、睡眠呼吸暂停、夜间睡眠障碍、日间过度嗜睡等。目前评估睡眠障碍的量表主要有Epworth睡眠量表(Epworth sleeping scale,ESS)、匹兹堡睡眠质量指数(Pittsburgh sleep quality index,PSQI)、帕金森病睡眠量表(Parkinson's disease sleep scale,PDSS)和快动眼睡眠行为障碍量表(rapid-eye-movement sleep behavior disorder questionnaire,RBDQ)等,条件允许的情况下,可以借助多导睡眠图监测设备对患者睡眠进行监测。

5. 冲动控制障碍量表 冲动控制障碍是PD患者存在的一种神经精神症状,是指通过一种重复的、过度的活动以获得某种快感,难以自控,甚至会对他人人身及自身造成伤害,如性欲亢进、贪食症、强制性购物、病理性赌博等行为。目前对于这类行为评估应用较为广泛的是PD冲动控制障碍量表(questionnaire for impulsive-compulsive disorders in Parkinson's disease-rating scale,QUIP-RS),包括三大部分:第一部分评价性欲亢进、贪食症、强制性购物、病理性赌博这四种冲动控制障碍;第二部分涉及机械动作、强烈嗜好、强迫行走等冲动行为;第三部分为强迫服药。这些量表内容可对冲动控制行为障碍进行评估。

6. 疲劳量表 首选疲劳严重度量表(fatigue severity scale,FSS),疲劳严重度量表由9个条目组成,总分7分,1分为非常不满意,7分为非常满意,把9个条目分数进行相加,低于36分表明或许不会感到疲劳,大于等于36分则表明可能存在疲劳,需要进一步评估(表28-7)。

表28-7 疲劳严重度量表(FSS)

1	当我感到疲劳时,我就什么事都不想做了
2	锻炼让我感到疲劳
3	我很容易疲劳
4	疲劳影响我的体能
5	疲劳带来频繁的不适
6	疲劳使我不能保持体能
7	疲劳影响我从事某些工作
8	疲劳是最影响我活动能力的症状之一
9	疲劳影响了我的工作、家庭、社会活动

另外也可选择多维疲劳量表(multidimensional fatigue inventory,MFI)对疲劳严重程度进行筛选和评价,PD疲劳量表适用于筛选和评价疲劳严重性等级。

7. 日常生活能力评估 常用改良Barthel指数(modified Barthel index,MBI)对基本生活活动能力如洗漱、洗澡、穿衣、如厕、转移、大小便控制、进食等进行评定;常选用功能独立性评定量表(functional independence measure,FIM)对BADL及认知功能进行评定;常用功能活动问卷(functional activities questionary,FAQ)对工具性生活活动能力(instrument activities of daily living,IADL),如乘车、购物、烹饪、家务等进行评定。

8. 参与能力和生活质量评定 可选择39项帕金森病生活质量问卷(Parkinson's disease questionnaire,PDQ-39)和健康状况调查简表(medical outcomes study health survey short form-36 item,SF-36)进行健康相关生活质量评定。

四、康复流程(图 28-1)

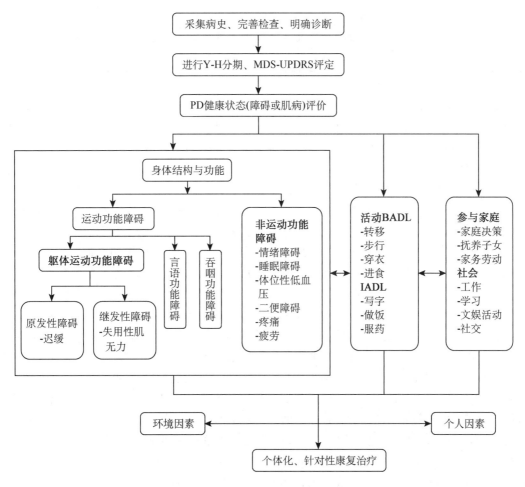

图 28-1　康复流程

五、现代康复

(一)PD 的康复治疗及不同时期康复目标

康复治疗的目的:在药物治疗的基础上,通过加强自我管理及参与,改善功能障碍,提高功能独立性和整体适应性,改善日常生活自理能力,最大限度地延缓疾病进展。对于不同时期的患者,康复手段及目的也不尽相同,需要根据患者的个人情况,制定个体化康复目标和有针对性的康复治疗措施(表 28-8)。

表 28-8　不同时期 PD 康复治疗目标

疾病早期(H&Y1-2.5)	疾病中期(H&Y2-4)	疾病晚期(H&Y4-5)
预防为主	保存功能	预防并发症的发生
加强对 PD 的认识	提高转移、姿势、步态、伸手抓握能力	以中期的目标为目标
鼓励患者多参加体育活动	提高稳定性	维持生命技能
体能训练、提高耐力	减少冻结步态发生	防止关节或肌肉挛缩

（续 表）

疾病早期（H&Y1-2.5）	疾病中期（H&Y2-4）	疾病晚期（H&Y4-5）
提高平衡能力	预防跌倒	防止压疮
提高肌力	步行辅助器具的使用	对照护者进行宣教，床椅转移、日常生活能力、运动等
提高灵活性训练	对照护者的宣教	姑息治疗

（二）运动功能康复

1. 耐力训练 能够提高心肺功能、最大摄氧量，同时，耐力训练也能提高 PD 患者收缩压以及对于体位性压力改变的能力。对于早中期 PD 患者而言，耐力训练能够改善患者的疲劳、运动迟缓以及步态，常见的耐力训练比如功率自行车训练。

2. 放松训练 常用的方法有冥想放松法和深呼吸法，另外有节奏的躯干旋转以及推拿按摩可以改善张力增高的肌群。

3. 柔韧性训练 身体僵硬，使得 PD 患者运动障碍，改变了步长的大小以及频率，常规的牵张训练在 PD 患者运动训练当中是必不可少的，对于牵张训练需要的时间有多长并无统一的答案，但有研究显示，长时间、反复的牵张训练能够提高患者药物维持的时间。但在牵张训练过程中，也有需要注意的地方，比如避免动态过程中进行牵伸，防止拉伤，避免过度疼痛进行牵伸，在左旋多巴作用达到峰值时进行牵伸，可能效果更佳。

4. 肌力训练 在几乎所有 PD 患者中，髋、膝、腕、指关节及核心肌群的肌力可见较为明显的下降，而这些关键肌群肌力的下降，也较大程度地影响了患者日常生活能力的发挥，比如从凳子上起身或者迈步，而这些变化无疑增加了患者跌倒的风险。一定程度的抗阻肌力训练，能够提高患者的运动功能表现，以膝屈肌力量训练为例（图 28-2）。

5. 姿势训练 跌倒的预测因素是较多的，包括姿势不稳、步速减慢、冻结步态、认知功能障碍、心中惧怕跌倒、在步行过程中不自觉后退等因素。而在 PD 患者中，姿势异常通常表现为躯干屈曲前倾，因此多以躯干姿势矫正为治疗重点，对紧张的肌群如胸大肌、胸小肌等进行牵伸，对被拉长的肌群让其恢复到正常位置。

6. 平衡训练 在 PD 患者的晚期，其静态平衡功能也会发生明显的改变。根据运动控制理论，一个人的平衡取决于个人能力、任务以及环境的交互作用。而在个人能力当中，诸如肌肉骨骼系统、运动协调性、感觉功能、精神状态、注意能力等情况则会影响个人能力的发挥，而肌肉失用性萎缩或肌力下降、感觉缺失、感觉阈值增大、协调性改变、认知功能下降在 PD 患者当中也比较常见；任务、环境的改变也可以改变平衡的状态并增加跌倒的风险。因此，对于不同的 PD 患者，需要结合他自身的情况、不同的任务以及环境，制定不同的平衡康复策略。

7. 步态训练 在健康人群中，步态受到皮质下和皮质系统控制，皮质下系统控制是自发的，反应快，对于压力源敏感性较低，能够在工作量较高的情况下平稳、灵活地运行，它不需要额外的持续的注意控制。相反，皮质或认知控制下的步态行走则比较慢，对压力源较为敏感，需要依靠执行控制系统进行控制，因此也容易与其他需要进行执行功能控制的任务相干扰。由于 PD 患者基底节环受到破坏，此时的步态主要是受到皮质系统控制，因此也能够解释患者在双重任务下步态功能下降的原因。而随着额叶功能的改变，步态障碍则随之严重，包括冻结步态，也随之而来。步态功能障碍能够在不同的环境下被诱发，同时，通过感觉提示，也能够较好

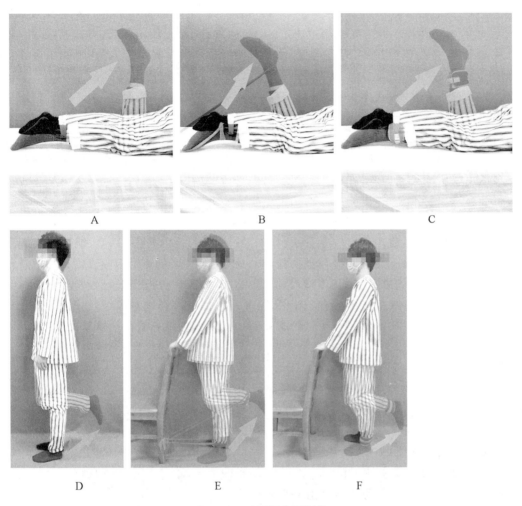

图 28-2　膝屈肌力量训练

A. 俯卧位,不抗阻做膝屈肌力量训练;B. 俯卧位,用弹力治疗带做膝屈肌力量训练;C. 俯卧位,用沙袋做膝屈肌力量训练;D. 无支撑站立,不抗阻做膝屈肌力量训练;E. 站立,用弹力治疗带做膝屈肌力量训练;F. 站立,用沙袋做膝屈肌力量训练。

地缓解步态障碍程度。因此,步态训练可结合感觉提示,借助姿势镜进行原地踏步和双上肢摆臂训练,跨越障碍物、绕障碍物行走以及较缓行走方向等方法调整步行训练难度,从而起到改善患者步态功能作用。

8. 转移训练　在 PD 患者晚期,由于肢体灵活性、肌力减弱、心肺功能下降等原因,患者体位转移比较困难,因此,需要对床上翻身和平移、床边坐起、坐位到站立位、床椅转移进行训练,而无法独立进行翻身及转移的患者,则需要对照护者进行宣教,定时帮患者进行翻身及体位转移,预防压疮等并发症发生。

(三)特异性康复训练方法

1. 舞蹈训练　通过前后左右的步伐及音乐节奏的带动,能够提高 PD 患者的运动功能、平衡以及步态功能表现,但对于冻结步态则无明显的作用。有研究显示,正念瑜伽能够有效提高 PD 患者的运动功能以及移动能力,同时能够减少患者的焦虑及抑郁,提高

PD患者生活满意度。

2. 武术 包括太极和气功,陈氏太极简易八式的锻炼,主要包括起势、野马分鬃、如封似闭、运手、高探马、转身摆莲、金刚捣碓及收势八式。有研究显示,武术训练和假性治疗组相比,武术能够缩短起立步行时间,能够提高患者的步速和步长。

3. 双重任务训练 在训练的同时进行另一项运动或认知任务训练,如在步行过程中进行计算,边步行边回答出测试者给出的计算题,如100−7等于多少,算出结果后继续减7。或者在边走边说出以"发"字开头的词语。在PD患者疾病早期,仅有轻微功能障碍,应鼓励进行双重任务训练,逐渐增加训练难度,提高同时执行双重任务或者若干任务的技能。在中晚期,双重任务会明显干扰活动或任务质量,应避免或减少双重任务,使其专注于执行当前的活动或任务。

4. 呼吸训练 呼吸功能障碍是PD患者常见的一种临床症状,可能在疾病早期就已经出现,目前尚不清楚呼吸障碍与PD患者疾病进展程度的相关性。在PD患者晚期,肺扩张受限以及胸部顺应性下降,导致PD患者咳嗽能力下降,尤其当患者合并有吞咽困难时,容易造成患者吸入性肺炎,是引起PD患者高死亡率的一个高危因素。因此,呼吸训练对于PD患者来说较为重要,常用的技术有呼吸肌肌力训练、反复进行深呼吸训练,以增大胸廓扩展度;通过增加肺活量提高音量;通过延长呼气时间增加言语长度,增强腹式呼吸(膈肌)及胸式呼吸(肋间肌)的活动范围等。

5. 言语功能训练 重点针对言语产出的呼吸系统(腹式和胸式呼吸)、发声系统(声带和喉)和调音系统(唇、舌、齿、下颌和软腭等)进行训练,改善音强、音调和音质,以改善言语清晰度。

6. 发声训练 构音障碍是PD常见症状,研究显示,约有89%的PD患者会出现构音障碍,主要表现为音量下降、音调及音色单一、发音不准、音速降低、声音嘶哑等。构音障碍出现的时间不定,有些可能出现在疾病的早期,有些可能出现在后期,但基本都随着疾病的进展而逐渐加重,构音障碍的出现也降低了PD患者的生活质量,其中约70%PD患者可能会经历交流减少、社交减少、孤独感增加,因此需要在构音障碍出现早期就及时进行干预。

近年来,励-协夫曼言语治疗(Lee Silveman voice treatment-LOUD,LSVT-LOUD)被证实通过高强度的刺激,能够较大程度地提高PD患者的声带内收程度、音量、口语表达能力、舌头功能以及交流姿势等能力,且在一段时间后,仍比对照组效果更好。LSVT-LOUD其训练方法包括重复式发音训练(每周相同)和阶梯式发音训练(每周不同)。重复式发音训练:①任务一是尽可能长时间发元音"a——";②任务二是尽可能扩大发声频率范围,由低调-高调-低调发元音"a——";③任务三是尽可能大声朗读10个生活用词。阶梯式发音训练:①单词和短语的训练;②句子的训练;③文章阅读的训练;④日常交谈的训练。

相比于传统发音训练,LSVT-LOUD较其他方法更为有效,可能原因主要有3点:①长时间发元音并配合声调变化增加了声带的内收运动,改善了喉部肌肉功能,提高了发声系统的调控功能;②要求患者提高自己说话的音量,增加说话的响度使之与正常的响度接近,这有利于克服患者的本体感知功能障碍和发声运动障碍;③高强度发声训练可能改善了中枢神经系统中调节和处理反馈信息的功能,提高了发声运动系统的效率。

7. 吞咽功能康复 吞咽障碍是PD患者一种非常常见的并发症,在PD患者晚期,其发生率接近100%。目前吞咽障碍与PD疾病因果关系仍然不是很明朗,但吞咽障碍对PD患者的健康造成了严重影响,如吸入性肺炎、营养不良等。吞咽训练的目的在于改善吞咽肌肉运动的速度和协调性,加强吞咽器官的感知能力,以便安全、充分、独立摄取足够的营养和水分,并改善流涎。

根据吞咽障碍发生在口腔期与咽期的不同进行相应的训练。口腔期障碍主要进行口腔周围肌群肌力及活动度训练,包括舌肌、舌骨肌和咽喉肌群肌力及控制训练,从而提高吞咽和呼吸协调性,提高气道保护能力。咽期障碍以发声训练为主,通过强化声带闭锁、延长呼气时间,改善呼吸控制,从而实现声门上吞咽,改善咳嗽能力,减少误吸风险。

对偶有饮水呛咳的轻度吞咽障碍患者,建议使用增稠剂等方法改变食物性状,选择不容易引起误吸的质地均匀的糊状半流质食物,或减少一口量;对咀嚼时间过长和(或)食物留在口中不吞咽或吞咽启动缓慢的患者,提示按步骤有意识地吞咽,可通过连续多次努力吞咽,或尝试吞咽时下颌回缩(点头吞咽)以适当代偿,增加吞咽力度,以减少咽部食物残留。对流涎明显的患者,提醒充分闭合口唇和增加吞咽唾液的频率,重度流涎可采用唾液腺肉毒毒素注射方法。对吞咽障碍较重且有明显误吸风险或摄食不足的患者,应尽早使用管饲,短期可以鼻胃管喂养,长期建议经皮内镜下胃造瘘喂养。

(四)非运动功能康复

1. 认知功能康复　认知功能减退是PD的核心症状,在运动症状出现之前,认知功能减退可能已经出现。60%～80%的患者会经历不同程度的认知障碍,而这将会影响PD患者的生活质量。认知训练是一种有效的非药物干预手段,有助于维持或改善PD患者的认知功能和生活质量。

2. 情绪康复　主要是焦虑、抑郁或两者参见。常用认知行为疗法,通过改变思维/信念和行为来改变不良认知,达到消除不良情绪和行为的效果。其中合理情绪行为疗法通过改变不合理的信念,达到改变和控制情绪

及行为的效果。其大致如下:

(1)合理情绪干预

认知干预:①入院后结合心理状态、社会背景和经济状况帮助患者适应角色转变。发放一份PD的健康宣教手册,结合患者感兴趣的健康教育形式,系统地讲解PD的临床表现、治疗方法、用药知识、饮食知识、常见的并发症以及预后等,让患者有一个客观的认识。耐心、细心地回答患者的疑问,尽量满足患者的要求。根据患者对健康知识的掌握情况,采用集中教育或一对一宣教的方式。②讲解自我管理在患者疾病治疗中的作用,告知患者治疗关键还是靠个人,良好的自我管理能力能够减少并发症的出现,提高治疗的效果,改善生活质量。列举自我管理经验较好的病例,激发患者自我管理的积极性。

有的放矢的心理护理:①如悲伤难过,可对其进行安慰,让其观看幽默剧和笑话,消除悲观情绪。②如患者出现孤独、无助等情绪,要多与其进行交流和沟通,鼓励患者的家属多关心、陪伴患者。③如表现出悲观失望的患者,多介绍医生的资质以及治疗的正性经验,传达积极的信号,多用鼓励的语言对患者进行心理疏导,指导患者学会与内心不良情绪做斗争的方法,克服其恐惧心理,帮助患者建立信心。④介绍住院环境、同病室病友、管床医生等,鼓励同室病友相互交流,帮助患者建立起良好的人际关系,相互开导。

(2)合理行为干预。①倾听音乐:指导患者听一些清新典雅、节奏平稳、悠扬动听、宽广柔慢的音乐或歌曲,如海顿的《小夜曲》、我国民族乐曲《渔舟唱晚》《平湖秋月》,控制在50～60dB,在听音乐的同时指导患者进行腹式呼吸。②自我控制:指导患者通过静坐、静卧或静立等安神静心的方法进行自我控制。教会患者肌肉放松法,当情绪烦躁时,自然端坐,两手掌放在两膝上,闭目养神。

3. 睡眠康复

(1)避免在睡前饮茶、咖啡或含有咖啡因

等容易兴奋脑神经食品。

（2）按时上床入睡。

（3）舒适的床上用品及室温。

（4）在床边提供辅助器具，让患者可以更轻松地移动及翻身。

（5）控制并减少患者在下午临近夜晚时打瞌睡的时间。

（6）可以适当做一些能够促进睡眠的运动。

（7）如果无法入睡时，应避免在床上停留太长时间。

（8）注意一些可能影响睡眠的药物。

4. 疼痛康复　疼痛影响了很多 PD 患者，降低了他们的生活质量水平。目前 PD 疼痛的形式多种多样，以骨骼肌疼痛最常见，其相关的病理生理机制仍不清楚，可能与 PD 患者外周和中枢疼痛处理方式改变、痛阈降低、对多种刺激的耐受性降低、皮质疼痛相关领域异常激活等有关。PD 患者疼痛的处理需要多学科综合处理，包括手术、药物及非药物治疗手段。除对因治疗外，物理因子治疗（如超声治疗、超激光、温热疗法）、麦肯基疗法、按摩推拿、针灸、高频经颅磁刺激、规律的体育锻炼等均可缓解疼痛。如需要可联合使用镇痛药。

5. 泌尿功能康复　泌尿系统功能障碍，是 PD 患者常见的自主神经功能障碍之一，其发生率为 $25\% \sim 80\%$。泌尿功能障碍主要有尿失禁及尿潴留，尿失禁的康复训练方法主要包括盆底肌肌力训练、生物反馈训练，通过增强盆底肌肉力量，达到控尿能力。而尿潴留则建议定时定量饮水，必要时进行清洁间歇导尿。

6. 直肠功能康复　主要进行腹肌和盆底部肌肉运动训练；养成定时排便习惯，逐步建立排便反射；或通过直肠刺激方法诱发直肠-肛门反射，促进结肠，尤其是降结肠的蠕动。

7. 体位性低血压康复

（1）尽量减少诱发因素，如暴饮暴食、饮酒、室温较高的环境、一些能降低血压的药物如利尿药或降压药。

（2）适当增加盐的摄入。

（3）在夜晚入睡时适当抬高床头。

（4）穿弹力袜。

（5）注意餐后效应，有些患者只有在餐后才发生体位性低血压，建议这类患者少食多餐。

（五）其他康复技术

1. 神经调控治疗　无创性神经调控技术包括重复性经颅磁刺激（repeated transcranial magnetic stimulation，rTMS）和经颅直流电刺激（transcranial direct current stimulation，tDCS），可改善迟缓、冻结步态、异动症等运动症状，改善工作记忆和执行功能等认知障碍，提高言语清晰度，缓解抑郁等情绪障碍，此外对于疼痛、失眠等也有一定程度的减缓。

2. 综合康复管理　目的在于通过健康宣教，倡导积极的生活方式，优化日常结构和活动、家居环境改造及辅助器具使用，提高患者日常生活活动能力以及参与家庭和社会的能力，最终改善患者生活质量。

3. 健康宣教　通过对 PD 患者提供具体、科学和实用的健康教育指导，可以明显改善 PD 患者的生活质量，使患者以积极健康的心态主动配合治疗，减少失控行为的发生。

4. 倡导积极的生活方式　应根据患者的功能障碍程度和运动喜好，制定家庭训练计划，使其参加自己喜欢的体育运动。可明显提高运动功能和生活自理能力，改善情绪和睡眠质量，改善生活质量和社会交往能力。

5. 缓解紧张和时间压力　通过压力管理、学习放松技巧和时间管理的原则，在计划和组织活动时减少时间压力，指导 PD 患者以一种轻松的方式进行活动。

6. 优化日常生活活动　选择的活动应与患者的兴趣和动机相匹配，与患者的功能和体能水平相适应。确定活动的优先次序，制定结构化的日或周活动计划，这个计划可起到外部指导和提示作用。

7. 家具环境改造及辅助器具使用 使用辅助器具、适应性工具和环境改造可以弥补患者认知和运动方面的困难，减少跌倒次数，提高完成各种操作和任务的质量，使家庭生活更独立、更安全，也可以减轻照料者的负担，使护理工作变得省力。如重新安排房间里的家具，创建一个畅通无阻的行走和转弯路线；或提高床/椅/沙发的高度，垫高马桶，方便患者转移。

8. 晚期康复护理 PD晚期患者的治疗目标是保护重要脏器功能，预防并发症及失用综合征，尽量提高生活质量。锻炼和运动策略可能仍然有效，应积极支持锻炼，尽量避免体能进一步降低；在床或轮椅上保持正确的身体姿势，尽可能离床坐轮椅或椅子。

六、中医康复

中医学无"帕金森病"病名，古代多归属于"颤振""筋痹""痉病"等的范畴。本病的病机主要归结于风邪、痰瘀阻滞、过度劳累、肾水不足、脾伤痰聚等。其关键为本虚标实，本虚为肝肾脾不足，标实者有风、瘀、痰、火诸端，病久则虚实夹杂。

(一)中药辨证论治

1. 肝血亏虚，风阳内动证

证候：肢体颤振，项背僵直，活动减少，面色少华，行走不稳，头晕眼花，心烦不安，不寐多梦，四肢乏力，舌质淡，苔薄白或白腻，脉弦细。

治法：养血柔肝，舒筋止颤。

方药：补肝汤合天麻钩藤饮加减。用药：当归、白芍、川芎、熟地、酸枣仁、木瓜、天麻、钩藤、石决明、桑寄生、夜交藤等。

2. 痰热交阻，风木内动证

证候：头摇肢颤，神呆懒动，形体稍胖，头胸前倾，活动缓慢，胸脘痞闷，烦热口干，心中

懊恼，头晕目眩，小便短赤，大便秘结，舌质红，舌苔黄或黄腻，脉弦滑数。

治法：清热化痰，息风定颤。

方药：摧肝丸加减。用药：胆南星、僵蚕、竹沥、黄连、天麻、钩藤、薏苡仁、川牛膝、葛根、生甘草等。

3. 血脉瘀滞，筋急风动证

证候：头摇或肢体颤振日久，面色晦暗，肢体拘痉，活动受限，项背前倾，言语不利，步态慌张，皮脂外溢，发甲焦枯，舌质紫暗或夹瘀斑，舌苔薄白或白腻，脉弦涩。

治法：活血化瘀，柔肝通络。

方药：血府逐瘀汤加减。用药：赤芍、川芎、桃仁、红花、生地、当归、白芍、柴胡、枳壳、木瓜、鸡血藤、女贞子、枸杞、全蝎等。

4. 肝肾阴虚，虚风内动证

证候：肢摇头颤，表情呆板，筋脉拘紧，动作笨拙，言语謇涩，失眠多梦，头晕耳鸣，腰酸腿软，小便频数，便秘盗汗，舌质红，舌体瘦小，少苔或无苔，脉细弦或细数。

治法：滋补肝肾，育阴息风。

方药：归芍地黄丸加减。用药：当归、白芍、枸杞子、山萸肉、葛根、熟地、地龙、天麻、肉苁蓉、黄精、龟甲等。

(二)针灸治疗

1. 体针

主穴：百会、四神聪、风池、合谷、太冲、阳陵泉。

操作：采用平补平泻法，留针30min，1天1次，10d为1疗程。

加减：肝血亏虚加气海、血海；痰热交阻加丰隆、阴陵泉；血脉瘀滞加内关、血海；肝肾阴虚加肝俞、肾俞、太溪。

2. 头针 取穴：舞蹈震颤控制区、运动区、足运感区。操作：取患侧对侧穴位，头针选用1.5～2寸毫针，进针时针身与头皮呈30°。在帽状腱膜下将针身进到2/3后快速平稳捻针，使局部产生热、麻、重压感，每隔5～10min行针1次或配合电针，留针30～

40min,10 次 1 疗程。

3. 耳针　选穴:肝、心、脾、肾、三焦、交感、皮质下。每次选取 2~3 个穴位,轻刺激。或王不留行贴耳穴,每天按 4~6 次,以有酸胀感为度。

4. 眼针　取穴:眼针取穴依照八区划分法,取 3 区上焦、8 区下焦。肝肾不足、血瘀风动型加 2 区肾、4 区肝;痰瘀交阻型加 1 区肺、7 区胃。操作:用 0.32mm×40mm 毫针沿皮斜刺,留针 30min,每日 1 次,10 次为 1 个疗程,疗程间休息 3~5 天。

5. 艾灸　取肝俞、脾俞、肾俞、足三里、三阴交、关元穴。每穴灸 3~5min,1 日 1 次,10 次为 1 疗程。

6. 隔药盐灸法　运功功能障碍可选择 6 号关节方,加补肾方进行治疗;认知功能障碍可用 1 号醒脑开窍方,余酌情调整。

(三)其他

1. 太极拳　每日清晨及晚餐前练习太极拳,每次 40min,15d 1 个疗程。可改善患者的平衡性和步态稳定性。

2. 推拿治疗　按揉头面百会、印堂、太阳穴等穴各 2min。捏拿上肢曲池、手三里、外关、合谷等穴,从肩部到腕部,反复 5~10遍。用拳背点按腰部脊柱旁脾俞、肝俞、肾俞穴各 1min。动作轻柔和缓,每天 1 次,10 次1 疗程。

七、研究进展

PD 确切的发病机制迄今尚不十分清楚,康复在 PD 患者治疗中的作用机制亦尚未明晰,脑的可塑性可能是 PD 患者康复训练有效的神经基础。研究表明,运动训练可减少氧化应激,刺激神经递质和神经营养因子释放,从而延缓神经细胞变性过程。目前,PD 的现代康复主要由运动症状康复及非运动症状康复组成。中医治疗 PD 相比于西医康复疗法,除了运动功能外,更注重如震颤、耳鸣、胸闷、失眠、食纳不佳、二便不调等伴随

症状的治疗,在改善症状、延缓病情进展、提高患者生活质量方面效果显著。

文献研究显示,目前 180 篇治疗 PD 的临床研究报道使用的方药主要以温、平性药物为主,其中甘味最多,辛味次之;归经以肝经频次最高,其次为脾、肺、肾三经。药以甘味之缓制肝升发太过,护其柔和;辛味散行有度,可助肝疏泄有常、升发得宜。本病病位在筋脉,肝在体合筋,肝气竭则筋衰,药物归经主入肝,调节肝脏为先。180 首方剂中药物使用频次≥60 次位于前 3 位的分别为白芍、当归、丹参。白芍配伍当归、丹参,共奏补血养肝、敛阴平肝、活血调络之效。组方以补血养肝、敛阴平肝为主,根据颤证之兼证加减用药,结合中药功效频次最高的平抑肝阳,与颤证的病因病机一一对应,以发挥治疗效果。

针灸治疗 PD 的临床研究主要分为头针与体针两类。头部经络集中,血脉密布,与脑髓、各脏腑气血功能有密切关系,且针刺头部穴区对皮质功能有调节作用,故头针具有延缓病情、改善患者运动功能、缓解肌肉僵硬的作用。体针常与头针配合使用,主要用于辨证取穴,结合药物、现代康复治疗,以减轻患者的痛苦、提高患者的生存率和生活质量。

八、注意事项

1. 患者应尽量在一天状态较好的情况下(一般为"开"期)进行体能训练以及学习新的运动技能,在功能受限的时间和环境中(如"关"期,或家里),在保证安全的前提下,运用和实践已掌握的运动策略和技能改善活动受限。

2. 康复训练应遵循个体化和针对性原则,给予适当强度训练,每次训练 30~60min为宜,每天 1~2 次,每周 5 次以上。

3. 运动中感到疲劳和出汗可能是正常现象,但如果发生以下情况要停止训练并及时就医:恶心、胸闷、胸痛,呼吸急促(如每分钟超过 40 次),头晕或眩晕,心动过速,疼痛,

冷汗或严重疲劳感等。

九、临床康复病例分析

案例　陈某,男,49岁,因"左上肢震颤、活动不灵活2年余。"于2021年4月7日入院。

病史　患者2年余前开始出现左上肢震颤、左侧肢体僵硬、活动不灵活,左侧肢体动作慢,伴反应迟钝、情绪低落、嗅觉减退、左上肢疼痛,无头晕、大便干结、夜尿增多、睡眠欠佳、饮水呛咳、吞咽困难、幻觉、流涎。曾于外院诊断"帕金森综合征",予"苯海索1mg Bid;美多芭0.0625g Tid"治疗,觉症状有改善,但患者未坚持服药,自行停药1年。发病来,患者症状缓慢加重,觉行动更迟缓。今为进一步诊治,来我院门诊就诊,拟"帕金森病"收入我院,发病以来患者精神一般,饮食可,夜间睡眠可,长期打呼噜。二便正常,体重无明显变化。

查体　神志清楚,自主体位,查体合作,对答切题。定向力正常,判断力正常,计算力正常,近期、远期记忆力正常,无幻觉,无妄想,自知力存在。双侧瞳孔等大等圆,直径3.0mm,直接、间接对光反射灵敏。余脑神经检查未见异常。四肢肌力V级,左侧肢体肌张力铅管样增高。双侧肱二头肌腱、肱三头肌腱、桡骨膜、膝腱、跟腱反射对称存在。左上肢静止性震颤,指鼻试验、轮替试验、闭目难立征未见异常。深浅感觉未见异常。双侧Babinski征阴性,踝阵挛阴性。脑膜刺激征阴性。行走时左脚拖步,左上肢摆臂幅度小。

中医舌脉诊　舌紫暗,苔薄白,脉弦涩。

辅助检查

颈部血管彩超(含锁骨下动脉,2021-04-07):右侧颈总动脉内中膜增厚,右侧锁骨下动脉内中膜增厚,左侧颈动脉、双侧椎动脉、左侧锁骨下动脉未见明显异常。

MR磁敏感成像(SWI,2021-04-07):①脑白质散在变性灶;②SWI序列提示中脑双侧黑质"燕尾征"显示不清晰。

脑电图(2021-04-07):正常脑电图。

美多芭冲击试验:服药2h后,UPDRSⅢ评分18,改善率:31%。

中医诊断　颤证(血脉瘀滞,筋急风动证)。

西医诊断　帕金森病。

诊疗经过　入院后完善相关检查,予多巴丝肼、普拉克索治疗,予营养神经治疗,制定个性化康复方案。

存在问题

1. 运动功能　行走时左脚拖步,左上肢摆臂幅度变小,平衡功能欠佳;

2. 其他问题　左上肢震颤。

治疗计划

1. 运动功能训练　肌力训练、耐力训练、平衡训练、步态训练、视听觉代偿训练,每日1次,每次30min。

2. 物理因子治疗　经颅磁刺激,每日1次,每次20min。

3. 中医治疗

(1)针刺以活血化瘀,柔肝通络为治法,取合谷、曲池、少海、血海、青灵、内关等穴,每次1次,每次留针30min。

(2)隔药盐灸治疗:以6号关节方为主。

(3)穴位注射疗法:采用维生素B$_{12}$注射液注射,上肢取臂臑曲池、手三里穴,下肢取血海、阳陵泉、三阴交穴,每次选1~2穴。

治疗前后康复评定对比(表28-9)

表28-9　治疗前后康复评定对比

项目	初评结果 (2021-04-07)	复评结果 (2021-04-22)
Berg平衡量表	24/56分	36/56分
改良Barthel指数	82/100分	92/100分
步行能力(6min步行试验)	193.5m	312.3m

治疗 15d 后患者出院情况:患者肢体震颤、活动不灵活情况较前明显好转,行走时无明显拖步,左上肢摆臂幅度较前大,精神可,饮食可,睡眠可,二便正常。

(郭永亮 郑雪娜 黄根胜 李志刚 唐晓梅 曾昭龙)

参 考 文 献

[1] 张珊珊,帅文昊,杨颖,等.基于数据挖掘中医治疗帕金森病用药规律分析[J].河南中医,2021,41(05):732-735.

[2] 陈宏志,李静蔚,何建成.基于临床病案文献的帕金森病中医基本证候研究[J].中华中医药杂志,2016,31(08):3216-3219.

第29章　面神经炎康复

一、概述

特发性面神经麻痹（idiopathic facial palsy）又称面神经炎或 Bell 麻痹（Bell palsy），是指茎乳突孔内面神经非特异性炎症所导致的周围性面瘫。

本病病因和发病机制尚未完全明确。多数患者是在局部受风寒或上呼吸道感染后发病，亦在脑神经疾患中多见，这与面神经管是一狭长的骨性管道的解剖结构有关。当岩骨发育异常，面神经管可能更为狭窄，这可能是面神经麻痹发病的内在因素。由于骨性面神经管只能容纳面神经通过，所以面神经一旦缺血、水肿就会导致面神经受压。病毒感染、自主神经功能不稳等均可导致局部神经营养血管痉挛，神经缺血、水肿出现面肌痉挛。

面神经炎的早期病理改变为神经的水肿和脱髓鞘，严重者可有轴索变性，以乳突孔和面神经管内部分较为显著。

二、临床表现

1. 起病形式　本病任何年龄均可发病，以 20—40 岁最多见，男性略多于女性，常为单侧，极少双侧。起病急，常于晨起刷牙、洗脸时发现流涎和口角歪斜。病初可伴有麻痹侧耳后、耳内、乳突区或下颌角的疼痛，也可无自觉症状。症状于数小时或数天达到高峰。

2. 疾病分期

(1)急性期：发病 7d 以内。

(2)恢复期：发病 8d 至 3 个月。

(3)后遗症期：发病 3 个月以上。

3. 临床特点

(1)典型周围性面瘫体征：表现为一侧面部表情肌瘫痪，额纹消失，不能皱额蹙眉；眼裂变大，眼睑不能闭合或闭合不全；下眼睑外翻而泪液外溢；闭眼时瘫痪侧眼球向外上方转动，露出白色巩膜称 Bell 征（Bell sign）；患侧鼻唇沟变浅，口角下垂，口涎外流；露齿时口角歪向健侧；由于口轮匝肌瘫痪使鼓腮或吹口哨时漏气；颊肌瘫痪，食物易滞留于患侧齿颊之间，并常有口水自该侧(患侧)流下；泪点随下眼睑外翻，使泪液不能正常吸收而致外溢。

(2)面神经损害部位的不同可出现不同的临床症状：

①膝状神经节前损害，因鼓索神经受累，出现同侧舌前 2/3 味觉减退或消失。特殊：膝状神经节病变除表现有面神经麻痹、听觉过敏和舌前 2/3 味觉障碍外，还有乳突部疼痛、耳郭和外耳道感觉迟钝、外耳道和鼓膜上出现疱疹，称 Ramsay-Hunt 综合征，系带状疱疹病毒所致。

②镫骨肌神经以上受累，出现舌前 2/3 味觉消失及听觉过敏，过度回响。

③茎乳孔附近病变，则出现上述典型的周围性面瘫体征和耳后疼痛。

(3)多数起病后 1～2 周开始恢复，1～2 个月症状明显好转或痊愈。少数面神经麻痹恢复不全者可产生瘫痪肌痉挛、面肌痉挛或联带运动，如瘫痪肌挛缩可引起患者眼裂缩小，唇沟加深，口角反牵向患侧。联带运动使患者瞬目时患侧上唇轻微颤动；露齿时患侧眼睛不自主或试图闭眼时患侧额肌收缩；咀嚼时患侧眼睛流泪(鳄眼征)或颞部皮肤潮红、发热、出汗等。

三、康复评定

1. 美国耳鼻喉头颈外科学确立的House-Brackmann面神经功能分级标准(H-B分级)　详见表29-1。

2. Sunnybrook(多伦多)面神经评定系统表　Sunnybrook(多伦多)面神经评定系统是近年来发展起来的一种新的面神经功能主观评定系统,从静态和动态两方面较细致地评定了面神经功能。在动态评定中又按照不同的部位将联动的严重程度进行了分级(表29-2,表29-3)。

3. 面部残疾指数量表(FDI)　详见表29-4。

表 29-1　H-B 分级

分级	病情程度	病情特点
Ⅰ级	正常	面神经支配区域内所有功能正常
Ⅱ级	轻度功能障碍	总体:可见轻度功能障碍或联带运动 脸部静止时:双侧对称 脸部运动时:①前额运动功能良好;②用很小的力量即可闭合眼;③口角左右轻度不对称
Ⅲ级	中度功能障碍	总体:双侧面部可见明显区别,但无严重外形损伤;可察觉到并不严重的联带运动、挛缩和(或)半面痉挛 脸部静止时:双侧对称 脸部运动时:①前额轻到中度运动;②用力可完全闭合眼;③口角有轻度下垂
Ⅳ级	中重度功能障碍	总体:有明显可见的面肌瘫痪,外形有损伤 脸部静止时:双侧对称 脸部运动时:①前额无运动;②眼完全不能闭合;③口角双侧完全不对称
Ⅴ级	重度损害	总体:面神经支配区仅有轻微可见的运动 脸部静止时:双侧不对称 脸部运动时:①前额无运动;②眼完全不能闭合;③口角轻度运动
Ⅵ级	完全麻痹	面神经支配区域无明显运动

表 29-2　Sunnybrook(多伦多)面神经评定系统表 A

静态时与健侧比较	(每项评分只能选择一种)	评分
眼(睑裂)	正常	0
	缩短	1
	增宽	1
做过眼睑整形手术		1
颊(鼻唇沟)	正常	0
	消失	2
	不明显	1
	过于明显	1
嘴	正常	0
	口角下垂	1
口角上提		1
	静态分=总分×5分	

表 29-3　Sunnybrook(多伦多)面神经评定系统表 B

标准表情	与健侧相比随意运动的对称性					联动分级			
	无运动(完全不对称)	轻度运动	有运动但有错乱的表情	运动接近对称	运动完全对称	没有联动	轻度联动	明显联动但无毁容	严重的毁容性联动
抬额头	1	2	3	4	5	0	1	2	3
轻轻闭眼	1	2	3	4	5	0	1	2	3
张嘴微笑	1	2	3	4	5	0	1	2	3
耸鼻	1	2	3	4	5	0	1	2	3
唇吸吮	1	2	3	4	5	0	1	2	3
随意运动分＝总分×4						联动分＝总分			

表 29-4　面部残疾指数量表(FDI)

评分细则

躯体功能 FDIP

1. 您在吃东西的时候,嘴里含着食物,将食物固定于一侧颊内的困难程度
   通常情况下:5 没有困难　4 稍有困难　3 有些困难　2 非常困难
   通常不吃东西是因为:1 健康原因　0 其他原因

2. 您用杯子喝饮料的困难程度
   通常情况下:5 没有困难　4 稍有困难　3 有些困难　2 非常困难
   通常不喝饮料是因为:1 健康原因　0 其他原因

3. 在特殊发音的困难程度
   通常情况下:5 没有困难　4 稍有困难　3 有些困难　2 非常困难
   通常不进行特殊发音是因为:1 健康原因　0 其他原因

4. 您有一侧眼睛流泪过多或发干的问题及其程度
   通常情况下:5 没有困难　4 稍有困难　3 有些困难　2 非常困难
   通常不流泪是因为:1 健康原因　0 其他原因

5. 您在刷牙或漱口的困难程度
   通常情况下:5 没有困难　4 稍有困难　3 有些困难　2 非常困难
   通常不刷牙漱口是因为:1 健康原因　0 其他原因
   总分＝(5 题累计得分－5)×5

社会生活功能 FDIS

6. 您感到平静的时间长短
   6 所有时间　5 大部分时间　4 相当部分时间　3 有时　2 少许时间　1 没有

7. 将您自己与周围人隔绝的时间长短
   6 所有时间　5 大部分时间　4 相当部分时间　3 有时　2 少许时间　1 没有

8. 您对周围人发脾气的时间
   6 所有时间　5 大部分时间　4 相当部分时间　3 有时　2 少许时间　1 没有

9. 早晨和夜间睡眠中多次醒来的频繁程度
   6 每晚　5 大多数晚上　4 相当多晚上　3 有些晚上　2 少数时间　1 没有

10. 您因面部功能问题而放弃外出吃饭、逛商店、参加家庭或社会活动的次数
    6 每次　5 大多数　4 相当多次数　3 有些　2 少许　1 没有
    总分＝(5 题累计得分－5)×4

四、康复流程(图 29-1)

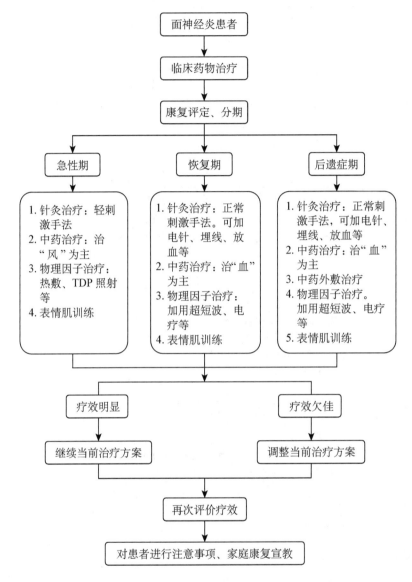

图 29-1　康复流程

五、现代康复

面神经炎的现代康复治疗主要以面部表情肌训练、物理因子治疗以及患者自我练习为主。

(一)面部表情肌训练

对患侧面部表情肌进行主动、被动、主动-辅助的表情肌训练,可以得到明显的提升。一般情况下,面瘫累及的表情肌主要是眼轮匝肌、口轮匝肌、提唇肌(提上唇肌、提口角肌、降口角肌)、颊肌等。对这些主要肌肉进行肌力训练,分为主动、被动、主动-辅助运动训练,促使面部表情肌整体运动功能恢复正常。训练方法如下:

1. 抬眉动作训练 嘱患者做抬眉动作，健患侧同时进行，可见健侧眉毛上抬，患侧可扪及轻微的肌肉收缩，若未能触及肌肉收缩，则康复治疗师用手指协助患侧做抬眉的动作。

2. "嘟嘴"动作训练 嘱患者做"嘟嘴"动作，康复治疗师可用示指置于口轮匝肌，若未能触及肌肉收缩，则需康复治疗师为患者做被动"嘟嘴"，若能触及收缩，则可做主动-辅助运动。

3. "露8齿"训练 让患者在康复治疗师的示范下，做"微笑"动作，发"i——衣"音，露出上下共8颗牙，若患者完全不能做到，则需康复治疗师对其被动完成，若患者能做到，但是不能完全露8颗，则需在康复治疗师的帮助下完成。

4. 闭唇鼓腮训练 让患者做"鼓腮－放松－鼓腮"交替训练，若鼓腮时漏气，则需康复治疗师用手捏住患侧的口轮匝肌帮助患者进行鼓腮训练。

5. 闭眼训练 嘱患者做两眼同时闭眼的动作，若患侧的眼睑不能完全的闭合，可由康复治疗师为患者按摩眶下缘来辅助闭眼动作完成。

在临床应用的时候可根据患者的临床表现进行对症选取治疗，可组合使用，也可单独使用。每个动作可做 10～20 次为 1 组，每日可早、中、晚进行 1 次训练。

(二)物理因子治疗

1. 湿热敷 用湿热敷袋置于患侧，每次 10min，每日 2 次。

2. 超短波 用五官超短波电极置于患侧面部，取常用治疗剂量，每次 15min，每日 1 次，可以改善面神经的缺血、水肿。

3. 红外线照射 取红外线灯照射局部，持续 20 min，每天 1 次。可改善局部血液循环，促进炎症消散。

4. 低中频脉冲电刺激 使用低频脉冲电治疗仪，选择合适的电极片放置在患者患侧的面神经上，分为上、中、下、总 4 个部分，并连接输出线，根据电诊断结果选择合适波宽，通道调整为 1:5，同时对电流强度进行调节，根据患者耐受情况调节电流强度，以患者面部肌肉收缩且无不适感为宜，每次 20min，每日 1 次，30 次为 1 疗程。可改善面部肌肉主动收缩功能。

(三)患者自我练习

1. 练习发音 "b-ai 摆-ai 爱"、"i——衣"保持口型 5s，反复练习。

2. 咀嚼口香糖 用患侧咀嚼口香糖 10min，每日 2 次。

六、中医康复

面神经炎属中医"中络""面瘫""吊线风"范畴。其病因病机多由于正气不足，脉络空虚，风寒、风热之邪侵袭面部，致使经气阻滞，经脉失于濡养，筋肉纵缓不收而发病。现代医学对于周围性面瘫的治疗主要是激素、抗病毒药物及 B 族维生素等，中医针药并用在本病治疗中显示出较大的优势。

(一)中药辨证论治

1. 风寒袭络证

证候：突然口眼㖞斜，眼睑闭合不全，兼见面部有受寒史，舌淡苔薄白，脉浮紧。

治法：祛风散寒，温经通络。

方药：麻黄附子细辛汤加味。

用药：炙麻黄、熟附子、细辛、桂枝、防风、白芷、白芍、川芎、秦艽、甘草。每日 1 剂，水煎服。

加减：表虚自汗者去炙麻黄加黄芪、白术以益气固表；兼头痛者加羌活、葛根以疏风解痉、清利头目；兼痰浊阻络者加胆南星、白芥子以化痰通络。

2. 风热袭络证

证候：突然口眼㖞斜，眼睑闭合不全，继发于感冒发热，或咽部感染史，舌红苔黄腻，脉浮数。

治法：疏风清热，活血通络。

方药:大秦艽汤加减。

用药:秦艽、川芎、当归、赤芍、石膏、羌活、防风、细辛、黄芩、生地黄、僵蚕、全蝎、甘草。每日1剂,水煎服。

加减:若风热表证明显者,可去细辛、羌活,加桑叶、蝉蜕以加强疏散风热之力;兼头晕目赤者,加夏枯草、栀子以清肝泻热;兼风痰阻络者,加白附子、胆南星祛风化痰。

3. 风痰阻络证

证候:突然口眼㖞斜,眼睑闭合不全,或面部抽搐,颜面麻木肿胀,伴头重如蒙、胸闷或呕吐痰涎,舌胖大,苔白腻,脉弦滑。

治法:益气活血,通络止痉。

方药:补阳还五汤加减。

用药:黄芪、当归、赤芍、川芎、地龙、水蛭、桃仁、红花、木瓜、伸筋草、白芷、白术、制白附子、茯苓。

4. 气虚血瘀证

证候:口眼㖞斜,眼睑闭合不全日久不愈,面肌时有抽搐,舌淡紫,苔薄白,脉细涩或细弱。

治法:祛风化痰,通络止痉。

方药:牵正散合桃红四物汤加减。

用药:白芍、赤芍、生黄芪、白僵蚕、桃仁、当归、川芎、白附子、红花、刺蒺藜、石菖蒲、法半夏、陈皮、白芷、全蝎、水蛭、炙甘草。

(二)针灸治疗

1. 常规针刺

选穴:阳白、四白、颧髎、地仓、翳风、合谷。

操作:采用平补平泻法,留针30min,1天1次,10d为1疗程。

加减:风寒证加风池祛散风寒;风热证加曲池疏风泻热;抬眉困难加攒竹;鼻唇沟变浅加迎香;人中沟歪斜加水沟;颏唇沟歪斜加承浆;恢复期加足三里。

2. 梅花针疗法

选穴:双侧翳风穴、完骨穴。

操作:患者采取俯卧位,对患侧叩刺部位

常规消毒后,右手握针柄用环指和小指将针柄末端固定于手掌小鱼际处,针柄尾端露出手掌1～1.5cm,再以中指和拇指挟持针柄,示指按于针柄中段用腕力弹刺,针尖与皮肤呈垂直接触,提针要快,一般叩打每分钟70～90次。刺激的强度叩打到局部有潮红、丘疹,但不出血为度。

3. 电针

选穴:额部穴位为一组,颊部穴位为一组。

操作:接电针仪,波型采用断续波,频率为2Hz,将输出强度调至患者的最大耐受量,同时可观察患侧前额及颜面部肌肉节律性收缩,留针30min。

4. 火针

选穴:同常规针刺取穴,每次酌情选用3～5个穴位。

操作:常规消毒后,用止血钳夹持点燃95％酒精棉球,将0.5mm细火针针身烧至"白亮"后,迅速刺入选定部位,点刺而不留针,进针深度为1～2分,隔日1次。

5. 耳针

选穴:选取口、眼、面颊、额、神门。

操作:取一次性揿针常规消毒后,将针尖对准穴位按压黏附扎好,留针不超过24h,每周3次。

6. 艾灸

选穴:同常规针刺取穴。

操作:选穴后施温和灸法,以穴区皮肤潮红为度,不可起疱,每次20min,每天1次。

7. 隔药盐灸法　以20号口眼方为主方进行治疗,根据患者情况酌情合方。

(三)推拿疗法

术者用左手掌部托住患者头枕部,右手拇指一指禅法分别揉按患侧面部所取诸穴各20次,结束后医者右手手掌微屈,用除拇指外其余4指指腹沿眉毛向上到前发际推按20次,再从口角向耳根部推按20次。以上手法均宜轻柔,每次按摩时间为5min。

（四）其他疗法

1. 穴位注射疗法　选双侧翳风、曲池、足三里穴，交替取穴。注射药物以营养神经药物为主。操作：用 1～2ml 一次性无菌注射器，抽取注射液 1ml，穴位常规消毒后，直刺入穴 1.5～2cm，患者有酸胀感，回抽无血液后，慢慢推入药物 0.5ml 左右，以患者有明显酸胀感为度。

2. 穴位埋线疗法　选穴同针刺取穴，采用 7 号一次性埋线针，将 4-0 号可吸收羊肠线剪成长 0.5cm 置于针管前端，选穴后常规消毒，右手持针管快速刺入皮下，深度依所刺穴位而定，待患者针下有胀感时，右手推针芯，左手推针管，当针芯推尽后，快速拔出针管，羊肠线植入穴位内。出针后按压针孔防止出血，用碘伏消毒针眼，创可贴外贴 1 天。

3. 拔罐疗法

（1）闪罐法

选穴：选取瘫痪侧面部的阳白、太阳穴、颊车、颧髎、地仓、翳风处。

操作：周围性面瘫急性期，取其祛风散寒之功，刺激量不宜大，以局部发热微红为度，先取额部，次取面部，再取口角部；难治性周围性面瘫，取其通经活络的作用，应用此法操作时间要长，多次反复，以局部明显潮红为度。轻度刺激可每天 1 次，刺激量较大者隔天 1 次。

（2）走罐法

选穴：在患侧面部，沿面部表情肌的走行部位进行操作，选取承浆—地仓—颊车—下关—太阳、攒竹—阳白—丝竹空—太阳。在颈项部选取双侧的翳风—完骨、风池—大椎—肩井。

操作：走罐前先在局部轻微闪罐 1min 左右，再涂以护肤霜作为介质，罐的吸力宜小，由下而上，由内而外，往返操作，力度要均匀、柔和，至局部皮肤潮红，有温热感为止。

（3）刺络拔罐

选穴：以患侧局部选穴为主，耳后疼痛明显者，可选取耳后压痛点。

操作：先轻微闪罐，局部消毒后，取采血针在局部痛点快速点刺 3～5 下，用 75％ 的酒精棉球先挤压出血 2～3 滴后，选取合适大小的火罐快速拔在刺络部位，以刺络处在罐中央位置为佳，力度以患者耐受为度，罐内血液凝固，不再出血，即可起罐，耳后疼痛消失停止此治疗。急性期每天 1 次，急性期后可隔天 1 次。

七、研究进展

对于面神经炎的中医分期治疗，多种方法的联合应用优于单一方法应用治疗。临床研究发现，中医分期治疗面神经炎的疗效显著。面瘫的分期尚未形成统一标准，分期存在多样性，对面瘫各期的命名及时间划分也存在一定差异，但普遍将面瘫病程多分为三期，根据病程长短的不同分期不同。目前大多采用急性期：发病 7d 以内；恢复期：发病 8d 至 3 个月；后遗症期：发病 3 个月以上的分法。

在中药汤剂以及针灸的运用中，面瘫分期治疗其主要治则可分为：急性期当从"风"论治、恢复期当从"血"论治、后遗症期当从"气"论治等。多项临床研究表明，面瘫急性期在常规针刺治疗基础上给予疏风通络的方剂如牵正散、牵正散合银翘散、牵正散合桂枝汤等，可明显提高临床疗效；而在面瘫恢复期的临证治疗中，临床医家多注重从"血"论治，"养血"与"活血"并行，辅以祛风，令气血通畅，经脉得以濡养，多采用四物汤、桃红四物汤、当归补血汤等方剂化裁，每每获效显著；当面瘫经多种治疗功能恢复不明显，进入后遗症期，有少数由于面神经损伤较重、治疗不当等原因造成面瘫迁延难愈者，临床称之为顽固性面瘫。此时患者气愈虚，血愈瘀，气血运行不畅，致津液停滞，痰瘀互结，缠绵难愈，形成正虚邪实，虚实夹杂之顽疾，治疗当"益气"与"调气"并举，故临床多在原有方剂基础上合用补气健脾或理气通瘀之药。

在其他外治法操作方面，同样存在分期论治的治疗思路。急性期面神经处于炎性水肿阶段，宜浅刺、弱刺激，故目前临床中多主张急性期头面部不使用电针治疗，而对远端取穴，如合谷、太冲等进行电针干预；待患者面神经功能障碍停止加重后，此时病程进入恢复期。此期在头面部的腧穴施予电针治疗，例如阳白、太阳、颧髎、地仓等，以加强针感，带动面部肌肉恢复运动。闪罐和拔罐疗法都是通过负压作用使患侧面部充血，改善血液循环，以达到通经活络的目的；中药外敷是面瘫后遗症期的治疗特色，通常在其他治疗基础上加以马钱子散或牵正散膏药敷贴患部，增强攻邪通络之效。

八、注意事项

1. 重视康复介入时机，通常主张在发病急性期开始介入康复治疗，刺激量宜以轻为主。并注意急性期病情有加重风险，应提前向患者做好宣教。

2. 患者应注意增强体质，注意颜面及耳后部位保暖，避免头部受风，避免冷水洗漱、饮食寒凉等寒冷刺激，以防病情难愈或复发。

3. 眼睑闭合不全者，因角膜长期外露，易发感染，宜减少用眼，在入睡时以干净纱布覆盖，遮挡灰尘。

九、临床康复病例分析

案例 张某，女，49岁，因"突发口角㖞斜4天"于2021年3月10日入院。

病史 患者4天前因受凉后出现右眼闭合不完全，口角左歪，进食时偶有食物残留右侧颊部，右侧颈部及右侧头部不适，无发热、头痛、恶心、呕吐，无视物重影、模糊、旋转，无耳鸣、听力下降，无吞咽困难、饮水呛咳，无四肢乏力、抽搐、意识障碍，遂至门诊就诊，新冠病毒核酸检测阴性，拟"面神经炎"收入院。

起病以来，患者精神、饮食、睡眠可，大小便正常，体重无明显减轻。

查体 神志清，言语清晰，查体合作。高级皮质功能未见明显异常。双侧瞳孔等大等圆，对光反射灵敏，眼球各向运动可，口角向左㖞斜，鼻唇沟变浅，右侧面瘫，肌力减退，右眼睑闭合不全，额纹变浅，右耳乳突无压痛，无耳鸣，未引出病理征。伸舌居中，四肢肌张力正常，四肢肌力Ⅴ级，四肢共济实验稳准，四肢深浅感觉正常。双侧腱反射正常。双侧病理征（－）。颈软，无抵抗。

中医舌脉诊 舌淡红，苔薄白，脉弦紧。

中医诊断 面瘫（风寒袭络证）。

西医诊断 面神经炎。

诊疗经过 入院后予以完善肌电图等辅助检查；予抗炎、营养神经等对症治疗，并制定个体化康复治疗方案。

存在问题 右侧面瘫。右侧额纹减退，右眼闭合不完全，口角左歪，进食时偶有食物残留右侧颊部，鼓腮、吹哨时漏气，右侧鼻唇沟变浅，右侧颈部及右侧头部不适等。

治疗计划

1. 中医康复治疗

（1）针刺治疗：取风池、太阳、阳白、翳风、地仓、颊车、列缺、合谷穴，平补平泻，留针30min，每日1次，10次为1疗程。

（2）隔药盐灸治疗：以20号口眼方为主方。

（3）穴位注射疗法：采用维生素B_{12}注射液注射，取双侧翳风、曲池、足三里穴，每次选1组穴，交替取穴。

2. 物理因子治疗 使用低频脉冲电治疗仪，每次20 min，每天1次，10次为1疗程。

3. 面部表情肌训练 抬眉动作训练、"嘟嘴"动作训练、"露8齿"训练、闭唇鼓腮训练、闭眼训练等面部表情肌训练。

前后评定对比（表29-5）

表 29-5　前后评定对比

项目	初评 (2021-03-11)	复评 (2021-03-22)
House-Brackmann 面神经功能分级标准(H-B 分级)	Ⅲ级	Ⅱ级
面部残疾指数量表(FDI)	74	88

一疗程治疗后患者情况:患者右侧额纹较前恢复,右眼闭合正常,口角稍左歪,进食时无明显食物残留,右侧颊部,鼓腮、吹哨时漏气较前减少,右侧鼻唇沟较前变深,右侧颈部及右侧头部无明显不适等。

(郑雪娜　刘初容　李志刚　唐晓梅)

参 考 文 献

[1] 王兵,杨金洪,陈枫,等.不同中医疗法治疗周围性面瘫的疗效评价[J].中医杂志,2017,58(22):1929-1933.

[2] 刘华.面瘫的传统与现代康复治疗[J].中国实用医药,2016,11(22):259-260.

[3] 叶婷欣,刘农虞.针灸综合疗法治疗周围性面瘫的文献研究[J].中国针灸,2015,35(S1):111-119.

第 **30** 章　心理行为疾病康复

一、概述

心理行为疾病是一组和人的心理与行为有关的疾病，是由于个体的异常心理行为和不良应激所造成的。心理行为疾病对个体直接的影响是社会功能的减弱和丧失，心理上的极度脆弱和畸形发展。临床症状主要以心理症状为主，当疾病发展到一定程度时会出现相应的躯体症状。

WHO调查显示，目前全球每40秒就有一人死于自杀，自杀已成为15－29岁年轻人群的第二大死因。此外，在全球范围内，有超过3亿人正在遭受抑郁障碍的困扰，约4500万人受到双相情感障碍的困扰；约2000万人遭受精神分裂症的困扰。在我国，受到心理行为疾病影响的人群也很广泛，我国大众终身患病率前三名的心理行为疾病分别为焦虑障碍7.6%、心境障碍（抑郁障碍等）7.4%、酒精药物使用障碍（酒精、可卡因或阿片类等药物的成瘾）4.7%。

心理行为疾病对患者的工作、生活等方面均会造成严重的影响，专业有效的治疗可以极大改善患者的预后情况。心理行为疾病的常规治疗方法主要包括药物治疗及康复治疗，药物治疗多用于控制和缓解精神障碍的症状表现，康复治疗主要是以心理治疗为主，改善患者的认知功能、情感功能或行为功能。研究表明，社会功能的恢复可以降低心理行为疾病的复发率。

二、分类及临床表现

根据中国精神障碍分类及诊断标准（Chinese classification of mental disorders version 3, CCMD-3）的分类，心理性疾病应包括：心境障碍（情感性精神障碍），如双相情感障碍、抑郁发作、持续性心境障碍等；应激相关障碍、神经症，如创伤后应激障碍、适应障碍，神经症中有恐怖症、焦虑症、强迫症、躯体形式障碍、神经衰弱等；心理因素相关生理障碍，如进食障碍、非器质性睡眠障碍非器质性性功能障碍等。主要的行为障碍有：①儿童情绪障碍：儿童离别焦虑、儿童恐怖障碍、社交敏感性障碍、选择性缄默症；②多动症；③行为问题及品行障碍；④言语障碍（如口吃、缄默症、语发育迟滞等）；⑤抽动障碍；⑥睡眠障碍；⑦适应障碍；⑧精神发育迟缓；⑨孤独症；⑩饮食与排泄障碍（如神经性厌食、贪食症、异食癖、神经性呕吐、遗尿等）；⑪不良习惯行为（如吸烟行为、嗜酒行为、致胖行为等）；⑫性行为异常（异装癖、异性癖、恋童癖等）；⑬其他行为异常（迷信行为、自杀行为等）。

1. 感知障碍　感觉障碍（包括感觉过敏、感觉迟钝、感觉质变和内在感性不适）、知觉障碍（包括错觉、幻觉和其他知觉障碍）、感知障碍（包括幻觉、视错觉、触觉过敏）。大多心理障碍或心理疾病患者常常出现感觉过敏和内在感性不适。精神发育迟滞患者常常出现感觉迟钝。其他的感知障碍常见于精神病患者。

2. 思维障碍　常见的思维障碍可分为思维过程障碍（包括思维奔逸、思维缓慢、思维阻塞、赘述症）；思维控制障碍（包括思维被夺、思维被插、思维播散等);思维形式障碍(包括思维散漫、思维不连贯、思维破裂);思维内容障碍(包括各种类型的妄想和妄想观念)。在心理行为疾病中躁狂症常出现思维奔逸,抑郁症常出现思维迟缓、思维贫乏和思维中断,强迫症患者常出现强迫性思维和行为。

3. **情感障碍** 情感障碍可分为病理性优势情感(如情感高涨、情感低落、焦虑、恐惧等);情感诱发障碍(如易激惹、病理性激情、情绪不稳定、情感反应淡漠等);情感协调性障碍(如情感倒错、矛盾性情感、情感幼稚等)。

情感障碍是心理行为疾病患者的特征性表现。躁狂症患者常常出现情感高涨,表现为心境特别愉快,对自我能力的评价过高。抑郁症患者以及行为疾病患者在某种行为得不到实施的情况下容易出现情感低落。情感幼稚常见于癔症、痴呆和行为异常的患者,是指情感活动缺乏克制极易流露出来,其表现与年龄极不相符。焦虑反应,也是情感障碍的症状之一,表现为惶惶不安、彻夜不眠等精神紧张性症状。易激惹性是心理行为疾病患者的共同特征,主要表现为情绪容易暴发,如突然沉默、突然暗自流泪,突然暴跳如雷等。

4. **意志障碍** 分意志增强、意志减弱、意志缺乏、犹豫不决和意志倒错。躁狂症、偏执性精神病可以出现意志增强,表现为情绪高涨,意志坚定,可以不惜一切代价,去实现毫无意义的目标。大多心理行为疾病均可出现意志减弱,表现为对周围事物无兴趣,对克服困难和疾病缺乏信心和勇气。此外,易暗示性是意志障碍的表现形式之一,主要是自己的思维和行为常常容易被别人的暗示所支配。在心理行为疾病患者中经常见到。

5. **动作和行为异常** 表现为精神运动兴奋和精神运动抑制,躁狂者和某些行为疾病的患者可出现精神运动兴奋,主要表现形式为思维、情感和行为不协调,容易冲动。抑郁和某些精神病患者可出现精神运动抑制,表现为活动明显减少,终日沉默不语,情绪极其低落,严重者可出现木僵。强迫动作在很多心理行为疾病中均可出现,主要是指明知不必要去想的事情或明知不必要去做的动作,却又难以克服地去反复想或做。焦虑症、抑郁症、强迫症患者均可见,有一些行为疾病患者也可出现强迫性思维或行为。失眠是心理行为疾病患者的共同特征,尤其以心理疾病患者为显著,抑郁症、焦虑症、疑病症等患者常常以失眠为主诉而就诊。

6. **注意力障碍** 常见的有注意力增强、注意力减弱、注意力狭窄、注意力涣散、随境转移等。心理疾病患者多注意力减弱、涣散、狭窄或随境转移。行为疾病的患者对自己拟实施的行为高度关注,甚至可以不顾法律和道德的约束,应属于注意力增强和注意力狭窄的范畴,如恋物癖等。

7. **记忆障碍** 在心理疾病患者中较为常见,可分为遗忘和记忆错误两大类。尤其以抑郁症、焦虑症、神经衰弱的患者更为显著。

8. **躯体症状** 心理疾病患者的躯体症状往往是多系统症状,症状与体征和临床相应检查不相符。较多见的躯体症状有消化系统症状,表现为腹胀、消化不良、食欲下降,有时可能有厌食症的类似表现,严重者可发生消化性溃疡。头痛、嗜睡、腰酸背痛、咽干舌燥、心慌气短的症状也常见,严重时可出现心律失常。四肢发冷、出汗等自主神经失调症状也常见。总之,临床上遇到无法解释的临床症状时要警惕有无心理疾病的可能性。

三、康复评定

(一)心理问题初筛

90项症状清单(symptom checklist-90, SCL-90),又名症状自评量表(self-reporting inventory),是世界上最著名的心理健康测试量表之一,是当前使用最为广泛的精神障碍和心理疾病门诊检查量表。主要用于评定一个人是否有某种心理症状，以及严重程度如何，临床上常用作精神科、咨询门诊的一个筛选量表（表30-1）。该量表共有90个项目，包含有较广泛的精神病症状学内容，从感觉、情感、思维、意识、行为直至生活习惯、人际关系、饮食睡眠等，均有涉及，并采用10个因子分别反映10个方面的心理症状情况。

表 30-1　症状自评量表（SCL-90）

注意：以下表格中列出了有些人可能会有的问题，请仔细地阅读每一条，然后根据最近一周以内下述情况影响你的实际感觉，在5个答案中选择一个，划一个"○"或"√"。

问题	没有	很轻	中等	偏重	严重
1. 头痛	1	2	3	4	5
2. 神经过敏，心中不踏实	1	2	3	4	5
3. 头脑中有不必要的想法或字句盘旋	1	2	3	4	5
4. 头昏或昏倒	1	2	3	4	5
5. 对异性的兴趣减退	1	2	3	4	5
6. 对旁人责备求全	1	2	3	4	5
7. 感到别人能控制您的思想	1	2	3	4	5
8. 责怪别人制造麻烦	1	2	3	4	5
9. 忘性大	1	2	3	4	5
10. 担心自己的衣饰整齐及仪态的端正	1	2	3	4	5
11. 容易烦恼和激动	1	2	3	4	5
12. 胸痛	1	2	3	4	5
13. 害怕空旷的场所或街道	1	2	3	4	5
14. 感到自己的精力下降，活动减慢	1	2	3	4	5
15. 想结束自己的生命	1	2	3	4	5
16. 听到旁人听不到的声音	1	2	3	4	5
17. 发抖	1	2	3	4	5
18. 感到大多数人都不可信任	1	2	3	4	5
19. 胃口不好	1	2	3	4	5
20. 容易哭泣	1	2	3	4	5
21. 同异性相处时感到害羞不自在	1	2	3	4	5
22. 感到受骗、中了圈套或有人想抓住您	1	2	3	4	5
23. 无缘无故地突然感到害怕	1	2	3	4	5
24. 自己不能控制地发脾气	1	2	3	4	5
25. 怕单独出门	1	2	3	4	5
26. 经常责怪自己	1	2	3	4	5
27. 腰痛	1	2	3	4	5
28. 感到难以完成任务	1	2	3	4	5
29. 感到孤独	1	2	3	4	5
30. 感到苦闷	1	2	3	4	5
31. 过分担忧	1	2	3	4	5
32. 对事物不感兴趣	1	2	3	4	5
33. 感到害怕	1	2	3	4	5

（续　表）

问题	没有	很轻	中等	偏重	严重
34. 您的感情容易受到伤害	1	2	3	4	5
35. 旁人能知道您的私下想法	1	2	3	4	5
36. 感到别人不理会您,不同情您	1	2	3	4	5
37. 感到人们对您不友好,不喜欢您	1	2	3	4	5
38. 做事必须做得很慢以保证做得正确	1	2	3	4	5
39. 心跳得很厉害	1	2	3	4	5
40. 恶心或胃部不舒服	1	2	3	4	5
41. 感到比不上他人	1	2	3	4	5
42. 肌肉酸痛	1	2	3	4	5
43. 感到有人在监视您,谈论您	1	2	3	4	5
44. 难以入睡	1	2	3	4	5
45. 做事必须反复检查	1	2	3	4	5
46. 难以做出决定	1	2	3	4	5
47. 怕乘电车、公共汽车、地铁或火车	1	2	3	4	5
48. 呼吸有困难	1	2	3	4	5
49. 一阵阵发冷或发热	1	2	3	4	5
50. 因为感到害怕而避开某些东西,场合或活动	1	2	3	4	5
51. 脑子变空了	1	2	3	4	5
52. 身体发麻或刺痛	1	2	3	4	5
53. 喉咙有梗塞感	1	2	3	4	5
54. 感到前途没有希望	1	2	3	4	5
55. 不能集中注意力	1	2	3	4	5
56. 感到身体的某一部分软弱无力	1	2	3	4	5
57. 感到紧张或容易紧张	1	2	3	4	5
58. 感到手或脚发重	1	2	3	4	5
59. 想到死亡的事	1	2	3	4	5
60. 吃得太多	1	2	3	4	5
61. 当别人看着您或谈论您时感到不自在	1	2	3	4	5
62. 有一些不属于您自己的想法	1	2	3	4	5
63. 有想打人或伤害他人的冲动	1	2	3	4	5
64. 醒得太早	1	2	3	4	5
65. 必须反复洗手、点数目或触摸某些东西	1	2	3	4	5
66. 睡得不稳不深	1	2	3	4	5
67. 有想摔坏或破坏东西的冲动	1	2	3	4	5
68. 有一些别人没有的想法或念头	1	2	3	4	5
69. 感到对别人神经过敏	1	2	3	4	5
70. 在商店或电影院等人多的地方感到不自在	1	2	3	4	5
71. 感到任何事情都很困难	1	2	3	4	5
72. 一阵阵恐惧或惊恐	1	2	3	4	5
73. 感到在公共场合吃东西很不舒服	1	2	3	4	5
74. 经常与人争论	1	2	3	4	5
75. 单独一人时神经很紧张	1	2	3	4	5

（续　表）

问题	没有	很轻	中等	偏重	严重
76. 别人对您的成绩没有做出恰当的评价	1	2	3	4	5
77. 即使和别人在一起也感到孤独	1	2	3	4	5
78. 感到坐立不安、心神不定	1	2	3	4	5
79. 感到自己没有价值	1	2	3	4	5
80. 感到熟悉的东西变得陌生	1	2	3	4	5
81. 大叫或摔东西	1	2	3	4	5
82. 害怕会在公共场合昏倒	1	2	3	4	5
83. 感到别人想占您的便宜	1	2	3	4	5
84. 为一些有关"性"的想法而很苦恼	1	2	3	4	5
85. 您认为应该因为自己的过错而受到惩罚	1	2	3	4	5
86. 感到要赶快把事情做完	1	2	3	4	5
87. 感到自己的身体有严重的问题	1	2	3	4	5
88. 从未感到和其他人很亲近	1	2	3	4	5
89. 感到自己有罪	1	2	3	4	5
90. 感到自己的脑子有毛病	1	2	3	4	5

SCL-90 的统计指标主要为两项，即总分和因子分。

1. 总分项目

（1）总分：90 个项目单项分相加之和，能反映其病情严重程度。

（2）总均分：总分/90，表示从总体情况看，该受检者的自我感觉位于 1～5 级间的哪一个分值程度上。

（3）阳性项目数：单项分≥2 的项目数，表示受检者在多少项目上呈"病状"。

（4）阴性项目数：单项分＝1 的项目数，表示受检者"无症状"的项目有多少。

（5）阳性症状均分：（总分－阴性项目数）/阳性项目数，表示受检者在"有症状"项目中的平均得分。反映受检者自我感觉不佳的项目，其严重程度究竟介于哪个范围。

2. 因子分　因子分共包括 10 个因子，即所有 90 个项目分为 10 大类。每一因子反映受检者某一方面的情况，因而通过因子分可以了解受检者的症状分布特点。

总分超过 160 分，或阳性项目数超过 43 项，或任一因子分超过 2 分，需考虑筛选阳性，需进一步检查。

（二）精神心理学评价

常用的心理学评价量表中评价焦虑抑郁的评价工具有抑郁自评量表（self-rating depression scale，SDS）和焦虑自评量表（self-rating anxiety scale，SAS）、汉密尔顿焦虑量表（HAMA）、汉密尔顿抑郁量表（HAMD）等，具体量表详见第二篇第 16 章。

1. 抑郁自评量表（SDS）　包含 20 个项目，按症状出现的频度分 4 级评分：没有或很少时间、少部分时间、相当多时间、绝大部分或全部时间。评定的时间范围是自评者过去 1 周的实际感觉。得分越高，代表抑郁程度越严重。按照通过常模结果，得分在 53～62 之间为轻度抑郁，63～72 为中度抑郁；大于 72 分提示重度抑郁。

2. 焦虑自评量表（SAS）　SAS 适用于具有焦虑症状的成年人。同时，它与 SDS 一样，具有较广泛的适用性。同样包含 20 个项目，按症状出现的频度采用 4 级评分："1"表示没有或很少时间有，"2"是小部分时间有，"3"是相当多时间有，"4"是绝大部分或全部时间都有。评定结果分析方法同 SDS,按照中国常模结果,SAS 总粗分的正常上限为 40分,标准分为 50 分。轻度焦虑:50～59 分;中度焦虑:60～69 分;重度焦虑:70 分以上。

3. 汉密尔顿抑郁量表(HAMD) 是目前国内外最常采用的由医务人员进行抑郁评定的量表,一次评定需要 15～20min。评定方法是由主试者根据对患者的观察圈出相应分数,总分最高为 76 分。总分小于 7 分为正常;总分在 7～17 分,可能有抑郁症;总分在 17～24 分,肯定有抑郁症;总分大于 24 分,提示严重抑郁症。

4. 汉密尔顿焦虑量表(HAMA) 汉密顿焦虑量表(HAMA)由 Hamilton 于 1959年编制,它是精神科临床中常用的量表之一,包括 14 个项目。HAMA 所有项目采用 0～4 分的 5 级评分法,各级的标准为:(0)为无症状;(1)轻;(2)中等;(3)重;(4)极重。

因子分析:HAMA 分躯体性和精神性两大类因子结构。①躯体性焦虑(somatic anxiety):由肌肉系统、感觉系统、心血管系统症状、呼吸系统症状、胃肠道症状、生殖泌尿系统症状和自主神经系症状等 7 项组成。

②精神性焦虑(psychic anxiety):由焦虑心境、紧张、害怕、失眠、认知功能、抑郁心境以及会谈时行为表现等 7 项组成。通过因子分析,不仅可以具体反映患者的精神病理学特点,也可以反映症状群的治疗结果。超过 29分严重焦虑;超过 21 分明显焦虑;超过 14 分肯定有焦虑;超过 7 分可能有焦虑;7 分以下没有焦虑。

(三)行为异常评价

常用的行为异常评价工具有耶鲁布朗强迫症状量表(Yale-Brown obsessive compulsive scale,Y-BOCS)和儿童多动症行为量表等。

1. 耶鲁布朗强迫症状量表(Y-BOCS) 耶鲁布朗强迫症状量表(Y-BOCS)是美国 Goodman 等根据 DSM-Ⅲ-R 诊断标准而制定的专门测定强迫症状严重程度的量表,是临床上使用的评定强迫症的主要量表之一(表 30-2)。整个量表共 10 个条目,用于反映测试者的强迫思维和强迫行为。下面请根据您最近一周的情绪进行选择。本评定量表设计用来评定强迫性障碍患者的症状严重程度和类型,也是根据患者近 1 周情况进行评分。

表 30-2 耶鲁布朗强迫症状量表(Y-BOCS)

评定题目
一、强迫思维占据时间:你有多少时间被强迫思维所占据?是否经常出现?(不包括非强迫性的、与自我相协调的、过分而合理的反复思考,或沉湎于这种想法。)
1. 无。
2. 轻度:偶尔出现(一天内少于 1h)
3. 中度:经常出现(一天内 1～3h)
4. 重度:频繁出现(一天内 3～8h)
5. 极重度:近乎持续出现(一天内超过 8h)
二、社交或工作能力受强迫思维影响的程度:强迫思维使你在社交或工作中受到多少干扰?有没有因此而使你不能完成某件事情?(如果患者现在没有工作,那么假设患者在工作,以评定其受干扰强度。)
1. 无
2. 轻度:轻度影响社交或工作,但整体活动未受影响。
3. 中度:肯定影响社交或工作,但还可加以控制。
4. 重度:社交或工作受到相应程度的损害。
5. 极重度:丧失社交或工作能力。

（续 表）

三、强迫思维所致痛苦烦恼程度:你感受到多少痛苦烦恼?(对于大多数患者而言,这种痛苦也就等于焦虑,但也有例外。如,患者会诉说感"烦恼不安",但否认有"焦虑"。在此只评定由强迫思维所致焦虑,而非广泛性焦虑或与其他症状有关的焦虑。)

    1. 无。

    2. 轻度:较少有痛苦烦恼,且程度较轻。

    3. 中度:经常有痛苦烦恼,但还能控制。

    4. 重度:感明显痛苦烦恼,且次数很多。

    5. 极重度:近乎持续感烦恼,以至什么事情都不能做。

四、对强迫思维的抵制:你做过多少努力来摆脱强迫思维?一旦强迫思维出现,你多少次试图转移注意力或不理会它?(在此对试图摆脱强迫思维所做的努力作评定,而不论事实上成功与否。)

    1. 一直努力去克服强迫思维,或者症状轻微而无需主动去抵制。

    2. 大部分时间里试图去克服。

    3. 做过一些努力试图去克服。

    4. 服从于所有强迫思维而没有克服的企图,但有些勉强。

    5. 完全并且乐意服从于所有的强迫思维。

五、控制强迫思维的程度:你能控制住多少强迫思维?你成功地阻止或转移了多少强迫思维?

    1. 完全能控制。

    2. 基本能控制:能通过做些努力和集中思想来阻止或转移强迫思维。

    3. 能控制一些:有时能阻止或转移强迫思维。

    4. 很少能控制:很少能成功地阻止强迫思维的进行。很难因转移注意力而摆脱强迫思维。

    5. 完全不能控制:完全无意地在体验强迫思维,很少能甚至仅是瞬间地摆脱强迫思维。

六、你在强迫行为上用了多少时间:你有多少时间用于强迫行为上?是否经常出现?(如果强迫行为主要表现为有关日常生活的仪式动作,则作以下提问)你在日常活动中出现仪式动作时,完成这项活动所用时间比正常人增加多少?(大多数患者的强迫动作是强迫性行为表现,如反复洗手,但也有些患者的强迫行为不容易被人察觉,如默默地反复核对。)

    1. 无。

    2. 轻度(每天少于 1h),或偶尔出现。

    3. 中度(每天 1～3h),或频繁出现(一天>8 次,但多数时间里没有)。

    4. 重度(每天 3～8h),或出现非常频繁(一天>8 次,且多数时间里都有)。

    5. 极重度(每天多于 8h),或几乎持续性出现(出现次数太多而无法统计,并且几乎每个小时都出现数次。)

七、受强迫行为干扰的程度:强迫行为使你在社交或在工作中受到多少干扰?有没有因此使你不能做某些事情?(如果目前没有工作,则假定患者在工作来评定其受干扰程度。)

    1. 无。

    2. 轻度:轻度干扰社交或工作。但整体活动未受影响。

    3. 中度:明显干扰社交或工作,但还能控制。

    4. 重度:导致社交或工作相当程度受损。

    5. 极重度:丧失社交或工作能力。

八、强迫行为所致痛苦烦恼程度:如果阻止你正在进行中的强迫行为,你会有什么感觉?(过一会儿再问以下问题)你会变得怎样焦虑?(在此指突然终止患者的强迫行为而不予保证会允许再做时,评定患者所体验到的痛苦烦恼程度。对大多数患者而言,执行强迫行为时会减少焦虑,所以在做以上评定时,若检查者确定患者的焦虑确实在阻止执行强迫行为后反而减少了,那么再问:)在进行强迫行为、直至完成并感到满意为止的这个时期内,你感受到多少不安?

（续　表）

1. 无。

2. 轻度:阻止强迫行为后仅有轻度焦虑,或进行强迫行为时只有轻度焦虑。

3. 中度:在强迫行为受阻时,焦虑有所增加,但仍可忍受,或在执行强迫行为时,焦虑有所增加而仍可忍受。

4. 重度:在执行强迫行为时,或被阻止执行时,出现显著持久的焦虑,且越来越感不安。

5. 极重度:对指在改变强迫行为的任何干预,或在执行强迫行为时焦虑体验难以忍受。

九、对强迫行为产生的抵制程度:你做了多少努力以摆脱强迫行为?(只评所作的努力,而不论事实上成功与否。)

1. 总在努力试图摆脱强迫行为,或症状轻微而无需摆脱。

2. 大多数时间在试图摆脱。

3. 做过一些努力欲摆脱。

4. 执行所有的强迫行为,没有想控制它们的企图,但做时有些勉强。

5. 完全并心甘情愿地执行所有的强迫行为。

十、控制强迫行为的程度:你想执行强迫行为的内心驱动力有多强?(过一会儿再问以下问题)你能控制住多少强迫行为?

1. 完全控制。

2. 基本能控制:感到有压力要去执行强迫行为,但往往能自主地控制住。

3. 部分能控制:感到强烈的压力必须去执行强迫行为,不努力的话便控制不住。

4. 很少能控制:有很强烈的欲望去执行强迫行为,费尽心力也只能延迟片刻。

5. 不能控制:完全不由自主地有欲望去执行强迫行为,即使作片刻的延迟也几乎不能。

总分说明:总分 0~7 分,正常;总分 8~15 分,轻微强迫症;总分 16~23 分,中度强迫症;总分 24~31 分,严重强迫症;总分 32~40 分,极严重强迫症。

2. 儿童多动症行为量表(表 30-3)

表 30-3　儿童多动症行为量表

下列十六项儿童行为,请详细阅读后,根据您的孩子的情况在题目右边的对应程度内打钩"√",请不要漏掉任何一题。

项目(症状或行为)	程度请打"√"			
	无	稍有	较多	很多
1. 坐立不安,活动过多	0	1	2	3
2. 上课时随便讲话或叫喊	0	1	2	3
3. 上课时小动作多	0	1	2	3
4. 注意力不集中,容易分心	0	1	2	3
5. 兴奋激动,容易冲动,与人争吵	0	1	2	3
6. 经常惹人或干扰他人活动	0	1	2	3
7. 作业不认真,不能集中思想,边做边玩	0	1	2	3
8. 做事不能有始有终	0	1	2	3
9. 情绪改变快	0	1	2	3
10. 集体活动时好占上风,争先恐后,不守纪律	0	1	2	3
11. 学习成绩差或时好时坏	0	1	2	3
12. 不爱惜东西,经常弄坏学习用品	0	1	2	3

（续　表）

项目（症状或行为）	程度请打"√"			
	无	稍有	较多	很多
13. 说谎，骂人或打架	0	1	2	3
14. 随便拿父母的钱，或在外有偷窃行为	0	1	2	3
15. 逃学或旷课	0	1	2	3
16. 要求必须立即满足	0	1	2	3
小计分数				
总分				

总分说明：总分 5～15 分：有较轻的多动倾向；总分 15～30 分：有明显的多动倾向；总分＞30 分：有严重的多动倾向。

（四）其他评价量表

睡眠评估　很多抑郁症、焦虑症患者常伴有睡眠问题，针对睡眠评估，应用较多的量表是匹兹堡睡眠质量指数量表（Pittsburgh sleep quality index，PSQI）。用于评定患者近 1 个月的睡眠质量，由 18 个条目组成 7 个因子（睡眠质量、入睡时间、睡眠时间、睡眠频率、睡眠障碍、睡眠药物和日间功能），每个因子按 0～3 等级计分，累积得分为 PSQI 总分（0～21 分），得分越高，表示睡眠质量越差。

四、康复流程（图 30-1）

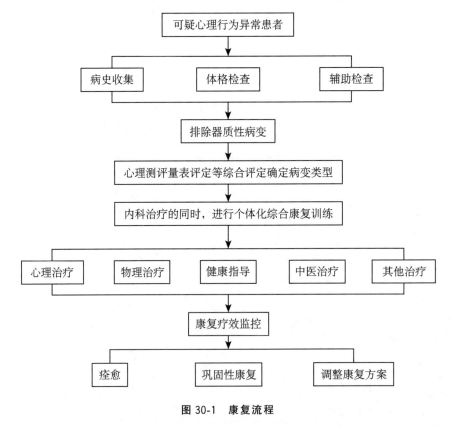

图 30-1　康复流程

五、现代康复

(一)心理治疗

心理行为疾病治疗的方法有多种,主要包括支持性心理治疗、认知行为治疗、行为治疗、精神动力学心理治疗、中医心理治疗等。

1. 支持性心理治疗 支持性心理治疗,也称一般性心理治疗,是所有特殊心理治疗理论和方法的基础。支持性心理治疗主要集中在对患者进行劝解、疏导、安慰、解释、鼓励、保证和具体的行为指导上,不会深入了解、分析患者的内在动机、潜意识、过去的经历等隐私,不会引起患者的防御或反感。

2. 认知行为治疗 认知行为疗法中指出认知过程是情绪与行为的决定因素,强调情绪和行为的产生依赖于个体对环境情况的评价,而这种评价又直接来源于个体的认知观念。认知疗法就是通过改变患者的认知过程、改变其观念来纠正患者的不良情绪和不良行为。治疗时,着眼于患者的错误认知,而不仅仅针对其异常的情绪和行为。教导患者用正面的想法取代引起焦虑的想法。主要包括认知改造、暴露疗法。

(1)认知改造:认知改造是指出患者对身体症状及焦虑、恐惧情绪之间关系的错误诠释,以一定的行为实验的结果,使患者领悟问题的实质,从而改变认知,打破恶性循环,建立良性循环。

(2)暴露疗法:暴露疗法,分为"内感"暴露疗法和"处境"暴露疗法。"内感"暴露疗法,即通过想象,充分表现自己的焦虑、恐惧情绪;"处境"暴露疗法,即真实地面对所恐惧的人或物,进行"情感加工",通过暴露,让患者领悟到实际的情况与他们的错误认识相反。

3. 精神动力学心理治疗 目前推荐用于治疗广泛性焦虑障碍的精神动力学心理治疗主要是短程疗法。这类疗法的共同特点就是疗程短,一般每周1次,共10~20次,少数

患者可达40次,在治疗结束前一般安排2~3个月的随访,期间逐步拉长会谈见面的间歇期。治疗师的主要任务是通过专业化的技术帮助患者认识其广泛性焦虑障碍的潜意识内容,从而使患者能够自我控制感情症状和异常行为,同时能更好地处理一些应激性境遇。

4. 行为治疗 行为疗法(behaviour therapy)是基于实验心理学的研究成果,能帮助患者消除或建立某种行为,从而达到治疗目的。其理论基础有行为主义理论中的学习学说、巴甫洛夫的经典条件反射学说及斯金纳的操作条件反射学说。

(1)行为主义理论:认为人的心理病态和各种躯体症状都是一种适应不良的或异常的行为,是在以往的生活经历中,通过"学习"过程而固定下来的,同样可以通过"学习"来消除或纠正。常用的治疗技术有系统脱敏疗法、冲击疗法、预防法、厌恶疗法、阳性疗法、消极疗法、自我控制法、模仿法、认知行为疗法等。

(2)操作性条件技术:根据斯金纳的操作条件反射学说,采用奖励-强化法和处罚-消除法,可广泛用以纠正残疾儿童的不良行为,矫正脑损伤及其他残疾人的偏属行为和不适应行为。行为问题,尤其是脑创伤或其他脑部疾病后的行为问题是相当常见的,可分为不适当的行为过多和适当的行为过少。①不适当的行为过多:包括冲动性、自我中心主义、进攻言语或进攻行为、脾气暴躁、不适当的性行为等。②适当的行为过少:表现为淡漠、缺乏动力,在督促和哄骗下才能完成日常生活活动。这些患者常常轻易的、错误的被认为是懒惰、无动力。行为问题的治疗方法如下。

1)强化良好行为:最常用的是阳性强化。①阳性强化刺激在某些行为发生后给予,能增加这种行为被重复的可能性。这种刺激可以是直接的、实际的物质,如患者喜爱的食物

或饮料;也可以是精神鼓励,如表扬,或奖励患者认为有价值的纪念品、钱币,并且应该在良性行为后立即以明确而肯定的方式给予,这一点十分关键。②运用其他相关技术,加强对良性行为的刺激。例如,对早晨不愿穿衣的患者,最初在患者注视他的衣服时给予奖励,以后可能是患者去触摸衣服或将衣服放置在床上适当的位置时给予奖励,这样逐渐经过一段时间,对患者的每一点进步都予以肯定。③对较大的进步再给予奖励。例如,患者穿上上衣的整个动作全部完成后再给予奖励。有时开始需要提示,一段时间之后应逐渐减少提示。有时治疗师对良性行为的模仿也是很必要的。

2)抑制不良行为:惩罚可以作为阴性强化刺激达到目的。①暂停技术:不良行为一出现马上取消阳性强化,这是众所周知的方法,已被广泛应用。如果表扬是作为阳性强化刺激给予的,那么在出现不良行为后的一定时期内就不给予表扬。"当场暂停",要求治疗师或家属不要注意不良行为,可以继续与患者谈话以促使其忘记这种行为或者离开患者。"情景暂停",要求将出现不良行为的患者从现场转入另一房间或单独的房间,并持续特定的时间。②反应代币:是指在代币情况下,对患者的良性行为给予代币,而对患者的不良行为撤销代币。③厌恶刺激:是指在患者出现不良行为后立即给予不愉快的味道、气味、甚至是电休克,这种治疗似乎有用,但道德、伦理方面的谴责是明显的。④差异强化:即患者出现一些恰当的但并非我们要求的行为时也给予适当的表扬。

5. **社会技能训练**　社会技能一般是指一个人有效地应付日常生活中的需求和挑战的能力。它使一个人保持良好的精神状态,在其所处的社会文化环境中、在与其他人的交往中表现出适当的和健康的行为;思维技能;人际交往技能及自我定向技能;控制情感及行为技能。社会技能训练用于矫正各种行为问题,增进社会适应能力,以训练对象的需求和问题为中心,强调主动性、积极性、参与性和操作性相结合,强调各种心理技能的实用性,强调训练对象对社会技能的掌握程度。

6. **生物反馈疗法**　生物反馈疗法,是通过现代生理科学仪器,训练患者学习利用反馈信息调整自身的心理、生理活动、使疾病得到治疗和康复。一般情况下,人不能随意控制自己的内脏活动,利用生物反馈治疗仪采集不被患者感知的生理信息(如内脏活动和各种电生理活动),经仪器处理和放大后,输出可为患者感知的视听信号,使患者了解自身的生理活动变化,并逐渐学会有意识地在一定程度上调整和控制,达到治疗康复的目的。

生物反馈治疗常用的治疗仪器有肌电、皮温、皮电、脑电、脉搏及血压等生物反馈仪。适用于焦虑症、恐怖症、紧张性头痛、癫痫和慢性精神分裂症等。

(二)其他疗法

根据病情可选择脑波治疗仪、经颅磁刺激生理治疗仪等治疗仪器进行治疗,也可根据实际条件,选择香疗、水疗等方法。

(三)健康指导

1. **生活起居**　对于存在广泛性焦虑障碍患者的家庭,家属应将其安置在安静舒适的房间,避免干扰。周围的设施要简单安全,最好能有专人看护,密切观察躯体情况的变化,必要时需记录,并及时与医生沟通。积极鼓励患者进行体育运动,培养兴趣爱好,可练习传统的气功导引等,如太极拳、太极剑、八段锦等,以达到调息健身,静心宁神的目的。

2. **饮食调护**　避免油炸食物、高脂食物、高糖食物、膨化食品、辣椒、碳酸饮料(如可乐)等易刺激身体的食品。饮食宜清淡,需选择以富含 B 族维生素、维生素 C、叶酸的蔬菜水果为主,避免油腻食物。对于躯体症状明显的患者,需以易消化的食物为主,加强营养,保护肠胃功能。

3. 情志调摄　家属需要理解患者的行为是一系列的疾病症状，并给予患者安慰与支持，加强交流，放松患者情绪。与患者建立良好的医患关系，了解患者的心理问题及相关原因，通过解释和提问的方式，也使患者了解有关的认知理论，如焦虑的实质，躯体症状发生发展的原因，使患者明白心理治疗的机制，增加患者治愈的希望和信心。并做好郁病的二级预防，在规范进行药物治疗同时，做好自我心理的放松，调整自己的生活方式、生活态度及对生活的期望值，缓解及减少外界刺激因素的干扰。

六、中医康复

中医并无"心理行为异常"这一病名，中医上情志异常的疾病，如郁病、癫狂、脏躁、百合病等。这类疾病多为情志所伤而致病，临床表现为精神、情志失常。下面重点介绍郁病和癫狂。

郁病是以性情抑郁，多愁善感，易怒欲哭，心疑恐惧及失眠，胸胁胀闷或痛，咽中如有异物梗塞等表现为特征的一类疾病。由于七情所伤，或素体虚弱致肝失疏泄，脾失运化，心失所养，五脏气机失和，渐致脏腑气血阴阳失调而形成的。

癫狂是精神失常的病证，是癫证和狂证的总称。根据临床表现癫与狂有所区别，沉默静呆，表情淡漠，语无伦次者为癫证，属阴证；狂躁不安，甚则打人毁物者为狂证，属阳证。二者在病因和病机方面有相似之处，又可以相互转化，故临床上常以癫狂并称。

癫、狂皆由七情内伤所致。癫证多由所愿不遂，思虑太过，脾虚肝郁，脾虚则痰浊内生，肝郁则气机失调，气滞痰结，蒙蔽心窍，神明失常；思虑过度，暗耗心血，心虚神耗，或脾虚而化源不足，心神失养等所致。情志所伤，肝失条达，气郁化火，灼津成痰，痰热互结，或胃火亢盛，挟痰上扰，均可扰动心神，而发狂证。总之，癫狂的病理因素不离乎痰，癫因痰气，狂因痰火。

（一）中药辨证论治

1. 郁证

（1）肝气郁结证

证候：精神抑郁，情绪不宁，胸部满闷，胁肋胀痛，痛无定处，脘闷嗳气，不思饮食，大便不调，苔薄腻，脉弦。

治法：疏肝解郁，理气畅中。

方药：柴胡疏肝散加减。陈皮、柴胡、川芎、香附、枳壳、芍药、甘草等。

加减：肝气犯胃，胃失和降，而见嗳气频作，脘闷不舒者，可加旋覆花、代赭石、法半夏和胃降逆；兼有食滞腹胀者，可加神曲、麦芽、山楂、鸡内金消食化滞；肝气乘脾而见腹胀、腹痛、腹泻者，可加苍术、厚朴、茯苓、乌药健脾化湿，理气止痛；兼有血瘀而见胸胁刺痛，舌质有瘀点瘀斑，可加当归、丹参、郁金、红花活血化瘀。

（2）气郁化火证

证候：性情急躁易怒，胸胁胀满，口苦而干，或头痛，目赤，耳鸣，或嘈杂吞酸，大便秘结，舌质红，苔黄，脉弦数。

治法：疏肝解郁，清泻肝火。

方药：丹栀逍遥散加减。本方由逍遥散加丹皮、栀子而成。

加减：热势较甚，口苦，大便秘结者，可加龙胆草、大黄泻热通腑；肝火犯胃而见胁肋疼痛，口苦，嘈杂吞酸，嗳气，呕吐者，可加黄连、吴茱萸（即左金丸）清肝泻火，降逆止呕；肝火上炎而见头痛，目赤，耳鸣者，加菊花、钩藤、刺蒺藜清热平肝；热盛伤阴，而见舌红少苔，脉细数者，可去原方中当归、白术、生姜之温燥，酌加生地黄、麦冬、山药滋阴健脾，或改用滋水清肝饮养阴清火。

（3）痰气郁结证

证候：精神抑郁，胸部闷塞，胁肋胀满，咽中如有物梗塞，吞之不下，咯之不出，苔白腻，脉弦滑。本证亦即《金匮要略·妇人杂病脉证并治》所说"妇人咽中如有炙脔，半夏厚朴

气，狂因痰火。

汤主之"之症。《医宗金鉴·诸气治法》将本证称为"梅核气"。

治法:行气开郁,化痰散结。

方药:半夏厚朴汤加减。半夏、厚朴、茯苓、生姜、苏叶。

加减:湿郁气滞而兼胸脘痞闷,嗳气,苔腻者,加香附、佛手片、苍术理气除湿;痰郁化热而见烦躁,舌红苔黄者,加竹茹、瓜蒌、黄芩、黄连清化痰热;病久入络而有瘀血征象,胸胁刺痛,舌质紫暗或有瘀点瘀斑,脉涩者,加郁金、丹参、降香、姜黄活血化瘀。

(4)心神失养证

证候:精神恍惚,心神不宁,多疑易惊,悲忧善哭,喜怒无常,或时时欠伸,或手舞足蹈,骂詈喊叫等,舌质淡,脉弦。此种证候多见于女性,常因精神刺激而诱发。临床表现多种多样,但同一患者每次发作多为同样几种症状的重复。《金匮要略·妇人杂病脉证并治》将此种证候称为"脏躁"。

治法:甘润缓急,养心安神。

方药:甘麦大枣汤加减。以甘草、小麦、大枣为主。

加减:血虚生风而见手足蠕动或抽搐者,加当归、生地黄、珍珠母、钩藤养血息风;躁扰失眠者,加酸枣仁、柏子仁、茯神、制首乌等养心安神;表现喘促气逆者,可合五磨饮子开郁散结,理气降逆。

(5)心脾两虚证

证候:多思善疑,头晕神疲,心悸胆怯,失眠健忘,纳差,面色不华,舌质淡,苔薄白,脉细。

治法:健脾养心,补益气血。

方药:归脾汤加减。白术、人参、黄芪、当归、甘草、茯苓、远志、酸枣仁、木香、龙眼肉、生姜、大枣。

加减:心胸郁闷,情志不舒者,加郁金、佛手片理气开郁;头痛,加川芎、白蒺藜活血祛风而止痛。

(6)心肾阴虚证

证候:情绪不宁,心悸,健忘,失眠,多梦,五心烦热,盗汗,口咽干燥,舌红少津,脉细数。

治法:滋养心肾。

方药:天王补心丹合六味地黄丸加减。前方滋阴降火,养心安神,后方滋补肾阴。人参、玄参、丹参、茯苓、桔梗、远志、当归、熟地黄、五味、麦冬、柏子仁、酸枣仁、生地黄、山药、泽泻、萸肉。

加减:心肾不交而见心烦失眠,多梦遗精者,可合交泰丸(黄连、肉桂)交通心肾;遗精较频者,可加芡实、莲须、金樱子补肾固涩。

2. 癫证

(1)痰气郁结证

证候:精神抑郁,表情淡漠,沉默痴呆,时时太息,言语无序,或喃喃自语,多疑多虑,喜怒无常,秽洁不分,不思饮食,舌红苔腻而白,脉弦滑。

治法:理气解郁,化痰醒神。

方药:逍遥散合顺气导痰汤加减。前方以疏肝气、解郁结为主;后方涤痰开窍见长。当归、茯苓、芍药、白术、柴胡、橘红、半夏、胆星、木香、香附、枳实、甘草。

加减:痰伏较甚者予控涎丹,临卧姜汤送下,小量服用,去痰饮而不伤正;若神思迷惘,表情呆钝,言语错乱,目瞪不瞬,舌苔白腻,为痰迷心窍,宜理气豁痰,散结开窍,先以苏合香丸芳香开窍,继以四七汤加胆星、郁金、石菖蒲之类,以行气化痰;病久痰气郁结,面黯舌紫,脉沉涩,酌加桃仁、红花、赤芍、泽兰等活血化瘀;若不寐易惊,烦躁不安,舌红苔黄,脉滑数者,为痰郁化热,痰热交蒸,干扰心神所致,宜清热化痰,可用温胆汤加黄连合白金丸加减。若神昏志乱,动手毁物,为火盛欲狂之证,当以狂病论治。

(2)心脾两虚证

证候:神思恍惚,魂梦颠倒,心悸易惊,善悲欲哭,肢体困乏,饮食锐减,言语无序,舌淡,苔薄白,脉沉细无力。

治法:健脾益气,养心安神。

方药:养心汤合越鞠丸加减。黄芪、茯苓、茯神、半夏、当归、川芎、远志、柏子仁、酸枣仁、五味子、人参、香附、川芎、苍术、神曲、栀子、甘草。

加减:心气耗伤,营血内亏,悲伤欲哭,加淮小麦、大枣清心润燥安神;气阴两虚加太子参、麦冬;神气恍惚,心悸易惊,加龙齿、磁石重镇安神;病久脾肾阳虚,反应及动作迟钝,嗜卧,四肢欠温,面色苍白,舌淡,脉沉细,酌加肉桂、附子、巴戟天、仙茅、仙灵脾等温补肾阳。

3. 狂证

(1)痰火扰神证

证候:起病先有性情急躁,头痛失眠,两目怒视,面红目赤,突发狂乱无知,骂詈号叫,不避亲疏,逾垣上屋,或毁物伤人,气力愈常,不食不眠,舌质红绛,苔多黄腻或黄燥而垢,脉弦大滑数。

治法:清心泻火,涤痰醒神。

方药:生铁落饮加减。天冬、麦冬、贝母、胆星、橘红、远志、石菖蒲、连翘、茯苓、茯神、元参、钩藤、丹参等。用生铁落煎熬三小时,取此水煎药服。本方清心泻火,涤痰醒神,适用于痰热上扰,窍蒙神昏之证。

加减:痰火壅盛而舌苔黄垢腻者,同时用礞石滚痰丸逐痰泻火,再用安宫牛黄丸清心开窍;若阳明腑热,大便燥结,舌苔黄燥,脉实大者,可暂用小承气汤,以荡涤秽浊,清泄胃肠实火;烦热渴饮加生石膏、知母、天花粉、生地黄清热生津;久病面色晦滞,狂躁不安,舌质青紫有瘀斑,脉沉弦者,此为瘀热阻窍,可酌加丹皮、赤芍、大黄、桃仁、水蛭;若神志较清,痰热未尽,心烦不寐者,可用温胆汤合朱砂安神丸主之,以化痰安神。

(2)痰热瘀结证

证候:癫狂日久不愈,面色晦滞而秽,情绪躁扰不安,多言不序,恼怒不休,甚至登高而歌,弃衣而走,妄见妄闻,妄思离奇,头痛,

心悸而烦,舌质紫暗,有瘀斑,少苔或薄黄苔干,脉弦细或细涩。

治法:豁痰化瘀,调畅气血。

方药:癫狂梦醒汤加减。本方重在调畅气血,豁痰化瘀。桃仁、柴胡、香附、木通、赤芍、半夏、青皮、陈皮、桑皮、苏子、甘草。

加减:蕴热者,加黄连、黄芩以清之;有蓄血内结者,加服大黄䗪虫丸,以祛瘀生新,攻逐蓄血;不饥不食者,加白金丸,以化顽痰,祛恶血。

(3)火盛阴伤证

证候:癫狂久延,时作时止,势已较缓,妄言妄为,呼之已能自制,但有疲惫之象,寐不安寐,烦惋焦躁,形瘦,面红而秽,口干便难,舌尖红无苔,有剥裂,脉细数。

治法:育阴潜阳,交通心肾。

方药:二阴煎合琥珀养心丹加减。前方重在滋阴降火,安神宁心;后方偏于滋养肾阴,镇惊安神。熟地黄、当归、枣仁、酒芍、琥珀、龙齿、远志、石菖蒲、茯神、人参、酸枣仁、黄连、柏子仁、朱砂、牛黄、甘草。

加减:痰火未平,舌苔黄腻,质红,加胆南星、天竺黄;心火亢盛者,加朱砂安神丸;睡不安稳者,加孔圣枕中丹。

(二)针灸治疗

1. 毫针针刺

(1)郁证

治法:调神理气,疏肝解郁。以督脉及手足厥阴、手少阴经穴为主。

主穴:水沟、百会、内关、神门、太冲。

配穴:肝气郁结加膻中、期门;气郁化火加行间、侠溪;痰气郁结加丰隆、廉泉;心神惑乱加通里、心俞;心脾两虚加心俞、脾俞;肝肾亏虚加肝俞、肾俞;咽部异物梗塞感明显者加天突、照海;癔症性失明者加四白、光明;癔症性失听者加听宫、耳门;癔症性失语者加廉泉、通里;癔症性瘫痪者,上肢加曲池、合谷,下肢加阳陵泉、隐白;癔症性意识障碍者加中冲、涌泉。

操作:水沟用雀啄泻法,神门用平补平泻法,百会、内关、太冲用泻法。配穴按虚补实泻法操作。其中,天突穴要注意针刺角度及方向,先直刺 0.2～0.3 寸,然后针尖向下,紧靠胸骨柄后方刺入 1～1.5 寸。此穴必须严格掌握针刺的角度和深度,以防刺伤肺尖及锁骨下动脉、静脉。

(2)癫证

治法:理气化痰,清心安神。以手足厥阴经、督脉穴为主。

主穴:印堂、膻中、神门、丰隆、太冲。

配穴:肝郁气滞加行间、肝俞;痰气郁结加中脘、阴陵泉;心脾两虚加心俞、脾俞;哭笑无常加间使、百会;纳呆加足三里、中脘。

操作:主穴用毫针泻法。配穴按虚补实泻法操作。

(3)狂证

治法:清心泻火,开窍定志。以手厥阴经、督脉及手少阴经穴为主。

主穴:水沟、大陵、劳宫、中冲、丰隆。

配穴:痰火扰神加内庭、曲池;火盛伤阴加行间、三阴交;气血瘀滞加膻中、血海。

操作:主穴用毫针泻法,水沟操作同上,中冲点刺出血。配穴中太溪、三阴交用补法,余穴用泻法。

2. 电针　百会与印堂,神庭与四神聪组成两组处方,交替使用。在针刺的穴位上接电针治疗仪,输出波型为连续波,每分钟 80～100 次,每次通电 20～30min,强度和时间以患者能耐受为宜。

3. 耳针　根据患者具体病情,选取心、肝、脾、肾、肾上腺、内分泌、交感、神门等穴。治疗前先用耳穴探测棒在耳穴上寻找阳性点,用 75% 乙醇消毒耳郭后,将王不留行籽的胶布固定压于相应耳穴,给予施力加压,使患者有酸麻胀痛或发热感,并嘱患者定时按压,每日 2～3 次,一次 3～5min。

4. 三棱针法　选孙真人十三鬼穴,每次用 3～5 个穴位,三棱针点刺出血 1～3 滴,隔

日 1 次。

5. 隔药盐灸法　郁证、癫证可选 1 号方醒脑开窍方,狂证可选 2 号方镇静安神方,兼失眠者常合用 9 号失眠方,余酌情合方。

6. 艾灸疗法　选取关元、气海、足三里、命门、膻中、中脘、神阙等穴位,用艾条点燃靠近穴位,以温热为度,也可根据具体证候病情选择回旋灸、雀啄灸、温和灸等不同灸法,每次灸 15～20min。此法多适用于辨证属虚证患者。

(三)推拿

以头部按摩法为主,但皆以达到使患者情绪放松、稳定,减轻或消除心理上对疾病的不良反应为目的。头部按摩法:操作时,让患者仰卧,先用一指禅推法或揉法,从印堂开始上至神庭,往返 5～6 次,再由印堂沿两侧眉弓至太阳往返 5～6 次,然后用一指禅推法沿眼眶周围推按,往返 3～4 次,再由印堂向下至鼻两侧经迎香沿颧骨,再至双耳前往返 3～4 次。以印堂、神庭、睛明、攒竹、太阳为重点。嘱患者闭目,用双手拇指轻轻拂抹双眼睑数次,在头顶部用五指拿法。

(四)其他疗法

1. 穴位注射　可选用丹参注射液、当归注射液、维生素 B_{12} 等注射内关、足三里、三阴交等穴位,辨证取穴。患者取正坐位,每次取 2～4 穴,皮肤常规消毒,取 5ml 注射器抽取注射液 2ml 左右,在穴位上斜刺 10～15mm,缓慢提插至有针感,抽吸针筒无回血后,注入药液 1～2ml。

2. 穴位贴敷　用酸枣仁、琥珀等,共研为细末。夜晚睡前,用温开水调敷,贴于双侧神门、神阙、安眠、三阴交、涌泉等穴,每次选择双侧 2～4 个穴位,留置 4～8h 后揭下。

3. 放血疗法　取耳尖穴,用 75% 乙醇消毒耳郭后用三棱针在耳尖穴位处点刺放血,每周 2～3 次,此法多用于辨证属实证患者。

4. 中药足浴

实证方:夏枯草、栀子、磁石、代赭石水煎

泡足,具有清热安神的功效。

虚证方:附子、丹参、吴茱萸、鸡血藤水煎泡足,具有温阳安神的功效。

操作方法:加水煎煮,滤除中药渣,待温度适中,将双足浸泡药液中 20～30min,每日或隔日 1 次,视患者耐受程度决定。

5. 拔罐　自项至腰部足太阳经背部侧线,用火罐自上而下走罐及闪罐,以背部潮红为度,最后在足太阳经背部侧线留罐 10～15min,隔日一次。适用于偏实证患者。如患者皮肤过于敏感不能耐受,为预防皮损及感染,可多日一次,视情况决定。

6. 中医五行音乐疗法　五行音乐,是借助中医养生理论,帮助人体达到"阴平阳秘,精神乃治"的平衡状态,该方法可作为此前多种治疗方法的辅助方法进行。听音乐的时间不宜太长,一般在 30～60min 以内,音量不宜过大,应在 45～70dB,每日 1 次。可选择睡前聆听,辅助改善睡眠质量,提高疗效。

七、研究进展

心理行为疾病中抑郁症及焦虑症最为常见,不仅可独立发病,也常伴随其他重大疾病。抑郁障碍属于心境障碍一类,其病因不明。临床调查发现,抑郁障碍的发生是心理、社会环境和生物等多因素共同参与所致,临床早期以情绪低落、思维迟缓、认知损害和不同程度躯体症状为特征,若不及时干预治疗,随病症发展还会出现自杀倾向,对患者身心健康和生命安全产生严重影响。

心理行为疾病的常规治疗方法,主要包括药物治疗及康复治疗,康复治疗主要是以心理治疗为主,改善患者的认知功能、情感功能或行为功能。对于这种病症在治疗的过程中临床所采用的治疗方案较多,比如为患者进行药物治疗、电休克治疗和心理干预等。总体而言,各个治疗的效果均不甚理想,长时间药物治疗很容易导致患者产生较大的副作用,单纯进行心理疗法则很难改善患者的躯

体症状,通过认知行为疗法联合康复训练治疗抑郁症效果较好。

在理性情绪疗法(rational emotive therapy,RET)的基础上研制心理干预法最初是 Albert Ellis 在 20 世纪 50 年代创立,其理论认为消极不良情绪并不是由某一诱发事件本身引发,情绪障碍是由不合理信念所致,其干预的目标是通过挑战、质疑等合理认知修正当事者消极不良情绪和行为的心理治疗方法。

心理干预措施可以帮助抑郁症患者稳定并减少焦虑、悲观厌世等不良情绪,减少负性事件的发生,进而建立良好和谐的医患关系,给予患者个性化的心理疏导干预,帮助患者认识疾病,树立战胜疾病的信心和决心。

重复经颅磁刺激通过线圈产生磁场,从而产生感应电流,调节突触可塑性,通过刺激脑区的异常活动灶使脑内紊乱的神经连接发生改变。根据重复经颅磁刺激的频率将其分为高频与低频。研究发现,高频刺激可明显增加皮质兴奋性,而低频刺激会使皮质兴奋性降低。抑郁障碍患者大脑结构中不同网络会发生异常的结构连通性。研究发现,前扣带回、双侧后扣带回的峡部及右侧楔前叶网络中存在异常,由额叶皮质下网络组成的结构中也存在异常,这些区域中可见到灰质体积减小,减小的灰质区域也参加了抑郁症患者脑部异常回路。而重复经颅磁刺激可经磁场调节局部脑区的兴奋性,并产生远隔脑区效应,使 γ-氨基丁酸、5-HT 等神经递质释放增多,从而调控整个大脑活动。

针刺作为一种有效的治疗手段,已成为世界卫生组织(WHO)推荐治疗抑郁症的方法之一。针刺治疗抑郁症临床思路包括健脾疏肝、调神疏肝、通督调神、醒脑开窍等。在整体观念、辨证论治思想的指导下,单纯使用针刺治疗抑郁症取得了良好的临床疗效。如陈昱成针刺肝肾经特定穴结合头针三神穴即大敦、蠡沟、太冲、涌泉、大钟、太溪、本神、神

庭、四神聪治疗中风后抑郁症,结果发现患者的抑郁程度和再度中风的复发率均明显降低。针刺也常联合其他疗法一起治疗抑郁症。针刺结合中药治疗抑郁症,在改善患者病情的同时,能够实现对机体的整体调节,临床疗效显著。如尹宏使用补中益气汤加减配合针刺夹脊穴治疗抑郁症取得了良好的临床疗效,患者各类情绪评分明显改善,整体生活质量提高。抑郁思想、抑郁情绪,抑郁行为是抑郁症恶性循环的三大环节,针刺疗法结合心理疗法或者音乐疗法、穴位注射疗法、耳穴疗法、艾灸疗法、推拿疗法等治疗抑郁症均被证实有不错的疗效。

焦虑症是一种神经性疾病,其常见临床形式为睡眠障碍,特别是长时间失眠焦虑,失眠会导致脑梗死或冠心病等疾病的出现或再发。临床发现,重复经颅磁刺激是一种有效的治疗方式,在焦虑症伴失眠患者治疗中具有较好应用效果,该治疗方式主要通过脉冲磁场作用于脑组织,通过磁场脉冲,出现强度感应电流,神经细胞去极化,出现诱发电位,该治疗方式不同频率刺激对皮质代谢及脑血流会产生不同的影响。

八、注意事项

1. 医务人员深入了解病史,详细进行检查,用诚恳、关怀、同情、耐心的态度对待人,取得患者的充分信任,在本类疾病的治疗及护理中具有重要作用。

2. 在治疗过程中,要对患者进行严密监护,防止自杀及伤人毁物。

3. 对待本类疾病患者,应做好精神治疗的工作,使患者能正确认识和对待疾病,增强治愈疾病的信心,并解除情志致病的原因,以促进心理行为疾病的完全治愈。

4. 本类疾病易复发,尤其在精神刺激及春季时更易复发。因此,病情缓解后应连续治疗,以巩固疗效。

九、临床康复病例分析

案例　患者陈某,男,35岁,因“反复情绪低落7年,再发加重伴易担心、恶心、干呕1个月”于2019年4月29日入院。

病史　患者于2012年4月清明节左右起出现情绪低落、敏感多疑,外出谈生意时往往怀疑有人要来害自己而导致谈判失败,生活事件的耐受性较前下降,稍有小事即大发脾气、摔东西,在公司为小事与同事打架,在家因生活琐事要与妻子离婚,时常感到高兴不起来,精力感稍有下降,自觉记忆力尚可。曾就诊于福建厦门当地医院,具体诊疗情况不详。2013年8月、2014年7月先后于我科住院治疗,考虑诊断“抑郁症、焦虑症”,先后予以“奥氮平、文拉法辛、氯硝西泮”等药物治疗,症状缓解后出院。出院后定期门诊就诊取药,规律服药期间病情稳定。半年前,患者无明显诱因下再次出现恶心、干呕不适,期间曾于外院就诊行胃镜等检查,自诉结果正常(未见报告),曾服药治疗,但症状反复。2019年4月左右患者再次出现情绪低落明显,易紧张、担心,害怕病治不好,整日忧心忡忡,伴恶心、干呕不适,夜间睡眠欠佳,日间进食量少。近一周无法应付工作遂在家休息,暂无明显消极念头。为进一步诊治,以“抑郁症”收入院。患者此次发病以来,无明显发热,无昏迷及抽搐倒地不适,近半年体重较前下降约15kg。纳差,睡眠差,大便不调。

查体　情绪低落,时有焦虑紧张,心肺腹查体无异常,神经科查体无阳性体征。舌苔白腻,脉弦滑。

辅助检查　外院头颅MRI未见明显异常。

西医诊断　①抑郁症;②焦虑症;③睡眠障碍;④高血压1级。

中医诊断　①郁证(痰气郁结证);②不寐(痰气郁结证)。

诊疗经过:内科先后以“奥氮平、文拉法

辛、氯硝西泮"等药物口服治疗,邀请康复科会诊,经康复评定后制定康复治疗计划。

存在问题

1. 抑郁状态;2. 焦虑状态;3. 睡眠障碍。

治疗计划

1. 经颅刺激治疗 经颅磁刺激、经颅直流电刺激等。

2. 心理治疗 进行心理疏导,避免紧张、焦虑、疲劳等诱发因素。

(1)放松训练:通过放松训练,学习有意识地控制或调节自身的心理生理活动,以达到降低机体唤醒水平,调整因紧张刺激而紊乱的功能,产生深度肌肉放松。

(2)可配合选用音乐疗法等。

3. 中医康复治疗

(1)中药内服:半夏厚朴汤加减。

(2)针刺治疗:取水沟、百会、内关、神门、太冲、丰隆。治以理气解郁,化痰醒神。每日1次,留针30～40min。

(3)隔药盐灸治疗:2号镇静安神方合9号失眠方为主。

(4)推拿:以头部按摩法为主,以使患者情绪放松、稳定。

治疗前后康复评定对比(表30-4)

表30-4 治疗前后康复评定对比

项目	初评结果 (2019-05-1)	复评结果 (2019-05-27)
汉密尔顿抑郁量表评分	20	5
汉密尔顿焦虑量表评分	18	12
匹兹堡睡眠质量指数	15	8

阶段总结

经过一段时间(2019年4月29日至2019年5月25日)的康复治疗,患者情绪较前明显改善,睡眠质量提高。出院后对患者进行家庭康复宣教,嘱患者定期进行自我放松训练。

(谢嫣柔 刘初容 宋 莉 杨 慧)

参 考 文 献

[1] 关博重.神经内科门诊抑郁障碍患者的临床特点[J].中国卫生标准管理,2016,12(6):60-60.

[2] 陈丽,贾守梅,赵缨.抑郁障碍患者躯体化症状及临床特征的调查研究[J].护士进修杂志,2019,22(11):974-978.

[3] 孙晓榆.抑郁症患者认知行为疗法联合康复治疗的研究进展[J].中国疗养医学,2020,29(11):4148-4150.

[4] 刘星星,许勤伟,李赛兰.心理干预法对抑郁症患者的临床疗效观察[J].安徽医药,2017,21(3):462-464.

[5] 杜忠德,马希欣,李二凤.高频重复经颅磁刺激辅助治疗抑郁症的疗效观察[J].中华物理医学与康复杂志,2014,36(9):691-693.

[6] 刘旺林,马小棉,黄常荣,等.高频重复经颅磁刺激辅助治疗混合性焦虑和抑郁障碍患者的有效性和安全性研究[J].中国医学创新,2020,017(23):160-163.

[7] 陈昱成.肝肾经特定穴结合头针三神穴治疗中风后抑郁的临床观察[D].哈尔滨:黑龙江中医药大学,2018.

[8] 尹宏.补中益气汤加减配合针刺夹脊穴治疗抑郁症疗效观察[J].中国实用医药,2019,14(1):135-136.

[9] 黎彦红,王亚军.针刺治疗抑郁症的临床思路与方法研究进展[J].甘肃医药,2020,39(7):589-591.

[10] 矫会秋.重复经颅磁刺激治疗焦虑症伴失眠的有效性与安全性[J].黑龙江医药科学,2019,42(4):218-219.

第 31 章　颅内肿瘤康复

一、概述

颅内肿瘤是指发生于颅腔内的神经系统肿瘤,包括起源于神经上皮组织、脑膜、生殖细胞、外周神经等的原发性肿瘤以及自其他系统颅内转移而来的继发性肿瘤。脑瘤发病率为 7~10/10 万,其中半数为恶性肿瘤,约占全部恶性肿瘤的 1.5%。可发生于任何年龄,但以 20−50 岁多见。

随着医学的发展,恶性肿瘤的早期诊断、治疗手段不断进步,经过合理治疗,大多数早期癌症患者和部分中晚期患者的疾病可以得到治愈或控制,相当多的中晚期癌症患者生存期延长。随着带瘤生存者的增多和患者对生存质量期望的提高,整个社会对颅内肿瘤康复的需求也越来越强烈。有研究统计,几乎所有癌症患者都存在不同程度的心理障碍、功能异常、躯体残疾或癌症治愈后回归社会障碍等各种问题。因此,癌症患者乃至其整个家庭在疾病的不同阶段都不同程度地需要肿瘤康复指导与帮助。

神经系统肿瘤的分类较为复杂,以下介绍常见的颅内肿瘤:

1. 胶质瘤　胶质瘤是最常见的神经上皮组织肿瘤,约占颅内原发恶性肿瘤的 80%。根据 WHO 中枢神经系统肿瘤分类指南,胶质瘤可分为 Ⅰ~Ⅳ 级,随等级升高,肿瘤恶性程度增加,预后趋差。

其中仅有 Ⅰ 级胶质瘤经手术切除可获得良好预后,Ⅱ 级及以上胶质瘤均有复发风险,病情复杂,难以治愈。常见病理类型主要包括 WHO Ⅱ 级的星形细胞瘤、少突胶质细胞肿瘤;WHO Ⅲ 级的间变性星形细胞瘤、间变性少突胶质细胞肿瘤;以及 WHO Ⅳ 级的胶质母细胞瘤。

目前,胶质瘤的主要治疗策略是最大安全手术切除结合辅助放疗、化疗。

2. 听神经瘤　即前庭神经施万细胞瘤,因其绝大多数起源于前庭神经施万细胞而得名,听神经瘤是其俗称。该类肿瘤为良性,大多为单侧生长,占颅内肿瘤的 8%~10%。好发于 30−50 岁患者,常以单侧听力下降伴高频耳鸣、耳闭塞感、眩晕或头晕起病,病程进展缓慢,伴进行性听力障碍。

3. 脑膜瘤　起源于脑膜及脑膜间隙衍生物的良性肿瘤。约占颅内肿瘤的 20%,生长慢,病程长,因肿瘤呈膨胀性生长,患者多以头痛和癫痫为首发症状。很多脑膜瘤患者并没有症状,体检时偶然发现。有症状的脑膜瘤发病率大约为 2/10 万,女性多于男性。需要注意的是,虽然脑膜瘤通常为良性,但也存在恶变转化的恶性脑膜瘤及起始恶性的脑膜肉瘤,恶性概率仅为 2%。

4. 生殖细胞瘤　占颅内肿瘤的 0.5%~5%,好发于儿童及青少年,占儿童颅内肿瘤的 0.3%~15%。男性发病明显多于女性。该类型占松果体区肿瘤的 50% 以上。主要治疗手段为放疗和化疗。

5. 蝶鞍区肿瘤

(1)垂体腺瘤:常见的良性肿瘤,约占颅内肿瘤的 10%,好发于 30−50 岁,女性多于男性。可引起内分泌异常。

（2）颅咽管瘤：儿童最常见的非胶质细胞性肿瘤，好发于 5－10 岁，组织学表现为良性，但临床发病过程呈进行性恶化。

二、临床表现

典型症状主要有：

1. 颅内压增高相关症状　由肿瘤占位、瘤周脑水肿和脑脊液循环受阻导致的脑水肿均有可能导致颅内压增高。瘤内出血也可表现为急性颅内压增高，甚至发生脑疝。

颅内压增高的典型表现为下列"颅内压增高三主征"。①头痛：多在晨起、咳嗽和大便时加重，呕吐后可以暂时缓解；②呕吐：儿童更常见，多在清晨，呈喷射状；③视神经乳头水肿：可导致视力减退，甚至失明。

2. 神经功能异常　患者早期出现的各种脑神经症状，对初步判断病变部位有一定价值：

中央前后回肿瘤可发生对侧肢体运动和感觉障碍；额叶肿瘤常有精神障碍；颞叶后部肿瘤累及视放射产生对侧同向偏盲，颞叶内侧受累可产生颞叶癫痫；顶叶肿瘤特点为感觉障碍；枕叶肿瘤可引起视野障碍；顶叶下部角回和缘上回肿瘤可导致失算、失读或命名性失语；语言运动中枢（Broca 区）受损可出现运动性失语；肿瘤侵及下丘脑时可表现为内分泌障碍；四叠体肿瘤会出现眼球上视障碍；小脑蚓部受累时可能出现肌张力减退及躯干和下肢的共济失调；小脑半球肿瘤会出现同侧肢体共济失调；脑干肿瘤表现为交叉性麻痹；鞍区肿瘤压迫可引起视力、视野障碍；海绵窦区肿瘤压迫神经，可出现眼睑下垂、眼球运动障碍、面部感觉减退等海绵窦综合征。

3. 癫痫　脑瘤患者的癫痫发病率高达30%～50%，缓慢生长的脑肿瘤的癫痫发生率高于迅速生长的恶性脑肿瘤。

同时，也与类型、部位有关，例如运动功能区的低级别胶质瘤，其癫痫发生率高达

约90%。

三、康复评定

针对患者出现的主要症状及局灶性功能障碍进行评定，以了解患者功能受损情况，为康复治疗方案的制订及修改提供客观依据。

（一）身体结构和功能水平评定

1. 疼痛评定

（1）通用的疼痛评定法：多采用目测类比评分法（visual analogue scale，VAS）。在直尺上划 10cm 长的直线，按 mm 划格，直线左端表示无痛（0），右端表示极痛（10）。目测后让患者根据自己所感受的疼痛程度，在直线上用手指出疼痛位置。从起点至记号处的距离长度也就是疼痛的量。一般重复两次，取两次的平均值。

此外，也可采用 McGill 疼痛问卷法、口述分级评分法、数字疼痛评分法等。

（2）癌痛的五级评定法：根据癌症患者用药的种类和方法将癌痛分为 0～4 级。

0 级：不需任何镇痛药；

1 级：需非麻醉性镇痛药；

2～4 级：分别需口服、口服与（或）肌内注射、静脉注射麻醉药。

2. 心理功能评定　患者从疑诊时开始，到确诊及治疗前后都可能发生比较剧烈的心理变化和心理反应过程，相继出现震惊、恐惧、否定、抑郁、焦虑、悲观等情绪、个性及行为改变，使患者不能正确对待疾病，不能适应病后的现实，以致消极对待治疗。肿瘤患者心理过程大致可分为否认期、愤怒期、祈求期、忧郁期、接受期。评定的原则、方法、内容与一般心理评定相同。

临床上肿瘤患者的心理状态大部分表现为抑郁、焦虑，可用汉密尔顿抑郁量表（Hamilton depression scale，HAMD）、汉密尔顿焦虑量表（Hamilton anxiety scale，HA-MA）进行评定。抑郁自评量表（self-rating depression scale,SDS)和焦虑自评量表(self-rating anxiety scale,SAS)是一种分析患者主观症状的简便工具,临床较常用。

3. 运动功能评定　肿瘤对侧肢体出现上运动神经元性瘫痪。常用的运动功能评定方法有 Brunnstrom、Fugl-Meyer、Bobath、MAS 等。

4. 言语功能评定　最常出现的言语功能障碍为失语症和构音障碍。

(1)失语症评定:比较常见的失语为运动性失语、感觉性失语、命名性失语、混合性失语等。常见失语症类型的病灶部位和语言障碍特征见表31-1。

表 31-1　常见失语症类型的病灶部位和语言障碍特征

失语症类型	病灶部位	自发语	听理解	复述	命名	阅读	书写
运动性失语	优势侧额下回后部皮质或皮质下	不流利,费力,电报式	相对正常	差	部分障碍到完全障碍	朗读困难,理解好	形态破坏,语法错误
感觉性失语	优势侧颞上回后1/3区域及其周围部分	流利但语言错乱	严重障碍	差	部分障碍到完全障碍	朗读困难,理解差	形态保持,书写错误
传导性失语	优势侧颞叶峡部、岛叶皮质下的弓状束和联络纤维	流利但语言错乱	正常或轻度障碍	很差	严重障碍	朗读困难,理解好	中度障碍
命名性失语	优势侧颞枕顶叶结合区	流利但内容空洞	正常或轻度障碍	正常	完全障碍	轻度障碍或正常	轻度障碍
经皮质感觉性失语	优势侧颞顶分水岭区(主要累及角回和颞叶后下部)	流利但语言错乱,模仿语言	严重障碍	正常	部分障碍	严重障碍	有障碍

失语症具体评定内容主要包括以下几方面:言语表达、听觉理解、阅读理解、书写、计算等。评定方法有波士顿失语症检查法、日本标准失语症检查法、西方失语症成套测验、汉语标准失语症检查、汉语失语成套测验等。

(2)构音障碍评定:比较常见的构音障碍类型为痉挛型和运动失调型。评定内容包括构音器官评定、构音评定。可采用修订Frenchay构音障碍评定法。

5. 认知功能评定　认知功能主要涉及记忆、注意、思维、理解、推理、定向、智力和心理活动等,属于大脑皮质的高级活动范畴。

认知功能障碍主要包括知觉障碍、注意障碍、记忆障碍、躯体构图障碍、视空间关系障碍、智能障碍、失用症、失认症等,根据患者病情选用相应的方法进行评定。

6. 其他功能障碍的评定　包括昏迷评定、感觉功能评定、平衡功能评定、癫痫评定、视觉评定、吞咽障碍评定等。

(二)自我活动水平评定

1. Karnofsky 活动状况评定量表　由Karnofsky 所制订的癌症患者活动状况评定量表将患者的身体活动能力和疾病进展情况进行量化评定,该量表采用百分制,分为 3 类11 级(表 31-2)。

表 31-2　Karnofsky 活动状况评定量表

	表现	计分
能正常生活,不需特殊照顾	正常,无症状,无疾病的表现	100
	能进行正常活动,症状与体征很轻	90
	经努力能正常活动,有些症状与体征	80
不能工作,生活需不同程度协助	能自我照料,但不能进行正常活动或工作	70
	偶需他人协助,但尚能自理多数的个人需要	60
	需他人较多的帮助,常需医疗护理	50
不能自理生活,需特殊照顾,病情发展加重	致残,需特殊照顾与协助	40
	严重致残,应住院,无死亡危险	30
	病重,需住院,必须积极的支持性治疗	20
	濒临死亡	10
	死亡	0

2. 体力状况 ECOG 评分标准 Zubrod-ECOG-WHO(ZPS)　患者活动状况分级 0 级:正常活动;1 级:有症状,但几乎完全可自由活动;2 级:有时卧床,但白天卧床时间不超过 50%,生活自理;3 级:需要卧床,卧床时间白天超过 50%,但还能起床站立,部分生活自理;4 级:卧床不起;5 级:死亡。

3. 日常生活活动能力(ADL)评定　日常生活活动是人们为了维持生存及适应生存环境而每天必须反复进行的最必要的基本活动,其评定方法很多,常用的通用方法为 Barthel 指数评定、Katz 指数评定和功能独立性评定(FIM)等。

(三)社会活动水平评定

1. Raven 生活质量分级　Raven 从患者的肿瘤是否得到治疗、控制与残疾状况,将肿瘤患者的生活质量分为三级(表 31-3)。

2. 其他　世界卫生组织生存质量评定量表(WHOQOL-100 量表)、健康状况 SF-36(36-item short-form,SF-36)等。

表 31-3　Raven 生活质量分级

肿瘤状况	残疾状况	生活质量
肿瘤已控制	无残疾	能正常生活
肿瘤已治疗,得到控制	因肿瘤治疗而出现残疾:	生活质量好
	器官的截断或截除(如截肢、生殖器官切除等)	
	器官的切开或大手术(如气管造口、结肠造口等)	
	内分泌置换治疗(如甲状腺切除、垂体切除等)	
	心理反应、精神信念改变等	
	其他如:家庭、职业、社会活动等问题	

（续　表）

肿瘤状况	残疾状况	生活质量
肿瘤已治疗,得到控制	因肿瘤本身而出现残疾: 全身性反应(如营养不良、贫血、疼痛、焦虑、恐惧等) 局部性残疾(如膀胱与直肠功能障碍、软组织与骨的 　破坏、病理性骨折、四肢瘫、截瘫、偏瘫等) 其他如:家庭、职业、社会活动等问题	生活质量好
肿瘤未得到控制	因肿瘤本身与治疗而出现残疾	生活质量较差,生存期有限

四、康复流程(图 31-1)

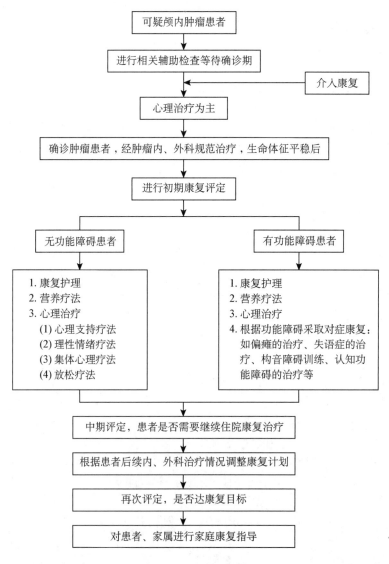

图 31-1　康复流程图

五、现代康复

肿瘤康复,即综合运用各种康复技术、改善肿瘤患者生活的各个方面,诸如心理功能、躯体功能、各器官功能、癌痛等方面,提高肿瘤患者的生活质量,延长患者生存期。

1. **康复的目的**　根据肿瘤的不同时期、不同情况,肿瘤康复的目的也不同。

(1)预防性康复:广泛普及防癌、致癌的知识,采取积极措施预防肿瘤的发生,对肿瘤患者应尽早明确诊断,尽早治疗,预防或减轻身心功能障碍的发生。

(2)恢复性康复:患者肿瘤得到治疗控制,进入恢复期时要使患者的身心功能尽快减轻到最低程度或得到代偿,使其自理生活,参加力所能及的工作,回归社会,提高生存质量。

(3)支持性康复:治疗后患者的肿瘤没有得到根治而带瘤生存或病情继续进展时,应尽量减缓肿瘤的发展,预防或减轻并发症,延长存活期,改善健康和心理状况,减轻功能障碍。

(4)姑息性康复:患者肿瘤进入晚期应尽可能减轻症状,预防和减轻并发症,使其精神得到安慰和支持,直至临终。

2. **康复护理**　对体弱卧床的患者尤应加强康复护理,如保持正确的体位、定时翻身以防压疮等。要保护好放射治疗区的皮肤,不用肥皂清洗,避免刺激。注射化疗药物部位如有静脉渗漏要及时对症治疗,如硫酸镁湿敷、物理因子治疗等,可控制坏死的发展,促进炎症吸收。对有口腔溃疡者要做好口腔护理;对呼吸道分泌物较多者要及时清除分泌物,勤翻身叩背或体位引流排痰。同时做好大小便护理。

3. **营养康复**　肿瘤患者的营养消耗大于正常人,良好的营养支持可提高和巩固疗效,营养不良在肿瘤患者的发生率较其他任何疾病都高。由于恶性肿瘤引起的体质量减轻可导致恶病质综合征,表现为食欲减退、骨骼肌肉萎缩、组织消耗及器官功能衰退等。

营养因素在肿瘤康复中起着至关重要的作用,可为肿瘤患者提供能量,维持体力,以应对进一步的放化疗,提高机体免疫力。

针对肿瘤患者的营养康复,建议提供营养搭配合理、平衡,且易于消化的食物。如能经口饮食,饭菜尽可能接近正常饮食;口腔损坏或吞咽困难的患者以软质饮食和营养平衡的流质饮食为宜;对不能经口进食者要实施肠外营养,以达到维持机体代谢所需的目的。要少量多餐,餐间可适当进食乳类饮料以增加蛋白质和热量,保证每天能摄入足够的营养。

从防癌角度出发,在选择食物时,优先选择具有防癌、抗癌的食品。研究发现,与防治癌症有关的食物如灵芝、香菇、黑木耳等,以及含有多糖类物质的蘑菇等均可提高免疫功能,并有抑制肿瘤生长的作用;一些蔬菜,如胡萝卜、莴笋等含有人体必需的营养成分、维生素和微量元素,它们可提高网状系统及白细胞的吞噬功能,从而提高机体的免疫功能;此外,洋葱、大蒜等所含的挥发油能有效抑制致癌物质亚硝胺的生成。为提高食欲,应将食物烹制成色、香、味俱佳的菜肴,也可通过中医辨证选配适宜的食品。

4. **心理康复**　情绪是影响健康的首要因素,良好的情绪和心态对癌细胞有强大的杀伤力,是药物所不能替代的。据统计,恶性肿瘤患者中约有90%以上有心理病变,如忽略心理引导和治疗,就易出现恐惧、焦虑、抑郁等不良情绪。因此,应对心理康复应予以足够的重视。心理治疗贯穿于疾病整个治疗过程中,从诊断到终末期的各个阶段均需心理治疗的参与,与疾病诊治、病情发展紧密联系。疾病的不同时期患者的心理反应不同,需进行不同内容的心理治疗。

(1)早期患者:患者被确诊为肿瘤后,患者及家属的精神心理状态往往发生剧烈的变化,初始时极力否认自己患病,进而陷入极度痛苦中,情绪低落、恐惧、焦虑。此时医务人员应帮助患者及其家属正确面对肿瘤,稳定情绪,积极治疗。治疗前要耐心解释治疗的目的、方法及可能会出现的不良反应、应对措施等,需要患者的配合,使其接受治疗并积极合作。同时要进行肿瘤防治和康复知识的宣教,使患者及其家属能对肿瘤有正确的认识,了解一些基本的相关知识,以利于治疗的开展。

(2)中期患者:患者或已接受有关治疗,病情或得到控制,可能存在以下问题:身体状况差,各种功能障碍,尤其放疗、化疗的毒性反应,常常对患者身心造成难以承受的负担,他们会变得懦弱、多疑、依赖感增强,甚至有些神经质,小心翼翼地洞察着周围的一切。有时他们会不再相信医生与家人,对治疗失去信心;同时治疗费用的负担、家属的嫌弃等使其更加抑郁、焦虑,甚至有自杀倾向。此时医务人员可采用如下方法进行心理治疗:

①心理支持疗法:采取倾听、劝导、启发、鼓励、同情、支持等方法,帮助和指导患者分析、认识他所面临的问题,帮助他们正视困难,消除对某些问题的敏感(如致残、死亡等),帮助患者正确认识疾病及其并发症,改善心境,建立信心,解除患者的疑虑,渡过心理危机。

②理性情绪疗法:修正患者看问题的极端化和片面化,教育其应以理性的思维方式看待问题、分析问题。为患者创造良好的心理、生理状态,积极进行功能锻炼,使残缺功能尽可能恢复,增强自理能力,并向其介绍肿瘤患者康复的实例,增强其信心。

③集体心理疗法:为患者互相帮助提供场所和交流机会,改善患者的社会适应能力,促进患者之间及家属间的相互支持,有助于克服心理障碍,改善精神状态。以"病友会""明星座谈"等形式组织患者互相交流、互相鼓励,可改善焦虑、抑郁状态,改善患者的生活质量及缓解患者的负性情绪,是一种很好的心理治疗方法。

④放松疗法:通过听音乐、绘画、园艺活动、旅游等,转移注意力,使患者尽快解除心

理上的压力。

对严重的抑郁或焦虑患者,必要时可选择相应的药物治疗如盐酸氟西汀、舍曲林或氟哌噻吨美利曲辛等。

(3)晚期患者:患者病情已发展到不可治疗及控制的程度,面临死亡,精神处于绝望状态。此时医务人员应尽最大努力减轻患者的痛苦,做好家属工作,对患者应持良好的态度,给予充分的关怀、鼓励和心理支持,使其尽可能完成最后的心愿。在感情上给予最大安慰,让患者感受到爱的温暖。对体能下降的患者,可制订一个适合其自身的循序渐进的恢复计划,如做保健操、散步、打太极拳等。

5. 疼痛康复　癌痛的原因很多,80%是由癌症本身引起,肿瘤生长压迫神经、血管或肿瘤浸润周围组织,手术、放疗、化疗引起神经等组织损伤,均可引起疼痛。其疼痛可以是躯体内脏或器官神经病理性的,甚至可以是心理的。另外,癌症的治疗,如手术、放化疗都可以成为癌痛的原因,如手术后的切口及术中的神经损伤;化疗后的栓塞性静脉炎、中毒性周围神经病变及放疗后的局部损伤,皮肤炎症、局部组织的纤维化及放射性脊髓病等。另外,癌症晚期也可能会出现顽固性疼痛。

据统计,约有 1/4 新诊断的肿瘤患者、1/3 正在治疗的肿瘤患者、3/4 晚期肿瘤患者都存在不同程度的疼痛。疼痛常伴有焦虑、恐惧等不良情绪反应,故癌痛的康复尤为重要。

目前,癌痛的康复方法主要如下。

(1)药物疗法:是最常用的镇痛措施,根据三级阶梯治疗方案,采用非阿片类镇痛药、弱阿片类镇痛药与强阿片类镇痛药,并辅以非甾体类消炎镇痛药、三环类抗抑郁药、抗组胺药、抗痉挛药、肌肉松弛药以及破坏神经的药物和激素药物,联合用药可增强镇痛效果,减少麻醉性镇痛药的级别和剂量。

(2)放射疗法:对癌症尤其是骨转移的癌痛有较好的止痛效果,可在数日内缓解疼痛,同时还有控制癌痛的作用。

（3）物理疗法：高频电热、毫米波、冰袋冷敷、经皮神经电刺激、制动固定等对癌痛有一定的缓解作用。

（4）介入疗法及手术疗法：采用神经阻滞，或进行病灶切除术、神经松解术、神经阻断术等可缓解癌痛。

（5）心理疗法：对患者进行引导，解除忧虑，可降低痛阈和疼痛敏感性，生物反馈疗法、催眠疗法等均有效，对极端疼痛者要关怀备至，给予充分精神支持。

6. 躯体功能的康复　肿瘤本身会导致各种躯体障碍和功能限制，当前的手术、放化疗及生物治疗等虽能成功延长生命，但也常引起功能损伤，造成身体功能损耗、全身各系统器官功能衰减，需要适时进行躯体功能康复。对于躯体功能的康复，目前的措施主要如下。

（1）功能锻炼：应进行适于患者全身情况的运动，体质较弱的卧床患者可进行床上呼吸体操、肢体关节的主/被动活动、肢体按摩、下肢外部气压循环治疗等，防止坠积性肺炎、肌肉萎缩、下肢静脉血栓形成等并发症。对有大脑局灶性损伤症状者要根据患者病情给予相应的治疗，如运动功能训练、言语功能训练、吞咽功能训练、认知功能训练等，需辅助装置的应适当配备。

（2）造血功能的康复：放疗、化疗后骨髓造血功能受抑制，白细胞计数下降者，可予营养疗法，或进行毫米波治疗，以保护骨髓造血功能，增强骨髓增殖活动。药物疗法的同时进行针刺大椎、血海、膈俞等穴位刺激或口服中药，促进造血功能的恢复。

（3）职业康复：对于处于就业年龄、肿瘤病情稳定、全身情况良好的患者可根据其功能状况和劳动能力进行职业技能训练，恢复原来工作或更换新的工作。

（4）形象康复：肿瘤治疗后因组织器官缺损形象受损而形成心理障碍者，应及时安装假体或整形、整容，尽可能补偿，以利其心理与功能的康复，回归社会。

7. 放化疗期间的康复　颅内肿瘤放疗与化疗的应用可能引起患者全身或某些系统器官的不良反应，常见不良反应主要有恶心、呕吐、腹泻等消化道反应，以及骨髓抑制、脱发、神经毒性等。为改善患者全身和局部状况，保证抗肿瘤治疗的进行和功能的恢复，在患者放疗、化疗期间可采取对症支持治疗和营养康复。远期副作用主要包括皮肤色素沉着、重要器官损伤、生长发育迟缓、对性腺的损害及第二原发肿瘤，在治疗前应向患者告知可能发生的长期毒副反应，尤其是儿童和青年人，性腺的损害可能引起患者生长迟缓、不育不孕及畸形，应取得患者的知情同意，并予以积极预防，当出现这些毒副反应时应积极处理，或采用补充疗法、替代疗法。

8. 终末期的康复　终末期肿瘤的定义是指，不再接受积极抗肿瘤治疗（手术、放化疗、内分泌治疗以及靶向治疗），预期生命在6个月以内的晚期肿瘤。绝大多数的肿瘤患者经过诊断、治疗、复发、再治疗，最终进入终末阶段，而部分患者初诊时即为晚期甚或终末阶段，此期患者各系统功能明显衰减，出现恶病质状态，并伴随各种并发症。此期的康复应以癌痛康复、营养康复及心理康复为主。

六、中医康复

颅内肿瘤，指生长于颅腔内的新生物，中医称之为"脑瘤"，以头痛、呕吐、视力下降、感觉障碍、运动障碍、人格障碍等为主要临床表现。脑瘤可发生于任何年龄，但以20—40岁者最多。一般为缓慢起病，症状的演变以月、年计。转移性脑瘤的发展较快，病情的变化以日、周计。根据脑瘤的临床表现，中医古籍有关脑瘤的论述散见于"头痛""眩晕""呕吐"等病证中。

脑瘤基本病理变化为正气内虚，气滞、血瘀、痰凝、湿聚、热毒等相互纠结，日久积滞而成有形之肿块。病理属性总属本虚标实。多是因虚而得病，因虚而致实，是一种全身属虚,局部属实的疾病。初期邪盛而正虚不显,故以气滞、血瘀、痰凝、湿聚、热毒等实证为主。中晚期由于癌瘤耗伤人体气血津液,故多出现气血亏虚、阴阳两虚等病机转变,由于邪愈盛而正愈虚,本虚标实,病变错综复杂,病势日益深重。脑瘤的本虚以肝肾亏虚、气血两亏多见,标实以痰浊、瘀血、热毒多见。脑瘤病位在脑,其发生发展,与肝、脾、肾的关系也较为密切。

(一)中药辨证论治

1. 痰瘀阻窍证

证候:头晕头痛,项强,目眩,视物不清,呕吐,失眠健忘,肢体麻木,面唇暗红或紫暗,舌质紫暗或有瘀点或瘀斑,脉涩。

治法:息风化痰,祛瘀通窍。

方药:通窍活血汤加减。本方有活血通窍的功效,适用于瘀血阻窍证。呕吐者,加竹茹、姜半夏和胃止呕;失眠者,加酸枣仁、夜交藤养心安神。

2. 风毒上扰证

证候:头痛头晕,耳鸣目眩,视物不清,呕吐,面红目赤,失眠健忘,肢体麻木,咽干,大便干燥,重则抽搐,震颤,或偏瘫,或角弓反张,或神昏谵语,项强,舌质红或红绛,苔黄,脉弦。

治法:平肝潜阳,清热解毒。

方药:天麻钩藤饮合黄连解毒汤加减。前方清肝息风,清热活血,补益肝肾,适用于肝阳偏亢者;后方清热泻火,凉血解毒,适用于火热邪毒炽盛之病证。阳亢风动之势较著者,加代赭石、生龙骨、生牡蛎,重镇潜阳,镇肝息风;大便干燥者,加番泻叶、火麻仁,通腑泄热。

3. 阴虚风动证

证候:头痛头晕,神疲乏力,虚烦不宁,肢体麻木,语言謇涩,颈项强直,手足蠕动或震颤,口眼㖞斜,偏瘫,口干,小便短赤,大便干,舌质红,苔薄,脉弦细或细数。

治法:滋阴潜阳息风。

方药:大定风珠加减。本方具有滋液填阴,育阴潜阳息风的功能,适用于脑瘤阴虚风动者。虚热之象著者,加青蒿、白薇清退虚热;大便秘结者,加火麻仁、郁李仁润肠通便。

(二)针灸治疗

1. 毫针针刺

(1)改善症状,延长生存期

治法:扶正固本。以任脉、足阳明、足太阴经穴为主。

主穴:关元、足三里、三阴交。

配穴:瘀血内停加膈俞、血海;痰湿结聚加中脘、丰隆、阴陵泉;气血不足加气海、脾俞、胃俞;脾肾阳虚加肾俞、命门;肝肾阴虚加太冲、太溪、照海。厌食加下脘、天枢、上巨虚;呃逆加内关、中脘。

操作:根据不同病变部位及患者不同的体质类型选用3~5个穴位,采用相应的补泻手法,每次留针30min,每日或隔日治疗1次。并可根据不同症状,配合艾灸,或用温针灸法,或用艾炷灸法。

(2)镇痛

治法:行气活血。以手阳明、足厥阴及夹脊穴为主。

主穴:相应夹脊穴、合谷、太冲。

配穴:脑瘤痛加印堂、前顶、长强。合并肝转移加阳陵泉、期门、章门;合并肺转移加孔最、尺泽、列缺;合并乳腺转移加内关、膻中、乳根。

操作:针刺采用泻法,留针60min,也可加用电针。每日1次或数次。

(3)减轻化疗副作用

治法:扶正化浊。以督脉、足阳明、足太阴经穴为主。

主穴:大椎、足三里、三阴交。

配穴:化疗导致免疫功能抑制加内关、关元;白细胞减少加膈俞、脾俞、胃俞、肝俞、肾俞;胃肠反应加内关、中脘、天枢;口腔咽喉反应加照海、列缺、廉泉;直肠反应加天枢、大肠俞、支沟、梁丘。

操作:针刺用补法为主,留针30min,或加温针灸。每日 1 次,10～15 次为 1 疗程,疗程间可停针 1 周,继续治疗。

2. **头针** 取顶中线、颞前线、颞后线。采用 1.5 寸毫针平刺,尖部达帽状腱膜下,得气后行平补平泻法,每次留针 30min。适用于合并肢体功能障碍的患者。

3. **电针** 取太阳、风池、合谷、阿是穴等,针刺得气后接电针仪,用连续波中强度刺激。适用于合并肢体功能障碍的患者。

4. **耳针** 取病变相应部位、肺、心、肝、脾、肾、大肠、内分泌、交感、皮质下、神门。毫针针刺用中等或弱刺激,间隔 10min 行针 1 次,必要时可留针 24h。或用揿针埋藏或用王不留行籽贴压,每 3～5 日更换 1 次。

5. **皮肤针** 皮肤针重叩印堂、太阳、阿是穴,每次 5～10min,直至出血。适用于脑瘤头痛或肝阳上亢型。

6. **灸法** 可选用大椎、足三里、三阴交、膈俞、脾俞、肾俞、命门,采用隔姜灸,艾炷如枣核大小,每穴灸 7 壮,每日 1 次,连续灸治 20 天,休息 1 周后再行第 2 疗程艾灸。也可用直接灸法。

7. **隔药盐灸法** 可选择 3 号补虚方、5 号免疫方或 14 号益气补血方,酌情调整。若患者合并食欲减退、消化障碍等,可合用 4 号脾胃方;若头痛明显,可合用 7 号头痛方。视患者具体情况进行药方的调整。

(三)推拿疗法

推拿治疗具有疏通经脉、调和气血、促进功能恢复的作用,操作时注意避免对痉挛肌肉群的强刺激。对于增加关节活动度、缓解疼痛、抑制痉挛等都可起到很好的治疗作用。常用揉、捏法,亦可配合其他手法。

(四)其他疗法

1. **穴位注射** 根据中医证型,可选择鼠神经生长因子、当归注射液、丹参注射液、川芎注射液、黄芪注射液、维生素 B_1 或 B_{12} 注射液,常规取 1～2 穴,每穴 0.5ml,每日或隔日 1 次,10 次为 1 疗程。

2. **穴位贴敷** 多以俞募配穴为主,随证加减,每次取 10 穴左右。一般贴敷 1h 后取下,具体视患者皮肤情况而定。

七、研究进展

近年来,世界范围内恶性肿瘤的治疗已取得显著进步,肿瘤病死率降幅达到 15%,2/3 患者的生存期长于 5 年。目前,肿瘤治疗公认的手段主要是手术、放疗、化疗及康复治疗。单独一种康复手段的适应证和效果均有局限,采用综合的康复方法"杂合以治"往往能最大限度地发挥康复效果,达到"多靶点"康复的目的。所有疾病不是静止不动的,而是始终处于动态发展中,根据不同疾病阶段选择合适的康复手段,也是需要注意的。另外,每个患者的身体素质、心理状态、社会角色等均不同,因此肿瘤康复的个体化将是未来的发展趋势。

多数的肿瘤幸存者存在心理功能、躯体功能等障碍,这些人群的康复需求很高。但临床肿瘤治疗中,康复治疗往往被忽视,但已有不少肿瘤医院的内外科医生在治疗肿瘤过程中介入了康复的手段,如心理疏导、营养支持、止痛药物对症治疗,以及中医康复治疗手段等。

中医在肿瘤康复治疗中具有独特优势,肿瘤中医康复治疗以整体观念为指导,以辨证论治为核心,以"治未病"的康复预防思想为指导,注重肿瘤的预防康复,将全面功能康复作为目标,临床上综合运用多种中医特色的康复疗法,在改善肿瘤患者生存质量和延长患者生存期方面表现出显著效果,具有广阔前景。

肿瘤不只是由某一具体器官的功能异常所引起,而是与正气盛衰、外邪强弱,以及全身脏腑、气血、阴阳平衡有关。肿瘤的康复治疗也必须站在整体的角度来进行审视和考虑,采取适当的措施,改变正邪双方力量的对比,调节人体阴阳,祛除不良病理因素和产物,恢复到"阴平阳秘"的状态。

"辨证论治"是中医学理论和实践的精髓,辨证康复是中医学辨证论治特点在肿瘤康复治疗中的具体表现,是肿瘤个体化治疗的集中体现和高度概括。肿瘤康复治疗中,也存在类似同病异治、异病同治的情况,强调"病同证异,康复亦异,病异证同,康复亦同"。辨证康复理论要求肿瘤的治疗必须审证求因,注重局部与全身相结合,治标与治本相结合,扶正与祛邪相结合,分清主次,并结合现代药理学知识,配伍抗肿瘤药物,以抑制肿瘤发展,减少复发转移可能。肿瘤中医康复治疗根据病症表现及舌苔脉象,辨证论治,灵活运用益气养血、活血化瘀、清热解毒、化痰散结、理气通络、养阴生津、补肾培本、消肿止痛等治法,对于治疗肿瘤患者癌性疼痛、乏力、汗出、胃肠道反应、呼吸困难、肢体肿胀,或是感染、恶性胸腹腔积液、放化疗后的骨髓抑制等并发症具有很好的效果,可以明显改善患者不适症状,提高患者的生存质量,延长患者的生存期。

肿瘤中医康复治疗遵循"治未病"理论,以扶正为主要治法,根据脏腑五行生克关系,所谓"见肝之病,知肝传脾,当先实脾",提高全身未受邪部位的正气,驱邪外出,降低复发转移可能,此即"先安未受邪之地"。肿瘤中医预防康复,通过调节人体阴阳平衡,改善人体免疫功能,调整机体内环境,清除癌细胞转移着床的内、外部环境因素,提高患者自身抗癌能力,保持一个"带瘤生存"的平衡状态,起到延缓复发、防止转移的作用。

八、注意事项

1. 健康教育应贯穿于患者诊断、治疗、康复的全过程。广泛普及肿瘤防治的基本知识,采取积极措施预防肿瘤的发生。

2. 养成良好的生活习惯,合理膳食,适当运动,增强体质。避免接触各种有毒、有害物质。减轻生活、工作压力,劳逸结合,保持

良好心态,保持身心愉快。如有任何不适,及时就医检查。

3. 对已确诊的肿瘤要及时采取有效的治疗措施如手术、放疗、化疗等,保持良好心态,勇敢面对疾病,预防复发。

4. 病情控制稳定后,根据病情及患者出现的功能障碍程度进行相应的康复治疗,并通过辅助器具的使用、环境的改造等提高患者的自理能力,提高生活质量。同时要注重心理治疗,克服抑郁及焦虑情绪,提高患者自信心。

九、临床康复病例分析

案例 姚某,男,11岁,因"头晕伴右侧肢体无力2月余"于2021年2月22日入院。

病史 患者2月余前无明显诱因出现头晕伴右侧肢体无力,表现为发作性全头部昏沉感,每次持续2～30min不等,休息后可缓解。同时伴有右侧肢体无力,表现为右手握笔无力,写字扭曲,精细活动变差,走路不稳。无发热咳嗽,无恶心呕吐,无心慌心悸,无腹痛腹泻,无肢体抽搐。饮食睡眠可,二便正常,近期体重未见明显变化。于外院就诊,行头MRI提示脑干占位性病变,现家属为求进一步治疗来本院就诊。

查体 神志清,精神疲倦。双侧瞳孔等圆等大,直径约2.5mm,对光反射灵敏,视力、视野基本正常,右侧鼻唇沟较对侧略浅,伸舌居中,构音不清,颈软,右侧肢体肌力Ⅳ级,左侧肢体肌力Ⅴ级,右侧肢体浅感觉减退,右下肢肌张力增高,生理反射存在,病理反射未引出,脑膜刺激征(一),右手轮替试验(＋),闭目难立征(一)。舌暗红,苔薄白,脉小滑。

辅助检查 外院头MRI见脑干占位性病变,胶质瘤可能性大。

西医诊断 脑干胶质瘤。

中医诊断 脑瘤(风痰瘀阻证)。

诊疗经过 入院后完善相关检查,予行"左侧颞下入路神经内镜辅助下脑干占位部

分切除＋硬脑膜修补＋颅骨成形术"。术后病情平稳,于2021年3月23日经康复评定后,制定个体化康复治疗方案。

术后存在问题

1. 功能障碍:右侧肢体运动障碍、右侧肢体浅感觉减退、右下肢肌张力增高、姿势控制障碍、吞咽障碍、构音障碍。

2. 能力障碍:生活完全需要帮助。

3. 参与障碍:卧床,社会活动受限。

4. 抑郁状态,睡眠差。

治疗计划

1. 心理治疗:采用心理支持疗法、集体心理疗法、放松疗法交替的综合心理康复治疗,以缓解患者的心理压力,改善抑郁状态。

2. 运动训练:右侧肩胛带肌群、伸肘肌群、腕背伸肌群(图31-2)、下肢屈髋肌群(图31-3)、伸膝肌群、踝背伸肌群肌力训练、抗痉挛牵拉治疗、关节松动训练、坐位平衡训练(图31-4)、辅助站立训练、平行杆内步行训练,每日2次,每次40min。

3. 作业治疗:日常生活自理能力训练,洗漱动作训练、洗澡、穿脱衣物训练。

4. 物理因子治疗:功能性电刺激,选取右侧肩胛提肌、三角肌外侧、肱三头肌、桡侧腕伸肌、股四头肌、胫前肌,每日2次,每次20min(图31-5)。

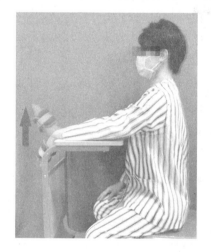

图31-2　坐位下用沙袋进行伸腕肌力量训练

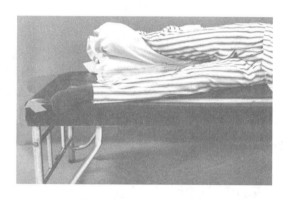

图31-3　侧卧,不抗阻做髋伸肌和屈肌力量训练

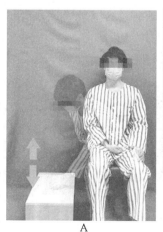
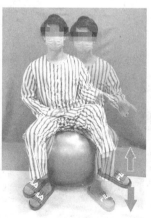
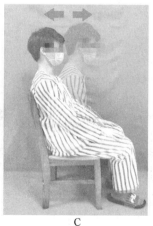

A　　　　　　　　B　　　　　　　　C

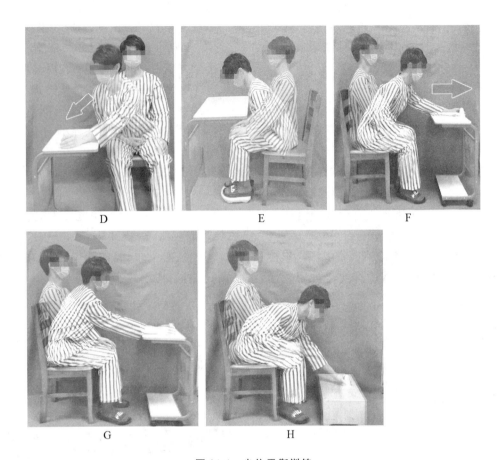

图 31-4　坐位平衡训练

A. 从地上捡起物件；B. 球上平衡，并上下活动一条腿；C. 向前坐；D. 坐位，向患侧伸手；E. 坐位下，肩部前移，靠近目标；F. 坐位下，用活动桌面，肩部前移；G. 坐位下快速伸手；H. 坐位下慢速伸手。

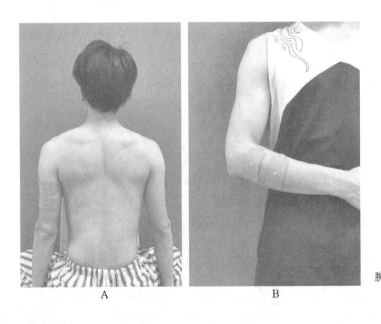

图 31-5　物理因子治疗

A. 刺激肱三头肌；B. 刺激伸腕肌。

5. 吞咽及构音评估与训练

(1)吞咽障碍的训练包括：①唇、舌、颜面肌和颈部屈肌的主动运动和肌力训练；②舌制动吞咽法；③等张吞咽训练；④摄食训练等。

(2)构音障碍的训练包括：①本体感觉刺激训练：用长冰棉棒按唇→牙龈→上齿龈背侧→硬腭、软腭→舌→口底→颊黏膜顺序进行环形刺激；②舌唇运动训练；③发音训练：顺序是先训练发元音，然后发辅音，再将元音与辅音相结合，按单音节→双音节→单词→句子的顺序进行；④减慢言语速度训练；⑤辨音训练；呼吸训练等。

6. 右下肢肌张力高,建议制作右侧踝足矫形鞋,预防肌肉萎缩、关节挛缩。

7. 传统康复治疗：针灸治疗、放血治疗、埋线、穴位贴敷等治疗。

(1)以扶正固本、疏筋通络为主毫针针刺,主穴：关元、足三里、内关、水沟、三阴交、地仓、颊车、下关、廉泉、极泉、尺泽、委中。

(2)隔药盐灸治疗：以3号补虚方为主。

(3)穴位注射治疗：选择患侧肌肉丰满的部位进行维生素 B_{12} 穴位注射,如臂臑、曲池、血海、足三里、丰隆等,每次取1～2穴为宜,每穴 1ml。

治疗前后康复评定对比(表 31-4)

表 31-4 治疗前后康复评定对比

项目	初评结果(2021-03-23)	复评结果(2021-04-28)
VAS 评分	7	4
抑郁量自评量表	65	55
匹兹堡睡眠质量指数	16	7
Brunnstrom 运动分期	右上肢Ⅱ期、手Ⅱ期、下肢Ⅲ期	右上肢Ⅱ期、手Ⅱ期、下肢Ⅳ期
Fugl-Meyer 运动评分	右侧总分 11/100 分(上肢 4/36 分、腕手 0/30 分、下肢 7/34 分)	右侧总分 21/100 分(上肢 6/36 分、腕手 0/30 分、下肢 15/34 分)
偏瘫手功能评分	失用手	
改良 Ashworth 分级	右侧前臂旋前肌群Ⅰ级、踝跖屈肌群Ⅰ+级	右侧屈肘肌群Ⅰ级,右侧前臂旋前肌群Ⅰ级、屈腕肌群Ⅰ级、踝跖屈肌群Ⅰ+级
被动关节活动度	未见明显异常	未见明显异常
PASS 姿势评分	2/36 分,可较多帮助下向患侧翻身,向健侧翻身	20/36 分:可无帮助下向患侧翻身、向健侧翻身、维持坐位、扶持站位;较少帮助下卧位坐起、从坐到卧、从坐到站,从站到坐
平衡功能分级	不能独坐、独站	坐位 3 级,不能独立站立
Berg 平衡量表评分	0/56 分,无平衡功能	6/56 分,可独立坐,帮助下由坐到站,床-椅转移
Holden 功能	0/Ⅴ级,无步行功能	0/Ⅴ级,无步行功能
感觉检查	右侧肢体浅感觉减退	右侧肢体深浅感觉减退
改良 Barthel 指数	20/100 分:极严重功能缺陷,日常生活需要很大帮助(完全依赖:进食;洗澡;修饰;穿衣;如厕;床椅转移;平地步行;上下楼梯;使用轮椅)(完全独立:大便控制;小便控制)	32/100 分:日常生活需要很大帮助(完全依赖:洗澡;修饰;如厕;床椅转移;平地步行;上下楼梯;使用轮椅)(最大帮助:穿衣;入厕;床椅转移)(中等帮助:进食)(完全独立:大便控制;小便控制)

（续　表）

项目	初评结果（2021-03-23）	复评结果（2021-04-28）
其他	神志清楚，留置鼻饲胃管，留置导尿管	神志清楚，留置胃管
	治疗目标： 1. 提高右侧肢体主动运动 2. 提高体位转移能力及平衡功能 3. 提高日常生活能力	目前情况 1. 右上肢出现部分分离运动 2. 体位转移能力提高，坐位平衡3级，不能独立站立 3. 日常生活自理能力较前稍有改善

阶段总结

经过一段时间（2021 年 3 月 23 日至 2021 年 4 月 28 日）的康复治疗，患者的情绪较前明显改善，右侧肢体功能障碍较前改善，语言功能基本恢复正常，现阶段患者能卧-坐、坐-卧、坐-站、站-坐转移，可少量帮助下站立，接下来需要继续关注患者心理状态，进一步促进右侧肢体的分离运动，促进其日常生活自理。

（谢嫣柔　黄根胜　宋　莉　杨　慧　曾昭龙）

参 考 文 献

[1] 赵玉沛,陈孝平.全国高等学校教材（八年制）外科学[M].3 版.北京:人民卫生出版社,2015:277-285.

[2] 杨永,王笑民,许炜茹,等.肿瘤康复的研究进展[J].医学综述,2018(7):1324-1328.

[3] 戴小军,丁健,张晓春,等.肿瘤中医康复治疗优势特色探讨[J].中国肿瘤,2014,23(6):514-517.

[4] 宋志萍,师建梅.论中医康复学的基本观点[J].中医杂志,2007,48(7):581-582.

第32章 老年期痴呆康复

一、概述

痴呆是指在智能已获得相当发展后，由于各种原因所致脑损伤引起的获得性、持续性和全面性的智能减退，主要包括不同程度的记忆、语言、视空间功能、认知功能减退以及精神行为异常，导致患者日常生活、社会交往和工作能力明显降低。

痴呆从不同角度有多种分型。最常见的为病因分型，可分为三大类：原发神经系统疾病导致的痴呆、神经系统以外疾病导致的痴呆和同时累及神经系统及其他脏器的疾病导致的痴呆。第一类包括神经变性性痴呆（如阿尔茨海默病 Alzheimer disease，AD 等）、血管性痴呆（vascular dementia，VD）、炎症性痴呆（如 Creutzfeldt-Jakob 病等）、帕金森痴呆、正常颅压脑积水、脑肿瘤、外伤、脱髓鞘病等；第二类包括系统性疾病导致的痴呆（如甲状腺功能低下、维生素缺乏等）和中毒性痴呆（如酒精中毒、药物慢性中毒等）；第三类包括艾滋病（艾滋病痴呆综合征）、梅毒、Wilson病等。

痴呆的发病率和患病率随年龄增高而增加，一般发于生命后期，故多指老年期痴呆，其中以 AD、VD 最常见。

VD 是指由缺血性卒中、出血性卒中和造成记忆、认知和行为等脑区低灌注的脑血管疾病所致的严重认知功能障碍综合征。而 AD 是一种中枢神经系统变性病，病程呈慢性进行性，是老年期痴呆最常见的一种类型。主要表现为渐进性记忆障碍、认知功能障碍、人格改变及语言障碍等神经精神症状，严重影响社交、职业与生活功能。

二、临床表现

AD 通常起病隐匿，很难确切了解具体的发病时间，病程为持续进行性，一般无缓解；VD 多在 60 岁以后起病，有卒中史，呈阶梯式进展，波动病程，认知功能受损显著达到痴呆标准，常伴有局灶性神经功能缺损症状和体征，并且 VD 的临床表现，主要取决于血管病灶的部位、大小等。

无论哪种类型的痴呆，其临床症状主要分为认知功能减退及其伴随的社会生活功能减退症状和非认知性神经精神症状。其中认知功能障碍主要表现为记忆障碍、语言障碍、失用、失认以及计算、判断、概括、综合分析、解决问题等执行功能障碍。非认知性神经精神症状指痴呆患者经常出现的紊乱的知觉、思维内容、心境和行为，常表现为焦虑、抑郁、淡漠、妄想、幻听、视幻觉、睡眠障碍、冲动攻击、行为怪异、饮食障碍等。

轻度痴呆一般没有明显的神经系统体征，少数患者伴有锥体外系体征，中度或重度患者常常有头痛、偏瘫、失语、肢体活动不灵、肌阵挛、步态障碍、尿失禁、下颌反射、吸吮反射等局灶性神经系统症状及体征。

三、康复评定

当考虑患有痴呆可能时，可使用一系列痴呆筛查量表进行初步筛查、分级评定、精神行为评定及鉴别评定等。对早期痴呆患者，这些评测对诊断具有重要的参考价值。绝大部分中、重度患者无法完成这些复杂的心理测试。

（一）痴呆程度筛查评定

1. 简易精神状态检查（mini-mental state examination，MMSE）　由美国Folstein等于1975年编制，总共10题、30项检查，包括时间定向、地点定向、即刻和延迟记忆、注意力和计算能力、短程记忆、物体命名、语言复述、阅读理解、语言理解、言语表达和图形描画、视空间能力等内容，量表总分为0~30分，是国内外应用最广泛的认知筛查量表，具有良好的信度和效度，对痴呆敏感度和特异性较高，对识别正常老人和痴呆有较高的价值。

2. 画钟表试验（clock drawing task，CDT）　CDT"0-4分法"是一个简单、敏感、易行的认知筛查量表，对痴呆筛查确诊率约为75%，作为认知筛查工具得到广泛应用。①方法：要求患者画一个表盘面，并把表示时间的数字标在正确的位置，待患者画一个圆并填完数字后，再让患者画上分时针，把时间指到9点35分等；②记分：画一个封闭的圆1分；数字位置标记正确1分；12个数字无遗漏1分；分时针位置标记正确1分，4分为认知功能正常，3~0分分别为轻、中和重度的认知功能障碍。

3. 长谷川痴呆量表（Hasegawa dementia scale，HDS）　也是一种简易实用的量表（表32-1），由于我国仍有部分文盲，国内学者将其评分按文化程度标准化，更切合我国国情。

表 32-1　长谷川痴呆量表（HDS）

指导语：下面我要问你一些非常简单的问题，测验一下你的注意力和记忆力，请不要紧张，尽力完成。

问题	得分
1. 今天是几月几号（或星期几）	3
2. 这是什么地方	2.5
3. 你多大岁数（±3年为正确）	2
4. 最近发生什么事情（请事先询问知情者）	2.5
5. 你出生在哪里	2
6. 中华人民共和国成立年份（±3年为正确）	3.5
7. 一年有几个月（或一小时有几分钟）	2.5
8. 国家现任总理是谁	3
9. 100−7=　　，93−7=	2~4
10. 请倒背下列数字：6-8-2，3-5-2-9	2~4
11. 请将纸烟、火柴、钥匙、表、钢笔5样东西摆在受试者面前，令其说一遍，然后把东西拿走，请受试者回忆	0，0.5，1.5，2.5，3.5

评分标准：如1~8答错为0分，答对分别为3、2.5、2、2.5、2、3.5、2.5、3分；第9题，一个也答不出为0分，减对一次为2分，减对2次及以上为4分；第10题能倒背对一次为2分，能倒背对2次为4分；第11题能说出五种为3.5分，四种为2.5分，三种为1.5分，两种为0.5分只能说出一种或一种也说不出为0分。

总分：文盲<16分，小学文化程度<20分，中学以上文化程度<24分，可评为痴呆。

(二)记忆功能评定

记忆是指信息在脑内的储存和提取,是人对过去经历过的事物的一种反应,可分为长时记忆、短时记忆和瞬时记忆三种,记忆功能是人脑的基本认知功能之一。在临床上,痴呆患者认知障碍首发表现常为记忆功能障碍尤其是近期记忆障碍明显,记忆力评定是痴呆诊断的重要手段,主要从瞬时记忆、短时记忆、长时记忆三个方面进行评估。

瞬时记忆评定:数字广度测试、词语复述测试、视觉图形记忆测试,要求测试者在 2s 内复述听到的数字、词语及说出看到的图形。

短时记忆评定:检测内容同瞬时记忆法,但时间要求是 30s 后,要求被检测者回忆其内容。

长时记忆评定:分别从情节记忆、语义记忆、程序性记忆等不同侧面进行,要求测试者顺行性或逆行性回忆其亲身经历的事件及重大公众事件,包括事件的时间、地点、内容、情节等。

在临床上常用的标准化记忆测试量表有韦氏量表(Wechsler memory scale,WMS)、Rivermead 行为记忆测试、MMSE 和波士顿命名测试等,其中 WMS 是应用较广的成套记忆测试,共有十项分测试,可对长时记忆、短时记忆、瞬时记忆进行评定。分测试 A-C 测试长时记忆,D-I 测试短时记忆,J 测试瞬时记忆,MQ 表示记忆的总水平。

(三)注意力评定

注意力是对事物的一种选择性反应。根据参与器官的不同可以分为听觉注意、视觉注意等。下面介绍几种视觉和听觉注意测试方法,它们不是成套测验,可根据临床需要选用。

1. 视跟踪和辨认测试

(1)视跟踪:要求受试者目光跟随光源做左、右、上、下移动。每 1 个方向记 1 分,正常为 4 分。

(2)形态辨认:要求受试者临画出垂线、圆形、正方形和 A 字各一个。每项记 1 分,正常为 4 分。

(3)划消字母测试:要求受试者用铅笔以最快速度划去字母列中的 C 和 E(字母大小应按规格)。100s 内划错多于 1 个为注意力有缺陷。

2. 数或词的辨别注意测试

(1)听认字母测试:在 60s 内以每秒 1 个的速度念无规则排列字母给受试者听,其中有 10 个为指定的同一字母,要求听到此字母时举手,举手 10 次为正常。

(2)背诵数字:以每秒 1 个的速度念一列数字给受试者听,要求立即背诵。从两位数开始至不能背诵为止,背诵少于 5 位数为不正常。

(3)词辨认:向受试者放送一段短文录音,其中有 10 个为指定的同一词,要求听到此词时举手,举手 10 次为正常。

3. 声辨认

(1)声辨认:向受试者放送一段有嘟嘟声、电话铃声、钟表声和号角声的录音,要求听到号角声时举手。号角声出现 5 次,举手少于 5 次为不正常。

(2)在杂音背景中辨认词:测验内容及要求同上"词辨认",但录音中有喧闹集市背景等。举手少于 8 次为不正常。

(四)知觉障碍评定

知觉障碍是指感觉传入系统未受损,而对感觉信息的识别及分析功能出现受损。皮质水平的损害可引起知觉障碍,常常是非主侧半球顶叶。

1. 失认症的评价 失认症是指痴呆患者因为认知功能减退后,不能通过知觉认识自己熟悉的东西,包括视觉、触觉失认等。常见的失认症类型及其评价方法如下。

(1)单侧忽略的评价:单侧忽略又称单侧空间忽略,是患者对脑损害部位对侧一半的身体和空间内的物体不能辨认的症状。病灶常在右顶叶、丘脑。单侧忽略与偏盲的区别在于后者会有意识地以头部转动带动眼睛来加以补偿,而前者即使视野完整也不会用眼睛来补偿。常用评定法如下。

①平分直线:在一张白纸上画一条横线,让患者用一垂直短线将横线分为左右两段,如果患者画的垂线明显地偏向一侧,即为阳性。

②看图说物:用一张由左至右画有多种物品的图片,让患者看图说出物品的名称。如果漏说一侧的物品,甚至因对一个物品的半侧的失认而说错,即为阳性。

③绘图:评估者先在纸上画一个人、房子或一朵花,然后让患者去模仿着画。如果画出来的缺少一半,或明显偏歪,即为阳性。也可以让患者画一个钟面,如果将钟面画在纸的一边,并将1~12的数字集中在一侧,即为阳性。

④删字:将一组阿拉伯数字放在患者面前,让其用笔删去指定的数字(如1和4),如仅删去一侧,另一侧未删,即为阳性。Albert试验:Albert试验是最敏感的试验,是在纸上散布一些无规律的短线条,让患者用笔与线条正交地删去(表32-2)。

表 32-2　Albert 试验的评分

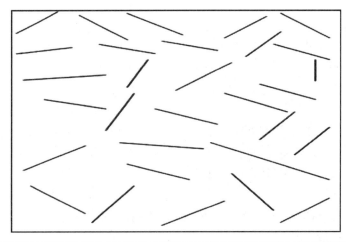

评定级别	漏删线数	漏删线(%)
无单侧忽略	1 或者　2	4.3
可疑忽略	3~23	4.5~56.8
肯定有单侧忽略	≥23	≥56.8

(2)疾病失认:患者否认自己有病,对自己的病漠不关心,损害的脑区多为右侧顶叶,主要依靠临床患者的表现进行评定。

(3)触觉失认:是指患者虽然其触觉、温度觉、本体感觉的功能正常,但不能通过手触摸的方式来辨认物体的形态。病灶部位常位于顶叶。评估方法:在桌子上摆放各种物品,如球、铅笔、硬币、戒指、纽扣、积木块、剪刀,先让患者闭眼用手认真触摸其中一件,辨认是何物,然后放回桌面。再睁开眼,从物品中挑出刚才触摸过的物品,能在合理的时间内将所有物品辨认清楚者为正常。

(4)视觉失认:患者对所见的物体、颜色、图面不能辨别其名称和作用,但经触摸或听到声音或嗅到气味,则能正确说出。其病灶部位一般在枕叶,特别是优势侧的大脑半球。

评估方法如下。

①形状失认：取图形为三角形、菱形的塑料块各两块，杂乱地混放于患者面前，让其分辨，认不正确者为阳性。

②物品失认：将多种东西混放在一起，其中有同样的物品，让患者将同样的物品挑选出来，能够正确完成者为正常，不能完全挑出来的为异常。物品的分类检查是将多种物品混放在一起，让患者根据物品的形态、材料、颜色、用途等进行分类。评估者可以任意提出以上分类的要求，能在适当的时间内正确完成为正常，反之为异常。

③颜色失认：给患者一张绘有苹果、橘子、香蕉的无色图形让患者用彩色笔在每张图上描上相应的颜色，完成不正确的为阳性。

2. 失用症的评价 是指患者在运动、感觉、反射均无异常的情况下，不能完成某些患病前通过学习而会用的动作。失用症可以累及正常随意运动的任何动作。

（1）结构性失用：可以通过用笔画空心十字试验和用火柴棍拼图试验两种方法来进行检查评价。

①画空心十字试验，是提供患者纸和笔，让他照着画一个空心"十"字画的图形，如果不成空心、边缘歪扭、形状怪异则为阳性。

②用火柴棒拼图试验，是由检查者用火柴棒拼成各种图形，让患者照样复制，不能完成者为阳性。

（2）运用性失用：检查以下4个方面的动作：①面部：吹火柴；②上肢：刷牙、钉钉子；③下肢：踢球；④全身：作拳击姿势，正步走。评定标准为正常、阳性和严重损伤。正常：即使没有实物也可以根据描述和指令完成动作。阳性：只有在给实物的情况下才能完成大多数动作。严重损伤：即使给实物也不能完成指定的动作。

（3）穿衣失用：穿衣失用表现为对衣服部位认不清，因而不能穿衣。评定时让患者给自己穿衣，系扣、系鞋带，如对衣服的正、反、左、右不分；手穿不进袖子；系扣、系鞋带困难者为阳性，不能在合理时间内完成上述指令者亦为阳性。

（4）意念性失用：意念中枢在左顶下回、上回，当这些部位受损时，不能产生运动的意念，此时即使肌力、肌张力、感觉、协调能力正常也不能产生运动，称为意念性失用。特别是对复杂精细的动作失去应该有的正确观念，致使各种动作的逻辑混乱。评定可进行活动逻辑试验，可把牙膏、牙刷放在桌上，让患者打开牙膏盖，拿起牙刷，将牙膏挤在牙刷上，然后去刷牙，如果患者动作的顺序错乱则为阳性。

（5）意念运动性失用：意念中枢与运动中枢之间的联系受损时，运动的意念不能传达到运动中枢，因此患者不能执行运动的口头指令，也不能模仿他人的动作。但由于运动中对过去学会的运动仍有记忆，有时能下意识地、自动地进行常规的运动。如给他牙刷时他能自动去刷牙，但告诉他去刷牙时，他却又不能去刷牙。因此常表现为有意识的运动不能，但无意识运动却能进行。其病灶部位常在缘上回运动区和运动前区及胼胝体。评定时可以让患者按照检查者的口头命令去执行出相应的动作，不能执行者为阳性。

（五）言语语言功能评定

痴呆患者早期可出现找词困难、命名障碍，而复述、发音完好。随着病情进展，出现语言空洞、理解力、阅读书写障碍，最后可发展为刻板言语，甚至缄默。可选用波士顿命名测验联合 MMSE 鉴别语义性痴呆和 AD。北京医院汉语失语成套测验（aphasia battery of Chinese，ABC）也可用于痴呆患者的语言功能评定。

（六）日常生活能力评定

评定日常生活能力的测验很多，测试项目主要包括基本日常生活能力（basic activities of daily living，BADL）和复杂的工具性日常能力（instrumental activities of daily living,IADL)两部分。常用评估工具包括日常生活活动量表(activities of daily living,ADL)、阿尔茨海默病协作研究日常能力量表(ADCS-ADL)、Lawton 工具性日常能力量表(Lawton IADLs,见表 32-3 所示)等。

表 32-3　Lawton IADLs

内容	能力	评分
使用电话能力	能主动打电话,能查号,拨号	3
	能拨打几个熟悉的号码	2
	能接电话,但不能拨号码	1
	根本不能用电话	0
购物	能独立进行所有需要的购物活动	3
	仅能进行小规模的购物	2
	任何购物活动均需要陪同	1
	完全不能进行购物	0
备餐	独立计划,烹制和取食足量食物	3
	如果提供原料,能烹制适当的食物	2
	能加热和取食预加工的食物,或能准备食物	1
	需要别人帮助做饭和用餐	0
整理家务	能单独持家,或偶尔需要帮助(如重体力家务需家政服务)	4
	能做一些轻的家务,如洗碗、整理床铺	3
	能做一些轻的家务,但不能做到保持干净	2
	所有家务活动均需要在帮忙的情况下完成	1
	不能做任何家务	0
洗衣	能洗自己所有的衣服	2
	洗小的衣物;漂洗短袜以及长筒袜等	1
	所有衣物必须由别人洗	0
使用交通工具	能独立乘坐公共交通工具或独自驾车	4
	能独立乘坐出租车并安排自己的行车路线,但不能坐公交车	3
	在他人帮助或陪伴下能乘坐公共交通工具	2
	仅能在他人陪伴下乘坐出租车或汽车	1
	不会搭乘交通工具	0
个人服药能力	能在正确的时间服用正确剂量的药物	2
	如果别人提前把药物按单次剂量分好后,自己可以正确服用	1
	不能自己服药	0

（续　表）

内容	能力	评分
理财能力	能独立处理财务问题（做预算，写支票，付租金和账单，去银行），收集和适时管理收入情况	2
	能完成日常购物，但到银行办理业务和大家购物等需要帮助	1
	无管钱能力	0

结果评价：评分越低，失能程度越大，如购物、交通、食物储备、家务、洗衣等五项中有三项以上需要协助即为轻度失能。

（七）社会功能评定

康复医学的目的就是使患者能够最大限度地恢复功能，重返社会。而能否重返社会，除了躯体功能的良好状态外，患者社会功能的完好也是必不可少的。社会生活能力的评估主要包括评价患者参与各种社会活动的情况，包括工作、社交以及参与各种娱乐活动等，临床上常使用社会生活能力概况评定量表（rating scale of social ability，RSSA）和功能活动调查（functional activity questionnaire，FAQ）进行评定。社会生活能力概况评定量表详见表 32-4，功能活动调查表详见表 32-5。

表 32-4　社会生活能力概况评定量表（RSSA）

评定内容	评分
1. 上班或上学的情况：与伤病前相同	是 20，否 0
2. 参加社交活动（探访亲友等）	从不参加 0，极少参加 5，正常参加 10
3. 参加社团活动（工会、联谊会、学会等）	从不参加 0，极少参加 5，正常参加 10
4. 与别人进行打扑克、下象棋、参观旅行、打球、看球赛等文体活动	从不参加 0，极少参加 5，正常参加 10
5. 与别人一道看电视、谈话、听音乐、上公园、散步、购物等业余消遣活动	从不参加 0，极少参加 5，正常参加 10

评分标准：根据总分来评定，0 分：社会生活能力重度障碍；≤20 分：社会生活能力中度障；得 20～40 分：社会生活能力中度障碍；60 分：社会生活能力正常。

表 32-5　功能活动调查表（FAQ）

项目	圈上最适合的情况
1. 使用各种票证（正确地使用、不过期）	0　1　2　9
2. 按时支付各种票据（如房租、水电费等）	0　1　2　9
3. 自行购物（购买衣服、食物及家庭用等）	0　1　2　9
4. 参加需技巧性的游戏活动（如打扑克、下棋、木工、书法、摄影等）	0　1　2　9
5. 使用炉子（包括生炉子、熄灭炉子）	0　1　2　9
6. 准备烧一顿饭菜（有饭、菜、汤）	0　1　2　9
7. 关心和了解新鲜事物（国家大事或身边发生的事）	0　1　2　9

（续　表）

项目	圈上最适合的情况
8. 持续 1h 以上专注看电视或书，并能理解、评论其内容	0　1　2　9
9. 记得重要的约定（如领退休金、约会、接送孩子等）	0　1　2　9
10. 独自外出或走亲访友（较远距离，如 3 站公交车距离）	0　1　2　9

评分标准："0"没有任何困难，能独立完成；"1"有些困难需要他人指导或帮助；"2"本人无法完全完成或几乎完全由他人代替完成；"9"不知道或不适合，如从未从事过这项活动。

(八)精神行为症状评定

临床上常用神经精神问卷(neuropsychiatric inventory，NPI)来评估痴呆患者的精神行为症状，详见表 32-6。该量表具有较高的信度和效度，由 12 个评分项目组成，通过测试者询问照料者进行评定，评价患者出现认知障碍后出现该项症状的频率、严重程度和该项症状引起照料者的苦恼程度。对患者和照料者的评分分开计算，患者评估分级的评分范围为 0～144，照料者苦恼的评分为 0～60,0 均代表最好。

此外，还可以使用汉密尔顿抑郁量表(Hamilton depression scale，HAMD)对焦虑/躯体化、体重、认知障碍、日夜变化、退缓、睡眠障碍、绝望感等 7 个因子进行评估，以便了解患者的抑郁症状。

表 32-6　神经精神问卷(NPI)

症状	有无	频率	频率×严重程度	使照料者苦恼程度
妄想:(错误的观念，如:认为别人偷他/她的东西? 怀疑有人害他/她?)				
幻觉:(视幻觉或听幻觉? 看到或听到不存在的东西或声音? 和实际不存在的人说话?)				
激越/攻击性:(拒绝别人的帮助? 固执? 向别人大喊大叫? 打骂别人?				
抑郁/心境恶劣:(说或表现出伤心或情绪低落? 哭泣?)				
焦虑:(与照料者分开后不安? 精神紧张的表现如呼吸急促叹气、不能放松或感觉紧张? 对将来的事情担心?)				
欣快:(过于高兴、感觉过于良好? 对别人并不觉得有趣的事情感到幽默并开怀大笑? 与情景场合不符的欢乐?)				
情感淡漠:(对以前感兴趣的活动失去兴趣? 对别人的活动和计划漠不关心? 自发活动比以前少?)				
脱抑制:(行为突兀，如与陌生人讲话，自来熟? 说话不顾及别人的感受? 说一些粗话? 以前他/她不会说这些)				
易激惹/情绪不稳:(不耐烦或疯狂的举动? 对延误无法忍受? 对计划中的活动不能耐心等待? 突然暴怒?)				

（续 表）

症状	有无	频率	频率×严重程度	使照料者苦恼程度
异常运动行为：（反复进行无意义的活动，如围着房屋转圈、摆弄纽扣、用绳子包扎捆绑等？无目的的活动，多动？）				
睡眠/夜间行为：（晚上把别人弄醒？早晨很早起床？白天频繁打瞌睡？）				
食欲和进食障碍：（体重增加？体重减轻？喜欢食物的口味发生变化？）				

评分标准：

频率评分为 1～4 分：1＝偶尔，不超过每周一次；2＝经常，大约每周一次；3＝频繁，每周几次，但不到每天一次；4＝非常频繁，每天一次以上。

严重程度评分 1～3 分：1＝轻度，存在幻觉，但看起来危害不大，几乎没有给患者造成痛苦；2＝中度，幻觉给患者带来痛苦并具有破坏性；3＝明显，幻觉的破坏性很大，是破坏性行为的主要原因。

该项症状引起照料者的苦恼程度评分为 0～5 分：0＝没有，1＝很轻，2＝轻度，3＝中度，4＝严重，5＝很重或极重。

（九）AD 和 VD 鉴别量表

AD 和 VD 在临床表现上有不少类似之处，但病因、病理不一致，治疗和预后也不尽相同。临床中常使用 Hachinski 缺血计分表来鉴别 AD 和 VD，详见表 32-7。

表 32-7　Hachinski 缺血计分表

项目	计分	项目	计分
突然起病	2	情感脆弱	1
阶梯性恶化	1	高血压史	1
波动性病程	2	卒中史	2
夜间意识错乱	1	动脉粥样硬化	1
人格相对保留	1	局限性神经系统症状	2
抑郁症状	1	局限性神经系统体征	2
躯体不适的主诉	1		

该量表总分为 18 分，≤4 分提示阿尔茨海默病（AD）；5～6 分提示混合性痴呆（MD）；≥7 分提示血管性痴呆（VD）。

（十）运动功能评定量表

国外研究发现在 AD 早期患者中，已出现平衡和步行功能的下降。在起立行走计时测试（timed up and go test，TUG）和 10m 步行时间测试中，早期的 AD 患者已出现测试时间的延长和步速的降低。因而，AD 患者的运动能力，如平衡功能和步行功能等评定不容忽视。

常用量表有关节活动度功能评定表、徒手肌力检查记录表、改良 Ashworth 量表、Berg 平衡量表等。

（十一）营养状态评估

随着痴呆患者程度的加重，营养不良的发生率增高，可应用简易营养评估表（mini-nutritional assessment short-form，MNA-SF）、皇家医学院营养筛查系统（imperial nutritional screening system，INSYST）进行评价。

（十二）整体评价量表

国内外常对患者的认知功能、精神行为和日常生活能力等障碍进行整体评定，可以较为有效地评估患者痴呆的严重程度，常用的量表有临床痴呆评定量表（clinical dementia rating，CDR）、总体衰退量表（global dete-

riorate scale，GDS）和临床总体印象量表（clinical global impression，CGI）等，其中CDR具有良好的信度和效度，是国内外最常用的临床痴呆评定量表，主要对记忆力、定向力、判断与解决问题的能力、社会事务能力、家务与业余爱好、个人自理能力等 6 个方面进行评定，根据评分规定，判定为认知正常、可疑痴呆、轻度痴呆、中度痴呆和重度痴呆 5个等级（表 32-8）。

表 32-8　临床痴呆评定量表（CDR）

项目	无痴呆 CDR 0	可疑痴呆 CDR 0.5	轻度痴呆 CDR1.0	中度痴呆 CDR2.0	重度痴呆 CDR3.0
记忆力	无记忆力缺损或只有轻度不恒定的健忘	轻度、持续的健忘；对事情能部分回忆，属"良性"健忘	中度记忆缺损；对近事遗忘突出，有碍日常活动的记忆缺损	严重记忆缺损；能记住过去非常熟悉的事情，新材料则很快遗忘	严重记忆丧失；仅存片断的记忆
定向力	能完全正确定向	除时间定向有轻微困难外，能完全正确定向	时间定向有中度困难；对检查的地点能定向；在其他地点可能有地理性失定向	时间定向有严重困难；通常对时间不能定向，常有地点失定向	仅有人物定向
判断力＋解决问题能力	能很好解决日常问题、处理职业事务和财务；判断力良好，与过去的水平有关	在解决问题、判别事物间的异同点方面有轻微缺损	在解决问题、判别事物间的异同点方面有中度困难；社会判断力通常保存	在解决问题、判别事物间的异同点方面有严重损害；社会判断力通常受损	不能做出判断，或不能解决问题
社会事务	在工作、购物、志愿者和社会团体方面独立的水平与过去相同	在这些活动方面有轻微损害	虽然可能还参加但已不能独立进行这些活动；偶尔检查是正常	不能独立进行室外活动；但可被带到室外活动	不能独立进行室外活动；病重得不能被带到室外活动
家庭＋爱好	家庭生活、爱好和需用智力的兴趣均很好保持	家庭生活、爱好和需用智力的兴趣轻微受损	家庭活动轻度障碍是肯定的，放弃难度大的家务，放弃复杂的爱好和兴趣	仅能做简单家务，兴趣保持的范围和水平都非常有限	丧失有意义的家庭活动

（续　表）

项目	无痴呆 CDR 0	可疑痴呆 CDR 0.5	轻度痴呆 CDR1.0	中度痴呆 CDR2.0	重度痴呆 CDR3.0
个人料理	完全有能力自我照料	完全有能力自我照料	需要督促	在穿着、卫生、个人财务保管方面需要帮助	个人料理需要很多帮助；经常二便失禁

评分标准：

记忆（M）是主要项目，其他是次要项目。

如果至少3个次要项目计分与记忆计分相同，则CDR＝M。

当3个或以上次要项目计分高于或低于记忆计分时，CDR＝多数次要项目的分值。

当3个次要项目计分在M的一侧，2个次要项目计分在M的另一侧时，CDR＝M。

当M＝0.5时，如果至少有3个其他项目计分为1或以上，则CDR＝1。

如果M＝0.5，CDR不能为0，只能是0.5或1。

如果M＝0，CDR＝0，除非在2个或以上次要项目存在损害（0.5或以上），这时CDR＝0.5。

特殊情况：

1. 次要项目集中在M一侧时，选择离M最近的计分为CDR得分（例：M和一个次要项目＝3,2个次要项目＝2,2个次要项目＝1，则CDR＝2）。

2. 当只有1个或2个次要项目与M分值相同时，只要不超过2个次要项目在M的另一边，CDR＝M。

3. 当M＝1或以上，CDR不能为0；在这种情况下，当次要项目的大多数为0时，CDR＝0.5。

四、康复流程（图32-1）

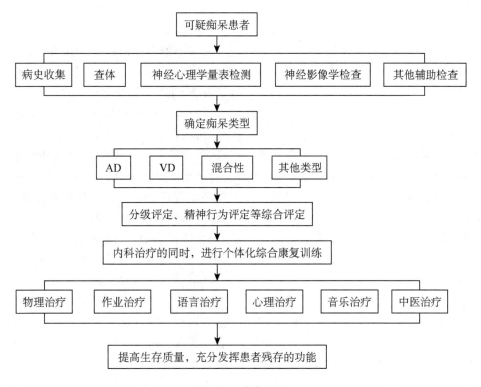

图 32-1　康复流程

五、现代康复

痴呆通常起病隐匿,没有确切的发病时间,病程多为持续发展的不可逆性痴呆。一旦发现患者出现认知功能损害、行为异常、情感障碍、社会生活功能减退等征兆,应立即给予相应检查。确定为痴呆后,实施早期康复介入治疗;在痴呆整个疾病发展过程中,应持续给予综合性康复治疗,减轻或延缓痴呆的发展。由于其病因多不明确,无法实施针对性的病因治疗,目前治疗上主要对认知功能减退及其伴随的社会生活功能减退和非认知性神经精神症状体征三方面进行对症处理。

针对痴呆的康复治疗,下面将以神经变性性痴呆——阿尔茨海默病(AD)为例进行具体介绍。

康复目标:一旦确诊痴呆,首先可通过健康教育、饮食疗法、体育锻炼、社会方式改变、生活护理等多种形式进行控制;疗效不佳时,可以适当配合药物、康复治疗以及对症支持治疗等其他治疗方法,力争控制或延缓痴呆的发展。康复治疗的主要目标包括减轻患者认知功能的损害;纠正异常的精神行为;改善情感障碍;提升社交技能,最大限度地提高生活自理能力,促进其回归社会、回归工作。

AD 的三级康复预防时机:一级预防指在 AD 的病理生理过程开始之前,即针对 AD 的高危因素进行干预和去除;二级预防指在痴呆前阶段,即临床症状出现之前,对患者的血压、血糖、血脂、心血管疾病等进行干预,以延迟或防止症状出现;三级预防指在临床症状出现后,进行药物和康复治疗。

对患有轻、中度 AD 患者进行综合性康复治疗,将极大地改善患者的认知功能,减轻非认知性神经精神症状,提高其社会生活能力,延缓痴呆的发展。康复治疗对于重度痴呆患者虽有一定的帮助作用,但需要长期坚持训练,这类患者主要以照料和护理为重。

(一)康复治疗原则与伦理问题

1. 康复训练原则

(1)个体化治疗,综合康复训练。

(2)以提高生存质量为目标,充分发挥 AD 患者残存的功能,重点改善生活自理和参加休闲活动的能力。

(3)对照料 AD 患者的人员,从技术上提供有关痴呆康复训练知识,从精神上给予关心支持。

2. 康复伦理问题　应帮助患者本人及家属了解 AD 诊断及其含义,患者病情和所处的阶段,为患者提供相关知识及康复治疗的资料,有利于患者寻求有效的治疗并尽早安排今后的生活。随着疾病的进展,患者的决策权渐渐需要由家属所替代。在此过程中,应及时准确地评估患者残存的认知和决策能力。在患者尚存较好的决策能力时,应在充分遵循患者本人的意愿基础上,与家属充分讨论,协助患者制定并记录今后的生活计划,该计划具有法律效力。

(二)康复治疗方法

常用的康复治疗包括物理治疗、作业治疗、语言治疗、心理治疗、传统医学治疗、康复工程、音乐治疗等方法。每种治疗方法对痴呆均有或多或少的帮助作用,其中物理治疗重点改善患者肢体功能,增加身体平衡协调性,促进脑部血液循环,增加外界信息量的摄入,从而改善患者运动功能。作业治疗着重提高患者日常生活能力和职业技能,改善认知功能,减轻行为异常。语言治疗、心理治疗、传统医学治疗、康复工程、娱乐治疗等均可帮助减轻患者非认知性精神神经症状,提高日常生活能力和改善认知功能。所以通过采取改善认知功能、减轻非认知性精神神经症状以及提高日常生活能力和社会功能的综合性康复训练,将全面减轻患者各种症状,延缓其发展。

1. 记忆功能训练　记忆衰退是 AD 患者最明显的表现之一,故任何一种能够帮助患者适应、减轻、改善因脑部受损而导致记忆障碍的技巧或策略,均称为记忆功能训练。

(1)联想法:①视觉想象:患者将要记住的信息在脑中形成的有关视觉形象;②兼容:患者把要记住的信息与已知事情联系记忆;③自身参照:让患者将要记住的信息与自身联系起来;④精细加工:患者对要记住的信息进行详细分析,找出能与已知信息联系的各种细节。

(2)背诵法:反复大声或无声地背诵要记住的信息。

(3)分解联合法:对要记住的信息应从简单到复杂,先一步一步练习,再逐步联合。

(4)提示法:对要记住的信息提供言语或视觉提示。

(5)记忆技巧法:①首词记忆法:将要记住的信息的头一个词编成熟悉易记的一个短语或句子,例如记忆的目标单词为"地理、大海、物理、博览",即可用"地大物博"的成语来记忆;②编故事法:将要记住的信息编成一个自己熟悉的或形象化的故事来记。

(6)常规化:建立稳定的日常生活活动程序。如定时休息、固定穿衣顺序、固定散步路径等。

(7)训练操作方法

①视觉记忆:先将3~5张绘有日常生活中熟悉物品的图片卡放在患者面前,告诉患者每卡可注视5s,看后将卡收去,让患者用笔写下所看到的物品的名称,反复数次。成功后增加卡的数目,反复数次,成功后再增加卡片的行数(如原仅一行,现改放两行或三行卡片等)。

②地图作业:在患者面前放一张大的、上有街道和建筑物而无文字标明的城市地图,告诉患者先由治疗师用手指从某处出发,沿其中街道走到某一点停住,让患者将手指放在治疗师手指停住处,从该处找回到出发点,反复10次,连续两日无错误,再增加难度(路程更长、绕弯更多等)。

③彩色积木块排列:用品为6块2.5cm×2.5cm×2.5cm的不同颜色的积木块和一块秒表,以每3秒一块的速度向患者展示木块,展示完毕,让患者按治疗师所展示次序展示积木块。正确的记"＋",不正确的记"－",反复10次,连续两日均10次完全正确时,加大难度进行(增多木块数或缩短展示时间等)。

④缅怀治疗:"缅怀"是一种在老年精神科广泛采用的治疗媒介,适用于治疗老年痴呆症,缅怀治疗是利用患者所拥有的记忆作媒介,去鼓励患者与人沟通及交往。理论基础源于Erikson(1950)对人生发展过程的理论,人到晚年,回忆往事是很自然的过程,若能借此过程去解决一些从前未能解决的矛盾,整个人生便能达致整合;若未成功,一生便变得"绝望",一般缅怀活动会糅合快乐与不快乐的回忆,因为过分着眼于开心的回忆会造成逃避现实;只侧重于不快乐往事却又会令患者情绪低落,合适的"缅怀"活动有助增进患者的生活满足感,减低抑郁及改善生活质量,缅怀可有多种不同形式,包括个别回想、与人面谈、小组分享、展览及话剧等,而对象亦不局限于同龄人,老幼共聚也是一种选择。

2. 注意力和集中力训练

(1)猜测游戏:取两个透明杯子和一个弹球,在患者注视下由治疗师将一个杯子覆扣在弹球上,让患者指出哪一个杯中扣有弹球,反复数次,无猜测错误后改用两个不透明的杯子,操作同前,此时患者已不能透过杯壁看到弹球,让患者指出哪个杯中扣有弹球,反复数次。成功后改用三个或更多的不透明杯子和一个弹球,方法同前。再次成功后,改用三个或更多的不透明杯子和两个或更多的颜色不同的弹球,扣上后让患者指出各种颜色的弹球所在位置,移动杯子后再问。

(2)删除作业:在16开白纸中写满几个大写汉语拼音字母如KBLZBOY(亦可依患

者文化程度选用数字、图形),让患者用铅笔删去治疗师指定的字母,如"B";改换字母的顺序和规定要删除的字母,反复进行数次;成功后改用两行印得小些的字母,以同样的方式进行数次;成功后改为三行或更多行的字母,方式同前;成功后再改为纸上同时出现大写和小写字母,再让患者删去指定的字母(大写和小写的),反复数次。成功后在此基础上穿插加入以前没出现过的字母,让患者删去,反复数次;成功后再将以前没出现过的字母三个一组地穿插入其中,让患者把这些三个一组的插入字母一并删去。

(3)时间感训练:给患者一块秒表,让患者按治疗师口令启动并于 10s 内由患者自动停止它。然后将时间由 10s 逐步延长至1min,当误差小于 1～2s 时改为不让患者看表,启动后让患者心算到 10s 时停止,然后将时间延长,到 2min 时停止。误差应每 10s 不超过 15s,即 30s 时允许范围为 30(3×15)s。当误差不超过比值时再改为一边与患者交谈一边让患者进行同上训练,让患者尽量控制自己,避免受交谈影响而分散注意力。

(4)数目顺序:让患者按顺序说或写出 0～10 的数字,如有困难,给患者 11 张上面分别写有 0～10 的数字卡,让患者按顺序排好。增加数字跨度,反复数次,成功后改为让患者按奇数、偶数或逢 10 进 1 的规律说或写出一系列数字,并由治疗师随意指定数字的起点,成功后可变换方向如原由小到大改为由大到小等,反复数次,成功后先由治疗师向患者提供一系列数字中的头四个数,从第五个数起往后递增时加一个数值如"4"等,让患者继续进行报出每次加后之和,反复数次;成功后改为每次递增时从原数上乘以另一数值或除以另一数值。

3. 推理及解决问题能力的训练

(1)指出报纸中消息:取一张当地报纸,首先问患者有关报纸首页的信息如大标题、日期、报纸名称等,如回答无误,再请他指出报纸中专栏如体育、商业、分类广告等;回答无误后,再训练他寻找特殊的消息,可问他"两个球队比赛的比分如何?""当日的气象预告如何?"等。回答无误后,再训练他寻找一些需要由他决定的消息,如平时交谈中得知患者希望购一台摄像机,可取一张有出售摄像机广告的报纸,问患者希望购买什么牌子和价值多少的摄像机,让他从报上寻找接近他的条件的信息,再问他是否想购买等。

(2)排列数字:给患者三张数字卡,让他由低到高地将顺序排好,然后每次给他一张数字卡,让他根据其数值的大小插进已排好的三张之间,正确无误后,再给他几个数字卡,问他其中有什么共同之处(如有些是奇数或偶数,有些可以互为倍数等)。

(3)问题状况处理:给患者纸和笔,纸上写有一个简单动作的步骤如刷牙,将牙膏挤在牙刷上,取出牙膏和牙刷等,问患者先后顺序是怎样的。更换几种简单动作,都回答正确后再让他分析更复杂的动作如油煎鸡蛋、补自行车内胎等,此时让患者自己说出或写出步骤,如漏了其中某一步或几步,治疗者可以问他"这一步该放在哪里",训练成功后,治疗师可向患者提出一些需要他在其中做出决定的较难问题,看他如何解决。如他"丢失钱包怎么办""在新城市中迷了路怎么办""在隆重的宴会上穿着不恰当怎么办"等。

(4)从一般到特殊的推理:从工具、动物、植物、国家、职业、食品、运动等内容中随便指出一个项目,让患者尽量多地想出与该项目有关的细项,如回答顺利,可对一些项目给出一些限制条件,让患者想出符合这些条件的项目,如谈到运动时,可向患者提出哪些需要跑步、哪些要用球、哪些运动时运动员有身体接触等,这时患者必须除外一些不符合上述条件的项目,其中就有了决定的过程。成功后可进而告诉患者,假设治疗师在杂货店里买回食品,让他通过向治疗师提问的方式猜出买的是什么,鼓励他先提一般的问题,如"它是植物吗""是肉类吗"等,治疗师回答后再进一步提问特殊的问题,如治疗师回答是植物,他可以再问"是黄瓜吗""是西红柿吗"等。起初允许他通过次数不受限制的提问猜出结果,以后限制他必须用20次的提问猜出结果,成功后再限定为15次、10次等。

(5)分类训练:给患者一张上面列有30项物品名称的单子,并告诉他30项物品都属于三类(如食品、家具、衣服)物品中的一类,让他进行分类,如不能进行,可帮助他。训练成功后,仍给他上面列有30项物品名称的清单,让他进行更细的分类,如初步分为食品类后,再细分是植物、肉、奶品等;成功后再给他一张清单,上面写有成对的、有某些共同之处的物品的名称,如椅子、床、牛排、猪肉、书、报

纸等,让患者分别回答出每一对中有何共同之处? 答案允许多于一个以上,如书、报纸可以回答是写出来的和是纸制的等,必须有共同之处。

(6)定向能力训练:实际定向疗法(reality orientation,RO)的理论基础是老年人一般都有脱离环境接触的倾向,而且由于病理原因使部分大脑停止活动。因此,经常予以刺激,反复做环境的定向练习,置患者于人群集体之中,通过加强接触而减少其孤独的倾向,最终可能使失用的神经通路再次促通。

①教室实际定向疗法(classroom RO,CRO):即每日利用半小时在教室内集中一组患者,由作业治疗师主持活动,室内有一块大黑板提示如下内容,要求字大而清楚,向患者提问,要求患者回答。

××医院(地点)	
今天是星期几	
这个月是	月
日期是	日
今年是	年
下一餐饭是	餐
季节是	季
天气是	

活动一般最好安排靠窗户进行,便于患者观察窗外;室内也布置相应的实物,如春天的花、秋天的落叶、冬天的冰雪等。

②24h RO 或不定形式实际定向疗法(informal RO,IRO):即所有与患者接触者无论工作人员或家属,随时随地提醒患者关于时间、地点、名称、情景等概念,并且耐心地纠正其错误。与此相应,环境方面也需一定布置,如时钟、日历及各种不同颜色、形状的标记,工作人员的胸牌等,以帮助患者加强定向能力。

4.失认症的训练

(1)触觉失认

①刺激增强衰减法:先让患者看着物体,用健手触摸,再用双手触摸,最后用患手触摸。反复多次后,闭目进行。

②暗箱法:可将多种物体放一个暗箱中,让患者按指令找出正确的物体,或让患者看图片在暗箱中找出相应的物体。

(2)听失认:根据检查出的类型,针对性训练,可在放录音的同时展示相应内容的文字卡片或图片,例如听狗叫时看狗的图片或文字卡片等。

(3)视觉失认

①颜色失认:提供各种色板让患者配对,或提供各种物体的轮廓图,让患者填上正确

的颜色。

②物品失认:可将多种物品放在一起,其中有相同的物品,治疗师先拿出一个,再让患者拿出相应的另一个,同时告诉患者该物品的名称、作用等。

③形状失认:可用各种图形的拼板拼出图案,让患者模仿复制,或要求患者按图纸拼出图案。

④面容失认:可用知名人物或熟悉的人物(家人、挚友等)的照片让患者辨认,或将照片和写好的名字让其配对。

⑤视空间失认:可参照地图作业训练。

(4)一侧空间失认(单侧忽略)

①对忽略侧提供触摸、拍打、挤压、擦刷或冰刺激等感觉刺激。

②将患者急需要的物品故意放在其忽略侧,让患者用另一只手越过中线去取物品。

③在忽略侧内用移动的颜色鲜艳的物体或手电光提醒患者对该侧的注意。

④阅读时为避免读漏,可在忽略侧的极端放置颜色鲜艳的规尺,或让患者用手摸着书的边缘,从边缘处开始阅读。

⑤各项训练及活动尽可能地在其患侧进行,使患者更多地向患侧转头或转动眼睛,增强对患侧的注意力。

(5)身体失认

①刺激患者身体的某一部位(例如轻轻拍打瘫痪的手),让他说出其名称。

②说出患者身体名称时让他指出相应部位。

③让患者先指出治疗师身体的某一部位,然后指出他自身相应的部位。

④描绘身体各部分的位置,画人的轮廓,组装小型的人体模型,拼装人体和面部的拼板玩具等。

5. 失用症的训练

(1)意念性失用:训练这类患者时,应遵循从易到难、从简单到复杂的原则。治疗师可选择一些在日常生活中由一系列分解动作

组成的完整动作来进行训练,如泡茶后喝茶、洗菜后切菜等。治疗师采用做标签的办法,将分解的动作一个一个地训练,然后对一个步骤后的下一个步骤给予提醒。如泡茶动作,打开茶盒为1号,拿茶杯为2号,取少量茶叶放到茶杯里为3号,取暖壶为4号,向茶杯内倒开水为5号,盖上茶杯盖为6号。当患者熟悉后,逐渐从全分解到部分分解再到连续完成,直到正确为止。

(2)意念运动性失用:训练这类患者时,口令应尽可能使用简短而明确的名字,清晰而缓慢地说。治疗师可边说边结合动作让患者模仿,如患者不能模仿,把实物放在他面前或手中。可先从面部动作开始,如轻咳、用鼻子吸气、闭眼、皱眉、吹蜡烛、鼓腮、伸舌、微笑等,肢体动作可包括招手、再见、握手、敬礼、点头、刷牙、钉钉子、切菜等。

(3)运动性失用:训练这类患者时,要大量给予暗示、提醒,或治疗师手把手地教患者做。症状改善后可减少暗示和提醒并加入复杂的动作。

(4)结构性失用:治疗师可先给患者示范画图或拼搭积木,让患者复制,遵循从易到难、从平面到立体的原则,起初给予较多的提醒和暗示,待有进步后再逐步减少提醒和暗示的次数,并增加作业的难度,如平面图形(如裁衣的纸样)、立体构造(如常用物品的排列和有次序的堆积)等。

(5)穿衣失用:治疗师最好在上衣、裤子和衣服的左右做上明显的记号,在领口、袖口处贴上颜色鲜艳的标签以便患者易于找到。患者穿衣时,治疗师可在旁边暗示、提醒,甚至一步步地用言语指示,同时协助患者进行,症状有改善后再逐渐减少帮助,直到能自己独立穿衣为止。

6. 运动训练 AD患者的运动康复训练应从发病早期开始。根据运动功能评估的结果,进行针对性的运动训练,尤其是协调性训练、平衡功能训练、转移训练、心肺功能训练

和步行功能训练。以任务为导向的训练可以促进日常生活活动的程序化记忆的输入，促进记忆功能的改善。综合运动训练，可以显著改善患者的活动能力，一定程度上促进患者功能的恢复，延缓痴呆发展。

7. 音乐疗法　目前有研究提出，音乐康复治疗对于 AD 患者保持良好心情，增加社会交往和减少认字的困难方面有利。有研究表明，音乐能够使 AD 患者唤醒更多的具体事件的信息，让低认知能力的人包括 AD 患者提高他们的自我记忆。与在安静环境下让患者唤醒记忆相比，在有音乐的环境下患者的记忆恢复得更快，内容也更具体，伴随着更多的情绪内容，同时少了执行回忆的过程，认为是音乐治疗无意识地唤起患者的记忆。

8. 康复工程　对于具有严重认知障碍的部分老年期痴呆患者，应用一些电子计算机及其辅助装置、电子耳蜗、助听器、机器人以及矫形器、辅助用具、轮椅等康复设备和器材，将极大地改善患者认知功能，提高日常生活能力，延缓社会功能的减退，更好地帮助患者回归社会、回归工作。

9. 精神行为症状的治疗　部分具有非认知性精神行为症状的痴呆患者，主要通过非药物治疗和改善认知功能的药物及抗精神药物进行治疗，一定程度上可以改善或减轻症状。非药物治疗以支持性心理治疗为主，医务人员通过语言、情感和行为影响患者的心理和行为。精神行为症状与认知功能减退密切相关，通过改善认知功能，可以减轻精神行为症状；严重的精神行为症状则需要使用抗精神药物进行治疗。

六、中医康复

痴呆，又称"痴证""呆病"，是以呆傻愚笨为主要临床表现的神志病。病因以内因为主，由于七情内伤，久病不复，年迈体虚等致气血不足，肾精亏虚，痰瘀闭阻，渐使脑髓空虚，脑失所养。其基本病机为髓减脑消，神机失用。其病位在脑，与心、肝、脾、肾功能失调密切相关。其证候特征以气血、肾精亏虚为本，以痰浊、瘀血之实邪为标，临床多见虚实夹杂之证。

（一）中药辨证论治

1. 髓海不足证

证候：智能减退，记忆力、计算力、定向力、判断力明显减退，神情呆钝，词不达意，头晕耳鸣，怠惰思卧，齿枯发焦，腰酸骨软，步履艰难，舌瘦色淡，苔薄白，脉沉细弱。

治法：补肾益髓，填精养神。

方药：七福饮加减。

2. 脾肾两虚证

证候：表情呆滞，沉默寡言，记忆减退，失认失算，口齿含糊，词不达意，伴腰膝酸软，肌肉萎缩，食少纳呆，气短懒言，口涎外溢，或四肢不温，腹痛喜按，鸡鸣泄泻，舌质淡白，舌体胖大，苔白，或舌红，苔少或无苔，脉沉细弱，双尺尤甚。

治法：补肾健脾，益气生精。

方药：还少丹加减。肝肾阴虚，阴虚火旺，当改用知柏地黄丸，佐以潜阳息风之品；脾肾阳虚者，用《金匮》肾气丸加干姜、黄芪、灶心土、白豆蔻等。

3. 痰浊蒙窍证

证候：表情呆钝，智力衰退，或哭笑无常，喃喃自语，或终日无语，呆若木鸡，伴不思饮食，脘腹胀痛，痞满不适，口多涎沫，头重如裹，舌质淡，苔白腻，脉滑。

治法：豁痰开窍，健脾化浊。

方药：涤痰汤加减。伴有肝郁化火，灼伤肝血心液，宜用转呆汤加味；若属风痰瘀阻，可用半夏白术天麻汤。

4. 瘀血阻络证

证候：神清淡漠，反应迟钝，常默默无语，或离奇幻想，健忘易惊，舌质紫暗、有瘀点或瘀斑，脉细涩。

治法：活血化瘀，开窍醒脑。

方药:通窍活血汤加减。若气虚血瘀为主者,宜补阳还五汤加减;气滞血瘀为主者,宜用血府逐瘀汤加减。

(二)针灸治疗

1. 毫针针刺

治法:补肾填精,健脑益智,肝肾亏虚、气血不足者针灸并用,补法;痰浊中阻、瘀血阻络者以针为主,平补平泻。

主穴:百会、四神聪、太溪、大钟、悬钟、足三里。

配穴:肝肾阴虚加肝俞、三阴交;气血虚弱加气海、膈俞;痰浊中阻加丰隆、中脘;瘀血阻络加膈俞、委中。

操作:诸穴均常规针刺;四神聪刺向百会穴;百会针后加灸 20min 以上,每天或隔天治疗 1 次。

2. 头针 取顶中线、额中线、颞前线、颞后线。每次选 2~3 穴,毫针强刺激;还可配合使用电针,疏密波中强度刺激。

3. 耳针 取心、肝、肾、枕、脑点、神门、肾上腺。每次选 3~5 穴,毫针浅刺、轻刺,留针 30min;也可用王不留行籽贴压。

4. 艾灸 艾灸治疗痴呆可分艾条灸、药线灸和隔物灸,其中艾条灸使用最为频繁。多取四神聪、百会、神庭、大椎等穴。对肾精不足型可采用隔附子饼灸。

5. 神阙穴隔药盐灸法 以 1 号醒脑开窍方为主,虚证者可合用补肾方治疗,余酌情调整。

(三)其他疗法

1. 穴位注射 取风池、风府、肾俞、足三里、三阴交等穴,用复方当归、丹参注射液、胞二磷胆碱注射液或乙酰谷酰胺注射液,每次取 2~3 穴,每穴注入药液 0.5~1ml,隔日1 次。

2. 穴位贴敷 取肾俞、百会、涌泉、关元、气海、丰隆等穴,每次贴敷 30~60min,具体视患者皮肤情况而定。

3. 拔罐 对背部穴位如膀胱经腧穴、夹脊穴及督脉诸穴行走罐与闪罐治疗,还可配合梅花针叩刺,具有调节脏腑经络气血之效,上通脑络下达四肢,以改善痴呆状态。

七、研究进展

关于痴呆发病机制的研究至今尚未完全明晰,目前的治疗手段(包括药物)虽可以延缓发病的过程,却不能阻断疾病发展,临床治愈效果并不显著。单纯一种药物和方法有其自身局限性,临床上针对痴呆的康复治疗通常采用中西医结合的综合疗法。

与 AD 相比,VD 是可控可治的,早期及时治疗可恢复脑血管功能,包括积极控制原发病,改善脑循环、提高脑血流量,保护和营养脑细胞;以及积极地康复训练可显著改善患者的生活和语言能力。

国外不少研究发现经颅磁刺激治疗VD,对于认知功能有较好的改善作用,可一定程度上提高 VD 患者的短时记忆。TMS能够调节大脑皮质兴奋性,改善脑血流和代谢,维持离子平衡,还可以通过促进突触调整和重塑、抑制细胞程序性死亡、影响多种神经递质传递以及基因表达水平等机制干预皮质功能网络的重建。

目前中医药治疗痴呆已成为研究的一大热点,中医的优势在于治疗方法多样,中药、针灸、推拿等疗法均可不同程度上改善临床症状。中医治疗观念中,有"未病先防、已病防变""不治已病治未病"的观点,而痴呆是一个慢性、隐匿性、进展性的过程,故中医对其防治有重大意义。

针灸治疗后脑血流图示脑血流量显著增加,提示针灸具有扩张血管、增加脑血流量、改善脑血流灌注的作用。研究表明,麝香注射液穴位注射能改善 VD 患者的血液流变学,降低全血黏度和红细胞聚集性,改善脑循环,促使神经功能恢复。

自由基代谢失衡是 VD 发生的基本病理特征。VD 患者病情轻重程度与超氧化物歧化酶(SOD)、谷胱甘肽过氧化物酶(GSH-Px)活性降低和过氧化脂质(LPO)含量升高呈正相关,而针灸配合补肾中药能明显增加VD患者SOD及GSH-Px活性,降低LPO,提示针药能增加患者机体的抗氧化系统作用,使紊乱的氧化、抗氧化重新趋向平衡,从而改善痴呆症状。

八、注意事项

1. 痴呆通常起病隐匿,没有确切的发病时间,病程多为持续进行性,一旦发现患者出现认知功能减退、行为异常、情感障碍、社会生活能力减退等征兆,应立即予相应检查与评定,尽早行早期康复介入治疗。

2. 痴呆的治疗以个体化、综合康复训练为原则,以提高生存质量为目标,重点改善患者的生活自理和参与活动的能力。

3. VD一般均有卒中史,其预后与引起血管损伤的基础疾病和颅内血管病灶的部位有关,其康复效果也优于AD。

九、临床康复病例分析

案例　患者杨某某,女,69岁,因"行动迟缓、反应迟钝2年余"于2021年4月26日入院。

病史　患者2年前无明显诱因出现行动迟缓、反应迟钝,肢体欠灵活,行走缓慢,总找不到东西,记不住远亲,伴幻觉,睡眠时大喊大叫,夜间睡眠可,曾就诊于当地医院,诊断"帕金森综合征",治疗后稍好转,长期服用"美多芭、奥拉西坦、瑞舒伐他汀",最近上述症状加重,记忆力减退明显,经常找不到东西,忘记自己将要做的事情。今为进一步诊治,来我院门诊就诊,拟"帕金森综合征""痴呆"收入我院,发病以来患者精神一般,焦虑,饮食可,生活基本自理,夜间睡眠可。大小便正常,体重无明显变化。

查体　神志清楚,自主体位,查体合作,对答切题。情感正常,定向力正常,判断力、计算力、近期、远期记忆力减退,无幻觉,无妄想,自知力存在。双侧瞳孔等大等圆,直径3.0mm,直接、间接对光反射灵敏。双侧咽反射正常,无水平眼震、垂直眼震。面具脸,脑神经检查未见异常。四肢肌力正常、肌张力增高。双侧腱反射对称存在。无不自主运动,指鼻试验、轮替试验、闭目难立征未见异常。深浅感觉未见异常。Babinski征阴性,踝阵挛阴性。脑膜刺激征阴性。行动迟缓,前倾前屈步态,双侧摆臂幅度小。舌质红,苔薄黄,脉弦数。

辅助检查

1. 3.0TMR颅脑平扫检查(2021-04-29)　①脑白质散在变性灶;②弥漫性脑萎缩;③SWI检查中脑双侧黑质"燕尾征"显示稍模糊。

2. 平衡功能综合评估报告(2021-04-27)

(1)影响平衡的因素中:本体感觉、视觉、前庭觉评分均正常;视觉筛查能力差;平衡总体水平评分未达到正常水平;视觉优势(Romberg指数)未达正常水平。反映维持姿势稳定过程中对本体感觉、视觉、前庭觉输入利用未见异常。

(2)静态站立时前后向重心不稳,分布位置偏前;重心稳定性极限总面积及左、右、后向面积未达正常水平,反映重心在左、右、后向控制范围较窄。

(3)平台平移检测反映平衡打破后其恢复时间延长,重心调整效率下降;重心连续平移时姿势反应良好,相位差正常,反映其对重心调整的预判能力略差。

(4)未见明显跌倒风险。

3. 三维步态分析报告(2021-04-28)

(1)患者步速、步长、步频、双侧步态偏离指数减小,双侧步态轮廓分数增大。双侧站立相增长。静止站立时,双侧屈髋屈膝双踝背屈站立。

(2)步行中,支撑期双侧伸膝不足,双踝过度被动背屈。摆动期右侧屈髋不足。表面肌电图显示,支撑期双侧胫前肌、腓肠肌外侧头振幅减小。

西医诊断　1.帕金森综合征;2.痴呆。

中医诊断　1.颤证;2.呆病(肝肾亏虚证)。

诊疗经过　内科治疗以改善脑代谢、抗痴呆、控制精神症状为主,配合康复综合治疗。

存在问题

1.步行、平衡障碍　行动迟缓、前倾前屈步态,双侧摆臂幅度小。

2.认知障碍　反应迟钝,记忆障碍。

3.参与障碍　情绪不稳,社会活动受限。

治疗计划

1.认知训练　主要针对记忆功能、判断力进行训练。

(1)记忆疗法:采取交流记忆、实物记忆、幻想记忆等全方位记忆训练模式,对包括瞬时记忆、短时记忆和长时记忆三方面内容进行训练,每周2次,可根据患者的文化程度,教他们记一些数字,由简单到复杂反复进行训练。推荐每天完成作业:用声音阅读一段文章,观看一小时电视节目,书写100字以上生活日记。

(2)环境疗法:提供一个安全、平静的环境,如给他们提供一个专门的空间,使用一些标志协助他们识别环境,安排丰富多彩的日间活动,活动的安排可以参照患者以往的经历和爱好。

(3)行为疗法:采用奖励的方法控制相关行为症状。对不遵守餐桌礼仪的患者应该在进食时尽量保持环境安静,减少患者分心。对有睡眠颠倒的患者提供内容丰富的日间活动,白天最好不让患者睡觉,建议采用光照疗法改善患者睡眠质量。如患者出现易激惹行为时,可通过谈论他们感兴趣的事分散患者注意力,建议采用芳香疗法改善患者激越症状。

(4)刺激疗法:通过让患者参与各种小组活动、娱乐活动,如手工制作、游戏以及音乐疗法等来激发患者。

(5)情感疗法:可以借助老照片、音乐及录影带等帮助,让患者谈论自己过去的经历或历史事件,从而增强其对生活的体验。尽量鼓励患者去做他们能够完成的事情,不要指责、不要纠正,多鼓励、多欣赏。

2.步态训练　加强双侧股四头肌、小腿三头肌肌力训练、帕金森体操康复训练,减缓运动功能退化(图32-2)。

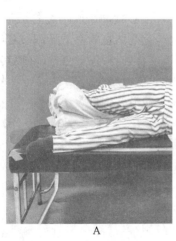　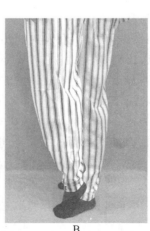　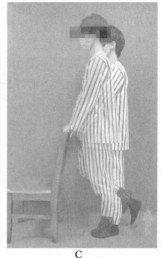

A　　　　　　　　B　　　　　　　　C

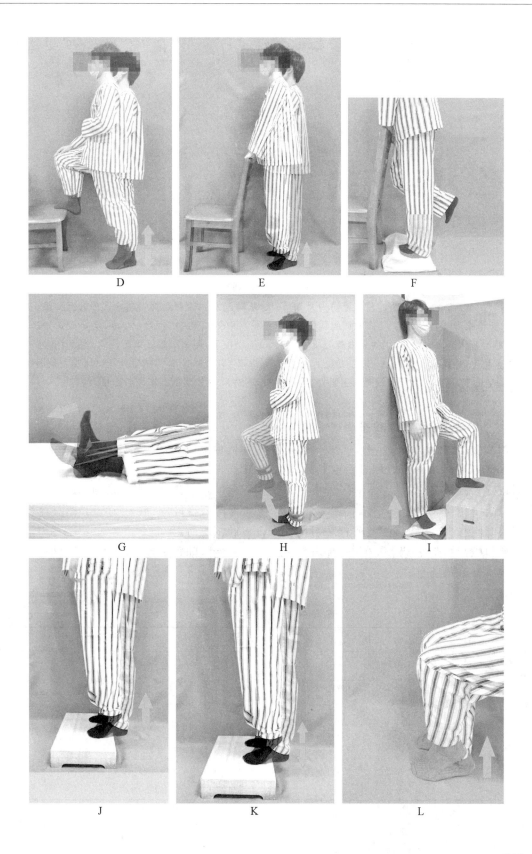

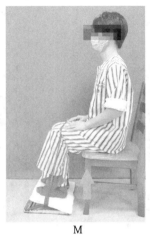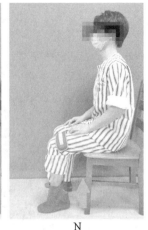

M　　　　　　　　　　　N

图 32-2　步态训练

A. 侧卧,不抗阻做髋伸肌和屈肌力量训练;B. 从脚跟站立活动到脚尖站立;C. 单腿脚跟上抬1;D. 单腿脚跟上抬 2;E. 抬高双侧脚跟;F. 楔形垫抬高单侧脚跟;G. 仰卧位,用弹力治疗带做踝跖屈肌力量训练;H. 站立,用沙袋做髋屈肌力量训练;I. 站位下,用楔形板做踝跖屈肌力量训练;J. 站在方块上,抬高双侧脚跟;K. 站在方块上,抬高双侧脚跟 1;L. 坐位下,不抗阻做踝跖屈肌力量训练;M. 坐位下,用弹力治疗带做踝跖屈肌力量训练;N. 坐位下,用沙袋做踝跖屈肌力量训练。

3. 平衡训练　包括立位平衡训练、重心转移训练等。

4. 物理因子治疗　经颅直流电刺激、脑反射治疗等。

5. 中医康复治疗

(1)针刺治疗:取穴百会、四神聪、肝俞、足三里、悬钟、三阴交、太溪、大钟,配合靳三针之智三针、手智针。

(2)隔药盐灸治疗:选择 1 号醒脑开窍方合补肾方进行治疗,每日一次,10d 为一个疗程。

(3)穴位贴敷:取肾俞、百会、涌泉、关元、气海等穴,每次贴敷 30～60min,具体视患者皮肤情况而定。

治疗前后康复评定对比(表 32-9)

表 32-9　治疗前后康复对比

项目	初评结果(2021-04-26)	复评结果(2021-05-11)
平衡功能分级	站位Ⅰ级	站位Ⅱ级
Holden 步行功能	Ⅲ/Ⅴ级,需监护或言语指导下步行	Ⅳ/Ⅴ级,平地上缓慢独立行走
MoCA 认知评估量表	5 分	9 分
MMSE 精神状态检查	12 分	18 分
HAMA	19 分	14 分
FAQ 功能活动评分	24 分	14 分(可在家人指导、陪护下完成买菜、做饭等家务)

阶段总结

经过一段时间(2021 年 4 月 26 日至 2021 年 5 月 11 日)的康复治疗,患者的功能障碍较前有明显的改善,现阶段患者能独立保持站立平衡,监护下步行(不需要帮助),仍有行动迟缓,反应慢,日常生活能力较前提高,计算力、记忆力提高。对患者进行家庭康复指导,建议患者出院后可选择太极拳、保健操、气功等进行锻炼,注意情志调摄:保持心情舒畅,培养良好的兴趣爱好,如养花、书法、绘画、垂钓、棋牌等。

(欧阳彩霞 孙 冰 陈星睿 杨 慧 冯重睿)

参 考 文 献

[1] 萧仁杰(Siu Yan Kit,Frederick)."智三针"配合经颅磁刺激治疗血管性痴呆的临床与实验研究[D].广州中医药大学,2017.

[2] 石苗茜,刘卫平.血管性痴呆发病机制研究进展[J].第四军医大学学报,2016,28(9):4.

[3] 吴江.神经病学[M].北京:人民卫生出版社,2012:191-193.

[4] 杨昕,何明大.中医对老年性痴呆的认识和治疗[J].中医药导报,2009,15(8):82-84.

[5] 刘存志,于建春,韩景献.针灸疗法对血管性痴呆康复的价值及临床研究进展[J].中国临床康复,2003(22):84-85.

第33章 脑炎和脑膜炎康复

一、概述

脑炎(encephalitis)是指脑实质受病原体侵袭导致的炎症性病变。根据病因涉及范围的不同有广义与狭义之分。狭义上的脑炎指脑实质受病原微生物直接侵犯所引起的炎性改变。通常采用狭义概念。绝大多数的病因是病毒,也可由细菌、霉菌、螺旋体、立克次体、寄生虫等感染引起,有的可能是变态反应性疾病,如急性播散性脑脊髓炎,若病原微生物累及软脑膜、脊髓膜,则为脑膜炎(meningitis)。通常所谓的脑炎多指病毒性脑炎和属于急性播散脑脊髓炎的感染后脑脊髓炎。按照病程分为急性、亚急性、慢性;按照病原微生物分为细菌性、真菌性、病毒性等;根据流行情况分为流行性与散发性。脑炎可以发病于不同性别和年龄,多为急性或亚急性。应根据不同病因进行防治。

二、临床表现

1. 全身毒血症状　常见发热、头痛、身痛、恶心、呕吐、乏力等,少数有出血疹及心肌炎表现。

2. 神经系统症状　意识障碍,脑膜刺激征。可出现颈肌及肩胛肌弛缓性瘫痪,以致头下垂及手臂不能上举,摇摇无依。脑神经及下肢受累少见。瘫痪2～3周可恢复,约半数肌肉萎缩。轻症可无明显神经症状。

由于病变的部位及病变程度轻重不等,故表现多种多样。弥漫型脑炎常先有全身不适,很快即出现昏迷、惊厥,同时伴有发热;脑干型脑炎常有面神经瘫痪、呛咳、吞咽困难、肢体麻木、无力和(或)动眼神经麻痹、假性球麻痹等表现。假肿瘤型脑炎常有头痛、呕吐,肢体活动差或瘫痪、失语、精神症状,颅内高压等。同时注意原发病症状,如腮腺炎病毒脑炎伴有腮腺肿大;疱疹性病毒脑炎时皮肤有疱疹,柯萨奇病毒和艾柯病毒脑炎时可有皮疹、心肌炎、手足口病等,如病变累及脑膜,导致脑膜炎时,出现脑膜刺激征阳性。

3. 常见的脑炎

(1)病毒性脑炎、病毒性脑膜炎:多种病毒引起的颅内急性炎症,若炎症过程在脑膜,临床重点表现为病毒性脑膜炎。主要累及大脑实质时,则表现为病毒性脑炎,大多数患者病程具有自限性。

临床表现:

①病毒性脑膜炎:发热、恶心、呕吐、嗜睡、烦躁不安、易激惹(婴儿)、头痛(年长儿)等,较少有严重意识障碍及惊厥,可有脑膜刺激征,无局限性神经系统体征,病程多在1～2周。

②病毒性脑炎:发热、反复惊厥发作、不同程度意识障碍症状,颅压增高征象,部分患儿可出现肢体瘫痪及精神行为异常等表现,可有神经系统定位体征,病程多在2～3周。

辅助检查:血常规可见白细胞轻度增高,EB病毒感染可见非典型淋巴细胞,血清淀粉酶增高可见于腮腺炎病毒感染。

脑脊液以淋巴细胞增高为主,病毒培养阳性,涂片及培养无细菌发现。脑电图常表现为弥漫性高波幅慢波,以单侧或双侧颞、额区异常更明显,甚至可出现颞区的尖波和棘波,可伴痫性放电。

MRI 比 CT 更为敏感,表现为相应脑部位异常信号,典型表现为颞叶内侧、额叶眶面、岛叶皮质和扣带回出现局灶性水肿,T_1加权像上为低信号,T_2加权像上为高信号,在 FLAIR 像上更为明显。

(2)化脓性脑膜炎:婴幼儿期常见中枢神经系统化脓性细菌感染性疾病,临床以发热、意识障碍、惊厥、颅压增高、脑膜刺激征以及脑脊液化脓性改变为特征。

临床表现:

①感染中毒及急性脑功能障碍症状:发热、进行性加重意识障碍,反复惊厥发作。

②颅压增高表现;脑膜刺激征阳性。

辅助检查:脑脊液外观浑浊,压力增高,白细胞总数显著增多,以中性粒细胞为主,糖含量降低,蛋白显著增高。

(3)流行性乙型脑炎:是由乙型脑炎病毒引起的一种中枢神经系统急性传染病,主要侵犯大脑实质,以蚊虫为主要传播媒介。

临床表现:高热、恶心、呕吐、进行性加重意识障碍,反复惊厥发作、病理反射、肢体瘫痪,重症患儿可出现中枢性呼吸和(或)循环衰竭。

辅助检查:脑脊液检查见白细胞增高,前5天以中性粒细胞为主,后以淋巴细胞为主,可分离出乙脑病毒。

(4)急性播散性脑脊髓炎:是特发性中枢神经系统脱髓鞘病的一种,急性或亚急性起病,儿童多见,但亦可发生于任何年龄;伴有脑病(行为异常或意识障碍)表现的、影响中枢神经系统多个区域的、由细胞免疫介导的自身免疫性疾病。

临床表现:脑症状、脑干症状、脊髓症状。临床上患者表现为多灶性神经功能异常,提示中枢神经系统广泛受累,可出现单侧或双侧锥体束征、急性偏瘫、共济失调、脑神经麻痹、癫痫、脊髓受累、偏身感觉障碍、言语障碍等,并且多伴有意识障碍;发热和脑膜刺激征

亦常见,继发于脑干损害或意识障碍的呼吸衰竭发生率为 11%～16%。

辅助检查:脑脊液检查见淋巴细胞轻至中度增高。脑电图弥漫性慢波活动。MRI 示脑白质多发性散在非对称性信号。

三、康复评定

康复评定的目的是全面掌握患者的功能障碍,制定和修订康复治疗计划并评定康复治疗效果。

(一)临床评估

详细了解病史,仔细进行体格检查。

应查血常规、血生化、血沉、乙肝五项、丙肝病毒抗体、HIV 抗体、梅毒螺旋体抗体检测、甲状腺功能全项、肿瘤全项、胸片等。脑脊液常规、生化检测、免疫学检测,脑脊液病毒、涂片和培养等。

怀疑结核菌感染时,可查结核菌素试验,血及脑脊液结明三项(ICT-TB 卡、结明试验、TB 快速卡),ADA 抗体,脑脊液找抗酸杆菌及行结核杆菌 DNA 检测。

影像学方面应行头颅 MRI 或 CT 扫描,必要时增强扫描。结核及隐球菌感染者,也应行胸片检查。

电生理方面应行脑电图检查。

应尽快行腰穿,进行脑脊液检查,确定有无感染,明确是细菌性还是病毒性的。单纯疱疹病毒脑炎患者即使在抗病毒治疗开始1周以后,仍有 80% 可以在脑脊液中得到聚合酶链反应(PCR)阳性结果。

(二)康复评定的内容

1. 国际功能、残疾和健康分类　《国际功能、残疾和健康分类》(international classi-fication of functioning, disability and health,ICF)由世界卫生组织在 2001 年 5 月 22 日第 54 届世界卫生大会上正式命名并在国际上使用的分类标准。该分类系统提供了能统一和标准地反映所有与人体健康有关的功能和失能的状态分类,为描述和分类健康

以及健康相关领域提供了统一的国际化和标准化的语言,并为健康结局的测量提供了通用架构。

ICF包括3个关键部分。第一部分,身体功能和结构,分别是指生理功能和解剖部分;缺失或偏离正常的身体功能和结构都被称为损伤。第二部分,活动,是指个体的任务执行情况;"活动受限"是指个人在执行中可能遇到的困难。第三部分,参与,指的是与生活状态有关的方面;"参与局限"是个体投入到生活情景中可能体验到的问题。涵盖性术语"功能和残疾"总结了这3个部分,它们与健康状况(例如障碍或疾病)以及个人和环境因素有关,并且可能相互影响。

ICF包括患者的功能、残疾和健康的绝大多数重要方面,临床医生和健康专业人员能据此制订干预目标。它还包含大范围的功能、残疾以及健康相关生活质量测量项目的内容。

2. 身体功能和结构水平相应评定

(1)全身状况:评估患者的全身状况,包括心肺功能,皮肤情况、进食情况、二便情况,要了解既往病史,是否有高血压、冠心病、糖尿病等以及目前的用药情况。

(2)意识障碍

①昏迷阶段可采用Glasgow昏迷评分标准(Glasgow coma scale,GCS)及Glasgow-Liege昏迷量表等评定。Glasgow-Liege昏迷量表评分是将脑干反射的状态与GCS量表结合起来的一种评分,从这个评分可以估计出昏迷患者结局的概率(表33-1)。

②植物状态:可采用1996年我国制订的PVS疗效临床评分(表33-2)。

3. 认知障碍 可采用较为实用的简易精神状态检查量表(minimental state examination,MMSE)或长谷川痴呆量表先行筛查,对轻度的认知功能障碍可用蒙特利尔认知评估量表(MoCA)快速筛查。确定有认知功能障碍,可行LOTCA,Halstead-Reitan成套神经心理测验(HRB),韦氏成人、儿童、幼儿智力量表等评定,针对具体情况再进行定向、记忆、注意、思维等专项评价。

注意障碍可用反应时间、注意广度、注意维持、注意选择、注意转移、注意分配的检查来评定。记忆障碍可用瞬时记忆、短时记忆、长时记忆评定,也可用临床记忆量表、韦氏成人记忆量表、Rivermead行为记忆测验等标准化成套测验来评定。计算障碍可用数字加工和数字计算来评定。思维障碍可用谚语解释、类比测验、推理测验、故事排序测验、问题解决能力测验来评定。执行功能障碍可用威斯康辛卡片分类测验、言语流畅性检查、反应-抑制和变换能力检查来评定。

表33-1 Glasgow-Liege 昏迷量表

脑干反射	表现	分数
额-眶反射	一侧	5
垂直眼-脑反射	一只眼	4
瞳孔光反应	一只眼	3
水平眼-脑反射	一只眼	2
眼心反射	存在	1
眼心反射	缺乏	0

表33-2 PVS疗效临床评分量表(2011年修订版)

评分	肢体运动	眼球运动	听觉功能	进食	情感	备注
0	无	无	无	无	无	
1	刺激可有屈伸反应	眼前飞物,有警觉或有追踪	声音刺激能睁眼	能吞咽	时有兴奋表现(呼吸、心率增快)	

（续　表）

评分	肢体运动	眼球运动	听觉功能	进食	情感	备注
2	刺激可定位躲避	眼球持续追踪	对声音刺激能定位,偶尔能执行简单指令	能咀嚼,可执行简单指令	对情感语言(亲人),出现流泪、兴奋痛苦等表现	☆MCS
3	可简单摆弄物体	固定注视物体或伸手欲拿	可重复执行简单指令	能进普食	对情感语言(亲人)有较复杂的反应	
4	有随意运动,能完成较复杂的自主运动	列举物体能够辨认	可完成较复杂指令	自动进食	正常情感反应	

☆:即MCS——最小意识状态

1. 每次评分包括两个方面:临床评分、客观检查评分。

2. 临床疗效评分量表至少每月检查登记一次。

3. 客观检查:神经电生理;EEG(0-平直波;1-δ或θ节律;2-α或β节律)、SEP(0-N20消失;1-N20潜伏期延长;2-N20潜伏期正常);特殊检测技术;MRI、PET/CT、脑磁图等。

4. 总疗效评分

Ⅰ-植物状态:疗效:无效:提高0-2分;好转:提高≥3分;显效:提高≥5分;MCS:提高>6分。

Ⅱ-初步脱离植物状态。

Ⅲ-脱离植物状态。

4. 运动障碍　评定关节活动度、肌张力、肌力、运动模式、平衡功能、步态等。具体可采用关节活动度测量、徒手肌力评定、改良Ashworth痉挛量表、布氏分级、Fugl-Meyer肌力评测法、三级平衡、Tinetti平衡量表(表33-3)、Berg平衡评价量表、世界神经病联合会国际合作共济失调量表(international cooperative ataxia rating scale,ICARS)等。

表 33-3　Tinetti 平衡量表

1. 坐位平衡	0分　借助于上肢的帮助,或不是圆滑的动作
	1分　稳定,安全
2. 站起	0分　在没有帮助的情况下,不能站起来
	1分　使用上肢帮助下,能够站起来
	2分　不借助于上肢的帮助,就能够站起来
3. 站起的尝试	0分　在没有帮助的情况下,不能站起来
	1分　尝试的次数>1次,可以站起来
	2分　尝试1次就可以站起来

（续　表）

4. 瞬间的站立平衡（前 5s）	0 分	不稳定（摇晃、移动了脚、躯干摇摆）
	1 分	稳定，但借助于步行器或其他支持
	2 分	稳定，不借助于步行器或其他支持
5. 站立平衡	0 分	不稳定
	1 分	稳定，但步距宽，需借助支撑物
	2 分	窄步距站立，无须支持
6. 用肘轻推	0 分	开始跌倒
	1 分	摇晃、抓
	2 分	稳定
7. 闭眼	0 分	不稳定
	1 分	稳定
8. 转 360°	0 分	脚步不连续
	1 分	脚步连续
9. 转 360°	0 分	步态不稳定（抓物、摇晃）
	1 分	步态稳定
10. 坐下	0 分	不安全（距离判断错误，跌坐到椅子上）
	1 分	借助于上肢的帮助，或不是圆滑的动作
	2 分	安全圆滑的动作

5. 听觉障碍　可采用行为观察法、条件反应测听、视觉加强听力测验、听力计检查法等。

6. 知觉障碍

（1）单侧忽略可用二等分线段测验、划消测验、画图测验等评定。

（2）左右分辨障碍可按照口令做动作及动作模仿评定。

（3）躯体失认可由按照指令指出人体部位、模仿动作、画人体图评定。

（4）手指失认可由手指图指认、命名指认、动作模仿来评定。

（5）结构性失用可由复制几何图形、复制图画、复制模型来评定。

（6）穿衣失用，嘱患者脱或穿上衣，观察其动作表现来评定。

（7）物体失认通过患者辨认并命名一些常用物品，如梳子、眼镜、钥匙、铅笔、硬币、牙刷等实物或照片，结合闭目时触摸辨认并命名来评定。

（8）意念运动性失用症患者平时可自发地完成日常生活活动动作，只在检查中发现异常，患者不能按指令做动作，但在恰当的时间和地点就能够自动地完成该动作。

（9）意念性失用患者既不能按指令也不能自动地完成。根据从难到易的原则，评价在三个能力水平上进行：用手势执行动作口令；模仿检查者的动作；用实物实际操作。

7. 言语语言障碍　可采用失语症筛查及检查量表进行初步筛查。言语障碍可用改良的 Frenchay 构音障碍评定。语言障碍可用汉语失语成套测验（aphasia battery of

Chinese,ABC)、汉语失语症检查、中国康复研究中心汉语标准失语症检查(Chinese rehabilitation research center standard aphasia examination,CRRCAE)评定。

8. 吞咽障碍 由饮水试验筛查,进一步可行电视 X 线透视吞咽功能检查(VFSS)及内镜吞咽功能检查来评定。所有采取非经口进食或采用改良食物的患者要进行定期再评定。急性期患者应在发病后 1 周及 1 个月时分别进行再评定,每 2~3 个月进行一次评定,1 年后每 6 个月进行一次评定。

9. 精神障碍 随着病情进展,可出现精神症状,如注意力涣散、反应迟钝、言语减少、情感淡漠和表情呆滞,患者呆坐或卧床,行动懒散,甚至不能自理生活,或表现木僵、缄默,或有动作增多、行为奇特及冲动行为。可有人格改变。可参照进行精神功能检查、人格测验等。情绪障碍者,用汉密尔顿抑郁量表(HAMD)和汉密尔顿焦虑量表(HAMA),可以测验患者的情绪变化程度,有助于开展进一步的心理治疗。

10. 继发障碍 可对体位低血压、关节挛缩、深静脉血栓、压疮、骨质疏松、疼痛、肩关节半脱位等采用关节活动范围测定、X 线片、血管彩超等方法予以评定。

(三)活动及活动受限水平相应评定

日常生活活动(ADL)是人在独立生活中反复进行的、最必要的基本活动。ADL 能力评定有助于确定患者的自理能力、制订和修订训练计划、评定训练效果、帮助患者回归生活。

常用的 ADL 能力评定方法:Katz 指数分级法(Katz index of ADL)、Kenny 自我照料指数(Kenny selfcare index of ADL)、Barthel 指数分级法(Barthel index of ADL)、改良 Barthel 指数分级法(modified Barthel index,MBI)、PULSES 评定量表、功能独立性测量(functional independence measure,FIM)等。

(四)参与局限水平相应评定

生活质量(quality of life,QoL),QoL 是一个人在其生活的文化和价值系统的背景下,对其所处的地位和状况的感觉。它与个人的目标、期望、标准和所关心的事物等有关,是一个范围很广的概念,包含个体的身体健康、心理状态、独立生活水平、社会关系、个人信念以及与周围环境关系的内容。

QoL 评定量表很多,可采用 WHO 生活质量测定量表(WHOQoL-100 量表)、健康状况调查问卷(36-item short-form,SF-36)健康生存质量表(quality of well-being scale,QWB)、疾病影响程度表(sickness impact profile,SIP)、生活满意度量表(satisfaction with life scale,SWLS)等。

(五)康复结局评定

康复结局评定量表可参照用于颅脑损伤患者结局的格拉斯哥结局量表 GOS(Glasgow outcome scale)与改良 Rankin 评分(modified Rankin scale,MRS)(表 33-4)。

表 33-4 改良 Rankin 评分(MRS)

症状	分值
完全无症状	0 分
尽管有症状,但无明显功能障碍,能完成所有日常职责和活动	1 分
轻度残疾,不能完成病前所有活动,但不需帮助能照顾自己的事务	2 分
中度残疾,要求一些帮助,但行走不需帮助	3 分
重度残疾,不能独立行走,无他人帮助不能满足自身需求	4 分
严重残疾,卧床、失禁,要求持续护理和关注	5 分

对于患者应基于系统康复评定,建立合理康复目标,进行全面康复治疗。

四、康复流程(图 33-1)

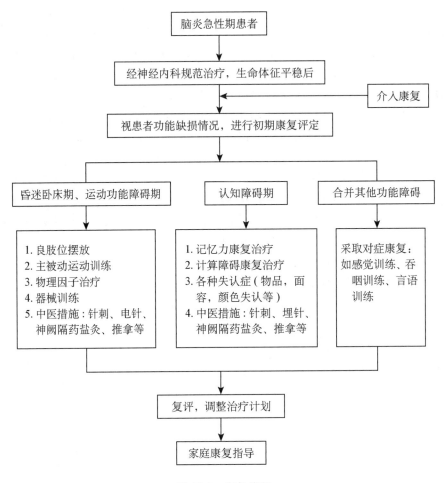

图 33-1　康复流程

五、现代康复

(一)康复治疗原则

1. 尽量早期介入　早期康复治疗介入的时间,一般在患者生命体征稳定、炎症得到有效控制、神经学症状不再进展后开始。

2. 避免加重病情　急性期康复应以不影响临床治疗为前提,尤其是病情有波动迹象时更要谨慎,与临床医师协作做好危险管理。

3. 避免出现并发症　预防和处理各种并发症,注意防止各种不动或制动所引起的失用综合征。

4. 全面系统康复　恢复期功能障碍突出,多种障碍并存,如认知行为障碍、运动功能障碍等,也可因早期康复措施不利出现关节畸形挛缩、体位低血压等。待解决问题多,如胃管、尿管、气管切口套管等问题。可能出现癫痫。恢复期应综合使用物理治疗、作业治疗、言语语言治疗、吞咽治疗、心理行为治疗、假肢矫形器治疗、药物治疗等全面系统的康复治疗措施,以促进患者功能的最大恢复,提高日常生活活动能力和生活质量,争取重返社会。

5. 个体化的治疗　同样的障碍也会有个体差异,个体对康复治疗的反应也有差异,同时康复治疗中也要照顾到个体康复需求,康复治疗的时程及治疗强度也各有不同,患者年龄分布跨度大,儿童至成年均有发病,康复治疗应体现出符合个体特点。

(二)康复治疗的内容

1. 早期治疗与昏迷期的康复治疗

(1)良肢位体位:保持合理的良肢位,定时改变体位。病情重时可采用电动充气减压气垫,可每2小时翻身一次,注意观察皮肤有无压疮。注意保护足跟、肘关节和骶尾部等骨突处,逐步由被动翻身过渡到主动翻身。

(2)被动活动关节:每天2~3次,全身肢体每个关节3~5次的被动活动,手法轻柔。

(3)重视营养支持:急性期的患者需经吞咽评估确认吞咽功能后,才能经口进食。应注意监测患者的意识水平及觉醒程度,对于有意识障碍的患者,不能经口进食。意识障碍的患者一旦清醒,应尽早进行吞咽障碍的筛查。病程可能较长,部分患者病情重,慢性消耗大,应注意患者的全身营养,可采用肠内营养或肠外营养路径,综合配给。经口进食时应注意有无呛咳、吞咽困难,进食后清洁口腔。

(4)并发症的预防

①压疮的预防:关键是解除压迫。

a. 定时变换体位,保持皮肤干燥清洁:防止长时间同一部位持续受压。卧床患者每次翻身时均需检查皮肤受压情况,根据皮肤反应调整翻身时间。

b. 使用减压装置:减压装置可用来帮助减轻或减小各种压力。

c. 改善全身营养状况:最好的营养状态是维持理想体重,适当的减肥和理想的前白蛋白水平。

d. 康复训练中注意避免局部皮肤长时间受摩擦或牵拉。床单应清洁平整,无皱褶,无渣屑,不拖曳、扯拉患者,防止产生摩擦。

e. 及时治疗各种皮肤疾病。

f. 向患者和家属开展压疮防治的健康教育。

②深静脉血栓的预防:尽早进行患肢的被动及主动活动,尽早离床活动。可用弹力绷带或气压袋,也可按摩协助静脉回流,可使用抗凝药。

③关节挛缩的预防:定时变换体位,保持良好肢位,被动及主动关节活动。

④直立性低血压的预防:坐起或站、起立床练习。主动或被动活动四肢。睡眠时上身略高于下半身,给予交感神经刺激,改善血容量及增强血管收缩。做深呼吸运动,可起到促进反射性血管收缩的效果,但有高颅压者禁忌。对健侧肢体、躯干、头部做阻力运动,增加心搏出量,刺激循环反射,推动内脏及下肢血液回流。按摩四肢,冷水摩擦皮肤。下肢、腹部用弹性绷带,促使血液回流量增加。

⑤肩手综合征的预防:避免腕关节过度掌屈,影响手部静脉回流造成水肿。从卧位到坐位过程中保护肩及腕关节,坐位时腕关节置于胸前的搁板上。避免长时间患侧上肢侧方支撑及被动关节活动中手指的过度伸展。保护好肩关节,防止半脱位。尽量不用患手静脉输液,减少输液时间。防止患手受外伤。

⑥失用性骨质疏松的预防:尽早负重站立。可用站立床帮助站立,也可在平衡杠内站立,应尽早进行力量、耐力和协调性练习,进行肌肉等长收缩、等张收缩练习,尽早恢复日常生活活动。注意高钙饮食、补钙药物、日光照射等。

(5)并发症的处理:较重患者易出现泌尿系感染、坠积性肺炎、癫痫、脑积水等,需采取预防措施并积极处理,如做好排痰训练及呼吸训练、尿便排泄管理、营养支持及其他对症处理。出现并发症时更应积极应对,治疗得当。

(6)做好危险管理:重视心肺功能,防范

继发肺栓塞、跌倒伤害、坠床伤害等。注意稳定情绪，避免精神行为障碍致负面影响。练习过程中要适当休息，避免过度疲劳。过快、用力过大和时间过长的训练是有害的，对年老体弱患者及年幼患者更要注意。训练期间，若安静时心率超过 100/min，收缩压超过 24.0kPa(180mmHg)，以及有心绞痛发作或严重心律失常时应暂停训练。体温高于正常及有呼吸困难时，可与临床医师协商决定进行康复治疗内容。尤其要注意急性期患者病情可能出现反复，需谨慎进行。

（7）高压氧治疗（hyperbaric oxygen therapy）：高压氧治疗可增加血氧含量，提高血氧张力，血氧弥散量及有效弥散距离大幅度增加，能有效地消除脑水肿，控制脑缺氧、脑水肿恶性循环的发展。对急性缺血性脑损害有明显的保护作用，同时对神经精神功能障碍有一定的疗效。高压氧治疗可降低重型脑炎、脑膜炎的死亡率，减少致残率和提高生存者生活质量。

2. 恢复期的康复治疗

（1）运动障碍的康复治疗

①瘫痪：单、双侧偏瘫可参照脑卒中康复治疗进行。如为截瘫、四肢瘫，则可参照脊髓损伤所致截瘫、四肢瘫运动治疗原则进行。可以应用 Bobath 治疗技术、Rood 治疗技术、Brunnstrom 治疗技术、运动再学习治疗技术及 PNF 治疗技术等。也可以应用强制运动疗法、运动想象治疗、减重步行训练、机器人训练及辅助具及矫形器治疗等。

康复治疗的目标是通过以运动疗法为主的综合措施，充分促进患者功能恢复，争取使患者达到生活自理、回归社会。功能训练可使感受器接受的传入性冲动促进大脑皮质功能的可塑性，使丧失的功能重新恢复，是中枢神经系统功能重组的主要条件，这是一个再学习的过程，一种运动技巧的获得需要多次的重复。

运动训练大体按照翻身→坐起→坐位

（坐位平衡）→双膝立位平衡→单膝跪位平衡→站起→立位（站立平衡）→步行来进行。大多数患者可跨越跪位和跪行的阶段，由坐位直接练习站起至立位。根据患者病情决定从哪个水平开始训练。

②共济失调：是由于小脑、本体感觉及前庭功能障碍而引起的运动笨拙和不协调，而并非肌无力，可累及四肢、躯干及咽喉肌，引起姿势、步态和言语障碍。可采用负荷训练法、Frenkel 训练方法进行治疗。

Frenkel 训练方法步骤如下：

a. 屈伸一侧下肢。仰卧，一侧下肢屈膝位开始，足跟在治疗台上滑动直至此下肢伸直。（做完一侧下肢后，再做另一侧下肢，下同）

b. 一侧下肢屈髋屈膝→此侧下肢髋外展→此侧下肢伸髋伸膝。

c. 双下肢交替做上述步骤。

d. 屈髋屈膝，足跟抬离床面。

e. 一侧下肢屈髋屈膝→此侧足跟轻触另一侧下肢的膝盖→此侧足跟轻触另一侧下肢的膝盖到脚踝的中点→此侧足跟轻触另一侧下肢的脚踝。

f. 仰卧位双下肢做蹬车运动。

g. 坐位：首先双下肢屈髋屈膝 90°，然后伸直一侧下肢，即此侧下肢屈髋 90°并伸膝。坐在一个较高的凳子上，一侧下肢屈髋屈膝 90°（由于所坐凳子较高，脚放地面上髋关节和膝关节屈曲不到 90°，所以在此侧脚下可踩一矮凳，使次侧下肢能屈髋屈膝 90°），另一侧下肢脚放在地面上并划"十"字。

③痉挛处理：痉挛是感觉运动系统的功能障碍，其特征是速度依赖性的肌张力增高并伴随腱反射亢进，是肌肉牵张反射亢进所致，也是运动神经元损伤的表现之一。多种治疗措施综合运用：主/被动关节活动训练、牵伸训练、Bobath 法、物理因子治疗以及矫形器治疗等。

④物理因子治疗：病情稳定即可开始，针

对脑部病灶可采用碘离子直流电导入法、超声波治疗、脑部仿生电治疗等。针对瘫痪肢体可采用超短波治疗、功能性电刺激疗法、痉挛肌电刺激疗法、经皮神经电刺激疗法、吞咽肌电刺激疗法、肌电信号触发的神经肌肉电刺激、温热水浴疗法等。

⑤作业治疗：通过滚桶、木钉盘等基础作业活动，可以促进躯干及肢体的运动能力，提高日常生活自理能力。

（2）认知障碍的康复治疗：及时检查、诊断，治疗认知障碍，有助于缩短脑炎患者的康复疗程，促进脑部损伤的康复。

①认知障碍康复治疗：可以采用计算机化的认知障碍康复训练。计算机辅助训练模式采用专门设计的认知康复训练软件，其具有针对性、科学性；训练难度可自动分等级，循序渐进，具有挑战性；训练题材丰富，针对性强，选择性高；训练指令准确、时间精确、训练标准化；评估或训练结果反馈及时，有利于患者积极主动参与（图33-2）。

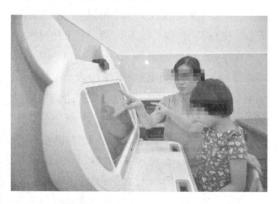

图33-2 认知康复诊断系统

②注意障碍康复治疗：注意力是指专注于某一特定刺激的能力，注意力障碍患者不能整合所获得的信息。注意力包括警觉（保持较长注意时间至少30s以上的能力）、分配（处理注意力集中和分散程度的能力）和选择（在众多信息中选择最应关注的信息并加以注意的能力）。训练有基本技能训练、作业治疗以及环境的适应性调整。

③记忆力康复治疗：记忆包括信息登录/编码、证实/储存、回忆/调集。患者可因记忆力下降而发生遗忘，学习能力下降。对于以记忆障碍为主的患者，康复治疗的总体目标当是逐渐增加或延长刺激与回忆的间隔时间，最终使患者在相对较长时间后仍能够记住进行的特定作业或活动，提高日常生活活动能力的独立程度。改善或补偿记忆障碍的方法大体分为基本技能训练、外辅助代偿训练。

④思维障碍康复治疗：可进行分类概念、推理、抽象与概括、思维策略训练等基本技能训练治疗。

⑤执行功能障碍康复治疗：设计和选择开放性作业是执行功能障碍的主要康复训练手段。开放性作业需要一个人具有启动和制订目标计划、追踪时做出选择以及确定优先重点和排序的能力。

（3）知觉障碍的康复治疗

①单侧忽略：可采用视扫描训练、忽略侧肢体的作业活动训练、忽略侧肢体的感觉输入训练、阅读训练、环境策略等。

②结构性失用：指不能自发地或根据指令用图画、积木或其他零件拼装出二维或三维结构。可进行基本技能训练和实用功能活动训练。

③穿衣失用：可用暗示、提醒指导患者穿衣，甚至可一步一步地用语言指示并手把手地教患者穿衣。最好在上下衣和衣服左右做上明显的记号以引起注意。

④意念性失用：可采用故事图片排序。根据患者的进步可逐渐增加故事情节的复杂性。可用连环技术，即将活动分解成一系列动作，让患者分步学习，待前一步动作掌握后，再学下一步动作，逐步将每个动作以串联的形式连接起来，使患者最终完成包含一整套系列动作的活动。可采用视觉、触觉或口头的方法进行自我提示。在进行某一项作业

活动训练时,首先要求患者闭目,并在脑海中呈现该活动中每一个动作的顺序。患者也可以在动作之前观察治疗师示范一套完整的动作。口头提示指让患者大声说出活动步骤,逐渐变为低声重复,直至默念。

⑤各种失认症

a. 物品失认:患者可进行与物品相关的各种匹配强化训练,如图形-汉字匹配、图形的相似匹配、声-图匹配、图形指认等。

b. 视觉失认:患者虽然不能通过眼睛认识以往熟悉的事物,但仍可以利用其他感觉途径如触觉、嗅觉、听觉等对那些"视而不认"的物品、人物进行识别。功能代偿训练在视觉失认康复中具有重要的作用和意义,在训练中要鼓励患者利用其他正常的感觉输入方式,如利用触觉或听觉辨识人物和物品。

c. 面容失认:患者学习和掌握通过固定衣服的颜色或发型来认识生活在自己身边的熟人,用亲人的照片,让患者反复看,然后把亲人的照片混放在几张无关的照片中,让患者辨认出亲人的照片。

d. 颜色失认:用各种颜色的图片和拼板,先让患者进行辨认、学习,然后进行颜色匹配和拼出不同颜色的图案,反复训练。

(4)言语障碍的康复治疗:言语障碍的康复治疗,要时刻注意患者反馈,注意与患者的说话方式和适时调整环境。确保多途径(手势、笔谈、交流板、面对面言语)交流,尽量建立基本的交流。要充分调动患者和其家属的积极性,配合训练。训练的课题和内容可以一样,让患者自己训练,但要变换形式。开始前要了解患者原发病及并发症等。要注意患者的身体情况,尤其是疲劳表情。训练时如发现与平时状态不同绝不要勉强训练。

其总的治疗原则为:①综合训练,注重口语:脑炎患者若累及言语功能,往往在听、说、读、写等口语和书写语言上有多方面受损,应进行综合训练,但治疗的重点和目标应放在口语的康复训练上,首先从提高患者的听理解力开始。随着患者听理解的改善,再将重点转移到口语训练上来。对一些重度患者要重视读和写的训练,因其他语言模式的改善对口语会有促进作用。②明确障碍,针对治疗:治疗前要通过标准的语言功能评定,掌握患者语言障碍类型及程度,以便明确治疗方向。③因人施治,循序渐进:可从患者残存功能入手,逐步扩大其语言能力。治疗内容要适合患者的文化水平及兴趣,先易后难,由浅入深,由少到多,逐步增加刺激量。④心理配合,方式多样:当治疗取得进展时,要及时鼓励患者,使其坚定信心,患者精神饱满时,可适当增加难度,情绪低落时,应缩短治疗时间或做患者爱好的题目或停止治疗。⑤指导家属,调整环境:医院内训练时间有限,要经常对患者家属进行必要指导,使之配合治疗,会取得更好效果。另外要让患者的家庭创造一个好的语言环境,以利于患者语言的巩固和应用。⑥区别缓急,分别治疗:对有多种语言障碍的患者,要区别轻重缓急,分别治疗。一些患者在有失语症的同时可能伴有构音障碍,要注意构音器官和发音清晰度的治疗。

1)构音改善的训练

①舌、唇运动训练:训练患者唇的张开、闭合、前突、缩回,舌的前伸、后缩、上举、向两侧的运动等。面对镜子会使患者便于模仿和纠正动作;可以用压舌板和手法协助较重患者完成;可以用冰块摩擦面部、唇以促进运动,每次 1～2min,每日 3～4 次。

②发音的训练:能完成以上动作后,要让其长时间地保持动作,如双唇闭合、伸舌等,再做无声构音运动,最后轻声引出靶音。先训练发元音,然后发辅音。辅音从双唇音开始,如"b、p、m"等,再将辅音与元音相结合,发音节"ba、pa、ma、fa",熟练后用元音加辅音再加元音,最后到单词和句子的训练。

③减慢言语速度:轻至中度的患者可以发大多数音,但多发成歪曲音或失韵律。这时可以利用节拍器控制速度,由慢开始,逐渐

变快。

④语音分辨训练：首先训练分辨出错音，可以通过口述、放录音或小组训练形式，由患者说出一段话，让患者评议，最后治疗师纠正。

⑤利用视觉：通过画图让患者了解发音的部位和机制，指出其问题所在并告知准确的发音部位。结合手法促进准确的发音，先单音，后拼音、四声、词、短句。还可以给患者录音、录像，分析构音错误。

2）克服鼻音化的训练：治疗的目的是加强软腭肌肉的强度。

①"推撑"疗法：患者两手放在桌面上向下推，两手掌由下向上推；两手掌相对推或两手掌同时向下推，同时发"澳"的声音。训练发舌后部音如"卡、嘎"等也用来加强软腭肌力。

②引导气流法：引导气流通过口腔，减少鼻漏气，如吹吸管、吹乒乓球。

3）克服费力音的训练：由于声带过分内收所致，听似喉部充满力量，声音好似从其中挤出来似的。起初让患者打哈欠并伴呼气，再在打哈欠的呼气相时教患者发音出词和短句。

4）克服气息音的训练：由于声门闭合不充分引起。"推撑"方法可促进声门闭合；用一个元音或双元音结合辅音和另一个元音发音，再用这种元音和双元音诱导发音的方法来产生词、词组和句子。

5）语调训练：多数患者表现为音调低或单一音调，训练发音由低到高，乐器的音阶变化也可以用来克服单一的音调，还可通过"音量音调训练仪"监视器上曲线的升降调节音量。

6）音量训练：自主的呼吸控制对音量的控制和调节极为重要。要训练患者强有力的呼吸并延长呼气的时间。

7）听觉障碍防治内容：及早治疗中耳炎。早预防，避免应用损伤听神经的药物。早配

戴助听器，早发现，早训练，尽早开始语言训练。

（5）精神行为康复治疗

①躁动不安：许多患者表现出一种神经行为紊乱综合征，称之为躁动或躁动不安。

a. 排除诱因：如电解质紊乱、营养不良、癫痫活动、睡眠障碍、水肿、感染、损伤、药物（如镇静药、抗高血压药等）均可引起躁动，注意分析，给予排除。

b. 环境管理：保持病房安静，如果可能，去掉有可能引起伤害刺激的导管、引流管，限制不必要的声音，限制探视者数量等。避免患者自伤或伤害他人。允许患者情感宣泄。尽可能固定专人护理及治疗。

②异常行为的康复处理：在减少破坏性行为方面，保持一致性。如同一环境里治疗，对行为给予一致反应，尽量每天同时间、同地点给予相同的治疗。

通过提供治疗性活动的选择，控制患者的不良行为，为了增加自律，把建立责任感放在治疗计划中。尽可能将患者的兴趣与努力结合在一起，以便在治疗中激发患者的兴趣和全身心的投入。设法把患者的注意力从挫折的由来或原因处引开。治疗中给予适当的鼓励。适当改变治疗环境、力图减少对患者的刺激，用平静的语调，并且与身体语言保持一致。

③药物治疗：为了稳定情绪、控制异常行为，可酌情加用抗精神病药物。如：喹硫平片对治疗精神分裂症的阳性和阴性症状均有效，可从每日50mg用起，根据患者的临床反应和耐受性调整剂量。不良反应可见困倦、头晕、便秘、直立性低血压、口干以及肝酶异常等。奥氮平，用于治疗精神分裂症、双相情感障碍的急性躁狂相以及精神分裂症的维持治疗，不良反应是嗜睡和体重增加。也可加用丙戊酸盐制剂如丙戊酸钠，稳定心境。

（6）情绪障碍的康复治疗：患者因突然得知患有各种功能障碍、需要他人照顾，常会受

到精神打击,而表现出消沉、抑郁、悲观,甚至产生轻生的念头。接受功能障碍现实需经过一系列心理过程,需常给患者以精神鼓励,根据其病残前的个性、智能水平和社会地位等,以及所处心理障碍阶段来及时疏导及帮助,尽快消除其消极情绪,确立回归家庭、社会的信心。

情绪障碍必然会影响康复效果。因此对患者进行必要的心理评测以及有针对性的心理治疗十分重要。治疗方法分个别治疗与集体治疗。必要时加用抗抑郁、焦虑的药物治疗。

(7)吞咽障碍:有吞咽障碍的患者,可进行代偿性吞咽治疗,以提高咽喉结构运动功能。常用的方法包括口咽活动度训练、行为学方法等。

口咽活动度训练包括:①改善口面肌群运动,增强口轮匝肌、颊肌、咬肌等口面肌功能及运动协调性,加强闭口能力,减少流涎,增强口腔对食团的控制。②增强舌运动,目的是增强聚合食团能力及食团控制,防止食团过早通过口腔,引起吞咽前误吸。③增强吞咽反射,防止吞咽反射减弱、消失或延迟造成的吞咽前吸入。④声带内收训练,增强声带闭锁肌功能,达到屏息时声带闭合。⑤增强喉上抬能力,保证喉入口闭合,增大咽部空间,增强使食管上括约肌开放的被动牵引力。⑥咽收缩训练,目的是改善咽闭合功能、增强清咽能力。

行为学方法是通过体位、头位调整、特殊吞咽手法来促进食团的控制与传递。使用这些方法需要患者具有遵从复杂指令的能力,需要加强肌肉的运动,对于理解力差或易于疲劳的患者不适宜。具体采用何种方法,应在进行 VFSS 全面评价后再选择适当的方法,可应用刺激技术,包括咽部吞咽温度/触觉刺激、机械刺激技术。

饮食管理方面,要在恰当时间,采取恰当的喂养方式、喂养量,以减少误吸、营养不良的发生,饮食管理包括进食方式的调整、食物性状调整、心理支持及护理干预等。

进食注意事项:鼓励及协助患者自主进食,自主进食比喂食更为安全。进食时保持环境安静减少干扰。保持进食体位,躯干保持 90°,颈部保持中立轻度前屈,不能保持体位的患者用体位枕。对于辅助下不能保持坐位者应保证上胸部抬高大于 30°再给予喂食。鼓励患者使用宽口杯饮水,以防饮水时颈部后仰,这样更易引起误吸。在进餐后30min 内应观察患者有无窒息、咳嗽等吞咽障碍征象。每餐之后进行口腔护理,去除口腔食物残渣。将食物放在口腔较为有力的一侧,固体和液体食物不要混合给予。在患者进食时不要和患者进行交谈。给予患者适当的语言提示,比如张口、咀嚼和吞咽。

适合吞咽障碍患者的食物:如增稠的液体,像果茶或蜂蜜的液体,质地均一、无颗粒的泥状食物。可用搅拌机将食物磨碎或在稀薄液体中加入酸奶、果酱来增加食物稠度。

不宜给予吞咽障碍患者的食物:质干颗粒状食物,如豌豆、玉米、饼干、硬糖等;混合黏度食物,如水果罐头、混有固体的牛奶或稀粥;稀液体或辛辣刺激性食物;直接用水送服药片或胶囊也可能会造成误吸。

(8)日常生活活动能力障碍的康复治疗:早期注意预防关节挛缩等继发障碍,尽量避免做易引起运动受限的动作,利用残存功能的同时开发代偿功能,利用非瘫痪侧的肢体但不过度用力,充分练习 ADL 活动的基本构成动作,巩固已有的 ADL 能力尽量予以提升。根据功能水平制作必要的辅助器具,进行生活环境的改造。活动中注意保护关节,要防止摔倒。

恢复期的康复治疗以 ADL 自理为目标,以在病房内的 ADL 活动自理为目的。例如,从病房到厕所间的转移,借助于步行器或拐杖等辅助器具的步行,在治疗人员辅助下完成动作等。以家庭内的 ADL 活动自理为目的。例如:做饭、洗衣、整理卫生、外出购物等,这些活动要求必须具备安全方面的自我管理能力。

治疗者首先需要对患者进行 ADL 评定,根据结果为患者制订全面的康复治疗训练计划。应注意的是,对 ADL 的评定不能仅限于利用各种表格来完成,而是要对患者的整个生活情况进行全面评定,最终判断出能够和不能完成的日常生活活动和动作,再针对不能完成的动作进行具体分析,寻找和发现阻碍完成动作的原因。然后进一步确定解决这些问题的方法和手段,以此来设定康复训练的目标,并设计治疗方案和计划。实施过程中,治疗者应设法充分发挥患者的主动性,让患者认识到自己仍然具备的能力。

3. 后遗症期的康复治疗　此期患者不同程度地留下各种后遗症,如痉挛、肌力减退、挛缩畸形、共济失调、姿势异常甚至呈软瘫状态。康复治疗的目的是继续训练和利用残余功能,防止功能退化,并尽可能改善患者的周围环境条件以适应残疾,争取最大限度的日常生活自理。同时进行职业康复训练,使患者尽可能回归社会。

在家庭、社区继续进行维持性康复训练。基本动作能力训练可维持改善身体运动和感觉功能,维持改善体力、提高姿势保持能力。包括:步行训练、上下阶梯训练、起立、移乘、双侧协调性改善和操纵轮椅、使用各种工具等肢体的操作性训练。

指导发挥和运用代偿能力,健手通过训练是完全可以达到生活自理的,必要时可加用自助器具,预防和改善失用性综合征。使用必要的辅助器具(如手杖、步行器、轮椅、矫形器等),以补偿患肢的功能。

维持 ADL 能力的训练,扩大 IADL 的能力训练。例如,做饭、洗碗、洗衣、整理卫生、购物、自我安全管理(金钱、危险品等)、公共交通工具的利用、公共设施的利用等。

社会参与能力的培养,如处理人际关系、交流沟通能力等。业余时间的合理安排,如兴趣爱好的培养、作业能力的训练等。对家属进行指导,提供福利政策、房屋改造等方面的指导和建议。

改造家庭环境及可能的社区环境以适应患者完成日常生活活动的需要,如门槛和台阶改成坡道,蹲式便器改坐式便器,厕所及浴室加扶手等。

康复训练更着重于提高生活活动能力、改善生活质量、增加参加社会活动的目的,如增加娱乐爱好类活动、社交类活动。

六、中医康复

脑炎在中医学中并没有明确的病证,根据其临床表现,可归属于中医痉病、温病、暑温等范畴。中医学认为本病多因湿热或湿热病邪外袭,逆传心营所致,按卫气营血辨证治疗具有较肯定的临床效果。具体证候,可参照《神经科专病中医临床诊治(第 3 版)》来治疗。

(一)辨证分型

1. 急性期

(1)风热犯头证:头痛甚,烦躁,多伴有发热微恶寒,咽痛或咳嗽,恶心呕吐,口干,舌红,苔薄黄或薄白,脉浮数或滑数。

(2)气营两燔证:头痛如裂,高热,呕吐,神昏谵语,四肢抽搐或发颤,便结,尿黄赤,舌绛红,苔干黄而燥,脉数。

(3)热盛动风证:剧烈头痛,频频呕吐,且有身热,肢厥,伴有口角抽动或四肢动风抽搐、项背强直等,甚则神昏,舌红,脉细数。

(4)痰热蒙窍证:头部隐痛,意识模糊或嗜睡,或有发热,胸闷不适,口中流涎,口噤,手足震颤,或伴有四肢抽搐,直视,喉中痰鸣,舌红、黯红或红绛,苔黄腻或黄燥,脉弦数。

2. 恢复期

(1)气虚痰阻证:头痛昏蒙,胸闷纳差,呕吐白涎,倦怠乏力,或伴有肢体麻木,行走不稳或瘫痪,手足震颤或发作性四肢抽搐,舌暗红,苔厚腻,脉弦滑。

(2)阴虚邪恋证:头部隐痛,口干舌燥,手足心热,面白肤燥,神疲乏力,肢体干瘦,或伴有耳鸣,手足麻木,舌红,苔少,脉细无力。

(二)针药分型论治

1. 急性期

(1)风热犯头证

治法:辛凉解表、清利头目。

①方药:银翘散加减。药物组成:金银花、连翘、淡豆豉、薄荷、板蓝根、大青叶、桔梗、芦根、桑叶、菊花、知母、藿香、佩兰。

②针刺治疗

选穴:大椎、曲池、合谷。

操作:毫针刺,泻法。每日1次,10次为1个疗程。

(2)气营两燔证

治法:清气凉营、解毒开窍。

①方药:安宫牛黄丸,以清瘟败毒饮加减送服。药物组成:生石膏、知母、水牛角、生地黄、牡丹皮、赤芍、连翘、玄参、黄连、竹叶、丹参、甘草、菊花、龙胆草、生大黄。

②针刺治疗

选穴:曲池、二间、内庭、胃俞、足三里、气海、厉兑、商阳。

操作:胃俞,毫针刺,平补平泻法;厉兑、商阳,三棱针点刺出血;曲池、二间、内庭,毫针刺,泻法;足三里、气海,毫针刺,补法。每日1次,10次为1个疗程。

(3)热盛动风证

治法:凉肝息风、增液舒筋。

①方药:紫雪丹,以羚角钩藤汤加减送服。药物组成:水牛角粉、钩藤、桑叶、菊花、生地黄、白芍、川贝母、竹茹、寒水石、生石膏、知母、牡丹皮。

②针刺治疗

选穴:曲池、大椎、行间、少府、阳陵泉、丰隆、水沟、十二井、十宣。

操作:十二井、十宣点刺放血;水沟刺向鼻中隔,以眼球湿润为度;其余皆用泻法。每日1次,10次为1个疗程。

(4)痰热蒙窍证

治法:清热化痰、开窍醒神。

①方药:至宝丹,以涤痰汤加减送服。药物组成:陈皮、法半夏、枳实、胆南星、竹茹、石菖蒲、郁金、菊花、浙贝母、苦杏仁。

②针刺治疗

选穴:中脘、丰隆、百会、印堂、合谷。

操作:毫针刺,平补平泻法。每日1次,10次为1个疗程。

2. 恢复期

(1)气虚痰阻证

治法:益气化痰、活血通络。

①方药:补阳还五汤合二陈汤加减。药物组成:黄芪、当归、丹参、赤芍、红花、地龙、石菖蒲、郁金、贝母、鸡血藤、木瓜、橘红、清半夏、茯苓、全蝎、僵蚕。

②针刺治疗

选穴:陶道、丰隆、太溪、足三里。

操作:毫针刺,补法。每日1次,10次为1个疗程。

(2)阴虚邪恋证

治法:滋阴生津。

①方药:加减复脉汤合黄连阿胶汤加减。药物组成:炙甘草、阿胶、生地黄、麦冬、白芍、黄连、菟丝子、女贞子、牡丹皮。

②针刺治疗

选穴:合谷、曲池、三阴交、太冲、血海、足三里。

操作:毫针刺,补法。每日1次,10次为1个疗程。

(三)其他中医特色疗法

以下中医特色疗法适用于所有证型。

1. 耳针

取穴:取心、皮质下、肾、肝、神门、肾上腺、内分泌、肺。每次选4~6个穴。

操作:急性期给予强刺激,恢复期给予轻刺激,留针30min。7~10d为1个疗程。

2. 皮肤针

取穴:取项背及脊柱两侧1.5~3寸处、

第 1~10 椎间。

操作:患者低头坐位,局部消毒后,用皮肤针捶叩患者局部 10~15min,以皮肤潮红为度,每日或隔日 1 次。疗程:2 周为 1 个疗程。

3. 梅花针

适应证:病毒性脑炎后遗症期见头痛者。

取穴:后颈、胸部、头部(在颈椎两侧、颞部、耳垂下、耳前、颈窝可发现结节、条索及压痛)、风池、太阳、大小鱼际处、大椎、胸椎 5~10 两侧、腰部(发现条索、压痛处)。

操作:用梅花针以中度刺激叩打上述部位。5~7d 为 1 个疗程。

4. 隔药盐灸法 我科在临床治疗脑炎后遗症方面,应用神阙穴施隔药盐灸疗法疗效显著。根据损伤部位不同可选择 1 号醒脑开窍方为主方,根据患者具体情况酌情合方。具体组方如下。

醒脑开窍方:藿香 25g,石菖蒲 15g,皂角刺 6g(煨),冰片 0.1g,麝香 0.1g,干姜 15g,肉桂 15g,丁香 10g,小茴香 15g,苏合香 15g,雄黄 3g,黄芪 10g。

5. 推拿 对于增加关节活动度、缓解疼痛、抑制痉挛等都可起到很好的治疗作用。施术时应注意避免对痉挛肌群的强刺激。常用揉、捏法,亦可配合其他手法。

6. 穴位贴敷 多以俞募配穴为主,随证加减。每次取 10 穴左右,一般贴敷 1h 后取下,具体视患者皮肤情况而定。

7. 放血疗法

取穴:取百会、印堂、大椎、关冲、尺泽诸穴。

操作:用三棱针消毒后,快速刺入皮下,迅速出针,挤出血液数滴,再行皮肤消毒,每日 1 次。疗程:7~10d 为 1 个疗程。

七、研究进展

脑炎的预后受病情严重程度、病变性质与部位等影响,也与患者发病至接受治疗的时长与康复治疗情况、并发症情况、家庭及环境的状况、患者的年龄与身体状况、患者已存在的其他疾病等因素有关。单纯病毒性脑炎以往死亡率较高,目前应用特异性抗 HSV 药物可使多数患者得到有效治疗,死亡率下降,但功能障碍的发生率增加,随着早期康复的介入,恢复期接受正规的治疗,功能障碍的发生率有所降低。单纯疱疹病毒性脑炎预后不佳的危险因素有:年龄大于 60;发病时伴昏迷,特别是评分小于 6 分;就诊至开始抗病毒等治疗时间延误过长,特别是超过 2d。约 2/3 的存活患者遗留神经精神后遗症,记忆障碍突出,近半患者有性格或行为改变,40% 患者有言语障碍,约 1/4 患者有癫痫,极少数甚至成为植物状态。

流行性乙型脑炎的病死率在 10% 左右,轻型和普通型患者大多恢复,5%~20% 的重型者留有后遗症。主要为意识障碍、痴呆、失语、瘫痪、癫痫、精神障碍等。进行康复治疗后功能障碍可有不同程度的恢复,遗留不同程度的后遗症,癫痫有时可持续终身。森林脑炎的恢复期较长,少数痊愈者会遗留肌肉瘫痪后遗症。

结核性脑膜炎由于诊断方法的改进和化疗方案的发展和不断完善,预后大为改观。早期合理治疗,可以完全治愈。如诊断不及时,治疗不合理,或患儿年龄太小、病变太严重等,仍有较高(15%~36%)的病死率,可遗留肢体瘫痪、失语和智力低下等后遗症。新隐球菌性脑膜炎目前仍有较高死亡率。早期被误诊、用药剂量或疗程不足、合并多种基础疾病、脑脊液压力过高、应用激素或抗生素时间过长的患者预后差。可遗留脑神经瘫痪、肢体瘫痪、脑积水等后遗症。对于细菌性脑膜炎,入院和治疗开始之间如果延误 6h 以上可能影响预后。

多数脑炎、脑膜炎患者预后良好,少数患者即使经过及时的临床治疗、康复治疗,仍会遗留一定的后遗症。

八、注意事项

1. 重视早期康复,通常主张在生命体征稳定后、原发病无加重或有改善的情况下,开始进行康复治疗,并注意刺激量不宜过强,密切观察患者反应及病情变化。

2. 对伴有严重合并症或并发症者,如血压过高、严重精神障碍、重度感染、急性心肌梗死或心功能不全、严重肝肾功能损害或糖尿病酮症酸中毒等,应在治疗原发病的同时,积极治疗合并症或并发症,待患者病情稳定后方可逐步进行康复治疗。

3. 康复治疗计划应建立在功能评定的基础上,视患者病情变化及恢复情况,酌情加以调整。

4. 康复治疗应贯穿于脑炎治疗的全过程,做到循序渐进。

5. 综合康复治疗要与日常生活活动和健康教育相结合,并有患者的主动参与及其家属的配合。

九、临床康复病例分析

案例　李某,男,52岁,已婚,因"头痛、视物模糊18天"入院。

现病史　患者于2020年12月7日晚无明显诱因出现头晕、头痛,未在意,未就诊,次日出现恶心、呕吐1次,就诊于当地医院,行头颅CT提示右侧尾状核头脑出血。给予"降压"等治疗,住院4天后出现视物模糊、视物重影并逐渐加重,头痛较入院时加重,行眼底检查提示视乳头水肿,行腰穿检查提示颅压增高,行腰大池引流术3日后头痛症状明显缓解,视物模糊及重影无明显缓解,于2020年12月21日下午拔除引流管。当晚患者再次出现头部胀痛,形式如前,给予降颅压治疗后症状无明显缓解,为进一步治疗来我院就诊,并收入院。现症见:患者头痛,呈中等程度胀痛,视物模糊伴重影,对空间和时间定位不准确,人物关系错乱,不能准确说出

亲属与之的关系,近期记忆力丧失,饮食一般,大便未解,小便正常。

既往史　高血压病史6年,血压控制不佳。

过敏史　无药物及食物过敏史。

查体　血压171/110mmHg,体温:38.2℃,呼吸18/min,脉搏84/min。查体合作,对答切题。双侧瞳孔等大等圆,直径3.0mm,直接、间接对光反射灵敏。双侧咽反射正常,无水平眼震、垂直眼震。四肢肌力、肌张力正常。生理反射存在,病理反射未引出。舌红,苔薄黄或薄白,脉浮数或滑数。

辅助检查　头颅CT:右侧尾状核头裂隙样低密度;双侧基底节区腔隙灶;脑萎缩;双侧上颌窦少许炎症。脑脊液检查:浑浊,有凝块,淡粉色,有核细胞计数$60×10^6/L$,单核细胞45%,潘氏试验弱阳性,蛋白定量1.707g/L。

西医诊断:病毒性脑炎。

中医诊断:头痛(风热犯头证)。

诊疗经过:入院后完善相关检查,予降颅内压、抗感染、降血压、改善循环、护肝、调节肠道菌群等治疗。制定个体化康复治疗方案。

存在问题

1. 认知障碍　对空间和时间定位不准确,人物关系错乱。

2. 能力障碍　近期记忆力丧失,生活完全需要帮助。

3. 参与障碍　社会活动受限。

治疗计划

1. 认知训练　注意力训练、记忆训练、计算力训练及知觉障碍的训练等。让患者做一些简单的分析、判断、推理、计算训练来锻炼患者的思维活动。多让患者看报纸、听收音机、看电视等。

2. 日常生活自理能力训练　床-轮椅转移训练、进食训练、洗漱动作训练、洗澡、穿脱衣物训练。

3. 物理因子治疗　经颅直流电刺激,改

善脑功能。

4.中医康复治疗

(1)以醒脑开窍针刺法为主,主穴:内关、水沟、三阴交。配穴:四神聪、百会、大椎、风池、曲池、合谷、足智针。

(2)隔药盐灸治疗:以1号醒脑开窍方为主。

阶段总结

经过一段时间(2020年12月22日—2021年1月22日)的康复治疗,患者的功能障碍较前有明显的改善,现阶段患者头痛已完全缓解,能认清家人,进行简单的加减法,日常生活基本自理,接下来需要进一步认知及记忆力的恢复,促进其生活完全自理。对

患者进行家庭康复指导,制定计划如下。

1.可通过反复背诵法、提示法进行记忆训练。

2.建立恒定的日常生活活动程序。如定时休息、固定穿衣顺序、固定散步路径等,强化记忆功能。

3.对患者进行简单的计算训练,如买菜、逛超市时,让患者结账,计算简单的支出与结余金额,锻炼患者的计算能力。

4.与患者一起阅读报纸,然后针对内容对患者进行提问。

(冷情英　刘初容　陈星睿　杨　慧　张瑞先)

参 考 文 献

[1]　罗永坚,李吕力,蔺心敬,等.单纯疱疹病毒脑炎的临床分析[J].中国临床新医学,2007(4):251-253.

[2]　尹遵栋,李艺星,罗会明,等.流行性乙型脑炎流行及发病危险因素研究进展[J].中国疫苗和免疫,2010,16(5):470-475.

[3]　王曼知,吴蕾,陈芳,等.结核性脑膜炎伴意识障碍患者的预后影响因素分析[J].中国防痨杂志,2019,41(11):1203-1210.

[4]　王晓光,徐启桓.新型隐球菌性脑膜炎65例临床分析[J].中国实用内科杂志,2004,24(5):310-317.

第**34**章 一氧化碳中毒康复

一、概述

一氧化碳（CO）俗称煤气，为无色、无味、无刺激性气体，几乎不溶于水，易溶于氨水，与酸碱不起反应，当含量超过 12.5％时有爆炸性。CO 中毒是指人吸入高浓度一氧化碳所致急性脑缺氧性疾病。短时间吸入 CO 超过生理浓度即可引起中毒，轻度中毒可完全恢复，中度中毒经积极治疗可无任何后遗症，重度中毒常有神经精神后遗症。中毒后可造成脑、心脏、肺部等多脏器损伤，其发病率和病死率均占我国职业和非职业中毒前列。因此，早期识别，有效康复治疗尤为重要。

二、临床表现

CO 中毒发病预兆及表现：一般患者无中毒预兆症状，患者中毒程度多与接触一氧化碳时间长短、浓度高低相关。

一般接触 CO 后会出现头痛、头昏、心悸、恶心等症状，但吸入新鲜空气后症状即可迅速消失。轻度中毒者出现剧烈的头痛、头昏、心跳、眼花、四肢无力、恶心、呕吐、烦躁、步态不稳，轻度至中度可出现意识障碍，但无昏迷。离开中毒场所吸入新鲜空气或氧气数小时后，症状逐渐完全恢复。中度中毒者除上述症状外，面色潮红，多汗，脉快，意识障碍表现为浅至中度昏迷。及时移离中毒场所并经抢救后可逐渐恢复，一般无明显并发症或后遗症。

重度中毒时，面色仍可呈潮红或皮肤呈樱桃红色，面唇发绀，呼吸困难，四肢冰凉，甚至心跳呼吸停止，意识障碍严重，呈深度昏迷或植物状态。常见瞳孔缩小，对光反射正常或迟钝，四肢肌张力增高，牙关紧闭，或有阵发性去大脑强直，腹壁反射及提睾反射一般消失，腱反射存在或迟钝，并可出现大小便失禁。脑水肿继续加重时，表现持续深度昏迷，连续去脑强直发作，瞳孔对光反应及角膜反射迟钝，体温升高达 39～40℃，脉快而弱，血压下降，面色苍白或发绀，四肢发凉，出现潮式呼吸。有的患者眼底检查见视网膜动脉不规则痉挛，静脉充盈，或见乳头水肿，提示颅内压增高并有脑疝形成的可能。但不少患者眼底检查阴性，甚至脑脊液检查压力正常，而病理解剖最后仍证实有严重的脑水肿。

重度中毒患者经过救治从昏迷中苏醒的过程中，常出现躁动、意识混浊、定向力丧失，或记忆力障碍。部分患者神志恢复后，可发现皮质功能障碍如失用、失认、失写、失语、皮质性失明或一过性失聪等异常；还可出现以智能障碍为主的精神症状。此外，还有短暂的轻度偏瘫、帕金森综合征、舞蹈症、手足徐动症或癫痫大发作等。经过积极抢救治疗，重度中毒患者仍有可能完全恢复。植物状态的患者，表现为意识丧失、睁眼不语、去脑强直，预后不良。

部分急性一氧化碳中毒患者意识恢复后，经过 2～60d 的"假逾期"，突然出现反应迟钝、认知障碍、大小便失禁、癫痫发作、精神异常等一系列神经精神症状及锥体系或锥体外系损害的表现。

三、康复评定

1. 意识状态评估 采用昏迷恢复量表（CRS-R）评定患者意识状态，CRS-R 包括听觉、言语、视觉、交流、运动和觉醒水平 6 项内容，其中交流单项评分为 2 分判定为脱离最小的意识状态；脱离植物状态，交流单项评分为 1 分或其他项目单项评分为 3 分判定为最小意识状态；处于植物状态判定为昏迷（表 34-1）。

表 34-1　CRS-R 量表（昏迷恢复量表修订版）

	4-对指令有稳定的反应
	3-可重复执行指令
听觉	2-声源定位
	1-对声音有眨眼反应（惊吓反应）
	0-无
	5-识别物体
	4-物体定位：够向物体
视觉	3-眼球追踪性移动
	2-视觉对象定位（＞2s）
	1-对威胁有眨眼反应（惊吓反应）
	6-会使用物体（脱离最小意识状态）
	5-自主性运动反应
	4-能摆弄物体
运动	3-对伤害性刺激定位
	2-回撤屈曲
	1-异常姿势
	0-无
	3-表达可理解
言语	2-发声、发声动作
	1-反射性发声动作
	0-无

（续　表）

	2-功能性（准确的），脱离最小意识状态
交流	1-非功能性（意向性的），最小意识状态
	0-无，植物状态
	3-能注意
觉醒水平	2-能睁眼
	1-刺痛下睁眼
	0-无
总分	

格拉斯哥昏迷量表（GCS）评分，该量表主要包括肢体运动、语言反应及睁眼反应 3 个维度，总分 15 分，评分越低提示患者意识障碍越严重（表 34-2）。

表 34-2　GCS 评定量表

项目	状态	分数
	自发性睁眼反应	4
睁眼反应	声音刺激有睁眼反应	3
	疼痛刺激有睁眼反应	2
	任何刺激均无睁眼反应	1
	对人物、时间、地点等定向问题清楚	5
	对话混淆不清，不能准确回答有关人物、时间、地点等定向问题	4
语言反应	言语不当，但字意可辨	3
	言语模糊不清，字意难辨	2
	任何刺激均无言语反应	1
	可按指令动作	6
	能确定疼痛部位（疼痛时能拨开医生的手）	5
非偏瘫侧运动反应	对疼痛刺激有肢体退缩（躲避）反应	4
	疼痛刺激时肢体过屈（去皮质强直）	3
	疼痛刺激时肢体过伸（去大脑强直）	2
	疼痛刺激时无反应	1

2. 认知功能评估 认知障碍经常因为患者不能从事之前能够进行的普通活动而被患者家属发现。这些活动包括复杂的工作、记忆和患者感兴趣的一些日常活动。认知障碍的测量方法是从大量有效的检查方法中总结出来的,这些检查方法涵盖了认知的各个领域。

神经心理量表检查是认知障碍诊断与治疗效果评估的核心,国内绝大部分测验基于国外经典测验的翻译修订,而基于中国文化背景的评估工具十分欠缺。

最简单的是临床筛查,如韦氏记忆量表(表 34-3)、mini-Cog、记忆损害筛查(MIS)、全科医生认知筛查量表(GPCOG screening test)。其次是协助诊断的筛查量表,如简明精神状态检查量表(MMSE)、蒙特利尔认知评估量表(MoCA)中文版。

表 34-3 韦氏记忆量表

测试项目	内容	评分方法
1. 经历	5 个与个人相关的问题	每答对一题记 1 分
2. 定向	5 个有关时间和空间的问题	每答对一题记 1 分
3. 数字顺序关系	①顺数 1～100	限时记错、记漏或退数次数,扣分分别按记分公式算出原始分
	②倒数 100～1	限时记错、记漏或退数次数,扣分分别按记分公式算出原始分
	③累加从 1 起每次加 3,至 49 为止	限时记错、记漏或退数次数,扣分分别按记分公式算出原始分
4. 再认	每套识记卡片有 8 项内容,呈现给受试者 30s 后,让受试者再认	根据受试者再认内容与呈现的相关性分别记 2,1,0 或 −1 分,最高分 16 分
5. 图片回忆	每套图片中有 20 项内容,呈现 1min 30s 后,要求受试者说出呈现内容	正确回忆记 1 分,错误扣 1 分,最高得分 20 分
6. 视觉再生	每套图片中有 3 张,每张上有 1～2 个图形,呈现 10s 后让受试者画出来	按所画图形的准确度记分,最高分为 14 分
7. 联想学习	每套卡片上有 10 对词,分别读给受试者听,同时呈现 2s。10 对词完毕后,停 5s,再读每对词的前一词,要受试者说出后一词	5s 内正确回答 1 词记 1 分,3 遍测验的容易联想分相加后除以 2,与困难联想分之和即为测验总分,最高分为 21 分
8. 触觉记忆	使用一副槽板,上有 9 个图形,让受试者蒙眼用利手、非利手和双手分别将 3 个木块放入相应槽中。再睁眼,将各木块的图形及位置默画再来	计时并正确计算回忆和位置的数目根据公式推断出测验原始分
9. 逻辑记忆	3 个故事包括 14、20 和 30 个内容,将故事讲给受试者听,同时让其看着卡片上的故事,念完后要求复述	回忆第一个内容记 0.5 分,最高分为 25 分和 17 分
10. 背诵数目	要求顺背 3～9 位数,倒背 2～8 位数	以能背诵和最高位数为准,最高分分别为 9 分和 8 分,共计 17 分

3. 心理测量 HR成套神经心理测验，此测验采用的是"画界分数"，即确定一个鉴别损伤严重程度的常模，作为诊断的"损伤指数"，是鉴定脑行为障碍者的一种较可靠的测验工具，而且有助于诊断病变的情况，评定脑与行为的关系。

4. 其他 运动功能评估、心肺功能与吞咽功能参照脑卒中章节。

四、康复流程(图34-1)

多数轻中度的CO中毒患者，在急性期通过氧疗可以恢复，而重度患者常遗留精神和肢体后遗症。

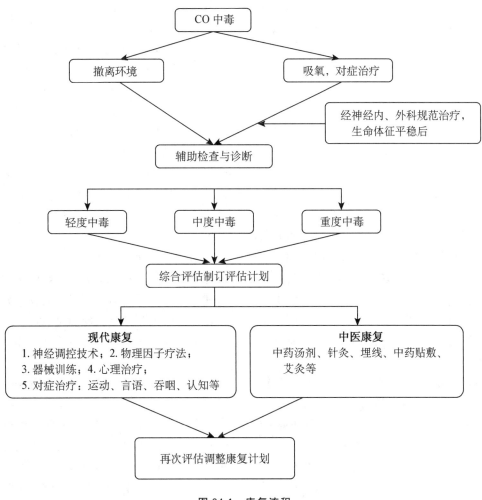

图34-1 康复流程

五、现代康复

对于CO中毒患者而言，康复治疗是一个长期的过程。在不同的时期采取不同的康复治疗措施，可有效改善受损的功能障碍，预防并发症，提高患者生存质量。

1. 认知功能障碍康复 在重度CO中毒的患者中，经过规范治疗稳定后仍然存在的认知功能的问题，或者部分急性CO中毒患者出现迟发性脑病，突然出现反应迟钝、认知障碍等一系列神经症状。

(1)经颅直流电刺激：经颅直流电刺激

(tDCS)，通过持续在头皮上施加弱直流电来调制大脑兴奋性，阳极刺激增加神经元放电促进大脑兴奋性，阴极刺激降低兴奋性对大脑皮质产生抑制作用，研究表明可改善人体运动和认知两个领域。可增加运动、视觉和前额皮质兴奋性，提高健康受试者和大脑障碍患者的运动技能、记忆能力和语言流畅性。

(2)经颅磁刺激：经颅磁刺激治疗是一种新型临床神经电生理技术，磁信号可以透过颅骨刺激大脑神经，通过不同脑区高频兴奋、低频抑制的作用达到不同治疗目的。研究显示，经颅磁刺激可改善脑部血液循环，同时启动脑内源保护机制，改善脑细胞代谢环境，加快损伤脑细胞的代谢。对不同脑区或细胞可产生特定影响，在一定程度上调节神经元电活动。

(3)虚拟现实技术：VR是由三维计算机模拟现实，构建与之相应的镜像环境。患者利用该环境所提供的多种视觉、听觉、触觉等直观感受进行操作。VR技术根据不同患者的情况个体化设计方案，虚拟可重复场景，其在记忆力障碍的恢复疗效现已经得到了公认，根据VR沉浸性的特点，对患者进行记忆恢复训练，减少其对现实的恐惧，提高了学习和行为能力。

(4)丰富环境：丰富环境指能增加感觉、运动、认知及社交刺激的居住条件，是复杂的非生物刺激和社会刺激的联合。丰富环境法作为一种可改善中枢神经可塑性的重要干预模式，有助于促进感觉、运动、认知和社交刺激，从细胞、分子和行为学上改变大脑的结构和功能，进而促进大脑认知功能的恢复，提高认知行为表现。

(5)认知功能训练：依据患者认知功能评定结果进行相应的认知域训练，训练的持续时间和重复次数灵活安排，以最大限度地促进患者认知功能的康复为原则进行反复强化性的训练。

2. **运动功能康复**　重症卧床植物状态患者表现为意识丧失，肢体功能障碍，其具体现代康复可参照脑卒中患者的现代康复训练。

3. **综合促醒治疗**　一氧化碳中毒严重的患者可能会出现不同程度的意识障碍。除临床上应用药物促进脑细胞代谢、改善脑的血液循环，还可以给予多种康复治疗，以帮助患者苏醒，恢复意识。

(1)感觉刺激方法

①听觉刺激：定期播放患者病前较熟悉的音乐；亲属定期与患者谈话，谈话内容包括患者既往遇到过的重要事件、患者喜欢或关心的话题等。通过患者面部及身体其他方面的变化，观察患者对听觉刺激的反应。

②视觉刺激：患者头上放置五彩灯，通过不断变换的彩光刺激视网膜、大脑皮质。

③情景刺激：通过播放患者感兴趣的或者在乎的画面，结合亲人的呼唤，以及喜欢的音乐，进行多重感觉刺激。

④肢体运动觉和皮肤感觉刺激：肢体关节运动觉、皮肤触觉刺激对大脑皮质有一定的刺激作用。可由治疗师或患者家属每天对患者的四肢关节进行被动活动；利用毛巾、毛刷等从肢体远端至近端进行皮肤刺激。

(2)神经调控技术

①经颅直流电刺激、经颅磁刺激：方法同上。

②正中神经电刺激：采用低频电流刺激患者手腕内侧正中神经分布区，产生的神经冲动可经脊神经—颈髓—脑干—丘脑—皮质功能区传导通路上传至中枢神经系统，引起神经系统功能改变，进而发挥促醒作用。

③脊髓电刺激(SCS)：将电极放置在$C_3 \sim C_4$水平，发现颈部SCS能够明显增加患者大脑半球血流量，改善大脑血流，增加糖代谢。这种机制可能与电刺激激活脑干网状结构的血管活性中枢有关，也可能与颈部SCS降低交感神经紧张有关。高颈段SCS还能激活胆碱能上行网状系统。SCS虽是可

行方案之一,但另一方面,由于治疗费用昂贵。因此,仔细评估患者是否符合术前电生理入选标准是进行 SCS 治疗的必要依据。

④脑仿生电:脑仿生电刺激可通过小脑顶核(FN)刺激固有神经通路(FN－丘脑－纹状体系－大脑皮质或 FN－脑干网状结构－网状体系－大脑皮质,小脑顶核受刺激后,通过脑干网状结构、纹状体影响大脑皮质血管的舒张中枢,引起局部脑血管扩张。脑仿生电通过刺激神经通路而上调脑干上行性网状激活系统兴奋性,促进患者觉醒。

六、中医康复

明代起有关于“中煤炭毒”的记载及治疗方法。明、清代将 CO 中毒称为“中煤毒”或“中煤炭毒”。明代《本草纲目·井华水》中记载,中煤炭毒:“一时晕倒,不救杀人。急以清水灌之。”

其发病原因是吸入秽浊之气,化火生痰,闭阻心包、脑脉所致,故出现头痛、眩晕、心悸,甚则神昏为主症;火盛动风,则见四肢抽搐,肢体强直;痰蒙神窍则神昏;火热迫血妄行,则可见出血。

本病由火热痰浊痹阻心窍与脑脉,则心脑主神志的功能失常,故其病位在心脑,但因肝主疏泄,主全身气机之条达,并主筋,肾与心水火相济,故与肝、肾关系密切。其病性以邪实为主,以火热、痰浊多见。恢复阶段则邪去正伤,以气阴亏虚多见。

(一)中药辨证论治

1. 邪盛初期——毒初犯络,经脉失和

证候:CO 由鼻入,侵犯于脑,元神受扰,则头痛、头晕、眼花;邪盛扰心,阻碍气血精微输布则心悸、气短、四肢无力。

治法:疏风散邪,通经活络。

方药:银翘散加减以疏散风邪,使邪毒外泄。

2. 邪盛极期

(1)毒客经络,脑心受扰

证候:表情淡漠、嗜睡、躁动不安,伴有汗出、心率加快、步态蹒跚。舌淡,脉细数。

治法:辟秽祛邪,醒神定志。

方药:菖蒲郁金汤加减。石菖蒲、炒栀子、鲜竹叶、牡丹皮、郁金、连翘、灯心草、竹沥等。

(2)热闭心包证

证候:主要表现为昏睡、昏迷,高热持续不退,甚或卒发死亡。舌红绛,苔黄燥,脉细滑数。

治法:清热解毒、开窍醒神。

方药:安宫牛黄丸。方中牛黄清心解毒,豁痰开窍,水牛角(代犀角)清心、凉血、解毒,麝香开窍醒神为主药,辅以黄连、黄芩、栀子以助清热解毒泻火。雄黄助牛黄豁痰解毒,郁金、冰片芳香去秽、通窍开闭。朱砂、珍珠、金箔镇心安神,共奏清热解毒,辟邪开窍之功效。

(3)痰浊蒙窍证

证候:昏不知人,面青肢冷,腹部胀满,口噤不语,苔白如积粉,脉沉缓或沉迟。

治法:泄浊开窍,宣痹通阳。

方药:菖蒲郁金汤加减。

(4)痰热化火,肝风内动

证候:主要表现为抽搐、癫痫持续状态,气促发绀,面色潮红,或喉中痰鸣,舌质红,苔多黄腻,脉弦数或弦滑。

治法:清化痰热,息风定痫。

方药:涤痰汤加减,或者静脉滴注清开灵注射液。

3. 正虚邪恋期

(1)痰蒙心窍证

证候:主要症状为神情呆钝,表情淡漠或神志不清,哭笑无常,智能减退,问答间言语无序,不识人,甚则昏睡不醒,心悸,苔浊腻、脉濡滑数。

治法:豁痰开窍,利气消浊。

方药:顺气导痰汤加减。或静脉滴注醒脑静注射液、川芎嗪注射液,鼻饲至宝丹合苏合香丸。

（2）脾肾亏虚证

证候：主要表现为不思饮食，气短乏力，记忆减退，伴腰膝酸软，或四肢不温，小便失禁；舌淡苔白，舌体胖大，脉沉细弱。

治法：温肾补脾。

方药：方用左归丸合四君子汤加减。

（3）气虚血瘀证

证候：主要症状为面色萎黄，形体消瘦，肢软无力，肢体偏枯不用或肢体麻木僵硬，伴肌肤甲错，舌质暗有瘀斑，脉细涩。

治法：补气养血，活血化瘀。

方药：补阳还五汤加减。

（二）针灸治疗

1. 针刺处方

治法：醒神开窍，息风通络。

主穴：内关、水沟、风府。配穴：百会、四神聪、合谷、太冲、阳陵泉、关元。

操作方法：内关穴直刺 1.5 寸，施捻转提插复式泻法 1min；水沟穴向鼻中隔斜刺 5 分，采用雀啄泻法，以眼球湿润或流泪为度；风府穴低头进针，针向喉结，用提插手法，至全身或一侧肢体抖动为度，之后立即出针；百会、四神聪穴向后斜刺，与头皮成 60°进针 0.5 寸，施平补平泻法 1min；合谷、太冲穴直刺 1 寸，施捻转泻法 1min；阳陵泉穴直刺 2 寸，施捻转泻法 1min；关元穴直刺 2 寸，施呼吸补法，针感向会阴部放射，施手法 1min。

2. 灸法　除了传统灸法外，还可采用隔药盐灸法。神昏实证者选用 1 号醒脑开窍方，虚证者可合用 3 号补虚方进行治疗。阳虚甚者，可用雷火灸于督脉、膀胱经侧线进行悬灸，但需注意观察温度变化，严防烫伤。

（三）其他治疗方法

1. 放血疗法　CO 中毒后意识障碍的患者，可采用井穴刺络放血疗法。井穴刺络放血因具有醒神开窍、调和阴阳、化瘀通滞、调理气机之作用，且井穴刺血最易激发经气，因此在治疗症见神昏的脑系急症中发挥重要的

作用。现代医学认为指尖血供丰富、神经发达、大脑投射区广泛，指尖刺激可以起到保护脑细胞、减轻脑水肿、改善脑血流等作用。

2. 穴位贴敷　主穴取双侧太阳、合谷、风池穴，根据患者具体情况进行辨证加减。穴贴的制作：选取川芎、白芷、细辛、红花 4 种中药饮片，药量按 3∶3∶1∶1 的分量，研成细末，然后用姜汁混合麻油调成糊状膏，制成直径为 0.5cm/粒、厚度适当的药贴。治疗时将中药贴敷于穴位上，贴敷时间视患者皮肤情况决定，1/d，1 周为一个疗程。穴周皮肤有破损者禁用，出现过敏现象者立即停用观察。

3. 穴位注射　醒脑静注射液 4ml，取双侧风池穴穴位注射，每日 1 次，疗程 10d。连续三个疗程。醒脑静注射液具有开窍醒脑，清热解毒，镇静解痉的功能。现代药理学证实，醒脑静注射液具有兴奋呼吸中枢，提高动脉血氧分压，增强组织细胞耐缺氧能力及对中枢神经系统起调节平衡等作用。因此，对一氧化碳中毒昏迷患者的苏醒及神经功能的恢复有重要意义。

七、研究进展

一氧化碳是一种无色、无味、无刺激性的气体，大量吸入通常会损伤中枢神经和心血管系统，症状产生强度主要受吸入剂量影响，由轻微头晕到迅速死亡，吸入浓度超过 1000ppm 常危及生命。轻中度 CO 中毒患者经过常压氧或者高压氧的治疗，基本上可以痊愈不留后遗症，但重度患者常遗留各种后遗症，且临床康复手段及效果有待进一步探索研究。

一氧化碳迟发性脑病是急性一氧化碳中毒的严重神经系统后遗症，轻者只有认知功能问题，重者呈现植物状态。现代医学认为其发病机制主要与 CO 对血红蛋白高亲和力，氧化呼吸链受到抑制，加重血小板的活化与炎症效应，局部组织 CO 水平升高，离子通道功能异常等相关。中医学认为主要是毒邪

入内,化痰化热,上则蒙蔽清窍,扰乱神明之府,下则瘀阻三焦通道,影响气机运行。

现代康复措施除了常规肢体功能康复、认知功能训练、语言训练等对症治疗,还有感觉刺激,如视听触嗅等,通过感官的刺激进一步激发大脑活性;以及神经调控技术,一种利用植入性或非植入性技术可逆性调控中枢神经、外周神经或自主神经系统活性,从而改善患者的症状、提高其生活质量的生物医学工程技术。如经颅直流电刺激(tDCS)、重复经颅磁刺激(rTMS)、脑深部电刺激(DBS)、迷走神经电刺激(VNS)、脑仿生电等也正逐渐用于认知康复治疗中,显示出了一定的效果。

中医康复主要以中药、针灸、艾灸、放血等治疗,根据辨证论治,浊毒蒙窍型可选用菖蒲郁金汤加减;痰热阻窍型可用涤痰汤加减,或者静脉滴注清开灵注射液。闭证中阻证静脉滴注醒脑静注射液、川芎嗪注射液,鼻饲至宝丹合苏合香丸;内闭外脱证采用静脉滴注清开灵注射液、生脉注射液,鼻饲安宫牛黄丸合独参汤;脱证采用静脉滴注参附注射液或生脉注射液。有研究采用醒脑开窍针法结合高压氧治疗17例CO迟发性脑病患者,有效率达94%。石学敏教授认为,本病是因口鼻吸入疫毒之气,毒邪内攻,致气血逆乱,心窍被蒙气机升降失调,浊气上逆,上扰神明所致,故治疗应以醒神开窍为主,方中选用心包经之络穴内关、督脉。有研究表明手部十二井穴对急性一氧化碳中毒患者具有促醒作用,可以采用针刺或放血的方式进行治疗。此外,研究显示甦醒穴为治疗本病的一个特效穴。

八、注意事项

1. 重视早期康复,通常主张在生命体征稳定后、原发病无加重或有改善的情况下,开始进行康复治疗,并注意刺激量不宜过强,密切观察患者反应及病情变化。

2. 对伴有严重合并症或并发症者,如血压过高、严重精神障碍、重度感染、急性心肌梗死或心功能不全、严重肝肾功能损害或糖尿病酮症酸中毒等,应在治疗原发病的同时,积极治疗合并症或并发症,待患者病情稳定后方可逐步进行康复治疗。

3. 康复治疗计划应建立在功能评定的基础上,视患者病情变化及恢复情况,酌情加以调整。

4. 综合康复治疗要与日常生活活动和健康教育相结合,并有患者的主动参与及其家属的配合。

5. 注意随访,向社区居民宣传防范中毒知识。

九、临床康复病例分析

案例 患者黄某,女,58岁,因"自主睁眼无意识活动伴咳嗽3个月"于2021年3月8日入院。

病史 患者1月9日晚使用木炭取暖时,出现反应迟钝,于当地医院住院6d,症状消失后出院,1月25日逐渐出现反应迟钝,智能减退,言语表达理解障碍,2月1日再次至当地医院住院治疗,后症状仍有加重趋势,患者自主睁眼,无言语表达,不能执行指令,四肢运动障碍,双上肢屈曲痉挛,双下肢伸肌痉挛,生活完全不能自理,为进一步治疗,于今日转入我院。

查体 CRS-R评分:7分,血压130/80mmHg,脉率80/min,目睁少意识,表情淡漠,脑神经检查未见阳性体征,双肺呼吸音粗,肝脾未触及,失语,喉中有痰,查体不合作,双瞳孔等大,约2.5mm,光反射存在,四肢拘挛,上肢肌张力Ⅳ级,下肢Ⅲ级,左侧病理反射阳性,右侧未引出,右手有抓握动作,颈部肌肉僵硬,大小便失禁。舌红少苔,脉沉细。

西医诊断

1. 一氧化碳迟发性脑病。

2. 缺血缺氧性脑病。

3. 累及认知和意识的特殊症状和体征

查体(植物状态)。

4. 痉挛性四肢瘫痪。

中医诊断

①中煤毒;②痉证;③失语(阴血亏虚证)。

存在问题

1. 植物状态 自主睁眼,无言语表达,不能执行指令。

2. 功能障碍 双侧肢体运动障碍、肌张力增高、姿势控制障碍、平衡障碍。

3. 能力障碍 生活完全需要帮助。

4. 参与障碍 卧床,社会活动受限。

治疗方案

1. 现代康复治疗

(1)运动训练:双侧肩胛带肌群、伸肘肌群、腕背伸肌群、下肢屈髋肌群、伸膝肌群、踝背伸肌群肌力训练、抗痉挛牵拉治疗、关节松动训练,每日2次,每次40min(图34-2)。

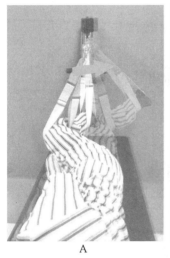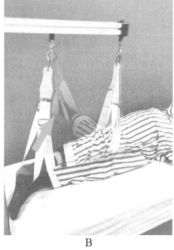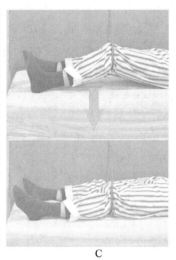

A   B   C

图34-2 运动训练

A. 侧卧,用悬吊装置做髋伸肌和屈肌力量训练;B. 侧卧位,用悬吊装置和目标物,做膝伸肌和屈肌力量训练;C. 用弹力治疗带,做终末范围膝伸肌力量训练。

(2)情景促醒:播放患者平时感兴趣的或者在乎的画面,结合亲人的呼唤,以及喜欢的音乐,进行多重感觉刺激。

(3)功能性电刺激:选取左侧肩胛提肌、三角肌外侧、肱三头肌、桡侧腕伸肌、股四头肌、胫前肌,每日1次,每次20min(图34-3)。

(4)局部气压治疗,防止静脉血栓的形成。

(5)经颅磁刺激治疗。

(6)高压氧治疗。

2. 中医康复治疗

(1)中药内服:四物汤合大定风珠加减。

(2)针刺治疗:采取石学敏教授的醒脑开窍法,结合张力平衡针法,治以醒脑开窍,疏筋活络。每日治疗1次,每次留针30min,10d为一疗程,疗程之间间隔2d,连续治疗3个疗程。

取穴及操作:①内关、水沟、三阴交,参照醒脑开窍针刺法操作。②同时,按张力平衡针法操作,第1组穴:上肢屈肌侧取极泉、尺泽、大陵;下肢伸肌侧血海、梁丘、照海,采用0.25mm×40mm毫针,快速进针,行柔和均匀的捻转手法,以不出现肌肉抽动为度,出针轻慢。第2组穴:上肢伸肌侧肩髃、天井、阳池;下肢屈肌侧髀关、曲泉、解溪、申脉,快速

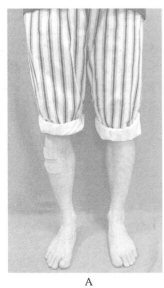 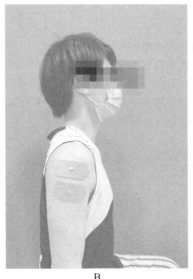 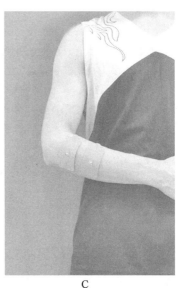

A B C

图 34-3 功能性电刺激

A. 刺激胫前肌;B. 刺激三角肌中部;C. 刺激腕伸肌。

进针,行较强的提插捻转手法,以出现较强针感为度,出针较快。

(3)隔药盐灸治疗:以 1 号醒脑开窍方为主。

(4)穴位注射治疗:选择双侧风池穴部位进行穴位注射,用醒脑静注射液,每穴 1ml,出针后注意按压。

(5)埋线治疗:以俞募配穴为主。

治疗前后对比(表 34-4)

表 34-4 治疗前后对比

项目	初评(2021-04-27)	复评(2021-05-31)
CRS-R 评分	5/23 分,对声音有眨眼反应,威胁有眨眼反应,疼痛异常姿势,无言语反应,无交流,呼唤睁眼	17/23 分,声音定位,物体定位探寻,可摆弄物体,简单言语表达,交流不完全,能注意
改良 Ashworth 分级	不能配合	左侧肩周肌群Ⅲ级、伸肘肌群Ⅲ级、前臂旋前肌群Ⅱ级、髋内收肌群Ⅲ级、屈膝肌群Ⅲ级,右肩周肌群Ⅱ级、伸肘肌群Ⅱ级、髋内收肌群Ⅱ级

患者入院病情稳定,施康复治疗后,2 个月后神志转清,可回答简单问题,肢体运动功能好转,嘱咐患者社区康复或家庭康复。

(钟 慧 李志刚 黄根胜 唐晓梅 曾昭龙)

参 考 文 献

[1]　茅敏,饶萍,牟欣,等.醒脑开窍针刺法结合高压氧治疗一氧化碳中毒迟发性脑病的临床观察[J].中国针灸,2015,35(3):213-216.

[2]　金军,张赛,李洪艳.手十二井穴刺络放血对急性一氧化碳中毒意识障碍患者意识状态的影响[J].中国中医急症,2012,21(2):175-176.

[3]　赵金庭,王根民,高洁明.以甦醒穴为主针刺对一氧化碳中毒患者意识状态影响的临床观察[J].临床急诊杂志,2008,9(6):353-354.

第35章 癫痫康复

一、概述

癫痫（epilepsy）是多种原因导致的脑部神经元高度同步化异常放电所致的临床综合征。临床表现具有发作性、短暂性、重复性和刻板性的特点，并出现相应的神经生物学、认知、心理学以及社会等方面后果。

流行病学资料显示癫痫的年发病率为(50～70)/10万，患病率约为5.4‰，死亡率为(1.3～3.6)/10万，为一般人群的2～3倍。我国目前约有900万以上癫痫患者，每年新发癫痫患者65万～70万，30%左右为难治性癫痫。我国的难治性癫痫患者至少在200万以上，患者的发作形式不一，癫痫的病因极其复杂，除遗传因素外，脑部疾病或影响脑部正常结构或功能的系统性疾病均可导致癫痫。痫样放电导致神经元功能紊乱，造成的脑组织持续性损害；幼年期起病可造成脑组织发育障碍，反复的癫痫发作、癫痫脑病和一些抗癫痫药物的应用，均可在不同程度上损害患者的认知功能。此外癫痫患者还可共患脑性瘫痪、智力发育障碍、精神性障碍等。

因此，癫痫患者的康复治疗有非常重要的意义，病情稳定后应尽早开始康复治疗。癫痫的康复治疗涉及很多方面，包括医疗、心理、教育等各个方面，原则上除了对症处理外，应尽早进行个体化综合性的康复训练，以提高患者的生活质量。

二、临床表现

1. 全面性发作　发作最初的临床症状表明在发作开始时即有双侧半球受累，往往伴有意识障碍。运动性症状是双侧性的。发作期EEG最初为双侧半球广泛性放电。

(1)全面强直阵挛发作：意识丧失，双侧强直后出现阵挛是此型发作的主要临床特征。原发性大发作患者缺乏先兆症状。可由部分性发作演变而来，也可在疾病开始即表现为全面强直-阵挛发作，部分继发性大发作在发作前一瞬间可出现一些先兆症状，如眩晕、心悸等感觉性症状；身体局部抽动或头眼转向一侧等运动性症状，或无名恐惧，或如入梦境等精神症状，先兆症状极短暂，有的甚至不能回忆。早期出现意识丧失、跌倒，随后的发作分为以下三期。

①强直期：表现为全身骨骼肌持续性收缩，角弓反张，双眼上翻眼肌收缩出现眼睑上牵、眼球上翻或凝视；呼吸肌强直收缩、呼吸暂停；咀嚼肌收缩出现张口，随后猛烈闭合，可咬伤舌尖。

②阵挛期：肌肉交替性收缩与松弛，在一次剧烈阵挛后，发作停止，进入发作后期。以上两期均可发生舌咬伤，并伴呼吸停止、血压升高、心率加快、瞳孔散大、光反射消失、唾液和其他分泌物增多；Babinski征可为阳性。

③发作后期：本期全身肌肉松弛，括约肌松弛，尿液自行流出可发生尿失禁。呼吸首先恢复，随后瞳孔、血压、心率渐至正常。

(2)失神发作：典型失神表现为动作中止，凝视，叫之不应，不伴有或伴有轻微的运动症状，发作开始和结束均突然，通常持续5～20s。发作时脑电波呈规律性双侧同步

3Hz的棘慢波综合爆发。主要见于儿童失神癫痫和青少年失神癫痫。

（3）其他：包括强直发作、阵挛发作、肌阵挛发作、痉挛及失张力发作等。

2. 部分性发作　临床和脑电波改变提示异常电活动起源于一侧大脑半球的局部区域。根据发作时有无意识的改变而分为简单部分性发作和复杂部分性发作，二者都可以继发全面性发作。

（1）简单部分性发作：发作时无意识障碍。脑电波可以在相应皮质代表区记录到局灶性异常放电。根据放电起源和累及的部位不同，简单部分性发作可表现为运动性、感觉性、自主神经性和精神性发作四类。

①运动性发作：一般累及身体的某一部位，相对局限。可为阳性症状，如强直性或阵挛性，也可为阴性症状，以语言中断较为常见。

②感觉性发作：有针刺感、麻木感或触电感，偶尔发生温热感、动作感、感觉缺失感，甚或有位置移动感或自身移动感觉。也可为特殊感觉性发作，如嗅幻觉、味幻觉、视幻觉、听幻觉。

③自主神经性发作：症状复杂多样，常表现为口角流涎、上腹部不适感或压迫感，"气往上冲"的感觉、肠鸣、呕吐、尿失禁、面色或口唇苍白或潮红、出汗、竖毛（起"鸡皮疙瘩"）等。

④精神性发作：极少单独出现，常常是继发或作为复杂部分性发作一部分。可表现为极度愉快或不愉快的感觉，或表现为梦样状态、时间失真感、客观事物变形、非真实感等。

（2）复杂部分性发作：发作时伴有不同程度的意识障碍（但不是意识丧失），同时有多种简单部分性发作的内容，往往有自主神经症状和精神症状发作。脑电波可记录到单侧或双侧不同步的异常放电，通常位于颞区或额区。可仅表现为意识障碍，类似失神发作，也可伴有自动症，表现为反复咂嘴、咀嚼、舔

舌、摸索衣服、无目的游走等。此外还有表现为意识障碍与运动症状，部分性发作继发全面发作等。

3. 癫痫持续状态　癫痫持续状态或称癫痫状态，是癫痫连续发作之间意识尚未完全恢复又频繁再发，或癫痫发作持续30min以上自行停止。现在认为惊厥性痫性发作只要超过5min以上即应启动SE抢救治疗流程。癫痫状态属于内科急症，若不及时治疗可因高热、循环衰竭、电解质紊乱或神经元兴奋毒性损伤导致永久性脑损坏，致残率和病死率很高。

三、康复评定

癫痫，首先要明确诊断，确定发作性症状是否为癫痫发作；其次是哪种类型的癫痫或癫痫综合征；最后明确病因。在此基础上，进行康复的综合评定。

（一）认知功能的评定

癫痫患者常合并智能减退、认知障碍和情感、心理异常。临床上使用各种神经心理量表，对患者认知、情感、心理等方面进行评价。

1. 认知功能评估

（1）记忆功能的评定：记忆是人对过去经历过的事物的一种反应，是对获得的信息的感知及思考、储存和提取的过程，可分为长时记忆、短时记忆和瞬时记忆。记忆功能评定可采用韦氏记忆量表（Wechsler memory scale，WMS）、Rivermead 行为记忆测试（Rivermead behavioral memory test，RBMT）、临床记忆量表等。

（2）注意力的评定：注意力是指不被其他的内部刺激和外部环境刺激所干扰，而对特异性刺激产生注意的能力。注意力是其他认知功能的基础。注意力四大特征为觉醒水平、选择功能、移动性、容量。

其中，觉醒水平的检查可采用等速拍击试验；选择功能的检查可采用听运动检查法、

划消试验等方法；移动性检查可采用划消字母测试；容量性检查可采用数字复述、连加或连减7的测试、轨迹连线试验等方法。

（3）执行功能的评定：执行功能包括计划能力、确定目标、理解动作的结果和修改个人行为与环境相协调，它分为：开始、终止和自动调节。对执行功能障碍患者日常应用的简单评定方法可采用情报积累、计算、格言解释、类似性、系列概念完成及简易智能状态量表（ME）、Loewenstein认知评定量表（LOTCA）、韦氏智力量表等综合评价量表。

（二）心理障碍的评定

癫痫患者常伴有心理问题，如抑郁、焦虑、逆反等负性情绪；自卑、孤僻、社会交往障碍；适应力差；学习障碍、困难、易放弃的退缩行为；对治疗缺乏信心和歪曲判断，治疗依从性差等。临床上可用汉密尔顿焦虑量表（HAMA）、汉密尔顿抑郁量表（HAMD）、自评焦虑量表（SAS）、自评抑郁量表（SDS）等进行评定。

（三）癫痫患者生活质量

生活质量，又称生命质量或生存质量，它越来越多地运用于癫痫病患者的药物治疗与总体控制效果的评价。

癫痫患者各方面的生活质量均低于正常人群。癫痫患者生活质量（quality of life in epilepsy，QOLIE）主要包括以下几个方面：身体功能状况（日常活动、总体健康、癫痫发作、药物及药物副作用等）；心理因素（对癫痫的认识，情绪焦虑、抑郁）；社会因素（与家庭朋友等人际关系）；环境因素（地理环境、工作满意度、交通、社会关怀）和独立程度。

癫痫患者可有智能（计算力、认识能力、定向力与分析能力）和社会能力（工作能力、婚姻、交际、集体活动、家庭能力、兴趣、卫生情况等）的缺陷，患者普遍具有生活能力下降、抑郁、人格障碍、心理适应能力差、自我评价低等状况。在执行语言性空间任务方面右侧大脑半球有异常放电的患者比左侧有异常放电的患者更容易表现出认知障碍。情节记忆是最突出的神经心理学改变，认知损害领域最早损害的是言语性情节记忆。另外，几乎所有抗癫药（antiepileptic drugs，AEDs）都有一定不良反应，最常见的不良反应有乏力、记忆障碍、注意力不集中、失眠、思维障碍、神经质或易激惹。

常用的癫痫生活质量量表包括下面10个方面：精力、有无抑郁感、驾车、记忆困难、工作受限程度、社会受限程度、抗癫痫药对躯体的不良反应、抗癫痫药对精神的不良反应、对癫痫发作惊恐程度及整体情况。目前与癫痫有关的生活质量量表主要有下列几种。

1. 癫痫患者生活质量量表（QOLIE-31）癫痫患者生活质量量表-31（quality of life in epilepsia-31，QOLIE-31）是国际上应用最广泛的量表，可用来快速、全面评估成年癫痫患者关心的与健康相关的主要生活质量问题；也可用于临床试验，评价改变治疗方案后患者的反应（表35-1）。该量表是1998年由Cramer等研究而成，分为7个方面和一个总体条目，即对发作的担忧、综合生活质量、情绪健康、精力状态、药物的影响、社会活动能力、认知功能和总体健康水平。根据国内经验对QOLIE-31进行修改，将"驾驶限制改为骑自行车受限"。评分越高，该方面的QOLIE越高。

2. 华盛顿癫痫社会心理调查表（Washington psychosocial seizure inventory，WPSI）该量表制订于1980年，包括132个是非问题，涉及8个方面：家庭背景、情绪调节、人际关系、职业经济情况、发作、药物治疗、医疗安排和综合社会心理功能。WPSI不包括QOL中评价躯体方面的项目，如躯体功能、总体的健康状况、精力疲乏、发作的严重程度及治疗的不良反应。

表 35-1　癫痫患者生活质量量表-31(QOLIE-31)

量表问题

1. 总的来说,您认为您的生活质量怎样? 请在 10(最好的生活质量)到 0(最差的生活质量)之间圈出一个数字。

2. 您感到充满活力吗?

3. 您是一个紧张不安的人吗?

4. 您感到心情不好,无论什么事您都高兴不起来吗?

5. 您感到心境平和吗?

6. 您的精力充沛吗?

7. 您感到特别沮丧吗?

8. 您感到精疲力竭吗?

9. 您是一个快乐的人吗?

10. 您感到累吗?

11. 您担心疾病再次发作吗?

12. 您在思考解决问题方面(如制订计划、做决定、学习新东西等)有困难吗?

13. 您的健康状况限制了您的社会活动(如探亲访友)吗?

14. 上个月内您的生活质量怎样? (即:您近况如何,从"1＝非常好,再好不过了,到 5＝非常差,差得不能再差"的梯度范围中选择一个数字)

(以下 2 个问题是有关记忆的。)

15. 上个月内您的记忆有困难吗? (在 1 和 4 之间选择一个数字,1＝是的,有很多,4＝不,根本没有)

16. 您难以记住别人对您讲过的事情吗?

[以下 2 个问题是有关您可能有注意力方面的障碍。从 1(总是)到 6(从不)之间圈出一个数字,表示在上个月内您多少次难以集中注意力,或这些困难多少次干扰您的正常工作和生活。]

17. 您在阅读时难以集中注意力吗?

18. 您难以集中注意力一次做好一件事吗?

[以下 2 个问题是有关您在某些活动方面可能遇到麻烦,从 1(特别多)到 5(根本没有)中圈出一个数字,表示在上个月内您的疾病或 AEDs 在以下期间里引起的麻烦程度。]

19. 业余时间(如业余爱好外出)会遇到的麻烦。

20. 开车、骑单车或摩托车驾驶期间会遇到的麻烦。

(以下几个问题是有关您对癫痫发作的感觉。)

21. 您害怕下个月里疾病会发作吗? 从 1(非常)到 4(一点都不怕)中选择一个数字表示您的担忧程度。

22. 您担心自己在疾病发作期间会受伤吗? 从 1(经常担心)到 3(不担心)中选择一个数字表示您的担忧程度。

23. 您担心下个月里疾病发作会导致难堪和其他社交问题吗? 从 1(很担心)到 4(一点不担心)中选择一个数字表示您的担忧程度。

24. 您担心长时间服药可能对您造成损害吗? 从 1(很担心)到 4(一点不担心)中选择一个数字表示您的担忧程度。

25. 癫痫发作。

26. 记忆困难。

27. 工作受限。

28. 社交受限。

29. 抗癫痫药物对身体的副作用。

30. 抗癫痫药物对心理的副作用。

[以下 3 个方面对您的癫痫发作有影响吗? 请您从 1(很有影响)到 3(毫无影响)中选出一个数字,表示它们对您癫痫发作的影响。]

31. 家庭摩擦。

（续　表）

32. 饮食。

33. 您感觉健康状况如何？

注意：100 表示极好的健康状况，0 表示极差的健康状况。请在 100（极好）到 0（极差）之间圈出一个数字表
　　示您对健康的感觉，在回答此问题时请将癫病考虑进去。

　　　0　10　20　30　40　50　60　70　80　90　100

3. 利物浦评价组合量表（Liverpool assessment battery）　该量表制订于 1993 年，包括 8 个反映不同方面的特定分量表组成。内容包括：发作的严重程度、总体不良反应、情感平衡分级、医源性焦虑与抑郁分级、自尊分级和控制分级及癫痫影响分级等。常根据研究需要以各种组合方式应用于临床。

4. 癫痫患者外科调查表（epilepsy surgery inventory，ESI-55）　用于评价癫痫患者手术治疗后的生活质量，但没有包括一些对癫痫患者很重要的方面，如社交孤立及驾驶受限等。

5. 美国癫痫基金会关注指数（epilepsy foundation of American concern index，EFA concern index）　包括 20 个癫痫患者特有的问题，用于综合生活质量量表的补充。

四、康复流程（图 35-1）

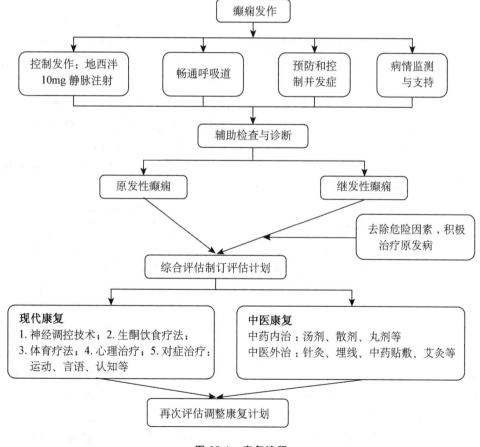

图 35-1　康复流程

五、现代康复

癫痫患者常伴有各种不同的功能障碍，应针对性地进行康复计划的制定，尽早进行个体化、综合性的康复训练，提高患者的生活质量。

(一)基础治疗

药物治疗，作为癫痫的基础治疗方式，常用的抗癫痫药(AEDs)包括：卡马西平、丙戊酸、苯妥英钠、苯巴比妥、奥卡西平、托吡酯、加巴喷丁、拉莫三嗪等。在应用时应注意以下原则。

1. 确定是否用药　一般来说，半年内发作两次以上者，一经诊断明确，就应用药；首次发作或间隔半年以上发作一次者，可在告知抗癫痫药物可能的不良反应和不经治疗的可能后果的情况下，根据患者和家属的意愿，酌情选择用或不用抗癫痫药。

2. 正确选择药物　根据癫痫发作类型、癫痫及癫痫综合征类型选择用药，此外要综合考虑患者的年龄、全身状况及耐受性等情况。

3. 严密观察不良反应　剂量相关性不良反应最常见，通常发生于用药初始或加量时。严重特异性反应如卡马西平、拉莫三嗪所致皮疹，丙戊酸、卡马西平导致肝损伤、血小板减少等，须考虑减药、停药或换药。

4. 尽可能单药治疗　这是使用 AEDs 的基本原则。如难治性癫痫患者单药治疗无效，或患者合并多种发作类型时，可考虑联合用药。

5. 增减药物、停药、换药的原则　①增减药物：减药要慢，必须逐一增减；②AEDs必须坚持长期服用，不宜随意减量或停药；③换药：如一种一线药物已达到最大可耐受剂量仍不能控制发作，可加用另一种一线或二线药物，至发作控制或达到可耐受剂量后逐渐减掉原有的药物，转为单药，换药期间应有 5～7d 的过渡期；④停药：一般来说，全面

性强直-阵挛性发作、强直性发作、阵挛性发作完全控制 4～5 年后，失神发作停止半年后可考虑停药，但停药前应有缓慢减量的过程。部分患者需终身服药。

(二)运动训练

通过一定程度的运动训练，可以改善心肺功能和大脑调节能力，增强体质，调整各器官间的协调和平衡功能，减少药物的蓄积；增强信心，消除自卑心理，缓解焦虑和抑郁情绪。

在康复训练过程中应了解患者接受抗癫痫药物治疗的情况，在癫痫发作控制平稳后，进行康复训练，依据评估的结果制订训练计划。可按患者年龄和功能状况将基本相同者分成小组进行训练，使他们有一种归属感。在执行康复训练计划时，积极鼓励患者，增强其康复的信心。运动方式以有氧运动为主。运动方式、运动量应根据患者病情和身体情况合理安排。避免参加剧烈和大运动量的体育项目，避免强制完成训练计划。患儿在训练时发生哭闹，应积极寻找原因（没有休息好、不舒服、疼痛、饥饿、大小便等），及时予以处理。在训练时偶然遇到癫痫发作，首先应停止运动训练，按照不同的发作类型酌情予以处理，并让其休息，避免引起癫痫再次发作。

(三)认知功能训练

癫痫患者常伴有智力减退、认知功能障碍，是其预后不良的重要因素。影响癫痫患者认知功能的因素多种多样，如癫痫病灶部位、发病的年龄和发作类型、抗癫痫药物的毒副作用、家庭社会因素、患者本人受教育程度等。

认知功能障碍康复应及早进行。训练应注重目的性、实用性及趣味性，可采用再训练法和补偿法。再训练法为患者针对存在的认知缺陷进行反复专项或综合康复训练，建立起行为的自动性。代偿法则避免使用已经缺损的认知功能，帮助患者使用其他方法加以

补偿。

1. 记忆障碍的康复　在记忆康复计划中,应考虑到日常生活中认知功能障碍的心理教育疗效的需求、个性和情感反应的影响,以及对记忆问题的个人感受。记忆障碍的康复方法分为恢复记忆法、重新组织法和行为补偿策略法。

(1)恢复记忆法:包括学习数字串、练习背诵、通过分组分类来记忆等来强化记忆功能。

(2)重新组织法:是用于弥补记忆丢失的策略。它基本上以更完整的技能代替了丢失的技能,从而成为增强记忆和弥补丢失技能可选的途径,常用的方法包括固定系统和想象途径。

(3)行为补偿策略:通常是最有效的提高记忆的方法,可分为个人环境提示、邻近环境提示和远的环境提示。①个人环境提示:指运用患者的穿着或携带的东西作为提示物来提示重要的事件或任务。②邻近环境提示:应用外部记忆手段或环境的变化来促进记忆信息。③远的环境提示:如商场中的标识牌或地面标注的指向性的箭头设计等,使记忆有问题的患者困难最小化。

2. 注意力障碍的康复　注意障碍的康复包括唤起注意力训练、自我管理策略和环境改进、外部辅助获取及组织信息、心理支持等。可采取下列方法:

(1)信息处理训练

①兴趣法:发现患者感兴趣的东西和用熟悉的活动刺激注意,训练中注意观察有无精神疲劳。

②示范法:示范你想要患者做的活动,并用言语提示,以多种感觉方式展示要做的活动,有助于让患者了解需集中注意的信息。

③奖赏法:用词语称赞或其他强化刺激,增加所希望的注意行为出现的频率和持续时间。

④电话交谈:在电话中交谈比面对面谈话更易集中注意力,因为电话提供的刺激更有限。应鼓励家人朋友给患者打电话聊天,特别是患者感兴趣的话题。

(2)以技术为基础的训练

①猜测作业:取两个透明塑料杯和一粒弹球,在患者注视下治疗师将一个杯子扣在弹球上,让患者指出哪个杯子中有弹球,反复进行数次。成功后可通过逐步改用不透明的杯子用三个或更多的杯子、用两粒或更多不同颜色的弹球等方式以增加训练难度。

②删除作业:在一张纸中部写几个大写的汉语拼音字母(也可依据患者文化程度选用数字或图形),让患者删除由治疗师指定的字母。成功后改变字母顺序和要删除的字母反复进行多次。并可通过逐步缩小字母的大小、增加字母的行数、增加小写字母或插入新字母等方式以增加训练的难度。

③顺序作业:让患者按顺序写出 0～10 的数字,如有困难,可排列 10 张数字卡。成功后,增加数字,反复联系。

④电脑辅助法:使用专门编制的软件,通过丰富多彩的画面、声音提示、特制的鼠标和键盘操作,吸引患者的注意。

(3)综合性训练:是借助日常生活活动的一种综合训练方法。要处理或代偿的策略,取决于患者在日常生活中的特殊挑战。

3. 执行能力的训练　执行功能是人类的推理解决和处理问题的能力,是人类的智力性功能的最高水平。执行功能障碍的康复常用目标管理训练(goal management training,GMT),包括定向、对任务终止的留意状态、目标的定制及详细的说明、步骤学习、按步骤检查是否完成任务等。GMT 对任务的计划、问题的解决、目标的定制及自我控制能力均有提高作用。

在训练中应注意:重复训练以改进行为;任务分等级由易到难,让患者逐渐进步;充分利用仍保存的技能或功能补偿已经损伤的功能;改变患者的生活环境、社会或工作角色;

使每天的活动成为常规;指导患者调整自己的节奏,以保证有充足的额外时间以避免感觉匆忙;训练时间不要超过患者能够承受的限度。

(四)心理治疗

心理治疗是癫痫治疗过程中重要的治疗方法,全面评定患者存在的心理障碍,针对性地开展心理治疗,减轻患者心理负担,稳定情绪,经过综合训练,提高患者的学习、工作能力和适应性,提高抗挫折和自控能力。目前常用的心理治疗方法有支持性心理治疗、催眠术、松弛训练、生物反馈疗法、森田疗法等。另外,也可短期针对性使用药物治疗,如抗抑郁药物、抗焦虑药等。

(五)物理刺激治疗

物理疗法相对于外科手术的安全系数高、不良反应小。迷走神经刺激术可使抑制性神经递质 γ-氨基丁酸浓度和降低天冬氨酸浓度,脑深部电刺激术可改变脑深部结构特定核团兴奋性,经颅磁刺激术可利用磁信号刺激大脑神经,均能达到控制癫痫发作的效果。但缺点是费用较高,且因异物植入可能引起感染和排异反应,长期疗效有待考证。

(六)生酮饮食疗法

生酮饮食疗法是一种高脂肪、低蛋白、低碳水化合物的饮食疗法,其作用机制与酮体的神经递质调节功能有关,是癫痫儿童及青少年的一线治疗手段。但此疗法常见的消化道症状和低血糖、酸中毒等不良反应,使其进一步推广有待斟酌。

(七)家庭康复与社会支持

家庭康复是癫痫治疗中重要的一环。患者的亲友应充分了解癫痫的基本知识、患者的病情、诱发因素、发作特征,注意观察病情,掌握癫痫发作时和发作后合适的急救措施;并督促患者按时服药;帮助患者建立良好的生活制度;关心帮助爱护患者,针对思想顾虑及时疏导,就社交活动、工作等更广阔的社会问题与患者进行充分讨论。

社会支持在癫痫康复中具有重要作用。通过立法保护患者的学习、受教育、婚姻、生育就业等合法权益,增加患者的各项福利和医疗保险。加强癫痫科普教育,纠正社会上某些人群对癫痫患者的歧视和错误看法。

对癫痫患者不能从事的工作应予以立法,对明显不合适癫痫患者的工作更需要给予建议,如飞行、商业潜水、操作危险机器、高空作业和驾驶公共交通工具和商业驾驶。在驾驶问题上,各国立法不一样,如在英国癫痫患者至少 1 年没有发作或至少 3 年内限制在睡眠时发作后才会被允许驾车。

六、中医康复

癫痫,相当于中医学中的"痫病",属脑病范畴。痫病是一种反复发作性神志异常的病证,临床以突然意识丧失,甚则仆倒,不省人事,强直抽搐,口吐涎沫,两目上视或口中怪叫,移时苏醒,一如常人为特征。发作前可伴眩晕、胸闷等先兆,发作后常有疲倦乏力等症状。

其病因可分为先天原因和后天原因。孕妇失其调养(母体突受惊恐)和胎儿发育不全为先天原因;后天原因为七情失调,脑部外伤,以及六淫外邪侵袭,或饮食不节,劳累过度,或患他病之后可致脏腑受损发为痫病。与肾、肝、脾三脏关系最为密切,病机转化与风、痰、瘀有关,尤以痰邪作祟最为重要。

(一)中药辨证论治

1. 风痰闭阻证

证候:发病前常有眩晕、头昏、胸闷、乏力、痰多,心情不悦。痫病发作呈多样性,或见突然跌倒,神志不清,抽搐吐涎,或伴尖叫与二便失禁,或短暂神志不清,双目发呆,茫然所失,谈话中断,持物落地,或精神恍惚而无抽搐,舌质红,苔白腻,脉多弦滑有力。

治法:涤痰息风,开窍定痫。

方药:定痫丸加减。常用药:天麻、全蝎、僵蚕、川贝母、胆南星、姜半夏、竹沥、石菖蒲、琥珀、茯神、远志、辰砂、茯苓、陈皮、丹参。痰浊盛而恶心呕吐痰涎者,加胆南星、姜竹茹、瓜蒌、石菖蒲、旋覆花化痰降浊;眩晕、目斜视者,加生龙骨、生牡蛎、磁石、珍珠母重镇安神。

2. 痰火扰神证

证候:发时或咀嚼、吞咽,寻衣捻物,或视物颠倒,或狂乱无知,狂言妄走,或猝然扑倒,不省人事,四肢强痉拘挛,口中有声,口吐白沫,烦躁不安,气高息粗,痰鸣辘辘。平素急躁易怒,面红目赤,头疼失眠,口臭口苦,溲赤便干,或咯痰黏稠。舌质红,苔黄腻,脉弦滑。

治法:清热泻火,化痰开窍。

方药:龙胆泻肝汤合涤痰汤加减。常用药:龙胆草、青黛、芦荟、大黄、黄芩、栀子、姜半夏、胆南星、木香、枳实、茯苓、橘红、人参、石菖蒲、麝香、当归。有肝火动风之势者,加天麻、石决明、钩藤、地龙、全蝎,以平肝息风。

3. 瘀阻脑络证

证候:可有跌仆损伤史,发时或咀嚼、吞咽,寻衣捻物,或口角、眼角、肢体抽搐,颜面口唇青紫,或猝然昏仆,肢体抽搐,缓解期兼见头部或胸肋刺痛,肢体麻木,神情恍惚、健忘、心悸、寐多噩梦。舌质紫暗或瘀点、瘀斑,脉弦或涩。

治法:活血化瘀,息风通络。

方药:通窍活血汤加减。常用药:赤芍、川芎、桃仁、红花、麝香、地龙、僵蚕、全蝎。痰涎偏盛者,加半夏、胆南星、竹茹。

4. 气血两虚证

证候:痫病久发不愈,发则神情恍惚,或咀嚼、吞咽,寻衣捻物,口眼颤动,或颈软头垂,或手足蠕动,或猝然扑倒抽搐无力,或两目瞪视,或口吐白沫,或口噤目闭,二便自遗。平素可见神疲乏力,面色无华,眩晕时作,食欲不佳,大便溏薄。舌质淡,苔白或少苔,脉细弱。

治法:补益气血,健脾养心

方药:六君子汤合归脾汤加减。常用药:

人参、茯苓、白术、炙甘草、陈皮、姜半夏、当归、丹参、生地黄、天冬、麦冬、酸枣仁、柏子仁、远志、五味子。脾虚便溏者,加焦米仁、炒扁豆、炮姜等健脾止泻。

5. 肝肾阴虚证

证候:发则神思恍惚,或咀嚼、吞咽,寻衣捻物,或言语謇涩,或耳鸣如蝉,或妄见妄闻,手指蠕动,甚则猝然晕仆,肢搐,平素面色潮红,健忘失眠,五心烦热,腰膝酸软。舌质红绛,少苔或无苔,脉弦细数。

治法:滋养肝肾,息风安神。

方药:左归丸合天王补心丹加减。

常用药:熟地黄、山药、山萸肉、菟丝子、枸杞子、鹿角胶、龟甲、川牛膝、生牡蛎、鳖甲。心肾亏虚,神思恍惚,持续时间长者,加阿胶补益心血;夜游者,加生龙骨、生牡蛎、生铁落等镇心安神;心中烦热者,加焦山栀、莲子心清心除烦;大便干燥者,加玄参、天花粉、当归、火麻仁以养阴润肠通便。

(二)针灸治疗

1. 体针针刺

取穴:百会、印堂、水沟、风池、内关、合谷、太冲、长强。

操作:内关捻转提插泻法;水沟施雀啄法,以眼球湿润为度;印堂捻转泻法;百会、风池捻转补法;合谷、太冲施呼吸泻法;长强,采取膝胸位,施提插泻法。每日1次,10次为一个疗程。

2. 石学敏教授痫病针刺经验　按脏腑经络辨证,认为本病的主要病机为气血逆乱,督脉失养。故治疗上强调豁痰定惊调理气血,填精益髓,补养督脉为大法。石学敏教授采用上星透百会、头维透率谷、风池为主穴,主要是根据《灵枢·经筋》"病左额则右足不用"之说,说明脑神失司为肢体病变之本,故以治病求本为原则。取头额部穴位为主,加脉冲电针,取得较好效果。

3. 耳针疗法

取穴:神门、内分泌、肝、肾、心、脾、胃等穴。其中耳穴神门、内分泌可调节大脑皮质兴奋与抑制,镇静安神,协调阴阳;耳穴肝、肾能养肝益肾、滋阴潜阳;耳穴心以宁心安神、清泻心火;耳穴脾、胃健脾和胃,调和气血。

操作:每次选用2~3穴,强刺激,并留针30min,每日1次。或揿针埋藏,两天换针一次。

4. 头针疗法　取额中线、顶中线、顶旁1线、顶旁2线、枕上正中线。配额旁2线(左)、枕上旁线。

操作:额中线由上向下,顶区各线由前向后,枕上正中线由上向下,分别沿头皮透刺1寸,至帽状腱膜下层,运针持续1~3min。大发作,额区、顶区各线分别用上下前后对刺法,顶旁1、2线取对刺。伴有情绪异常者,加额旁2线(左),运针1min。留针半小时至1h,其间每15~30分钟进行一次,以上用于癫痫发作时的治疗。如未发作时,则取额中线、额旁2线(左)、顶中线、枕上旁线,手法同上,各行针1min即可。留针30min,其间行针一次。发作时每日治疗1~2次,未发作时每日或隔日治疗一次。5~7次为一疗程,疗程间隔3~5d。

5. 穴位埋线疗法　穴位埋线法是经络理论与现代医学手段相结合的一种复合性治疗方法,是针刺的发展和延伸,较针刺具有更加长久和有效的刺激,可以将冲动经由躯干神经传入,再由迷走神经分支传出,进而作用于机体达到调节的效果,对大脑皮质的异常放电具有抑制作用,从而延缓癫痫发作潜伏期。

埋线疗法的取穴可在体针针刺取穴的基础上,配合相应背俞穴。

(三)其他治疗方法

1. 穴位贴敷　取白芥子10g,捣为泥,入全蝎、僵蚕研末各3g,推薄贴敷于大椎、鸠尾穴。3d换一次。

或脐部贴敷"敷脐方":用药定痫散,组成:丹参1g,硼砂1g,苯妥英钠0.25g。将以上方共研细末,分成10份备用,每次一份填入脐内,胶布固定,7~10d一次。

2. 放血疗法　三棱针重刺长强及其穴位上下左右旁开5分处各一针,形成梅花式刺二三分深不留针。以手局部挤压出血为度,每周1次,10次为一疗程。

3. 辨证选择静脉滴注中药注射液　痰火扰神证可选用清开灵、复方麝香、醒脑静注射液;另外在辨证的基础上可使用活血化瘀类的中药注射液静脉滴注,如三七总皂苷、灯盏花素、红花黄色素、疏血通注射液等可以选择使用。

4. 其他　如中药药枕、中药热封包外敷治疗、中药熏洗治疗等。

(四)调摄护理

1. 对患者进行痫病相关健康知识宣教,使患者全面了解痫病的基础知识,消除患者对痫病的不正确观点和认识,解除心理上的负担,避免外界的不良因素刺激。应积极寻找诱发因素,并尽量避免,防治诱发本病的发作,要坚持正规、长期、合理用药。

2. 起居有常,劳逸适度,保证充足的睡眠。

3. 饮食应清淡有节,结构合理。戒烟酒,适当限制食盐的摄入。

4. 患者应注意不宜从事高空、驾驶及水上工作,亦应注意远离火源、水电、电源。避免意外;外出时应以2人同行为宜,以避免突然发病时发生危险。

5. 适度锻炼身体,以增强抵抗力,减少发作。

七、研究进展

癫痫是全世界最常见的慢性疾病之一,是一种发作性、致残性的脑功能障碍性疾病,影响超过5000万人。在中国,每年的癫痫发病率为每10万人有28.8~35.0例。在一项对癫痫发病率研究的荟萃分析中,发现癫痫的综合发病率为每年61.4/10万,癫痫总的终身患病率为 7.6‰,活动性癫痫患病率为 6.38‰。

癫痫的病因复杂多样,往往是由诱发因素、发育障碍和外部影响等共同作用的结果。根据几项癫痫病因学研究的回顾性病例提示,在年龄<18 岁的癫痫人群中,皮质发育不良、内侧颞叶硬化、中枢神经系统感染及创伤性脑损伤是最常见的病因;对于 18—60 岁的患者,中枢神经系统感染和创伤性脑损伤是最常见的原因;大于 60 岁的老年患者,脑卒中最常见,其次是与认知功能损伤相关的神经退行性变、肿瘤,但仍有大约一半的癫痫患者,病因尚不明确。创伤性脑损伤、中枢神经系统感染和脑卒中是癫痫常见病因,而炎症、神经元丢失是上述病因的关键驱动因素。

癫痫的康复涉及医疗、心理、教育、职业、社会等诸多方面,康复原则是除对因、对症治疗外,尽早进行个体化、综合性康复训练,提高患者的生活质量。在癫痫发作期,除了常规的处理方式,在一些文章中也表示针灸和中药可以发挥独特的作用,中医药体系治疗癫痫的历史悠久。中医治疗癫痫具备多层次、多靶点、综合调理的作用特点,虽在抗惊厥效力和急性症状控制上不如西药,但其药效时间长、不良反应少等突出优势被广大患者所接受。众多学者通过研究中药方剂、针灸、穴位埋线、艾灸等的临床机制,结合中医辨证的方法,为中医药现代化提供了重要依据。虽然中医药疗法存在众多优点,但是其治疗上仍存在一定的局限性,临床效果与医生的个体水平有关,缺乏现代循证医学的科学支持,为此,仍需要更多的学者在此领域开展具有创新性、科学性的研究。

八、注意事项

1. 发现有发作先兆时迅速让患者平卧。在发作的全过程不要强行给患者喂水或即时服用药物,需要有人陪同患者,妥善安置患者,并做好观察及记录。

2. 保持冷静,把患者身体侧放,移开危险物品(如桌椅、剪刀)。对于全身抽搐者千万不要强行按压肢体,以免导致扭伤或骨折。

3. 注意保护舌头和防止窒息,特别是对抽搐时间长者,在采取紧急止抽措施的同时,迅速解开衣领、腰带,将压舌板(其他木板也可以),缠上多层纱布塞入上下臼齿之间,同时吸氧,痰多者要吸痰,保持患者呼吸道通畅。

4. 休止期要四防:防感冒发热,防暴食积热,防突受惊恐,防突发意外。不要爬高、骑车、到水边玩耍等。要按时按量服药,不要漏服,不要乱服。

5. 缓解期不要麻痹大意,仍在服药者定要坚持规律性服药,要保持患者精神愉快,尽量避免精神刺激,注意劳逸结合,勿过劳,要注意冷热变化,勿暴饮暴食。

6. 在患者癫痫发作控制平稳后,再行康复治疗。

九、临床康复病例分析

案例 彭某某,男,8 月龄,因"发作性肢体抖动 6 个月"于 2021 年 7 月 2 日入院。

病史 患儿生后 50 多天开始出现发作,表现为四肢及肩颈部轻微节律性抖动伴双眼凝视活动减少,无面色改变,持续 1min 左右缓解,连续 5~6d,每天发作 3~4 次。当时喉咙有痰,无发热。至外院诊断"支气管肺炎",予抗炎、对症治疗,出院后有 1 个月无发作。1 个月后支气管肺炎再发,无发热,至外院治疗期间,再次出现肢体抖动,症状同前,连续 1 周左右,每天发作 3~4 次,外院予以抗炎、对症治疗,并加用左乙拉西坦 0.6ml,每日 2 次,出院至今未再出现上述症状。2021 年 4 月底(6 月龄)开始出现轻微点头、耸肩、扁嘴动作,成串发作,每天 0~4 串,每串十几下。2021 年 6 月 29 日外院 VEEG 提示有痉挛发作,左乙拉西坦加量至 1ml Bid。起病以来痰多,精神胃纳可,大小便正常。舌质红,苔白腻,脉滑数。

查体　生命体征平稳，心肺腹查体正常。专科检查：体重 6.8kg，囟门 3.5cm×3cm，头围 43.5cm。前额突出、下颌小，眼窝内陷，鼻孔外翻。左肩、臀部可见大片青紫色皮下色素。追光、追物差、查体不合作。颈软、双侧瞳孔等大等圆，对光反射存在。咽部未见充血，右侧扁桃体Ⅰ度大，未见充血及脓点。四肢肌力肌张力尚可。生理反射存在，病理反射未引出。

辅助检查

1. 2021-05-06 外院 VEEG：间断高度失律。2021-06-29 VEEG：多脑区癫痫样放电，监测到痉挛发作。

2. 基因检查：1 号染色体缺失 4.4Mb，该缺失与 1p36 末端综合征（包含 GABRD）区域重叠，致病性变异，10 号染色体重复 4.94Mb，意义不明。

3. 2021-01-20 外院 MR：左侧室管膜下囊肿，双侧颞角稍增宽。2021-07-05 我院 MR：①大脑白质发育不良（白质偏少、白质髓鞘化欠佳）；②全脑室系统扩大，考虑发育不良。

4. Gesell 评估示：重度发育落后。

西医诊断　癫痫。

中医诊断　痫病（风痰闭阻证）。

诊疗经过　行激素冲击治疗，脑苷肌肽营养神经。行康复评估，根据结果介入康复治疗。

康复评定结果

1. 被动关节活动范围　四肢关节活动范围偏大。

2. Gesell 评分

（1）适应性：发育月龄 2.5M；发育商 31；重度落后。

（2）大运动：发育月龄 3.1M；发育商 38；重度落后。

（3）精细运动：发育月龄 2.5M；发育商 31；重度落后。

（4）语言：发育月龄 2.0M；发育商 25；极重度落后。

（5）个人-社交：发育月龄 1.9M；发育商 23；极重度落后。

功能与障碍

1. 粗大运动　扶坐竖头欠稳，从俯卧位-仰卧位翻身欠灵活，未能完成双手支撑坐、腹爬等。

2. 精细功能　双手可居中活动，物置手中未能长时留握，未能主动抓握等。

3. 认知言语　能追视、逗笑，未能完成追听、分辨亲疏等。

4. 异常姿势　双手拇指内收姿势。

治疗计划

1. 康复目标　改善姿势异常；能灵活翻身；提高认知水平。

2. 运动训练　运动神经发育疗法促通大运动发育。

3. 引导式　提高追听和社交互动能力。

4. 中医治疗

（1）穴位贴敷治疗，取穴：风池、鸠尾、内关、神门、大椎、肝俞、肾俞、腰奇、丰隆。因小儿皮肤娇嫩，故每次贴敷 20~30min。

（2）因患儿无法配合针灸治疗，故采用埋线疗法，15~20d 1 次。取大椎、腰奇、筋缩、鸠尾、神门、足三里穴，在无菌操作下埋入医用羊肠线。

阶段总结

患儿症状好转，住院期间未再发作，于 2021 年 7 月 15 日出院。出院前对患儿家属进行家庭康复指导，建议：

1. 加强家庭教育介入与配合，积极进行认知游戏训练。

2. 日常感知觉家庭训练，提高运动的稳定性及协调性。

3. 给予视听觉刺激，提高其追听追视能力。

4. 增加肢体接触，表情交流等亲子互动活动。

5. 1 个月后复诊。

（钟　慧　刘初容　宋　莉　杨　慧）

参 考 文 献

[1] 崔丽英.中华医学百科全书.神经病学[M].北京:中国协和医科大学出版社,2019.

[2] 平鑫,秦少坤,刘书宁,等.难治性癫痫中西医诊治现状分析与临床对策[J].中华中医药杂志,2021,36(2):691-694.

一、概述

眩晕(vertigo)是一种运动性或位置性错觉,造成人与周围环境空间关系在大脑皮质中反应失真,产生旋转、倾倒及起伏等感觉。通常分为主观和客观眩晕两种情况。主观眩晕为自身的转动感觉,而客观眩晕为周围的物体或环境的运动幻觉。

眩晕可由眼、本体感觉或前庭系统疾病引起,也可以由心血管疾病、脑血管疾病、贫血、中毒、内分泌疾病及心理疾病引起。根据统计以眩晕为主诉者在神经内科门诊中占5%～10%。根据2020年版眩晕诊治专家共识,将眩晕分为周围性眩晕、中枢性眩晕、精神疾患及其他全身疾患相关性头晕和原因不明性眩晕四类。

二、临床表现

(一)周围性眩晕

周围性眩晕是指由于前庭神经末梢感受器(球囊、椭圆囊、半规管)、前庭神经或前庭神经节疾病引起的眩晕。根据流行病学研究结果,常见疾病包括良性阵发性位置性眩晕(耳石症)、梅尼埃病、前庭神经炎和中耳病变相关的疾病。

1. 良性阵发性位置性眩晕(耳石症,BP-PV)　良性阵发性位置性眩晕是一种短暂性、有头部方向性变动相关的眩晕,伴有眼球震颤,通过特殊的位置性试验检查,可以发现特异性眼球震颤,是最常见的前庭疾病,可见于各个年龄阶段,但儿童少见。

(1)临床表现:良性阵发性位置性眩晕是由于相对重力方向改变头位(抬头、低头、起床、躺下、翻身)所诱发的、突然出现的短暂性眩晕(持续时间≤1min)。其他症状可包括恶心、呕吐等自主神经症状,头晕、头重脚轻、漂浮感、平衡不稳感以及振动幻觉。

(2)诊断标准

①相对于重力方向改变头位后出现反复发作的、短暂的眩晕或头晕(持续时间≤1min)。

②位置试验中出现眩晕及特征性位置性眼震。

③排除其他疾病,如前庭性偏头痛、前庭阵发症、中枢性位置性眩晕、梅尼埃病、前庭神经炎、迷路炎、后循环缺血、直立性低血压、心因性眩晕等。

2. 梅尼埃病　梅尼埃病是特发性内耳疾病,以反复发作性旋转性眩晕、波动性感音神经性聋,伴耳鸣、耳闷胀感,间歇期无眩晕,可持续性耳鸣。它可能与内淋巴产生和吸收失衡相关。目前公认的发病机制主要有内淋巴管机械阻塞与内淋巴吸收障碍学说、免疫反应学说、内耳缺血学说等。

(1)临床表现:梅尼埃病是发作性眩晕疾病,分为发作期和间歇期,主要临床表现有:

①眩晕:发作性眩晕多持续20min至12h,常伴有恶心、呕吐等自主神经功能紊乱和走路不稳等平衡功能障碍,无意识丧失;间歇期无眩晕发作,但可伴有平衡功能障碍。双侧梅尼埃病患者可表现为头晕、不稳感、摇晃感或振动幻视。

②听力下降：一般为波动性感音神经性听力下降，早期多以低中频为主，间歇期听力可恢复正常。随着病情进展，听力损失逐渐加重，间歇期听力无法恢复至正常或发病前水平。多数患者可出现听觉重振现象。

③耳鸣及耳闷胀感：发作期常伴有耳鸣和（或）耳闷胀感。疾病早期间歇期可无耳鸣和（或）耳闷胀感，随着病情发展，耳鸣和（或）耳闷胀感可持续存在。

（2）诊断标准

①2 次或 2 次以上眩晕发作，每次持续 20min 至 12h。

②病程中至少有一次听力学检查证实患耳有低到中频的感音神经性听力下降。

③患耳有波动性听力下降、耳鸣和（或）耳闷胀感。

④排除其他疾病引起的眩晕，如前庭性偏头痛、突发性聋、良性阵发性位置性眩晕、迷路炎、前庭神经炎、前庭阵发症、药物中毒性眩晕、后循环缺血、颅内占位性病变等。此外，还需要排除继发性膜迷路积水。

3. 前庭神经炎　前庭神经炎是指一侧前庭神经急性损害后出现的，临床表现为急性、持续性眩晕，伴恶心、呕吐和不稳，易向患侧倾倒等症状的一种急性前庭综合征，是临床常见的急性外周性眩晕疾病。

（1）临床表现：大部分前庭神经炎患者为单相病程，急性或亚急性起病，眩晕、不稳等症状一般在 24h 内发展至高峰。8.6%～24.0%的患者在急性眩晕发作前数小时或数日出现前驱的头晕不适感，前驱头晕不适常表现为非旋转性头晕，可伴恶心和不稳。根据临床表现将本病分为急性期和恢复期。急性期：急性眩晕起病 14d 内，或床旁检查仍存在向健侧的自发性眼震；恢复期：急性眩晕起病超过 14d，且床旁检查未发现自发性眼震。

（2）诊断标准

①急性、首次、持续性眩晕发作，伴恶心、呕吐和姿势不稳。

②无听力下降及其他局灶性神经系统症状。

③单向水平为主，略带扭转的自发性眼震，伴或不伴轻微上跳成分，眼震符合亚历山大定律，患侧甩头试验阳性。

④相关辅助检查提示单侧前庭神经功能减弱，如患侧 vHIT 增益降低伴纠正性扫视，患侧双温试验反应降低，患侧前庭诱发肌电位（VEMPs）异常，患侧眼偏斜反应（OTR）等，纯音听阈检测示听力正常（或明确听力损害与本次疾病无关）。

⑤除外其他疾病，必要时进行头颅影像学检查。

4. 中耳相关的疾病

（1）分泌性中耳炎，有上呼吸道感染史或航空史，伴有耳聋、耳鸣、耳痛，检查发现中耳积液。

（2）化脓性中耳炎，有反复患耳流脓病史，检查发现患耳鼓膜穿孔或外耳道、鼓室内有脓性分泌物，合并迷路瘘管、迷路炎、乳突炎时，出现眩晕和眼球震颤。此时应警惕脑膜炎、小脑脓肿等颅内感染，尤其反复流脓患者，突然流脓症状减轻或消失，并出现头痛、发热时眩晕症状加重。

（3）耳硬化症：一般为双耳进行性加重的耳聋、耳鸣、头晕，耳镜检查双耳鼓膜多表现为正常，可以有 Schwartz 征，听力多表现为传导性聋，骨导听力可有 Carhart 切迹，随病情发展可表现为混合性聋或神经性聋。

（二）中枢性眩晕

后循环动脉疾病导致的眩晕　在引起眩晕症候群中，后循环动脉（即椎-基底动脉及分支血管疾病）是其中之一，占总眩晕原因10%左右。特别是中老年人，颈椎 X 线检查发现颈椎骨质增生者，常被冠以"颈性眩晕、椎-基底动脉供血不足、后循环供血不足"等疾病，被误诊者相当多见。

（1）临床表现

①内听动脉梗死引起的突发聋：内听动

脉梗死者可出现眩晕、恶心、呕吐、高音调耳鸣,甚至听觉完全丧失即神经性聋。某些患者可出现步态不稳、视物模糊、头痛、跌倒等。小脑下前动脉闭塞导致的内听动脉梗死。可有同侧周围性面瘫、同侧面部痛温觉障碍,同侧霍纳征、对侧偏瘫、吞咽困难等。

②脑干及小脑梗死取决于梗死部分及范围大小,可表现为单纯的持续性眩晕,单纯旋转性眼震或水平-旋转混合眼震。或有霍纳征、面瘫、病灶侧头面部和对侧半身痛温觉丧失,步态和肢体共济失调。也可以有经典的延髓背外侧综合征,表现为患侧头面部痛温觉障碍、面瘫、咽后壁反射减弱、声音嘶哑、吞咽困难等。

如病变只累及小脑蚓部,则只导致共济失调。此类患者无"三偏征",临床上遇到的孤立性眩晕,需警惕上述病变。

三、康复评定

眩晕对人们的日常生活质量产生巨大影响。与眩晕相关的健康损害需要在三个层面上进行诊断:医学诊断、康复诊断、风险诊断。这三个层面的诊断是为三个层面的治疗服务的:①医学诊断,针对病因治疗。需要知道病因是什么,如何去除病因。②康复诊断,针对康复治疗。无论什么病因,病因去除之后,所遗留的一些共同性平衡功能残障问题仍然存在,仍会对日常生活质量产生巨大影响。残障即功能受限的程度与症状并不必然相关,对症状的医学诊断也不能替代残障评估。眩晕康复评定是康复诊断的重要部分,也是康复治疗的前提。需要知道是什么样的功能障碍以及障碍的性质和程度,如何达成功能恢复和代偿,而医学诊断本身并不提供这类信息。同时可监测患者的功能变化,以判断康复疗效,评估预后,并指导后期治疗。③风险性诊断是针对风险进行预防性治疗。

眩晕的康复评定需要了解以下几个方面的前庭功能损害状态:损害性质、损害系统、损害部位、代偿潜力、情绪状态、主观感受等方面。同时还要了解原发病治疗情况,是否有其他合并症等。眩晕康复评定包括眩晕病史采集、眩晕查体、前庭功能检查三大部分。

(一)眩晕病史采集

1. 眩晕问卷 眩晕问卷可在患者门诊挂号时即提供,在候诊时进行填写,帮助患者在就诊前回顾和总结其眩晕病史。眩晕问卷可帮助医生系统了解患者眩晕发病情况,在问诊时抓住重点,加以核实确认。医生在问病史时最好以开放式问题为主,允许患者有机会描述而不被打断,尤其当患者感受到的症状很难描述时,避免暗示性。

包括持续时间、起病方式、主要症状、发作类型、伴随症状、诱发因素、各种病史等。

表 36-1 眩晕问卷

问题	选择(在所选项的字母打钩)
1. 请描述你都经历了哪些感觉(主要症状)?	A. 天旋地转 B. 摇摆滚动 C. 定向混乱 D. 喝醉了一样 E. 头晕头痛 F. 站立不稳 G. 一侧倾倒 H. 前后倾倒 I. 视物跳动 J. 视物模糊 K. 晕厥昏倒 L. 头昏脑涨 M. 其他＿＿＿＿＿＿
2. 突发急缓程度(起病方式)?	A. 突然(数分钟至数小时) B. 较急(>24h 至 3d) C. 和缓(3d 以上)

（续　表）

问题	选择（在所选项的字母打钩）
3. 持续多久（持续时间）？	A. 几秒　B. 几秒至几分钟　C. 几分钟至几小时 D. 几小时至几天　E. 几天至几个月　F. 持续性 G. 其他＿＿＿＿＿＿
4. 发作类型？	A. 急性一次发作（时间＿＿＿＿）　B. 多次反复发作（＿＿次/周，＿＿次/月） C. 慢性持续存在（＿＿天/月）　D. 其他＿＿＿＿＿＿
5. 在以下说明情况发生（诱发因素）？	A. 从坐到站起来时　B. 从蹲到站起来时　C. 躺下或翻身时 D. 从床上起来时　E. 弯腰系鞋带时　F. 抬头伸手拿东西时 G. 头部运动时　H. 声音很大时　I. 咳嗽/喷嚏/提重物时 J. 与饮食有关　K. 感冒或发热后　L. 乘车船飞机时 M. 过于疲劳时　N. 在黑暗中行走时　O. 转颈的时候 P. 紧张压力大时　Q. 走在高低不平路上时 R. 看到川流不息人群时　S. 看到运动不止景物时 T. 其他＿＿＿＿＿＿
6. 是否同时出现以下伴随症状？	A. 听力丧失　B. 耳鸣耳闷胀　C. 视物跳动　D. 面部麻痹 E. 头痛　F. 视物成双　G. 视物模糊　H. 吞咽困难　I. 行走不稳　J. 焦虑 K. 疼痛　L. 心慌出汗 M. 其他＿＿＿＿＿＿
7. 现在、过去得过哪些疾病？（病史）	现在是否有： A. 糖尿病/高血糖　B. 高血压　C. 高血脂/高 LDL　D. 卒中 E. 冠心病　F. 一过性缺血发作（TIA）　G. 痉挛抽搐 H. 视觉障碍　I. 偏头痛　J. 超重　K. 神经性 L. 精神性疾病（自主神经紊乱/多发性硬化）　M. 吸烟 N. 其他＿＿＿ 过去是否有： A. 抗生素治疗　B. 放射治疗　C. 耳部手术 D. 化疗　E. 抽搐　F. 接触噪声 G. 其他＿＿＿＿＿＿ 目前服用的药物：＿＿＿＿＿＿与用药关系：＿＿＿＿＿＿ 家庭里是否有人患： A. 偏头痛　B. 梅尼埃病　C. 神经疾病　D. 运动病 E. 焦虑/抑郁症　F. 听力丧失　G. 心脑血管疾病 H. 其他＿＿＿＿＿＿

（续 表）

问题	选择（在所选项的字母打钩）
8. 眩晕量表	你目前的感觉（0＝无，0～10＝好→坏）：1 2 3 4 5 6 7 8 9 10 分数：＿＿＿＿ DHI 总指数：＿＿＿＿ DHI-P：＿＿＿ DHI-E：＿＿＿＿ DHI-F：＿＿＿ HADS 指数：＿＿＿＿＿ 目前症状对我的影响： A. 我可以工作驾车，没有感觉受到此种疾病的影响。 B. 虽然我有眩晕-头晕，但是可持续正常工作，只是效果不是最佳。 C. 当眩晕发作时我需要停止工作，但发作后能很快恢复工作。 D. 我常常由于眩晕或头晕发作，很长时间都不能正常工作。 E. 我不能离开房间。 F. 有功能残障。 是否有变化： A. 没有变化 B. 有变化：变好/变坏/时间变短/时间变长

2. 眩晕头晕残障程度评估量表（dizziness handicap inventory，DHI） DHI 量表是在前庭临床实践中得到最广泛应用的一种症状性评估量表。DHI 有原始版本和简化版本，原始版由 25 个问题组成，可以计算 4 个指标：DHI 总指数和 3 个 DHI 子指数（DHI-P、DHI-F、DHI-E）。简化版是在原始版的基础上把最常见的 10 个问题加以简化进行快速筛查之用，也得到广泛应用。我们在这里使用的是原始版（表 36-2）。

（1）眩晕头晕严重程度：DHI 总指数范围从 0～100（最好－最差）从整体来评估眩晕主观症状的严重程度：0～30 为轻度异常，31～60 为中度异常，＞60 为重度异常，有跌倒风险（需采取防跌倒措施）。眩晕头晕等感觉是主观症状，即使前庭功能检测也只是对客观前庭功能状态定量测定，客观功能与主观症状的严重程度不一致，及时评估眩晕主观症状的严重程度及其变化，对判断是否建立代偿以及病情转归很有意义。

（2）眩晕头晕症状的情绪因素：DHI 有

三个子指数：DHI-P（躯体）指数范围从 0～28（最好－最差），提示躯体因素；DHI-E（情绪）指数范围从 0～36（最好－最差），大多与抑郁相关；DHI-F（功能）指数范围从 0～36（最好－最差），多与焦虑因素相关。虽然临床不能靠 DHI-E 和 DHI-F 进行精神性诊断，但是这两个子指数与已得到确认的有焦虑和抑郁指标有显著相关性，如果患者的 E 和 F 指数较高，说明患者存在心因性因素，应当及时进行进一步 HADS 量表评估，进一步确定合并精神病性疾病的可能性。

3. 医院焦虑抑郁量表（hospital anxiety and depession scale，HADS） 可用于精神性合并症评估，使用 HADS 量表比寻求精神科会诊，能更快捷地判断患者的精神性状态和合并精神性疾病的可能性。由于使用方便实用性强，HADS 量表被推荐为眩晕患者的精神性疾病评估和筛查工具，HADS 的焦虑指数≥8，或者抑郁指数≥8，或者两指数之和≥12，提示显著的临床精神性症状，其预测阳性精神性疾病的敏感性达 92%（表 36-3）。

表 36-2　DHI 量表

| 姓名： | 年龄： | 性别： | 日期： |

此问卷评估您因眩晕或不稳面临的困难,请在每个问题后选择是、否或有时,根据您在发生眩晕头晕或不稳时的情况回答(是—4 分;有时—2 分;否—0 分)。

序号	问　题	选　项
P01	向上看会加重眩晕头晕或不稳吗?	是　有时　否
E02	您是否会因为眩晕头晕或不稳而感到失落?	是　有时　否
F03	是否会因为眩晕头晕或不稳而限制您的工作或休闲旅行?	是　有时　否
P04	在超市的货架道中行走会加重眩晕头晕或不稳吗?	是　有时　否
F05	是否会因为眩晕头晕或不稳,使您上下床有困难?	是　有时　否
F06	是否会因为眩晕头晕或不稳限制了您的社交活动,比如出去晚餐、跳舞、看电影或聚会?	是　有时　否
F07	是否会因为眩晕头晕或不稳使您阅读有困难?	是　有时　否
P08	进行剧烈活动时,比如运动、跳舞;或者做家务,比如扫除、收拾餐具会加重眩晕头晕或不稳吗?	是　有时　否
E09	是否会因为眩晕头晕或不稳,使您害怕在没有人陪伴时害怕独自外出?	是　有时　否
E10	是否会因眩晕头晕或不稳,使您在他人面前感到难为情?	是　有时　否
P11	当快速转动您的头部时是否会加重眩晕头晕或不稳?	是　有时　否
F12	您是否会因为眩晕头晕或不稳,而使您回避去高处?	是　有时　否
P13	在床上翻身会加重眩晕头晕或不稳吗?	是　有时　否
F14	是否会因为眩晕头晕或不稳,您在做较重的家务或体力劳动时感到有困难?	是　有时　否
E15	是否会因为眩晕头晕或不稳,而使您害怕别人误认为您喝醉了?	是　有时　否
F16	是否会因为眩晕头晕或不稳,使您单独行走有困难?	是　有时　否
P17	在人行道上行走会加重眩晕头晕或不稳吗?	是　有时　否
E18	是否会因为眩晕头晕或不稳,而使您很难集中精力?	是　有时　否
F19	是否会因为眩晕头晕或不稳,使您在家周围黑暗中行走有困难?	是　有时　否
E20	是否会因为眩晕头晕或不稳,您害怕独自在家?	是　有时　否
E21	是否会因为眩晕头晕或不稳,使您感到自己有残疾?	是　有时　否
E22	您的眩晕头晕或不稳是否给您与家人或朋友的关系带来压力?	是　有时　否
E23	您会因为眩晕头晕或不稳感到郁闷吗?	是　有时　否
F24	您的眩晕头晕或不稳,是否已经影响到了您的工作或家庭责任?	是　有时　否
P25	弯腰会加重眩晕头晕或不稳吗?	是　有时　否

总分:_____　DHI-P:_____　DHI-E:_____　DHI-F:_____

精神性眩晕筛查应该成为眩晕患者评估常规的一部分，许多患者并无焦虑或抑郁的特征，但是他们的行为表明其精神性疾病状态，DHI量表和HADS量表纳入眩晕问卷作为常规筛查，有助于辨别看起来并不太焦虑或不太抑郁患者的行为症状。如果相关指标较高，应引起医生的注意，以及早期给予相应的会诊咨询，治疗和康复。

表 36-3 HADS 量表

这些问题用来确定你可能有的感觉和情绪，下面每一项描述了一种情绪，可能适用于你，也可能不适用于你。不要过分注重细节，只选择最符合您目前状况的答案即可。

序号	问题	选择
1	我觉得紧张或担心	A. 大多数时间是这样－3分 B. 很多时间是这样－2分 C. 时不时这样，偶尔－1分 D. 从来没有－0分
2	我对过去感兴趣的事依然感兴趣	A. 保持像以前一样的兴趣－0分 B. 比以前要差一些－1分 C. 只有一点兴趣－2分 D. 几乎不感兴趣－3分
3	我有一种恐惧的感觉，好像有什么可怕的事情要发生	A. 非常确定，十分可怕－3分 B. 是的，但不是特别可怕－2分 C. 有一点，但并不让我担忧－1分 D. 一点都没有－0分
4	我可能笑着看待事物可笑的一面	A. 我一直以来总是这样－0分 B. 现在有些不一样了－1分 C. 肯定不一样了－2分 D. 完全不一样了－3分
5	我满脑子都是担忧的想法	A. 绝大部分时间都是这样－3分 B. 很多时间是这样－2分 C. 有时是这样，但不经常－1分 D. 偶然这样－0分
6	我觉得很高兴	A. 一点都不－3分 B. 不很经常－2分 C. 有时－1分 D. 大部分时间－0分
7	我能很安闲地坐着并且觉得很放松	A. 肯定的－0分 B. 通常的－1分 C. 不很经常－2分 D. 基本没有－3分
8	我觉得我好像变得迟缓了	A. 几乎所有的时间都是这样－3分 B. 经常这样－2分 C. 有时这样－1分 D. 一点都没有－0分

(续　表)

序号	问题	选择
9	我产生一种恐惧的感觉,心里七上八下的	A. 一点都没有－0 分
		B. 偶尔－1 分
		C. 很经常－2 分
		D. 很频繁－3 分
10	我已经失去了关注自己外表的兴趣	A. 肯定的－3 分
		B. 我不再像以前那样关注了－2 分
		C. 我不是特别的关注－1 分
		D. 我和以往一样关注－0 分
11	我感觉很不安,好像我必须不停地动	A. 的确非常不安－3 分
		B. 很多不安－2 分
		C. 不是很不安－1 分
		D. 一点没有不安－0 分
12	我期待享受的事	A. 和以往一样多－0 分
		B. 比以往少一些－1 分
		C. 绝对不如以前－2 分
		D. 几乎没有－3 分
13	我突然感到惊慌	A. 的确非常经常－3 分
		B. 很经常－2 分
		C. 不是很经常－1 分
		D. 一点都不－0 分
14	我能够欣赏一本好的书、广播节目或电视节目	A. 经常－0 分
		B. 有时－1 分
		C. 不经常－2 分
		D. 很少－3 分

(二)眩晕检查

1. 全身性(生命体征)　生命体征,指全身一般性检查汇总与眩晕鉴别诊断有关的一些重要生命体征检查,包括血压、心脏功能、意识状态、颈部检查等。眩晕是一个症状,很多疾病可以引起眩晕。其中发病率高的最常见疾病,也有发病率不高但最危险的疾病。一些重要生命体征检查有助于抓住能区别最高发病率与最危险病因的症状体征。

2. 眼部(视觉、眼动)　眼部检查是眩晕查体的重要组成部分之一。眩晕患者常常会有许多眼征,尤其在发作期间或者疾病早期。眼部检查是认识耳源性、眼源性及神经源性疾病的窗口。眼部检查主要包括 3 部分:视觉功能、眼球静止状态、眼球运动状态(表 36-4)。这里重点介绍与眩晕相关的内容。

3. 头部(头动)　头动可引起内淋巴流体动力学改变,刺激前庭终末器官。前庭终末感受器感受到的刺激可通过前庭眼动反应表现出来。因此头动检查是重要的前庭动态功能状态检查方法,主要包括 3 部分内容:前庭动态功能检查、前庭动静态组合检查、前庭诱发性检查。

表 36-4　眼部检查内容

视觉功能	眼球静止状态	眼球运动功能
静态视敏度（视力）	原位固视功能	眼球运动范围
动态视敏度（DVA）	眼侧斜	离心固视能力
视野	自发眼震	视追踪
	眼一致性	扫视
	视倾斜反应	反扫视

4. 耳部（听力状态）　听力检查最简单的检测方法有两种：

（1）检查者避开患者视线，双手指在患者耳边搓动，两者声音大小可不一致，看患者是否能辨别，哪一侧声音大。

（2）音叉检查，使用 256Hz 或 512Hz 的音叉振动产生的声音检测，包括 Weber 试验、Rinne 试验。对音叉检查有异常发现的患者，应结合临床考虑做进一步纯音听阈测试等听力检查的需要。

5. 位置试验

（1）后半规管检查：BPPV 患者常在躺下、起床、弯腰及低头位时可诱发出短暂的眩晕，Dix-Hallpike 试验可诱发出典型的眼震。

具体步骤：患者端坐于检查床上，检查者双手把持患者头部向一侧转头 45°，同时嘱患者迅速仰卧，头向后悬垂于床平面下 30°，在此位置可诱发出眼球上极向低位耳扭转和方向向上（朝前额）的垂直性眼震，眼震潜伏期为 2~5s，1min 之内症状常可缓解（典型的在 30s 内消失），坐起时眼震方向常逆转。在反复诱发的过程中，眼震常表现为易疲劳性。但在少数情况下，若出现眼震持续时间＞1min，除外其他眩晕疾病，这种眼震往往提示后半规管的嵴顶结石症。对于后半规管的嵴顶结石症，将患者头部向患侧转 45°，之后向后躺至仰卧位（约前倾 30°）常可出现强度最强的眼震（即"Half Dix-Hallpike 试验"）。该位置使受累嵴帽处于水平位，在重力作用下，嵴帽可最大限度偏斜。

Side-Lying 试验也可用于后半规管 BP-PV 的诊断。具体步骤：患者端坐于检查床中间，双腿自然下垂，检查者与患者面对面而立，检查者把持患者头部，使患者向健侧转头 45°，然后嘱患者迅速侧卧于患耳侧，检查者双手保持患者颈部尽量处于过伸位，在此头位下观察患者的眼震。

（2）水平半规管检查：水平半规管 BPPV 患者常在床上左右翻身或左右转头时出现眩晕和眼震，仰卧翻滚试验（supine roll test, SRT）为主要的诊断方法。

患者取仰卧位（头前倾约 30°），快速向一侧转头 90°，保持头位不变 1min，观察有无眩晕和眼震出现；然后回到仰卧位，快速向对侧转头 90°，保持头位 1 min，观察有无眩晕和眼震出现，最后回到仰卧位。必要时可采用头体同轴的左右侧卧位代替转头位。

水平半规管后臂管结石症为短暂向地性水平眼震（持续时间通常＜1 min）；水平半规管前臂管结石症（近嵴帽处），在进行 Roll 试验转向健侧时，耳石朝向嵴帽移动，引起短暂或持续的背地性水平眼震；当 Roll 试验转向患侧时，耳石朝向背离嵴帽的方向移动，因此产生背地性位置性眼震。因此，在进行几个周期的 Roll 试验后，耳石在半规管中从前臂移动到后臂时，可观察到从背地性到向地性转换的位置性眼震；而水平半规管嵴帽结石症为持续背地性水平眼震（持续时间通常＞1min），即使在几个周期的 Roll 试验后，仍存在持续性背地性水平眼震。水平半规管 BP-PV 的定侧：对于向地性眼震，诱发出较强眼震的激发侧为患侧；对于背地性眼震，诱发出较弱眼震的激发侧为患侧;与后半规管 BP-PV 相比,水平半规管 BPPV 诱发出的眼震,通常潜伏期较短,持续时间较长,疲劳性较小。

(3)前半规管检查:前半规管 BPPV 较为少见。患者常于躺下、起床时出现眩晕,有时也可在低头、仰头位时出现短暂的眩晕,应用 Dix-Hallpike 试验可诱导出典型的眼震:Dix-Hallpike 试验悬头位时诱发出的眼震为伴或不伴有背地扭转成分的下跳性眼震,眼球上极的扭转方向指向患侧;坐起时眼震方向常逆转。在临床上,部分前半规管 BPPV 患者,双侧 Dix-Hallpike 试验均能诱发出位置性眼震,若诱发出的下跳眼震伴有扭转成分,可根据眼震的扭转方向来定侧。

(三)前庭功能检查

1. 基础前庭功能检查 包括自发眼震、凝视性眼震、扫视、平稳追踪、位置与变位性眼震、温度试验等。使用视频眼震电图仪(VNG)进行。

(1)检查前的准备:检查前应对受检者一般情况,包括外耳道等与检查相关的情况进行检查,确保适合进行该项检查。同时向受检者交代检查方法、注意事项等,使其消除紧张,积极配合。给受检者贴好电极,戴好 VNG 眼罩,连接好眼动与记录设备连线。受检者在暗室环境下适应 3~5 min 后开始检查。为了让受检者保持一定觉醒水平,在检查中要求其做连续减法运算或连续数数等。进行定标、平稳跟踪和扫视眼动等检查的指导语是:"眼睛盯着你前方的光点看,光点走到哪视线跟到哪"。进行视动眼震和视前庭相互作用眼震检查时的指导语是:"您前方的光块顺/逆时针方向移动,请集中精力逐个数通过你眼前方的光块,尽量不要漏数"。

(2)自发和凝视性眼震:检查在无前庭刺激、头体位固定情况下不同方向凝视时有无眼震及眼震情况。受检者头正直端坐位。自发眼震试验:无视觉目标刺激,受检者保持视觉平视前方,三种情况下眼动分别记录至少20~30s:正常明室睁眼平视,闭眼,暗室睁眼平视。凝视试验:受检者视线依次注视四个偏心位置的视标,左 30°,右 30°,上 25°,下 25°,每个位置记录至少 20s,有眼震出现时观察记录 60s。观察和记录有无眼震,若有眼震应当描述眼震的持续时间和慢相速度。此外,在某个偏心位置不能保持凝视和凝视方向的变化也须注明。慢相速度:需要至少 5个眼震才能计算平均慢相速度,如果眼震波太少(少于 5 个),需要注明眼震波的个数。一般认为连续出现 3~5 个慢相速度大于5°/s 的连续眼震波为异常(阳性),前庭外周与中枢的损伤均可引起。

(3)扫视:用于检查和评价视眼动系统的快速眼动功能及视眼动系统对一定视觉目标的定位能力。受检者取头直端坐位,双眼平视,注视并跟踪水平方向跳动的视标点,视标点跳动的频率为 0.2~1.0Hz,在每个位置保持时间不小于1s,幅度在左右各 20°范围内,记录眼动波曲线。正常扫视波形为与目标曲线基本一致的方形波,偶有个别波形在初始段存在扫视不足或超过视标现象(分别称为欠冲或过冲)。如存在多个比较一致的欠冲或过冲扫视波,则为病理现象。

目前常用下列定量参数评价检查结果:①延迟时间:视标出现至受检者产生眼动之间的时间,在伪随机模式下一般不大于250ms。②峰(最大)速度:是扫视即注视点由一个位置转向另外一个位置时的最大眼动速度。峰速度与扫视幅度相关,扫视幅度越大,峰速度越大。一般 10°、20°、30°扫视时分别不低于 200°/s、350°/s、430°/s。③精确度:为扫视眼动初始段幅度与视标幅度之比。正常不低于 70%,不大于 120%。一般扫视峰速度减小可见于扫视核团到眼外肌任何位置的损伤,扫视精确度降低(欠冲或过冲)、反应时间延迟可见于扫视核团以上部位的受损。

（4）平稳跟踪：检查受检者自主慢速平稳眼动功能（跟踪连续慢速运动视觉目标的能力）。受检者取头直端坐位，双眼向前平视，注视并跟随水平方向呈正弦波摆动的视标点，频率 0.1~0.5Hz，峰速度 40°/s，可采用固定正弦波模式或伪随机（频率和幅度）正弦波模式。受检者跟踪视觉目标时记录眼动。一般分析主要观察跟踪眼动曲线，正常跟踪曲线为与视标曲线基本一致的平滑正弦曲线，可有个别叠加在跟踪曲线上的扫视波，若出现较多连续扫视波一般为病理情况（扫视样跟踪）。

可分为以下四型：

Ⅰ型：正常型，光滑正弦曲线。

Ⅱ型：正常型，光滑正弦曲线上附加个别阶梯状扫视波。

Ⅲ型：异常型，曲线不光滑，成阶梯状，多个扫视波叠加于跟踪曲线之上。

Ⅳ型：异常型，曲线波形紊乱。

目前常用下列定量参数评价检查结果（当存在扫视波时需要予以剔除后再进行参数计算）：①增益：眼动速度与目标速度之比（眼动速度曲线与目标速度曲线之斜率），正常成年人在 0.1~0.5Hz，峰速度 40°/s 跟踪时一般不小 0.6，随年龄增大，增益可降低。②相位：眼位曲线与视标位置曲线之间时间差（相位关系）（以眼速曲线峰值与视标速度曲线峰值之间时间差计算），目前尚缺乏标准参考值。③不对称性（左右相眼动增益之差与之和的百分比）。

以上参数由于受年龄、觉醒状态等影响较大，结果分析一般需要结合跟踪曲线与定量参数综合判断。扫视样跟踪曲线定量分析去除掉扫视波后一般表现为增益降低，可以发生在中枢及与视眼动系统相关的各个部位受损时，如视网膜病变、皮质疾病、基底节疾病和小脑疾病都会损伤双侧的平稳跟踪，一侧顶叶、小脑、脑干和小脑桥脑角损伤常产生同侧平稳跟踪异常，镇静药、酒精、疲劳可以

影响平稳跟踪眼动，外周前庭损伤，会一过性影响损伤对侧的平稳跟踪，可在数周内恢复。

（5）位置与变位性眼震：检查方法即位置试验。

（6）温度试验：观察双侧前庭（水平半规管）对温度刺激反应，评估比较双侧水平半规管功能。检查前须仔细检查受检者外耳道情况，观察有无耵聍、炎症、损伤及鼓膜穿孔等，确保温度试验能有效进行。

检查在暗室环境下进行，受检者取仰卧位，头抬高（前倾）30°，使外半规管呈垂直位。令受试者做心算以保持警觉直至眼动记录检查结束。按照右热水（气）、左热水（气）、右冷水（气）、左冷水（气）顺序依次进行。灌水前 20s 开始记录眼动，在眼震出现后的 60~70s（眼震极盛期）打开固视灯令受试者注视光点 10s，进行固视抑制检查；记录眼动直至眼震消失或至少从刺激开始记录 2~3min。

温度试验时需注意：①眩晕发作急性期，患者一般对温度试验检查耐受性差，可出现严重自主神经反应，不主张此时进行该检查，可根据患者情况选择合适时间进行。②受检者头位方向一般以眼外眦与外耳道孔中心点的连线为准，头抬高 30°时其基本与床面垂直。③受检者在检查时保持睁眼平视正前方（正上方），为保持警觉，可让受检者做连续数数或减法运算（如 300 连续减 7），视患者情况确定计算难度。④灌水（气）时，灌水（气）的管头置于外耳道内，斜口对着外耳道后上壁，禁止直接对鼓膜注水。双耳每次注水（气）的方向、速度等操作尽量保持一致，注水（气）应均匀、轻柔。⑤每次注水前应当等上一次注水（气）诱发的眼震消失后 5min 再进行。⑥注水前应观察记录 20s，观察有无自发眼震，当有自发眼震时应在计算 DP/CP 时注明是否去除自发眼震影响。⑦一般温度反应慢相速度散点图呈连续逐渐变化趋势，对于突然明显偏离散点图分布的点需要特别注意，多为程序计算识别偏差，需要予以手

工剔除。⑧温度试验反向眼震可见于:存在较强的自发眼震对冲掉温度所诱发眼震,此时需要去除自发眼震计算 CP 和 DP;在有些鼓膜穿孔者进行气体温度试验热刺激时,热气体在耳内冷凝也可导致反向眼震,此时建议以冷刺激计算 CP。⑨一般温度试验很少出现垂直眼震,当出现垂直眼震时,需要核查眼罩或电极是否佩戴正确(当佩戴偏斜时容易出现垂直成分)。⑩若上述温度检查无眼震反应,可采用冰水(0~4℃)进行进一步检查。

(7)旋转试验:通过检查前庭系统对一定(加)速度刺激反应情况,定量评价前庭系统功能。一般采用正弦谐波模式和(或)阶跃(梯)模式。

①正弦谐波模式:在暗室睁眼条件下进行,受检者端坐于转椅上,头前倾 30°,转椅分别以 0.01、0.02、0.04、0.08、0.16、0.32 和 0.64Hz 频率,40°~60°/s 峰速度的正弦摆动模式运行各 2~5 个周期,观察并连续记录眼震。结果分析需在观察对比分析眼震慢相散点图与转椅速度曲线关系基础上,计算增益、相位和不对称性等参数。增益为眼动慢相速度与转椅速度之比(可用眼动慢相速度曲线与转椅运动速度曲线之斜率表示,或眼动最大慢相速度与转椅最大速度之比表示),增益随旋转频率增大而增大,一般0.01、0.02Hz 频率时分别不小于 0.3、0.4,0.04Hz 以上频率不小于 0.5。连续两个邻近频率的增益低于常值有临床意义,常提示一侧或双侧前庭功能下降,增益异常增大(>1)可见于中枢病变。相位为眼动慢相速度与对应的转椅速度之(时间)相位差,常用眼动最大慢相速度与转椅最大速度之(时间)相位差表示,一般眼动速度常提前于转椅速度,即所谓相位提前 0.01Hz、0.02Hz、0.04Hz、0.08Hz 时相位提前分别不大于 60°、40°、20°和 10°,0.16Hz 以上时相位提前不大于 0°~5°,相位提前的增加常见于一侧或双侧前庭功能下降,相位提前的减小可见于中枢病变。不对称性为左右向眼动最大慢相速度之差与之和的比值,一般不大于 15%,不对称性增大常见于双侧不对称受损情况下。

②阶跃(梯)模式:在暗室睁眼条件下进行,受检者端坐于转椅上,头前倾 30°,转椅速度呈阶梯(梯形)模式,加速(1s 内)到恒速(100°/s),持续一段时间(120s 以上)后,减速(1s 内)至停止(急停),记录加速和急停后眼震。结果分析一般在观察对比分析眼震慢相散点图与转椅速度曲线关系基础上,计算增益、时间常数和不对称性等参数。增益为最大慢相速度与转椅最大速度之比,一般不小于 0.6,增益降低常提示一侧或双侧前庭功能下降。时间常数为最大慢相速度衰减至 37% 所经时间,一般不小于 10~12s,降低常提示一侧或双侧前庭功能下降。不对称性为左右向旋转时眼动最大慢相速度(或增益)之差与之和的比值,一般不大于 15%,增大提示双侧反应的不对称。

(8)视动性眼震:评价视眼动系统对一定运动视标的反应,可认为是平稳跟踪与扫视眼动系统的综合反应。诱发设备一般采用暗室视动笼光条投影,全视野。

(9)视前庭相互作用:评价视觉系统对前庭眼动反应的调节和影响。

①视觉对前庭眼动反应的强化:受检者取自然头直端坐位坐于转椅上,头前倾 30°,转椅以频率 0.05Hz 和 60°/s 的峰速度正弦摆动模式运行 5 个周期,受检者同时睁眼看其前方相对于地面静止不动的光条,观察并连续记录眼震。结果分析需在观察对比分析眼震慢相速度散点图与转椅旋转速度曲线关系基础上,计算增益、相位和不对称性等参数,一般反应要强于单纯旋转时的反应,异常常见于中枢性病变。

②视觉对前庭眼动反应的抑制(固视抑制):从正弦摆动的第三个周期起,令受检者注视固定在转椅正前方、相对于受检者固定

不动的光点一个摆动周期，观察固视抑制作用（温度试验时固视抑制与此意义相似）。结果分析主要计算固视抑制指数，即以有固视周期的眼震慢相速度与无固视周期的眼震慢相速度之比，一般不大于0.1，异常常提示中枢性病变。一般1.3～1.7为最基本的检查，有条件时在其基础上进行。

2. 摇头眼震（head shaking nystagmus，HSN）与振动眼震（vibration induced nystagmus，VIN）检查　通过快速摇头或施加振动等方式刺激激发，观察有无眼震出现，从而评价有无潜在的双侧前庭功能不对称等病变，可作为自发眼震检查的重要补充。HSN检查，受检者端坐头直位前倾30°，闭眼，以2Hz、左右各约45°幅度在水平方向主动或被动摇头20次以上，停止摇头后立即睁眼，观察记录有无眼震。HSN检查出现下列四种形式的眼震之一，且至少连续5个眼震波的慢相速度不小于3°/s即可判断为HSN阳性：Ⅰ型，摇头停止后立即出现朝向一个方向较大幅度眼震，逐渐减弱；Ⅱ型，摇头停止约20s后出现朝向一个方向的眼震，逐渐增强（反转型）；Ⅲ型，双向性眼震，摇头之后首先出现Ⅰ型眼震，数秒后转化为朝向另外一个方向的Ⅱ型眼震；Ⅳ型，水平摇头出现垂直性眼震。出现Ⅰ型、Ⅱ型或Ⅲ型眼震常提示双侧前庭功能的不对称，出现Ⅳ型眼震常提示中枢性问题。

VIN检查：受检者端坐头直位前倾30°，以100Hz，幅度0.5～0.8mm机械振动刺激受检者乳突10s以上，观察记录有无眼震。VIN检查出现连续5个3°/s以上的眼震为阳性，常提示双侧前庭功能的不对称。颈部疾病或活动受限患者慎重进行HSN检查。

3. 前庭诱发肌源性电位（vestibular evoked myogenic potential，VEMP）　前庭耳石器对强短声或振动刺激引起的肌电反应，包括球囊诱发的胸锁乳突肌肌源性电位（cervical VEMP，cVEMP）和椭圆囊诱发的眼外肌肌源

性电位（ocular VEMP，oVEMP），分别用于评价球囊与前庭下神经和椭圆囊与前庭上神经通路的功能。

cVEMP检测：参考电极置于锁骨关节间，接地电极置于前额两眉之间，左右测试电极分别置于左右两侧胸锁乳突肌上1/3～1/2处，电极阻抗不大于5kΩ。采用500Hz短纯音（或0.1ms短声刺激），上升/下降时间1ms，峰时持续时间2ms，刺激频率5Hz，叠加50～100次，记录窗宽50ms，滤波10～1kHz，强度从95～105dBnHL或115～130dBSPL开始依次递减5dB，直到不能引出可识别的VEMP波形为止。测试时受检者端坐位，最大限度转颈或仰卧头抬高30°以保持胸锁乳突肌紧张。单侧给声，同侧记录，一侧完成换对侧，仰卧抬头位记录方式时也可双侧同时刺激记录。

oVEMP检测：各项参数要求同上，叠加次数100次。参考电极置于下颌，接地电极置于前额两眉之间，测试电极置于对侧眼睑中央下方1cm处。测试时端坐或仰卧位，向上凝视，保持眼位25°～30°，尽量少眨眼，以维持下斜肌张力。一般观察计算下列参数进行结果分析：①潜伏期：cVEMP，P1潜伏期为从刺激起始到产生P1波的时间，在13ms左右；N1潜伏期为从刺激起始到产生N1波的时间，在23ms左右。oVEMP，N1潜伏期在10ms左右，P1潜伏期在15ms左右。②波幅及波幅非对称性（AR）：波幅为P1波与N1波的幅度差称为波幅，受年龄、肌肉紧张度等个体因素影响较大。AR为两侧波幅的差的绝对值与两侧波幅之和的比值：一般不大于30%～35%。③阈值：可辨认波形的最小声刺激强度，常以三次以上引不出重复性波形的刺激强度作为阈值，一般随年龄增加阈值会增加。临床上比较有意义和常用的指标是波幅AR，其增大常提示一侧耳石器与前庭上/下神经通路的损伤，如梅尼埃病，前庭神经炎等。阈值明显降低或波幅明显增

大常见于上半规管裂。潜伏期延长可见于迷路后或中枢病变。需要注意的是：VEMP引出率、潜伏期、波幅、阈值等与年龄、体力、体位等有一定的关系，分析时需要考虑这些因素。波幅AR受双侧肌肉对称性影响，检测时需要进行校正。传导性听力损伤者可采用振动刺激代替强短声进行检测。颈部疾病或活动受限患者、失明患者分别不能进行cVEMP和oVEMP检查。

4. 主观视觉垂直线（subjective visual vertical，SVV）检查 通过检测基于耳石器的知觉反应，用以评价双侧耳石器功能对称性。检测时受检者端坐头直位，平视正前方的视标，座椅调节平整以屏蔽本体干扰，屏蔽各种视觉参照（可采用暗室条件，或明室条件下屏蔽垂直/水平参照线索），将视标线调整到感觉的重力垂直位/水平位，测量其与实际重力垂直线/水平线的角度关系。偏差一般不大于3°，超过此值常提示双侧耳石器功能不对称，外周或中枢病变均可引起。

5. 动态视敏度检查（dynamic vision acuity，DVA） 通过对比头部以一定速度运动时视敏度与头部静止时视敏度差异，评价前庭眼动反射功能状况。检查时受检者端坐头直位，佩戴附有速度传感器的头带。一般首先测量头部保持静止状态时视敏度。然后测量受检者按节拍指令做不小于2Hz或150～180°/s的左右/上下摆头运动时的视敏度。一般同一速度或频率测试条件下，5次有3次认读视标正确为测试终点，即此时视敏度为该运动条件下的动态视敏度。计算机化测量时视标只有在头动达到上述速度要求时出现，且呈现时间不小于40ms。通过比较头动条件下视敏度下降程度来进行结果评价，一般动态视敏度较静态条件下相比在视力表上下降不超过3行，或下降不超过0.2 ± 0.08log MAR，超过上述范围常提示前庭眼动反射功能的受损。

6. 前庭自旋转试验（vestibular autorotation test，VAT） 通过检测受检者以一定频率主动摆头时眼动反应，评价较高频率（0.5～6Hz）的前庭眼动反射状况。检查时，受检者端坐头直位，佩戴固定好有速度传感器的头带，电极记录眼动，平视前方1～2m的视标，跟随节拍器指示，依次连续做0.5～6Hz（或2～6 Hz）频率水平、垂直方向摆头（随频率增大，头动幅度逐渐减小，在5°～20°之间），一般每个方向测试三次以避免干扰。临床常通过计算增益、相位、非对称性等参数进行分析。增益为眼速与头速之比。增益降低常见于外周损害，增高可见于中枢性病变。相位为眼速滞后于头速的相对时间，用角度表示。外周或中枢病变均可引起相位异常。非对称性为左右向眼动速度之差与之和的百分比，一般不大于10%～15%。增大常提示双侧前庭功能的不对称。颈部疾病或活动受限患者慎重进行该检查。

7. 视频头脉冲试验（video head impulse test，vHIT） 通过检测受检者在快速、高频、被动头动时的眼动反射评价前庭功能状况，一般认为其代表了较高频率的前庭眼动反射，可反映单个半规管功能状况，根据头动方向不同可分别检查水平、垂直半规管中的任意一个。检查分校准和头脉冲两个部分，患者牢固佩戴好封装有速度感受器、眼动记录仪以及校准装置的视频眼罩。校准时受检者保持坐位直视前方，眼睛根据激光点指示完成该步骤（也有仪器需要操作者于水平面和垂直面直线匀速摆动受检者头部完成进一步校准）；头脉冲检测时要求受检者头直端坐位放松，紧盯正前方1～1.5m处眼水平位的靶点，同时检查者在水平半规管平面内对其施加一个微小、快速、被动、突然的脉冲刺激（幅度为10°～20°，头动峰值速度约>150°/s），检测垂直半规管主要有两种方法，方法一仅将头转向一侧45°并凝视视线正前方眼水平位靶点,于躯干前后方向施加同样的脉冲刺激检测该侧后半规管与对侧前半规管功能情况;方法二在检测前需要再行一步次定标,将头转向一侧45°时凝视原靶点,重新调整定标,并于躯干前后方向施加同样的脉冲刺激,记录该侧后半规管与对侧前半规管功能情况。要求每个方向脉冲刺激重复10～20次以上。

一般结合前庭眼反射(vestibular ocular reflex,VOR)增益值和扫视波出现情况来综合评判半规管功能。VOR增益值为眼动与头动的速度比值(或眼动曲线与头动曲线下面积比值),半规管功能受损时由VOR异常引起眼动速度远低于头动速度,表现为VOR增益值降低,同时受检者需要利用补偿性扫视增加凝视稳定性,表现为延后出现的重复性扫视波,根据出现的时间分为隐性扫视波和显性扫视波。

8. 平衡功能检查　评价眩晕或平衡功能障碍患者的平衡功能状态和姿势控制能力,以及了解平衡三联(前庭觉、本体觉和视觉)在维持平衡中的作用。检查时,受检者穿着较为舒适的服装,站立在平衡仪上的指定位置(脱鞋,穿袜或不穿袜),按照平衡仪的设置(分为静态和动态平衡仪)要求在平衡仪上指定位置站立,在一定时间内(依仪器不同可为10s、30s或60s),完成不同视觉条件(睁眼和闭眼)、不同本体觉条件(站立坚硬平板、海绵泡沫垫、随动平板等)下的站立,平衡仪对各个感觉条件下受试者站立时的身体稳定性进行定性或定量测量。测试中,受试者尽量维持身体的平衡,减少身体晃动。如果受试者出现倾倒、手扶支撑物、闭眼条件下的睁眼等,则视为"跌倒"。每个测试间隔,受试者应稍事休息,以减轻疲劳或减少"学习效应"的影响。上述测试在静态平衡仪上完成称为

"静态姿势描记",在海绵垫(或软垫)上完成为"海绵垫姿势描记"或"感觉相互作用和平衡的临床(改良)试验",在动态平衡仪上称为"感觉整合试验"。

此外,动态平衡仪可根据需要进行运动控制试验(站立平板突然前倾或后倾时的姿势能力)、适应试验(站立平板突然快速前移或后移时的姿势控制能力)、稳定极限试验(控制重心到身体各方向上维持稳定时最远目标的能力)、摇头感觉整合试验(摇头时进行感觉整合试验)、步态分析(长平台上行走时重心控制能力)等检查。

9. 前庭自主神经反应　检测前庭自主神经反应敏感性,主要用以飞行员等特殊职业人群选拔,也可用于前庭运动敏感性相关的疾病评价。

受检者端坐于旋转椅上,头前倾30°,头靠在可左右摆头各30°的头托上,转椅分别依次以60°/s,75°/s,90°/s,105°/s,120°/s角速度恒速旋转各5min,受检者按照节拍器1次/2s节奏做左右各30°摆头(速度30°/s),随时报告主观感觉,检查者观察受检者面色、出汗、心率、恶心、呕吐等自主神经表现,以出现恶心、呕吐等严重自主神经反应不能耐受作为终点,记录耐受时间。一般不能耐受4min以下可判断为前庭自主神经反应敏感,15min以上为良好。

选择性前庭功能检查,相对于基本前庭功能检查而言,本部分所列检查在临床上使用时间相对较短,方法标准还不完全统一,检查的特异性和敏感性比较有限,有些临床意义尚不十分确切,甚至存在一定争议。此为目前临床上比较常用、大家普遍接受和采用的检查方法,推荐可在患者完成基本前庭功能检查基础上根据具体情况选择进行。

四、康复流程(图 36-1)

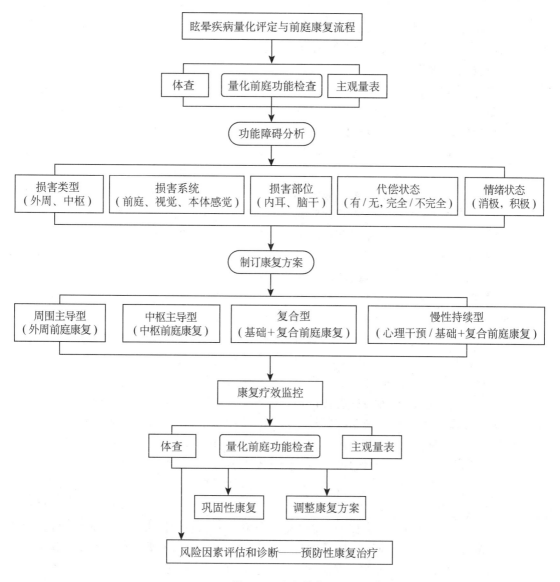

图 36-1 康复流程

五、现代康复

(一)前庭康复训练

前庭康复的效果与很多因素有关,前庭康复评定和选择适当的康复方法均是其中重要因素。因此,前庭康复训练前的基线评定非常重要,需要根据康复评定提供的信息选择适当的康复方法。

通过前庭康复基线评定,前庭康复所需要了解以下方面的前庭功能损害状态:损害性质、损害系统、损害部位、损害程度、代偿潜力、情绪状态、主观感觉等方面。同时还要了解原发病治疗情况,是否有其他合并症等。才能根据这些信息制定康复治疗方案。

前庭康复效果受很多因素的影响,其中康复治疗剂量和患者参与程度需要引起更多的注意。

①康复治疗剂量:前庭康复治疗既然是治疗,也存在治疗剂量的问题。康复治疗剂量适当对康复效果是很重要的因素。主要遵循以下原则:安全与效果之间的平衡,既要保持一定挑战性和难度,使前庭系统得到应有的训练,又要注意安全,不要太激进,一下子进行超出患者负荷能力太多的治疗量,使患者过度疲劳。逐步与及时之间的平衡。应注意先易后难,循序渐进,待患者逐渐适应后及时增加强度。所谓及时是指患者一旦适应某种频率、速度、时间、强度,在头眼协调训练中能保持固视能力,就要及时地提高频率、速度,不要过久地停留在一个固定强度。当然每次增加的强度不要过大。例如,某些训练在最初时,一次只能坚持 1～2min 就能达到刺激作用,达到目的了,再增至 5～10min,或后每天 2～3 次增至每天 3～5 次。自练-他练之间的平衡,可根据功能损害的程度来决定,两者的比例,轻者以自练为主,重者以他练为主,辅以自练。两者结合:有治疗师给予专业性评估指导强化训练,由自己在家练来巩固效果。最后逐步实现完全性自练。

②患者参与的程度:患者参与的主动性和积极性程度对康复效果有直接影响。于20 世纪 70 年代流行起来的健康控制点理论认为,一个人的健康行为以及因此产生的健康结果在很大程度上与一个人的健康信念有关。研究发现,眩晕平衡疾病造成的障碍多与信念控制点偏低有关,而障碍的恢复则与信念控制点较高相关。因此,如何提高患者在康复治疗过程中参与的积极性和主动性是一个重要问题。在康复中加入促进平衡信念的因素是一个可以尝试的方法,例如,向患者说明具体方案,便于患者参与。花一点时间了解患者自主训练的感受体验,及时肯定进步,即使是微小的改善。鼓励患者参与的主动性和积极性。

1. 外周性前庭康复

(1)摇头固视:水平或垂直方向转动头部(或者根据水平或垂直 VOR 损害的情况重点选择水平或垂直头动)时,眼睛要一直注视正中位固定静止视靶,头眼方向相反。

(2)交替固视:在两个固定静止视靶之间水平或垂直方向转头时,眼睛要随着头动交替注视两个不同方向的视靶,头眼方向相同,对准视靶。

(3)分离固视:两个固定静止视靶可以是远距离(墙上)或近距离(两手),头眼同时对准一侧视靶(以能看清视靶为准)。然后头保持不动,只有眼睛转向另一侧视靶固视。造成头与眼之间的分离距离。在能看清视靶并停留片刻之后,再把头快速转过来,在转动头的时候要保持能看清视靶。当头眼再次同时对准这个视靶片刻后,以相同的方式重复。

(4)反向固视:手持视靶沿水平或垂直方向移动时,眼睛固视视靶随之移动,头向视靶移动方向相反的方向移动,直到超出视野范围。反向固视造成的 VOR 视网膜影像误差量为固视视靶的 2 倍,训练难度增加了 1 倍,又称 VOR 2X 训练(2 倍于以上 VOR 1X 训练的意思)。需要在患者完全适应了 VOR 1X 的前提下,再开始 VOR 2X 的训练。

以上固视训练均保持 1～2min,尽可能快速,不要停止,除非看不清视靶上的字,或感觉很晕。如果视靶上的字逐渐变得看不清了,可以试着减慢头动速度,适应后再加速。

视靶在外周性前庭康复时非常重要。需要注意:①视靶上要有字,以能看清视靶上的字为好。②视靶距离有两种,远视靶可在 1～2m 处的墙壁上或物体上,近视靶可以拿在患者的手上,把手臂伸直到一臂长度。分别利用远近视靶进行康复训练。③视靶间距:如有两个视靶,视靶间从较小距离开始逐步增大,直到最大视野范围。④视靶移动的方向:水平或垂直方向,根据患者受损的情况而定。

先易后难的训练步骤。以上 4 种康复方法可以在以下几种难度条件下进行训练，但先从患者可以接受和适应的难度开始。①坐位训练：分别选择进行上述康复训练。②站位训练：设定两脚间距，逐渐从宽变窄。③海绵垫上站位训练：设定两脚间距，逐渐从宽变窄。④视靶变化训练：由远距离逐步到近距离。⑤行走训练：从慢速开始，逐步增加速度和频率。同时增加头动速度和频率（在不同频率和头速下训练）。⑥可先进行水平方向训练再进行垂直方向训练。也可以根据前庭损害情况有重点地选择。

2. 中枢性前庭康复 器质性前庭疾病造成的中枢功能障碍，主要表现为前庭功能亢进、前庭眼动调节功能异常或其他中枢性异常。可根据患者情况选择性地进行前庭康复。

（1）VOR 抑制：双手指交叉握住一个视靶或双拇指竖起作为视靶，缓缓向水平或垂直方向移动视靶。头眼同时同步缓慢跟踪视靶，或者头眼同时跟踪注视大拇指，视靶头眼之间不留任何距离。最好能看清视靶上的字，反复训练 1～2min，不要停止，除非看不清视靶上的字，或感觉很晕。可从慢速开始，适应了再逐渐加快速度。

（2）反扫视：随机示意两个视靶中一个视靶（远距离或近距离视靶），头静止不动，眼睛向示意视靶相反位置的视靶快速扫视，以能看清这个反向视靶为好。训练抑制反射性扫视和起动随意扫视的能力。可在水平和垂直两个方向练习。

（3）记忆 VOR：中心视靶可远距离（墙上）或近距离（手持），头眼同时对准视靶，以能看清视靶的字为好。然后闭目，将头转向一侧，想象眼睛注视着那个记忆中的视靶。然后睁开眼，看一看眼睛是否还在视靶上，偏离视靶多少。下次调整，尽可能更准确，每次睁开眼时距离视靶越近越好。转头可从小幅

度开始，逐步增大。反复训练 5min，除非感觉疲劳。可在左右、上下不同方向和位置进行训练，并逐步加快速度。

（4）记忆扫视：可在正中位置各个方向和位置设置多个视靶，可以设远距离或近距离视靶。头眼同时对准视靶时，以能看清视靶的字为好。记住后闭目，头眼同时转动至正中位。在闭目条件下，头静止不动，通过眼动扫视重新固视记忆中的视靶。然后睁开眼睛，看一看眼睛是否在视靶上，是否可以看清视靶。如果有偏离视靶，下次调整，尽可能更准确，每次睁开眼时距离视靶越近越好。视靶与正中位的距离可从小幅度开始，逐步增大。反复训练 5min，除非感觉疲劳。可在左右、上下不同方向和位置进行训练，并逐步加快速度。

（5）记忆视靶的作用：利用高级中枢的认知功能启动传出副本信号，并经过知觉内部模板将传出副本信号传递至相关结构，诱发前庭适应和代偿机制。通过高级中枢的调节作用，进行 VOR 适应和代偿训练，分别利用远近视靶进行训练。

以上康复方法可以在以下几种难度条件下进行训练，按照先易后难的训练步骤。但先从患者可以接受和适应的难度开始：①坐位训练：分别选择上述各种康复训练。②站位训练：设定两脚间距，逐渐从宽变窄。③远视靶和近视靶相间使用。④根据情况，在左右、上下不同方向进行。⑤逐步增加速度。

3. 替代性前庭康复 主要用于前庭功能完全性损害，也可用于混合型损害。对于完全性前庭功能丧失的患者，由于缺乏残存的前庭功能，单纯的外周性康复效果通常有限，需要替代性康复。通过视眼动系统，颈反射系统，高级知觉和认知功能来进行 VOR 替代康复。对于有混合型损害的患者，可能需要结合几种不同的方案同时进行。

（1）反射性扫视：两个固定静止视靶可以是远视靶或近视靶，两视靶间最好从小距离

间隔开始,逐步增大。在两个视靶间转颈,转颈后头先对准视靶,眼睛随后跟进同一固视视靶,以能看清视靶为好。可在水平或垂直等不同方向上进行,连续 1～2min 不停止,除非看不清视靶或头晕加重。颈部活动受限者不适宜进行。利用缓慢转颈驱动颈眼反射进行 VOR 替代性训练。VOR 正常时,颈反射的作用不大。但当 VOR 完全性损害,不起作用时,转颈提高颈活动性,刺激颈肌本体觉介导的颈眼反射,促进 COR 来替代低频 VOR。

(2)记忆 VOR、记忆扫视:方法同上。

4. 视觉冲突(视觉强化/优势)性康复视觉信息与其他感觉信息冲突可导致眩晕头晕和不稳。原因主要有两大类:器质性疾病和非器质性疾病。器质性疾病常见于前庭器质性疾病,视觉-眼动系统器质性疾病,非器质性疾病常见于:①视觉信息与前庭信息不相称。②视觉与其他感觉信息冲突而过分依赖视觉信息,引起对复杂视觉刺激环境高度敏感性头晕反应。③行为因素对前庭系统的影响形成对视觉等感觉信息的高度敏感状态,例如川流不息或运动不止的视觉环境背景,以及需要高度精细视觉的工作情况,产生头晕感觉。视觉强化康复可通过视觉背景提供视觉冲突,增强 VOR 反应和视觉-前庭交叉反应能力,降低对运动和视觉刺激敏感性。

(二)BPPV 手法复位

BPPV 是一种自限性疾病,研究认为可能与耳石器官受损程度较轻,机体迅速代偿有关。手法复位是治疗 BPPV 的首选方法(图 36-2),但对于头晕较重,伴有严重恶心、呕吐,不能耐受手法复位的患者,可暂时给予胃复安、盐酸异丙嗪等对症治疗,待症状缓解后再进行手法复位。对于难治性、顽固的 BPPV,也可行外科手术治疗,如后壶腹神经切断术,半规管阻断术。

1. 后半规管 BPPV 复位手法

(1)Epley 法:后半规管 BPPV 首选复位

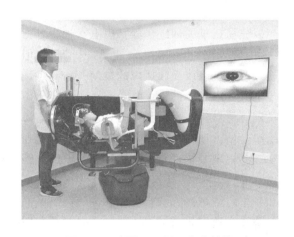

图 36-2 法国 TRV 耳石复位转椅

方法。具体步骤为:患者正坐于检查床上,检查者位于床旁,双手把持患者头部向患侧转头 45°,保持上述头位不变,同时嘱患者迅速仰卧,头向后悬垂于床平面下 30°,继续把持患者头部向健侧转头 90°;保持头与身体的位置不变,嘱患者向健侧翻身 90°,待眩晕减轻(或消失)后坐起。复位过程中每一个位置都应该保持一定的时间,直到眼震或眩晕消失,通常至少保持 30s。Epley 手法复位 1 次的成功率约为 80%,重复复位 4 次后,其成功率可高达 92%。

(2)Semont 法:让患者端坐于检查床中部,双腿自然下垂,向健侧转头 45°;保持头位不变,身体快速向患侧侧卧,直到眩晕和眼震消失后,继续保持患者头位偏向健侧 45°,身体再向健侧侧卧,此时患者鼻尖偏向水平地面 45°,保持该体位不变,直到眩晕和眼震消失后让患者缓慢回到端坐位。对于嵴帽型的后半规管 BPPV 也可以用此方法复位。

(3)Parnes 颗粒复位法:嘱患者端坐于治疗台上,向患侧转头 45°,然后迅速取仰卧悬头位,此时颈部处于伸展位,保持此位置 2～3min,然后将受试者头部连同身体一起向健侧翻转使其侧卧于治疗台上,头朝下与水平面呈 45°,此位置保持 1～2min,最后恢复坐位,头略前倾。研究发现 Parnes 颗粒复位法有效率为 90.5%，痊愈率为 76.2%。

（4）Harvey 管石解脱法：嘱患者端坐于检查床上，头向患侧转 45°保持上述头位不变，同时嘱患者迅速仰卧，头向后悬垂于床平面下 30°，1～2min 后以每次 15°～20°依次缓慢向对侧转头，每转 1 次停留 30s，观察眼震，直到翻身呈健侧卧位，头与水平面呈 135°（至此头部共转 180°），最后嘱患者恢复端坐位。

2. 水平半规管 BPPV 复位手法　水平半规管 BPPV 有向地性眼震、背地性眼震、背地-向地转换性眼震。水平半规管的 BPPV 的治疗有时颇有难度，尤其是背地性眼震的患者。

（1）向地性眼震

①Barbecue 法：嘱患者取仰卧位 30°，将头部和身体一起向健侧转 90°；然后继续向健侧再转 90°，此时患者的体位为俯卧位；再继续向健侧转 90°；最后嘱患者继续转 90°回到平卧位。每个体位应保持一段时间，待眼震和眩晕消失后再变换下一体位，整个过程头部和身体共转动 360°。这种手法可以使耳石碎片移动并从水平半规管出来，回到椭圆囊。

②Vannucchi 强迫长期位置法：嘱患者健侧卧位持续约 12h。该手法适用于症状较重，或连续的位置变化后症状加重，以及侧别不能确定的患者。如果长期一侧卧位未见好转，可取另一侧卧位，持续约 12h。

③Gufoni 法：又称反 Gufoni 法，嘱患者端坐于检查床中部，双腿自然垂下，嘱患者快速向健侧卧位，并保持此头位 1～2min，待眼震减弱或消失后，嘱患者快速向地板方向转头 45°，保持此头位 1～2min，眩晕消失后嘱患者缓慢坐起。

（2）背地性眼震

①Appiani 法：又名正 Gufoni 法，嘱患者端坐于检查床中部，双腿自然下垂，嘱患者快速向患侧侧卧，保持此头位 1～2min，待眩晕

和眼震消失（或明显减弱）后，嘱患者快速向天花板方向转头 45°，并保持此头位 1～2min，待眩晕和眼震消失后，嘱患者缓慢坐起。不同文献报道的 Appiani 法治疗背地性水平半规管 BPPV 的成功率差异较大，从 20.2%～81.3%不等。

②摇头法：左右摇头 15s，每秒 2 个回合。研究发现摇头法的有效率约为 62%。

3. 前半规管 BPPV 复位手法

（1）Yacovino 法，又名深悬头位法（deep head hanging，DHH）：患者正坐于检查床上，迅速躺下，使患者正位垂直悬头于床下至少 30°，至多可到 75°；30s 后将患者头部上抬至下颏抵住胸部；30s 后缓慢坐起，头略前倾，待眩晕及眼震消失后，嘱患者坐直，头位恢复至起始位。当症状不缓解或复位失败时，重复此操作。

（2）反 Epley 法，具体步骤：嘱患者端坐于检查床上，检查者把持患者头部向健侧转头 45°，同时嘱患者迅速仰卧，头部向后悬垂于床平面下 30°，待眩晕和眼震明显减轻或消失后，将患者头部向患侧转 90°；待眩晕和眼震明显减轻或消失后，将患者头部及身体同轴再向患侧转 90°，待眩晕完全消失后坐起。国内研究发现此复位手法的有效率约为 69%。

（3）Kim 法：患者取坐位，头向健侧转 45°，然后躺下，头悬于床平面下 45°，保持 2min。2min 后保持患者头位仍处于侧转位 45°不变，但头抬起于床平面位置，保持 1min，之后让患者回到坐位，下颌向下倾 30°，此时患者头仍处于侧转位 45°不变，最后保持患者下颌下倾，头向前转恢复至正中位。

（4）Rahko 法：患者取健侧卧位，首先头向下倾斜 45°；然后至水平位，之后头上抬 45°，每个位置保持 30s，最后让患者坐起，保持正坐位，至少 3min。

4. 前庭习服法　又称 Brandt-Daroff 习服法，其机制可能是头位变化使嵴顶处的耳

石加速分散、溶解。具体步骤:患者端坐于检查床中部,双腿自然垂下,向健侧转头 45°,保持头位不动快速向患侧侧卧,待眩晕及眼震消失后坐起,之后头再向患侧转 45°,头位不动快速向健侧侧卧位,待眩晕及眼震消失后坐起。每次 10～15 min,每日 3 次,连续习服 2～3 周后症状可基本消失。对于手法复位治疗后残余的头晕症状也可用此方法治疗。可每 3 小时重复 1 次,直至无眩晕发作。前庭习服法一般用于复杂型 BPPV 的治疗。

耳石复位过程中,患者可出现眩晕、恶心、呕吐等症状,部分患者在复位过程中可出现一过性失衡,通常上述症状持续数天或更长时间。BPPV 手法复位的另一个可能的并发症是耳石异位,最常见于后半规管 BPPV 异位,此时可以采用水平半规管(向地或背地)的 BPPV 复位方法进行治疗。

综上所述,BPPV 是临床上最常见的眩晕疾病,预后良好。其诊断主要依靠病史和诱发试验,康复治疗主要依靠手法复位。适当的复位方法不仅能够提高诊疗效率,也可减轻患者在复位过程中出现的不良反应,提高患者治疗的依从性。

(三)认知行为疗法

认知行为治疗(CBT)是针对心理和行为问题的一种治疗,用于调节情绪、心理、社会因素造成的健康问题。例如,病理性回避行为可妨碍代偿机制形成,长期影响康复能力。通过传递积极正面的信息进行心理干预,降低威胁恐惧性知觉,降低对某些刺激的过度敏感反应,调整改变病态心理防卫机制,逐步适应回归正常反应。CBT 临床试验发现,要能在前庭疾病等引发事件发生的 8 周内开始 CBT 治疗,也就是持续性姿势-知觉性头晕(PPPD)刚开始发生但还没有完全形成时,CBT 治疗效果显著,明显降低相关性回避症状。近年来,CBT 在治疗精神源性或合并了精神源性眩晕疾病中,取得了一定效果。

(四)生物反馈治疗

生物反馈治疗,是根据生物信号反馈提供的信息,通过学习和调节,再作用于信息源,使患者进行有意识的"意念"控制和心理训练。以达到最好的释放压力,调节情绪的目的,对于缓解眩晕症状,以及解决因长期眩晕所带来的紧张、焦虑有很好的疗效。

生物反馈技术成功地应用于解决压力紧张、应激反应等心理和社会问题引发的心身疾病,以及一些精神性疾病,如焦虑症、抑郁症。生物反馈信号评估主要针对情绪因素和精神性疾病所造成的躯体生物信号变化,精神的、情绪的、心因性的因素会对人体生理信号产生影响。生物反馈仪就像一面镜子,通过对捕捉到的生物信号量化分析,可以直观地看到心理因素和精神性疾病对躯体造成的影响,我们能够通过对生物反馈信号的学习和体验,进行积极心理干预,调节和改变原有的状态,向良性方向发展,最终形成健康性反应体系,使疾病得到彻底治疗。

患者参与的主动性和积极程度对康复效果有直接影响,人有很大的对抗内在、外在压力的能力,可以通过将这种内在能量挖掘出来,通过调动这种内在能力的方式来达到康复的目的。

六、中医康复

眩晕是自觉头晕眼花、视物旋转动摇的一种症状,有经常性与发作性的不同。轻者发作短暂,平卧闭目片刻即安;重者如乘坐舟车,旋转起伏不定,以致难于站立,恶心呕吐;或时轻时重,兼见他证而迁延不愈,反复发作。病位主要在脑髓清窍,起因多与忧郁恼怒、恣食厚味、劳伤过度等有关。情志不舒,气郁化火,风阳升动,或急躁恼怒,肝阳暴亢,而致清窍被扰;恣食肥甘厚味,滞脾而痰湿中阻,清阳不升,浊阴上蒙清窍;素体薄弱,或病后体虚,气血不足,清窍失养;过度劳伤,肾精亏耗,脑髓不充。上述因素均可导致眩晕。

总之,眩晕的发生不越清窍被扰、浊阴被蒙和脑髓失养。

(一)中药辨证论治

1. 肝阳上亢证

证候:眩晕,耳鸣,头目胀痛,口苦,失眠多梦,遇烦劳郁怒而加重,甚则仆倒,颜面潮红,急躁易怒,肢麻震颤,舌红苔黄,脉弦或数。

治法:平肝潜阳,清火息风。

方药:天麻钩藤饮加减。可用于肝阳偏亢,风阳上扰而导致的眩晕。若肝火上炎,口苦目赤,烦躁易怒者,酌加龙胆草、丹皮、夏枯草;若肝肾阴虚较甚,目涩耳鸣,腰酸膝软,舌红少苔,脉弦细数者,可酌加枸杞子、首乌、生地黄、麦冬、玄参;若见目赤便秘,可选加大黄、芒硝或当归龙荟丸以通腑泄热;若眩晕剧烈,兼见手足麻木或震颤者,加羚羊角、石决明、生龙骨、生牡蛎、全蝎、蜈蚣等镇肝息风,清热止痉。

2. 气血亏虚证

证候:眩晕动则加剧,劳累即发,面色㿠白,神疲乏力,倦怠懒言,唇甲不华,发色不泽,心悸少寐,纳少腹胀,舌淡苔薄白,脉细弱。

治法:补益气血,调养心脾。

方药:归脾汤加减。本方主治心脾两虚,气血不足而致的眩晕等。若中气不足,清阳不升,兼见气短乏力,纳少神疲,便溏下坠,脉象无力者,可合用补中益气汤;若自汗时出,易于感冒,当重用黄芪,加防风、浮小麦益气固表敛汗;若脾虚湿盛,腹泻或便溏,腹胀纳呆,舌淡舌胖,边有齿痕,可酌加薏苡仁、炒扁豆、泽泻等,当归宜炒用;若兼见形寒肢冷,腹中隐痛,脉沉者,可酌加桂枝、干姜以温中助阳;若血虚较甚,面色㿠白,唇舌色淡者,可加阿胶、紫河车粉(冲服);兼见心悸怔忡,少寐健忘者,可加柏子仁、合欢皮、夜交藤养心安神。

3. 肾精不足证

证候:眩晕日久不愈,精神萎靡,腰酸膝软,少寐多梦,健忘,两目干涩,视力减退;或遗精滑泄,耳鸣齿摇;或颧红咽干,五心烦热,舌红少苔,脉细数;或面色㿠白,形寒肢冷,舌淡嫩,苔白,脉弱尺甚。

治法:滋养肝肾,益精填髓。

方药:左归丸加减。本方滋阴补肾,填精补髓,主治因肾精不足,髓海失养而导致的眩晕。

若阴虚火旺,症见五心烦热,潮热颧红,舌红少苔,脉细数者,可选加鳖甲、龟甲、知母、黄柏、丹皮、地骨皮等;若肾失封藏固摄,遗精滑泄者,可酌加芡实、莲须、桑螵蛸等;若兼失眠,多梦,健忘诸症,加阿胶、鸡子黄、酸枣仁、柏子仁等交通心肾,养心安神。若阴损及阳,肾阳虚明显,表现为四肢不温,形寒怕冷,精神萎靡,舌淡脉沉者,或予右归丸温补肾阳,填精补髓,或酌配巴戟天、仙灵脾、肉桂。若兼见下肢浮肿,尿少等症,可加桂枝、茯苓、泽泻等温肾利水;若兼见便溏,腹胀少食,可加白术、茯苓以健脾止泻。

4. 痰湿中阻证

证候:眩晕,头重昏蒙,或伴视物旋转,胸闷恶心,呕吐痰涎,食少多寐,舌苔白腻,脉濡滑。

治法:化痰祛湿,健脾和胃。

方药:半夏白术天麻汤加减。本方燥湿化痰,平肝息风,用于治疗脾虚湿盛,风痰上扰之眩晕。若眩晕较甚,呕吐频作,视物旋转,可酌加代赭石、竹茹、生姜、旋覆花以镇逆止呕;若脘闷纳呆,加砂仁、白蔻仁等芳香和胃;若兼见耳鸣重听,可酌加郁金、菖蒲、葱白以通阳开窍;若痰郁化火,头痛头胀,心烦口苦,渴不欲饮,舌红苔黄腻,脉弦滑者,宜用黄连温胆汤清化痰热。

5. 瘀血阻窍证

证候:眩晕,头痛,兼见健忘,失眠,心悸,精神不振,耳鸣耳聋,面唇紫暗,舌暗有瘀斑,脉涩或细涩。

治法:祛瘀生新,活血通窍。

方药:通窍活血汤加减。本方活血化瘀,通窍止痛,用于治疗跌仆外伤,瘀阻头窍而导致的眩晕、头痛诸症。若兼见神疲乏力，少气自汗等症，加入黄芪、党参益气行血；若兼畏寒肢冷，感寒加重，可加附子、桂枝温经活血。

(二)针灸治疗

1. 普通针刺

(1)实证

①治法：平肝化痰，定眩。以足少阳经、督脉及足厥阴经穴为主。

②主穴：风池、百会、内关、太冲。

③操作：采用毫针泻法。

④配穴：肝阳上亢加行间、侠溪、太溪；痰湿中阻加中脘、丰隆、阴陵泉。

(2)虚证

①治法：益气养血，定眩。以足少阳经、督脉穴及相应背俞穴为主。

②主穴：风池、百会、肝俞、肾俞、足三里。

③操作：风池用平补平泻法，肝俞、肾俞、足三里等穴用补法。

④配穴：气血两虚加气海、脾俞、胃俞；肾精亏虚加志室、悬钟、三阴交。

2. 头针　选顶中线，沿头皮刺入，快速捻转，每日 1 次，每次留针 30min。

3. 电针　取颈夹脊穴、风池、合谷、阿是穴等，针刺得气后接电针仪，用电针连续波中强度刺激。适用于实证眩晕。

4. 耳针　选肾上腺、皮质下、额。肝阳上亢者，加肝、胆；痰湿中阻者，加脾；气血两虚者，加脾、胃；肾精亏虚者，加肾、脑。毫针刺或用王不留行籽贴压。

5. 热敏灸疗法　热敏灸是一种提高艾灸疗效的新型灸法。眩晕患者的热敏穴位以头部、颈部为高发区，如天柱、风池、率谷、百会等区域。每次选取上述 2～3 组穴位，每次治疗以灸至感传消失为度。

6. 隔药盐灸法　以 10 号头晕方为主方，余酌情合方。

(三)推拿

1. 头面颈项部操作　用一指禅推印堂至发际、印堂沿眉弓至太阳，6～8 遍；分推额部、眼眶部 8～10 遍；抹太阳至头维 6～8 遍；用拇指按揉睛明、攒竹、太阳、鱼腰、角孙、迎香、四白，每穴约 1min；用扫散法在头两侧胆经循行部位自前上方向后下方操作，每侧 10～15 遍；拇指按揉风池、风府，约 5min。

2. 腰背部操作　用掌推法直推背部膀胱经 6～8 遍；用擦法横擦腰背部心俞、肝俞、肾俞、脾俞及膈俞，以透热为度。

3. 四肢部操作　用拇指按揉曲池、神门、阳陵泉，每穴约 1min；擦涌泉，以透热为度；拿上肢约 3min，屈侧力量重，伸侧宜轻；用掌按揉下肢内侧约 3min。

(四)其他疗法

1. 穴位注射　根据中医证型，分别选用柴胡注射液、当归注射液、丹参注射液、川芎注射液、维生素 B_1 或 B_{12} 注射液，常规取 2～3 穴，每穴 0.5ml。

2. 穴位贴敷　多以俞募配穴为主，随证加减，每次取 10 穴左右，每天 1 次，一般贴敷 1h 后取下，具体贴敷时间视患者皮肤情况而定。肝肾阴虚证加合谷、三阴交、曲池及足三里；痰浊上蒙证加合谷、太溪、曲池及丰隆；风阳上扰证加太冲、曲池、合谷及风池；气血亏虚证加涌泉、曲池、气海及足三里。

3. 放血疗法　主要适用于肝阳上亢型或瘀血阻窍型眩晕。推荐穴位：耳尖、颈百劳、大椎、肩井、膈俞。耳尖用三棱针放血，两耳交替进行。穴位消毒后用三棱针点刺，每穴放血 8～10 滴(0.5～1ml)，然后用消毒干棉球加压止血。或用刺络拔罐法，选取患侧太阳及周边血管充盈的静脉处，常规消毒后用三棱针快速点刺，出血后用火罐进行吸拔，出血量以 2～3ml 为宜。

4. 中药热敷　采用我科自制中药热敷包，药物组成：透骨草、红花、白芷、羌活、细辛、川牛膝、当归、木瓜、五加皮、桂枝、鸡血藤等。蒸煮加热后隔毛巾敷于枕项部，每次 30min 左右，每日 1～2 次。

七、研究进展

眩晕是人体对空间关系的定向或平衡感觉障碍,是一种对自身或外界的运动错觉,是神经科最为常见的症状之一。在以人群为基础的调查问卷中发现,20%～30%的人群曾先后发生过头晕/眩晕的症状。眩晕的发病率很高,但是由于引起眩晕的原因众多,眩晕的诊断是个很大的难题,而明确诊断是治疗的前提。目前针对眩晕的康复治疗方法众多,其中以颈型眩晕的康复治疗为最多见。

针灸治疗颈性眩晕的临床报道较多,疗效确切。针灸取穴一般以督脉、足太阳膀胱经、足少阳胆经、手少阳三焦经及颈夹脊穴、阿是穴为多,常用穴位有天柱、风池、大椎、百会等。针灸常配合穴位注射疗法一起使用,以取得更好的治疗效果。穴位注射疗法是一种结合药物、针刺双重作用的疗法。能直接发挥药物的治疗作用,且药物的吸收可增强穴位刺激效应强度,穴位吸收又放大药物的治疗作用,减少用药量,充分发挥药物和穴位的协调作用。常用穴位注射药物有丹参、当归注射液,二者均为中药有效成分提取物,具有扩张血管,降低血液黏稠度,改善微循环等功效。除去常规针灸外,浮针疗法也常用于治疗眩晕,是用一次性浮针针具,以局限性病痛为基准,沿病痛周围(而不是在病痛局部)进针,针尖对准病灶,针体沿浅筋膜前行的一种侵入性物理疗法。该疗法对颈性眩晕亦有立竿见影的效果。除此之外还常用热敏灸、电针、小针刀等治疗眩晕。

推拿手法是一种无痛、安全且有效的治疗方法,常用于治疗眩晕。宣蜇人通过长期的临床实践,对颈部软组织损伤、劳损或肌肉痉挛等造成的颈椎节段失稳进行系统总结,颈性眩晕的推拿手法逐步成形。推拿手法可放松颈部肌肉,解除颈肌痉挛,促进局部血液循环,改善脑缺血。配合整脊手法可恢复小关节错位,纠正椎动脉的骨性通道,减轻对椎动脉的刺激,改善眩晕症状。

超声疗法、短波疗法能消除或缓解颈部肌肉痉挛,改善局部血液循环,消除因病变刺激引起的神经血管水肿和充血反应,改善血液循环,从而缓解症状。

临床一般选用营养神经、扩张血管、消肿等药物治疗眩晕,而中药口服或外用对颈源性眩晕也有较好的疗效。

当患者的颈性眩晕诊断明确,眩晕反复发作,严重影响日常生活和工作,非手术治疗无效,且无手术禁忌证时就应考虑进行手术治疗。颈性眩晕手术治疗机制主要在于:解除椎动脉、脊髓的机械性压迫,重建脊柱稳定性,减轻或消除交感神经刺激,恢复颈椎生理曲度和重建病变节段的稳定。其术式主要有:横突孔切开减压术、横突孔切开减压加椎间植骨融合术、钩椎关节切除加植骨融合术。颈椎侧前方横突孔切开减压及钩椎关节切除术,一般需切除2～3个横突孔,并切除椎动脉周围继发性压迫物以恢复椎动脉血供。

八、注意事项

1. 重视早期康复。疾病急性期或者早期,患者通常由于眩晕不愿意活动或避免活动,以免加重眩晕。除非特别严重可考虑给予症状性药物治疗,一般不主张使用。由于这类药物会抑制前庭代偿机制的建立,使用不宜超过48h。早期康复时可能会带来眩晕或头晕加重但是只要坚持康复,建立代偿机制,这种情况很快就会过去。回避行为会阻碍发展正常代偿机制,甚至导致病态代偿,患者可因此症状长期存在,影响生活质量。

2. 眩晕发作时,嘱患者闭目或平卧,保持安静,如伴呕吐应防止呕吐物误入气管。

3. 眩晕患者应避免突然、剧烈的体位改变和头颈部运动,以防眩晕症状的加重,或发生昏仆。有眩晕史的患者,当避免剧烈体力活动,避免高空作业。

4. 对伴有严重合并症或并发症者,应在

治疗原发病的同时,积极治疗合并症或并发症。

5. 康复治疗计划应建立在功能评定的基础上,根据评估结果制定个性化前庭康复方案。

6. 重视情志调理:注意卧床休息,尽可能避免外界环境的各种刺激,避免焦虑、紧张、抑郁、恐惧等不良情绪,保持心情舒畅,加强宣教,使患者学会自我心理调节。

7. 饮食护理:饮食宜低盐、低脂、清淡、易消化等食物,少食多餐。

九、临床康复病例分析

案例1(前庭神经炎) 邹某,女,45岁,因"反复眩晕5d"于2019年2月5日入院治疗。

病史 患者于5d前无明显诱因突发眩晕,视物旋转,伴恶心呕吐,活动受限,轻微活动时即出现明显恶心、呕吐,共持续2d,当地就诊,行颈椎CT示:颈椎间盘突出。对症治疗后症状减轻,但现仍觉头晕,体位变化时加重,静止时稍减轻。无头痛、发热,无言语不清、吞咽困难,无四肢乏力,无耳鸣,无听力下降,无偏侧肢体活动障碍及感觉障碍,无咳嗽,无发热等。为求进一步诊疗,今就诊我院,拟"头晕查因"收住入院。现症见:头晕,活动、改变体位时加重,神疲乏力,纳少,舌淡苔薄白,脉细弱。

查体 心肺腹(一)。神志清,双耳郭无畸形,牵拉耳郭无疼痛,乳突区无压痛。双侧外耳道无充血、脓液及耵聍,双侧鼓膜完整,标识清楚,略内陷,未见穿孔及积液。双侧指鼻试验稳准,闭目难立征及行走试验(一),自发眼震(一),Romberg(一)加强(±),踏步试验(±)。深浅感觉无异常。生理反射存在,病理反射未引出。

辅助检查 血常规、肝肾功能、血糖、心酶、血脂均正常。心脏超声示:三尖瓣、肺动脉瓣轻度反流,左室舒张功能减低。颈部血管超声示:右侧锁骨下动脉内中膜增厚,双侧颈动脉、双侧椎动脉、左侧锁骨下动脉未见明显异常。心电图示:窦性心律,正常心电图。胸片示:两肺、心膈未见异常。听性脑干反应示:双侧正常听性脑干反应。头部MRI示:未见异常。

诊疗过程 入院后完善各项检查,改善微循环,进行前庭功能评定:

1. 纯音测听 双耳正常听力图。

2. 视频眼震电图 出现2.6°/s左向自发眼震;冷热试验示:头位下出现8°/s左向自发眼震,右耳热试验出现左向眼震(考虑可能与自发眼震有关导致),无一侧减弱,左向优势偏向。提示前庭周围性病变。

3. 平衡评估 本体感觉异常,视觉异常,前庭觉异常,综合得分29分。

4. DHI量表评分 总分60分,反映存在中度残障。

根据以上前庭功能评定结果,早期介入外周性前庭康复。

西医诊断 前庭神经炎。

中医诊断 眩晕(气血亏虚证)。

存在问题

1. 功能障碍 平衡障碍、眩晕。

2. 能力障碍 活动下有眩晕,惧怕活动,生活需要帮助。

3. 参与障碍 长时间无法正常工作。

治疗计划

1. 康复宣教:对患者及家属进行健康宣教,包括患者症状特点介绍,分析患者评估结果,告知接下来的治疗计划及可能产生的改变(症状缓解和不良反应),鼓励患者增加运动,避免因回避眩晕或平衡障碍而减少活动。

2. 进行步态平衡训练。

3. 进行摇头固视训练和反向固视训练,增加视靶背景干扰。

4. 进行步行平衡训练与摇头固视训练结合进行的双重任务训练模式。同时根据患者对训练的耐受程度,适当地添加视靶背景的干扰。应用平衡仪配合训练。综合以上4

种方法,每次训练 30min,每天训练 2 次,连续训练 5d。在每次训练前、后均进行眩晕感觉 VAS 评分。

5. 中医康复治疗

(1)针灸治疗:取穴风池、百会、脾俞、胃俞、肝俞、肾俞、气海、足三里。

(2)中药内服:方用归脾汤加减,以补益气血,健脾养心。

(3)隔药盐灸法:以 10 号头晕方为主方。

阶段总结

康复训练 1 周后进行疗效评估。结果:

①主观感觉评分(0~10 分):从 5 分到 1 分,提示:主观眩晕程度较前降低。

②DHI 量表:躯体评分从 24 分至 8 分,情绪评分从 8 分到 0 分,功能评分 28 分至 12 分,总分从 60 分至 20 分,提示:未见残障。

③感觉统合测试(SOT):COM 从 29 分至 74 分,提高大于 8 分;本体觉(SOM)、视觉(VIS)、前庭觉(VEST)评分明显提高。提示:视觉、前庭感觉信息利用明显提高,跌倒风险明显减低。

④脚尖对脚跟走试验(TW):步行速度从 13cm/s 到 20.2cm/s。行走快速转身测试(SQT):右侧转向时间 1.78~1.07s,提示:右侧转向稳定性提高,双侧转向对称性提高。

每次前庭康复训练前、后患者眩晕感觉评分(0~10 分)随训练的进行,逐渐减低,1 个月后随访患者,症状未见反复。

案例 2(BPPV) 胡某,男,41 岁,因"头晕 3 个月,再发 1 周"于 2019 年 3 月 20 日来院门诊就医。

病史 3 个月来反复头晕,视物天旋地转感,平卧翻身时向左侧时、平卧坐起时易出现。1 周前在本院复位治疗后好转,但仍存在持续的头昏感、步行不稳和漂浮感。现症见:头晕,感头重昏蒙,走路不稳,胸闷恶心,呕吐痰涎,食少多寐,舌苔白腻,脉濡滑。

查体 心肺腹(一)。闭目难立征检查无法完成,不能走"一"字。深浅感觉无异常。

生理反射存在,病理反射未引出。

西医诊断 良性阵发性位置性眩晕。

中医诊断 眩晕(痰湿中阻证)。

诊疗过程 门诊进行常规神经相关检查,进行前庭功能相关检查:1 周前视频眼震电图提示:异常视频眼震图,位置试验阳性。Dix 试验左侧时可见扭转性眼震。应用 Epley 法行左侧后半规管耳石复位。复位后位置性眼震消失,位置性眩晕感明显减轻。1 周后,位置试验阴性,行平衡评估示:前庭感觉评分异常,综合得分 45 分,前庭感觉评分明显低下,直线行走稳定性差。DHI 量表评分:总分 58 分,反映存在中度残障。介入前庭康复治疗。

存在问题

1. **功能障碍** 步行平衡障碍、眩晕持续存在。

2. **能力障碍** 无法独立外出,无法驾驶汽车,生活部分需要帮助。

3. **参与障碍** 无法正常上班和参与社交。

治疗计划

1. 康复宣教:对患者及家属进行健康宣教,包括患者症状特点介绍,分析患者评估结果,告知接下来的治疗计划及可能产生的改变(症状缓解和不良反应)。

2. 耳石症手法复位治疗。

3. 进行核心肌训练、步态平衡训练。位置性眼震与眩晕感消失后进行摇头固视训练和反向固视训练,增加视靶背景干扰。

4. 进行步行平衡训练与摇头固视训练结合进行的双重任务训练模式。同时根据患者对训练的耐受程度,适当地添加视靶背景的干扰。应用平衡仪配合训练。

综合以上 4 种方法,每次训练 30min,每天训练 2 次,连续训练 5d。在每次训练前、后均进行眩晕感觉 VAS 评分。

5. 中医康复治疗

(1)针灸治疗

取穴:风池、百会、内关、太冲、中脘、丰

隆、阴陵泉。诸穴以泻法为主。

（2）中药内服：方药半夏白术天麻汤加减，以化痰祛湿，健脾和胃。

阶段总结 位置性眼震消失，位置性眩晕感觉明显减轻。结果：

①主观眩晕感觉评分（0～10 分）：从 8 分到 1 分，提示：眩晕程度较前明显降低。

②DHI 量表：躯体评分从 22 分至 7 分，情绪评分从 7 分到 0 分，功能评分 29 分至 6 分，总分从 58 分至 13 分，提示：未见残障。

③SOT：VEST 评分明显提高至正常水平，综合得分由 45 分提高至 75 分。提示：前庭感觉信息利用明显提高，跌倒风险明显减低。

④脚尖对脚跟走试验（TW）：步行速度、末端晃动、步宽均较前改善，反映步行稳定性较前提高。

每次前庭康复训练前、后患者眩晕感觉评分（0～10 分）随训练的进行，逐渐减低，1 个月后随访患者，症状未见反复。

案例 3（小脑梗死） 患者李某某，男，49 岁，因"突发眩晕 1 个月，复发加重伴呕吐 1 周"于 2018 年 10 月 18 日入院。

病史 患者 1 个月前无明显诱因突发眩晕，伴自身旋转感，呕吐，曾至当地医院就诊，拟"小脑梗死"治疗后好转出院。但 1 周前复发加重，在头颈部转动时，仍有头晕，伴呕吐，遂来我院就诊。3 个月前有左肩部外伤史，现左上肢上抬时仍有肩部疼痛，有时右背部隐痛。现症见：患者头颈部转动时，感头晕，呈天旋地转样，伴恶心欲呕感，兼见失眠，精神不振，纳尚可，二便正常，面唇紫暗，舌暗有瘀斑，脉细涩。

查体 心肺腹（－）。神志清，精神可，言语清晰，理解力、记忆力及计算力未见明显异常。双眼睑无下垂，眼球无斜视和同向偏斜，双侧眼球各向运动不受限，无复视和眼球震颤，双侧瞳孔等大等圆，直径约 3mm，直接、间接对光反射灵敏，伸舌居中，四肢肌张力适中，肌力 Ⅴ 级，双侧指鼻试验稳准，闭目难立

征阴性，不能走"一"字。深浅感觉无异常。生理反射存在，病理反射未引出。

辅助检查 2018 年 9 月 18 日高州市人民医院头颅 MR：侧小脑、小脑蚓部继续脑梗死复查，与 2018 年 9 月 12 日对比，大致相似，病灶 DWI 信号减低，未见明显新发病灶。MRA：左侧大脑中动脉 M1 段末端发出一条动脉与前交通动脉汇入大脑前动脉（拟先天性发育异常）。颈椎 MR：$C_{3/4}$、$C_{4/5}$、$C_{5/6}$、$C_{6/7}$ 椎间盘膨出。颈椎退行性变。

西医诊断 小脑梗死。

中医诊断 眩晕（瘀血阻窍证）。

诊疗过程 入院后完善各项检查，进行前庭功能评定：

1. 视频眼震电图示：中枢性前庭功能障碍。

2. 平衡评估示：前庭觉评分均异常，综合得分 54 分，反映存在明显跌倒风险。

3. 行走快速转身测试（SQT）中，双侧转身时间、转身摆动角度均未达正常水平。反映步行转向过程姿势稳定性较差。

综合以上结果，进行改善循环，早期介入中枢性前庭康复和平衡康复训练。

存在问题

1. 功能障碍 步行平衡障碍，持续性眩晕。

2. 能力障碍 生活大部分需要帮助。

3. 参与障碍 无法正常工作与社交。

治疗计划

1. 康复宣教：对患者及家属进行健康宣教，包括患者症状特点介绍，分析患者评估结果，告知接下来的治疗计划及可能产生的改变（症状缓解和不良反应）。

2. 进行核心肌训练、运动控制训练、步态平衡训练。

3. 进行 VOR 取消训练，记忆 VOR 训练，增加视靶背景干扰。

4. 进行站立平衡训练（图 36-3）与 VOR 取消训练结合进行的双重任务训练模式。同

时根据患者对训练的耐受程度,适当地添加视靶背景的干扰。有条件情况下可应用平衡仪配合训练。

综合以上 4 种方法,每次训练 30min,每天训练 1 次,连续训练 2 周。在每次训练前、后均进行眩晕感觉 VAS 评分。

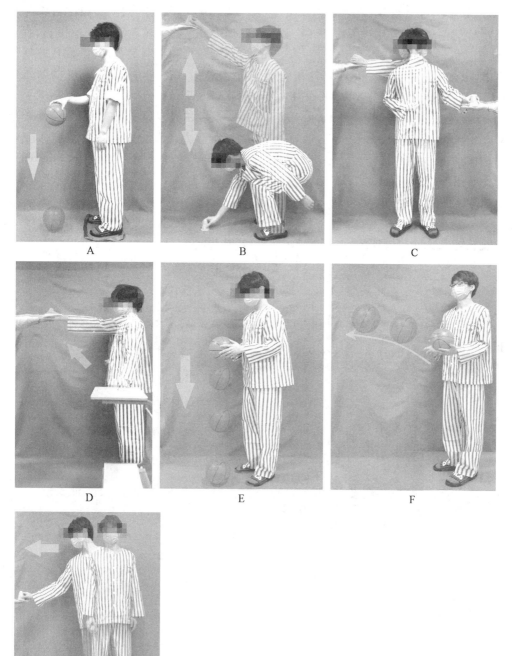

图 36-3 站立平衡训练

A. 双脚并拢站立,单手拍球;B. 站立,伸手从地上捡物到头顶;C. 站立,伸手从一侧到另一侧;D. 站立,伸手向前;E. 站立,双手拍球;F. 站立,双手抛球;G. 站立,向侧面伸手。

5. 中医治疗

(1)中药内服:方用通窍活血汤加减,以祛瘀生新,活血通窍。

(2)针灸治疗

取穴:百会、风池、安眠、内关、神门、膈俞、血海、太冲。

操作:风池、膈俞、血海、太冲穴针用泻法,百会针用平补平泻法,安眠、内关、神门穴用补法,百会、安眠可加用灸法,如悬灸,安眠穴可配合温针灸进行治疗。

(3)中药热敷:将中药包蒸煮加热后隔毛巾敷于枕项部,每次30min,每日1～2次。

(4)耳尖放血:双耳尖交替取穴,隔日1次。

阶段总结 通过2周训练,并进行二次评估结果:

①主观眩晕感觉评分(0～10分):从5分到1分,提示:眩晕程度较前明显降低。

②平衡评定:SOT综合得分由54分提高至68分,前庭感觉评分较前提高,提示前庭感觉信息利用明显提高,跌倒风险明显减低。SQT:双侧转身时间、转身摆动角度均达正常水平。

反映步行转向过程姿势稳定性较前改善。生活大部分自理。每次前庭康复训练前、后患者眩晕感觉评分(0～10分)随训练的进行,逐渐减低,1个月后随访患者,症状未见反复。

(郑文华 谢嫣柔 庄思典 杨 慧 曾昭龙)

参 考 文 献

[1] 杨旭.国内神经科眩晕诊断现况及对策[J].中国卒中杂志,2015,10(5):373-381.

[2] 周峻,熊振成,李文浩,等.颈性眩晕的中西医研究进展[J].时珍国医国药,2019,30(4):951-954.

第**37**章 头痛康复

一、概述

头痛是指眉、耳郭上及发际线以上部分的疼痛。它既可以是单一疾病，也可以是躯体某些器质性疾病的信号或并发症。头痛的发生机制多且复杂，主要有伤害性（nociceptive）疼痛和神经病变性（neuropathic）疼痛两类。前者因头颅疼痛感受器受到某些致病因素（物理性或化学性）刺激后产生保护性反应，P物质、神经激肽、降钙素基因相关（CGRP）、5-HT、组胺、前列腺素等是参与疼痛的重要介质。后者因神经系统损害或病变引起周围或中枢性神经系统发生神经重塑致使敏化的结果。另外，疼痛处理和感知过程异常可产生功能性（functional）头痛。根据发表于2013年国际头痛疾病分类第三版（β版）（ICHD-3β）将头痛分为三类：原发性头痛（偏头痛、紧张型头痛、丛集性头痛及其他原发性头痛）、继发性头痛、痛性脑神经病及其他面痛和其他头痛。

头痛是神经内科门、急诊最常见的症状之一，据资料显示，头痛的全球患病率是47%，终身患病率66%，其致残率较高。

二、临床表现

（一）偏头痛

偏头痛是一种反复发作性的慢性神经血管性疾患，我国普通人群患病率为9.3%，女性患病率风险是男性的2.25倍，人群患病率高峰期为40-49岁。它以发作性、偏侧、搏动样头痛为主要临床特征，致残率较高，疾病负担重。被WHO列入影响人类健康的前20位重大疾病。

1. 偏头痛分类（表37-1）

表 37-1 ICHD-2 的偏头痛分类表

1.1　无先兆偏头痛
1.2　有先兆偏头痛
1.2.1　伴典型先兆的偏头痛性头痛
1.2.2　伴典型先兆的非偏头痛性头痛
1.2.3　典型先兆不伴头痛
1.2.4　家族性偏瘫性偏头痛
1.2.5　散发性偏瘫性偏头痛
1.2.6　基底型偏头痛
1.3　常为偏头痛前驱的儿童周期性综合征
1.3.1　周期性呕吐
1.3.2　腹型偏头痛
1.3.3　儿童良性发作性眩晕
1.4　视网膜型偏头痛
1.5　偏头痛并发症
1.5.1　慢性偏头痛
1.5.2　偏头痛持续状态
1.5.3　无梗死的持续先兆
1.5.4　偏头痛性脑梗死
1.5.5　偏头痛发作诱发的痫性发作
1.6　很可能的偏头痛
1.6.1　很可能的无先兆偏头痛
1.6.2　很可能的有先兆偏头痛
1.6.3　很可能的慢性偏头痛

2. 临床表现及诊断标准

（1）无先兆偏头痛（普通偏头痛、单纯型偏头痛）

①临床表现：其占所有偏头痛的70%～80%，患者常有家族史，头痛性质与先兆偏头

痛相似,头痛期具有特征性,并易伴随多种症状,主要为一侧搏动性头痛,伴恶心、呕吐、出汗、畏光等症状。发病诱因,如天气和环境变化、饮食、睡眠过多或过少、血管活性药物等。

②诊断标准(表 37-2)

表 37-2　无先兆偏头痛诊断标准

至少有 5 次符合下述条件的发作:
　　A. 每次头痛持续 4～72h(未经治疗或治疗失败)
　　B. 头痛疾病至少下列 2 项特征:
　　　　单侧性
　　　　搏动性
　　　　中-重度
　　　　日常活动后加重
　　C. 头痛至少伴随下列 1 项表现
　　　　恶心和(或)呕吐
　　　　畏声畏光
　　D. 不归因于其他疾病

(2)有先兆偏头痛(典型偏头痛)

①临床表现:约占所有偏头痛的 10%,多有家族史,头痛前有先兆症状,出现持续 5～20min(不超过 60min)的能完全恢复的局灶性神经功能损害症状,视觉先兆最常见,多为暗点、闪光和黑矇,部分有短暂的单眼盲或双眼的一侧视野偏盲,也可以表现为感觉性或语言性先兆。感觉先兆表现以面部和上肢为主的针刺感、麻木感或蚁行感,并沿手指、前臂向近端移行。

②诊断标准(表 37-3)

3. 特殊类型的偏头痛

(1)偏瘫型偏头痛:多在儿童期发病,成年后停止;偏瘫可单独发生,也可伴有偏侧麻木、失语;偏头痛消退后可持续 10min 至数周不等,有家族型和散发型。

(2)基底型偏头痛:儿童和青春期女性发病较多,先兆症状为完全可逆的视觉症状(如闪光、暗点)、脑干症状(如眩晕、复视等)。

(3)前庭型偏头痛:具有前庭性眩晕的症状和偏头痛的发作特点,反复出现发作性眩晕、恶心呕吐,持续 5min 至 72h,可伴有畏光、畏声等类似于偏头痛的伴随症状,且对抗偏头痛药物有良好反应。

表 37-3　有先兆偏头痛诊断标准

A. 符合 B-D 特征的发作至少 2 次:
B. 先兆具有至少下列 1 项表现,没有肢体无力
　　1. 完全可逆的视觉症状,含阳性(闪光、亮点、亮线)及阴性(视野缺损)症状
　　2. 完全可逆的感觉症状,含阳性(针刺)及阴性(麻木)症状
　　3. 完善可逆的失语性言语障碍
C. 至少具有下列 2 项
　　1. 同向视觉症状和(或)单侧感觉症状
　　2. 至少 1 个先兆的逐渐发生过程超过 5min,和(或)不同先兆相继发生过程超过 5min
　　3. 症状持续 5～60min
D. 在先兆发生的同时或 1h 内,发生偏头痛性头痛和非偏头痛性头痛或无痛
E. 不归因于其他疾患

(二)紧张型头痛

紧张型头痛是头痛中最常见一种,占门诊头痛 40% 左右,高于偏头痛。人群终身患病率达到 80%。曾被称为肌肉收缩性头痛、紧张性头痛、心因性肌源性头痛、应激性头痛、特发性头痛或心因性头痛,1998 年国际头痛学会才将其确定为紧张型头痛。由于其发病频率高,影响生活质量,导致工作效量低

下,给患者带来极大的痛苦。

1. 临床表现 头痛起病多为渐进性,可持续数天,甚至数年,其并非是一种单一疾病,而是由多种因素导致的一组临床综合征。

男性与女性患病率之比约 4∶5,发病高峰期在 25－30 岁,患病年龄高峰在 30－39 岁,以后随年龄增长而减少。

2. 诊断标准(表 37-4)

表 37-4　紧张型头痛诊断标准

项目	偶发性	频发性	慢性
频率	至少 10 次符合下列标准的头痛:频率<1 次/月或<10 次/年	至少 10 次符合下列标准的发作:频率每月 1～14d 或每年 12～179d,至少 3 个月	超过 3 个月的头痛,频率≥15 次/月,≥或 180 次/年
持续时间	30min～7d	30min～7d	数小时或连续性
头痛性质	至少符合下列 1 条:双侧;压迫或箍紧样(非搏动);轻-中度;行走或登楼梯等日常活动不加重头痛		
其他	符合以下 2 条:无恶心或呕吐(可有轻度纳差);无畏声或畏光(可有 1 个)		符合以下 2 条:畏光或畏声或轻度恶心(至多 1 个)。无中-重度恶心或呕吐

不归因于其他

(三)丛集性头痛

丛集性头痛,又称组胺性头痛或 Horton 组胺性头痛,相对少见,患病率为偏头痛的 2%～9%,本病好发于 20－40 岁的青壮年男性,男性多于女性,发病规律刻板,通常是每年一次或两次,在春季和(或)秋季发作,发作频率从隔日 1 次到每日数次,持续数周至数月。疼痛以短时程、单侧、剧烈头痛发作伴自主神经症状为特征的临床表现。

1. 临床表现

(1)发病率低,以男性多见,男性发病率是女性的 4～7 倍,发病多在 20－40 岁,高峰在 25－30 岁,50 岁以后发病率明显下降。

(2)发病特点:某段时间内频繁出现短暂性发作、极剧烈的难以忍受的单侧头痛。往往在一年某个季度发作,每天可发作 1～2 次,频率多为每天 1 次至数次,每天发作时间固定,多在夜间,每次发作症状和持续时间几乎相同,故又称为"闹钟头痛",持续 2 周至 4

个月,部分患者可有诱因,如天气变化、紧张、使用硝酸甘油等血管扩张药等。

(3)头痛绝大多数局限于单侧三叉神经第 1、2 支支配区;同侧副交感刺激和交感神经缺损症状,初时感觉一次侧眼及眼眶周围胀感或压迫感,数分钟后迅速发展为剧烈胀痛或钻痛,可向同侧额颞部和顶枕部扩散,同时伴有疼痛侧球结膜充血、流泪、流涕、出汗,少数有呕吐等。

2. 诊断标准(表 37-5)

表 37-5　丛集性头痛诊断标准

A. 符合 B-D 特征的发作至少 2 次:
B. 先兆具有至少下列 1 项表现,没有肢体无力
　1. 完全可逆的视觉症状,含阳性(闪光、亮点、亮线)及阴性(视野缺损)症状
　2. 完全可逆的感觉症状,含阳性(针刺)及阴性(麻木)症状
　3. 完善可逆的失语性言语障碍

（续　表）

C. 至少具有下列 2 项

1. 同向视觉症状和（或）单侧感觉症状

2. 至少 1 个先兆,逐渐发生过程＞5min,和（或）不同先兆相继发生过程＞5min

3. 症状持续 5～60min

D. 在先兆发生的同时或 1h 内,发生偏头痛性头痛和非偏头痛性头痛或无痛

E. 不归因于其他疾患

（四）其他头痛疾病

1. 颈源性头痛　颈源性头痛是指颈部病变导致的头的牵涉性疼痛,旧称颈性头痛。普通人群患病率达 2.5％,占头痛人群 14％。多数研究者认为是由椎间盘退行性变引起的神经压迫和伴随的局部无菌性炎症。现如今,较为统一的观点认为,C_1～C_3 神经根和（或）其支配的组织结构是诱发颈源性疼痛的解剖基础。

（1）临床表现:其发病年龄高峰在 20－60 岁,以女性多见。颈源性头痛以枕部、耳后部、耳下部不适感为主,不同节段的小关节病变可引起不同区域的疼痛。局部体征有上部颈椎旁、颞部、顶部、枕部压痛,软组织紧张、僵硬。颈源性头痛疼痛的部位常定位不清,分布弥散并向远方牵涉可出现牵涉性疼痛,如扩展到全头部、颈部、肩、背、上肢疼痛。伴有耳鸣、耳胀、眼部闷胀、颈部僵硬感。一些因素（如寒冷、劳累、饮酒、情绪激动）可诱发疼痛加重。

（2）诊断标准（表 37-6）

表 37-6　颈源性头痛诊断标准

A. 起源于颈部,向头面部牵涉符合 C 和 D 特征的痛

B. 有颈椎或颈部软组织损伤或病变的临床、实验室或影像学证据

C. 至少下列 1 项可将疼痛归因于颈椎或颈部软组织损伤或病变的证据:颈部损伤或病变临床体征;诊断性颈部结构的封闭能有效缓解头痛

D. 颈部损伤或病变有效治疗后 3 个月内头痛缓解

2. 药物性头痛　药物性头痛是指头痛患者过度使用镇静药后出现的频繁发作的头痛,随着所用药物的戒断,头痛会逐渐缓解或恢复到先前的头痛类型。在普通人群患病率约为 1％,仅次于紧张型头痛和偏头痛。

（1）临床表现

①患病年龄以 30 岁以上为主,男女比例1:3.5。患者每天呈持续性头痛,以双侧或弥漫性疼痛,有时局限于前额或枕部,晨起症状明显,停用镇痛药物后头痛加重,因此患者常每天多次或至少 1 次服用镇痛药。

②伴随症状:强迫行为、焦虑、抑郁常见;注意力下降;消化系统疾病。

戒药后可能会出现戒断症状:包括戒断性头痛、恶心、呕吐、低血压、心动过速、睡眠紊乱、坐立不安、癫痫和幻觉等;戒断反应持续时间为 2～10d。

（2）诊断标准（表 37-7）

表 37-7　药物性头痛诊断标准

A. 原有的头痛患者每个月头痛发作天数≥15d

B. 规律过度使用急性期治疗的药物超过 3 个月

1. 每个月使用麦角胺、曲普坦、阿片类或复合镇痛药≥10d

2. 每月使用单一成分药物≥15d 或并无过度使用单一成分药物,但是合计使用麦角胺、曲普坦、阿片类或复合镇静药物≥15d

C. 过度用药期间头痛进展或明显加重

D. 其他 ICHD-3 诊断不能更好解释

三、康复评定

对于头痛的评估,不仅有助于评价其严重程度,更可以帮助医患双方全面了解疾病对患者生理、心理和社会生活等方面的影响,有助于治疗方式的选择和判断预后。

(一)疼痛程度的评估

1. 视觉模拟评分法(visual analogue scale,VAS) 是一种简单易行的疼痛程度测定方法,相对比较客观,而且敏感。

使用一条长约10cm的游动标尺,一面标有10个刻度,两端分别为"0"分端和"10"分端,0分代表无痛,10分代表难以忍受的最剧烈的疼痛。临床使用时将有刻度的一面背向患者,让患者在直尺上标出能代表自己疼痛程度的相应位置,医师根据患者标出的位置为其评出分数。

2. 数字疼痛评估法(numerical pain rating scale,NPRS) 通过数字计量评定疼痛的强度。数字范围为0~10,0为无痛,1~3为轻度疼痛,4~6为中度疼痛,7~10为重度疼痛,10为无法忍受的剧烈疼痛,患者选择一个数字来代表其感受的疼痛程度。

以上两种方法,使用前需要对患者作详细的解释工作,让患者理解该方法的概念以及此法测痛与真正疼痛的关系。

(二)生活质量的评估

1. 健康相关生活质量(health-related quality of life,HR-QOL) 是评价疾病负担的重要因素,并且广泛应用于评价临床试验的效果。包括个人能力、情感状态、疾病状态等多个方面,是对生活质量的全面评价,反映了综合的健康状况。

2. SF-36健康调查量表 由美国波士顿健康研究院研制,是广泛使用的生命质量调查问卷,该量表含有8个维度的36个条目,包括总体健康、生理功能、生理职能、情感职能、社会功能、躯体疼痛、活力和精神健康。该量表适用于各种人群的生活质量测量,在疼痛领域使用较多。

(三)精神心理学评价

头痛特别是慢性头痛患者,常常共患心理精神疾病(如抑郁、焦虑),而合并心理疾病也是发作性偏头痛慢性化的主要危险因素。

常用焦虑抑郁的评价工具有医院焦虑抑郁量表(hospital anxiety and depression scale,HADS)、汉密尔顿焦虑量表(HA-MA)、汉密尔顿抑郁量表(HAMD)、贝克抑郁量表-Ⅱ(Beck depression inventory-Ⅱ,BDI-Ⅱ)和贝克焦虑量表(Beck anxiety inventory,BAI)等。

(四)睡眠评估

很多头痛患者常伴有睡眠问题,针对睡眠评估,应用较多的量表是匹兹堡睡眠质量指数量表(Pittsburgh sleep quality index,PSQI)。用于评定患者近1个月的睡眠质量,由18个条目组成7个因子(睡眠质量、入睡时间、睡眠时间、睡眠频率、睡眠障碍、睡眠药物和日间功能),每个因子按0~3等级计分,累积得分为PSQI总分(0~21分),得分越高,表示睡眠质量越差。

(五)偏头痛相关特异问卷

1. 偏头痛快速筛查量表 偏头痛标识问卷(ID migraine)是国际上推荐的一种简易筛查量表,适用于门诊或非专科医师对偏头痛的筛查。此问卷包括三个问题:恶心(头痛时是否感到恶心或胃部不适?)、劳动能力下降(最近3个月是否有至少一天因头痛而活动受限?)以及畏光(头痛时是否受到光线烦扰?)。根据ICHD-2中的偏头痛诊断标准,如果三个问题2个回答肯定,则偏头痛的阳性预测价值为93%,如果3个问题全部回答肯定,则其阳性预测价值达98%。

2. 偏头痛残疾程度评估问卷(migraine disability assessment questionnaire,MIDAS)是一种简单的、定量3个月期间偏头痛相关残疾的自助式问卷,对偏头痛的病情变化较为敏感,可用作观察疗效的工具(表37-8)。

表 37-8 偏头痛残疾程度评估问卷(MIDAS)

问题	天数
1. 在过去的 3 个月内,您有多少天由于头痛不能去上班或上学?	天
2. 在过去的 3 个月内,您有多少天由于头痛部分影响工作或学习(效率下降一半以上)?	天
3. 在过去的 3 个月内,您有多少天由于头痛不能做家务?	天
4. 在过去的 3 个月内,您有多少天由于头痛部分影响做家务(效率下降一半以上)?	天
5. 在过去的 3 个月内,您因为头痛错过探访亲友、聚会、娱乐如看电视、打牌等类似的活动多少天?	天
总分	
A 过去 3 个月中,您患头痛的天数(若一次发作超过一天按一天计)?	天
B 以 0~10 分计分头痛平均严重程度(0=不痛,10=疼痛的极限)	

评分等级:

Ⅰ级:0~5 分,轻微或不经常影响;

Ⅱ级:6~10 分,轻度或经常影响;

Ⅲ级:11~20 分,中度影响;

Ⅳ级:>21 分,严重影响。

该问卷包括 5 个问题,分别了解因为头痛而造成工作或学习、家务劳动、家庭及社会活动三类活动的时间损失。所有损失的天数相加得到 MIDAS 分值,严重度分为 4 级;另有 2 个不参与记分的问题评价头痛频率和头痛强度。

3. 偏头痛特异性生活质量问卷(migraine-specific quality-of-life questionnaire, MSQ) 是应用较多的特异性的偏头痛患者生活质量评价工具,总分 100 分,分数越高,生活质量越好(表 37-9)。

表 37-9 偏头痛特异性生活质量问卷(MSQ)

偏头痛通过不同方式影响生活。请您画出下列陈述中最能准确描述偏头痛发作时感受的选项。	
1. 因为偏头痛,调整生活节奏很重要 1 分=是的,非常重要 2 分=是的,很重要 3 分=不,不重要 4 分=不,一点也不重要	3. 因为偏头痛,处于熟悉的环境中是很重要的 1 分=是的,非常重要 2 分=是的,很重要 3 分=不,不重要 4 分=不,一点也不重要
2. 因为偏头痛,我要尽量避免过度劳累 1 分=是的,我全力尽量避免 2 分=是的,我会避免 3 分=不,我不会避免 4 分=不,我根本不在乎	4. 偏头痛发作时,我感到无助 1 分=是的,非常无助 2 分=是的,很无助 3 分=是的,有些无助 4 分=不,一点也不无助

5. 我担心自己的偏头痛发作会干扰别人的生活 　　1分＝是的,我非常担心 　　2分＝是的,我很担心 　　3分＝是的,我有些担心 　　4分＝不,我一点也不担心	14. 偏头痛使我的亲朋好友紧张 　　1分＝是的,非常紧张 　　2分＝是的,过分紧张 　　3分＝不,不过分紧张 　　4分＝不,一点也不紧张
6. 我的生活以偏头痛为中心 　　1分＝是的,非常同意 　　2分＝是的,很同意 　　3分＝不,不同意 　　4分＝不,一点也不同意	15. 我尽量不去会导致偏头痛发作的地方(如光亮、 　　嘈杂或烟雾弥漫的地方) 　　1分＝是的,我全力尽量避免 　　2分＝是的,我会避免 　　3分＝不,我不会避免 　　4分＝不,我根本不在乎
7. 因为偏头痛,规律吃饭很重要 　　1分＝是的,非常重要 　　2分＝是的,很重要 　　3分＝不,不重要 　　4分＝不,一点也不重要	16. 因为偏头痛,我为将来担心 　　1分＝是的,我非常担心 　　2分＝是的,我很担心 　　3分＝是的,我有些担心 　　4分＝不,我一点也不担心
8. 因为偏头痛,我担心自己会忽略周围的人 　　1分＝是的,我非常担心 　　2分＝是的,我很担心 　　3分＝是的,我有些担心 　　4分＝不,我一点也不担心	17. 因为偏头痛,我避免自己太努力 　　1分＝是的,我全力尽量避免 　　2分＝是的,我会避免 　　3分＝不,我不会避免 　　4分＝不,我根本不在乎
9. 因为偏头痛,我怨恨自己耽误时间 　　1分＝是的,我非常怨恨 　　2分＝是的,我很怨恨 　　3分＝是的,我有些怨恨 　　4分＝不,我一点也不怨恨	18. 如果感觉快要发作偏头痛,我会紧张 　　1分＝是的,我非常紧张 　　2分＝是的,我很紧张 　　3分＝是的,我有些紧张 　　4分＝不,我一点也不紧张
10. 因为偏头痛,我不喜欢依靠别人 　　1分＝是的,我非常不喜欢 　　2分＝是的,我不喜欢 　　3分＝不,我不这样认为 　　4分＝不,我一点也不这样认为	19. 偏头痛发作时我觉得抑郁 　　1分＝是的,我非常抑郁 　　2分＝是的,我很抑郁 　　3分＝是的,我有些抑郁 　　4分＝不,我一点也不抑郁
11. 因为偏头痛,我不愿意做计划 　　1分＝是的,我非常不愿意 　　2分＝是的,我不愿意 　　3分＝不,我不勉强 　　4分＝不,我一点也不勉强	20. 因为自己的偏头痛,我担心别人失望 　　1分＝是的,我非常担心 　　2分＝是的,我很担心 　　3分＝是的,我有些担心 　　4分＝不,我一点也不担心
12. 因为恐惧偏头痛发作,我要尽量避免过多活动 　　1分＝是的,我全力尽量避免 　　2分＝是的,我会避免 　　3分＝不,我不会避免 　　4分＝不,我根本不在乎	21. 因为偏头痛,我担心自己能否胜任工作 　　1分＝是的,我非常担心 　　2分＝是的,我很担心 　　3分＝是的,我有些担心 　　4分＝不,我一点也不担心
13. 如果长途旅行,我担心会出现偏头痛发作 　　1分＝是的,我非常担心 　　2分＝是的,我很担心 　　3分＝是的,我有些担心 　　4分＝不,我一点也不担心	22. 因为偏头痛,保持规律生活很重要 　　1分＝是的,非常重要 　　2分＝是的,很重要 　　3分＝不,不重要 　　4分＝不,一点也不重要

（续 表）

23. 我觉得我的偏头痛很可怕 　　1分＝是的,非常可怕 　　2分＝是的,很可怕 　　3分＝不,不可怕 　　4分＝不,一点也不可怕	25. 我担心别人会认为我用偏头痛做借口 　　1分＝是的,我非常担心 　　2分＝是的,我很担心 　　3分＝是的,我有些担心 　　4分＝不,我一点也不担心
24. 我很生气,什么都不能控制偏头痛发作 　　1分＝是的,非常生气 　　2分＝是的,很生气 　　3分＝是的,我有些生气 　　4分＝不,一点也不生气	

四、康复流程(图 37-1)

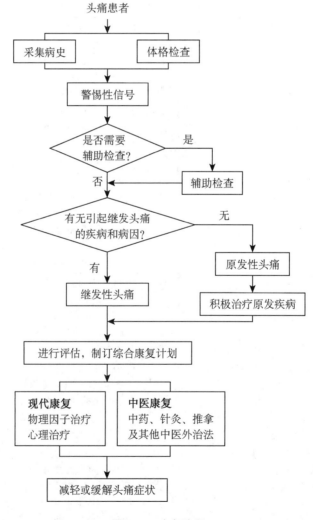

图 37-1　康复流程

五、现代康复

(一)经颅刺激治疗

1. 经颅磁刺激　重复经颅磁刺激(repetitive transcranial magnetic stimulation, rTMS)是一种利用电磁线圈产生磁场的无创技术。TMS可以产生短暂的磁脉冲无痛地通过颅骨进入大脑,产生电场刺激大脑皮质,在刺激部位引起皮质兴奋性的变化及远端突触的变化。反复应用TMS脉冲被称为rTMS,用于调节异常的大脑活动,起到减轻疼痛的作用。

2. 经颅直流电刺激　经颅直流电刺激(transcranial direct current stimulation, tDCS)是一种应用于头皮的微弱直流电刺激来诱导神经可塑性和调节皮质功能的工具。是一种无创的神经调节技术,阳极刺激可以增加脑区的兴奋性,阴极刺激可以减弱脑区的兴奋性。tDCS相对安全,没有严重的不良反应,方便使用及携带,患者的耐受性好。

(二)经皮神经电刺激

经皮神经电刺激(transcutaneous electrical nerve stimulation, TENS)是应用一定频率、波宽的低频脉冲电流作用于皮肤,刺激周围神经以缓解疼痛的治疗方法。治疗时将2个电极对置或并置于痛点、腧穴或神经走行部位。根据治疗需要及患者的耐受程度,选择电流频率、波宽,每次20~30min。对有心脏起搏器的患者禁用此治疗方法。

1. 经皮枕神经刺激(transcutaneous occipital nerve stimulation, tONS)　使用HANS-200A穴位神经刺激仪,电极置于后枕部,覆盖双侧枕神经,每日1次,每次30min。

2. 经皮眶上神经刺激(transcutaneous supraorbital nerve stimulation, tSNS)　属无创性神经电刺激技术。tSNS可显著降低慢性紧张型头痛的严重程度,是一种长期治疗慢性紧张型头痛的方法。

3. 无创迷走神经刺激(non-invasive vagus nerve stimulation, nVNS)　对发作性丛集性头痛的治疗具有显著疗效,对慢性丛集性头痛的治疗无效,重复使用耐受性好,短期内没有安全隐患。

(三)心理治疗

头痛患者常伴有焦虑、抑郁等心理问题,如不进行心理治疗干预,这些不良情绪也会进一步加重头痛症状。

心理治疗包括放松训练、认知行为治疗(cognitive behavioral therapy, CBT)、生物反馈等,可以帮助患者自我预防和管理头痛。

1. 放松训练(relaxation training, RT)　RT通过放松肌肉的整体紧张度,减少交感神经的紧张度(如减慢心率、降低血压、调节呼吸等),以达到生理上的放松和精神平静。RT可减少皮质对压力反应的影响,有助于患者维持或调节自身对生理功能的控制,提高自我控制或自我效能感。

选择安静的场所,排空大小便,舒适地躺着或坐着。将注意力集中于自己身体的感受,摒弃杂念,常用的放松训练如缓慢深呼吸、膈肌呼吸、深部肌肉放松法等。

2. 认知行为疗法　CBT是针对慢性疼痛患者的综合性多方面的治疗,旨在通过纠正与头痛相关的认知偏差,改变不良应对行为,消除负面情绪,提高患者对头痛的自我管理能力,从而减少头痛的发作,减轻疼痛程度,提高生活质量。

CBT治疗师向患者介绍偏头痛相关的身心医学知识、应激源和触发因素在偏头痛发作中的作用;了解患者的心理状态和不良应对的行为方式;介绍认知理论中的概念;通过CBT技术帮助患者识别矫正负面核心信念,学会监控错误的自动思维,重建新的合理的思维方式;鼓励患者主动寻求社会支持,增强患者应对压力的能力,有助于减少各种应激源和触发因素的影响。

3. 生物反馈　生物反馈是基于行为学的一种自我调节疗法,患者通过对生理过程的学习和生理信息反馈,获得对各种身体反应的有意识控制,从而改善身体健康状况,减少疼痛和压力,是偏头痛最常见的一种行为管理方法,用于偏头痛的预防治疗。

最常见的针对偏头痛的生物反馈疗法是监测患者应对压力时周围皮肤温度的反馈、血容量-脉搏反馈和肌电反馈等,以获得信息,帮助降低交感神经的兴奋性,使机体得到完全的放松。患者在进行生物反馈治疗时可通过学习控制血管的收缩性、大脑皮质的兴奋性及调整血流动力学指标来改善或应对头部疼痛。在生物反馈治疗中,表面传感器检测到生理信息(心电图、皮肤温度、肌电图、颞动脉的血容量脉冲、脑电图、心率变异性等),然后被转换为模拟信号,以易于理解的形式(听觉为音调,视觉为线或柱状图、字符等)实时反馈给患者。治疗过程中,治疗师与患者密切配合,帮助患者理解和学习。

六、中医康复

头痛,又称"头风",是患者自觉头部疼痛的一类临床常见病证。可见于多种急慢性疾病,如高血压、偏头痛、感染性发热、脑外伤、脑震荡后遗症以及五官科疾病等。

头痛分为外感、内伤两方面。外感头痛,主要因风邪,每多兼寒、夹湿、兼热,上犯清窍,经络阻遏,而致头痛。内伤头痛,可因情志、饮食、久病体虚等内伤诸疾致气血逆乱,瘀阻脑络,脑失所养而发生头痛。病位在头,与肝、脾、肾脏密切相关,病性以实证多见,也有虚证及虚实夹杂之证。

(一)中药辨证论治

1. 外感头痛

(1)风寒头痛

证候:头痛连及项背,常有拘急收紧感,或伴恶风畏寒,遇风尤剧,常喜裹头,口不渴,苔薄白,脉浮紧。

治法:疏风散寒。

方药:川芎茶调散加减。若鼻塞流清涕,加苍耳、辛夷散寒通窍。项背强痛,加葛根疏风解肌。呕恶苔腻,加藿香、半夏和胃降逆。巅顶痛加藁本祛风止痛;若巅顶痛甚,干呕,吐涎,甚则四肢厥冷,苔白,脉弦,为寒犯厥阴,治当温散厥阴寒邪,方用吴茱萸汤加半夏、藁本、川芎之类。

(2)风热头痛

证候:头痛而胀,甚则头胀如裂,发热或恶风,面红目赤,口渴喜饮,大便不畅或便秘,尿赤,舌尖红,苔薄黄,脉浮数。

治法:疏风清热。

方药:芎芷石膏汤加减。风热较甚者,可去羌活、藁本,改用黄芩、山栀、薄荷辛凉清解。发热甚,加银花、连翘清热解毒。若热盛津伤,症见舌红少津,可加知母、石斛、天花粉清热生津。若大便秘结,口鼻生疮,腑气不通者,可合用黄连上清丸,苦寒降火,通腑泄热。

(3)风湿头痛

证候:头痛如裹,肢体困重,胸闷纳呆,大便或溏,舌苔白腻,脉濡。

治法:祛风胜湿,通窍止痛。

方药:羌活胜湿汤加减。

2. 内伤头痛

(1)肝阳头痛

证候:头胀痛而眩,两侧为重,心烦易怒,夜寐不宁,口苦面红,或兼胁痛,舌红苔黄,脉弦数。

治法:平肝潜阳息风。

方药:天麻钩藤饮加减。本方重在平肝潜阳息风,对肝阳上亢,甚至肝风内动所致的头痛证均可获效。

(2)气虚头痛

证候:头痛隐隐,时时昏晕,遇劳加重,心悸失眠,面色少华,神疲乏力,舌质淡,苔薄白,脉细弱。

治法:健脾益气升清。

方药:益气聪明汤加减。

（3）血虚头痛

证候：头痛而晕，心悸不宁，神疲乏力，面色㿠白，舌质淡，苔薄白，脉细弱。

治法：养血滋阴，和络止痛。

方药：加味四物汤加减。

（4）痰浊头痛

证候：头痛昏蒙，胸脘满闷，纳呆呕恶，舌苔白腻，脉滑或弦滑。

治法：健脾化痰，降逆止痛。

方药：半夏白术天麻汤加减。

（5）肾虚头痛

证候：头痛且空，眩晕耳鸣，腰膝酸软，神疲乏力，滑精带下，舌红，少苔，脉细无力。

治法：养阴补肾，填精生髓。

方药：大补元煎加减。若头痛畏寒，面白，四肢不温，舌淡，脉沉细而缓，证属肾阳不足，可用右归丸温补肾阳，填精补髓。若兼见外感寒邪者，可投麻黄附子细辛汤散寒温里，表里兼治。

（6）瘀血头痛

证候：头痛经久不愈，痛处固定不移，痛如锥刺，日轻夜重，或有头部外伤史，舌紫暗，或有瘀斑、瘀点，苔薄白，脉细或细涩。

治法：活血化瘀，通窍止痛。

方药：通窍活血汤加减。头痛甚者，可加全蝎、蜈蚣、土鳖虫等虫类药以收逐风邪，活络止痛。久病气血不足，可加黄芪、当归以助活络化瘀之力。

3. 无论外感头痛、内伤头痛，临床上还可根据头痛部位辨位归经。将前额痛、偏头痛、后枕痛、头顶痛分别归为阳明头痛、少阳头痛、太阳头痛和厥阴头痛。同时根据经络循行在相应的方药中加入引经药，如太阳头痛选用羌活、蔓荆子、川芎；阳明头痛选用葛根、白芷、知母；少阳头痛选用柴胡、黄芩、川芎；厥阴头痛选用吴茱萸、藁本；少阴头痛选用细辛；太阴头痛选用苍术。

4. 此外，临床可见头痛如雷鸣，头面起核或憎寒壮热，名曰"雷头风"，多为湿热毒邪

上冲，扰乱清窍所致，可用清震汤加薄荷、黄芩、黄连、板蓝根、僵蚕等以清宣升散、除湿解毒治之。

还有偏头风，又称偏头痛，其病暴发，痛势甚剧，或左或右，或连及眼、齿，痛止如常人，不定期地反复发作，此多肝经风火所致，治宜平肝息风为主，可用天麻钩藤饮或羚角钩藤汤治之。

（二）针灸治疗

1. 毫针针刺

主穴：以局部取穴为主，配合循经远端取穴。

阳明头痛：取印堂、上星、阳白、攒竹透鱼腰及丝竹空、合谷、内庭；

少阳头痛：取太阳、丝竹空、角孙、率谷、风池、外关、足临泣；

太阳头痛：取天柱、风池、后溪、申脉、昆仑；

厥阴头痛：取百会、通天、太冲、行间、太溪、涌泉；

全头痛取：百会、印堂、太阳、头维、阳白、合谷、风池、外关。

加减：外感风邪加风池、风门，风寒加灸大椎，风热针泻曲池，风湿针泻三阴交；痰浊上扰加丰隆、足三里；气滞血瘀加合谷、太冲、膈俞；气血不足加气海、血海、足三里；肝阳上亢治同厥阴头痛。

操作：头部腧穴大多应平刺，少数腧穴如太阳、天柱、风池可直刺，但风池穴应严格注意针刺的方向和深度，防止伤及延髓。急性头痛每日治疗 1～2 次，每次留针 30～60min；慢性头痛每日或隔日 1 次。

2. 头针　取顶中线、颞前线、颞后线。采用 1.5 寸毫针平刺，针尖部达帽状腱膜下，得气后行平补平泻法，每次留针 30min。

3. 电针　取太阳、风池、合谷、阿是穴等，针刺得气后接电针仪，用连续波中强度刺激。适用于血瘀型或顽固性头痛。

4. 耳针　取枕、颞、额、皮质下、肝、神

门。每次选 2～3 穴,毫针强刺激,留针时间视头痛缓解情况而定;也可用王不留行籽贴压;顽固性头痛还可取耳背静脉刺血。

5. 皮肤针　皮肤针重叩印堂、太阳、阿是穴,每次 5～10min,直至出血。适用于外感头痛或肝阳上亢型。

6. 火针　主要适用于瘀血型、肝阳上亢型头痛,选取阿是穴、率谷、风池穴。常规消毒后,选用 0.5mm×35mm 的细火针烧红后迅速点刺穴位,头部阿是穴、率谷穴平刺进针0.3～0.5cm,风池穴直刺进针 0.1～0.2cm,随即迅速出针,用碘伏棉球按压片刻,并嘱患者 24h 内火针针孔不沾水。

7. 隔药盐灸法　以 7 号头痛方为主方,余酌情合方。

8. 热敏灸疗法　热敏灸是一种提高艾灸疗效的新型灸法。头痛患者的热敏穴位以头面部、背部及小腿外侧为高发区,如头部压痛点、风池、率谷、至阳、肝俞、阳陵泉等区域。每次选取上述 2～3 组穴位,每次治疗以灸至感传消失为度。

(三)推拿治疗

痛则不通,所以头痛的推拿治疗以调和气血,通经止痛为原则。一般头痛可开天门,推坎宫,按揉太阳穴,拿五经,拿风池穴,点按合谷穴等。常用推拿手法如下:

1. 患者坐位,用一指禅推法沿颈部两侧膀胱经上下往返治疗 3～4min,然后按揉风池、风府、天柱等穴,再拿两侧风池;沿颈项两侧膀胱自上而下操作 4～5 遍。

2. 患者坐位,用一指禅推法从印堂穴开始,向上沿前额发际推至头维、太阳、鱼腰、攒竹再回到印堂穴,往返 3～5 遍。

3. 按揉风府、鱼腰、攒竹、太阳、百会穴,再用大鱼际揉法在前额部操作,以印堂穴及两侧太阳穴为重点。

4. 用抹法在前额部操作 5～8 遍,最后一遍抹至两侧太阳穴时改用掌抹法向头两侧后方经率谷穴到风池穴方向操作。

5. 用五指拿法从头顶拿至风池,改用三指拿法,沿膀胱经拿至大椎两侧,重复操作4～5 次。

6. 头痛辨证加减推拿法

(1)风寒头痛:先用抹法在肩背部治疗2～3min,配合按揉肺俞、风门,再拿两侧肩井,然后用小鱼际直擦背部两侧膀胱经,以透热为度。

(2)风热头痛:按揉大椎、肺俞、风门各1min,再拿两侧肩井,再按揉两侧曲池、合谷,然后配合虚掌拍击背部两侧膀胱经,以皮肤微红为度。

(3)风湿头痛:重按太阳、头维穴,再按揉大椎、曲池,配合拿合谷、肩井,再以虚掌拍击背部两侧膀胱经,以皮肤微红为度。

(4)肝阳头痛:用扫散法在侧头部胆经循行处自前上方向后下方操作,两侧交替进行各 5～8 次,配合按头维、角孙、率谷等穴,再推桥弓,先左后右,各 10～15 次,最后按揉两侧太冲、行间,以酸胀为度,再推擦两侧涌泉,以透热为度。

(5)痰浊头痛:用一指禅推法及摩法在腹部治疗约 10min,重点在中脘、天枢穴。再按揉两侧脾俞、胃俞、大肠俞、足三里、丰隆、内关、中府、云门穴,最后中指点按天突穴。

(6)血虚头痛:摩腹 10min,以中脘、气海、关元为重点,再按揉两侧心俞、膈俞、血海、足三里、三阴交,以微酸胀为度,再用全掌擦背部督脉,以透热为度。

(7)肾阳不足头痛:摩腹 10min,以中脘、气海、关元为重点,再直擦背部督脉,横擦腰部肾俞、命门一线,斜擦两侧八髎穴,以透热为度。

(8)肾阴不足头痛:按揉血海、足三里、三阴交、肾俞、关元俞,再按揉涌泉穴并擦之以透热为度。

(四)其他疗法

1. 穴位注射　根据中医证型,分别选用柴胡注射液、当归注射液、丹参注射液、川芎注射液、维生素 B_1 或 B_{12} 注射液,常规取 2～3 穴,每穴 0.5ml。

2. 穴位贴敷　多以俞募配穴为主,随证加减,每次取 10 穴左右。A、B 两组穴交替使用,A:风池、膈俞、胆俞、日月、章门、涌泉;B:头维、天柱、肝俞、期门、肾俞、京门。一般贴敷 1h 后取下,具体视患者皮肤情况而定。

3. 放血疗法　主要适用于痰浊头痛或瘀血头痛。推荐穴位:阿是穴、百会、太阳、风池、耳尖。穴位消毒后用三棱针点刺,每穴放血 8～10 滴(0.5～1ml),然后用消毒干棉球加压止血。或用刺络拔罐法,选取患侧太阳及周边血管充盈的静脉处,常规消毒后用三棱针快速点刺,出血后用火罐进行吸拔,出血量以 2～3ml 为宜。

4. 中药热敷　采用我科自制中药热敷包,药物组成:透骨草、红花、白芷、羌活、细辛、川牛膝、当归、木瓜、五加皮、桂枝、鸡血藤等。蒸煮加热后隔毛巾敷于枕项部,每次 30min 左右,每日 1～2 次。

七、研究进展

A 型肉毒毒素(botulinum toxin type A,BTX-A)是一种神经毒素,目前广泛应用于医疗美容机构,以及治疗肌张力障碍和肢体痉挛状态、眼睑痉挛和斜颈等。对于一些类型的原发性头痛,尤其是慢性偏头痛,BTX-A 也有确切的疗效,但其机制仍处于广泛研究中。

研究发现,注射 BTX-A 能够显著减少偏头痛患者的头痛发作频率,减轻发作期间的严重程度,缩短头痛发作时间,减少恶心和呕吐等偏头痛相关症状的发生率,并且其不良反应轻微、持续短暂,耐受性较好。目前认为注射该药是治疗难治性偏头痛的一种有效方法,为患者提供了较传统药物保守治疗更为有效的方法,且不良反应更少。

头痛的发生与神经炎性介质密切相关,如 P 物质、前列腺素、脂质过氧化物、ATP、神经生长因子、降钙素基因相关肽(CGRP)等。这些炎性介质通过级联反应促使外周痛觉感受器敏化,继而中枢感受器敏化,导致疼痛发生。BTX-A 主要通过干扰炎性介质通路而抑制疼痛。头痛发作时,外周痛觉神经末梢受刺激释放 CGRP 和 P 物质,继而诱导组胺和细胞因子的释放,从而直接致敏或激活痛觉感受产生疼痛。此外,BTX-A 还可以通过切割 SNAP-25 蛋白,阻碍囊泡融合,下调瞬时受体电位通道蛋白 V1 通道的表达,抑制炎性递质释放,减少炎性细胞浸润,逆转中枢敏感化,阻止痛觉信号传导,而改善头痛症状。

部分实验证实,BTX-A 除了作用于外周痛觉感受器外,还可能直接抑制中枢痛觉的传导,其机制可能类似于内源性阿片类药物。

肉毒毒素注射位点的选择,根据头痛部位与 PREEMPT 临床试验方案相结合,可选择额肌、斜方肌、皱眉肌、眉间肌、颞肌、颈椎椎旁肌群、枕肌、枕下区肌肉等,每个部位 4～5U,尽量做到定量、准确、缓慢推注从而避免渗漏。注射完成后如果注射点渗血可采取压迫止血法,但要注意力度不可过大,不可揉搓注射部位。术后患者留院观察 30min,确认没有过敏反应或任何不适便可离开。

八、注意事项

1. 头痛在康复治疗的同时,要积极治疗原发病,以免贻误病情。

2. 部分患者由于头痛反复发作,迁延不愈,易产生消极情绪,故在康复治疗的同时,应给予患者精神上的安慰和鼓励。重视情志护理,避免情志刺激。

3. 如头痛发作 24h 仍不能缓解,或者头痛程度中度以上,或者患者不能忍受时,可选择配合应用其他能缓解偏头痛发作的治疗方法,以镇静、镇痛、调节血管舒缩功能为治疗原则,可选用止吐药、非甾体类药、曲坦类药等。

4. 真头痛与一般头痛的鉴别:真头痛为头痛的一种特殊重症,呈突发性剧烈头痛,持续不解,阵发加重,常伴有喷射性呕吐,肢厥,抽搐,本病凶险,应与一般头痛区别。真头痛常见于西医学中高血压危象、蛛网膜下腔出血、硬膜下出血等危重病证。一旦出现上述表现,应行头颅 CT、MRI 或脑脊液检查,以免延误诊断治疗。

九、临床康复病例分析

案例 患者阳某,男,57 岁,因"反复头痛 2 年,加重 2 周"于 2021 年 4 月 22 日入院。

病史 患者缘于 2 年前无明显诱因出现头痛,表现为双侧枕后发作性胀痛,程度轻到中度,头部紧缩感,伴双眼视物模糊,无头晕、视物旋转,无畏光怕吵、恶心呕吐等,上述症状反复发作,平均每月发作 1～2 次。曾于外院就诊,未明确病因。2 周前患者上述症状再发,程度较前加重,症状几乎整日存在,程度中等,尚可忍受,伴血压升高,最高 140/90mmHg,为进一步诊治来我院。以"头痛查因"收入院。患者起病来精神、食欲一般,睡眠差,大小便正常。

查体 焦虑紧张,心肺腹查体无异常,神经科查体无阳性体征。舌苔白腻,脉滑或弦滑。

辅助检查 外院头颅 MRI 未见明显异常。

西医诊断 ①紧张型头痛;②高血压病 1 级;③颈动脉硬化。

中医诊断 头痛(痰浊阻窍证)。

诊疗经过 内科治疗以镇痛、控制血压、调节血管舒缩功能为治疗原则,同时进行评定后,制订康复治疗计划。

存在问题 ①头痛反复发作;②睡眠障碍;③焦虑状态。

治疗计划

1. 经颅刺激治疗 经颅磁刺激、经颅直流电刺激等。

2. 心理治疗 进行心理疏导,避免紧张、焦虑、疲劳等诱发因素。

(1)放松训练:通过放松训练,学习有意识地控制或调节自身的心理生理活动,以达到降低机体唤醒水平,调整因紧张刺激而紊乱的功能,产生深度肌肉放松。

(2)可配合选用音乐疗法等。

3. 中医康复治疗

(1)针刺治疗:取百会、印堂、天柱、风池、内关、后溪、申脉、昆仑。

(2)隔药盐灸治疗:以 7 号头痛方合 9 号失眠方。

(3)后枕部及颈项部热敷治疗。

治疗前后康复评定对比(表 37-10)

表 37-10 治疗前后康复评定对比

项目	初评结果 (2021-04-22)	复评结果 (2021-05-07)
VAS 评分	6	2
汉密尔顿焦虑量表评分	18	12
匹兹堡睡眠质量指数	15	8

阶段总结

经过一段时间(2021 年 4 月 22 日至 2021 年 5 月 7 日)的康复治疗,患者头痛较前明显减轻,情绪紧张时偶发头痛,疼痛程度较前明显减轻;睡眠较前明显改善。出院后对患者进行家庭康复宣教,定期进行自我放松训练。

(孙 冰 刘初容 庄思典 杨 慧)

参 考 文 献

[1] 崔晓晨,陈春富,张立功,等.肉毒素A治疗药物过量性头痛的疗效观察[J].临床神经病学杂志,2019,32(6):5.

[2] 杨琼,李剑,张洁,等.A型肉毒素治疗原发性头痛研究进展[J].中国神经免疫学和神经病学杂志,2018,25(6):58-61.

第38章

临床常见问题的康复评定与处理

第一节　局部感染

一、概述

1. 定义　葡萄球菌、链球菌、大肠埃希菌、铜绿假单胞菌(绿脓杆菌)等一种或多种化脓性细菌侵入人体某一部位生长繁殖,破坏组织时所发生的炎症过程为化脓性感染,通常先有急性炎症反应,继而形成局部化脓。

2. 临床表现　疖、痈、蜂窝织炎、脓肿、丹毒、睑板腺炎、乳腺炎、淋巴结炎、手部感染等是常见的化脓性感染。化脓性细菌感染所致化脓性骨髓炎可涉及骨膜、骨皮质与骨髓,化脓性关节炎为关节内的化脓性感染。内脏器官的化脓性感染有肺脓肿、化脓性胸膜炎、阑尾脓肿、化脓性腹膜炎、肾周围脓肿、化脓性盆腔炎等。

二、康复评定

1. 局部症状　红、肿、热、痛和功能障碍是急性炎症的典型表现。化脓性骨关节炎肢体常处于半屈曲位,可有反应性关节积液;软组织慢性感染有局部肿胀或硬结肿块;骨关节慢性感染脓肿穿破后形成窦道或瘘管,症状有所减轻。

2. 功能障碍　感染侵及某一器官时,该器官或其所属的系统出现功能障碍,如肾盂肾炎可出现尿频、尿急等。

3. 全身症状　感染轻微无全身症状,感染重时可以出现毒血症。

三、康复治疗

(一)软组织急性化脓性感染

软组织发生急性化脓性感染时,物理治疗配合药物、手术等治疗能提高疗效,缩短病程。

1. 早期浸润阶段　常用的物理治疗如下:

(1)紫外线照射:多用于较表浅炎症。常规采用红斑量照射,照射野应包括病灶周围1～3cm的正常皮肤,具有镇痛、局限炎症的作用。炎症范围较大、感染严重时可采用中心重叠照射,即在病灶中心进行超红斑量照射,以加强对感染的控制,对病灶周围3～5cm范围内的正常皮肤进行红斑量照射,以增强组织免疫力,控制炎症向周围发展,通常照射1～2次即可收到明显的效果。

(2)超短波治疗:采用小剂量(无热量,5～8min)治疗,可以促进血液循环,减轻组织水肿。剂量过大往往使渗出增多,红肿加重。组织疏松、血管丰富部位的炎症(如睑腺炎、乳腺炎等)治疗时尤应注意防止剂量过大。早期炎症经过适当治疗可能停止发展而逆转,完全吸收。如感染严重、患者体质较差及治疗不当,常致炎症发展,进入化脓坏死阶段。

2. 化脓坏死阶段　此时炎症局限,但炎症已不可逆转。常可以应用较大剂量超短波

（微热量，10～15min）、白炽灯、红外线等温热治疗和紫外线红斑量照射，以促使组织坏死液化，加速脓肿形成。感染灶中心坏死严重时可采用超红斑量紫外线照射，促使坏死组织脱落。脓肿完全成熟出现波动时，常自行破溃，需切开引流，排出脓液。感染灶中心坏死严重时，可用超红斑量紫外线照射，促使坏死组织脱落。

3.吸收修复阶段　可进行以下物理治疗：

（1）微热量超短波、亚红斑量紫外线、氦氖激光等治疗：可促进创口肉芽组织形成及上皮细胞再生，加速修复愈合，缩短创口愈合过程，可避免或减轻纤维组织过度增生所致的功能障碍。

（2）白炽灯、红外线、微波等治疗：可改善组织血液循环，促使炎症完全消散，创面干燥愈合。

4.慢性迁延阶段　可采用白炽灯、红外线、激光、微波等治疗加强局部血液循环，改善组织营养，提高免疫力，促进炎症完全吸收。

5.溃疡、窦道、瘘管　在除外结核等特异性感染和癌变后可进行物理治疗。

（1）感染较重时：①紫外线照射：采用红斑量照射，用于较表浅或创底暴露较好、分泌物较多的创面，照射野可包括周围1～2cm的正常皮肤。②超短波治疗：一般采用中等量（微热量、10～15min）。因超短波有促进结缔组织增生的作用，故治疗次数不宜过多，以免瘢痕过度增生，影响愈合。③直流电抗菌药物离子导入：治疗时将浸药的棉花或纱布置于创底进行药物离子导入。

（2）感染不明显但愈合缓慢：①紫外线照射：主要用于创底暴露较好的创口及石英导子可伸达底部的窦道、瘘管。肉芽水肿、血液循环不佳时采用红斑量照射，好转时采用亚红斑量照射。②红外线、白炽灯、氦氖激光、微波、直流电锌离子导入等治疗可改善血液循环，增加组织营养，促使肉芽及上皮生长。

（3）对产生慢性感染的病症：亦需给予必要的物理治疗。糖尿病患者有肢体动脉血循环障碍、组织营养不良、慢性溃疡时，可进行肢体气压疗法或中等强度温热疗法等，以改善周围血液循环，加速溃疡的愈合。疖病患者全身多处反复发生感染，可进行全身紫外线照射以提高机体免疫力，增强皮肤对化脓性感染的抵抗力。

（4）中医康复治疗：可在创面周围1cm处采用针刺围刺法，改善局部血液循环，可配合红外线照射等。或者用三黄散撒在创面，促进结痂，提高愈合速度。

（二）骨关节化脓性感染

化脓性骨髓炎、化脓性关节炎可在应用抗感染药物的同时早期应用物理治疗。首选超短波，以缓解疼痛，消散水肿，减少渗出，增加药物在局部的吸收及促使炎症局限消散。急性期先用无热量，炎症静止后采用微热量，疗程可长达20～30次。急性期亦可进行局部紫外线红斑量照射，以减轻疼痛，控制炎症。炎症开始消散或转入慢性期时仍可继续应用微热量超短波治疗或改用红外线、激光、微波等疗法，以改善局部血液循环，促进炎症消散，防止发生粘连、肥厚、瘘管等后遗症。

（三）内脏器官化脓性感染

内脏器官炎症感染的部位较深，单用药物治疗会使之不能完全吸收而转为慢性。在急性期全身中毒症状消失后，即可采用无热量超短波治疗；炎症局限后改用微热量治疗，疗程可稍长。

（四）炎症后遗症

1.肥厚性瘢痕　伤口感染持续越久，所遗留的瘢痕往往越肥厚，不但影响美观，也会造成局部活动功能障碍，应早期进行康复治疗。

（1）蜡疗、红外线等温热疗法：有改善血液循环，软化瘢痕的作用。石蜡具有较好的润滑性,冷却时有机械压迫作用,疗效更好。瘢痕组织的血液循环较差,感觉较迟钝,故蜡温不宜过高,以免造成烫伤。

(2)音频电、调制中频电、直流电碘离子导入等治疗:有较好的消散粘连、阻止结缔组织增生、软化瘢痕及止痛止痒的作用,与温热疗法合用时疗效更好。

(3)超声波治疗:具有松解粘连,软化瘢痕的作用。一般采用接触法治疗。表面凹凸不平的瘢痕不能与声头紧密接触,宜采用水下法或水囊法。

(4)磁疗:具有消炎、消肿、减轻瘢痕粘连、促进骨质生长等作用。

(5)运动治疗:关节活动受限者应进行运动疗法,可减轻瘢痕挛缩,改善关节活动功能。于温热疗法治疗后进行活动的效果更好。

(6)按摩:具有改善血液循环、软化瘢痕的作用。常与温热疗法、运动疗法结合应用。

(7)压力衣:对治疗瘢痕有效。

2.关节挛缩　关节感染制动容易导致关节囊和韧带肥厚、粘连,从而引起关节挛缩。在急性感染基本控制后应早日开始进行关节功能性活动,一旦出现关节挛缩,应积极进行康复治疗。

(1)蜡疗、红外线等温热疗法:可改善血液循环,阻止关节挛缩的发展。

(2)音频电、调制中频电、直流电碘离子导入、超声波等治疗:有阻止纤维增生、消散粘连的作用。治疗前加用温热疗法可提高疗效。

(3)运动疗法和按摩:与温热疗法结合应用可增进关节活动功能。主动运动、被动运动、肢体牵引、器械运动和实用性运动等具有积极的治疗作用,要长期坚持,直到关节活动功能完全恢复正常或接近正常。

3.腹腔内粘连　腹腔感染治愈后应尽早开始康复治疗,以减轻或防止粘连的形成。

(1)蜡疗、红外线:可改善血液循环,缓解腹胀、腹痛等症状。

(2)音频电、干扰电、调制中频电疗:不但具有消散粘连、缓解疼痛的作用,而且可促进肠蠕动,缓解便秘。

(3)呼吸运动、腹肌锻炼、腹部按摩及下肢活动:有利于预防粘连的形成,改善消化功能。

4.胸膜粘连　化脓性胸膜炎病情初步控制后即应指导患者进行呼吸训练,加大胸廓活动度,防止粘连形成。粘连已形成时,可进行吹瓶等有阻力的呼吸训练。胸膜粘连的物理因子治疗可根据粘连部位选择相应的治疗,但心前区禁用中频电疗。

(冷情英　黄根胜)

第二节　疼　痛

一、概述

(一)定义

1986年国际疼痛学会将疼痛定义为"一种与实际的或潜在的损害有关的不愉快的情绪体验",这一定义概括了主观和客观的感受,即疼痛是由于多因素如躯体、行为、心理、认知造成的,慢性疼痛常伴有精神、心理的改变。

(二)临床分型

国际疼痛学会将疼痛分为神经性疼痛、中枢性疼痛和外周性疼痛。

1.神经性疼痛　由于神经系统任何部位的原发损伤或功能异常诱发或导致的疼痛。相据疼痛持续时间将疼痛分为急性疼痛和慢性疼痛。

临床表现:急性疼痛是短暂的,通常随着诱因(伤害或不良事件)的解除而消失,一般持续3个月。疼痛是机体对有害事件(如创伤、手术、急性疾病等)的一种预警反应。慢性疼痛通常指持续超过3个月的疼痛,也可以表现为多种形式。如在急性损伤治愈后仍持续疼痛超过1个月,在一段时间内反复发作;或与经久不愈的损伤相关。患者对于疼痛的情绪适应、认知行为适应和生理适应之间的相互作用是非常明显的,因此慢性疼痛也属于一种疾病。

2. 中枢性疼痛　是与中枢神经系统损伤相关的疼痛。中枢性疼痛在评定和治疗方面都是最困难和最顽固的。

中枢性脑卒中疼痛和脊髓损伤后疼痛是最常见的中枢性疼痛。中枢性脑卒中疼痛也称"丘脑性"疼痛,早期的研究认为丘脑是疼痛的来源。在中枢性脑卒中后疼痛的发展过程中,除了丘脑可能发挥作用外,皮质加工也已被证实是比较重要的。缺血性或出血性梗死后,脊髓-丘脑-皮质通路可能受损。丘脑区域最常受累的是腹后核和腹内侧核。正常的伤害性感受通路丘脑及皮质加工过程发生改变,可以导致神经敏化和去抑制效应,从而使痛觉通路在低于正常阈值时被激活。伤害感受器的高兴奋性是脊髓损伤性疼痛的发生机制之一。伤害感受器的高兴奋性可以导致自发性疼痛和诱发性疼痛。当两种类型的疼痛都存在时,脊髓通路和脊髓上通路都可能受到累及。由于脊髓背侧和背外侧损伤会导致疼痛抑制信号下行至脊髓的过程发生异常,所以这类患者最常发生自发性疼痛。

3. 外周性疼痛　外周性疼痛,是指由外周神经系统原发损伤或功能异常诱发或导致的疼痛。中毒、代谢性因素、创伤后因素、辐射因素、感染因素或自身免疫因素等都可导致外周性疼痛。最常见的病因是糖尿病导致感觉运动多发神经病变。其病理生理机制是由于中毒、缺血或压迫造成的周围神经损伤,触发了神经内的炎症反应。邻近组织的修复过程和炎症反应造成伤害性刺激的初级传入

感受器高兴奋性,这一过程称为外周敏化。之后,中枢性神经元对这些伤害性感受器产生应答,从而使自身的兴奋性得到了功能性的提高,这一过程称为中枢敏化。

二、疼痛评定

(一)评定目的

疼痛是一种主观感觉,由多因素造成,并受多种因素影响,如躯体的、精神的、环境的、认知的和行为的等。所以评定是从多方面综合评估,包括疼痛的部位、程度、性质、治疗疼痛的反应(缓解或加重)、精神痛苦、患者对疼痛的感受程度等。

(二)评定方法

1. 视觉模拟评分法

(1)方法:视觉模拟评分法(VAS)用来测定疼痛的幅度或强度,患者将自己感受到的疼痛强度以"T"标记在一条100mm直线上,线左端至"T"之间的距离(mm)为该患者的疼痛强度。每次测定前,让患者在未画过的直线上做标记以避免患者比较前后标记而产生主观误差。

(2)应用:视觉模拟评分法简单、快速、精确、易操作,在临床上广泛用于评价治疗的效果。它不仅用来测定疼痛的强度,也可以测定疼痛的缓解程度,以及其他方面,如情感、功能水平。视觉模拟评分法的缺点是不能做患者之间的比较,而只能对患者治疗前后做评价。

2. 数字疼痛评分法

(1)方法:数字疼痛评分法是用数字计量评测疼痛的幅度或强度。数字范围为0～10,0代表"无痛",10代表"最痛",患者选择一个数字来代表其感受的痛的程度。

无痛＝0 1 2 3 4 5 6 7 8 9 10＝无法忍受的痛

(2)应用:数字疼痛评分法因效度较高,临床上常用于评测下背痛、类风湿关节炎及癌痛。

3.口诉言词评分法

(1)方法:口诉言词评分法是由简单的形容疼痛的字词组成,可分为四级或五级。一般将疼痛分为四级:①无痛;②轻微疼痛;③中等度疼痛;④剧烈疼痛。最轻程度疼痛的描述常为0分,每增加一级增加1分。

(2)应用:此方法简单,用于简单定量评测疼痛强度及观察疗效。由于缺乏精确性,灵敏度低,不适用于科学研究。

4.多因素疼痛调查评分法

(1)方法:疼痛由感觉、情绪和评价等因素构成,为将这三种因素分开并使其数量化,临床上使用了一些定量调查方法,常用的是McGill疼痛问卷调查。此问卷调查表有78个描述疼痛性质的形容词,分为20组,每组2～6个词。1～10组是躯体方面,即对身体疼痛的感受;11～15组是精神心理方面,即是主观的感受;16组是评价方面,即对疼痛程度的评价;17～20组是多方面的,即对多方面因素进行的评定。从这个调查表中可以得到:①疼痛评定指数(PRI),其评分的原则是每一组的第一个字词表示"1",第二个字词表示"2",依此类推,最后将选择20组中的20个字词的评分相加即为疼痛评定指数;②目前疼痛强度(PPI)。

(2)应用:多因素疼痛调查评分法能比较全面地评定疼痛性质、程度及影响因素。由于相对其他疼痛评定方法的评定时间较长,多应用于科研。

5.痛阈的测定　为主观的疼痛强度评测方法,是通过外界的伤害性刺激,如压力、温度或电刺激等,测定患者感受刺激的反应程度。常用的痛阈测定包括:

(1)机械伤害感受阈:参考国际标准制作的机械伤害感受阈测量仪作为患者对外来伤害性刺激反应能力的客观标准。该仪器为一带有弹簧和刻度的尖端较锐的压力棒,使用时将尖端抵于患者皮肤并缓缓加压,让患者在感到疼痛时报告,同时记录此时的压力数

值,此压力数值为机械伤害感受阈值。

(2)温度痛阈:主要包括极限法和迫选法。极限法是指当外界的温度刺激不断地增加或不断地减少,患者刚刚感觉到热痛或冷痛时的温度值,作为热痛阈或冷痛阈。迫选法是让患者在两次不同时间、不同温度的刺激中,选择一个他能感觉到的温度刺激。极限法被认为是简便、快速的测定方法。

(3)电刺激痛阈:各种类型的电流均可作为引起疼痛的刺激,目前常用的电刺激测痛阈的仪器多采用恒流型低频脉冲电刺激,波型采用方波。因为方波电流的上升和下降速率极高,刺激强度(波幅)瞬时间内便可达最大值或下降为零,而且方波的波型规则,便于测量和计算。测量时,应用波宽为5ms,频率为100Hz,调制频率为120ms的脉冲电流,缓慢加大电流输出,从弱到强,至患者刚感觉疼痛时,记录此时的电流强度,作为电刺激痛阈。

三、康复治疗

(一)物理治疗

1.电刺激镇痛疗法

(1)经皮神经电刺激(TENS):是应用一定频率、一定波宽的低频脉冲电流作用于体表,刺激感觉神经以镇痛的治疗方法。治疗时将2个电极对置或并置于痛点、腧穴、运动点、神经走行部位或神经节段。根据治疗需要选择电流频率、波宽,治疗时间一般20～60min,每日1～3次,可较长时期连续治疗。

适应证包括:术后伤口痛、神经痛、扭挫伤、肌痛、关节痛、头痛、截肢后残端痛、幻肢痛、分娩宫缩痛、癌痛等。

禁忌证包括:置有心脏起搏器、颈动脉窦部位、孕妇下腹部与腰部。认知障碍者不得独自使用此疗法。

(2)经皮脊髓电刺激疗法(TSE):是近年发展的一种新方法,将电极安放在相应脊髓的外部进行刺激,使用高频率、短时间的电流

刺激,使上行神经传导径路达到饱和,难以感觉疼痛。用 TSE 短时间刺激可以产生较长时间的止痛效应。

(3)脊髓刺激(SCS):用导管针经皮或椎板切除术时在相应脊髓节段的硬膜外间隙安置电极,导线引出体外。硬膜外弱电流可以兴奋后索粗神经纤维,抑制痛觉传入而止痛。脊髓刺激对血管性疼痛尤其有效。

(4)深部脑刺激(DBS):通过神经外科手术,将电极置入脑部,电刺激垂体,治疗一些顽固性疼痛。

(5)其他电疗:如间动电疗、干扰电疗、感应电疗、音频电疗、正弦调制及脉冲调制中频电疗等,都有较好的止痛效果。超短波、微波电疗及药物离子导入也有不同程度的止痛作用。

2. 热疗和冷疗

(1)热疗:可以提高痛阈,也可使肌梭兴奋性下降,放松肌肉,而减少肌肉痉挛。热可扩张血管,加快血液循环,减少患部充血,促进炎症吸收。皮肤温度感受器受到刺激,可以抑制疼痛反射,如电热垫、电光浴、热水袋、热水浸泡、热水浴、热敷或蜡浴等。深部透热、超声可作用于机体深部组织,如关节、韧带和骨骼。热疗可以对肌肉、关节和软组织病变所致的疼痛具有很好的治疗作用。热疗对退行性关节病变或椎间盘病变所致的腰痛、痛性关节炎和肌筋膜炎等骨骼肌肉疾患均有效。对胃肠道和泌尿道平滑肌痉挛,行深部热疗非常有效。

(2)冷疗:冷可以降低肌张力,减慢肌肉内神经传导速度,从而减轻原发骨关节病变所致的肌肉痉挛。不严重的损伤初期(48h内)使用冷疗能减轻疼痛,预防和减少出血与肿胀。手术后,尤其是骨科手术后应用冷疗有助于止痛。头痛、牙痛、轻度烫伤、早期肱骨外上髁炎都可以应用冷疗。也可通过外科手术进行直接神经冷冻阻滞,或对痛性骨结构进行冷冻止痛。对一些严重疼痛的病症,可交替使用热疗和冷疗,比单用一种治疗效果更好。另一些病症可能只对一种疗法有特殊的反应,如冷疗对类风湿关节炎的治疗效果很好,而热疗却会使病情加重。相反,大多数其他的疼痛僵硬性关节炎用热疗可以使症状改善,但用冷疗却会使症状加重。

3. 运动疗法　指采用主动和被动运动,通过改善、代偿和替代的方式,旨在改善运动组织(肌肉、骨骼、关节、韧带等)的血液循环和代谢,促进神经肌肉功能恢复,提高肌力、耐力、心肺功能和平衡功能,减轻异常压力或施加必要的治疗压力,纠正躯体畸形和功能障碍。患者有主动活动的能力时,更要提倡主动活动。运动疗法主要通过神经反射、神经体液因素和生物力学作用等途径,对人体全身和局部产生影响和作用。特别是运动对骨关节和肌肉、骨代谢、免疫功能和心理精神的影响有助于减缓疼痛。

4. 手法治疗　是指康复治疗人员应用手法使关节的骨端能在关节囊和韧带等软组织的弹性限范围内发生移动的操作技术。包括推动、牵拉和旋转。这种被动活动具有一定的节律性,且患者可以对其进行控制或因疼痛产生抵抗。应用时常选择关节的生理运动和附属运动。关节的生理运动是指关节在生理范围内完成的运动,可主动或被动完成,在关节松动技术中属于被动运动。关节的附属运动是指关节在自身及其周围组织允许的范围内完成的运动,是维持关节正常活动不可缺少的运动,一般需他人或本人对侧肢体帮助才能完成。

关节松动技术的主要作用是通过生物力学与神经反射作用而达到止痛效果,包括促进关节液的流动、改善关节软骨和软骨盘无血管区的营养;缓解疼痛,防止关节退变;抑制脊髓和脑干致痛物质的释放,提高痛阈。用于治疗疼痛的松动术常使用轻手法。

(二)认知行为疗法

大部分慢性疼痛患者均伴有认知行为和

精神心理的改变,从而进一步加重疼痛,若不进行干预,易形成恶性循环。认知行为疗法是针对慢性疼痛患者的综合性多方面的治疗,其目的是鼓励患者积极参与,从而帮助患者学习自我控制和处理问题的能力,改善与疼痛相关的认知结构与过程及功能状态。采取的方法可包括忽略想象、疼痛想象转移、注意力训练等。放松训练是应用较多、效果较好的治疗方法。放松训练可增加患者的活动,减少疼痛的压力,如缓慢深呼吸、膈肌呼吸、深部肌肉放松法等。

(三)姿势矫正和支具的应用

保持身体的正常对位、对线可以减缓疼痛。除让患者自身矫正、注意姿势外,可以采用支具,如腕部支具、脊柱支具等,可以稳定和支持关节,减少肢体的压力和应力。要注意合理使用支具及佩戴支具的时间。

(四)中医治疗

1. 针灸 针灸可减轻或缓解疼痛。针灸可以激活神经元的活动,从而释放出 5-羟色胺、内源性阿片样物质、乙酰胆碱等神经递质,加强了镇痛的作用。

2. 推拿 对关节或肌肉进行推拿、按摩治疗,有助于放松肌肉,改善异常收缩,纠正关节紊乱,减轻活动时的疼痛。

(五)药物治疗

药物治疗是疼痛治疗中较为基本、常用的方法。目的是使疼痛尽快缓解,有利于患者尽早恢复或获得功能性活动。常选用的药物包括镇痛、镇静药,抗痉挛药、抗抑郁药、糖皮质激素、血管活性药物和中草药。镇痛药是主要作用于中枢神经系统、选择性抑制痛觉的药物。一般分为三类:麻醉性镇痛药、非甾体抗炎药和其他抗炎药。麻醉性镇痛药常用于治疗顽固性疼痛,特别是癌痛。非甾体抗炎药有中等程度的镇痛作用,是一类具有解热、镇痛、抗炎、抗风湿作用的药物,对慢性疼痛有较好的镇痛效果。慢性疼痛常伴有焦虑、烦躁、抑郁、失眠、食欲不振等症状,

需联合使用辅助药物治疗,如三环类抗抑郁药、苯二氮䓬类抗焦虑药和镇静催眠药物等。糖皮质激素具有抗炎、免疫抑制及抗毒素等作用,可全身给药或局部注射,常用于急性疼痛,特别是神经阻滞,以加强治疗效果。药物的使用要充分注意疼痛的特点,明确疼痛的病因、性质、程度、部位及对止痛药物的反应。

(六)神经阻滞疗法

神经阻滞是指直接在末梢的神经干、神经丛,脑脊神经根、交感神经节等神经组织内或附近注入药物或给物理刺激而阻断神经功能。神经阻滞疗法的机制是通过阻断痛觉的神经传导通路、阻断疼痛的恶性循环、改善血液循环、抗炎等达到镇痛目的。神经阻滞疗法短期镇痛效果可靠,治疗范围及时效可选择性强。注射的部位应根据不同病症的性质而定,有周围神经、中枢神经和自主神经,最常用的是周围神经。

1. 经皮用药 用稀释的局麻药在疼痛部位周围的真皮和皮下组织浸润,可治疗带状疱疹后神经痛,对亚急性期效果更佳。常用的局麻药有普鲁卡因、利多卡因、丙胺卡因和丁哌卡因。

2. 激痛点注射 许多肌筋膜痛都有"激痛点"。激痛点位于肌腹中,一般比较表浅,甚至只在真皮层,很少位于深部组织。激痛点有其好发部位,但任何肌肉内都可以形成痛点而引起疼痛和肌肉痉挛。激痛点一般并不固定,也不完全等同于运动点和针灸腧穴。可应用局麻药如 0.25% 丁哌卡因 1～5ml 注射。注射后,可以进行肌肉的主、被动牵伸。如果疼痛严重或持续时间很长,可以在注射前先给予 15min 的热疗或手法按摩。

3. 腱鞘内注射 将药物注入腱鞘内,有消炎、松解粘连、缓解疼痛的作用,常用于手指屈肌腱鞘炎和腱鞘囊肿等病症。

4. 关节内注射 将药物注入关节腔内,

治疗关节炎疼痛或增加膝关节滑液的分泌，从而减少关节运动时的疼痛。

5. 椎管内硬膜外给药 将药物持续或间断注入椎管内膜外腔中，可以消肿，减轻炎症反应，解除对神经根的压迫，使疼痛缓解。常用于腰椎间盘突出症、椎管狭窄和下肢疼痛等。

6. 神经根封闭 神经根注射药物可以缓解由神经根受压而产生的疼痛。交感神经节封闭治疗可引起直立性低血压。

7. 神经破坏因子 应用药物阻滞神经可以破坏神经轴索。主要有酚和酒精。50%～100%的酒精可以破坏轴索和鞘膜，产生长期止痛效果，可用于肋间神经封闭或腹腔神经丛封闭，以及治疗三叉神经痛。

(七)健康教育

健康教育是针对患者疼痛的诱发因素及注意事项等进行宣传教育，通过宣传视频、口头宣教、宣传册等，将专业知识用简单易懂、图文并茂、生活化的语言表述，有效地预防疼痛及其并发症的复发。

临床可用手术破坏神经通路达到止痛的目的，还可进行外科冷冻神经、手术置入刺激器的方法治疗慢性疼痛。手术的理想状态是只切断痛觉纤维，不损伤其他感觉纤维或运动纤维；手术对周围正常组织无侵袭；术后无疼痛复发。然而，目前为止，较少有手术能同时满足上述三条要求。

（冷情英　刘初容）

第三节 痉 挛

一、概述

(一)定义

1980 年，Lance 提出痉挛的定义为"以速度依赖性的牵张反射增强、腱反射亢进为特征的运动障碍，是上运动神经元综合征（upper motor neuron syndrome，UMNS）的阳性表现"。UMNS 有四个特征性表现，即：①牵张反射增强（痉挛）；②下肢屈肌反射释放，出现病理征阳性；③手指运动灵活性丧失；④肌无力。前两个为阳性症状，后两个为阴性症状。虽然阳性和阴性症状均可引起功能障碍，但人们对"痉挛"尤为关注，主要原因为痉挛不仅影响功能恢复，而且导致继发性损害，如挛缩、无力和疼痛。

1994 年 Young 等将痉挛定义为"以速度依赖的牵张反射增强为特征的运动障碍，源于异常的脊髓内原始传入冲动过程"。然而，上述定义是相对狭义的，并不能涵盖痉挛的所有临床表现。

2005 年，Pandyan 等把痉挛的定义扩展并修订为"痉挛是一种感觉、运动控制障碍，由于上运动神经元损伤所致，表现为间歇性或连续性的肌肉不随意激活"。该定义旨在包含最近对痉挛病理生理和临床实践的理解。

随着人们对痉挛认识的深入，痉挛的定义将会进一步深化。

(二)临床分型及表现

痉挛常见于中枢神经系统疾病，如脑性瘫痪、脑卒中、脑外伤、脊髓损伤、多发性硬化等。根据病变部位不同分为下列三种类型：

1. 脑源性痉挛 多见于脑卒中、脑外伤和脑性瘫痪，一般在发病后 3～4 周内出现。当病变损害到皮质、基底节、脑干及其下行运动通路的任何部位，均可出现瘫痪肢体的痉挛。

(1)主要特点：①单突触传导通路的兴奋性增强；②反射活动快速建立；③抗重力肌倾向过度兴奋并形成偏瘫的异常姿势。

(2)临床表现：肌张力呈持续性增高状态，通过反复缓慢的牵张刺激可暂时获得缓解,但维持时间短。痉挛严重影响肢体协调性,使精细活动困难,尤其是在步行时,此种障碍表现得更突出,常表现出典型的划圈步态,且由于上肢屈肌群痉挛,呈现上肢屈曲内收,下肢固定伸展的异常姿势。而脑瘫儿童则由于内收肌痉挛出现特有的剪刀步态。

2. 脊髓源性痉挛

(1)病理生理变化:可见于脊髓损伤、脊髓缺血、退行性脊髓病、横贯性脊髓炎、脊髓肿瘤、颈椎病等,痉挛一般在发病后 3~6 个月内出现。脊髓损伤可波及上运动神经元和与之形成突触的中间神经元,以及下运动神经元。中间神经元以上损伤,可引起损伤平面以下的肢体痉挛。

(2)主要特点和临床表现:①节段性的多突触通路抑制消失;②通过对刺激和兴奋的积累,兴奋状态缓慢、渐进地提高;③从一个节段传入的冲动可诱发相连的多个节段的反应;④屈肌和伸肌均可出现过度兴奋。脊髓源性痉挛极易被皮肤刺激所诱发。有研究表明不完全性脊髓损伤的 ASIA 残损分级 B、C 级比完全性脊髓损伤的 A 级更易引起痉挛。

3. 混合型痉挛　多发性硬化引起的痉挛与上述类型的痉挛不同,该病常累及脑白质和脊髓的轴突,从而出现运动通路不同水平的病变而导致痉挛,可表现为全身性、区域性和局灶性痉挛,具体表现由病情程度和侵犯部位决定。

二、成人痉挛的评定

1. 肌张力量表

(1)Ashworth 痉挛量表(Ashworth spasticity scale,ASS)与改良 Ashworth 痉挛评定量表:是目前临床上常用的痉挛评定量表,它们将肌张力分为 0~Ⅳ级,使痉挛评定由定性转为定量。根据文献报道,此两种量表用于上肢痉挛评定的信度优于下肢。

(2)内收肌张力量表:该量表是评定髋内收肌群的特异性量表,主要用于内收肌张力高的患者治疗前后肌张力改变的评估,它包括 0~Ⅳ 五个等级(表 38-1)。

表 38-1　髋内收肌群张力分级评定(aductor tone rating)

0	肌张力不增加
Ⅰ	肌张力增加,髋关节在一个人的帮助下很容易外展到 45°
Ⅱ	髋关节在一个人的帮助下稍许用力可以外展到 45°
Ⅲ	髋关节在一个人的帮助下中度用力可以外展到 45°
Ⅳ	需要 2 个人才能将髋关节外展到 45°

(3)临床痉挛指数:20 世纪 80 年代,加拿大学者 Levin 和 Hui-Chan 根据临床的实际应用,提出了一个定量评定痉挛的量表,包括三个方面:腱反射、肌张力及阵挛,目前主要用于脑损伤和脊髓损伤后下肢痉挛的评定,特别是踝关节,评定内容包括跟腱反射、小腿三头肌的肌张力和踝阵挛。评分标准如下(表 38-2)。

表 38-2　临床痉挛指数量表

内容	评分	结果
腱反射	0 分	无反射
	1 分	反射减弱
	2 分	反射正常
	3 分	反射活跃
	4 分	反射亢进
肌张力	0 分	无阻力(软瘫)
	2 分	阻力降低(低张力)
	4 分	阻力正常
	6 分	阻力轻到中度增加
	8 分	阻力重度增加

（续　表）

内容	评分	结果
阵挛	1分	无阵挛
	2分	阵挛1～2次
	3分	阵挛2次以上
	4分	阵挛持续超过30s

结果判断：0～6分：无痉挛；7～9分：轻度痉挛；10～12分：中度痉挛；13～16分：重度痉挛。

2. 其他综合能力评定　包括日常生活活动评定（Barthel 指数）、功能独立性评定（FIM）、平衡评定和步态评定。

3. 电生理评定

（1）H 反射：刺激混合神经干而强度尚不足以刺激运动神经引起 M 反应时，即刺激了感觉神经，兴奋经后根传至脊髓前角细胞，引起其兴奋，产生肌肉反应，即为 H 反射。

（2）分析指标：①H 反射潜伏期：从刺激开始到 H 反射出现的时间。②H 波最大振幅与 M 波最大振幅的比值，正常值应大于1。测定 H 反射的潜伏期可推测周围神经的传导情况。

三、康复治疗

（一）治疗原则

痉挛的表现在不同患者之间差异很大，带来的问题也是多方面的，痉挛的处理必须是在综合评估的基础上，制定个性化的综合治疗方案。痉挛治疗流程如图38-1 所示。

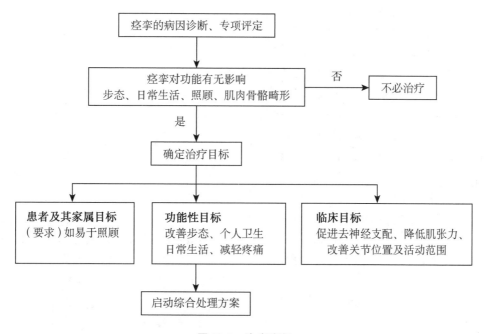

图38-1　治疗流程

（二）现代康复治疗方法

痉挛治疗应是综合性的，包括预防伤害性刺激、早期的预防体位、运动疗法和其他物理治疗法、药物、神经阻滞及手术等。

1. 减少加重痉挛的不当处理和刺激

（1）抗痉挛模式：脑外伤、脑卒中、脊髓损伤等患者从急性期开始即应采取良姿体位，对于严重脑外伤、去皮质强直者采取俯卧位，去脑强直者宜取半坐卧位，使异常增高的肌力得到抑制。早期进行斜板站立和负重练习，避免不当刺激，如刺激抓握反射和阳性支持反射。

（2）消除加重痉挛的危险因素：压疮、便秘或尿路感染，以及各种原因引起的疼痛，如合并骨折、嵌甲、关节疼痛等，都可使痉挛加重。

（3）慎用某些抗抑郁药：用于抗抑郁的某些药物可对痉挛产生不良影响，加重痉挛，应慎用或不用。

2.运动治疗与物理因子治疗　保持软组织的伸展性和适当的训练，控制不必要的肌肉活动和避免不适当用力，将会使痉挛得到有效的控制。常用的方法有：

（1）持续被动牵伸：进行关节活动的训练是防治痉挛的最常用的方法。关节活动应缓慢、稳定且达全范围。每日持续数小时的静力牵伸，可使亢进的反射降低。站立是对髋关节屈肌、膝关节屈肌和踝关节屈肌另一种形式的静态牵伸，它可使早期的挛缩逆转、降低牵张反射的兴奋性。除良肢体位外（尽量不使用加重痉挛的仰卧位），应用充气夹板，使痉挛肢体得到持续缓慢的牵伸以缓解痉挛。还可利用上、下肢夹板，矫形器做持续的静态肌肉牵伸，例如膝分离器、全下肢外展枕、坐位下用分腿器，保持软组织长度，伸展痉挛的肌肉，维持肢体在功能位。踝足矫形器可用于控制踝关节的痉挛性马蹄足畸形。

（2）放松疗法：对于全身性痉挛，放松是一种有效的治疗手段。例如，脑卒中或脑瘫患者，让其仰卧位屈髋屈膝，治疗师固定患者的膝、踝并左右摇摆，在不同体位下使用巴氏球，多体位下被动旋转躯干等。

（3）抑制异常反射性模式：①使用控制关键点等神经发育技术抑制异常反射性模式。②通过日常活动训练（如坐一站，行走）使患者获得再适应和再学习的机会。如要求偏瘫患者使用双上肢促进身体从坐位站起：首先在坐位下身体保持平衡、对称和稳定，在一个高的座位上双手十字交叉相握并抬起双上肢，骨盆前倾，腿脚适当放置负重，反复进行坐—站训练，不仅使患者学习掌控肌肉活动的时间，而且由于座位升高减少了使用伸肌

的力量，使患者容易站起，并有助于抑制下肢屈曲的异常模式，从而抑制了痉挛。此外，散步、游泳、踏车练习等活动有助于减少肌肉僵直，同时也可以作为有效的抗痉挛治疗。

（4）常用物理因子治疗：许多物理因子均可使肌张力得到不同程度上的暂时降低，从而缓解痉挛。包括：

①冷疗法：如冰敷、冰水浸泡，将屈曲痉挛的手放在冰水中浸泡 5～10s 后取出，反复多次后手指即可比较容易地被动松开。

②电刺激疗法：痉挛肌及其拮抗肌的交替电刺激疗法，利用交互抑制和高尔基腱器兴奋引起抑制以对抗痉挛。此外还有脊髓通电疗法、痉挛肌电刺激疗法、直肠电极植入电刺激法。

③温热疗法：各种传导热（沙、泥、盐）、辐射热（红外线）、内生热（微波、超短波）。

④温水浴：患者在具有一定水温的游泳池或 Hubbard 槽中治疗，利用温度的作用，并进行被动关节活动，也能缓解痉挛。

3.药物治疗

（1）口服药：①巴氯芬：是一种肌肉松弛药，是脊髓内突触传递强有力的阻滞药，同时作用于单突触和多突触反射而达到缓解痉挛的目的。该药对脊髓性痉挛有效，对脑损伤痉挛效果欠佳。②丹曲林：肌肉松弛药，是目前使用的唯一作用于骨骼肌而非脊髓的抗痉挛药。因作用于外周，与作用于中枢的药物合并使用可用于治疗各种痉挛。③替扎尼定：咪唑衍生物是相对选择性肾上腺素受体激动药，有降低脊髓和脊髓上张力和抑痛的作用。该药临床疗效类似巴氯芬和地西泮，但比巴氯芬较少出现无力，比地西泮的镇静作用弱，耐受性更好。④乙哌立松：属中枢性肌肉松弛药，主要对 α 系、γ 系有抑制作用，并抑制脊髓、脑干等中枢内的多突触反射及单突触反射。对中枢性肌痉挛早期用药效果较好。⑤其他口服药：地西泮、复方氯唑沙宗、吩噻嗪类（氯丙嗪等）等中枢神经抑制药，

也可能降低过高的肌张力。

（2）局部注射：主要用于缓解靶肌肉或小肌群痉挛。这种方法使药物集中在关键肌肉，减少了全身副作用。

①肌内注射：目前国内外最常用的是肉毒毒素。其中 A 型肉毒毒素是一种较强的肌肉松弛药，肌内注射后在局部肌肉内弥散，与神经肌肉接头的胆碱能受体结合，阻滞神经突触乙酰胆碱的释放，从而缓解肌肉痉挛。

靶肌肉的选择应根据异常运动模式、收缩肌和拮抗肌的张力及其平衡对关节畸形的影响、对功能的影响等综合因素确定，必要时可实施诊断性神经阻滞术。注射方法：根据体重和靶肌的需要剂量用生理盐水稀释 BTX-A 制剂。稀释后用 1ml 针管抽取，选用适当长度的针头，在皮肤常规消毒后直接向靶肌注射，注射点主要为肌肉运动点。深层靶肌最好有肌电图或超声波检测定位，按照制剂的说明书、参考痉挛严重程度及个体状况计算临床治疗剂量。一般在注射后 2～10d 出现药物的有效作用，药效可维持 3～4 个月或更长时间。以后则根据需要再注射。

②鞘内注射：常用巴氯芬。对常规口服药物反应不良或不能耐受的患者，或其他物理疗法如电刺激等不起作用的难治性痉挛，以及严重痉挛伴剧烈疼痛的患者可考虑鞘内注射，所需剂量仅为口服用药的 1%。主要副作用是药物过量可导致呼吸抑制。最近人们使用巴氯芬泵，有控制地向鞘内注药。脊髓损伤后的严重痉挛应用此法效果良好。这种方法可逆、无破坏、可随时调整，非常适合那些既要控制痉挛，又要保留残留运动或感觉功能的不完全性瘫痪患者。

③神经或运动点阻滞：应用酒精、酚或局麻药进行神经阻滞，所产生的影响持续时间长。

当痉挛不能用药物和其他方法缓解时，可考虑手术治疗。通过破坏神经通路的某些部分，而达到缓解痉挛的目的。包括神经切断、高选择性脊神经根切断、脊髓部分切断、肌腱切断或肌腱延长术。

（三）中医康复治疗

1. 针刺　如张力平衡针、火针（图 38-2）、毫火针、埋线、浮针、针刀治疗等，均可不同程度地缓解痉挛。其中张力平衡针法以缓解痉挛为治疗重点，分别于痉挛肌、弛缓肌取穴，并施以不同针刺手法，以协调肌群间肌张力的平衡，促使肌力恢复的同时，抑制异常的运动模式及异常增高的肌张力，纠正异常的共同运动。

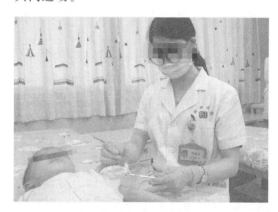

图 38-2　火针

2. 中药热敷　用活血化瘀中药热敷包在痉挛处局部热敷。

（冷情英　黄根胜）

第四节　压　疮

一、概述

压疮是指局部皮肤长时间受压或受摩擦力与剪切力的作用后，受力部位出现血液循环障碍而引起局部皮肤和皮下组织缺血、坏死。多见于脊髓损伤、颅脑损害、年老体弱等长期卧床者。好发部位有骶尾部、足跟、股骨大粗隆、枕骨隆突、坐骨结节等骨性隆起处，也可发生于身体任何软组织受压的部位，包括来自夹板、矫形器、矫形固定物的压迫。

2007年对压疮的新定义是皮肤或皮下组织由于压力或复合有剪切力和（或）摩擦力作用而发生在骨隆突处的局限性损伤。若压疮长期不愈合可引发局部脓肿、菌血症、脓毒血症、骨髓炎等，严重影响患者受损功能的改善，甚至危及生命。

（一）形成压疮的危险因素

垂直作用于皮肤表面的机械压力是导致压疮的主要原因，但是这种压力必须持续一定的时间，超过一定的强度。剪切力和摩擦力也可使皮肤损害产生压疮。

1. 压力　长时间持续的机械压力由身体表面传送至骨面，压力呈锥形分布，锥底为受压的身体表面，而骨上的组织承受最大的压力。因此最重的损伤常见于肌层而非皮肤。一般压力持续30min，去除压力1h后皮肤发红才开始消退；压力持续2～6h局部皮肤组织就会发生缺血，去除压力31h后皮肤发红才开始消退；如果压力持续6～12h，局部皮肤色泽变暗、坏死、皮肤破溃，继而出现压疮。

2. 剪切力　产生局部剪切力的常见原因包括痉挛、坐姿不良、卧姿不良、转移时滑动而不是抬起等。当皮肤保持不动而其下的组织移动时会产生剪切力。剪切力与骶部压疮的发生率高有关。当摇高床头，骶骨后部组织压力比床平放时更大，尽管骶尾部皮肤与床面紧贴在一起，但身体却滑向床尾，这就会使供给皮肤血液的深部动脉受压，使皮肤缺血而引起基底面积广泛的剪切性溃疡。

3. 摩擦力　若皮肤在其承重面上移动则会产生摩擦力。最轻的摩擦引起局部皮肤的损害，但破损限于表皮和真皮层。在合并有压力和剪切力时，摩擦力会进一步加重受累皮肤的损害。

4. 潮湿　是压疮形成的一个重要促进因素。局部潮湿容易使皮肤软化。随着表皮组织的软化，皮肤张力会降低，受压及给予摩擦力时易破损。过度潮湿由出汗、伤口引流及二便失禁引起。

（二）压疮的影响因素

1. 内在因素　运动障碍、感觉障碍、营养不良、急性疾患、年龄、体重、血管病变、脱水等。

2. 外在因素　压力、剪切力、摩擦力和潮湿。

3. 诱发因素　长时间坐或卧的姿势不良、错误移动患者的方法、大小便失禁和环境因素等。

二、压疮的评定

压疮的局部评估包括压疮的形状、部位、范围、分期、渗出液量，以及局部感染和疼痛情况。

1. NPUAP（2007）压疮分期　可疑深部组织损伤是指皮下组织受到压力或剪切力的损害，局部皮肤完整，但可出现颜色改变如紫色或褐红色，或导致充血的水疱。在肤色较深的个体中，深部组织损伤可能难以检测。厚壁水疱覆盖的黑色伤口可能进展更快，足跟部是常见的部位，这样的伤口恶化很快，即使给予积极的处理，病变仍可迅速发展，致多层皮下组织暴露。

Ⅰ期：在骨隆突处的皮肤完整伴有压之不褪色的局限性红斑。深色皮肤可能无明显的苍白，但其颜色可能与周围组织不同。同时，此阶段受损部位与周围相邻组织比较，有疼痛、硬块、表面变软、发热或冰凉。

Ⅱ期：真皮部分缺失，表现为一个浅的开放性溃疡，伴有粉红色的伤口，无腐肉；也可表现为一个完整的或破溃的血清性水疱。同时，此阶段表现为发亮的或干燥的表浅溃疡，无坏死组织或淤伤。此阶段不能描述为皮肤撕裂伤、会阴皮炎或表皮剥脱，淤伤表明有可疑的深部组织损伤。

Ⅲ期：全层皮肤组织缺失，可见皮下脂肪暴露，但骨骼肌腱肌肉未外露，有腐肉存在，但组织缺失的深度不明确，可能包含有窦道。同时，此阶段压疮的深度因解剖部位不同而各异，鼻梁、耳朵、枕骨隆突、踝部因无皮下组织，该阶段的压疮可能是表浅溃疡。相对而言，脂肪较多的部位，此阶段压疮可能形成非常深的溃疡，骨骼或肌腱不可触及或无外露。

Ⅳ期：全层组织缺失，伴有骨、肌腱或肌肉外露，伤口的某些部位有腐肉或焦痂，常有窦道。同时，此阶段压疮的深度因解剖部位不同而各异，鼻梁、耳朵、枕骨隆突、踝部因无皮下组织，该阶段的压疮可能是表浅溃疡，可能扩展到肌肉和（或）支持结构（如肌肉、肌腱或关节囊），有可能导致骨髓炎，可以直接看见或触及骨或肌腱。

不明确分期的压疮是指全层组织缺失，溃疡底部有坏死组织覆盖（黄色、黄褐色、灰色、绿色或褐色），或者伤口有焦痂附着。同时，此阶段只有充分去除坏死组织或焦痂，暴露伤口的底部，才能准确评估压疮的实际深度，确定分期。足跟处稳定的焦痂（干燥、黏附紧密、完整但没有发红或波动感）可不必去除。

2. Braden 评分简表　有助于量化相关指标，得分为 6～23 分，分数越低越危险。15～18 分为轻度危险，13～14 分为中度危险，10～12 分为高度危险，9 分以下为极度危险（表 38-3）。

表 38-3　Braden 评分表

项目	1分	2分	3分	4分
感觉	完全受限	非常受限	轻度受限	未受限
潮湿	持续潮湿	潮湿	有时潮湿	很少潮湿
活动能力	限制卧床	可坐椅子	偶尔行走	经常行走
移动能力	完全无法行动	严重受限	轻度受限	未受限
营养	非常差	可能不足	足够	非常好
剪切力和摩擦力	有问题	有潜在问题	无明显问题	—

三、压疮的治疗

压疮在治疗时首先应明确并去除产生压疮的原因，否则即使给予了正确的局部和全身治疗也很难达到治疗目的。

（一）全身治疗

1. 加强营养　患者营养缺乏不利于压疮的愈合。在组织水平上，持续压力是导致皮肤破损的重要局部因素，而在细胞水平上，由于营养物质的运输和代谢产物的排泄障碍而不能维持代谢，导致细胞分解，同时含有蛋白质、维生素和矿物质的液体通过压疮创面持续丢失。因此，对有压疮的患者，除了保证基本的营养需求外，还要额外补充蛋白质、维生素和矿物质，增加液体的摄入量（240ml/2h，或至少 1L/d）。

2. 蛋白质　如果出现压疮，必须根据患者体重给其提供 1.5～2g/kg 的蛋白质。维生素 C 可以促进胶原蛋白合成，应每天补充 1g。锌是蛋白质合成和修复的必要物质，应先检查是否有锌缺乏，因为过量的锌（>400μg/dl）可能会影响巨噬细胞的功能，如有锌的缺乏，建议每天给予锌 15mg。若有明显的锌缺乏时，可每天给予锌 135～150mg。

3. 贫血的治疗　压疮患者因食欲差、从压疮处丢失血清和电解质、感染，以及虚弱等因素，往往有贫血。血色素水平低可引起低氧血症，导致组织内氧含量下降。

4. 抗生素治疗　如果出现全身感染情况，或压疮局部有蜂窝织炎给予抗生素治疗。进行抗生素治疗时应视病因结合手术治疗，如软组织感染应行外科清创术、骨髓炎应行截骨术。

（二）局部治疗

1. 创面换药　换药是治疗压疮的基本措施。创面的愈合要求适当的温度、湿度、氧分压及 pH 值等。局部不用或少用外用药，重要的是保持创面清洁。可用普通盐水在一定压力下冲洗以清洁创面，促进健康组织生长而且不会引起创面损害。每次清洗创面时要更换敷料，并清除掉创口表面的物质，如异物、局部残留的药物、残留的敷料、创面渗出物和代谢废物。如有坏死组织，则易发生感染且阻碍创面愈合，可用剪除、化学腐蚀或纤维酶溶解等方法来清除坏死组织，但应避免损伤正常的肉芽组织而影响上皮组织生长或引起感染扩散。

根据病情可用过氧化氢溶液和生理盐水冲洗创面。渗出多的创面应每日换药 2 次，无分泌物且已有肉芽生成时，换药次数宜逐渐减少，可由每日一次减少至每 3 日一次。压疮创面需覆盖，有助于平衡内环境和维持生理完整性，较理想的敷料应能保护创面，与机体相适应，并提供理想的水合作用。尽管在潮湿环境中创口愈合更快，但过多渗出物能浸泡周围组织，因而应该从创面上吸去这些渗出物。

2. 抗感染　引起感染的细菌种类较多，其中铜绿假单胞菌（绿脓杆菌）常见且难控制，多数细菌对常用抗生素耐药。控制感染的主要方法是加强局部换药，压疮局部可使用抗生素。消除可以去除的坏死组织，促进创面的修复，创面可用浸透到半湿的生理盐水敷料，创口引流要好。必要时可用 2% 硼酸溶液、3% 过氧化氢溶液冲洗创面。同时，根据全身症状和细菌培养结果，可考虑全身使用敏感抗生素控制感染。

3. 创口的物理治疗

（1）紫外线可有效地杀灭细胞并促进上皮再生，促进压疮创口愈合，但紫外线不应用于极易受损伤的皮肤或创口周围组织严重水肿的患者。

（2）治疗性超声波可通过增强炎性反应期，从而更早进行增生期来加速创口的愈合。3MHz 超声波用于治疗表浅创口，1MHz 超声波用于治疗深部创口。对急性感染性创口或伴发骨髓炎时，应慎用或禁用超声波。

（3）用于组织修复的电刺激通过刺激内源性生物电系统，促进电活动，改善经皮氧分压，增加钙吸收和三磷酸腺苷、蛋白合成，其杀菌作用能刺激慢性创伤愈合。可应用低强度直流电、高压脉冲电流和单相脉冲电流进行电刺激。电刺激可用于常规治疗无效的Ⅲ期和Ⅳ期压疮，以及难治的Ⅱ期压疮。此外，在不同阶段也可使用红外线、微波、超短波、氦氖激光等治疗。

4. 手术治疗　Ⅲ期和Ⅳ期压疮通过非手术治疗虽能治愈，但耗时较长，可长达数月，所以，对长期非手术治疗不愈合、创面肉芽老化、边缘有瘢痕组织形成、合并有骨关节感染或深部窦道形成者，应采用手术治疗。创口的早期闭合可减少液体和营养物质的流失，改善患者的全身健康状况，并使其早日活动及重返社会。压疮的手术方法包括直接闭合、皮肤移植、皮瓣或肌皮瓣转移等。

5. 中医治疗

（1）中药外敷：①黄芪注射液湿敷治疗，取其益气升阳、补气固表、托毒生肌的作用，使湿毒之邪得以外出，肉芽得以生长。②龙血竭胶囊外敷，龙血竭胶囊具有活血止痛、敛疮生肌的作用，使气血充盈，邪毒外出，寒瘀得解。

（2）火针：中药外敷同时配合火针治疗，火针快速点刺病灶部位，其深度视病情掌控点刺深度，然后外敷中药，使创面改善，加快肉芽组织新生。该方法具有运行气血、疏通经络、化腐生新等作用,最终使创面得以愈合。

(3)推拿:自制中药洗剂以乳香、没药、红花等煎液取汁,进行推拿治疗。

(三)压疮的预防

1. 定时更换姿势　对运动障碍者应定时变换姿势,调整矫形器;对有多处压疮的患者应用交替式充气床垫,避免持久受压,但应禁止使用橡皮圈,以免影响血流进而影响组织生长。对卧床患者应每2小时翻身一次,翻身时间并不是固定的,但翻身时必须检查皮肤情况。正确体位的目标是使压力分布在最大体表面积上,并避免骨突处受压,过度肥胖、痉挛、挛缩、矫形支具牵引及疼痛会加大体位摆放的困难。

体位摆放主要有4种:仰卧位、俯卧位、右侧和左侧卧位。可通过使用泡沫楔形物和枕头进行体位摆放。将患者抬离床面时,需教给患者减少身体和肢体通过床或椅面时的摩擦力和剪切力的技术。

2. 使用适合的轮椅及坐垫　轮椅坐垫应保证达座位区域的最大支撑面,足踏板应置于不将重量传送到坐骨而是让大腿承重的高度。若需侧面支持以维持躯干直立时要注意不能引起局部受压。坐轮椅时至少每半小时进行一次姿势改变,在轮椅上减除身体重量的方法有:向后、前、侧面倾斜及向上抬高身体。每天至少需要检查皮肤2次,特别要注意骨突部位的皮肤情况。另外,应特别注意避免碰到热源造成烫伤。

3. 定期检查皮肤　定期进行皮肤检查与护理是预防压疮的基础,同时要随时保持皮肤清洁、干燥,对受压部位的皮肤应避免按摩,避免加重对局部毛细血管的损伤。通过变换体位、采用特制的减压装置,使作用于皮肤的压力减小或均匀分布,缩短局部持续受压时间,恢复局部的微循环。积极治疗原发病,补充营养,对患者及其家属进行健康教育,消除可能的危险因素,减少发生压疮的可能。

(冷情英　黄根胜)

第五节　神经源性膀胱

一、概述

控制膀胱的中枢或周围神经损伤引起的排尿功能障碍,称为神经源性膀胱(neurogenic bladder)。可以由药物、多种神经系统疾病、外伤等原因引起,致排尿功能减弱或丧失,最终表现为尿失禁或尿潴留。神经源性膀胱是康复医学中常见的合并症之一,尤其多见于脊髓损伤。

肾功能衰竭是神经性下尿路功能障碍患者的主要死亡原因。由于膀胱排空障碍,使膀胱壁增生肥厚,膀胱输尿管连接部变成直行通过,严重时可出现反流,反流进一步并发感染及肾盂积水,最终导致肾功能衰竭。因此,维持膀胱的正常压力、预防和处理反流是治疗神经源性膀胱的关键。

二、临床表现

主要以尿频、尿急、尿痛、排尿困难、尿潴留、尿失禁、尿排空不全等症状,有时还会出现性功能障碍症状。严重时合并自主神经功能异常,可出现血压增高等。

神经源性膀胱目前有多种分类方法,但随着对排尿生理的认识日益深化,检测技术、设备的不断发展和完善,临床上多采用以尿流动力学为基础制定的 Wein 分类法。

Wein 分类法作为一种以尿流动力学为基础的功能分类方法,是较实用的方法,在临床上得到广泛的应用,具体见表38-4。

表 38-4　尿流动力学和功能分类（Wein 分类）

失禁	A	由膀胱引起
		无抑制性收缩
		容量减少
		顺应性低
		正常（因认知、运动等原因引起）
	B	由流出道引起
		膀胱颈压下降
		外括约肌压下降
潴留	A	由膀胱引起
		逼尿肌反射消失
		容量大/顺应性高
		正常（因认知、运动等原因引起）
	B	由流出道引起
		高排出压，伴低尿流率
		内括约肌协调不良
		外括约肌协调不良
		括约肌过度活跃（括约肌或假性括约肌协调不良）
潴留和失禁		由膀胱引起，无抑制性收缩合并逼尿肌活动下降

三、现代康复治疗方法

神经源性膀胱康复治疗的原则包括：①控制或消除尿路感染，减少和避免泌尿系感染和结石形成等并发症；②降低上尿路损害的风险，减少膀胱输尿管反流，保护上尿路；③增加膀胱顺应性，恢复膀胱正常容量，恢复低压储尿功能；④使膀胱具有适当的控尿能力。

（一）间歇性导尿

间歇性导尿（intermittent catheterization，IC）指定时将尿管经尿道插入膀胱内，使膀胱能够有规律地排空尿液的方法，根据操作时是否采用无菌操作，分为间歇性无菌导尿和间歇性清洁导尿两种，目前临床上多采用间歇性清洁导尿。

膀胱残余尿量增多或尿潴留的患者，多对其进行导尿。持续性导尿所留置的导尿管破坏了膀胱尿道的无菌状态，易引起尿路感染。1947 年，Cuttmann 提出对脊髓损伤患者采用无菌性间歇导尿技术，使膀胱周期性扩张与排空，接近生理状态，大大减少了感染的发生概率。1971 年，Lapides 提出的间歇性清洁导尿技术更是一个重大的进展，目前已为临床所广泛采用。

开始间歇性导尿的时机多为脊髓损伤患者手术后 1～2 周。在开始导尿前，要向患者详细说明导尿的目的，消除患者的顾虑。住院患者先由医护人员进行示范操作。患者取仰卧位或侧卧位，手法要轻柔，当导尿管前端到达尿道括约肌处时要稍做停顿，了解尿道括约肌部位的阻力，再继续插入。导尿完毕，拔管要慢,到达膀胱颈部时,稍做停顿,同时嘱患者屏气增加腹压,或医护人员用手轻压膀胱区,使全部尿液引出,达到真正的膀胱排空。在操作时,成年人用 10～14 号导尿管,每隔 4～6 小时一次,每日不超过 6 次。每次导尿量控制在 300～500ml。对进行 IC 的患者,每日的液体摄入量应严格控制在 2000ml 以内,为 1500～1800ml,具体方案为:早、中、晚入液量各 400ml,另可在上午、下午和晚上睡前再各饮水 200ml,睡后到次日起床前不再饮水。要求逐步做到均匀摄入,并避免短时间内大量饮水,以防止膀胱过度充盈。在每次导尿前,可配合各种辅助方法进行膀胱训练,诱导出现反射性排尿。出现反射排尿后,可根据排尿恢复的情况及排出的尿量做出相应的导尿次数的调整,如每天导尿减少为 1～3 次。

目前,常使用膀胱容量测定仪来测量膀胱容量,指导间歇导尿。一般说来,成人残余尿量少于 100ml 即认为膀胱功能达到平衡,可停止导尿。对膀胱逼尿肌无力、残余尿量保持 100ml 以上或更多的患者,则需要长期使用间歇性导尿术。

在间歇性导尿的开始阶段,需每周检查尿常规,定期进行尿培养。若出现尿路感染征象,应及时应用抗生素,并根据具体情况,酌情进行膀胱冲洗。

尽管间歇性导尿是绝大多数神经源性膀胱患者愿意接受的膀胱管理方法,但对于肥胖的患者、内收肌痉挛的女性患者、不能依从的患者或不能获得持久帮助的患者可能仍不适用,需要使用留置导尿。间歇性清洁导尿继发膀胱结石和尿路感染的概率低于留置导尿,对于反复出现尿路感染的患者,可使用间歇性无菌导尿或无接触的一次性导尿管。

(二)膀胱训练

膀胱训练是恢复膀胱功能,达到自行排尿的常用方法。对神经源性膀胱尿道功能障碍的患者应争取及早进行训练,但对膀胱输尿管反流、肾积水、肾盂肾炎的患者禁用;尿路感染、尿路结石、高血压病、糖尿病和冠心病患者慎用。训练时应采取循序渐进、逐渐增加的方法,每 2～5 小时训练一次,每次 10～15min。常用的膀胱训练方法如下:

1. 耻骨上区轻叩法 常用于逼尿肌反射亢进的患者,通过逼尿肌对牵张反射的反应,经骶髓排尿中枢引起逼尿肌收缩。用手指轻叩耻骨上区,引起逼尿肌收缩而不伴有尿道括约肌的收缩,产生排尿。

2. 屏气法(Vasalval 法) 用增加腹内压的方法增加膀胱压力,使膀胱颈开放而引起排尿的方法。患者身体前倾,快速呼吸 3～4 次,以延长屏气增加腹压的时间。做一次深吸气,然后屏住呼吸,向下用力做排便动作。这样反复间断数次,直到没有尿液排出为止。痔疮、疝气患者慎用此法;膀胱输尿管反流患者禁用此法。

3. 扳机点法(triggering voiding) 常用于骶髓以上的神经病变。在腰骶神经节段区寻找扳机点,通过反复挤捏阴茎、牵拉阴毛、持续有节奏地轻敲耻骨上区、肛门指检形成的刺激或牵张肛门括约肌的刺激等,诱导反射排尿。

(三)物理因子治疗

1. 电刺激法

(1) Brindley 骶神经前根电刺激(SARS):将 Brindley 骶神经根刺激器手术放置在 S_{2-4} 前根,包括植入部分与体外部分,体外控制发出刺激信号,通过电磁感应传递到皮下接收器刺激神经根,刺激时膀胱逼尿肌与括约肌均会出现收缩。由于括约肌反应较快,刺激停止后括约肌会出现松弛,而膀胱逼尿肌仍持续收缩,使得患者排尿。通过体外控制器发出信号,植入电极收到信号后产生间歇性电流,刺激骶神经传出纤维,引起尿道括约肌与膀胱逼尿肌收缩,并利用收缩特性诱发反射后排尿,可有效防止其尿路感染,并对患者肾脏起到保护作用。

有文献指出,早期进行这类手术的患者,术后膀胱容量均出现增加,残余尿量减少,缓解了压力性尿失禁,部分患者能够恢复控尿。但仍存在部分并发症,会出现反射性射精、脑脊液漏,术后电极植入处会出现电极移位与感染,使得其应用受到一定限制。

(2)阴部神经刺激(PNS):阴部神经电刺激属于特殊的电刺激疗法,主要作用靶点为阴部神经,可通过调节强度、频率、脉宽调节膀胱逼尿肌的协同作用,改善脊髓损伤后神经源性膀胱功能障碍。与骶神经电刺激相比,阴部神经刺激,能够改善尿频、尿急、肠道功能等,目前大多研究学者将表面电极作为刺激方式,通过直接刺激阴部神经或刺激阴部神经的分支。由于生殖器背神经位置表浅,可使用表面电极,女性可置于靠近阴蒂的部位,男性置入阴茎背侧。由于电刺激要求高振幅刺激,但人体耐受有限,这种刺激方式更加适合感觉减退的脊髓损伤患者。脊髓损伤后逼尿肌过度活动,尤其是骶神经电调节失败的患者,阴部神经刺激可作为新的治疗方法,但目前仍缺乏可靠稳定的刺激技术,需要临床进行长期的评估。

(3)经皮胫神经电刺激(PTNS):脊髓损伤后膀胱过度活跃的患者,以口服抗胆碱类药物为主要治疗方法,但部分患者会由于不耐受,症状难以得到缓解,需要采取更高效、便捷的治疗方式。经皮胫神经电刺激属于安全微创的治疗调节技术,可激活胫神经的躯体传入纤维抑制膀胱活动。目前该技术在治疗盆底功能紊乱中已经取得了一定的疗效,对膀胱过度活动具有长期的安全疗效,对尿流动力学有积极影响。PTNS在治疗期间通过将直径为34GA的穿刺针刺入胫骨后,深3～4cm,通电后将踇趾弯曲及刺痛感作为定位标志,每周1次,每次30min,通电时刺激参数在0～10mA范围内,调节电压脉冲强度、固定脉冲宽度200ms、频率20Hz,且穿刺不良事件较少,但仍会出现穿刺部位微小血肿。PTNS具有良好的缓解脊髓损伤优势,但目前仍缺乏统一的治疗指南,需要进一步完善。

(4)盆底肌电刺激:通过将柱状电极插入肛门或阴道中,使用电极两端电流刺激盆底肌肉组织,产生肌肉收缩运动。盆底肌电刺激治疗的机制,主要是由于刺激阴部神经传入纤维,通过神经元连接到骶髓逼尿肌核,有效抑制逼尿肌核兴奋,刺激阴部神经传出纤维,增强了肛提肌与尿道周围横纹肌功能,提高了尿道关闭压。

(5)针对尿潴留——电脑中频刺激治疗仪:大量实验研究证明,中频电疗法可以增强膀胱收缩力,协调尿道内外括约肌,改善膀胱的排尿功能,减少反流及感染概率,使损伤神经修复和再生,同时可明显改善患者的生存质量,提高患者满意度。

操作:选取尿潴留处方,频率4kHz,波形(方波,正弦波,指数波)将电极片置于逼尿肌部位,每日一次,每次20min;治疗强度根据患者肌肉收缩及感觉耐受度情况调节电流输出,使之达到治疗所需的适宜强度。

禁忌证:置有心脏起搏器、恶性肿瘤、急性炎症、出血倾向、置有心脏起搏器者、心区、孕妇下腹部、对电流不能耐受者。

2. 磁刺激法 通过刺激骶神经达到排尿的目的,与电刺激相比具有无创伤、相对无痛等优点。

(四)集尿器的使用

外部集尿器主要是男用阴茎套型集尿装置,女用集尿装置还很不理想,往往仍需使用尿垫。集尿器适用于各种类型的尿失禁患者。尚需解决的问题是不易固定而滑脱,使用不当可引起感染、溃疡、坏死及皮肤过敏等并发症。

(五)药物治疗

根据不同情况选用抗胆碱能药物、肾上腺素能药物、平滑肌松弛药和骨骼肌松弛药等。

(六)外科手术

经以上治疗无效者,可考虑外科手术治疗。如膀胱功能重建术、经尿道膀胱颈切开术、经尿道外括约肌切开术等。

四、中医康复治疗

1. 针灸治疗

主穴:气海、关元、气穴、中极。

配穴:肾俞、次髎、腰阳关、膀胱俞。

操作方法:常规针刺后,使用清艾条温和灸,每穴 10～20min,对于感觉障碍的穴位,操作者应将手指放在穴位附近体会艾火温度,以防烫伤。

2. 推拿治疗 采用揉按、推法、一指禅推法按摩中极、关元等穴。

3. 灸法 神阙穴隔药盐灸,根据患者具体情况,选取癃闭方或尿失禁方治疗,酌情合用补肾方;或采用腹部铺灸。

(冷情英　刘初容)

第六节　神经源性肠道

一、概述

神经源性肠道(neurogenic bowel)指支配肠道的中枢或者周围神经结构受损或功能紊乱,导致排便功能障碍。常见于脊髓损伤、脑卒中、脑外伤、脑肿瘤、肌萎缩性脊髓侧索硬化症、多发性硬化、糖尿病等疾病。多表现为大便失禁或大便排空困难,导致患者饮食受限、户外活动受限、精神压力增加等一系列问题,严重影响患者的生活质量。

肠道的运动、分泌、血流调节受胃肠道的神经系统支配。该系统可分为内在神经系统和外在神经系统,内在神经系统即肠源神经系统,外在性神经系统即自主神经系统。中枢神经系统通过外在神经系统来调控胃肠道的内在神经系统。当肠道失去中枢控制时,其内在神经系统对肠道运动、分泌及血流调节作用就受到损害,最终引起大便失禁、排便困难等症状。

临床上根据骶髓反射是否存在而将排便障碍分为两种类型:上运动神经元病变导致的肠道功能障碍(upper motor neuron bowel dysfunction,UMNBD)和下运动神经元病变导致的肠道功能障碍(lower motor neuron bowel dysfunction,LMNBD)。具体如下:

1. 上运动神经元病变导致的肠道功能障碍 该型肠道功能障碍由圆锥以上的中枢神经病变引起,多见于 L_2 节段以上脊髓损伤的患者。由于脊髓与结肠之间的反射弧没有中断,因此保留了神经反射的调节功能。主要表现为:机械性刺激结肠或直肠可以诱发脊髓排便反射,但患者感受便意的能力下降;肛门括约肌的静息张力增加,直肠肛门协调性运动受损,结肠通过时间延长,从而常常导致患者便秘和腹胀。然而当病变发生在 L_2～L_4 节段,排便抑制受损,肛门内、外括约肌均舒张,由结肠集团运动产生排便即大便失禁。

2. 下运动神经元病变导致的肠道功能障碍 该型肠道功能障碍是由支配肛门括约肌的下运动神经元或外周神经病变引起,多见于圆锥或马尾神经病变、多发神经病、盆腔手术等。主要表现为:脊髓排便反射消失,无便意;肛门括约肌静息张力降低;结肠运转时间显著延长,从而出现排便困难。直肠肛门协调运动受损,当腹压增加时会出现"漏粪"现象。

二、康复评定

(一)病史资料

1. 应全面了解患者此前是否有神经系统疾病、胃肠道疾病等影响胃直肠功能的病史。

2. 了解发病前及发病后的肠道功能和排便模式,如完成排便所需的时间、排便频率、大便的性状等。另外需了解有无使用直肠刺激、有无计划外排便、有无使用诱发排便的食物及影响肠道功能的药物史等。

3. 评估肠道症状对患者日常生活活动能力及社会参与能力的影响。

(二)体格检查

1. 精神状态 了解患者的神志及精神状态,评估患者的认知能力、语言表达能力等。

2. 运动功能检查 评估患者的肌力及肌张力,对于脊髓损伤的患者应确定受损的平面和程度。

3. 感觉功能检查 对于脊髓损伤的患者要确定感觉损伤的平面。

4. 反射检查 最常用的是球海绵体反射、提睾反射、肛门皮肤反射,可以帮助确定损伤的平面。

5. 专项检查 了解肛门外括约肌的形态,检查肛门周围皮肤的触觉及针刺觉,通过直肠指检,评估外括约肌的张力等。

(三)辅助检查

1. 有无肠道结构性异常 结肠镜或肛镜等内镜检查,腹部平片等。

2. 直肠动力学检查 肛管直肠测压,以了解肛管直肠内的压力及结肠运动;肛门外括约肌肌电图检查,可了解支配该肌肉的运动神经有无失神经现象;盐水灌肠实验,可了解直肠对液体的控制情况。

三、现代康复治疗

根据评定结果及早制定一个综合性的、个体化的直肠管理方案,目标是降低患者便秘或大便失禁的发生率,降低对药物的依赖性,帮助患者建立胃结肠反射、直结肠反射、直肠肛门反射,使大部分患者在厕所、便器上利用重力和自然排便机制独立完成排便,在社会活动时间内能控制排便。

1. 定时排便 参照患者既往的习惯安排排便时间,养成每日定时排便的习惯,通过训练逐步建立排便反射;也可每日早餐后进行排便,因为此时胃结肠反射最强。

2. 促进直结肠反射的建立 手指直肠刺激(digital rectal stimulation,DRS)可缓解神经肌肉痉挛,诱发直肠肛门反射,促进结肠尤其是降结肠的蠕动。具体操作为示指或中指戴指套,涂润滑油后缓缓插入直肠,在不损伤直肠黏膜的前提下,沿直肠壁做环形运动并缓慢牵伸肛管,诱导排便反射。每次刺激时间持续1min,间隔2min后可以再次进行。

3. 腹部按摩 腹部按摩能增强直肠蠕动动力,缩短结肠通过时间,促进感觉反馈的传入和传出,减轻腹胀,增加每周的大便次数。腹部按摩可从盲肠部位开始,顺着结肠的走行,沿顺时针方向进行,每天至少15min。

4. 排便体位 排便常采用可以使肛门直肠角增大的体位即蹲位或坐位,此时可借助重力作用使大便易于排出,也易于增加腹压,有益于提高患者自尊,减少护理工作量,减轻心脏负担。若不能取蹲或坐位,则以左侧卧位较好。对于脊髓损伤的患者也可使用辅助装置协助排便。辅助装置常包括站立台和改良的马桶。

5. 饮食管理 粗纤维饮食(如糙米、全麦食品、蔬菜等),通过改变粪团性状以降低直肠排空的阻力。饮食需避免刺激性食物,可适量摄入亲水性食物,从而增加粪便的容积和流动性,缩短结肠通过时间,也可摄入适量的液体(不含酒精、咖啡、利尿药等)。

6. 灌肠 小剂量药物灌肠15min后即会出现肠蠕动,适用于T_6以上的脊髓损伤患者。但灌肠后痔的发生率较高,经常灌肠还可导致灌肠依赖、肠穿孔、结肠炎、电解质紊乱等不良反应。

7. 药物治疗 新斯的明(neostigmine)

作用于副交感神经,可以增加对结肠副交感神经冲动的传入。另外,西沙必利等促排空药物也可缓解神经源性直肠患者的便秘,缩短传输时间。口服缓泻药可软化粪便,刺激肠蠕动,如车前子、硫酸镁、乳果糖、酚酞、番泻叶、麻仁丸等,但长期应用接触性泻药可以引起结肠壁神经丛的病理改变,可诱发或加重便秘,并对泻药产生依赖。常用的直肠栓剂有甘油栓剂及开塞露等,可润滑直肠,刺激肠蠕动,引发直肠肛门反射,促进排便。

8. 其他治疗措施　大便失禁需注意清洁局部卫生,加强盆底肌训练。可适当给予直肠收敛性药物、直肠动力控制药物,对于合并直肠炎症的患者需注意抗感染治疗。

除了上述方法之外,住院康复期间需加强患者及陪护人员的直肠管理健康宣教,帮助患者初步建立适宜的直肠管理方案,为患者出院后的自我直肠管理提供支持。随访期需及时发现患者直肠管理的问题,为患者找到解决问题的最合理的方案,改善患者的生活质量。

四、中医康复治疗

1. 针刺　取穴:水道、归来、天枢、八髎。

操作方法:毫针直刺 1.0～1.5 寸,得气后连接电针,调至疏密波,低刺激量,留针 20min。

2. 推拿　常采用揉按、推法、一指禅推法按摩神阙、中极、关元、水道等穴。

3. 隔药盐灸法　对于排便困难的患者,根据患者具体辨证分型情况,选择 15 号泻热通便方或 19 号温补通便方进行治疗。

4. 中药疗法　可采用中药口服或中药灌肠治疗。

(冷情英　刘初容)

第七节　睡眠障碍

一、概述

睡眠障碍是由多种因素引起(常与躯体疾病有关)睡眠和觉醒正常节律性交替紊乱,造成睡眠质与量的异常以及睡眠中出现异常行为。调查显示,成年人出现睡眠障碍的比例高达 30%,神经系统疾病更易引发或加重睡眠障碍,需要引起高度重视,并进行积极的康复治疗。

常见的睡眠障碍分为失眠、发作性睡病、阻塞性睡眠呼吸暂停综合征、周期性腿动、不宁腿综合征、病理性睡病、Kleine-Levin 综合征、梦游。

二、睡眠障碍的评估方法

1. 睡眠脑电图　又叫多导睡眠图(polysomnography,PSG),主要用于睡眠和梦境研究以及抑郁症和睡眠呼吸暂停综合征的诊断。包括脑电图(EG)、肌电图(EMG)、眼动电图(EOG)、心电图(ECG)和呼吸描记装置等,有助于失眠程度的客观评价及失眠症的鉴别诊断。根据需要也可以同时监测血压、脉搏等反映心血管功能的生理指标。PSG 可以客观地、科学地、量化地记录和分析睡眠,了解入睡潜伏期、觉醒次数和时间、两种睡眠时相和各期睡眠比例、醒起时间和睡眠总时间等,国际上均有统一量化标准。

(1)脑电图(EEG):与一般在神经科检查中应用的脑电图检查不同的是,睡眠呼吸监测中只需了解睡眠结构紊乱的程度、各睡眠期如快速动眼期所占比例如何、患者是睡眠还是醒觉即可,故所需电极较少,通常只记录 C_3、C_4 两个部位的脑电波。

(2)眼动图(EOG):了解睡眠过程中是否出现眼球转动,用以确定快速眼动(REM)

睡眠和非快速眼动(NEM)睡眠期的时间。

(3)肌电图(EMG):记录下颌颏部肌电活动,帮助区分 REM 和 NEM 睡眠;记录肢体肌电活动,确定睡眠中是否有周期性肢体运动;记录面部肌电活动,确定夜间是否磨牙。

(4)口鼻气流:通常是利用热敏电阻或压力传感器,了解口鼻是否有气流通过,确定睡眠中是否有呼吸暂停和低通气事件发生。

(5)胸腹部呼吸运动:通常是利用压电传感器或阻抗电路方式,记录胸腹呼吸运动,用于确定呼吸暂停的类型。

(6)血氧饱和度:用于了解睡眠过程中血氧饱和度的动态变化,确定是否缺氧及其严重程度。

(7)心电图(ECG):监测睡眠中的心电图变化,可以发现睡眠中出现的各种心律失常,分析其与睡眠呼吸暂停的关系。

(8)体位:通过位移传感器,了解发生呼吸暂停时患者的睡眠姿势。

(9)鼾声:利用固定在患者下颌、颈部或胸部的微型麦克风记录鼾声,用于确定打鼾的次数和程度,并协助校对呼吸暂停。测量指标如下:

①睡眠过程:总记录时间、睡眠潜伏期、早醒时间、醒觉时间、运动觉醒时间、睡眠总时间、睡眠效率、睡眠维持率。

②睡眠结构:第一阶段百分比(S1%)、第二阶段百分比(S2%)、第三阶段百分比(S3%)、第四阶段百分比(S4%)、快速眼动相(REM)睡眠百分比。

③REM 睡眠测量值:REM 睡眠潜伏期、REM 睡眠强度、REM 睡眠密度、REM 睡眠时间、REM 睡眠周期数。

2. 匹兹堡睡眠质量指数(PSQI)　PSQI是 Bussy 等于 1989 年编制的睡眠质量自评表,简单易行,信度和敏度较高,与 PSG 测试结果有较高的相关性,已成为国内外研究睡眠障碍和临床评定的常用量表(表 38-5)。

总分范围为 0～21 分,得分越高表示睡眠质量越差,总分大于 7 分,提示有睡眠质量问题。

表 38-5　匹兹堡睡眠质量指数(PSQI)

下面一些问题是关于您最近 1 个月的睡眠情况,请选择填写最符合您近 1 个月实际情况的答案。请回答下列问题:

1. 近 1 个月,晚上上床睡觉通常(　)点钟。

2. 近 1 个月,从上床到入睡通常需要(　)分钟。

3. 近 1 个月,通常早上(　)点起床

4. 近 1 个月,每夜通常实际睡眠(　)小时(不等于卧床时间)。

对下列问题请选择 1 个最适合您的答案。

5. 近 1 个月,因下列情况影响睡眠而烦恼[(1)无　(2)＜1 次/周　(3)1～2 次/周　(4)≥3 次/周]:

　　a. 入睡困难(30min 内不能入睡)　　　　b. 夜间易醒或早醒

　　c. 夜间去厕所　　　　　　　　　　　　d. 呼吸不畅

　　e. 咳嗽或鼾声高　　　　　　　　　　　f. 感觉冷

　　g. 感觉热　　　　　　　　　　　　　　h. 做噩梦

　　i. 疼痛不适　　　　　　　　　　　　　j. 其他影响睡眠的事情 如有,请说明:

6. 近 1 个月,总的来说,您认为自己的睡眠质量:

　　(1)很好　(2)较好　(3)较差　(4)很差

（续　表）

7. 近1个月,您用药物催眠的情况?

　(1)无　(2)<1次/周　(3)1~2次/周　(4)≥3次/周

8. 近1个月,您常感到困倦吗?

　(1)无　(2)<1次/周　(3)1~2次/周　(4)>3次/周

9. 近1个月,您做事情的精力不足吗?

　(1)没有　(2)偶尔有　(3)有时有　(4)经常有

　睡眠质量得分(　),入睡时间得分(　),睡眠时间得分(　),睡眠效率得分(　),

　睡眠障碍得分(　),催眠药物得分(　),日间功能障碍得分(　)PSQI总分(　)

匹兹堡睡眠质量指数使用和统计方法

各成分含意及计分方法如下:

A. 睡眠质量:根据条目6的应答计分较好计1分,较差计2分,很差计3分。

B. 入睡时间

(1)条目2的计分:≤15分计0分,16~30分计1分,31~60分计2分,≥60分计3分。

(2)条目5a的计分:无计0分,<1周/次计1分,1~2周/次计2分,≥3周/次计3分。

(3)累加条目2和5a的计分,若累加分为0计0分,1~2计1分,3~4计2分,5~6计3分。

C. 睡眠时间:根据条目4的应答计分,>7h计0分,6~7h计1分,5~6h计2分,<5h计3分。

D. 睡眠效率

(1)床上时间＝条目3(起床时间)－条目1(上床时间)

(2)睡眠效率＝条目4(睡眠时间)/床上时间 × 100%

(3)成分D计分位,睡眠效率>85%计0分,75%~84%计1分,65%~74%计2分,<65%计3分。

E. 睡眠障碍:根据条目5b至5j的计分:无计0分,<1周/次计1分,1~2周/次计2分,≥3周/次计3分。累加条目5b至5j的计分,若累加分为0则成分E计0分,1~9计1分,10~18计2分,19~27计3分。

F. 催眠药物:根据条目7的应答计分,无计0分,<1周/次计1分,1~2周/次计2分,≥3周/次计3分。

G. 日间功能障碍:

(1)根据条目7的应答计分,无计0分,<1周/次计1分,1~2周/次计2分,≥3周/次计3分。

(2)根据条目7的应答计分,没有计0分,偶尔有计1分,有时有计2分,经常有计3分。

(3)累加条目8和9的得分,若累加分为0则成分G计0分,1~2计1分,3~4计2分,5~6计3分

PSQI总分＝成分A＋成分B＋成分C＋成分D＋成分E＋成分F＋成分G

评价等级:0~5分,睡眠质量很好;6~10分,睡眠质量还行;11~15分,睡眠质量一般。

3. 睡眠障碍自评量表(self-rating scale of sleep,SRSS)　国内除使用PSQI量表外,SRSS为临床常用的睡眠自我评定量表,项目较全面,内容具体,方法简便易行,能在一定程度上了解被调者近一个月内的睡眠状况,分数越高提示睡眠状况越差(表38-6)。

4. 睡眠日记　对于失眠的诊断、治疗和研究极具价值,有助于了解个人睡眠的具体情况和提供失眠的数字化资料。几乎在所有的睡眠研究中心均已采用该方法进行睡眠时间和夜半觉醒情况的监测与睡眠质量的评估。

表 38-6 睡眠状况自评量表(SRSS)

注:下面 10 个问题是了解您睡眠情况的,请您在最符合自己的每个问题上选择一个答案(√),时间限定在近一个月内。

1. 您觉得平时睡眠足够吗?

①睡眠过多 ②睡眠正好 ③睡眠欠一些 ④睡眠不够 ⑤睡眠时间远远不够

2. 您在睡眠后是否已觉得充分休息过了?

①觉得充分休息过了 ②觉得休息过了 ③觉得休息了一点 ④不觉得休息过了 ⑤觉得一点儿也没休息

3. 您晚上已睡过觉,白天是否打瞌睡?

① 0~5d ②很少(6~12d) ③有时(13~18d) ④经常(19~24d) ⑤总是(25~31d)

4. 您平均每个晚上人约能睡几小时?

①≥9h ②7~8h ③5~6h ④3~4h ⑤1~2h

5. 您是否有入睡困难?

① 0~5d ②很少(6~12d) ③有时(13~18d) ④经常(19~24d) ⑤总是(25~31d)

6. 您入睡后中间是否易醒?

① 0~5d ②很少(6~12d) ③有时(13~18d) ④经常(19~24d) ⑤总是(25~31d)

7. 您在醒后是否难于再入睡?

① 0~5d ②很少(6~12d) ③有时(13~18d) ④经常(19~24d) ⑤总是(25~31d)

8. 您是否多梦或常被噩梦惊醒?

① 0~5d ②很少(6~12d) ③有时(13~18d) ④经常(19~24d) ⑤总是(25~31d)

9. 为了睡眠您是否吃安眠药?

① 0~5d ②很少(6~12d) ③有时(13~18d) ④经常(19~24d) ⑤总是(25~31d)

10. 您失眠后心情(心境)如何?

①无不适 ②无所谓 ③有时心烦、急躁 ④心慌、气短 ⑤乏力、没精神、做事效率低

三、康复治疗措施

1. **康复目标** 建立良好的睡眠模式和正确的睡眠认知功能,患者应学会控制与纠正各种影响睡眠的行为与认知因素,改变与消除导致睡眠紊乱慢性化的持续性因素,恢复正常的睡眠结构。

2. **药物治疗** 治疗失眠的药物较多,如苯二氮䓬类(地西泮、硝西泮、氯硝西泮等)、非苯二氮䓬类药物(佐匹克隆、唑吡坦、扎来普隆等)、抗精神病药物(氯丙嗪等)、抗组胺药(苯海拉明)等。药物治疗中要遵循以下原则:①应用最小有效剂量;②间断用药;③短期用药,长期用药不宜超过 3~4 周;④逐步停药,防止停药后反弹。

3. **心理治疗** 帮助患者消除心理障碍,增强心理适应能力,改变其对失眠症的认识。

睡眠障碍发病的社会心理因素很多,要取得最佳疗效则应以心理治疗和药物治疗相结合。

4. **认知行为治疗**

(1)行为干预:即刺激控制疗法,告诉患者只在有睡意时才上床;无论夜间睡多久,清晨应准时起床,保持良好的睡眠习惯;减少不睡眠时在床上的时间(如在床上看电视、读书),要把床和卧室作为睡眠时才需要的地方;除午饭后机体处于低潮期间可稍作午睡外,应尽量避免白日入睡;促进和增强白日的精神和体力活动,但精神活动应避免过度紧张,体力活动应避免过度劳累等。

(2)睡眠限制疗法(sleep restriction therapy):即缩短在床上的时间及实际的睡眠时间,通过限制睡眠的方法来提高睡眠的有效率。

（3）放松疗法（relaxation therapy）：适用于因过度警醒而失眠的患者。常用的放松方法有肌肉放松训练、沉思、瑜伽、太极拳等。

以上方法均可以为精神和躯体的松弛、放松创造条件。

（4）森田疗法：是由日本的森田正马所创立的一种治疗神经症的心理疗法。能够科学地分析人的情感心理结构，改善焦虑及疑病症状，因此非常适合失眠的治疗。

（5）生物反馈疗法：通过松弛训练，降低交感神经的张力，使大脑的兴奋与抑制调节功能能得到改善，达到治疗失眠的目的。

5. 时相疗法　适用于睡眠时相延迟综合征的患者，嘱患者每日将睡眠时间提前数小时，直至睡眠-觉醒周期符合一般社会习惯。

6. 其他物理治疗　如磁疗、直流电离子导入、水疗、负离子等。

7. 中医康复治疗

（1）针刺：主穴：神门、内关、百会、安眠。

加减：心脾两虚加心俞、脾俞、三阴交；心胆气虚加心俞、胆俞、丘墟；肝火扰心加行间、太冲、风池；痰热扰心加中脘、丰隆、内庭；心肾不交加心俞、肾俞、三阴交。

操作：所有腧穴常规针刺；背俞穴注意针刺的方向、角度和深度。以睡前 2h，患者处于安静状态下治疗为佳。

（2）皮肤针：用皮肤针轻叩印堂、百会、颈项部及腰背部背俞穴，每次 5～10min，以局部皮肤潮红为度。每日 1 次。

（3）耳针：取心、脾、神门、皮质下、交感。每次选 2～3 穴，轻刺激，留针 30min，每日 1 次。也可用耳穴压豆法，患者可每日定时 3 次或睡前自行按揉 3～5min。

（4）灸法。①艾条灸：取穴百会、神门、安眠、内关、三阴交、足三里、肝俞、脾俞、心俞、肾俞，每次 2～3 穴，睡前施行。②隔药盐灸法：以 9 号失眠方为主方。

（5）推拿：在头面四肢经穴进行推拿按摩，可以达到疏经通络、宁心安神促进睡眠的目的，一般最好在睡前 0.5～1h 进行。

四、睡眠的调护

1. 需注意精神调摄，清除思想顾虑，克服过度的紧张、兴奋、焦虑、抑郁、惊恐、愤怒等不良情绪，保持心情舒畅。

2. 适当体育锻炼，增强体质，养成良好的生活习惯。

3. 养成良好的睡眠习惯。晚饭宜有营养、易消化，适量，忌过饱；睡前半小时不吸烟，不饮酒、浓茶和咖啡等；睡眠环境宜安静、舒适，不宜穿紧身衣服睡觉；睡前避免从事紧张和兴奋的活动，可睡前听较舒缓的轻音乐，以放松精神，协助入寐。

（孙　冰　华玉平）

第八节　骨质疏松症

一、概述

骨质疏松症（osteoporosis，OP）是以骨量低下，骨微结构损坏，导致骨脆性增加，易于发生骨折为特征的全身性骨骼疾病。根据国内调查显示，我国 60 岁以上人群的患病率女性为 40%～60%，男性约为 20%，骨质疏松症已成为严重的公共健康问题之一。

骨质疏松症分为原发性和继发性两大类：①原发性骨质疏松症：是随年龄增长，必然发生的一种生理性退行性病变，包括绝经后骨质疏松症（Ⅰ型）、老年性骨质疏松症（Ⅱ型）和特发性骨质疏松症（包括青少年型）三类。②继发性骨质疏松症是指由任何影响骨代谢的疾病和（或）药物导致的骨质疏松。截瘫、偏瘫、脊髓灰质炎后遗症等是临床较常见的继发性骨质疏松症的疾病，易发部位有骨折后的肢体和截肢后残肢等。

典型的临床表现有疼痛、脊柱变形(身长变短、驼背)以及脆性骨折。

二、康复评定

(一)评定目的

骨质疏松症康复评定的目的包括:①了解骨质疏松症的危险因素;②预测骨折发生的风险;③了解骨矿密度值。

(二)评定方法

1. 危险因素和风险评估

(1)危险因素:人种、老龄、女性绝经、缺乏体力活动、饮食营养失衡、有母系家族史、低体重、性激素水平低、吸烟、过度饮酒、饮过多咖啡、蛋白质摄入过多或不足、高钠饮食、钙和(或)维生素 D 缺乏(光照少或摄入少)、有影响骨代谢的疾病和应用影响骨代谢药物。

(2)骨质疏松症的风险评估及预测:临床评估骨质疏松症风险的方法较多,较常用的有国际骨质疏松基金会骨质疏松症 1min 测试题、亚洲人骨质疏松自我筛查工具、骨折风险预测简易工具。

(3)跌倒及其危险因素评估:①环境因素:光线暗、路面障碍物、地板湿滑、缺少扶手。②健康因素:年龄、性别、视力差、既往有跌倒史、行动障碍、药物(安眠药、抗惊厥药和影响精神的药物等)、缺乏运动、精神和认知能力疾患及营养不良等。③神经肌肉因素:平衡能力差、肌肉无力、感觉迟钝等。

2. 骨矿密度测定 双能 X 线吸收法(DXA)有精确、放射线剂量低和稳定性高等优点,并对确诊有重要价值。DXA 测量值是目前国际学术界公认的骨质疏松症诊断的金标准。基于 DXA 测定:骨矿密度值低于同性别,同种族正常成年人骨峰值不足 1 个标准差为正常,降低 1~2.5 个标准差(T)为骨量低下(骨量减少);降低大于等于 2.5 个标准差为骨质疏松。符合骨质疏松诊断标准时伴有一处或多处骨折时为严重骨质疏松。该

评定标准可用于临床试验、疗效评价和流行病学调查。骨矿密度每下降 1 个标准,发生骨折的风险就会加倍。

3. 典型 X 线片表现 骨质疏松的典型 X 线表现鉴于长骨的海绵质部分。疏松区骨小梁数目减少,但清晰。早期能保存应力线上的骨小梁,小梁间隙增宽、骨密度降低、骨皮质变薄、骨浓度亦低。

4. 生化检查 检测指标从尿、便、血清中的钙、磷水平发展到代谢产物如尿羟脯氨酸、尿肌苷等;血清钙的调节因素如维生素 D 的活性代谢产物、甲状旁腺激素、降钙素等一系列生化指标进行定量。

三、现代康复治疗

骨质疏松症的康复治疗总的原则为:增强肌力,改善平衡功能;增加钙的摄入量,促进钙的吸收;抑制骨吸收,促进骨形成。

1. 运动治疗 运动治疗不仅是骨矿化和骨形成的基本条件,而且能促进性激素分泌,改善骨皮质血流量,阻止骨量丢失,促进钙吸收和骨形成,因而是防治骨质疏松的有效方法。但也需要注意:运动要适当,任何过量的不适当的活动或轻微损伤均可引发骨折。

(1)运动方式:只要骨骼肌受到足够的拉力和张力,就是有效的运动。但不同的运动方式,会对不同部位的骨产生影响,选择原则是:全身整体运动与局部运动相结合,循序渐进,运动量从小到大。不同人群应选择不同的运动项目。大负重、有爆发力的运动对骨骼的应力刺激大于有氧运动,因此,这些运动方式在维持和提高 BMD 上有优势,但单纯采用此方式会对患者循环系统不利。目前推荐的 OP 预防运动方案是力量训练、健身跑和行走。中老年人应以全身有氧运动为主,如行走、慢跑、登山、中老年健美操、太极拳、广播操、爬楼梯、游泳、骑自行车、网球、羽毛球等,也可做跳跃、短跑等专项肌力训练(图 38-3)。

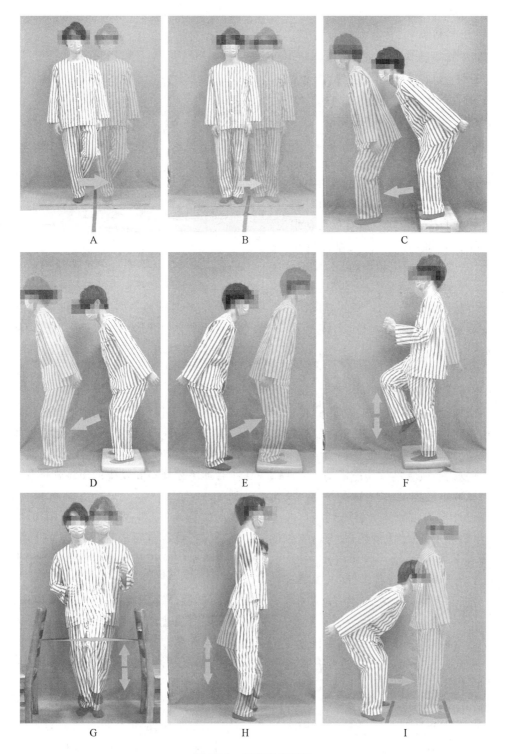

图 38-3　专项肌肉训练

A. 不同方向单脚跳；B. 不同方向跳；C. 从低台上跳下；D. 从小弹床上跳下；E. 跳上小弹床；F. 小弹床上慢跑；G. 原地跑；H. 原地跳；I. 站立，双脚并拢向前跳。

（2）运动项目：各项运动对于骨密度的增加都有部位的特异性，这些部位是参与活动的工作肌及其附着骨。因此，选择运动项目要有目的性，如爬楼梯可预防股骨和髋部OP造成的骨折，体操训练可预防腰椎OP所造成的骨折。渐进抗阻练习是促进OP逐渐恢复的重要方法。

（3）运动量：①运动强度：在一定范围内，运动强度越大，骨的应力刺激也越大，也越有利于骨密度的维持和提高。②运动时间：没有统一的时间标准，但对一般有氧运动来说，运动强度大，时间可短一些，运动强度小，时间可稍长一些。③锻炼频率：以次日不感疲劳为度，一般采用每周3～5次为宜。④锻炼的阶段性问题：坚持长期有计划、有规律的运动，建立良好的生活习惯对延缓骨质丢失有一定的作用。

2. 物理因子治疗 物理因子治疗具有较好的止痛效果，还能减少组织粘连，增强肌力，防止肌肉萎缩，改善局部血循环，促进骨折愈合，预防深静脉血栓形成和继发性骨质疏松，增加局部应力负荷，促进钙磷沉积和神经功能修复以及改善肢体功能活动。

（1）脉冲电磁场疗法：人体的骨是一个生物场，通过外界低频脉冲电磁场刺激可改变人体的生物静电，改善生物场，加速骨组织的生长，提高全骨密度，治疗骨质疏松。20Hz，5～10mT治疗可增加骨密度、降低骨质疏松症患者骨折的发生率，减轻骨痛，促进骨折愈合。

（2）紫外线疗法：正常人所需的维生素D主要来源于7-脱氢胆固醇的转变。在肝脏和皮肤的生发层内合成的7-脱氢胆固醇在紫外线的作用下转化为维生素D_3。采用无红斑量紫外线全身照射或经常接受阳光照射，可预防及治疗骨质疏松症。

（3）直流电钙离子导入疗法：2％～5％氯化钙全身法直流电钙离子导入，补充钙量。

（4）体外冲击波：可在短期内提高局部骨质的质量和强度，缓解局部疼痛，预防OP高发部位骨折的发生（图38-4）。

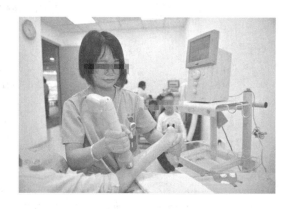

图 38-4 冲击波

3. 矫形器的应用 骨质疏松最常出现的问题是脊柱变形、椎体压缩骨折，因此在康复治疗中佩戴适合的矫形器也是矫正姿势、预防骨折的重要措施。常用的矫形器有以下四种：

（1）Jewelt矫形器：此矫形器的特点是前面胸托，腹托与后面腰托呈三点固定，使脊柱保持伸展位，有效地控制脊柱的屈曲。常用于骨质疏松伴有新发生的压缩骨折及疼痛剧烈者。

（2）Taylor带式矫形器：此矫形器的特点是脊柱可以进行一定程度的背伸动作，屈曲也未被完全控制。适用于骨质疏松脊柱变形者。

（3）腰骶部围腰：采用中等硬度的材质，佩戴后可通过增加腹内压和改善下腰部肌肉的支持作用，加强胸椎下段和腰骶椎的稳定性。适用于骨质疏松脊柱轻度变形的姿势矫正，以及预防椎体出现压缩骨折。

（4）弹性围腰：采用弹性材质。虽能限制脊柱的过度屈伸，但仍可自如地侧弯及旋转。适用于轻度骨质疏松患者，预防脊柱变形。

4. 药物治疗 抗骨质疏松的药物有很多种，或以抑制骨吸收为主，或促进骨形成为主，也有一些药物具有多重作用。国内常用的药物有双膦酸盐类、降钙素类、雌激素类、甲状旁腺素、选择性雌激素受体调节药（SERMs）、锶盐、活性维生素 D 及其类似物、维生素 K_2（四烯甲萘醌）、植物雌激素等。

四、中医康复治疗

1. 中药辨证论治

（1）肝肾亏虚型：症见体疲乏力，头晕目眩，耳鸣口干，腰膝酸软，佝偻日进，步履艰难，少寐健忘，舌红苔少，脉沉细。

治法：滋补肝肾、强筋壮骨。

方药：健步虎潜丸加减。

（2）脾肾阳虚型：症见神疲体倦，面色微黄不华，肢冷畏寒，腰背酸痛，纳谷不馨，便溏溲清，舌淡苔薄白，脉沉细。

治法：益肾健脾。

方药：参苓白术散合右归饮。

（3）气滞血瘀型：症见骨痛，腰背疼痛，腰膝酸软，胁肋胀闷，走窜疼痛或见四肢关节畸形，舌暗红，苔白腻，脉沉弦。

治法：活血行气、通络止痛。

方药：身痛逐瘀汤。

若并发骨折，则应在顾护正气的前提下，按骨折三期辨证用药处方。骨质疏松的发生，主要是脏虚精亏，导致脏腑功能的整体失调所致。其中与肾、肝、脾的关系最为密切，肝肾不足、脾胃虚损，贯穿于整个发病过程。

2. 针刺

主穴：腰阳关、命门、大椎、百会；配穴：气海、关元、肾俞、大肠俞、脾俞、三阴交、足三里、太溪、阿是穴。

操作：穴位局部消毒后采用毫针针刺，得气后留针 40min，每 10 分钟捻针 1 次，行针手法以补法为主。

3. 推拿　手法运用要得当，避免使用重按、叩击、扳、抖等手法，如有骨折者应禁止推拿。推拿手法可缓解患者疼痛感，松解软组织痉挛，改善生物力学指标。

4. 传统功法　太极拳、五禽戏、易筋经等。

五、预防与饮食调护

骨质疏松症一旦发生，目前尚无有效方法使之恢复到病前状态，因此预防重于治疗，可以说"预防是最好的治疗"。

1. 预防方法

（1）增加户外活动和日照，坚持体育锻炼，提倡室外散步，对骨量增加有益。

（2）合理营养，通过饮食或药物补充钙摄入量，注意补充蛋白质。

（3）预防摔倒，特别注意有增加摔倒概率的疾病和药物。对肌肉萎缩、肌力弱、平衡功能低下的患者，要使用辅助器具加强保护，防止跌倒造成骨折。

（4）骨质疏松严重者要佩戴矫形器，防止脊柱变形或椎体的压缩骨折。

（5）维持抗重力的姿势，为了改善骨密度，每天最少做 2 个小时负重站立和肌肉收缩练习，如靠墙站立、起立床上的站立训练、平行杠内的步行训练等。

2. 饮食调护

（1）多摄入牛奶及奶制品、鱼虾、芝麻、豆制品、紫菜、海带、新鲜蔬菜等高钙食物。

（2）多摄入富含钙质及维生素 D 的食物，以强化骨骼，促进钙质的吸收。如花椰菜、栗子、蛤、深绿色蔬菜、燕麦、芝麻、虾、含骨沙丁鱼、黄豆、豆腐及小麦胚芽等。富含类黄酮的黄豆制品对于更年期妇女特别有益，具有预防骨质流失的作用。

（3）在饮食中加入蒜头及洋葱，因为它们含硫，能强化骨骼。

（4）限量芦笋、甜菜及菠菜等含有大量草酸食物的摄入量，因草酸会抑制人体对钙质的吸收。

（5）避免摄取发酵食品，因为酵母的磷含量很高，摄入后会与钙竞争性吸收。

（6）避免过量饮酒并戒烟,慎用影响骨代谢的药物。避免过量饮用咖啡及碳酸饮料,否则都会增加患骨质疏松症概率。

（孙　冰　华玉平）

第九节　顽固性呃逆

一、概述

呃逆,现代医学又称膈肌痉挛,是由于膈肌、膈神经、迷走神经或中枢神经等受到刺激后引起一侧或双侧膈肌的阵发性痉挛,伴有吸气期声门突然关闭,发出短促响亮的特别声音。如果持续痉挛超过 2d 仍存在,则称顽固性呃逆,也叫顽固性膈肌痉挛。顽固性呃逆多发生于有器质性疾患的患者,其发病机制不明,严重时可影响正常工作、休息,如果伴有心肺疾患,呼吸功能也会有很大影响。

(一)分类

按照病因可以分为中枢性和反射性呃逆两大类。

1. 中枢性呃逆　病因主要指病灶直接或间接刺激呃逆反射中枢:脊髓（$C_3 \sim C_5$)以及延髓。

2. 反射性呃逆　病因主要指直接刺激胸部、颈部的腰神经、迷走神经的因素。

(二)临床表现

1. 症状及体征　顽固性呃逆表现为持续性呃逆,可伴有嗳气、恶心、上腹胀痛或其他不适症状。呃逆发作时,查体可见上腹部抽动。

2. 辅助检查

(1)X 线检查:有助于胸膜炎、心包炎、纵隔炎等的诊断。

(2)超声心动图:有助于发现胸膜炎、心包炎等。

(3)头颅 CT、MRI:可明确是否有脑瘤以及脑出血、脑梗死等脑血管疾病。以及胸部的 CT、磁共振检查、呼吸功能检测等判断有无胸腔脏器病变引起的顽固性呃逆。腹部平片、B超、CT 等检查排除有无腹腔脏器的异常所致的顽固性呃逆。

(4)生化指标:血常规检查有无感染、贫血;大便常规检查隐血试验除外胃部疾患;血清学检查以明确是否有尿毒症、电解质紊乱等疾病。

二、康复评定

包括气道功能、心理功能、日常生活活动能力评定、社会参与能力等综合评定。

三、康复治疗

顽固性呃逆患者常有食欲减退,可有不同程度的忧郁、焦虑和抑郁等心理障碍,患者的生活质量下降。康复治疗可改善顽固性呃逆患者的生理功能、心理功能,提高生活质量,应早期介入。顽固性呃逆的综合治疗有非药物治疗和药物治疗,在此基础上应积极进行康复治疗。康复治疗目标为改善膈肌痉挛,提高生活质量。

1. 物理因子治疗　具有改善循环、消除膈肌痉挛、抑制发作的作用。

(1)超短波、热磁振、体外膈肌起搏器等。

(2)吸入二氧化碳:吸入 5%～10%二氧化碳 10min 左右可能制止呃逆。

2. 运动疗法　具有减少顽固性呃逆的发作、维持和改善膈肌运动功能、改善机体整体耐力的作用。

(1)根据病情选择主动等张运动、抗阻运动和有氧运动项目以改善肌力、肌耐力和整体体能。每日 1 次,每次 20min,每周 3～5次,连续 4 周或长期坚持运动。

(2)压迫膈神经:胸锁乳突肌锁骨附着部正上方用力压迫膈神经 2～3min。

(3)直接刺激膈肌:取前屈体位,或反复举膝到胸、膈肌附近直接压迫。

（4）屏气、饮冷开水、重复深呼吸可有效制止呃逆。如刺激咽部神经丛，以求阻断迷走神经的反射：冰水、冰块、柠檬水、醋口服，舌牵引，棉签刺激鼻咽黏膜，压迫或擦拭。以悬雍垂及软硬腭交界处较为敏感。

（5）导管法：通过鼻腔插入软导管，插入深度为8～12cm，缓慢来回移动导管以刺激咽部常可有效终止呃逆。

3. 心理治疗　心理治疗，具有改善或消除顽固性呃逆患者焦虑和抑郁心理的作用，物理治疗师应该给患者提供一些认知压力症状和解决压力的方法。通过肌肉放松及中医气功等技术来完成放松训练。选择一些放松精神和心灵的影音使患者在家里舒缓焦虑的情绪。

4. 药物治疗　药物治疗可根据病情选用甲氧氯普胺（胃复安）、盐酸氯丙嗪、地西泮、氟哌啶醇、东莨菪碱、多塞平等。可酌情选用按摩、针灸疗法、穴位注射等治疗以减少呃逆发作。

5. 中医治疗　中医学认为，呃逆是指胃气上逆动膈，以气逆上冲、喉间呃呃连声、声短而频、令人不能自止为主要临床表现的病证。本病多由饮食不当、情志不和或脾胃虚弱所致，主要病机为胃失和降、胃气上逆动膈。本病病位在膈，与胃、肺、肝、肾密切相关。中医对于呃逆的治疗以理气和胃、降逆止呃为原则，并在分清寒、热、虚、实的基础上，分别施以祛寒、清热、补虚、泻实之法。

（1）中药辨证论治

①胃寒积滞证

证候：呃声沉缓有力，得热则减，遇寒愈甚，胃脘不适，口不渴，舌质淡红，苔薄白而润，脉迟缓。

治法：温中祛寒止呃。

方药：丁香散加减。

②胃火上逆证

证候：呃声洪亮有力，冲逆而出，口臭烦渴，喜冷饮，尿赤便秘，苔黄燥，脉滑数。

治法：清降泄热止呃。

方药：竹叶石膏汤加柿蒂、竹茹以清火降逆。

③肝郁气滞证

证候：呃逆常因情志不畅而诱发或加重，呃声连连，胸胁胀满，苔薄白，脉弦。

治法：疏肝理气，降逆止呃。

方药：五磨饮子加减。

④脾胃阳虚证

证候：呃声低沉无力，气不得续，脘腹不适，喜暖喜按，身倦食少，四肢不温，舌淡，苔薄，脉细弱。

治法：温补脾胃，和中降逆。

方药：理中丸加吴茱萸、丁香。

⑤胃阴不足证

证候：呃声低微，短促而不得续，口干咽燥，饥不欲食，舌红，少苔，脉细数。

治法：养阴生津，和胃止呃。

方药：益胃汤加枇杷叶、石斛、柿蒂等。

（2）针刺：主穴：天突、中脘、膻中、膈俞、内关、足三里。

加减：胃寒积滞、胃火上逆、胃阴不足者加胃俞和胃止呃；脾胃阳虚者加脾俞、胃俞温补脾胃；肝郁气滞者加期门、太冲疏肝理气。

操作：诸穴常规针刺；膈俞、期门等穴不可深刺，以免伤及内脏；胃寒积滞、脾胃阳虚者，诸穴可用艾条灸或隔姜灸；中脘、内关、足三里、胃俞亦可用温针灸，并可加拔火罐。

（3）指针：翳风、攒竹、鱼腰、天突。任取一穴，用拇指或中指重力按压，以患者能耐受为度，连续按压1～3min，同时令患者深吸气后屏住呼吸，常能立即止呃。

（4）耳针：取膈、胃、神门、相应病变脏腑（肺、肝、脾、肾）。毫针强刺激；也可耳针埋藏或用王不留行籽贴压。

（5）穴位敷贴：麝香粉0.5g，放入神阙穴内，用伤湿止痛膏固定，适用于实证呃逆，尤其以肝郁气滞者取效更捷；吴茱萸10g，研细末，用醋调成膏状，敷于双侧涌泉穴，胶布或伤湿止痛膏固定，可引气火下行，适用于各种呃逆，对肝、肾气逆引起的呃逆尤为适宜。

四、健康教育

教育患者自觉放弃不良的生活习惯，如暴饮暴食、酗酒等，指导患者进行自我锻炼，如步行、气功、太极拳、医疗体操等锻炼，可调节自主神经功能，减轻症状。

（孙　冰　华玉平）